高等院校数字化课程创新教材

供高职高专护理、助产及相关专业使用

内科护理

（第二版）

主　编　谭　严　李大权　邓意志

副主编　张俊玲　熊良圣　吕云玲

编　者　（按姓氏汉语拼音排序）

艾玉姝　重庆三峡医药高等专科学校

邓意志　长沙卫生职业学院

胡　丽　铜仁职业技术学院

黄　欢　上海震旦职业学院

黄　薇　岳阳职业技术学院

李　巍　唐山职业技术学院

李大权　毕节医学高等专科学校

吕云玲　南阳医学高等专科学校

谭　严　重庆三峡医药高等专科学校

王　敏　铜陵职业技术学院

谢　云　长沙卫生职业学院

熊良圣　宜春职业技术学院

尹　霞　包头医学院职业技术学院

张俊玲　广州卫生职业技术学院

张美霞　鄂尔多斯应用技术学院

张新萍　鹤壁职业技术学院

科　学　出　版　社

北　京

内 容 简 介

内科护理知识体系整体性强、内容丰富，涉及人体各系统、各脏器疾病的许多护理问题。根据全套教材的整体规划，本教材涵盖了呼吸、循环、消化、泌尿、血液、内分泌和代谢系统疾病及风湿性疾病、神经系统疾病等各系统疾病患者的护理（已关注近年全国护士执业资格考试涵盖的病种）。各章开始部分对该系统的解剖、生理病理特点进行简要概述，第1节列出该系统或该类疾病患者具有共性的常见症状和体征，并对相关护理问题及护理措施进行阐述。第2节起讨论各种具体疾病的护理，每个疾病的编写内容在体例上以护理程序为框架，反映护理专业特色。在重要章节或内容前增加临床案例，用案例进行引导，以增强学生分析问题、解决问题和适应实际工作的能力。护士需要独立掌握的实训内容作为独立章节放在全书的最后，以体现就业需要和技能培养目标。每章后复习思考题有助于学生集中复习，减轻学生负担，也可以让学生适应国家护士执业资格考试。

本教材供全国高职高专护理、助产及相关专业使用，也可供广大护理工作者学习、参考。

图书在版编目 (CIP) 数据

内科护理 / 谭严，李大权，邓意志主编 . —2 版 . —北京：科学出版社，2018.1

高等院校数字化课程创新教材

ISBN 978-7-03-055447-5

Ⅰ. 内… Ⅱ. ①谭… ②李… ③邓… Ⅲ. 内科学 - 护理学 - 高等学校 - 教材 Ⅳ. R473.5

中国版本图书馆 CIP 数据核字（2017）第 282684 号

责任编辑：张映桥 / 责任校对：张凤琴

责任印制：徐晓晨 / 封面设计：张佩战

科学出版社 出版

北京东黄城根北街 16 号

邮政编码：100717

http://www.sciencep.com

固安县铭成印刷有限公司 印刷

科学出版社发行 各地新华书店经销

*

2013 年 7 月第 一 版 开本：787 × 1092 1/16

2018 年 1 月第 二 版 印张：29

2022 年 6 月第十次印刷 字数：688 000

定价：59.80 元

（如有印装质量问题，我社负责调换）

高等院校数字化课程创新教材
评审委员会名单

主 任 委 员

单伟颖　屈　刚　孙国兵

副主任委员

梁　勇　刘更新　马　莉
黎　梅　夏金华　吴丽文
司　毅

委　　员（按姓氏拼音排序）

范　真　高云山　韩新荣
李希科　刘　琳　武新雅
叶宝华　张彩霞　周恒忠

前　言

内科护理学是一门重要的临床护理学科，在临床护理学中占有极其重要的地位，是其他临床护理学科的基础，其阐述的内容具有普遍的指导意义。我国高等职业教育内涵建设成绩斐然，各院校在办学实践中，积累经验，挖掘潜力，形成了各自的特色和风格。编者们均是长期工作在临床一线及教学一线的双师型教师，认真总结多年教育教学改革经验，遵循“以就业为导向、以能力为本位、以发展技能为核心”的职业教育培养理念，在内容取舍上力求符合高等职业教育护理专业人才的培养目标、人才规格和业务要求。

1. 教材内容坚持“三基”(基础理论、基础知识、基本技能)、“五性”(思想性、科学性、先进性、启发性、适用性)，强调全书结构体例规范，编写风格一致，内容科学严谨。

2. 贯穿以整体护理观为指导，以护理程序为框架的编写思路，以期培养学生科学的临床思维和工作方法、及时发现和正确解决临床护理问题的能力。

3. 为适应现代教育信息技术在教学上的广泛应用，增设了配套的信息化数字资源，为学生提供了多样化的外部刺激和丰富的学习资源，以充分发挥学习者的主体作用。

本教材主要供全国高职高专护理、助产等专业学生使用，也可供其他层次的护理专业学生及临床护理工作者使用及参考。

本教材在编写过程中得到了全体编者所在学校的大力支持和临床专家们给予的诸多指导，也得到了科学出版社的帮助，在此一并表示衷心的感谢。本教材全体编者都以高度认真负责的态度参与了工作，但由于编写时间短促和水平限制，书中难免有不尽完善之处，盼广大读者不吝赐教。

编　者

2018 年 1 月

目　录

第1章 绪　　论

内科护理学是一门奠基性的临床专业课，它与临床各科护理学有着密切的联系，其所阐述的理论与实践在临床护理中具有普遍意义。随着内科学理论和护理学理论的发展，内科护理学的内容在不断地更新和发展，也对内科护理中护士的专业素质、水平和实践能力提出了更高的要求。

（一）内科护理的内容和结构

内科护理是认识和研究内科疾病患者的生物、心理和社会等方面健康问题的发生、发展规律，并运用护理程序对其实施整体护理，以达到促进和保持患者健康的一门临床护理学科。在临床分科中，相对于外科（手术科）而言，内科的诊疗手段一般不具有创伤性，或仅有轻微创伤，即主要是用非手术方法治疗患者。内科护理知识体系的整体性强、内容丰富，涉及人体各系统、各脏器疾病的许多护理问题。虽然随着科技发展和学科分化，临床内科分科越来越细，但根据培养通科护理人才的需要，本教材仍涵盖了呼吸、循环、消化、泌尿、血液、内分泌和代谢系统疾病及风湿性疾病、神经系统疾病等各系统疾病患者的护理。为了适应本教材的编写目的和要求，我们对临床常见病作了较详细的叙述，对临床少见疾病仅作简要介绍。同时，为了全套教材的整体优化，避免不必要的重复，上述各系统各专科部分内容归入其他临床护理学教材，如理化因素所致疾病归入急救护理教材，传染病护理则独立作为教材编写。

本教材的基本编写结构：每个系统或每类疾病患者的护理各成一章。各章开始部分对该系统的解剖、生理病理特点进行简要概述，第 1 节列出该系统或该类疾病患者具有共性的常见症状和体征，并对相关护理问题及护理措施进行阐述。第 2 节起讨论各种具体疾病的护理，每个疾病的编写内容在体例上以护理程序为框架，反映护理专业特色，具体包括概述、护理评估、护理问题及医护合作性问题和护理措施。在重要章节或内容前增加临床案例，用案例进行引导，以增强学生分析问题、解决问题和适应实际工作的能力。部分章的最后一节是该系统或专科常用诊疗技术及护理。护士需要独立掌握的实训指导内容作为独立章节放在全书的最后，以体现就业需要和技能培养目标。

（二）内科护理的发展趋势

1. 社会需求变化对内科护理的影响

（1）疾病谱的变化：从病因构成看，现代人类的疾病约有 50% 的疾病与行为和生活方式有关，20% 与生活环境和社会环境有关，20% 与衰老、遗传等生物学因素有关，10% 与卫生服务的缺陷有关。美国医学研究证明，人类 65% ～ 90% 的疾病与心理压抑密切相关。从疾病构成看，原来对人类威胁最大的传染病、寄生虫病和营养不良等已得到有效控制和根除，而与生活方式和环境因素密切相关的一些疾病如心脑血管疾病、恶性肿瘤、糖尿病等呈逐年上升的趋势，一些原已基本控制的传染病，如肺结核、艾滋病等的感染率和发病率也呈增高趋势。

（2）人口老龄化进程加速：联合国制定的人口老龄化标准为60岁及以上老年人口占总人口的比例超过10%；或65岁及以上老年人口占总人口的比例超过7%。我国在1999年60岁及以上老年人口数达到1.26亿，占总人口比例的10%；2000年65岁及以上老年人口数突破7%；到2025年，60岁及以上老年人口数将达到2.8亿，占总人口比例18%；到2050年将达到4亿多，占总人口比例25%，成为高度老龄化国家。

（3）医疗费用增长过快：近年来，我国的医疗费用总体呈持续增长的态势，使国家、社会和群众经济负担过重；卫生服务资源利用不足和资源浪费现象普遍存在。

社会发展变化所导致的卫生保健需求的变化对内科护理影响深远，也决定了内科护理的未来发展趋势。疾病谱的变化和老龄人口的增加，增长了人们对卫生服务的需求，随着我国卫生保健和医疗体制的改革，从节省卫生资源和方便服务对象出发，大力发展社区卫生服务，建立完善的社区卫生服务体系，使医疗、护理从医院走向家庭和社区是解决这一问题的关键环节，护理工作的场所从医院扩展到社区和家庭成为必然。

2. 内科学的快速发展对内科护理的影响　近年来内科医学发展迅速，尤其是在诊断和治疗技术方面的进展，对内科护理学提出了更高的要求。

（1）诊断方面：某些遗传性疾病研究已深入到基因和分子水平，如海洋性贫血、血友病等可从胎儿绒毛膜或羊水细胞基因中DNA的分析做出疾病的产前诊断。现代影像诊断技术如电子计算机X线体层显像（CT）、磁共振体层显像（MRI）已广泛用于全身脏器的检查；超声诊断技术不仅广泛用于组织器官的实时断层显像，还能观察脏器的三维结构；彩色和频谱多普勒超声可对心血管系统和全身脏器进行血流动力学的探测和研究。对于内科领域这些诊断、检查技术的飞速发展，内科护士必须了解它们的简单原理及用途，熟悉其适应证和禁忌证，熟悉检查前后需要做的护理工作和检查过程中如何进行配合；并且还要求掌握各种监测仪使用的方法及其简单原理、常易发生的故障和如何处理等。

（2）治疗方面：血流透析、腹膜透析等血液净化技术不断改进，已经广泛应用于急、慢性肾衰竭患者及某些中毒患者，使患者的长期生存率和生存质量明显提高。血液病在治疗手段上也有很大的发展，如药物联合化学治疗、骨髓移植及单克隆抗体和细胞因子的临床应用等，显著提高了白血病的疗效。心脑血管介入治疗技术的进展，包括血管成形术和支架植入术、血管内药物灌注术等，使心脑血管疾病的疗效大为改善。内镜不仅作为检查手段，同时又可用于治疗，如内镜下止血、切除息肉、取结石等。以上各种治疗都需要护士的积极参与和密切配合，协助医生完成。因此，护士必须熟悉新疗法的基本原理和操作方法，熟悉如何与医生配合，并能够进行治疗前的各种准备、治疗中的配合和治疗后的护理。

3. 内科护理专业实践的发展　生物-心理-社会医学模式将生物、心理和社会因素结合起来考虑人体的健康和疾病的发生、发展与转归。与此相适应的是“以整体的人的健康为中心”的现代护理观取代了原有的“以疾病护理为中心”的护理观。这些认识和观念上的改变，使内科护理的实践范畴扩大，不再局限于医院内患者的护理，正在从患病的人向所有的人、从个体向群体、从医院向社区扩展。

护理实践以促进健康、预防疾病、协助康复、减轻痛苦为目的，着眼于人的生命全过程，着眼于整体人的生理、心理、文化、精神、环境等需求。内科疾病中以慢性病居多，病程长，为了不影响治疗和康复的进程，保证患者离开医院仍能获得护理的连续性和协调性，需要大量的家庭护理、社区护理作为患者出院后的延续护理。

近年来，循证医学的蓬勃发展促使临床实践经验与科学的证据有机结合，推动临床诊疗、护理决策的科学化。循证护理即护理人员在护理实践中运用现有最新最佳的科学证据对患者实施护理。循证护理的理念促进了临床护理科研的开展，将护理研究和内科护理实践有机地结合起来，以达到持续改进护理质量的目的，使内科护理真正成为一门以研究为基础的学科。

（三）内科护士的职责与素质

护理工作既是一门科学，又是一项精巧的艺术，它需要运用专业知识和技能，更需要投入关怀和爱心。作为一名合格的内科护士，具备扎实的理论知识，才能有助于准确判断患者存在的问题、预测可能发生的变化和采取有效措施；具备熟练的操作技能，才能减少患者的痛苦，更好地配合医生治疗，在抢救的关键时刻发挥转机作用。内科护士的职责应包括以下方面。

1. 提供适宜的医疗环境　环境对支持生命及其活动十分重要，安全舒适的医疗环境，可解除患者生理和心理的紧张，愉快接受治疗与护理。内科病室应力求舒适、整洁、安静、安全，尽可能减少不良刺激，以保证患者身心休息。良好的人际关系也是医疗环境的重要组成部分，护士需要发挥主导作用，通过良好的语言、态度和行为，与患者建立信任的护患关系。

2. 提供心理支持　内科疾病中以慢性病居多，病程长，患者易产生急躁、焦虑、悲观、恐惧、抑郁、孤独等各种消极心理反应，心理护理成为内科护理不可分割的重要组成部分。要求护理人员应有良好的医德品质，仪表端庄、举止大方、热情诚恳，针对不同的心理反应，通过语言、表情、态度、行为的影响，对患者进行心理疏导和精神调适，帮助其树立战胜疾病的信心。

3. 协助诊断和治疗　疾病诊断的建立需要积累大量的临床资料，需要护士密切观察病情动态变化，准确收集各项检验标本，为医生提供诊断依据。治疗过程中护士应以熟练的操作技术实施治疗，观察疗效，反馈信息，以利于医生补充修正治疗方案。

4. 实施整体护理　整体护理是以现代护理为指导，以护理程序为框架，针对护理对象不同的生理、心理、社会、文化的需要，提供适合于个体的最佳护理。对于每一个内科疾病患者，由于复杂的致病原因和疾病本身的特异性，其生理和心理需要也有很大差别，内科护士必须根据个体特点作出全面、准确的评估，提出健康问题，制订解决健康问题的护理计划，为患者提供优质护理。

5. 对病情变化的快速判断和紧急处理　内科护理工作随时面临应激状态，需要内科护士具备扎实的理论基础和熟练的操作技术，在临床护理中能够对病情变化作出瞬间判断，及时采取急救护理措施，方能有效地挽救患者生命。

6. 健康教育　是整体护理的重要内容，而护理活动必须同健康教育有机地结合起来。帮助人们增加自我保健意识和自我保健能力，变被动求医为主动防治疾病和保健强身。

7. 科学研究　随着医学科学的进步，且社会学、心理学、伦理学日益向护理领域中渗透，要求内科护理学有相应的发展。内科护士除了迅速把握现代护理手段外，还要在临床实践中不断探索新课题，发展内科护理学。

总之，由于护理工作的理论和技术不断发展，对护士的要求也不断提高，需要护士不断进取、刻苦钻研、坚持不懈、提高自身的修养，才能适应护理学的发展。

（四）内科护理的学习要求

学习内科护理的目的是学生能掌握内科护理的基本理论、基本知识和基本技能，采用护理程序的方法对内科常见病、多发病患者进行整体护理，为服务对象提供减轻痛苦、促进康复、预防疾病、保持健康的服务。要达到这一目的，学生需要做到：第一，树立整体护理观念。整体护理观是与生物 - 心理 - 社会医学模式相适应的护理理念，学习者需扩展社会人文知识，以整体观认识和理解人、环境、健康、护理的关系，从护理评估、护理措施到健康指导，都要关注患者在生理、心理、社会等方面对健康问题的反应和对护理的需求。第二，熟练应用护理程序。护理程序是一种体现整体护理观的临床思维和工作方法，也是一种通用的科学方法和解决问题的方法。在学习中，需要主动将护理程序的概念框架内化为自己的思维习惯，再外化为工作的方法。第三，认识到内科护理与临床其他专科护理相互影响。学好内科护理课程必须具备前期课程学习的基础，除基础医学知识和社会人文知识外，还需认真学习外科护理、妇产科护理、老年护理等专科护理的知识及技能。第四，要充分认识到内科护理是一门实践性课程，在学习的全过程中坚持理论联系实际、学做一体，运用护理程序、针对个体差异性提供个性化整体护理，为护理对象提供高质量的护理服务，最大限度地满足护理对象的需求。

（谭　严）

第 2 章　呼吸系统疾病患者的护理

呼吸系统主要包括呼吸道和肺。呼吸道以环状软骨下缘为界分为上呼吸道（鼻、咽、喉）和下呼吸道（环状软骨以下的气管、支气管至呼吸细支气管末端）。咽是上呼吸道与消化道的共同通路，左右主支气管在胸骨角分叉，与背部的第 5 胸椎相对应。右主支气管粗而短，方向较垂直；左主支气管较细长，方向较水平。肺位于胸腔内，是气体交换的器官，肺泡是气体交换的场所，肺具有巨大的呼吸储备能力，平静状态下只有 1/20 的肺泡进行气体交换。肺有肺循环和支气管循环双重血液供应，肺循环执行气体交换，有低压（肺循环血压仅为体循环的 1/10）、低阻、高容量的特征，支气管循环是体循环的一部分，为气道及脏胸膜的营养血管。胸膜腔（呈密闭、负压、少液、无气状态）、胸廓及膈肌等是维持呼吸运动的必要装置。

呼吸系统的主要功能是完成机体与外环境之间的气体交换，吸入 O_2 和排出 CO_2。在呼吸过程中，外界环境中的各类粉尘均可进入呼吸道与肺引起各种疾病，因此呼吸系统的防御功能至关重要。呼吸系统的防御功能包括物理防御功能（鼻部加温过滤、喷嚏、咳嗽、黏液纤毛运输系统等）、化学防御功能（溶菌酶、乳铁蛋白、蛋白酶抑制剂等）、细胞吞噬（肺泡巨噬细胞、多形核粒细胞）及免疫防御功能（B 细胞分泌 IgA、IgM 等）等。防御功能可受到经口呼吸、理化刺激、气管切开或气管插管、缺氧、高浓度吸氧及药物（如糖皮质激素、免疫抑制剂及麻醉药）等因素的影响而降低。此外，呼吸系统尚有维持酸碱平衡、调节水盐代谢和激活、合成、释放、灭活某些生物活性物质或激素的功能。

呼吸的调节主要是通过呼吸中枢控制（延髓产生基本呼吸节律，脑桥限制吸气促使吸气向呼气转换，大脑皮质在一定限度内可随意控制呼吸）、肺牵张反射和化学性调节完成。化学性调节作用具有重要的临床意义，化学性调节主要指动脉血或脑脊液中 O_2、CO_2 和 H^+ 对呼吸的调节作用。CO_2 对中枢和外周化学感受器都有作用，缺氧对呼吸的兴奋作用通过外周化学感受器来实现。正常情况下，中枢化学感受器通过感受 CO_2 的变化进行呼吸调节，当 $PaCO_2$ 急剧升高时，肺通气量明显增加，而 $PaCO_2$ 缓慢持续升高时，呼吸中枢化学感受器失去了对 CO_2 的敏感，呼吸的调节主要依靠缺氧对外周化学感受器的刺激来维持。H^+ 浓度对呼吸的影响主要通过刺激外周化学感受器所引起，当 H^+ 浓度增高时，使呼吸加深加快；反之，呼吸运动则受抑制。

呼吸系统与外界相通，由于大气污染、吸烟、理化因子刺激、人口老龄化等因素，以及感染病原学变异和耐药性的增加，呼吸系统疾病成为严重危害人民健康的常见病、多发病。

慢性阻塞性肺疾病、支气管哮喘的发病率明显增高，肺结核在我国仍属于高发传染病，肺癌已成为我国大城市居民的首位高发恶性肿瘤。呼吸系统疾病发病率高，许多疾病起病隐袭，肺功能逐渐损害，致残率高，给社会和国民经济带来了沉重负担。

第1节　呼吸系统疾病患者常见症状体征的护理

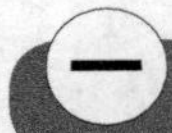

一 咳嗽与咳痰

咳嗽是一种反射性防御动作，可借以清除呼吸道分泌物和气道内的异物。当咳嗽反射减弱或消失可引起肺不张和肺部感染，甚至窒息死亡。频繁、剧烈的咳嗽对人体不利，可影响工作和休息，甚至诱发呼吸道出血和自发性气胸。咳嗽可伴或不伴咳痰。

咳痰是借助支气管黏膜上皮的纤毛运动、支气管平滑肌的收缩及咳嗽反射，将呼吸道分泌物经口腔排出体外的动作。

引起咳嗽和咳痰的常见因素：①感染因素，是引起咳嗽、咳痰最常见的原因，如支气管炎、支气管扩张症、肺炎、肺结核等。②过敏因素，过敏体质者吸入致敏物，如支气管哮喘、过敏性鼻炎等变态反应性疾病。③理化因素，肿瘤压迫支气管；误吸、刺激性气体、过冷或过热的空气等理化刺激。④其他，如肺淤血、肺水肿、胃食管反流、服用 β 受体阻滞剂或血管紧张素转换酶抑制剂等均可导致咳嗽、咳痰。

（一）护理评估

1. 健康史　询问有无引起咳嗽和咳痰的因素。

2. 身体状况　重点观察咳嗽、咳痰情况。

（1）咳嗽的性质、急缓、音色及持续时间：咳嗽分为干性咳嗽和湿性咳嗽两类，前者咳嗽时无痰或痰量甚少，后者伴有咳痰。急性发作的刺激性干咳伴有发热、声嘶，常为急性喉、气管及支气管炎；急性发作的咳嗽伴胸痛，可能是肺炎；慢性反复发作的咳嗽见于慢性支气管炎、支气管扩张、肺脓肿和空洞性肺结核等；发作性干咳，且夜间多发者，可能是咳嗽变异性哮喘；嘶哑性咳嗽见于声带炎症或肿瘤压迫喉返神经；金属音咳嗽伴有呼吸困难见于支气管肺癌、纵隔肿瘤、主动脉瘤等压迫主支气管；鸡鸣样咳嗽见于百日咳、会厌炎及喉炎等；左心衰竭、肺结核引起的咳嗽常于夜间加剧。

（2）痰液的颜色、性质、量、气味：急性支气管炎、支气管哮喘、肺炎球菌肺炎初期咳白色黏液痰，感染加重时咳黄色脓性痰；支气管扩张、肺脓肿患者咳大量黄色脓性痰，若伴恶臭味，提示厌氧菌感染；铁锈色痰见于典型肺炎球菌肺炎；黄绿色痰见于铜绿假单胞菌感染；砖红色胶冻样痰见于典型的肺炎克雷伯杆菌肺炎；粉红色泡沫痰见于急性肺水肿；肺部感染加剧可致痰量增多，若痰量突然减少，且全身情况较差、体温升高，则提示支气管引流不畅。

3. 心理 - 社会状况　评估咳嗽、咳痰对患者日常生活和睡眠的影响，患者有无焦虑、抑郁等不良情绪及其程度。

4. 辅助检查　痰液检查有无致病菌；血常规检查有无白细胞总数和中性粒细胞增高，嗜酸粒细胞增多。X 线胸片、肺功能测定有无异常。

（二）护理问题 / 医护合作性问题

1. 清理呼吸道无效　与痰量多且痰液黏稠、咳嗽无力或意识障碍有关。

2. 有窒息的危险　与意识障碍、呼吸道分泌物阻塞大气道有关。

3. 焦虑　与咳嗽、咳痰影响休息有关。

（三）护理措施

1. 一般护理　保持病室环境整洁舒适、空气新鲜流通、合适的室温（18～20℃）和湿度（50%～60%）；给予足够热量和高蛋白、高维生素饮食，避免油腻和辛辣等刺激性食物，少量多餐；情况允许者，鼓励多饮水，每日饮水量在1500ml以上，以利于痰液稀释和排出。经常变换体位有利于痰液咳出。

2. 病情观察　密切观察咳嗽、咳痰的病情变化，特别是观察患者能否顺利将痰液排出，对咳大量脓痰者，注意观察有无窒息发生。详细记录痰液的量、颜色和性质，正确采集痰液标本。

3. 促进有效排痰　包括指导有效咳嗽、胸部叩击、体位引流和机械吸痰等一组胸部物理治疗措施。

（1）指导有效咳嗽：适用于神志清醒能配合的患者。有效咳嗽的作用在于加大呼气压力，促使患者气道远端分泌物的排出。实施方法：协助患者尽可能采用坐位，指导其先进行深而慢的腹式呼吸5～6次，再深吸一口气屏气3～5秒，身体前倾，从胸腔进行2～3次短促有力的咳嗽，张口咳出痰液，咳嗽时收缩腹肌，或用手按压上腹部，帮助咳出痰液。也可取俯卧屈膝位，借助膈肌、腹肌收缩，增加腹压，咳出痰液。对胸痛不敢咳嗽的患者，可用双手或枕头轻压伤口两侧，起固定或扶持作用，避免咳嗽时胸廓扩张牵拉伤口加重伤口疼痛。疼痛剧烈时可遵医嘱给予止痛剂，30分钟后进行有效咳嗽。

（2）气道湿化：适用于痰液黏稠不易咳出的患者。主要方法有湿化治疗和雾化治疗两种。常用湿化剂有蒸馏水、生理盐水，在湿化液中加入某些药物如抗生素、祛痰剂、支气管扩张剂、糖皮质激素等，可起到消炎、祛痰、平喘的作用。湿化气道时应注意：①防止窒息。干稠的分泌物湿化后膨胀易阻塞支气管，应帮助患者翻身、拍背，及时排痰，尤其是体弱无力咳嗽者。②控制湿化温度。湿化剂温度应控制在35～37℃。温度过高可引起呼吸道灼伤，温度过低可诱发哮喘。③避免湿化过度。湿化时间不宜过长，一般以10～20分钟为宜。过度湿化可引起黏膜水肿、气道狭窄、气道阻力增加，甚至诱发支气管痉挛。④防止感染。定期消毒湿化装置，严格无菌操作。⑤观察各种药物的副作用。

（3）胸部叩击：适用于久病体弱、长期卧床、排痰无力的患者，禁用于咯血、低血压、肺水肿、未经引流的气胸、肋骨骨折及有病理性骨折史患者。主要采用拍背和胸壁振荡方法，借助外力振动使痰液易于引流至细支气管，以利排出。方法：患者侧卧，操作者五指并拢，手背隆起，使手弯曲呈杯状，见图2-1，以手腕力量，从肺底自下而上、由外向内，迅速而有节律地叩击胸、背部，振动气道，边叩击边鼓励患者咳嗽，以促进痰液排出。每一肺叶反复叩击1～3分钟，每分钟120～180次。注意事项：①叩击前准备，向患者解释操作的目的、方法和注意事项，以取得配合；宜用单层薄布保护胸廓，避免直接叩击引起皮肤发红，避免过厚覆盖物降低叩击时的振荡效果。②叩击部位，避开乳房、心脏，勿在骨突部位叩击，如胸骨、肩胛骨及脊柱，避开拉链、纽扣。③叩击力度和时间，叩击力量适中，以患者不感到疼痛为宜；每次叩击时间以5～15分钟为宜，

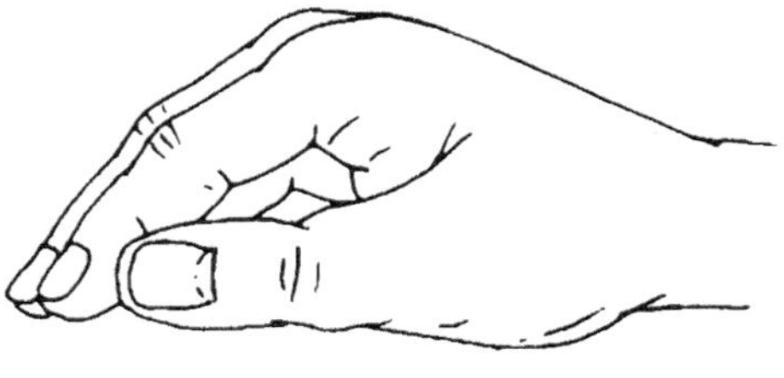

图2-1　胸部叩击法

安排在餐后2小时至餐前30分钟完成。④评估，叩击前后听诊肺部呼吸音及啰音变化，评估生命体征，询问患者感受，观察痰液情况。

（4）体位引流：适用于痰液量多排出不畅者，如肺脓肿、支气管扩张等。禁用于呼吸衰竭者、有明显呼吸困难及发绀者、近1～2周有大咯血者、严重心血管疾病或年老体弱不能耐受者。体位引流是利用重力作用使肺、支气管内的分泌物排出体外，又称为重力引流。具体方法见实训指导“实训1体位引流”。

（5）机械吸痰：适用于痰液黏稠无力咳出、意识不清或排痰困难者。经患者的口腔、鼻腔、气管插管或气管切开处负压吸痰。注意事项：①时间，每次吸痰时间不超过15秒，两次抽吸间隔时间应大于3分钟。②吸氧，吸痰前、后适当提高吸入氧的浓度，避免吸痰引起低氧血症。③负压，吸痰负压不宜太大，以免损伤呼吸道黏膜。

4. 用药护理　按医嘱使用镇咳药、祛痰药、支气管舒张药、糖皮质激素、抗生素等，注意观察疗效和副作用。可待因等强镇咳药会抑制咳嗽反射，加重咳痰及排痰困难患者痰液积聚，向患者解释切勿自行服用。

5. 心理护理　多与患者沟通，给予心理安慰，缓解紧张情绪，使其身心舒适。

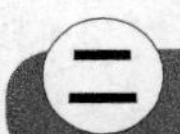

二 肺源性呼吸困难

呼吸困难是指患者自觉空气不足、呼吸费力，客观表现呼吸频率、深度与节律的异常，严重者出现鼻翼扇动、张口呼吸或端坐呼吸。肺源性呼吸困难是指呼吸系统疾病引起的通气、换气功能障碍，导致缺氧和（或）二氧化碳潴留而出现的呼吸困难。

呼吸困难根据临床特点分为3种类型。①吸气性呼吸困难：吸气时呼吸困难显著，严重时出现“三凹征”，即胸骨上窝、锁骨上窝及肋间隙在吸气时凹陷。常见于喉部、气管、大支气管的狭窄与阻塞，如喉头水肿、气管狭窄、异物和肿瘤引起的上呼吸道机械梗阻。②呼气性呼吸困难：表现为呼气费力及呼气时间延长，常伴有呼气期哮鸣音。主要是肺泡弹性减弱和（或）小支气管的痉挛或炎症所致，如慢性支气管炎、支气管哮喘、慢性阻塞性肺疾病。③混合性呼吸困难：吸气与呼气均感费力，呼吸频率增快、变浅，常伴呼吸音减弱或消失。常见于重症肺炎、重症肺结核、广泛性肺纤维化、大量胸腔积液、气胸等。

（一）护理评估

1. 健康史　询问呼吸困难发作的缓急、诱因、表现、持续时间、伴随症状。突发性呼吸困难多见于呼吸道异物、张力性气胸等；起病缓慢者多为慢性阻塞性肺疾病、肺结核等；支气管哮喘发作可有接触过敏物质史；慢性肺源性心脏病可因劳累或剧烈活动而诱发呼吸困难；自发性气胸导致的呼吸困难在发病前多有过度用力或屏气史。

2. 身体状况　轻度呼吸衰竭时呼吸可深而快，严重时呼吸浅而慢，甚至出现潮式呼吸。患者可伴有咳嗽、咳痰、胸痛、发热、发绀等，有的出现烦躁不安、神志恍惚、谵妄或昏迷等神志改变。根据患者日常生活自理能力、体力活动与呼吸困难的关系，评估呼吸困难严重程度。可采用改良版英国医学研究委员会呼吸困难问卷（mMRC问卷）进行评估，见表2-1。

表2-1　呼吸困难分级量表

mMRC分级	呼吸困难症状
0级	剧烈活动时出现呼吸困难

续表

mMRC 分级	呼吸困难症状
1 级	平地快步行走或爬坡时出现呼吸困难
2 级	由于呼吸困难，平地行走时比同龄人慢或需要停下来休息
3 级	平地行走 100m 左右或数分钟后即需要停下来喘气
4 级	因严重呼吸困难而不能离开家，或在家穿衣脱衣时即出现呼吸困难

3. 心理 - 社会状况　评估患者有无注意力不集中、紧张失眠、抑郁、焦虑或恐惧等，以及家属对其的关心和支持情况。

4. 辅助检查　肺功能测定了解肺功能的基本状态，明确肺功能障碍的程度和类型。动脉血气分析可有助于判定缺氧和二氧化碳潴留的程度。

（二）护理问题 / 医护合作性问题

1. 气体交换受损　与气道狭窄、呼吸面积减少、换气功能受损有关。

2. 活动无耐力　与呼吸功能受损导致机体缺氧有关。

（三）护理措施

1. 一般护理

（1）环境与休息：保持病室安静舒适、空气新鲜、温湿度适宜。病情严重者安排在监护病房。采取的体位以患者自觉舒适为原则，对不能平卧患者给予半卧位或端坐位。抬高床头，使用枕头、靠背架或床边桌等支撑物增加患者的舒适度，尽量减少活动和不必要的谈话，以利呼吸和减轻体力消耗。

（2）饮食：提供热量充足，富含蛋白质、维生素、适量电解质和微量元素的易消化食物，少食油腻、刺激性食物，避免胀气食物。强调少食多餐、餐后 2 小时内避免平卧引起呼吸不畅。鼓励意识清醒患者多饮水，昏迷患者应静脉补液、维持体液平衡。

（3）保持呼吸道通畅：协助患者清除呼吸道分泌物或异物，指导患者正确使用支气管舒张剂以缓解支气管痉挛造成的呼吸困难。

2. 病情观察　密切观察生命体征，重点观察呼吸的频率、深度、类型及呼吸困难程度。有条件者可监测血氧饱和度的变化，发现异常应及时报告医生处理。注意患者精神状态改变，如出现表情淡漠、精神错乱、意识恍惚、昏迷等肺性脑病表现，应及时报告医生并配合处理。

3. 氧疗的护理　通过增加吸入氧浓度来纠正患者缺氧的治疗方法即为氧气疗法（简称氧疗）。氧疗是缓解呼吸困难最有效的治疗手段。氧疗的方法有鼻导管、鼻塞、面罩和呼吸机给氧等。根据呼吸困难的类型、严重程度不同，进行合理给氧。密切观察氧疗效果及不良反应并记录。

4. 机械通气的护理　机械通气给氧尤其适用于急性呼吸窘迫综合征（ARDS）患者，常采用呼气末正压通气（PEEP）呼吸。严重呼吸困难患者通过面罩和呼吸机辅助呼吸，或气管插管建立人工气道进行机械通气时，应配合做好相应的护理。

5. 用药护理　遵医嘱应用支气管舒张剂、呼吸兴奋剂等，观察药物疗效和不良反应。

6. 心理护理　呼吸困难会使患者烦躁不安，甚至引起恐惧等不良情绪，进而加重呼吸困难。因此，应及时适时给予心理支持增强其安全感，保持情绪稳定。

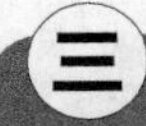

三 咯血

咯血是指喉及喉部以下呼吸道任何部位的出血，经咳嗽动作从口腔排出。大咯血可引发窒息、失血性休克。

引起咯血的病因：①呼吸系统疾病，常见的有肺结核、支气管扩张和支气管肺癌等；也可见于肺炎、慢性支气管炎、肺脓肿等。②心血管疾病，二尖瓣狭窄、肺栓塞、高血压等。③其他，血液病、系统性红斑狼疮、钩端螺旋体病、肾综合征出血热等。

（一）护理评估

1. 健康史　注意询问出血有无明显病因。青壮年咯血常见于肺结核、支气管扩张、二尖瓣狭窄等。40 岁以上有长期吸烟史者，应高度注意支气管肺癌的可能性。

2. 身体状况　咯血前常有喉痒、胸闷、咳嗽等先兆症状。须鉴别是咯血还是呕血。

（1）咯血量：根据咯血量多少可分为痰中带血、小量咯血（每日咯血量＜ 100ml）、中等量咯血（每日咯血量 100 ～ 500ml）、大量咯血（每日咯血量＞ 500ml 或一次咯血量 100 ～ 500ml）。大量咯血主要见于空洞性肺结核、支气管扩张和慢性肺脓肿。支气管肺癌少有大咯血，主要表现为痰中带血，呈持续或间断性。

（2）颜色和性状：观察出血的颜色及血中有无混合物等。鲜红色多见于肺结核、支气管扩张、肺脓肿和出血性疾病；左心衰竭所致咯血为浆液性粉红色泡沫痰；肺栓塞引起咯血为黏稠暗红色血痰。

（3）并发症：①窒息，易发生于极度衰竭、无力咳嗽、应用镇静剂、镇咳药及精神极度紧张的急性大咯血者。窒息是咯血直接致死的主要原因，应及时识别与抢救。大咯血时，表现为咯血突然减少或终止，表情紧张或惊恐，两手乱抓或指喉头（示意不能呼吸），可出现气促、胸闷、大汗淋漓、颜面青紫，重者可出现意识丧失甚至心跳呼吸停止而死亡。②失血性休克，大咯血后，出现脉搏增快、血压下降、四肢湿冷、少尿等。③其他，还可发生肺不张、肺部感染等并发症。

3. 心理 - 社会状况　大咯血后常有持续数天的血痰，患者常伴有紧张不安、恐惧等不良情绪。

4. 辅助检查　结合血液一般检查、胸部 X 线等判断原发病。

（二）护理问题 / 医护合作性问题

1. 恐惧　与突然咯血和大量咯血有关。

2. 有窒息的危险　与大量咯血不畅阻塞气道、喉头痉挛有关。

（三）护理措施

1. 一般护理　①保持病室安静，卧床休息，减少翻动，大量咯血时应绝对卧床休息，协助患者取患侧卧位，以利于健侧肺通气。②大量咯血者暂禁食，小量咯血者宜进少量温凉流质饮食，避免饮用浓茶、咖啡、酒等刺激性饮料；多饮水及多食富含纤维素的食物，以保持大便通畅，防止因用力排便而加重或诱发咯血。

2. 病情观察　记录咯血量；监测体温、心率、呼吸、血压及尿量的改变；注意观察患者有无窒息先兆表现：有无胸闷、烦躁不安、气急、面色苍白、口唇发绀、大汗淋漓等。

3. 窒息的抢救配合　首要措施是解除呼吸道阻塞，立即置患者于头低足高 45° 俯卧位，轻拍背部迅速排出在气道和口咽部的血块，或直接刺激咽部以咳出血块。必要时用吸痰管吸出，给予高浓度吸氧。同时准备好吸引器、氧气、鼻导管、气管切开包、止血药、升压药等抢救设备和药品，配合医生进行气管插管或气管切开，以解除呼吸道阻塞。

4. 用药护理　遵医嘱使用止血药物、补液、输血，输液速度不宜过快，以免肺循环压力增高引起再次血管破裂而咯血。按医嘱适当应用镇静剂，如地西泮肌内注射、10% 水合氯醛保留灌肠。禁用吗啡、哌替啶，以免引起呼吸抑制。

5. 心理护理　陪伴安慰患者，解释放松心情有利于止血，防止因紧张、恐惧而引起声门痉挛，鼓励患者轻轻咳出积在气管内的血液，必要时按医嘱给予镇静剂，解除紧张情绪。

四 胸痛

胸痛是由于胸内脏器或胸壁组织病变累及壁胸膜引起的胸部疼痛。胸痛的程度与疾病病情轻重程度不完全一致，可因个体痛阈的差异而不同。

引起胸痛的原因主要为胸部疾病。常见的有：①呼吸系统疾病，如胸膜炎、胸膜肿瘤、自发性气胸、血胸、支气管炎、支气管肺癌等。②胸壁疾病，如急性皮炎、带状疱疹、肋间神经炎、肋骨骨折、急性白血病等。③心血管疾病，如心绞痛、心肌梗死、心肌病、急性心包炎、胸主动脉瘤、肺栓塞。④其他，如痛风、食管炎、食管癌、肝脓肿、脾梗死、纵隔疾病等。

（一）护理评估

1. 健康史　询问发病年龄、发病急缓、诱因、加重与缓解的方式。发病年龄：青壮年胸痛多考虑结核性胸膜炎、自发性气胸、心肌炎等；40 岁以上则须注意心绞痛、心肌梗死和支气管肺癌。

2. 身体状况　不同病因引起的胸痛，其疼痛的部位、性质及影响因素等有一定差异。①胸壁病变：胸壁炎症和肋骨骨折常固定在病变部位，且局部有压痛。带状疱疹沿肋间神经呈带状分布，为刀割样或灼热样剧痛。②胸膜病变：位于病侧胸，呈隐痛、钝痛和刺痛，呼吸、咳嗽时加剧，屏气时减轻。③自发性气胸：在屏气或剧烈咳嗽时，突然发生撕裂样疼痛，伴有气急、发绀。④肺尖部肺癌：多以肩部、腋下为主，向上肢内侧放射。⑤心绞痛：在劳力或精神紧张时诱发，疼痛在胸骨后方和心前区或剑突下，呈压迫性不适或紧缩、发闷、缩窄感。

（二）护理问题 / 医护合作性问题

疼痛：胸痛　与病变累及胸膜、肋骨、胸壁组织有关。

（三）护理措施

1. 一般护理　指导患者保持情绪稳定，采取舒适的体位以减轻疼痛或防止疼痛加重。

2. 病情观察　密切观察胸痛的部位、性质、程度、加重和缓解因素，并注意观察生命体征变化。如胸痛伴呼吸困难，常提示病变累及范围较大，如大叶性肺炎、自发性气胸和肺栓塞等。

3. 疼痛护理　①指导患者采用放松技术，如局部按摩、穴位按压等，以转移对疼痛的注意力。②胸部活动引起剧烈疼痛者，在咳嗽、深呼吸、活动时，用手按压疼痛部位制动以缓解疼痛，或在呼气末用 15cm 宽的胶布固定病侧胸部，减低呼吸幅度。③当疼痛影响休息时，按医嘱给予镇痛剂或镇静剂。

4. 用药护理　按医嘱准确给药，观察药物的疗效、不良反应和有无药物依赖性。

（谭　严）

第2节　急性呼吸道感染

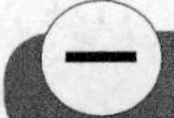

急性上呼吸道感染

急性上呼吸道感染简称上感，是鼻腔、咽或喉部急性炎症的总称。发病不分年龄、性别、职业和地区，免疫功能低下者易感。发病率高，全年均可发生。通常病程较短，病情轻，可以自愈，预后良好。有一定传染性，多数为散发性，但常在气候突变时流行，少数可伴有严重并发症，应积极防治。

急性上感70%～80%由病毒引起，常见的有流感病毒、副流感病毒、呼吸道合胞病毒、腺病毒、鼻病毒、埃可病毒、柯萨奇病毒、肠道病毒等。上感20%～30%由细菌引起，可单纯发生或继发于病毒感染之后。以溶血性链球菌多见，其次为流感嗜血杆菌、肺炎链球菌和葡萄球菌，偶见革兰阴性杆菌，其中甲族乙型溶血性链球菌可导致急性肾炎、风湿热、风湿性关节炎、风湿性心脏病等疾病。

急性上感多发于冬春季节，主要通过患者打喷嚏和含有病毒的飞沫传播，或者经污染的手或者用具接触传播。本病诱因主要是淋雨、受凉、气候突变、过度劳累等使呼吸道防御功能降低，免疫低下者普遍易感。感染后对其产生的免疫力较弱、短暂，病毒间也无交叉免疫，故反复发作。

（一）护理评估

1. 健康史　询问上感的流行情况，发病前有无淋雨、受凉、过度劳累等诱发因素。

2. 身体状况　根据病因和临床表现不同，可分为不同的类型。

（1）普通感冒：俗称“伤风”。以鼻咽部卡他症状为主要表现，故又称急性鼻炎或上呼吸道卡他。多为鼻病毒所致，起病较急，有喷嚏、鼻塞、流清水样鼻涕及咳嗽、咽干、咽痒，2～3天后鼻涕变稠，可伴咽痛、流泪、声音嘶哑、呼吸不畅、听力减退等。如无并发症，5～7天后痊愈。体检可见鼻腔黏膜充血、水肿、有分泌物，咽部轻度充血。

（2）急性病毒性咽炎和喉炎：急性咽炎表现为咽痒、烧灼感或疼痛，体检咽部充血水肿、颌下淋巴结肿大和触痛。急性喉炎表现为声音嘶哑、说话困难、喉痛、咳嗽、发热。体检有喉部充血、水肿。

（3）急性疱疹性咽峡炎：明显咽痛、发热，咽部充血、咽及扁桃体表面有灰白色疱疹及浅表溃疡，周围有红晕。好发于夏季，儿童多见。

（4）急性咽结膜热：发热、咽痛、畏光、流泪等，咽和结膜明显充血。多发生在夏季，儿童多见，常通过游泳传播。

（5）急性咽扁桃体炎：大多由溶血性链球菌引起，也可由流感嗜血杆菌、肺炎链球菌、葡萄球菌引起。起病急，咽痛明显，伴畏寒，体温可达39℃以上。体检咽部明显充血，扁桃体肿大、表面有黄色脓性分泌物，可伴有颌下淋巴结肿大和压痛，而肺部检查无异常体征。

（6）并发症：部分患者可并发急性鼻窦炎、中耳炎、气管及支气管炎；还可引起风湿热、肾小球肾炎、病毒性心肌炎等。

3. 辅助检查

（1）血常规：病毒感染时白细胞计数正常或偏低，分类淋巴细胞升高。细菌感染时，白细胞计数增多，分类中性粒细胞计数增多或核左移。

（2）病原体检测：一般无须病原学检查。需要时通过对病毒、病毒抗体的检测，可判断病毒的类型。痰涂片或培养可发现致病菌。

4. 治疗要点　目前尚无特效抗病毒药物，以对症治疗为主。

（1）对症治疗：鼻塞者应用麻黄碱治疗以减轻鼻部充血，发热者可用解热镇痛类药物。

（2）病因治疗

1）抗病毒药物：防止滥用，必要时可选用利巴韦林、奥司他韦等，可缩短病程。

2）抗菌药物：普通感冒无须应用。有白细胞升高、咽部脓苔、咳黄痰和流鼻涕等细菌感染证据，可结合当地流行病学史和经验选用青霉素、第一代头孢菌素、大环内酯类和喹诺酮类等。

（3）中药治疗：可辨证给予清热解毒或辛温解表和抗病毒的中药，有助于改善症状和缩短病程。

（二）护理问题/医护合作性问题

1. 语言沟通障碍　与咽痛、声音嘶哑有关。

2. 知识缺乏：缺乏有关急性上呼吸道感染的防治知识。

3. 潜在并发症：鼻窦炎、中耳炎、气管 - 支气管炎、风湿热、肾小球肾炎、心肌炎等。

（三）护理措施

1. 一般护理　保持室内空气流通，多饮水、适当休息，避免劳累。给予营养丰富、清淡、易消化的食物，并保证足够的热量。注意隔离患者，以免交叉感染。

2. 病情观察　观察患者生命体征及主要症状，尤其是体温、咽痛、咳嗽等的变化。

3. 对症护理　咽痛、声嘶可给予雾化吸入，高热时应用物理或药物降温。

4. 用药护理　病情严重时，遵医嘱用药，观察疗效及副作用。服用氯苯那敏等抗过敏药者易出现头晕、嗜睡等不良反应，指导患者宜在临睡前服用，如为驾驶员或高空作业者应避免使用。

5. 心理护理　向患者介绍本病基本知识，使其高度重视，但不宜过分紧张，能主动配合治疗、护理。

6. 健康指导

（1）疾病预防指导：保持室内空气流通，指导在高发季节少去人群密集的公共场所，防止交叉感染；生活规律、注意劳逸结合，加强体育锻炼和耐寒训练，以增强机体的抵抗力。

（2）避免交叉感染：指导患者采取适当措施避免传播，嘱患者咳嗽或打喷嚏时应避免对着他人，并用双层纸巾捂住口鼻，使用的痰盂、餐具等及时消毒。

（3）识别并发症并及时就诊：药物治疗后症状不缓解，或出现耳鸣、耳痛、外耳道流脓等中耳炎症状，或恢复期出现胸闷、心悸、眼睑水肿、腰酸或关节痛者，应及时就诊。

二　急性气管 - 支气管炎

急性气管 - 支气管炎是由于生物、理化刺激或过敏等因素引起的气管 - 支气管黏膜急性炎症。常发生于寒冷季节或气候突变时，也可由急性上呼吸道感染迁延不愈引起。年老体弱者易感。

感染是最常见的病因，过度劳累和受凉是常见的诱因。主要病因：①微生物感染。常继发于急性上呼吸道感染之后。近年来衣原体和支原体感染明显增加，在病毒感染基础上继发细菌感染也较多见。②理化因素。冷空气、粉尘、刺激性气体或烟雾（如二氧化硫、氨气、氯气等）吸入，可刺激气管-支气管黏膜引起急性损伤和炎性反应。③过敏反应。机体对吸入性致敏原（如花粉、有机粉尘、真菌孢子、动物毛皮等）过敏，或对细菌蛋白质过敏。

（一）护理评估

1. 健康史　询问发病急缓、诱因、持续时间等。

2. 身体状况

（1）症状：起病较急，常先有鼻塞、流涕、咽痛等急性上呼吸道症状，当炎症波及气管、支气管时，出现咳嗽、咳痰，开始频繁干咳，伴胸骨后不适，数天后，痰由黏液性转为黏液脓性，偶有痰中带血。若伴支气管痉挛，则有气急和喘鸣。成人全身症状较轻，可伴发热，多为低热或中等度热，婴幼儿全身症状较明显。咳嗽、咳痰可延续 2 ～ 3 周，如迁延不愈，可演变成慢性支气管炎。

（2）体征：听诊呼吸音正常或较粗，可在两肺闻及散在干湿啰音，部位不固定，咳嗽后可减少或消失。

3. 辅助检查　血常规检查白细胞计数可正常，由细菌感染引起者，可伴白细胞总数和中性粒细胞百分比升高，红细胞沉降率（血沉）加快。痰培养可见致病菌。胸部 X 线片大多为肺纹理增粗，少数无异常发现。

4. 治疗要点

（1）病因治疗：避免吸入粉尘和刺激性气体，及时控制炎症。抗生素治疗仅在有细菌感染证据时使用。一般咳嗽 10 天以上，发生感染的概率较大。可首选新大环内酯类或青霉素类药物，亦可选用头孢菌素类或喹诺酮类等药物。给药以口服为主，症状较重者可经肌内注射或静脉滴注给药，少数患者需根据病原体培养结果指导用药。

（2）对症治疗：咳嗽伴痰不易咳出，可选用盐酸氨溴索、溴己新（必嗽平），也可雾化祛痰。咳嗽无痰或少痰，可用右美沙芬、喷托维林（咳必清）镇咳。也可用中成药止咳祛痰，如常用的兼顾止咳和化痰的复方甘草合剂。发生支气管痉挛时可用茶碱类、β_2受体激动剂、胆碱能阻滞剂等平喘药。发热可用解热镇痛药对症处理。

（二）护理问题 / 医护合作性问题

1. 清理呼吸道无效　与呼吸道感染、痰液黏稠、支气管痉挛有关。

2. 体温过高　与气管-支气管发生炎症有关。

（三）护理措施

1. 一般护理　保持室内空气流通和适宜的温湿度，避免接触理化刺激因素。避免劳累。给予营养丰富、清淡、易消化的食物，忌烟酒，鼓励多饮水以利痰液稀释。

2. 对症护理　指导患者正确使用止咳祛痰药和采用合理的排痰技巧，必要时可给予雾化吸入。

3. 用药护理　注意观察止咳祛痰药和抗菌药的疗效与不良反应，氨茶碱在饭后服用，以减轻对胃黏膜的刺激，避免恶心、呕吐等不良反应。

4. 健康指导　指导患者注意休息，多饮水，摄清淡饮食；养成良好的生活习惯，戒烟戒酒；加强体育锻炼和耐寒训练，以增强机体的抵抗力；避免接触有害气体和粉尘及可疑的变应原。

（谭　严）

第3节　慢性支气管炎和慢性阻塞性肺疾病

● 案例 2-1

患者，男，72岁。烟龄30余年。反复咳嗽、咳痰、喘憋20余年，近10年来活动后气促逐年加重。4天前受凉后咳嗽，咳黄色痰，不易咳出。今晨病情加重入院。查体：T 38.6℃，P 92次/分，R 22次/分，BP 138/85mmHg。肺部闻及干湿啰音。胸部X线：双下肺纹理明显增粗、紊乱，透亮度增加，肋间隙增宽。血气分析：PaO_2 53mmHg，$PaCO_2$ 84mmHg。初步诊断：慢性支气管炎、阻塞性肺气肿。入院后患者情绪不稳定，担心病情不能缓解。

问题： 1. 患者目前的主要护理问题有哪些？其中首优问题是什么？

2. 请写出主要的护理措施。

3. 经治疗后，患者病情好转，神志恢复正常，护士应给予哪些健康指导？

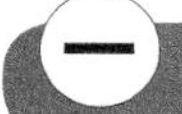

一　慢性支气管炎

（一）概念

慢性支气管炎（chronic bronchitis）简称慢支，是气管、支气管黏膜及其周围组织的慢性非特异性炎症。临床上以咳嗽、咳痰为主要症状，或有喘息，每年发病持续3个月或更长时间，连续2年或2年以上，并排除具有咳嗽、咳痰、喘息症状的其他疾病。长期反复发作可发展成阻塞性肺疾病和肺源性心脏病（肺心病）。

（二）病因与发病机制

病因尚未完全清楚。可能是多种环境因素与机体自身因素长期相互作用的结果。

1. 吸烟　是最重要的发病因素。吸烟时间越长、吸烟量越大，患病率越高。烟草中的化学物质（焦油、尼古丁和氢氰酸等）具有多种损伤效应。如损伤支气管上皮细胞，使纤毛运动减退、巨噬细胞吞噬功能降低，导致气道净化能力下降；刺激支气管黏液腺和杯状细胞增生肥大，黏液分泌增多；刺激副交感神经使支气管平滑肌收缩，增加气道阻力；使氧自由基产生增多，破坏肺弹力纤维，诱发肺气肿形成等（图2-2）。

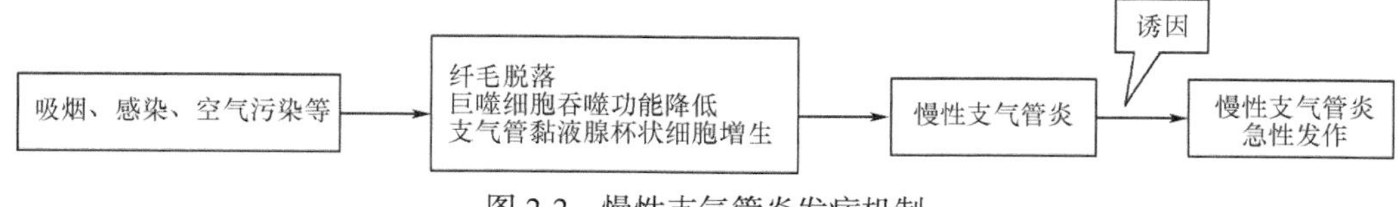

图2-2　慢性支气管炎发病机制

2. 感染因素　病毒、支原体、细菌等呼吸道感染是疾病发生发展的重要原因之一。这些感染因素可造成气管、支气管黏膜的损伤和慢性炎症。

3. 空气污染　空气中刺激性烟雾、粉尘、有害气体可引起支气管黏膜损伤、纤毛清除功能下降。

4. 职业粉尘和化学物质　接触此类物质，如烟雾、变应原、工业废气等，时间过长或浓度过高，均可促进发病。

5. 其他因素　免疫功能紊乱、气道高反应性、年龄增大、气候等因素均与疾病的发生发展有关。如冷空气刺激支气管，使纤毛运动减弱，局部血液循环障碍，易于继发感染。机体免疫功能下降，容易造成呼吸道反复感染。

（三）病理

支气管上皮细胞变性、坏死，出现鳞状上皮化生，纤毛粘连、脱失；各级支气管壁均有多种炎症细胞浸润，急性发作期可见到大量中性粒细胞，严重者为化脓性炎症，黏膜充血、水肿；杯状细胞和黏液腺肥大和增生、分泌旺盛，大量黏液潴留；病情继续发展，炎症由支气管壁向其周围组织扩散，黏膜下层平滑肌束断裂萎缩，周围纤维组织增生；支气管壁的损伤-修复过程反复发生，形成瘢痕，发展成阻塞性肺气肿时见肺泡腔扩大，肺泡弹性纤维断裂。

（四）护理评估

1. 健康史　询问慢性支气管炎发生发展的过程，患者可能的病因及急性加重的诱发因素。

2. 身体状况

（1）症状：主要症状为咳嗽、咳痰，或伴有喘息。①咳嗽：晨间起床时咳嗽明显，白天较轻，睡眠时有阵咳或排痰。②咳痰：一般为白色黏液或浆液泡沫痰，偶可带血，清晨起床后咳痰较多。起床后或体位变动可刺激排痰。③喘息：部分患者因支气管平滑肌痉挛出现喘息，喘息明显者称为喘息性支气管炎，部分可能伴发支气管哮喘。若伴肺气肿时可表现为劳动或活动后气急。

（2）体征：早期可无任何异常体征。急性发作期可在背部或双肺底听到干湿啰音，咳嗽后可减少或消失。如伴发哮喘可闻及广泛哮鸣音并伴呼气延长。

（3）分期：①急性加重期，指在1周内出现脓性或黏液脓性痰，痰量明显增加，或伴有发热等炎症表现，或“咳”“痰”“喘”等症状任一项明显加剧。呼吸道感染、气候寒冷、刺激性气体等是急性加重的主要诱因。②慢性迁延期，指有不同程度的“咳”“痰”“喘”症状迁延达1个月以上者。③缓解期，经治疗或临床缓解，症状基本消失或偶有轻微咳嗽、少量痰液，保持2个月以上者。

（4）并发症：肺部感染、阻塞性肺气肿、慢性肺源性心脏病、支气管扩张症等。

3. 心理-社会状况　本病为慢性疾病，患者心理负担较重，容易产生急躁、悲观等不良心理问题。

4. 辅助检查

（1）X线检查：早期可无异常。反复发作者表现为肺纹理增粗、紊乱，以双下肺野明显。

（2）呼吸功能检查：早期无异常。当小气道阻塞时，最大呼气流速-容量曲线在75%和50%肺容量时流量明显降低。

（3）血液检查：急性发作或继发细菌感染时，血白细胞总数和（或）中性粒细胞增高。

（4）痰液检查：涂片或培养可查到致病菌；喘息性可见嗜酸粒细胞。

5. 治疗要点

（1）急性加重期的治疗：治疗以控制感染、镇咳祛痰、平喘为主。①控制感染：如培养出致病菌按药敏试验选用抗生素。一般口服，严重者静脉给药。可选用喹诺酮类、大环内酯类、β-内酰胺类或磺胺类药物。②镇咳祛痰：常用盐酸氨溴索、溴己新、复方甘草合剂等。老年体弱痰多者慎用强镇咳剂如可待因，以防抑制呼吸，痰液不易咳出，加重缺氧。③平喘：有气喘者可用解痉平喘药，如氨茶碱、β_2受体激动剂等。

（2）缓解期治疗：戒烟和避免吸入有害气体；增强体质，预防感冒；免疫调节剂或中医中药：如反复呼吸道感染，可试用流感疫苗、肺炎疫苗、卡介菌多糖核酸、胸腺素等，部分患者可见效。

（五）护理问题/医护合作性问题

1. 清理呼吸道无效 与无效咳嗽、痰液黏稠有关。

2. 知识缺乏：缺乏慢性支气管炎的相关知识。

3. 潜在并发症：阻塞性肺气肿、慢性肺源性心脏病。

（六）护理措施

1. 一般护理 急性加重期卧床休息。给予高蛋白、高热量、高维生素、低脂易消化饮食。鼓励患者多饮水，每天不少于1500ml，有助于痰液稀释和排出。

2. 病情观察 ①注意观察急性发作时间及诱发因素。②密切观察患者咳嗽、咳痰、喘息症状，观察痰液性质、量、颜色、气味，注意痰中有无肉眼可见的异常物质等，了解痰液检查结果。③观察有无咳痰不畅、呼吸困难加重等窒息先兆。

3. 对症护理 排痰护理见本章第1节“咳嗽与咳痰”内容。

4. 用药护理 遵医嘱使用药物，注意观察药物疗效及不良反应。

5. 心理护理 理解、同情患者及家属。告知患者本病是一个长期过程，引导患者以积极的心态对待疾病。

6. 健康指导

（1）知识宣教：向患者介绍本病基本知识，使其配合治疗，减少急性发作。戒烟、防寒保暖预防感冒、增强体质、避免有害物质吸入等均是防治疾病发生发展的重要措施。

（2）生活指导：注意劳逸结合，保证充足睡眠，平时多饮水，进清淡、营养丰富易消化的食物。保持室内通风良好，温湿度适宜。根据自身情况参加合适的体育锻炼，如散步、慢跑、打太极拳等有氧运动锻炼，以不感到疲劳为度，避免劳累。缓解期可指导患者进行提高机体耐寒能力的锻炼，以减少感冒发生。

（3）治疗指导：指导患者遵医嘱合理用药，不能随意停减、增加药物。密切观察药物疗效及不良反应。

（4）定期复查：部分患者可控制病情发展，不影响工作学习，部分患者可发展为慢性阻塞性肺疾病、肺源性心脏病，预后不良。应定期监测患者肺功能，控制病情发展。

二 慢性阻塞性肺疾病

（一）概念

慢性阻塞性肺疾病（chronic obstructive pulmonary disease，COPD），简称慢阻肺，是以持续气流受限为特征的疾病。其气流受限不完全可逆，呈进行性发展。肺功能检查对确定持续气流受限有重要意义。在吸入支气管扩张剂后，第一秒用力呼气容积（FEV_1）与用力肺活量（FVC）的比值（FEV_1/FVC）<0.70 可确定为持续气流受限。

COPD与慢性支气管炎和肺气肿有密切关系。肺气肿是指肺部终末细支气管远端气腔出现异常持久的扩张，并伴有肺泡壁和细支气管的破坏，而无明显的肺纤维化。慢性支气管炎是导致肺气肿，进而发展为COPD的最主要的原因。当慢性支气管炎和（或）肺气肿患者肺功能检查出现气流受限并且不能完全可逆时，则诊断为COPD。如肺功能检查无气流受限，则不能诊断为COPD。一些已知病因或具有特征病理表现的气流受限疾病，如支气管扩张症、肺结核纤维化病变、严重的间质性肺疾病、闭塞性细支气管炎等，均不属于COPD。

COPD是呼吸系统疾病中的常见病和多发病，患病率和病死率均居高不下。近年来对我国7个地区调查显示，COPD的患病率占40岁以上人群的8.2%。因肺功能进行性减退，严重影响患者的劳动力和生活质量，从而造成巨大的社会经济负担。

（二）病因与发病机制

1. 病因　本病的病因与慢性支气管炎相似，可能是多种环境因素与机体自身因素长期相互作用的结果。

2. 发病机制

（1）炎性机制：气道、肺实质及肺血管的慢性炎症是COPD的特征性改变。炎性细胞通过释放中性粒细胞弹性蛋白酶等多种生物活性物质引起慢性黏液高分泌状态并破坏肺实质。

（2）蛋白酶 - 抗蛋白酶失衡机制：蛋白水解酶对组织有损伤破坏作用；抗蛋白酶对多种蛋白酶具有抑制功能，其中 α_1- 抗胰蛋白酶（α_1-AT）是活性最强的一种。蛋白酶增多或抗蛋白酶不足均可导致组织结构破坏，产生肺气肿。吸入有害气体和有害物质可以导致蛋白酶产生增多或活性增强，而抗蛋白酶产生减少或灭活加快。同时氧化应激、吸烟等危险因素也可以降低抗蛋白酶的活性。

（3）氧化应激机制：许多研究表明COPD患者的氧化应激增加。氧化物可直接作用并破坏蛋白质、脂质和核酸等，导致细胞功能障碍或死亡；并引起蛋白酶 - 抗蛋白酶失衡和促进炎症反应。

（4）其他机制：如自主神经功能失调、营养不良、气温变化等都有可能参与COPD的发生、发展。

（三）病理

COPD的病理改变主要表现为慢性支气管炎及肺气肿的病理变化。肺气肿的病理改变可见肺过度膨胀，弹性减退，见图2-3。外观灰白或苍白，表面可见多个大小不一的大疱。镜检见肺泡壁变薄，肺泡腔扩大、破裂或形成大疱，血液供应减少，弹力纤维网破坏。

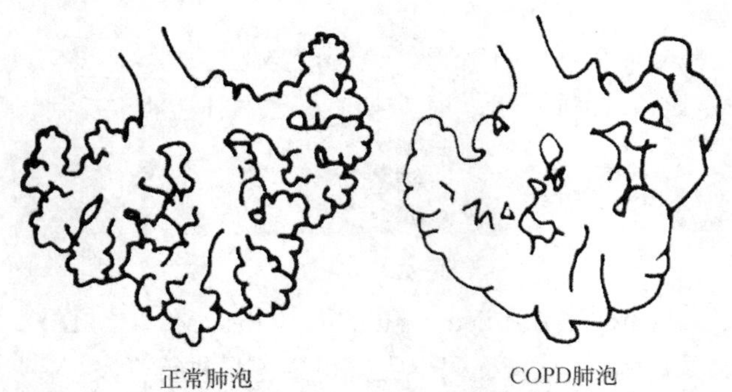

图2-3　正常肺泡与COPD肺泡对比示意图

1. 健康史　患者起病缓慢，病程较长，常有慢性支气管炎和（或）肺气肿病史。询问引起COPD可能的病因及病程发生发展过程。

2. 身体状况

（1）症状：病程长，反复急性发作，常见症状如下。①慢性咳嗽：随病程发展可终身不愈。常晨间咳嗽明显，夜间有阵咳或排痰。②咳痰：清晨排痰较多，一般为白色黏液或浆液性泡沫性痰，偶有血丝。急性发作期痰量增多，可有脓性痰。③气短或呼吸困难：逐渐加重的呼气性呼吸困难是COPD的标志性症状。早期在体力劳动或上楼等活动时出现，后逐渐加重，以致在日常活动甚至休息时也感到气短。④喘息和胸闷：重度患者或急性加重时可出现喘息。⑤其他：晚期患者有体重下降、食欲减退等全身症状。

（2）体征：早期可无异常体征，随疾病进展可出现以下体征。①视诊：胸廓前后径增大，肋间隙增宽，剑突下胸骨下角增宽，称为桶状胸，见图2-4。部分患者呼吸变浅，频率增快，严重者可有缩唇呼吸。②触诊：两侧语颤减弱。③叩诊：肺部过清音，心浊音界缩小，肺下界和肝浊音界下移。④听诊：双肺呼吸音减弱，呼气期延长，部分患者可闻及湿啰音和（或）干啰音。

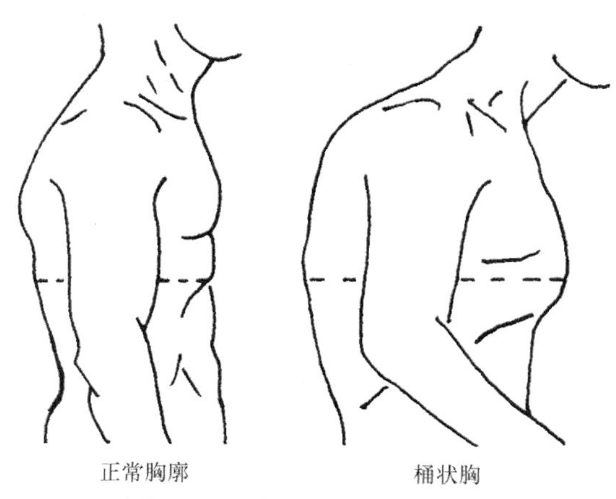

图2-4　正常胸廓与桶状胸对比

（3）病程分期：可分为急性加重期和稳定期。①急性加重期：指短期内咳嗽、咳痰、气促和（或）喘息加重、脓痰量增多，可伴发热等症状。②稳定期：指咳嗽、咳痰、气促症状稳定或较轻。

（4）并发症

1）慢性呼吸衰竭：常在COPD急性加重时发生，出现缺氧和二氧化碳潴留的临床表现。

2）自发性气胸：易在患者突然用力（如用力解大便、负重）时发生，表现为胸痛、胸闷、呼吸困难逐渐加重、刺激性咳嗽等症状，并伴有明显发绀，患侧肺部叩诊为鼓音，听诊呼吸音减弱或消失，应考虑并发自发性气胸，通过X线检查可以确诊。

3）慢性肺源性心脏病：患者肺脏病变导致肺动脉高压、右心室肥厚扩大，最终可发生右心功能不全。

3. 心理-社会状况　本病为慢性疾病，随着肺功能及日常生活能力日渐下降，患者心理压力加重，常出现焦虑、失望、悲观等情绪。部分患者可能因此不愿意配合治疗。

4. 辅助检查

（1）肺功能检查：是判断气流受限的主要客观指标。肺功能检查见持续气流受限是COPD诊断的必备条件。吸入支气管扩张剂后 $FEV_1/FVC < 0.70$，可确定为不完全可逆的持续气流受限。此外，肺总量（TLC）、功能残气量（FRC）和残气量（RV）增高，肺活量（VC）减低，表明肺过度充气。

（2）胸部X线检查：对诊断COPD特异性不高，主要用于确定肺部并发症及与其他肺疾病的鉴别。早期胸部X线片可无变化，以后逐渐出现肺纹理增粗、紊乱等非特异性改变。肺气肿时，胸廓前后径增大，肋间隙增宽，肋骨平行，膈低平。两肺透亮度增加，肺血管纹理减少。

（3）动脉血气分析：早期无异常，随病情进展可出现 PaO_2 下降，$PaCO_2$ 正常或升高等。对确定发生低氧血症、高碳酸血症、酸碱平衡，以及判断呼吸衰竭类型具有重要意义。

（4）其他：COPD 合并细菌感染时，血白细胞和中性粒细胞增高，可有核左移。痰培养可能检出致病菌。

5. 病情严重程度评估

（1）肺功能评估：吸入支气管扩张剂后，$FEV_1/FVC < 0.70$；再根据其 FEV_1 下降程度进行气流受限的严重程度分级，见表 2-2。

表 2-2　COPD 患者气流受限严重程度的肺功能分级

肺功能分级	患者肺功能 FEV_1 占预计值的百分比（FEV_1%pred）
Ⅰ级：轻度	FEV_1%pred ≥ 80%
Ⅱ级：中度	50% ≤ FEV_1%pred < 80%
Ⅲ级：重度	30% ≤ FEV_1%pred < 50%
Ⅳ级：极重度	FEV_1%pred < 30%

（2）多因素分级系统：目前多主张对稳定期患者采用综合指标体系进行病情严重程度评估。将 FEV_1、呼吸困难分级、体重指数（BMI）和 6 分钟步行距离组成多因素分级系统，分别从气流受限程度、症状、营养状况和运动耐力 4 个方面对患者的严重程度进行综合评价，能更好地反映 COPD 的预后。

（3）急性加重风险评估：上一年发生 2 次或以上急性加重或 FEV_1%pred < 50% 均提示今后急性加重的风险增加。

6. 治疗要点

（1）稳定期治疗

1）避免诱因：劝导戒烟，在疾病的任何阶段戒烟都有助于防止疾病的发生和发展。脱离职业粉尘、有害气体等污染环境。

2）防止反复感染：流感疫苗、肺炎链球菌疫苗、细菌溶解物、卡介菌多糖核酸等对防止 COPD 患者反复感染有益。

3）控制症状：支气管舒张剂是控制症状的主要措施，常用 β_2 肾上腺素受体激动剂、抗胆碱能药和茶碱类药；对重度和极重度患者给予吸入糖皮质激素与长效 β_2 肾上腺素受体激动剂联合制剂可增加运动耐量，减少发作；对痰不易咳出者可用盐酸氨溴索、溴己新等祛痰药。

4）长期家庭氧疗（LTOT）：一般采用鼻导管持续低流量吸氧。

（2）急性加重期的治疗

1）确定急性加重的原因，最常见的原因是细菌或病毒感染，产生气道炎症和气流受限。根据病情严重程度决定是否住院治疗。

2）给予低流量低浓度持续氧疗，氧疗的指征是 $PaO_2 < 60mmHg$，低流量低浓度持续氧疗是因为 COPD 患者常伴二氧化碳潴留，此时，呼吸中枢对二氧化碳刺激不敏感，主要通过缺氧刺激外周化学感受器反射性兴奋呼吸中枢，若吸氧浓度较高易削弱缺氧的刺激作用，抑制呼吸，加重二氧化碳潴留，严重时可导致呼吸停止。

3）支气管舒张剂：使用同稳定期，严重喘息症状者给予较大剂量雾化吸入。

4）抗生素：根据患者所在地常见病原菌类型及药物敏感情况积极选用抗生素治疗。

5）糖皮质激素：对住院患者可考虑口服泼尼松龙，或静脉给予甲泼尼龙。

6）祛痰药：可选用溴己新、盐酸氨溴索等。

（四）护理问题/医护合作性问题

1. 气体交换受损　与气道阻塞、通气不足、呼吸肌疲劳和肺泡呼吸面积减少有关。

2. 活动无耐力　与肺功能下降引起慢性缺氧有关。

3. 营养失调：低于机体需要量　与呼吸道感染致机体消耗增加而摄入不足有关。

4. 潜在并发症：自发性气胸、慢性呼吸衰竭、慢性肺源性心脏病等。

（五）护理措施

1. 一般护理

（1）休息与活动：保持室内空气新鲜和适宜的温湿度，注意保暖；视病情指导适当活动，以不感到疲劳、不使症状加重为宜；中度以上 COPD 急性加重期患者应卧床休息，协助患者采取舒适的体位，如抬高床头或半坐卧位，极重度患者可采取身体前倾位，使辅助肌参与呼吸。

（2）饮食护理：营养状态是决定患者病情及预后的重要因素。①给予高热量、高蛋白、高维生素、易消化饮食，少食多餐、餐后 2 小时内避免平卧。必要时可采用鼻饲或胃肠外营养。②鼓励多饮水，足够的水分可以保证呼吸道黏膜湿润，有利于痰液稀释和排出。但在饭前、饭后及进餐时限制液体摄入量，以免出现上腹饱胀而引起呼吸不畅。③避免进食产气多的食物，如汽水、啤酒、豆类等，以免腹胀影响膈肌运动，加重呼吸困难。④避免引起便秘的食物，如油煎食物、干果等。保持大便通畅，防止诱发自发性气胸。

2. 病情观察　观察全身表现，并记录患者咳嗽、咳痰、呼吸困难的程度，监测生命体征及动脉血气分析和水电解质、酸碱平衡情况。

3. 氧疗护理　呼吸困难伴低氧血症者，遵医嘱给予氧疗。

（1）急性加重期低流量给氧：吸入的氧浓度与给氧流量有关，估算公式为吸入氧浓度（%）=21+4×氧流量（L/min），一般吸入氧浓度为 28%～30%。采用鼻导管吸氧或文丘里面罩吸氧。鼻导管给氧时，应避免吸入氧浓度过高引起二氧化碳潴留。注意事项：①密切观察氧疗效果，如吸氧后呼吸困难缓解、发绀减轻、心率减慢表示氧疗有效；如果意识障碍加深或呼吸过度表浅、缓慢，可能为二氧化碳潴留加重，应及时调整氧浓度和氧流量。②保持吸入氧的温度和湿度，以免干燥、寒冷的氧气刺激呼吸道，引起气道黏液栓形成和支气管痉挛。③输氧导管及面罩应妥善固定，保持清洁通畅，使患者舒适和防止交叉感染。④指导患者及家属不要擅自停止吸氧或增减氧流量。⑤病室内严禁明火。

（2）长期家庭氧疗（LTOT）：可提高患者生活质量和生存率，对血流动力学、运动能力和精神状态均会产生有益的影响。使用 LTOT 的指征是 $PaO_2 \leqslant 55mmHg$ 或 $SaO_2 \leqslant 88\%$，一般用鼻导管吸氧，氧流量为 1～2L/min，吸氧时间＞15h/d，睡眠时不能停止吸氧。目的是使患者在静息状态下，达到 $PaO_2 \geqslant 60mmHg$ 和（或）使 SaO_2 升至 90% 以上，而无二氧化碳潴留加重。

4. 用药护理　按医嘱给予抗感染药物、支气管舒张药、祛痰剂，并注意观察药物的疗效和副作用。禁止使用吗啡等对呼吸中枢有抑制作用的药物。

5. 心理护理　了解患者产生焦虑的原因，引导患者以积极的心态适应慢性病，与患者及家属共同制订实施康复计划，帮助建立战胜疾病的信心。指导患者缓解焦虑的技巧，如通过听音乐、下棋、做游戏等分散注意力，缓解焦虑紧张的精神状态。

6. 健康指导

（1）预防急性发作：避免各种诱发和加重病情的因素，如戒烟、防止感冒、合理膳食加强营养、适当运动、避免粉尘和刺激性气体的吸入等。

（2）呼吸肌训练：改善呼吸功能，指导患者加强呼吸肌的锻炼，将浅而快的呼吸改为深而慢的有效呼吸。具体内容见实训指导“实训 2 呼吸体操”。

（3）指导长期家庭氧疗（LTOT）：使患者及家属了解氧疗的目的、必要性，做到氧疗装置定期更换、清洁、消毒和安全使用，供氧装置周围严禁烟火，防止氧气爆炸。

（4）指导合理用药和自我监测病情：如气促、咳嗽、咳痰等症状明显或出现并发症表现时，及时就医，以防病情恶化。

（谭　严）

第 4 节　慢性肺源性心脏病

● 案例 2-2

患者，女，58 岁。昨日因着凉引发咳嗽咳痰并渐进性加重，继而出现尿量减少，双下肢水肿，今日就诊。主要症状：皮肤潮红，多汗，端坐，口唇发绀。体征：体温 38.3℃，脉搏 108 次 / 分，呼吸 25 次 / 分，血压 135/90mmHg，颈静脉充盈，肝肋下 2.5cm，神志清，自述咳嗽咳痰多年。

问题：1. 患者目前最主要的护理诊断是什么？

2. 患者为什么会出现双下肢水肿？

3. 如何对患者进行饮食指导？

（一）概述

1. 概念　慢性肺源性心脏病（chronic pulmonary heart disease）简称慢性肺心病，是由于肺组织、肺血管或胸廓的慢性病变引起肺组织结构和（或）功能异常，导致肺血管阻力增加，肺动脉压力增高，使右心室扩张和（或）肥厚，伴或不伴右心衰竭的心脏病，并排除先天性心脏病和由先天性心脏病变引起者。慢性肺心病是我国呼吸系统的常见病，患病年龄多在 40 岁以上，随年龄增长患病率增加，男女无明显差异，存在一定的地区差异。

2. 病因

（1）支气管 - 肺疾病：慢阻肺、支气管哮喘、支气管扩张、重症结核、慢性弥漫性肺间质纤维化、尘肺等。

（2）胸廓运动障碍性疾病：脊椎病变、胸膜病变、神经肌肉病变等。

（3）肺血管疾病：过敏性肉芽肿、广泛或反复发生的肺小动脉栓塞及肺小动脉炎、原发性肺动脉高压。

（4）其他：先天口咽畸形，呼吸睡眠暂停综合征。

3. 发病机制　反复的气道感染和低氧血症，导致一系列体液因子和肺血管的变化，使肺血管阻力增加，肺动脉血管结构重塑，产生肺动脉高压，引起右心室扩大、肥厚，甚至导致右心衰竭（图 2-5）。

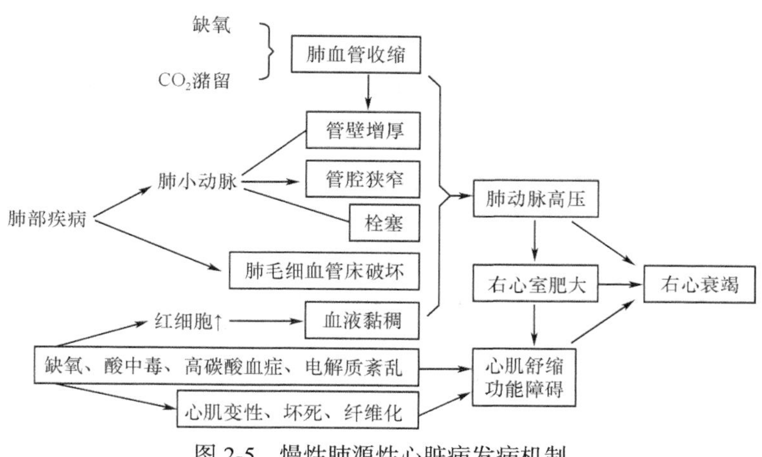

图 2-5　慢性肺源性心脏病发病机制

（1）肺动脉高压形成的机制

1）肺血管阻力增加的功能性因素：①缺氧时收缩肺血管的活性物质增多，如白三烯、血栓素（TXA_2）、前列环素（PGI_2）、5-羟色胺（5-HT）、血管紧张素Ⅱ（AT-Ⅱ）、血小板活化因子（PAF）等增多。②缺氧可直接使肺血管收缩，缺氧时平滑肌细胞膜对钙离子通透性增加，细胞内钙离子的含量增高，使肺血管收缩。高碳酸血症时，产生过多的H^+，H^+使肺血管对缺氧收缩敏感性增强，使肺动脉压增高。

2）肺血管阻力增加的解剖学因素：肺小动脉慢性炎症致管壁增厚、管腔狭窄或纤维化甚至闭塞；肺气肿致肺毛细血管受压、狭窄或闭塞；肺泡壁破裂造成肺毛细血管网毁损、肺毛细血管床减损；肺血管收缩与肺血管重建；肺动脉血栓形成与栓塞。

3）血容量增多和血液黏稠度增加：慢性缺氧产生继发性红细胞增多，使血浆醛固酮增加引起水钠潴留，肾小动脉收缩、肾血流量减少，加重水钠潴留，血液黏滞度增加、血容量增多，肺动脉压升高。

（2）心脏病变和心力衰竭：肺循环阻力增加引起肺动脉高压时，右心室发挥代偿功能而发生右心室肥大，肺动脉压持续升高且严重，超过右心室负荷，右心室失代偿，排血量下降，舒张末期压力增高，右心室扩大和右心室功能衰竭。

（3）其他重要器官的损害：缺氧和高碳酸血症对其他重要器官也会引起病理改变，造成多器官的功能损害，如脑、肝、肾、胃肠、内分泌系统、血液系统等。

（二）护理评估

1. 健康史　询问有无慢阻肺、支气管哮喘、支气管扩张、特发性肺间质纤维化等病史；询问有无慢性血栓性栓塞性肺动脉高压、肺小动脉炎及原因不明的肺动脉高压的病史。

2. 身体状况　病程缓慢，除原有肺、胸部疾病的各种症状和体征外，主要是逐渐出现肺、心功能衰竭及其他器官受累的表现。按功能分为代偿期和失代偿期。

（1）肺、心功能代偿期：主要表现为咳嗽、咳痰、气促，活动后出现呼吸困难、心悸、乏力、活动耐力下降，急性感染可使上述症状加重。另外可见不同程度的发绀和肺气肿体征，部分出现干湿啰音，心音遥远，肺动脉瓣第二心音亢进，提示肺动脉高压；三尖瓣区可出现收缩期杂音和剑突下心脏搏动，提示右心室肥大。

（2）肺、心功能失代偿期：以呼吸衰竭为主。肺血管疾病引起的肺心病以心力衰竭为主，呼吸衰竭较轻。

1）呼吸衰竭：呼吸困难加重，夜间表现明显，伴头痛、失眠、食欲下降，但白天易出现嗜睡、谵妄、表情淡漠、神志恍惚等肺性脑病的表现。

2）心力衰竭：以右心衰竭为主，气促更明显，伴有心悸、气短、食欲缺乏、腹胀、恶心等，出现显著发绀，颈静脉怒张，心率加快，心律失常，剑突下可闻及收缩期杂音，肝大伴有压痛，肝颈静脉回流征阳性，下肢水肿，重者出现腹水。少数患者可出现肺水肿和全心衰竭的体征。

3. 心理 - 社会状况　慢性肺心病病程长，病情反复发作，患者活动能力下降，生活不能自理及反复住院给患者及家属造成较大的精神压力和经济负担，患者易产生焦虑、抑郁、绝望等不良心理反应。

4. 辅助检查

（1）X 线检查：除原有的肺、胸部基础疾病及急性肺部感染的特征外，可有肺动脉高压征和右心增大征，均为诊断慢性肺心病的主要依据。个别患者心力衰竭控制之后可见心影有所缩小。

（2）心电图检查：主要有右心肥大的改变，电轴偏移，重度顺钟向转位，另外可出现肺型 P 波。右心室肥大见图 2-6，右心房肥大见图 2-7。

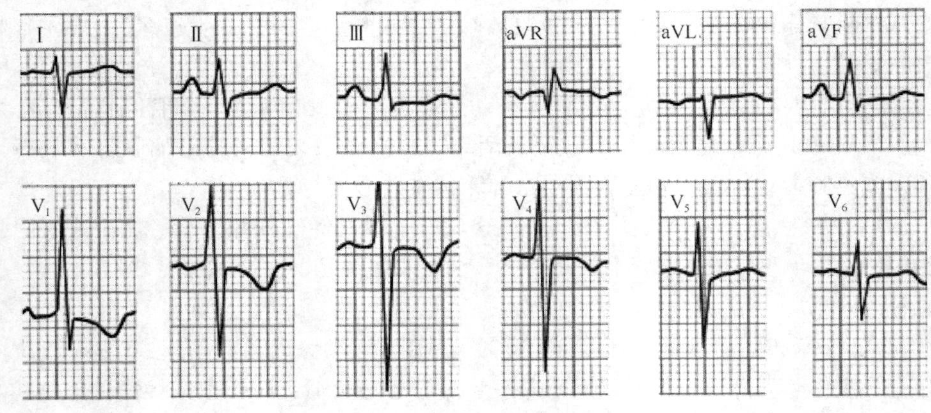

图 2-6　右心室肥大

右心室高电压：V_1 导联中 R/S ≥ 1，V_5 导联中 R/S ≤ 1 或 S 波比正常加深；aVR 导联中 R/S 或 R/Q ≥ 1。$R_{V_1}+S_{V_5}>1.05mV$（重症 > 1.2mV）；$R_{aVR}>0.5mV$。心电轴右偏 ≥ 90°。ST-T 改变：右胸导联（V_1、V_2）ST 段压低，T 波倒置，称右心室肥大伴劳损

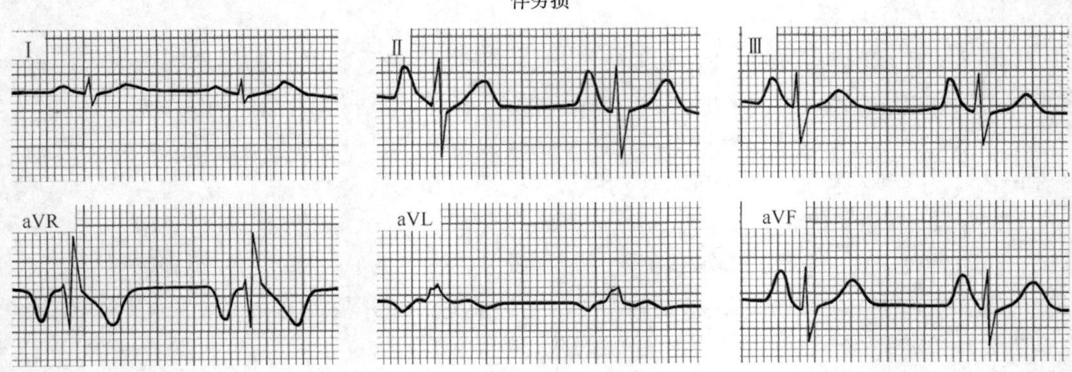

图 2-7　右心房肥大

P 波高尖，又称为肺型 P 波，肢体导联 P 波电压 ≥ 0.25mV，Ⅱ、Ⅲ、aVF 导联表现最明显

（3）超声心动图检查：右心室流出道内径≥ 30mm，右心室内径≥ 20mm，右心室前壁厚度≥ 5mm，左 / 右心室内径＜ 2，右肺下动脉内径≥ 18mm 或肺动脉干≥ 20mm，对诊断慢性阻塞性肺气肿有重要意义。

（4）血气分析：慢性肺心病肺功能失代偿期可出现低氧血症或合并高碳酸血症，PaO_2 ＜ 60mmHg，$PaCO_2$ 正常或大于 50mmHg。

（5）血液检查：红细胞及血红蛋白升高，全血黏度及血浆黏度增加，合并感染时白细胞总数增高，中性粒细胞增加。部分患者进行血清学检查可有肾功能或肝功能的改变。

5. 治疗要点

（1）急性加重期：积极控制感染，保持呼吸道通畅，改善呼吸功能，纠正缺氧和二氧化碳潴留，控制呼吸和心力衰竭，积极处理并发症。

1）控制感染：参考痰菌培养及药敏试验选择抗生素。在培养结果出来之前，根据感染的环境及痰涂片革兰染色选用抗生素。一般社区获得性感染以革兰阳性菌占多数，医院感染则以革兰阴性菌常见，或可选用两者兼顾的抗生素。常用的抗菌药物有青霉素类、氨基糖苷类、喹诺酮类、头孢菌素类。

2）氧疗：通畅呼吸道，纠正缺氧和二氧化碳潴留，可使用鼻导管吸氧或面罩给氧。

3）控制心力衰竭：慢性肺心病心力衰竭的治疗与其他心脏病心力衰竭的治疗有所不同。慢性肺心病患者通常在积极控制感染、改善呼吸功能后心力衰竭逐渐得到改善，患者尿量增多，水肿消退，肝大好转，压痛消失，无须加用利尿药。若治疗无效的病情严重的患者，可适当选用利尿剂、正性肌力药、血管扩张剂等。①利尿剂：有减少血容量、减轻右心负荷、消除水肿的作用。原则上宜选用作用轻的利尿剂，小剂量使用，间歇和交替用药。应用利尿剂后易出现低钾、低氯性碱中毒，加重缺氧，痰液黏稠不易排出，血液浓缩等情况，应注意观察病情。②正性肌力药：慢性肺心病患者由于慢性缺氧及感染，对洋地黄类药物的耐受性低，疗效差，易发生心律失常，因此与处理一般的心力衰竭有所不同。原则上使用剂量宜小，一般使用常规剂量的 1/2 或 2/3，同时选用作用快、排泄快的洋地黄类药物。③血管扩张药：可减轻心脏前、后负荷，降低心肌耗氧量，增加心肌收缩力，对部分顽固性心力衰竭有一定效果，但并不像治疗其他心脏病效果明显。④控制心律失常：一般情况下，通过治疗慢性肺心病的感染、缺氧，心律失常可自行消失，如果持续存在心律失常，可根据心律失常的类型选用药物。⑤抗凝治疗：使用普通肝素或低分子量肝素防止肺微小动脉原位血栓形成。

（2）缓解期：原则上使用中西医结合的综合措施，可以增强患者的免疫功能，去除诱发因素，避免急性期的发生，使心、肺功能部分或全部恢复，延缓病情发展。

（三）护理问题 / 医护合作性问题

1. 气体交换受损　与缺氧及二氧化碳潴留、肺血管阻力增加有关。
2. 清理呼吸道无效　与呼吸道感染、痰量增多及黏稠有关。
3. 体液过多　与心脏负荷增加、心肌收缩力下降、心排血量减少有关。
4. 睡眠型态紊乱　与呼吸困难、不能平卧、环境刺激有关。
5. 潜在并发症：肺性脑病、酸碱失衡、电解质紊乱等。

（四）护理措施

1. 一般护理

（1）休息与活动：代偿期鼓励患者适当进行活动锻炼，活动量以不引起疲劳、不加重症状为度，可进行缓慢的肢体肌肉收缩活动，教会患者做腹式呼吸、缩唇呼吸等功能训练，提高活动耐力，必要时缓慢增加活动量；在心肺功能失代偿期，应绝对卧床休息，协助患者定时翻身、更换舒适体位，可取半卧位或坐位，以减少机体耗氧量，减慢心率，缓解呼吸困难，促进心肺功能的恢复；出现肺性脑病症状者，要及时加床挡或约束肢体，做好安全防护。

（2）改善睡眠：①保持患者休息环境安静和舒适，避免强烈光线的刺激，避免噪声，睡前减少活动，使全身肌肉放松，缓慢深呼吸，温水泡脚、温水沐浴或背部按摩等促进睡眠；②限制夜间液体摄入量，睡前排尿；睡前避免饮用咖啡等兴奋性饮料，禁止饮酒；规范作息，进行适宜的娱乐活动，减少白天睡眠时间。

（3）皮肤护理：重症患者普遍营养不良，长期卧床者易出现压疮，给患者穿宽松柔软的衣服，定时更换体位，条件允许可使用海绵垫和气垫床。

（4）饮食护理：限制水、钠摄入，热量保证，糖类不宜超过 60%，蛋白质每日 1.0 ～ 1.5g/kg 体重，多进食富含膳食纤维的蔬菜和水果，避免便秘、腹胀加重呼吸困难；避免进食高糖食物引起痰液黏稠，少食多餐，餐前餐后漱口清洁口腔，促进食欲，保证营养。

2. 病情观察　认真观察生命体征及意识状况、咳嗽咳痰情况，尤其注意痰液的性质、颜色、量，呼吸的频率、节律、幅度及其变化特点，观察患者呼吸困难的程度，有无发绀、心悸、胸闷及其与活动的关系；观察少尿、水肿、腹胀等右心衰竭表现，以及水肿出现的部位和严重程度，定期监测血气分析的结果变化，密切观察有无头痛、烦躁、神志不清等肺性脑病的症状。

3. 合理用氧　给予患者持续低流量（1 ～ 2L/min）、低浓度（25% ～ 29%）吸氧，避免高浓度吸氧抑制呼吸，加重二氧化碳潴留，导致肺性脑病。在吸氧过程中密切观察氧疗效果，监测动脉血气分析结果。

4. 用药护理

（1）重症患者避免使用镇静剂、麻醉药、催眠药，以免抑制呼吸功能和咳嗽反射。使用抗生素时要密切观察感染症状的控制和改善情况，尤其注意有无继发真菌感染。

（2）利尿药有减少血容量、减轻右心负荷、消除水肿的作用。但应用后应防止低钾、低氯性碱中毒而加重缺氧。避免过度脱水引起血液浓缩、痰液黏稠而致排痰不畅等副作用。尿量多时，及时遵医嘱补钾。使用口服排钾利尿药时，一般不超过 4 日。严重水肿患者，应限制输液量＜ 1000ml/d，控制输液速度。

（3）应用血管扩张药时，注意观察患者心率及血压情况。告诫患者改变姿势体位时动作要缓慢，避免发生直立性低血压。

（4）患者发生慢性缺氧和感染后对洋地黄类药物的耐受性下降，易发生心律失常，故应遵医嘱准确用药纠正低氧和低钾血症，注意观察药物疗效和毒副反应。

5. 心理护理　肺心病是一种反复发作性疾病，患者容易过分依赖医护人员或家人的照顾，因此要与患者多沟通，进行适当引导，使其积极配合治疗，消除顾虑，缓解压力。

6. 健康指导

（1）疾病知识指导：指导患者和家属了解疾病的发生、发展等相关知识，指导患者积极治疗原发病，避免各种疾病加重的诱因，以减少反复发作的次数。指导患者坚持居家氧疗，加强营养。在病情缓解阶段，根据心肺功能及体力指导患者进行适当的活动和呼吸功能训练，如散步、太极拳、腹式呼吸运动。对并发症高危人群进行宣传教育，劝导戒烟，防治 COPD 等慢性病，降低发病率。

（2）病情监测指导：指导患者和家属观察病情变化的征象，出现体温升高、呼吸困难加重、咳嗽剧烈、排痰不畅、尿量减少、水肿明显，或出现神志淡漠、嗜睡、兴奋躁动、口唇发绀等表现，均提示病情加重，需及时就医。

（齐 菲）

第5节 支气管哮喘

案例2-3

患者，男，20岁。3小时前游园时突然张口喘息、大汗淋漓。入院后护理体检：T 36.3℃，P 135次/分，R 33次/分，BP 110/70mmHg，神志清醒，仅能说单字，表情紧张，端坐位，口唇发绀，双肺叩诊过清音，呼气明显延长，双肺闻及广泛哮鸣音，奇脉。患者自幼常于春季发生阵发性呼吸困难，其母患有支气管哮喘病史。初步诊断：支气管哮喘（重度发作）。

问题：1. 患者疾病诊断依据是什么？

2. 该患者目前存在哪些主要护理问题？

3. 请针对首优护理问题列出主要护理措施？

（一）概述

1. 概念　支气管哮喘（bronchial asthma）简称哮喘，是由嗜酸粒细胞、肥大细胞、T淋巴细胞等多种炎性细胞介导的气道慢性炎症。这种慢性炎症导致气道高反应性，引发广泛多变的可逆性气流受限，临床上表现为反复发作性的喘息、气急、胸闷或咳嗽等症状，常在夜间和（或）清晨发作、加重，症状可自行缓解或治疗后缓解。

2. 病因

（1）遗传因素：多基因遗传倾向。与哮喘患者亲缘关系越近，患病率越高。

（2）环境因素（激发因素）：①吸入变应原，如花粉、尘螨、动物毛屑、二氧化硫、氨气等各种特异和非特异性吸入物，是支气管哮喘最主要的激发因素。②感染，如细菌、病毒、原虫、寄生虫等感染。感染是支气管哮喘急性发作最常见的诱因。③食物，如鱼、虾、蟹、蛋类、牛奶等。④其他：精神、心理因素、运动、气候、药物等。

3. 发病机制　哮喘的发病机制不完全清楚，免疫-炎症反应、神经机制和气道高反应及其相互作用可能与哮喘的发病有关。气道慢性炎症被认为是哮喘的本质，目前普遍认为气道炎症是导致气道高反应性的重要机制之一，而气道高反应性是哮喘发生发展的另一个重要因素。发病机制见图2-8。

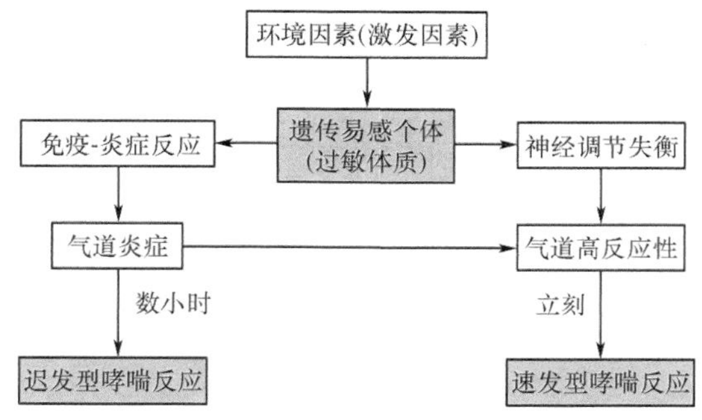

图2-8　支气管哮喘发病机制

（二）护理评估

1. 健康史　询问有无家族史，有无引起支气管哮喘急性发作的诱因，如吸入变应原、感染、剧烈运动、激动、药物等。

2. 身体状况

（1）症状

1）先兆：干咳、打喷嚏、流眼泪、流鼻涕、胸闷等先兆症状。

2）典型症状：发作性带有哮鸣音的呼气性呼吸困难或发作性胸闷和咳嗽。每次发作可持续数分钟、数小时甚至数天，使用支气管舒张药可缓解或自行缓解。缓解期可无任何症状。夜间及凌晨发作和加重是哮喘的特征之一。

3）不典型症状：严重哮喘者常被迫采取坐位或端坐呼吸，甚至出现发绀；咳嗽变异型哮喘者咳嗽为唯一症状；运动性哮喘者运动时出现伴有哮鸣音的胸闷、气急、咳嗽和喘息。

（2）体征：典型的体征是呼气哮鸣音。发作时肺部呈过度充气状态，呼吸运动减弱，触觉语颤减弱或消失，叩诊呈过清音，双肺可闻及广泛的哮鸣音，呼气音延长，心音遥远。严重哮喘患者有心率快、奇脉、胸腹反常运动（又称胸腹矛盾运动）、发绀。

（3）分期：①急性发作期，指喘息、气急、胸闷、咳嗽等症状突然发生或加重。常有呼吸困难，以呼气流量降低为特征，常因接触变应原等刺激物或治疗不当所致。哮喘急性发作时严重程度可分为轻度、中度、重度和危重度4级，见表2-3。②非急性发作期，指患者虽然没有哮喘急性发作，但在相当长的时间内仍有不同频度和（或）不同程度的症状（喘息、气急、胸闷、咳嗽等），可伴有肺通气功能下降。

表 2-3　哮喘急性发作时病情严重程度的分级

临床特点	轻度	中度	重度	危重
气短	步行、上楼时	稍事活动	休息时	
体位	可平卧	喜坐位	端坐呼吸	
讲话方式	连续成句	单词	单字	不能讲话
精神状态	可有焦虑，尚安静	时有焦虑或烦躁	常有焦虑、烦躁	嗜睡或意识模糊
出汗	无	有	大汗淋漓	
呼吸频率	轻度增加	增加	常＞30次/分	
辅助呼吸肌活动及三凹征	常无	可有	常有	胸腹矛盾运动
哮鸣音	散在，呼吸末期	响亮、弥漫	响亮、弥漫	减弱乃至无
脉率（次/分）	＜100	100～120	＞120	脉率变慢或不规则
奇脉	无，＜10mmHg	可有，10～25mmHg	常有，＞25mmHg（成人）	无，提示呼吸肌疲劳
最初支气管扩张剂治疗后PEF占预计值或个人最佳值（%）	＞80%	60%～80%	＜60%或＜100L/min或作用持续时间＜2h	
PaO_2（吸空气，mmHg）	正常	≥60	＜60	＜60

续表

临床特点	轻度	中度	重度	危重
$PaCO_2$（mmHg）	＜45	≤45	≥45	＞45
SaO_2（吸空气，%）	＞95	91～95	≤90	≤90
pH				降低

（4）并发症：慢性支气管炎、慢阻肺、肺源性心脏病、自发性气胸、肺不张、肺纤维化、心功能障碍等，其中最常见的并发症是慢阻肺。

3. 心理-社会状况　哮喘发作时出现呼吸困难、濒死感，患者易出现紧张、烦躁甚至恐惧心理；哮喘持续发作，患者容易对药物、亲属或医护人员产生依赖心理；疾病反复发作，需要终身治疗，家庭经济负担重，患者极易出现焦虑、抑郁心理，对治疗缺乏信心。

4. 辅助检查

（1）痰液检查：痰液涂片可见较多嗜酸粒细胞，如患者无痰，可通过高渗盐水超声雾化诱导排痰的方法留取标本送检。

（2）呼吸功能检查

1）通气功能检测：哮喘发作时呈阻塞性通气功能障碍表现。发作时第1秒用力呼气量（FEV_1）、第1秒用力呼气量占用力肺活量百分比值（FEV_1 / FVC%）和呼气峰值流速（PEF）均显著下降，以及用力肺活量减少、残气量增加、肺总量增加和残气量占肺总量百分比增高等。

2）支气管激发试验：用以测定气道的反应性。吸入激发剂（醋甲胆碱、组胺等）后通气功能下降、呼吸道阻力增加，如 FEV_1 下降≥20%，为阳性，提示气道高反应性。

3）支气管舒张试验：用以测定气道可逆性。有效的支气管舒张药可使发作时的气道痉挛得到改善，肺功能指标好转。常用吸入型的支气管舒张剂如沙丁胺醇、特布他林及异丙托溴铵等。舒张试验阳性诊断标准：① FEV_1 较用药前增加12%或以上，且其绝对值增加200ml或以上。② PEF较治疗前增加60L/min或增加≥20%。

（3）动脉血气分析：哮喘发作时可有不同程度低氧血症，过度通气可使 $PaCO_2$ 下降、pH上升，表现为呼吸性碱中毒。气道阻塞严重时，在 PaO_2 下降的同时可有 $PaCO_2$ 升高。

（4）胸部X线检查：哮喘发作时两肺透亮度增加，呈过度充气状态，缓解期多无明显异常。

（5）特异性变应原检测：有助于病因诊断和指导患者避免与致敏因素的接触。①体外变应原检测：过敏性哮喘患者外周血变应原特异性IgE较正常人明显增高。②体内变应原试验：包括皮肤变应原试验和吸入变应原试验，前者可通过皮肤点刺等方法。

5. 治疗要点　目前尚无特效治疗方法，但长期规范化治疗可使哮喘症状得到控制，减少复发。

（1）脱离变应原：凡能寻找到变应原或其他非特异性刺激因素的哮喘患者，应立即脱离变应原，去除引起哮喘的刺激因素。使患者脱离并长期避免接触危险因素是防治哮喘最有效的方法。

（2）药物治疗：哮喘药物分为控制性药物和缓解性药物。前者指需要长期使用的药物，主要用于治疗气道慢性炎症，使哮喘维持临床控制，亦称抗炎药。后者指按需使用的药物，通过迅速解除支气管痉挛从而缓解哮喘症状，亦称解痉平喘药。各类药物见表2-4。

表2-4　哮喘治疗药物分类

缓解性药物	控制性药物
短效 β_2 受体激动剂（SABA）	吸入型糖皮质激素（ICS）

续表

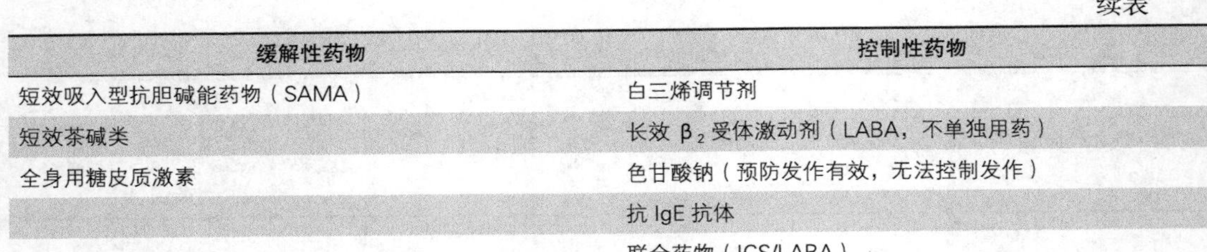

缓解性药物	控制性药物
短效吸入型抗胆碱能药物（SAMA）	白三烯调节剂
短效茶碱类	长效 β_2 受体激动剂（LABA，不单独用药）
全身用糖皮质激素	色甘酸钠（预防发作有效，无法控制发作）
	抗 IgE 抗体
	联合药物（ICS/LABA）

1）支气管舒张药：主要用于缓解哮喘发作，作用为舒张支气管平滑肌，改善气道阻塞。主要包括：① β_2 肾上腺素受体激动剂（简称 β_2 受体激动剂，SABA）。控制哮喘急性发作的首选药物。常用的短效制剂有沙丁胺醇、特布他林等，作用时间为 4～6 小时；长效制剂有福莫特罗、沙美特罗等，作用时间为 10～12 小时，并具有一定的抗气道炎症作用。给药途径有吸入、口服、静脉注射。首选吸入法，因药物吸入气道直接作用于呼吸道，局部浓度高且作用迅速，所用剂量较小，全身性不良反应少。②茶碱类。茶碱与糖皮质激素合用具有协同作用。常用氨茶碱和控释茶碱，轻、中度患者口服给药，重度及危重患者静脉给药。③抗胆碱药。常用异丙托溴铵定量气雾剂吸入。与 β_2 肾上腺素受体激动剂联合吸入有协同作用，尤其适用于夜间哮喘及多痰的患者。

2）抗炎药：①糖皮质激素。目前控制哮喘发作最有效的药物。吸入治疗是最常用的方法，全身性不良反应少，常用药物有倍氯米松、布地奈德等；吸入无效或需要加强者，可口服泼尼松等；严重哮喘发作时及早静脉用药。②白三烯（LT）调节剂。通过调节 LT 的生物活性而发挥抗炎作用。③其他药物。酮替芬和阿司米唑等，对轻症和季节性哮喘有一定效果。

（3）免疫疗法：①特异性免疫疗法（脱敏疗法）。采用特异性变应原定期反复皮下注射，剂量由低至高，以产生免疫耐受性，使患者脱（减）敏。②非特异性免疫疗法。通过注射卡介苗、转移因子等生物制品以抑制变应原反应的过程，对哮喘治疗有一定的辅助效果。

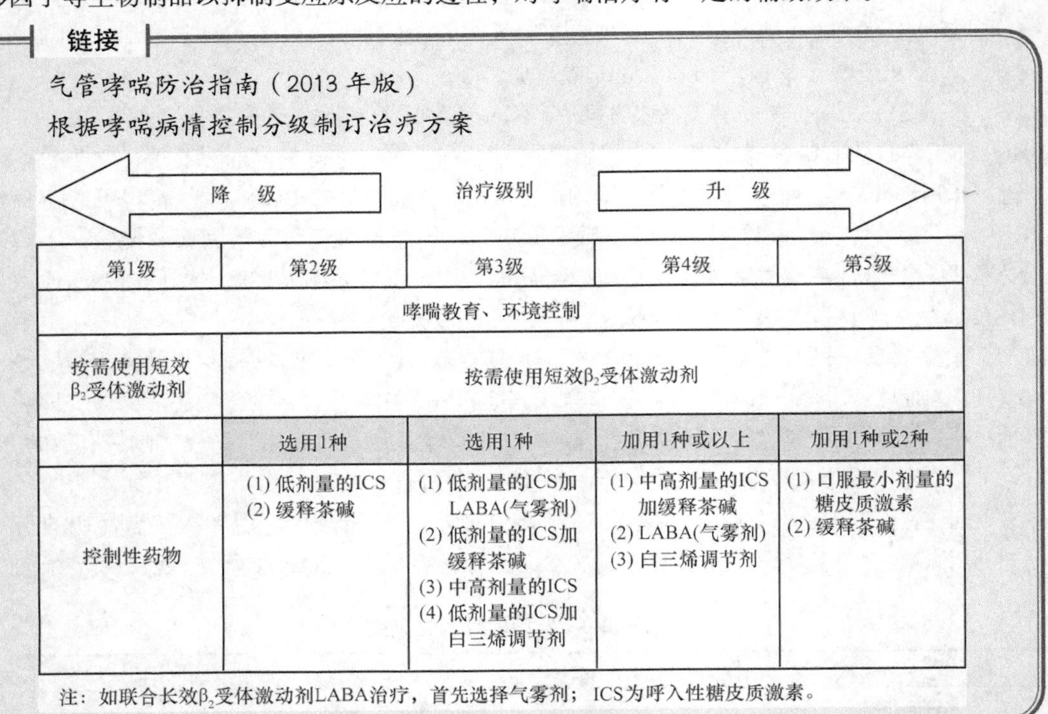

链接

气管哮喘防治指南（2013 年版）

根据哮喘病情控制分级制订治疗方案

第1级	第2级	第3级	第4级	第5级
哮喘教育、环境控制				
按需使用短效 β_2 受体激动剂	按需使用短效 β_2 受体激动剂			
	选用1种	选用1种	加用1种或以上	加用1种或2种
控制性药物	(1) 低剂量的ICS (2) 缓释茶碱	(1) 低剂量的ICS加LABA(气雾剂) (2) 低剂量的ICS加缓释茶碱 (3) 中高剂量的ICS (4) 低剂量的ICS加白三烯调节剂	(1) 中高剂量的ICS加缓释茶碱 (2) LABA(气雾剂) (3) 白三烯调节剂	(1) 口服最小剂量的糖皮质激素 (2) 缓释茶碱

注：如联合长效 β_2 受体激动剂LABA治疗，首先选择气雾剂；ICS为呼入性糖皮质激素。

（三）护理问题 / 医护合作性问题

1. 气体交换受损　与支气管痉挛、气道炎症有关。

2. 清理呼吸道无效　与支气管黏膜水肿、痰液黏稠、无效咳嗽有关。

3. 知识缺乏：缺乏定量雾化吸入操作的相关知识及哮喘防治相关知识。

4. 焦虑　与哮喘反复发作有关。

5. 潜在并发症：自发性气胸、呼吸衰竭。

（四）护理措施

1. 一般护理

（1）休息与活动：发作时，协助患者取适当的体位如半卧位或坐位，可安置跨床小桌给患者伏桌休息，以减轻其体力消耗。缓解期可从事一般活动。

（2）饮食护理：应给予优质低蛋白、低磷、高钙、高热量、高维生素饮食。提供清淡、易消化、热量充足，富含钙、维生素 A 和维生素 C 的食物。帮助患者寻找并忌食诱发哮喘发作的食物，戒烟酒。少食油腻食物。哮喘发作时，患者呼吸增快，出汗，痰液容易黏稠，无心肺功能不全者，鼓励患者多饮水，每日饮水 2500 ～ 3000ml。

（3）环境：提供整洁、舒适、安静的休息环境，保持室内清洁无尘、空气流通、温湿度适宜，病室不宜布置花草，避免使用地毯、皮毛、羽绒等。

（4）皮肤护理：哮喘患者常会大量出汗，应每日进行温水擦浴，勤更换衣服和床单，保持皮肤清洁、干燥和舒适。

（5）口腔护理：协助并鼓励患者咳嗽后用温水漱口，保持口腔清洁卫生。

2. 病情观察　监测生命体征是否平稳，观察其发绀及呼吸困难程度，有无咳嗽、咳痰，注意痰液的量、黏稠度及能否顺利排痰等。监测呼吸音及肺部哮鸣音变化，注意有无并发症表现以便及时采取措施。监测血气分析、血电解质和酸碱平衡状况，严重哮喘发作患者准确记录液体出入量等。

3. 对症护理

（1）保持呼吸道通畅：为患者叩背、翻身，做有效咳嗽，遵医嘱给予雾化吸入稀释痰液，利于排痰。对于无力排痰者遵医嘱给予机械吸痰，以保持呼吸道通畅。

（2）给氧：重度哮喘患者常伴有不同程度的低氧血症，应遵医嘱给予鼻导管或面罩供氧，氧流量一般为 2 ～ 4L/min，可根据病情和动脉血气分析结果及时进行调整，供氧应注意加温、加湿，以免干燥和寒冷气流的刺激而加重其气道痉挛。必要时需协助建立人工气道进行机械通气。

4. 用药护理　遵医嘱给予支气管舒张药和糖皮质激素等治疗，注意观察药物疗效及不良反应，指导药物的使用方法。

（1）密切观察药物的不良反应

1）β_2受体激动剂：不宜长期、单一、大量使用，且无抗炎作用。常见不良反应有头痛、心悸、肌肉震颤等，注意心功能不全、高血压、甲状腺功能亢进患者慎用。

2）茶碱类：主要不良反应包括胃肠道、心血管症状和中枢神经系统的毒性，可引起恶心、呕吐、头痛、失眠、心律失常、血压下降等，严重者可导致室性心动过速、抽搐甚至死亡。故口服茶碱类药物宜饭后服用，出现中枢神经系统兴奋而致失眠时，可适当用镇静药物对抗，静脉注射药物浓度不宜过高、速度不宜过快。

3）抗胆碱药：多吸入给药，不良反应较少，偶见口干、口苦。

4）糖皮质激素：长期全身用药可引起医源性肾上腺皮质功能亢进，并可有高血压、高血糖、溃疡出血、骨质疏松等不良反应。吸入给药不良反应主要为口咽部真菌感染、咳嗽、声音嘶哑和局部皮肤变薄等。应叮嘱患者吸入激素后立即漱口，做好口腔护理。口服激素宜在饭后进行，以减轻对胃肠道的刺激。停药应逐渐减量，患者不能自行停药或减量。

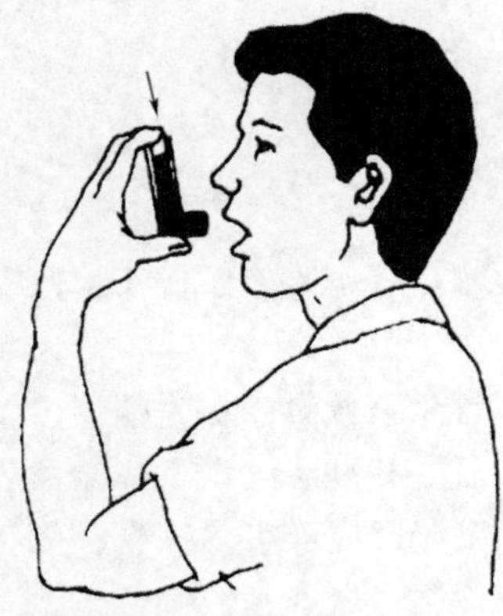

图 2-9　定量雾化吸入器

5）其他：酮替芬有镇静、头晕和嗜睡等不良反应，高空作业、驾驶员、操作精密仪器患者应慎用。色苷酸钠及尼多酸钠可有咽喉不适、胸闷，偶见皮疹，孕妇慎用。

（2）吸入器的使用：吸入器包括定量雾化吸入器和定量干粉吸入器。①定量雾化吸入器，见图 2-9。步骤：打开定量雾化吸入器的盖子，摇匀药液，患者深呼气至不能再呼时张开口，将定量雾化吸入器的喷嘴置于口中用双唇包住，然后以深而慢的方式用口吸气，同时用手指按压喷药，至吸气末屏气 10 秒（以使较小的雾粒到达气道远端）后再慢慢呼气。休息 3 分钟后，可再重复 1 次。②定量干粉吸入器都保装置，见图 2-10。步骤：先旋松盖子并拔出，一手握住瓶体使之直立，另一手握住瓶底盖，先右转尽量将旋柄拧到底，再向左转回至原来的位置，听到“喀”的一声备用。吸入前先呼气（不可对着吸嘴呼气），然后用双唇含住吸嘴，仰头用力深吸气、屏气 5 ～ 10 秒后恢复正常呼吸，盖好盖子。

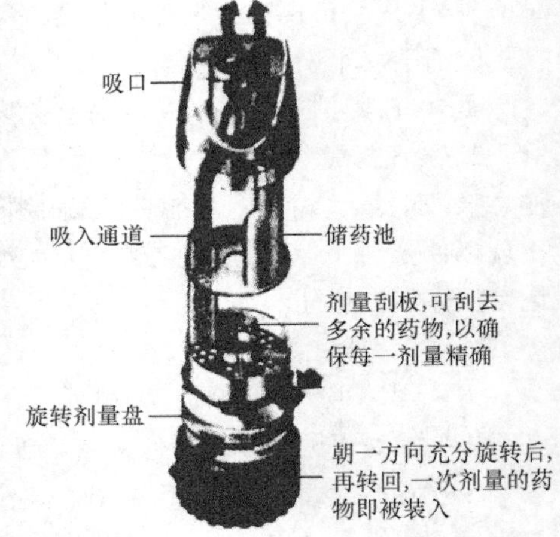

图 2-10　定量干粉吸入器都保装置

5. 心理护理　与患者建立良好关系，以了解患者的心理状况和情绪反应，帮助患者克服紧张、焦虑情绪；动员患者亲属参与患者的管理，帮助他们树立战胜疾病的信心。

6. 健康指导

（1）疾病知识指导：向患者介绍哮喘的病因、诱因、发病机制、主要表现、治疗、护理的目的，对疾病预后有所了解，记录哮喘日记。避免吸入或接触变应原，预防哮喘发作。指导自我监测病情，能识别哮喘发作先兆和病情加重的征象，并能及时使用止喘气雾剂。告知患者通过长期规范治疗能够有效控制哮喘，使患者树立战胜疾病的信心。

（2）生活指导：指导患者饮食、起居，规律生活。室内应保持空气流通，避免放置花草、地毯、皮毛；避免食用引起过敏的食物；避免接触油漆、杀虫剂等化学制剂；适当进行体育锻炼和耐寒训练，增强抵抗力。指导患者保持乐观情绪，向患者说明发病与精神因素和生活压力之间的关系。

（3）用药指导：让患者熟知自己所用药物的名称、用法、剂量及注意事项，了解药物的不良反应及处理方法。嘱患者随身携带止喘气雾剂，哮喘发作时立即吸入。

（4）病情监测指导：教会患者使用峰流速仪监测病情，峰流速测定是发现早期哮喘发作最简便易行的方法。方法是患者取站立位，尽可能深吸一口气，然后用唇齿包住进气口，以最快的速度、最有力的呼气吹动游标滑动，游标最终停止到的刻度就是此次峰流数值，见图2-11。若最大呼气峰流速（PEFR）保持在80%～100%，为安全区，说明哮喘控制理想。若PEFR在50%～80%，为警告区，需及时治疗。若PEFR小于50%，为危险区，要立即到医院就诊。

（5）定期复查：根据病情需要定期或随时复诊。发作后立即使用随身携带的吸入剂，反复使用后仍有呼吸困难者，立即医院就诊。

（王　敏）

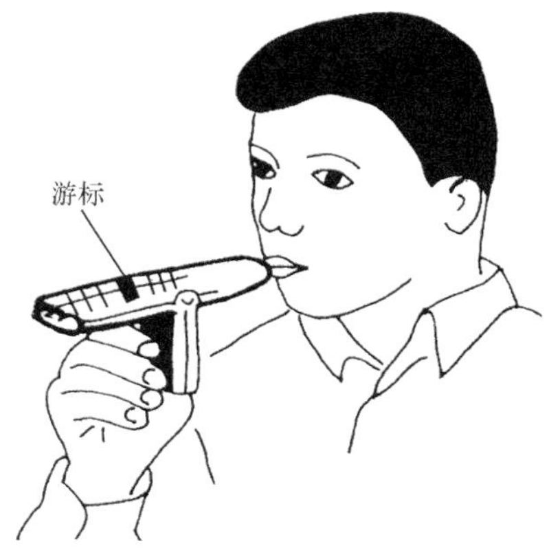

图2-11　峰流速仪使用示意图

第6节　支气管扩张症

● 案例2-4

患者，男，25岁。近3天因受凉出现发热，咳嗽加剧，痰液增多、有臭味，黏稠不易咳出，痰中带有少量血液。入院查体：神志清楚，T 39℃，P 102次/分，R 32次/分，BP 100/70mmHg。血白细胞12×10^9，中性粒细胞0.85。胸部X线检查：左下肺纹理紊乱呈蜂窝状，可见小液平面。诊断为支气管扩张。

问题： 1. 该患者的主要临床表现有哪些？

2. 该患者目前存在哪些主要护理问题？

3. 请针对首优护理问题列出护理措施。

（一）概述

1. 概念　支气管扩张（bronchiectasis）简称支扩，大多继发于急、慢性呼吸道感染和支气管阻塞后，反复发生支气管炎症，致使支气管壁结构破坏，引起支气管异常和持久性扩张。典型临床表现为慢性咳嗽、咳大量脓痰和（或）反复咯血。多见于儿童及青年。

2. 病因　主要病因是支气管-肺组织感染和支气管阻塞，两者互为因果、相互影响，促进本病的发生和发展。

（1）婴幼儿支气管-肺组织感染和支气管阻塞：是最常见的原因。以婴幼儿麻疹伴支气管炎、支气管肺炎、百日咳最为常见。

（2）先天性支气管发育缺陷及遗传因素：此类支气管扩张较少见，如巨大气管-支气管症、肺囊性纤维化、纤毛运动障碍、先天性丙种球蛋白缺乏症等疾病所引起的支气管扩张。

（3）体液免疫功能失调：目前已发现类风湿关节炎、溃疡性结肠炎、支气管哮喘、系统性红斑狼疮等免疫性疾病可同时伴有支气管扩张。

好发部位：下叶多于上叶，因为下叶容易发生引流不畅；左侧多于右侧，因为左下支气管比右下更细长、左下支气管与大气管的角度更大、左侧受心脏压迫，所以导致左侧引流不畅；其次为右侧中叶。

3. 发病机制　多种原因损伤了宿主气道清除机制和防御功能，使其清除分泌物的能力下降，易于发生感染和炎症。细菌反复感染可使充满炎性介质和病原菌黏稠液体的气道逐渐扩大，形成瘢痕和扭曲，导致引流不畅。支气管壁由于水肿、炎症和新血管形成而变厚，支气管壁被破坏，从而形成支气管扩张。

（二）护理评估

1. 健康史　多在儿童和青年时期起病，部分患者童年有麻疹、百日咳、支气管肺炎迁延不愈的病史，以后伴有反复发作的肺部感染。

2. 身体状况

（1）症状

1）慢性咳嗽伴大量脓痰：①咳嗽、咳痰与体位改变有关，起床、就寝时咳嗽加剧、痰量增多。因为病变的支气管壁丧失了清除分泌物的功能，痰液积滞，当体位改变时，痰液接触到正常支气管黏膜，刺激咳嗽及大量排痰。②痰量估计：轻度＜10ml/d，中度 10～150ml/d，重度＞150ml/ d。③急性感染发作时，痰为黄绿色脓痰，一日可达到数百毫升。痰液静置后可分三层，上层为泡沫黏液，中层为黏液，下层为脓性物或坏死组织。④引起感染的常见病原体有铜绿假单胞菌、金黄色葡萄球菌、肺炎链球菌、流感嗜血杆菌和卡他莫拉菌。若有厌氧菌混合感染时，痰有恶臭味。

2）反复咯血：50%～70% 的患者有程度不等的咯血，可为痰中带血或大量咯血，与支气管小动脉压力上升发生破裂有关。大咯血患者最常见且最危险的并发症是窒息。咯血量与病情严重程度、病变范围不尽一致。部分患者以反复咯血为唯一症状，临床上称为“干性支气管扩张症”，其病变多位于引流良好的上叶支气管，故不易感染，常见于结核性支气管扩张患者。

3）反复肺部感染：其特点是同一肺段反复发生肺炎且迁延不愈。

4）慢性感染中毒症状：由反复继发感染引起，可表现为发热、乏力、食欲减退、消瘦、贫血、气促、发绀等中毒症状。

（2）体征：早期或干性支气管扩张可无异常体征。当病变加重或继发感染时，可在下胸部、背部闻及固定而持久的局限性粗湿啰音（支扩的典型体征）。有时可闻及哮鸣音，部分患者有杵状指（趾）。出现肺气肿、肺心病等可有相应体征。

3. 心理 - 社会状况　患者病情反复、迁延不愈导致患者易出现焦虑、不安情绪，大咯血或反复咯血的患者出现紧张、恐惧等心理。

4. 辅助检查

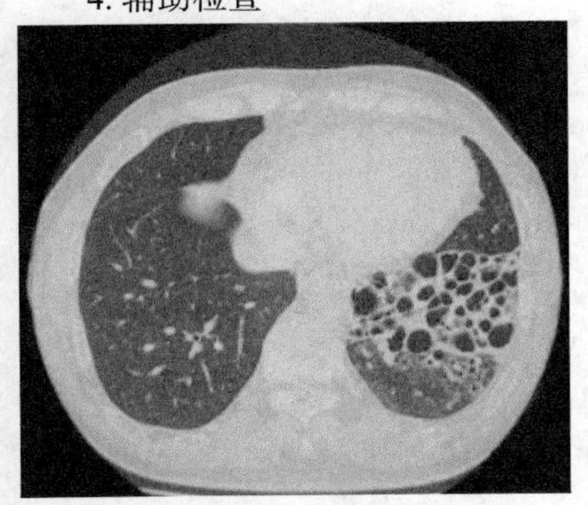

图 2-12　CT 示右肺支气管扩张

（1）影像学检查

1）胸部 X 线检查：早期轻症患者可无特殊发现，或仅有肺纹理增多、增粗现象。典型患者表现为粗乱肺纹理中有多个不规则的蜂窝状透亮阴影或沿支气管的卷发状阴影，感染时阴影内出现液平面。

2）支气管造影检查：经导管或支气管镜在气道表面滴注不透光的碘脂质造影剂，直接显像扩张的支气管，是确诊支扩的“金指标”。

3）胸部 CT 检查：显示管壁增厚扩张，或成串成簇的囊状改变，见图 2-12。目前胸部高分辨 CT 已取代支气管造影检查，其无创、易重复，易被患者接受，现已成为支气管扩张的主要诊断方法。

（2）痰液检查：痰涂片或培养可发现致病菌。

（3）纤维支气管镜检查：可进行活检、局部灌洗，进行细菌学、组织细胞学检查，有助于管腔内异物、肿瘤、其他阻塞物的鉴别诊断。

5. 治疗要点　支气管扩张的治疗原则是保持呼吸道通畅，控制感染，及时处理咯血，必要时手术。

（1）控制感染：是急性感染期的主要治疗措施。出现痰量及其脓性成分增加等急性感染征象时需应用抗生素。可依据痰革兰染色和痰培养指导抗生素应用，但在开始时常需给予经验治疗（如给予氨苄西林、阿莫西林或头孢克洛）。存在铜绿假单胞菌感染时，可选择口服喹诺酮类，静脉给予氨基糖苷类或第三代头孢菌素。对于慢性咳脓痰的患者，除使用短程抗生素外，还可考虑使用疗程更长的抗生素，如口服阿莫西林或吸入氨基糖苷类，或间断并规则使用单一抗生素以及轮换使用抗生素。

（2）保持呼吸道通畅：保持气道通畅和抗生素治疗同样重要，因为保持气道通畅能减少继发感染和减轻全身中毒症状。可采用祛痰、支气管舒张药、体位引流、雾化吸入、纤维支气管镜吸痰等方法保持呼吸道通畅。咯血患者及时清理呼吸道内血块，积极止血，防治大咯血窒息。

（3）手术治疗：适用于病灶范围较局限，全身状况良好，经内科治疗后仍有反复大咯血或急性感染者。术前明确出血部位后，可根据病变范围作肺段或肺叶切除。如病变范围广或伴有严重心、肺功能障碍则不宜手术。

链接

支气管扩张大咯血介入微创栓塞治疗

支气管扩张大咯血经内科综合治疗无效者，介入微创栓塞治疗逐步取代了急诊支气管扩张咯血手术治疗。选择性支气管动脉造影加栓塞术不仅可以明确支气管扩张的确切部位和范围，还能对出血动脉实施栓塞术，既避免了外科手术，又能达到迅速止血的目的。

（三）护理问题/医护合作性问题

1. 清理呼吸道无效　与痰液黏稠、咳嗽无力及未掌握咳痰技巧有关。
2. 有窒息的危险　与大咯血有关。
3. 营养失调：低于机体需要量　与机体消耗增加、摄入不足有关。
4. 活动无耐力　与营养不良、贫血有关。

（四）护理措施

1. 一般护理

（1）休息与环境：病情严重或急性感染者，卧床休息。大咯血者绝对卧床休息。病情缓解时鼓励适当室外活动，避免劳累，保证充分的休息与睡眠。环境安静、舒适、温湿度适宜。保持室内空气流通，空气新鲜。大量脓痰者可使用防臭剂或除臭剂，去除室内臭味。使用一次性带盖痰杯，及时处理痰液。保持衣、被清洁。指导患者戒烟，注意避免尘埃飞扬的环境，注意保暖。

（2）饮食护理：主要目的是加强营养，纠正贫血，增强机体抵抗力。给予高热量、高蛋白质、高维生素和易消化饮食，少量多餐。忌冰冷、辛辣食物及浓茶、咖啡等刺激性饮料，以免诱发咳嗽。鼓励患者多饮水，饮水量＞1500ml/ d，可稀释痰液，促进排痰。指导患者在咳痰后及进食前后用清水或漱口液漱口，保持口腔清洁，增进食欲。

2. 病情观察　观察痰液的量、颜色、性质、气味和与体位的关系，痰液静置后分层情况。记录 24 小时痰液排出量；观察咯血的量、颜色及性质；病情严重者需观察患者缺氧情况，注意是否有发绀、气促等表现；注意患者有无发热、贫血、消瘦等全身症状。

3. 对症护理

（1）促进排痰：①鼓励患者经常变换体位，通过痰液流动刺激气管反射性引起咳嗽、咳痰。②对痰液过多且无力咳嗽者，为防止窒息，在翻身前先给患者吸痰。③注意环境湿润，多饮水，湿化痰液。④遵医嘱应用祛痰药、支气管舒张剂、雾化吸入等。⑤体位引流：为护理重点，体位引流的注意事项及引流体位的选择，见实训指导“实训 1 体位引流”。

（2）大咯血护理

1）预防窒息：①咯血时注意观察有无窒息先兆。②安慰患者，使其身心放松，防止喉头痉挛，避免屏气。③慎用镇静剂、镇咳剂，以免抑制咳嗽反射和呼吸中枢，使血块不能咳出而引发窒息。④保持呼吸道通畅，鼓励患者轻轻将血和（或）痰咳出。⑤备好吸引器、气管插管包和气管切开包等急救用品，以便及时解除呼吸道阻塞。

2）窒息的抢救：保持充分引流体位，头低脚高 45° 俯卧位，面侧向一旁→轻轻拍击健侧背部→尽快排出积在口咽部的血和（或）血块，或直接刺激咽部以咳出积血和（或）血块，必要时手指裹上纱布从口咽部直接掏出血块，或用较粗的吸痰管机械吸出血块→告知患者不要屏气，不要忍着不咳嗽→给予高浓度吸氧→做好气管插管、在气管镜直视下吸取血块、行纤维支气管镜止血的准备与配合工作，以解除呼吸道阻塞。

4. 用药护理　遵医嘱使用祛痰、镇咳、止血、抗菌等药物，注意观察药物疗效及不良反应。大咯血患者首选垂体后叶素，通过收缩小动脉，减少肺血流量，达到止血作用。但该药也能收缩子宫、平滑肌和冠状动脉，故冠心病患者、高血压患者、孕妇禁用。静脉滴注速度不宜过快，以免引起恶心、便意、心悸、面色苍白等不良反应。年老体弱、肺功能不全者慎用镇静、镇咳药，以免抑制呼吸中枢。

5. 心理护理　本病病程较长，常反复发作，患者易产生悲观、焦虑心理，尤其伴有咯血时，患者往往十分恐惧。护理人员要充分理解患者心理，向患者介绍有关疾病常识和自我护理知识，进行心理劝导，鼓励患者之间多进行经验交流，相互支持，相互安慰，减轻患者心理压力，树立治疗信心。

6. 健康指导

（1）知识宣传：①告知患者体位引流的方法及注意事项，指导患者经常采取有利于引流的体位。②教会患者有效咳嗽、排痰、化痰的方法。指导家属帮助患者叩背、雾化吸入及体位引流。③指导患者进行自我病情监测，及时识别病情变化征象，一旦发现异常及时就诊。指导患者出现咯血时要保持镇静，尽量将血咯出，以免导致窒息。

（2）生活指导

1）防治呼吸道感染：①广泛开展麻疹、百日咳等呼吸道传染性疾病的预防接种工作，积极防治支气管肺炎、肺结核等呼吸道感染，以减少支气管扩张的发生。②积极治疗诱发上呼吸道感染的慢性病灶，如鼻窦炎、扁桃体炎、龋齿等，以减少呼吸道反复感染的机会。注意保暖、避免受凉，防止感冒。鼓励患者戒烟，避免烟雾、灰尘及刺激性气体的吸入。③注意口腔的清洁卫生，去除口腔异味，预防呼吸道感染。常用复方硼酸溶液漱口，每日数次。

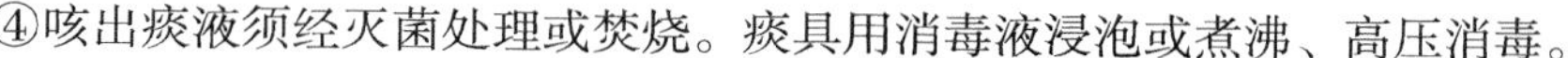
④咳出痰液须经灭菌处理或焚烧。痰具用消毒液浸泡或煮沸、高压消毒。

2）补充足够营养和水分：告知患者补充营养对疾病恢复的重要性，指导患者多食肉类、蛋类、豆类、新鲜蔬菜、水果等高蛋白、高热量、富含维生素和矿物质的食物，补充体能消耗，增强机体抵抗力。

3）规律生活：建立规律的生活方式，劳逸结合。指导患者进行适当的体育锻炼，增强体质，促进呼吸功能的改善。保持心态平和，避免情绪激动。

（3）治疗指导：遵医嘱用药，注意自我监测药物疗效及不良反应。

（4）定期复查：了解病情进展情况。

（王　敏）

第7节　肺部感染性疾病

案例 2-5

患者，男，22岁。2天前淋雨后寒战，高热达40℃，伴咳嗽、胸痛，咳铁锈色痰。护理体检：神志清楚，呈急性病容，面色潮红，呼吸急促，T 39.7℃，P 102次/分，R 32次/分，BP 100/70 mmHg，右下肺部闻及管状呼吸音；X线示右下肺大片状阴影，呈肺段分布；痰涂片可见肺炎球菌。初步诊断为肺炎球菌性肺炎。

问题：1. 请列出患者疾病诊断的主要依据。

2. 该患者目前存在哪些主要护理问题？

3. 请针对首优护理问题列出护理措施。

（一）概述

1. 概念　肺炎（pneumonia）是指终末气道、肺泡和肺间质的炎症，可由病原微生物、理化因素、免疫损伤、过敏及药物所致。细菌性肺炎是最常见的肺炎，也是最常见的感染性疾病之一。在抗菌药物应用以前，细菌性肺炎对儿童及老年人的健康威胁极大，抗菌药物的出现及发展曾一度使肺炎病死率明显下降。但近年来，尽管应用强力的抗菌药物和有效的疫苗，肺炎总的病死率没有降低，有所上升。

2. 病因　肺炎由多种病原微生物（细菌、非典型病原体、病毒、真菌、立克次体、寄生虫等）引起，也可由于理化因素、免疫损伤、过敏及药物所致。其中细菌感染引起的肺炎最为常见，占80%左右。

3. 诱因　受寒、醉酒、感冒、疲劳、淋雨、精神刺激、上呼吸道病毒感染史等致机体抵抗力降低的因素。

4. 发病机制　病原体可通过空气吸入、血行播散、邻近感染部位蔓延、误吸上呼吸道定植菌、胃肠道定植菌等途径进入下呼吸道，肺炎是否发生决定于病原体和宿主因素，当病原体到达下呼吸道后，宿主抵抗力低，病原体数量多、毒力强，引起肺泡毛细血管充血、水肿，肺泡内纤维蛋白渗出及细胞浸润，即可发生肺炎。金黄色葡萄球菌、铜绿假单胞菌和肺炎克雷伯杆菌等可引起肺组织的坏死，形成空洞肺炎，愈合后多不遗留瘢痕，肺的结构功能均可恢复。

5. 分类　肺炎可按解剖、病因或患病环境加以分类。

（1）解剖分类

1）大叶性（肺泡性）肺炎：病原体先在肺泡引起炎症，继之导致部分或整个肺段、肺叶的实质性炎症，通常并不累及支气管。致病菌多为肺炎链球菌。

2）小叶性（支气管）肺炎：为支气管、终末细支气管和肺泡的炎症。常见病原体有肺炎链球菌、葡萄球菌、病毒、肺炎支原体及军团菌等。因支气管腔内有分泌物，故可闻及湿啰音，无实变体征，肺下叶常受累。

3）间质性肺炎：以肺间质炎症为主，累及支气管壁及支气管周围，有肺泡壁增生及间质水肿。可由细菌、支原体、衣原体、病毒或肺孢子菌等引起。

（2）病因分类

1）细菌性肺炎：如肺炎链球菌、金黄色葡萄球菌、甲型溶血性链球菌、肺炎克雷伯杆菌、流感嗜血杆菌、铜绿假单胞菌肺炎等。

2）非典型病原体所致肺炎：如军团菌、支原体和衣原体等。

3）病毒性肺炎：如冠状病毒、腺病毒、呼吸道合胞病毒、流感病毒、麻疹病毒、巨细胞病毒、单纯疱疹病毒等。

4）肺真菌病：如白念珠菌、曲霉菌、隐球菌、肺孢子菌等。

5）其他病原体所致肺炎：如立克次体（如Q热立克次体）、弓形虫（如鼠弓形虫）、寄生虫（如肺包虫、肺吸虫、肺血吸虫）等。

6）理化因素所致的肺炎：如放射性损伤引起的放射性肺炎，胃酸吸入引起的化学性肺炎，或对吸入或内源性脂类物质产生炎症反应的类脂性肺炎等。

（3）患病环境分类

1）社区获得性肺炎（community acquired pneumonia，CAP）：是指在医院外患上的感染性肺实质炎症，包括具有明确潜伏期的病原体感染而在入院后平均潜伏期内发病的肺炎。常见病原菌为肺炎链球菌、支原体、衣原体、流感嗜血杆菌和呼吸道病毒等。

2）医院获得性肺炎（hospital acquired pneumonia，HAP）：亦称为医院内肺炎，是指患者入院时不存在，也不处于潜伏期，而于入院48小时后在医院内发生的肺炎。也包括呼吸机相关性肺炎和卫生保健相关性肺炎。病原菌来源包括内源性和外源性。内源性主要来源于患者口咽部、呼吸道内的定植菌以及返流性胃内容物。外源性主要来源于医院环境、设备仪器、医护人员的手，各种置入人体的管道。HAP常见病原体主要是需氧的革兰阴性杆菌，包括流感嗜血杆菌、肺炎克雷伯菌、大肠埃希菌、肠杆菌属、变形杆菌属、沙雷菌属。目前多重耐药性（MDR）所致的HAP有升高的趋势。

（二）护理评估

1. 健康史　询问病因诱因、起病缓急，有无发热，发热程度及热型，有无咳嗽、咳痰及痰液的性质、量，有无胸痛、呼吸困难等。

2. 身体状况

（1）肺炎链球菌肺炎：由肺炎链球菌感染引起的肺实质炎症。发病前常有受凉、淋雨、疲劳、醉酒和病毒感染史，有上呼吸道感染的前驱症状。①症状：起病急骤，高热、寒战，体温在数小时内升至39～40℃，高峰在下午或傍晚，呈稽留热，脉搏加快。咳嗽、咳痰，初起无痰或痰量不多，后逐渐变成脓性痰、痰中带血或铁锈色痰；患侧胸痛，因炎症波及胸膜所致，呈针刺样痛，咳嗽或深呼吸时加重，迫使患者取患侧卧位，可放射至肩部、腹部，易被误诊为急腹症。②体征：急性病容，口角和鼻周有单纯疱疹，病变广泛时有发绀，有败血症者可出现皮肤、黏膜瘀点，巩膜黄染等。早期肺部无明显异常，肺实变时叩诊浊音、触觉语颤增强、听诊有支气管呼吸音，消散期可闻及湿啰音，病变累及胸膜时可有胸膜摩擦音。

（2）葡萄球菌肺炎：由葡萄球菌引起的急性肺部化脓性炎症。病情较重，若治疗不及时或不当病死率甚高。①症状：起病急骤，寒战、高热等毒血症状明显，体温高达 39 ～ 40℃；胸痛、咳嗽、脓性痰，痰量多，痰中可带血或呈脓血状，严重者可出现周围循环衰竭，院内感染通常起病隐匿，体温逐渐上升，老年人可不典型。②体征：早期可无阳性体征，与严重的中毒症状和呼吸道症状不平行，其后出现两肺散在湿啰音和肺实变体征，发生气胸或脓气胸时有相应体征。

（3）革兰阴性杆菌肺炎：由肺炎克雷伯杆菌、嗜肺军团杆菌、铜绿假单胞菌、流感嗜血杆菌、大肠埃希菌等引起的肺部炎症，是医院获得性肺炎的常见类型。痰液特征与感染病原菌相关，如克雷伯杆菌感染，痰液呈砖红色胶冻样；铜绿假单胞菌感染，痰液呈绿色脓性；嗜肺军团杆菌感染，痰液呈带少量血丝的黏痰或血痰等。

（4）支原体肺炎：由肺炎支原体引起的呼吸道和肺部的炎症，常同时有咽炎、支气管炎和肺炎。起病缓慢，有发热、乏力、头痛、肌肉酸痛等全身症状；偶伴胸骨后疼痛，肺外表现常见，如斑丘疹、多形红斑等。

（5）病毒性肺炎：是由上呼吸道病毒感染向下蔓延所致的肺部炎症。起病较急，发热、头痛、全身酸痛、倦怠等表现较突出，有咳嗽、少痰或白色黏液痰、咽痛等呼吸道症状。小孩或老年人易发生重症病毒性肺炎，表现为呼吸困难、发绀、嗜睡、精神萎靡，甚至发生休克、心力衰竭、呼吸衰竭或急性呼吸窘迫综合征等并发症。

（6）肺真菌病：是最常见的深部真菌病，近年来由于广谱抗菌药物、糖皮质激素、细胞毒药物及免疫抑制剂的广泛使用，器官移植的开展，以及免疫缺陷病如获得性免疫缺陷综合征增多，肺真菌病有增多的趋势。真菌多在土壤中生长，孢子飞扬于空气中，被吸入到肺部引起肺真菌病（外源性）。有些真菌为寄生菌，当机体免疫力下降时可引起感染。体内其他部位真菌感染亦可循淋巴或血液到肺部，为继发性肺真菌病。

（7）并发症：感染严重时，可伴感染性休克（中毒性肺炎），尤其是老年人，表现为神志模糊、烦躁、四肢厥冷、发绀、多汗、心动过速、血压降低等，而高热、胸痛、咳嗽等症状并不明显，可伴有胸膜炎、脓胸、肺脓肿、心包炎、心力衰竭、呼吸衰竭等。

3. 心理 - 社会状况　由于起病急，短期内出现明显的全身不适或病情变化时，患者易出现紧张不安情绪。

4. 辅助检查

（1）血液检查：细菌性肺炎血白细胞计数及中性粒细胞比例多明显增高，并有核左移现象，细胞内可见中毒颗粒。

（2）病原学检查：包括痰液涂片及痰培养（最常用的病原学检测方案）、血液及胸腔积液培养等。病毒性肺炎需行下呼吸道分泌物或肺活检标本培养分离病毒，真菌性肺炎可行痰液和组织真菌培养。

（3）胸部 X 线检查：肺纹理改变，肺部炎症阴影和胸腔积液征象等（表 2-5）。

（4）免疫学检查：对支原体肺炎和病毒性肺炎的诊断有重要作用。

表 2-5　常见肺炎的X线特征

病原体	X线特征
肺炎链球菌	肺叶或肺段实变，无空洞，可伴胸腔积液
金黄色葡萄球菌	肺叶或小叶浸润，早期空洞、脓胸，可见液气平面
肺炎克雷伯杆菌	肺叶或肺段实变，蜂窝状囊肿，叶间隙下坠
铜绿假单胞菌	弥漫性支气管炎、早期肺脓肿
大肠埃希菌	支气管肺炎、脓胸
流感嗜血杆菌	支气管肺炎、肺叶实变，无空洞
厌氧菌	支气管肺炎、脓胸、脓气胸，多发生肺脓肿
支原体	下叶间质性支气管炎，3 ～ 4 周可自行消散
念珠菌	双下肺纹理增多，支气管肺炎或大片浸润，可有空洞
军团菌	下叶斑片浸润，迅速进展，无空洞

5. 治疗要点

（1）抗感染治疗：是肺炎治疗的最主要环节。

1）肺炎球菌肺炎：一经诊断即应给予抗菌药物治疗。首选青霉素，用药剂量及途径视病情轻重、有无并发症而定。

2）葡萄球菌肺炎：早期引流清除原发病灶，同时选用敏感的抗菌药物。通常首选耐青霉素酶的半合成青霉素或头孢菌素。

3）革兰阴性杆菌肺炎：在加强营养、补充水分、痰液引流的基础上，早期合理使用抗生素是治愈的关键。病因不明前，试用氨基糖苷类抗生素加青霉素或头孢菌素。一经确诊立即根据药敏试验结果给予有效抗生素，宜大剂量、长疗程、联合用药，静脉滴注为主。

4）支原体肺炎：首选红霉素，亦可选用克拉霉素或多西环素。

5）中毒性肺炎：对症治疗为主，防止继发细菌感染。

6）肺真菌病：重在预防，合理应用抗生素、糖皮质激素，改善营养状况，加强口腔护理，是减少肺真菌感染的主要措施。

（2）对症支持治疗：发生感染性休克时，应通过补充血容量、纠正酸中毒、应用血管活性药和糖皮质激素等措施进行抗休克治疗。高热者给予物理或药物降温。

（三）护理问题 / 医护合作性问题

1. 体温过高　与病原体引起肺部感染有关。
2. 气体交换受损　与肺部炎症导致呼吸膜受损、气体弥散障碍有关。
3. 清理呼吸道无效　与痰液黏稠、咳嗽无力或未掌握有效排痰技巧等因素有关。
4. 急性疼痛：胸痛　与肺部炎症累及壁胸膜有关。
5. 潜在并发症：感染性休克。

（四）护理措施

1. 一般护理

（1）休息与环境：保证足够的休息，高热者卧床休息，减少活动时组织对氧的需要。保持室内空气清新，室温保持 18 ～ 20℃，相对湿度以 55% ～ 60% 为宜，保持病室安静、清洁、舒适。

（2）饮食：给予患者足够热量、高蛋白及丰富维生素、低脂、易消化的流质或半流质饮食，鼓励患者进食，以满足机体营养需要。对不能进食者，必要时加强鼻饲营养。鼓励患者多饮水（1000 ～ 2000ml/ d），以补充水分，利于痰液排出。脱水严重者可遵医嘱静脉补液，维持水、电解质平衡。

2. 病情观察　监测患者体温、呼吸、脉搏、血压及神志状况并做好记录。准确记录 24 小时出入量。观察咳嗽、咳痰的情况，准确记录痰量和痰的外观。重点观察儿童、老年人、久病体弱者的病情，因此类患者病情变化较快，注意有无感染性休克的表现。

3. 对症护理

（1）高热的护理：高热时予以物理降温，或药物降温，药物降温时注意观察出汗情况，以防虚脱，物理降温可选择冷敷、温水擦浴、乙醇擦浴降温等，降温半小时后测体温。患者寒战时注意保暖，大量出汗者应及时更换衣服，并注意保持皮肤的清洁干燥。

（2）咳嗽、咳痰的护理：帮助患者有效咳嗽、排痰，及时清除口腔和呼吸道内痰液。遵医嘱应用祛痰药及超声雾化吸入，稀释痰液，促进痰的排出。必要时需机械吸痰，预防窒息。

（3）发绀的护理：监测动脉血气分析，并给予吸氧，鼻导管吸氧每分钟 1 ～ 2L，面罩吸氧每分钟 3 ～ 5L。注意观察患者呼吸频率、节律、深度的变化，有无皮肤色泽和意识状态改变，监测血氧饱和度。

（4）胸痛的护理：维持患者舒适的体位，可采取患侧卧位，在咳嗽时可用枕头等物夹紧胸部，以降低胸廓活动度。疼痛剧烈者，遵医嘱应用镇痛、止咳药，如口服可待因，缓解疼痛和改善肺通气。

（5）感染性休克的抢救配合：取仰卧中凹位，头胸部抬高 15° ～ 20° ，下肢抬高 20° ～ 30° ，注意保暖（忌用热水袋）。给予高流量吸氧，维持动脉氧分压在 60mmHg 以上。尽快建立两条静脉通路，遵医嘱补液扩容，维持有效血容量；应用多巴胺、间羟胺（阿拉明）等血管活性药物，改善微循环。做好病情监测，输液速度不宜过快，监测中心静脉压，以调整输液速度；患者神志逐渐转清、表情安静、口唇红润、脉搏有力、呼吸平稳、血压上升、尿量＞ 30ml/h、皮肤四肢转暖，表示病情好转。

4. 用药护理　遵医嘱及时使用抗生素药物，注意观察药物疗效及不良反应，如青霉素可出现荨麻疹、药疹和血清样反应，严重者可出现过敏性休克，使用前进行皮试，过敏者禁用，使用时要现用现配，备好急救药物和抢救设备；头孢唑啉钠可出现发热、皮疹、胃肠道不适等不良反应。及时进行药物疗效评估，如治疗 48 ～ 72 小时后体温下降、症状改善、白细胞逐渐降低或恢复正常等，提示病情好转。用药 72 小时后病情仍无改善，需及时报告医师并作相应处理。

5. 心理护理　耐心给患者讲解疾病的有关知识，解释各种不适的原因，做各种诊疗及护理操作前应先向患者解释说明，以取得患者的理解和配合。帮助患者去除不良心理反应，树立治愈疾病的信心。

6. 健康指导

（1）疾病知识指导：向患者及家属宣教肺炎的病因和诱因，避免受凉、淋雨、酗酒和过度疲劳，尤其是年老体弱和免疫力功能低下者。预防上呼吸道感染，并可注射流感或肺炎免疫疫苗，使之产生免疫力。

（2）生活指导：指导患者要劳逸结合，规律生活。给予足够的营养物质，适当运动，增强机体抗病能力。对长期卧床者，指导家属帮助患者经常改变体位、翻身、拍背，鼓励并协助患者咳痰。

（3）用药指导：指导患者遵医嘱服药，向患者说明所服药物的剂量、用法、疗程、可能的副作用。

（4）定期复查：指导患者若有疾病复发症状，如出现发热、咳嗽、呼吸困难等不适表现时，应及时就诊。告知患者随诊的时间及需要准备的有关资料。

（王　敏）

第8节　肺　结　核

案例 2-6

患者，男，56岁，职员。因低热、乏力、咳嗽2个月，咯血3天入院。患者于2个月前无明显诱因出现发热，体温37.5～38.2℃，多为午后发热，伴乏力、盗汗、食欲缺乏、咳嗽，咳少量白色黏痰，口服感冒胶囊及抗生素不见好转。3天前咳嗽加剧，咯鲜血约100ml，门诊以“咯血原因待查”收住院。体格检查：T 38.2℃，P 86次/分，R 20次/分，BP 130/80mmHg。慢性病容，神清合作，左锁骨上叩诊浊音，可闻及湿啰音，余无异常。辅助检查：血常规示白细胞 8.8×10^{9}/L，淋巴细胞占0.64；结核菌素试验阳性；胸片示左上肺片状阴影，中间有一透亮区。临床诊断为肺结核，拟进行抗结核治疗。

问题：1. 该患者与哪些人接触容易传播肺结核？

2. 该患者目前存在哪些主要护理问题？

3. 针对该患者首优护理问题，最主要的护理措施是什么？

（一）概述

1. 概念　肺结核（pulmonary tuberculosis，TB）是由结核分枝杆菌引起的慢性传染性疾病。结核菌侵入人体可累及全身多个脏器，但以肺部受累最为常见。临床常有低热、乏力、盗汗、消瘦等全身症状，以及咳嗽、咳痰、咯血等呼吸系统表现。世界卫生组织（WHO）统计表明，全世界每年发生结核病800万～1000万例，每年约有300万人死于结核病，是造成死亡人数最多的单一传染病。我国是世界上结核疫情最严重的国家之一，肺结核属于我国法定乙类传染病，严重危害人类健康，是我国重点控制的主要疾病之一。

2. 病原体　结核分枝杆菌属放线菌目、分枝杆菌科、分枝杆菌属。结核分枝杆菌形态多样，典型的是细长稍弯曲、两端圆形的杆菌，主要分为人型、牛型、非洲型和鼠型4类，其中对人体有致病性的主要是人型，其次为牛型和非洲型。结核菌耐酸染色呈红色，可抵抗盐酸酒精的脱色作用，故又称之为抗酸杆菌。结核菌为需氧菌，生长缓慢，菌体结构复杂，且对干燥、酸、碱、冷均有较强的抵抗力。但阳光下暴晒2～7小时、煮沸5分钟、70%乙醇溶液接触2分钟、10W紫外线灯照射30分钟均可将之杀死。最简单的灭菌方法是直接焚烧带有病菌的物品。

3. 肺结核的传播

（1）传染源：主要是继发型肺结核患者，尤其是痰涂片或痰培养阳性且未经治疗的肺结核患者。由于结核分枝杆菌主要是随着痰排出体外而播散，故痰里查出结核分枝杆菌的患者是传染源，具有传染性。传染性的大小取决于痰内菌量的多少。直接涂片法查出结核分枝杆菌者属于大量排菌，直接涂片法检查阴性而仅培养出结核分枝杆菌者属于微量排菌。

（2）传播途径：主要通过呼吸道飞沫传播，消化道、皮肤和子宫等传播途径较少见。开放性肺结核患者咳嗽、打喷嚏、大笑或者大声说话时会产生大量的含结核菌的微滴悬浮于空气中，或随地吐痰后痰菌随尘土飞扬，使人吸入引起肺内感染；生活在拥挤且空气闭塞的环境中的人们容易患肺结核。牧区的奶制品须经严格的消毒，以防含结核杆菌的牛奶流入餐桌。

（3）易感人群：人体对结核菌的免疫力有两种，一种是机体自然的抵抗力，即非特异性免疫力；另一种是通过接种卡介苗或者感染结核菌后获得，即特异性免疫力。结核病的易感人群是那些非特异性免疫力低下且无特异性免疫力的人群，如儿童、青少年、妊娠期或产褥期妇女、老年人；患有糖尿病、硅沉着病、获得性免疫缺陷综合征等疾病的患者；长期应用肾上腺皮质激素的患者；生活不规律、过度紧张、过度疲劳者；与结核病患者密切接触者等。

4. 肺结核的流行病学

（1）全球疫情：自 20 世纪 80 年代中期以来，结核病出现全球性恶化趋势，大多数结核病疫情很低的发达国家结核病卷土重来，众多发展中国家的结核病疫情出现明显回升。世界卫生组织（WHO）于 1993 年宣布结核病处于“全球紧急状态”，动员和要求各国政府大力加强结核病的防治工作，遏止这次结核病危机。全球有 1/3 的人曾受到结核分枝杆菌的感染。结核病的流行状况与国家经济水平大致相关，世界卫生组织把印度、中国、俄罗斯、南非、秘鲁等 22 个国家列为结核病高负担、高危险性国家，全球 80% 的结核病例集中在这些国家。

（2）我国疫情：当前我国结核病的疫情呈现感染率高、患病率高、死亡人数多和地区患病率差异大的特点。全国有近半的人口曾受到结核分枝杆菌感染，城市人群的感染率高于农村；受感染人群中以青中年患者居多，15 ～ 59 岁年龄段的涂片阳性肺结核患者数占全部涂片阳性患者的一半以上；每年约有 13 万人死于结核病，相当于其他传染病和寄生虫病死亡人数的两倍，是全国十大死亡病因之一；西部地区活动性肺结核患病率、涂片阳性肺结核和培养阳性肺结核患病率明显地高于全国平均水平，而东部地区则低于平均水平。

（3）疾病特点：肺结核病属慢性传染病，早期症状不明显，患者不能得到及时有效的治疗导致病程延长；结核杆菌自身结构特点造成药物难以渗入，导致药物用量大、疗程长；患者在治疗过程中不能坚持整个疗程规则服药，治疗不彻底易产生耐药或治愈后复发；患者受感染时间很难估计，增加了人群中隐秘传播，社会危害性大；患者自身丧失劳动力，无法正常学习和工作。因此，结核病的防治仍是一个需要高度重视的公共卫生问题。

5. 发病机制　人体感染结核菌后发病与否，与结核菌的数量、毒力和人体的免疫力、变态反应等有关。人体对结核病的免疫保护机制主要是细胞免疫。结核菌侵入人体后 4 ～ 8 周，身体组织对结核菌及其代谢产物可发生Ⅳ型（迟发型）变态反应，引起渗出、增生和干酪样坏死等病理变化。经过化学治疗后，原发病灶被吸收、纤维化、钙化，结核菌可被消灭，少量未被消灭的残留细菌处于长期休眠中，可能发展为继发型结核病。

（二）护理评估

1. 健康史　询问患者有无与肺结核患者的接触史；询问有无肺结核的易感因素，如非特异性免疫力低下、缺乏特异性免疫力等。

2. 身体状况

（1）全身症状：发热、盗汗、乏力、消瘦等为典型肺结核的全身中毒症状。其中发热最常见，一般为午后的低热，即午后或傍晚体温开始升高，次日清晨可降至正常；夜间盗汗亦是结核患者常见的中毒症状，表现为熟睡时出汗，几乎湿透衣服，觉醒后汗止，常发生于体虚患者。女性患者可出现月经失调及闭经。

（2）呼吸系统症状

1）咳嗽：是肺结核最常见的症状，多为干咳。若伴有支气管结核，可出现较剧烈的刺激性咳嗽。

2）咳痰：肺结核患者咳痰较少，多为白色黏痰。若合并感染、支气管扩张时常咳黄脓痰；有空洞形成时，痰量可增多。

3）咯血：1/3 ～ 1/2 的患者可出现不同程度的咯血。当结核坏死灶累及肺毛细血管壁时，可出现痰中带血；如累及大血管，可出现量不等的咯血；若空洞内形成的动脉瘤或者支气管动脉破裂时可出现大咯血，甚至发生失血性休克。大咯血时血块阻塞大气道可引起窒息。

4）胸痛：病变累及胸膜时可引起胸痛，伴随呼吸运动或咳嗽而加重。胸痛可为结核性胸膜炎的首发及主要症状。

5）呼吸困难：支气管结核引起气管狭窄，伴有大量胸腔积液、晚期肺结核时可出现不同程度的呼吸困难。

（3）体征：肺部体征依病情轻重、病变范围不同而有差异。早期、小范围的结核不易查到阳性体征。渗出性病变范围较大或干酪样坏死时，则可有肺实变体征，如患侧呼吸运动减低、触诊语颤增强、叩诊浊音、听诊闻及支气管呼吸音和细湿啰音。较大的空洞性病变听诊也可以闻及支气管呼吸音。当有较大范围的纤维条索形成时，气管向患侧移位，患侧胸廓塌陷、叩诊浊音、听诊呼吸音减弱并可闻及湿啰音。结核性胸膜炎时有胸腔积液体征，如气管向健侧移位，患侧胸廓视诊饱满、触诊语颤减弱、叩诊实音、听诊呼吸音消失。支气管结核可有局限性哮鸣音。少数患者可以有类似风湿热样表现，称为结核性风湿症，多见于青少年女性。常累及四肢大关节，在受累关节附近可见结节性红斑或环形红斑，间歇出现。

3. 心理 - 社会状况　结核病病程较长且具有传染性，患者对病情缺乏正确认识，担心疾病会影响工作生活，经济负担较重，易出现情绪低落、焦虑等反应；患者住院期间需隔离治疗，因此常常有自卑感，感到孤独无助；长期用药效果不明显或症状加重时，会出现抑郁、悲观、绝望等心理。家人也会因长期照顾患者或支持能力受限而忽视患者的心理感受。

4. 辅助检查

（1）痰液结核分枝杆菌检查：是确诊肺结核的主要方法，同时也为合理制定化疗方案及检验治疗效果提供依据，主要检查方法有痰涂片检查和痰液培养法，痰涂片检查快速、简单、易行、可靠，但缺乏敏感性。结果以涂（-），涂（+），培（-），培（+）表示。当患者无痰或未查痰时，则注明（无痰）或（未查）。初诊患者要留取清晨、夜间和即时 3 份痰液标本，复诊患者每次送两份痰标本，痰菌阳性说明病灶为开放性，并且具有传染性。痰液培养法为痰结核分枝杆菌检查提供准确可靠的结果，同时也为药物敏感性测定和菌种鉴定提供菌株，因此是诊断结核病的“金指标”；培养时间一般为 2 ～ 6 周，阳性结果随时报告，培养至 8 周仍未生长者报告阴性。

（2）影像学检查：胸部 X 线检查是早期诊断肺结核的重要方法，并能判断病灶部位、范围、性质、发展情况和治疗效果，也是肺结核临床分型的主要依据；其特点是多在肺上叶的尖后段和下叶的背段见到密度不均匀、边缘较清楚的阴影，影像变化较慢，易形成空洞和播散病灶。胸部 CT 检查能发现微小或隐蔽性病变，可了解病变范围或进行疾病鉴别，也可用于引导穿刺、引流和介入性治疗等。

（3）结核菌素试验：简称结素实验，可用来检验人体是否感染结核菌，而非用于检验结核病，对儿童、少年和青年的结核病诊断有参考意义。由于许多国家和地区广泛推行卡介苗接种，结核菌素试验阳性不能区分是结核分枝杆菌的自然感染还是卡介苗接种的免疫反应，因此这些地区的结核菌素试验对检出结核分枝杆菌感染有很大限制。目前临床广泛应用的是结核分枝杆菌的纯蛋白衍生物（purified protein derivative，PPD）试验。具体内容详见实训指导“实训 4 结核菌素试验”。

（4）纤维支气管镜检查：常用于支气管结核和淋巴结支气管炎的诊断，支气管结核表现为黏膜充血、溃疡、糜烂、组织增生、瘢痕形成和支气管狭窄。通过对支气管或肺内病灶进行活检来提供病理学诊断，或收集分泌物或冲洗液标本做病原学诊断，从而提高了诊断的敏感性和特异性，对疑难病例具有重要的诊断价值。

（5）其他检查：严重患者可有贫血、白细胞减少或类白血病反应。病灶活动时血沉增快，可作为观察病情变化和判断疗效的参考指标。

5. 临床分型（图 2-13）

（1）原发型肺结核（Ⅰ型）：多见于儿童及未感染过结核菌的成人，患者多有结核病接触史，症状轻微而短暂，类似感冒，数周好转。由原发结核感染（即初次感染）所引起，包括原发复合征及胸内淋巴结结核。原发复合征由肺部原发病灶、引流淋巴管炎、肺门或纵隔淋巴结炎三者组成，在 X 线上呈现哑铃形阴影；胸内淋巴结结核只有肺门淋巴结肿大。本型多数患者预后良好。

（2）血行播散型肺结核（Ⅱ型）：包括急性血行播散型肺结核（又称为急性粟粒型肺结核）、亚急性血行播散型肺结核和慢性血行播散型肺结核三种类型。起病急，有高热或全身中毒症状，常伴发结核性脑膜炎。儿童常由原发型肺结核发展而来，成人则多由肺或肺外结核病灶破溃至血液循环所引起。X 线显示，急性血行播散型肺结核病灶阴影呈粟粒状，大小一致、均匀散布于两肺；亚急性或慢性血行播散型肺结核病灶阴影则大小不均、新旧不等。本病是各型肺结核中较严重者。

（3）继发型肺结核（Ⅲ型）：多发生于成人，病程长，易反复，痰结核菌检查常为阳性，有传染性。

1）浸润型肺结核：是最常见的继发型肺结核。起病缓慢，病变以渗出为主，病灶中央有干酪样坏死，周围有炎症包绕。X 线显示在肺尖及锁骨下可见小片状或斑点状阴影，可融合形成空洞，久经不愈则可发展为纤维空洞型肺结核。

2）空洞性肺结核：多由干酪渗出病变溶解形成多个洞壁不明显的虫蚀样空洞，空洞形态不一。临床症状较多，表现为发热、咳嗽、咳痰、咯血等，患者痰中可排菌，是结核病的重要传染源。

3）结核球：由干酪样坏死灶纤维包裹、坏死物填充结核空洞或多个结核病灶融合而成，球内可有钙化灶或液化坏死形成的空洞。常位于肺上叶，直径 2 ～ 4cm，多为单个，也可为多个，境界分明，周围多有卫星病灶。

4）干酪样肺炎：由浸润型肺结核病灶大片干酪样坏死、液化，形成空洞，向支气管播散所致。病情呈急性进展，患者可出现高热、呼吸困难等明显毒性症状。X 线显示上肺野有边缘模糊、片状或絮状阴影，有的表现为大片密度较高、浓密不一的阴影。此型结核病病情危重。

5）纤维空洞型肺结核：由于肺结核未及时治疗或治疗不当，导致空洞长期不愈，洞壁逐渐增厚，病灶出现广泛纤维化，吸收、修复与恶化交替出现而引起。患者长期咳嗽、咳痰，反复咯血，痰中常有结核菌，为结核病的重要传染源。X线可见肺内有一个或多个厚壁空洞，多位于肺上叶，大小不一，不规则呈破棉絮状；肺组织收缩，肺门上提，肺门影呈“垂柳样”改变，胸廓塌陷，局部代偿性肺气肿。后期肺组织严重破坏，广泛纤维化、胸膜增厚并与胸壁粘连，使肺体积缩小、变形，严重影响肺功能。

（4）结核性胸膜炎（Ⅳ型）：包括结核性干性胸膜炎、结核性渗出性胸膜炎和结核性脓胸。起病急，主要表现为发热、畏寒、出汗、乏力、食欲缺乏、盗汗等全身中毒症状及胸痛、干咳和呼吸困难等局部症状。结核性干性胸膜炎是由肺膜下结核病灶直接蔓延到胸膜所致。病变多为局限性，常发生于肺尖；结核性渗出性胸膜炎多见于年轻人，病变经适当治疗可吸收，如渗出物中纤维素较多，不易吸收，则可使胸膜增厚粘连。X线检查结果与积液量及是否有包裹或粘连有关，胸腔积液量较少时肋膈角变浅，积液量达中等以上时病变部位可见上缘呈弧形的致密阴影。

（5）菌阴肺结核：即三次痰涂片及一次培养阴性的肺结核。确诊需要依靠X线、钡餐、胃镜检查和病理活检。

（6）其他肺外结核：按部位和脏器命名，如骨关节结核、肾结核、肠结核、颈淋巴结核等。

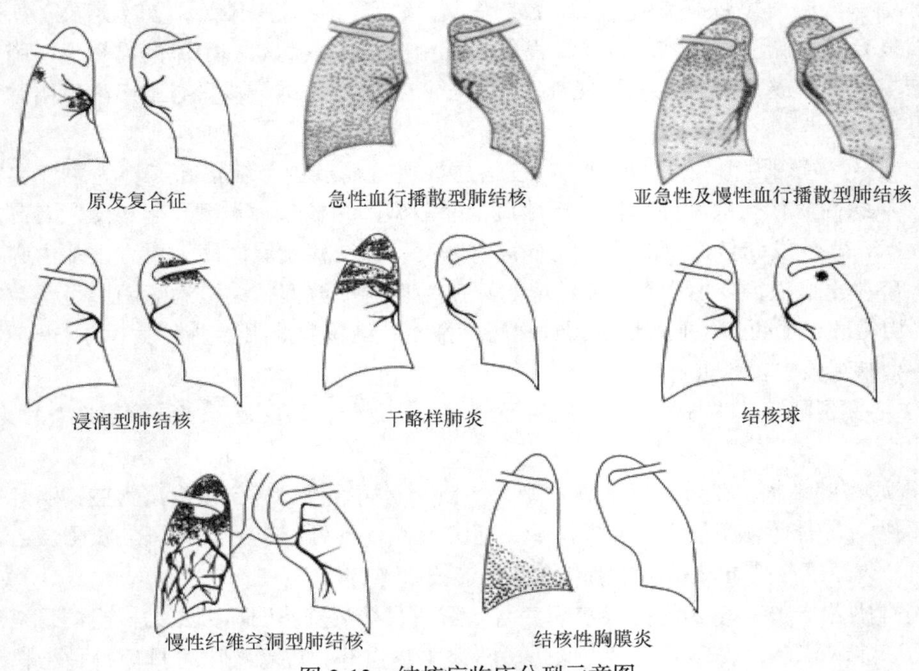

图2-13　结核病临床分型示意图

6.治疗要点　抗结核化学药物治疗（简称化疗）对结核病的控制起决定性的作用，凡是活动性肺结核患者均需进行化学药物治疗，在此基础上针对结核中毒症状、咯血等进行对症治疗。

（1）化学药物治疗：是目前治疗结核病最有效的方法。

1）治疗原则：坚持早期、联用、适量、规律和全程使用敏感药物的原则。结核病一旦发现和确诊后立即给药治疗；根据病情及抗结核药的作用特点，联合两种以上药物，以增强与确保疗效；根据不同病情及不同个体规定不同给药剂量；患者必须严格按照治疗方案规定的用药方法，有规律地坚持治疗，不可随意更改方案或无故随意停药，亦不可随意间断用药；

患者必须按照方案所定的疗程坚持治满，一般为 6 ～ 9 个月。一般而言，初治患者按照上述原则规范治疗，疗效高达 98%，复发率低于 2%。

2）常用药物：化疗药物的主要作用是杀菌、防止耐药菌产生。目前用于临床的抗结核药主要分为杀菌剂和抑菌剂两大类，也称第一线药物和第二线药物。杀菌剂有异烟肼、利福平、链霉素、吡嗪酰胺等；抑菌剂有乙胺丁醇、对氨基水杨酸钠等。以上药物对治疗不同类型的结核病均有良好的效果，但其不良反应不可忽视。

3）治疗方案：标准化疗方案分强化和巩固两期。强化期联用 3 ～ 4 种强有力的抗结核药物，治疗 2 ～ 3 个月，迅速杀死繁殖期菌群，使菌量急剧减少，防止耐药菌的产生；巩固期联用 2 ～ 3 种药，一直用到疗程结束，消灭机体内处于代谢低下或半眠状态的结核菌，以防复发。总疗程一般为 6 ～ 9 个月，其中初治为强化期 2 个月 / 巩固期 4 个月，复治为强化期 2 个月 / 巩固期 4 ～ 6 个月。

4）疗效观察：多数肺结核患者的毒性症状在有效的抗结核治疗 1 ～ 2 周内即可消退，2 ～ 3 周后肺组织阴影逐渐消退，6 ～ 8 周痰菌转阴。注意观察结核毒性症状及咳嗽、咳痰的转归，定期检查痰结核菌、胸部 X 线及血沉。

（2）对症治疗

1）毒性症状：一般在有效抗结核治疗 1 ～ 2 周内消退，一般不需要特殊处理。

2）咯血：少量咯血时患者应取半卧位或患侧卧位，指导患者轻轻将血咯出，消除精神紧张；必要时可使用止血药。中等或大量咯血时应严格卧床休息，取患侧卧位，保证气道通畅，防止窒息，并配血备用；给予垂体后叶素加入葡萄糖溶液中缓慢静脉注射，高血压、冠心病及孕妇禁用此药；必要时可经支气管镜局部止血，或插入球囊导管压迫止血。咯血窒息是咯血致死的原因之一，需注意防范和紧急抢救。

3）胸腔穿刺：结核性胸膜炎患者需及时抽液以缓解症状，防止胸膜肥厚影响肺功能。一般每次抽液量不超过 1000ml。抽液时若患者出现头晕、出汗、面色苍白、心悸、脉细、四肢发凉等“胸膜反应”时应立即停止抽液，让患者平卧，必要时皮下注射 0.1% 肾上腺素 0.5ml。

（3）治疗状况

1）初治：指初次发现并未接受任何抗结核治疗者，或正进行标准化疗方案用药而未满疗程者，或发现肺结核后经不规则、不合理抗结核治疗未超过 1 个月的患者。初治排菌肺结核的患者在未治疗时，对其家属和周围健康人群具有较强的传染性，是造成结核病流行的传染源，但经过有效、合理、全程的化疗后患者传染性可在 2 ～ 4 周内很快消失，疾病治愈率可达 95% 以上。

2）复治：指初治失败患者，或规则用药满疗程后痰菌又再次转阳的患者，或接受不规则、不合理化疗已经超过 1 个月的患者，或慢性排菌者。复治病情较复杂，患者往往因为不规则或不合理化疗导致病情加重、体质变差。此时结核菌已经形成耐药性，治疗较初治难度加大，需根据药敏试验选用抗结核药物组成的化疗方案坚持完成治疗。

（三）护理问题 / 医护合作性问题

1. 执行治疗方案无效　与缺乏肺结核治疗用药知识有关。
2. 营养失调：低于机体需要量　与机体消耗增加、食欲减退有关。
3. 活动无耐力　与疲劳、营养不良、慢性低热有关。
4. 体温过高　与结核菌感染有关。

5. 潜在并发症：大咯血、呼吸衰竭、气胸、窒息等。

6. 有传染的危险　与开放性肺结核有关。

7. 知识缺乏：缺乏结核病的预防知识。

（四）护理措施

1. 一般护理

（1）休息与活动：注意休息，酌情进行活动安排。症状较轻的患者可进行一般活动，但需限制活动量，保证充分休息时间；有高热等明显中毒症状及咯血患者应卧床休息；好转期过渡到稳定期，应循序渐进地增加活动量，可参与一定的劳务，不宜过度劳累，减少复发；恢复期患者可以参加户外活动和适当进行体育锻炼。根据身体素质选择合适的运动方式，如散步、慢跑、跳绳、打乒乓球、做体操、打太极拳等，运动过程中要量力而行，若出现胸闷、憋气、呼吸困难，应立即停止运动，静坐或平卧休息。

（2）饮食护理：应进食高蛋白、高维生素、高热量、富含钙质的食物，以增强抵抗力，促进病灶愈合。在急性感染期，应限制糖类的摄入，大咯血患者应暂禁食，待病情稳定后可进食偏凉流质或半流质饮食。结核病会使组织蛋白和热能严重消耗，故在食物蛋白和热能的供应上应高于正常人，以奶类、蛋类、动物内脏、鱼、虾、瘦肉、豆制品等食物作为蛋白质的来源，肝功能、肾功能、消化功能较差者，要适当限制脂肪的摄入。维生素和无机盐对治疗肺结核病有很好的促进作用，可提高体内各项代谢过程、增进食欲，健全肺和血管等组织功能。另外还应增加铁质供应，多吃蔬菜、水果及杂粮，可补充多种维生素和矿物质。忌食辛辣、生冷、油腻食物，戒烟酒。患者还应补充足够的水分，保证机体代谢的需要和体内毒素的排泄，如患者无心脏、肾脏功能障碍，应多饮水，每日饮水量为 1500 ～ 2000ml，必要时遵医嘱给予静脉补液。

2. 病情观察　监测患者的各种生命体征、瞳孔、意识状态的变化情况，有无高热，如有高热则应考虑病情加重或发生并发症。注意观察患者的结核毒性症状，咳嗽有无加重，咳痰量有无增加或呈脓性；观察咯血的量、颜色、性质及出血速度。及时发现并处理各种并发症，如呼吸衰竭、气胸、窒息等。胸腔抽液过程中观察有无“胸膜反应”的发生，若有应立即停止抽液，使患者平卧，必要时皮下注射肾上腺素，密切注意血压变化，防止休克。

3. 对症护理

（1）咳嗽、咳痰的护理：观察咳嗽的性质、时间，有无痰液产生，指导患者有效地咳嗽、咳痰；遵医嘱给予相应的止咳祛痰药，喉痒时可用局部蒸气湿化，痰多时采取体位引流。

（2）发热的护理：发热时应卧床休息，多饮水；监测体温变化，必要时遵医嘱给予物理降温或给予小剂量解热镇痛药，高热者可在使用有效的抗结核药物的同时加用糖皮质激素；保持室内适宜的温湿度，空气清新，定时开窗通风，但注意避免患者着凉。

（3）咯血的护理：少量咯血时嘱患者卧床休息，给予少量温凉流质饮食及心理安慰，使患者保持镇静，解除恐惧；注意观察有无咽痒、发干、心悸、面色苍白等大咯血先兆，有异常及时通知医生，必要时采取抢救措施。大咯血患者应暂禁食，绝对卧床休息，取头低脚高位或俯卧位，不要屏气以防窒息的发生，轻拍背部并及时清除口腔内的血块；床旁备好负压吸引器，做好抢救配合；遵医嘱使用止血药物，注意观察药物的疗效和不良反应。

（4）胸痛的护理：采取患侧卧位，遵医嘱给予止痛药。

（5）盗汗的护理：做好皮肤护理，睡眠时盖被不宜太厚，及时帮助患者用温毛巾擦身，勤更换汗湿的衣服和床单，防止着凉。

4. 用药护理

（1）全程督导化疗（DOTS）：指肺结核患者在整个治疗过程中，每次用药都必须在医务人员的直接监督下进行，若未能按时用药，则在24小时内采取补救措施予以补上，全部药品由医务人员掌握。这项督导措施至少保持在强化期2个月（称强化期督导）内，最好是持续全疗程。DOTS是一种治疗和管理结核患者的现代有效方法，在医务人员直接监督下短程化疗是防止结核病流行的关键措施。DOTS对于患者来说，可以保证得到规律治疗，提高了治愈率，防止细菌产生耐药性，减少复发机会；对于家人和社会来说，可以减少传染，从而阻断结核病的传播。

（2）抗结核药物用药注意事项：①遵医嘱治疗，不能自行停药。肺结核患者一旦确诊，应尽早按照医嘱开始正规的治疗，且治疗期间不能轻易停药或自行调换药物。如果出现头晕、胃肠不适、恶心、视物模糊等不适症状，应立即到医院或结核病防治机构就诊，由医生通过检查判断这些症状是否由药物的毒副作用引起，并给予相应的处理。②按时复查。治疗期间应按照医嘱定期送痰复查，医生根据痰结核菌检查的结果判断治疗是否有效，是否需要调整治疗方案；同时可以帮助医生确定患者是否患有其他疾病或是否为耐药肺结核，以便进行进一步检查或及时做出相应的治疗调整。

（3）抗结核药物常见的不良反应（表2-6）

1）异烟肼：不良反应主要为周围神经炎，偶有肝功能损害。若有四肢远端麻木或烧灼感等神经症状出现，应加服维生素B_6以改善症状。服药期间应定期查肝功能，至少3个月一次，以了解肝功能状况。

2）利福平：食欲缺乏、恶心、呕吐及腹泻等胃肠道反应是服用利福平常见的药物反应。此情况若为药物一般副作用，可调整用药时间，避免空腹时用药；若为变态反应所致，则应停药。少数患者可出现黄疸及氨基转移酶升高等肝功能损害表现，因此要严格控制用药剂量，有肝胆疾病史的患者禁用该药，在常规剂量下应用时亦应定期检查肝功能。利福平服药后尿液、汗液、唾液等排泄物可呈橘红色，尤以尿液更加明显，因此服药前应向患者做好解释，以免引起不必要的误会和恐慌。

3）链霉素：不良反应主要为听力障碍、眩晕及肾功能损害。用药前向患者讲解此药的毒副作用，用药期间要严密观察有无耳鸣、听力减退、头晕等反应，如有异常及时停药；定期做尿常规和肾功能检查。

4）吡嗪酰胺：不良反应以肝脏损害为主，可见于个别用药量偏大、疗程过长的患者，且以老年人为多。为预防该药的毒性反应，每日剂量应在2g以下，疗程应在3个月以内，不可用药时间过长，老年人更应谨慎用药。少见的不良反应还有高尿酸血症及诱发关节痛，故有痛风体质的人及痛风患者应禁用该药。

5）乙胺丁醇：不良反应较少，为安全系数较高的抗结核药，但长时间服用可偶发视神经炎，一般于大剂量应用时发生。对此在用药前要测视力及颜色分辨力，特别是对绿色的分辨力，并且每1～2个月复查一次，若有异常，应及时减量并对症处理。

6）对氨基水杨酸：最常见的不良反应为胃肠道症状，如食欲缺乏、恶心、呕吐、胃烧灼感、上腹部疼痛、腹胀及腹泻等，对此应于饭后服药，必要时可与氢氧化铝或碳酸氢钠同服，以减轻刺激性，若反应重时需要停药。个别患者服药时间较长（2个月以上）可发生单项氨基转移酶升高，可伴腹胀、纳差及恶心等，应定期复查肝功能，病情重者亦需及时停药。

表 2-6 常用抗结核药物主要不良反应和用药注意事项

药名（缩写）	主要不良反应	用药注意事项
异烟肼（INH、H）	周围神经炎，偶有肝功能损害	避免与抗酸药同服；注意消化道反应、肢体远端感觉及精神状态
利福平（RFP、R）	胃肠道反应、肝功能损害、过敏反应	体液及分泌物会呈橘黄色；与对氨基水杨酸钠、乙胺丁醇合用加重肝毒性；监测肝功能
链霉素（SM、S）	听力障碍、眩晕、肾功能损害	注意听力变化及有无平衡失调；用药前和用药后 1～2 个月进行听力检查；了解尿常规及肾功能变化
吡嗪酰胺（PZA、Z）	肝功能损害、高尿酸血症、关节痛	监测肝功能；注意关节、皮疹等反应；监测血尿酸浓度
乙胺丁醇（EMB、E）	视神经炎	检查视觉灵敏度和颜色的鉴别力（用药前、用药后每 1～2 个月 1 次）
对氨基水杨酸钠（PAS、P）	胃肠道反应、过敏反应、肝功能损害	饭后服用，减轻消化道不适；监测肝功能

5. 心理护理　医护人员应当理解和尊重患者，与患者建立良好关系，多与其交流，鼓励患者说出内心感受，从而了解患者的心理状况和情绪反应，并针对具体情况进行解释和劝慰，以消除不良情绪。向患者介绍本病的相关知识、治疗的最新进展和成功病例，以激发患者的求生欲望，帮助他们树立战胜疾病的信心；分散患者的注意力，增加其与外界的沟通，选择适合患者的娱乐消遣方式，丰富患者的生活；加强与患者家属的联系，向家属介绍疾病的相关知识，使其能理解患者的痛苦和心境，给予患者精神和经济上的支持，从而给予患者更多的支持与照顾，减轻患者的心理压力。

6. 健康指导

（1）知识宣传：向患者介绍结核病的基本知识，使其认识到休息和营养对疾病康复的重要性，知道及时正规治疗是预防和控制结核病的关键，并能主动到正规医院接受正规治疗。向社会宣传结核病防治知识，使大众知道肺结核是一种严重危害身体健康的慢性传染病，知道肺结核常见的症状及治疗方法，理解早期发现、规范治疗对结核病康复的帮助。我国对初诊的肺结核可疑症状者或疑似肺结核患者免费提供胸片和痰涂片检查，对治疗期间随访的肺结核患者免费进行痰涂片检查，对活动性肺结核患者免费提供治疗期间的主要抗结核药物；了解国家对肺结核病的相关政策，帮助患者树立战胜肺结核病的正确观念。

（2）治疗指导：指导患者治疗期间注意休息，避免疲劳，戒烟酒及维持良好营养；督促患者坚持规范、全程化疗，不自行减量或停药，用药过程中注意药物副作用，一旦出现不良反应能及时就诊；指导患者和家属掌握并发症的急救处置；指导患者进行适当的体育锻炼，增强机体抗病能力，避免复发；嘱患者定期复查，彻底治愈肺结核。

（3）预防指导：指导患者及家属掌握预防肺结核的相关知识。

1）控制传染源：结核病的主要传染源是继发性肺结核患者。控制传染源是预防结核传播的最主要措施，关键是早期发现和彻底治愈肺结核患者。按《中华人民共和国传染病防治法》乙类传染病管理规定，及时、准确报告肺结核疫情，并指导患者到结核病防治机构进行检查，特别是进行痰结核分枝杆菌检查。对肺结核患者做到及时诊断、登记管理、督导化疗。要做到查出必治、治必彻底。对早期疑似患者（有咳嗽咳痰2周以上，咯血和血痰、胸痛2周以上，发热2周以上等症状中的任何一项者）及时进行X线胸片和细菌学检查，痰涂片阳性者需住院治疗，进行呼吸道隔离，有条件的患者应单居一室，室内保持良好通风，每日用紫外线消毒。治疗实行全程督导化疗（DOTS）。

2）切断传染途径：结核病的主要传播途径是呼吸道飞沫传播（咳嗽、喷嚏、大笑、大声说话等），因此禁止随地吐痰，患者可将痰吐在纸上然后用火焚烧；指导患者不面对他人打喷嚏或咳嗽，在咳嗽或打喷嚏时用多层纸巾遮住口鼻，然后将纸放入污物袋中焚烧处理；容器中的痰液需经灭菌处理，可用5%～12%甲酚皂溶液浸泡2小时以上然后弃去，痰盒、便器可用5%～10%甲酚皂溶液浸泡；餐具需煮沸消毒或用0.5%过氧乙酸浸泡消毒，与他人同桌共餐时应使用公筷以预防传染；书籍、被褥可在烈日下暴晒6小时以上进行消毒灭菌。室内可用紫外线照射消毒，平时应保持室内通风、空气清洁，勤洗澡、勤换衣；医护人员接触患者时应戴口罩、手套，必要时需穿隔离衣，接触痰液后双手必须用流动水清洗。向痰涂片阳性、具有传染性的患者及其家属阐明结核病的传播途径及消毒、隔离的重要性，教育患者尽量避免与健康人接触，尤其是不要与儿童频繁接触，外出时戴口罩，直到痰菌检查阴性不再具有传染性为止。

3）保护易感人群：提高机体免疫力可以预防发病和减轻病情。树立良好的卫生、生活行为习惯，不抽烟、不酗酒、勤洗澡，保证充足的睡眠，平衡膳食、合理营养，加强体育锻炼，提高抗感染和自我保护能力，以增强非特异性免疫力。给未感染过结核菌的新生儿、婴幼儿及青少年接种卡介苗（Bacillus Calmette-Guerin，BCG），以获得特异性免疫力。我国幼儿已经普及了卡介苗接种，对预防儿童结核病，尤其是严重的结核性脑膜炎、粟粒型肺结核有很好的效果。加强对结核病高危人群（如艾滋病病毒感染者、与涂片阳性肺结核患者接触密切的幼儿和青少年、结核菌素试验结果阳性的糖尿病或长期使用免疫抑制剂的患者、结核菌素试验结果强阳性者等）的健康教育，必要时可以进行预防性化学治疗。

（4）复查指导：指导患者每年做胸部X线检查一次，定期复查肝肾功能及痰结核菌检查，了解病情变化，及时发现药物不良反应，及时调整治疗方案。密切关注治疗效果，达到彻底治愈肺结核的目的。

（尹　霞）

第9节　原发性支气管肺癌

案例 2-7

患者，男，58岁。因咳嗽、咳痰2个月，痰中带血1周入院。患者2个月前无明显诱因出现刺激性咳嗽，咳少量灰白色黏痰，伴右胸背胀痛，无发冷、发热、心悸、盗汗。曾于附近医院按呼吸道感染服用抗生素及消炎止咳中药，疗效不显著。1周来间断痰中带血，有时血多痰少，但无大量咯血，即来院就诊。近半年来无诱因消瘦明显，大小便正常。吸烟30余年，每日1包左右；近5年从事室内装修业务，经常检查装修情况。查体：T 37℃，P 82次/分，R 20次/分，BP 124/84mmHg。胸部X线片示右上肺前段有一约3cm×4cm椭圆形块状阴影，边缘模糊毛糙，可见细短的毛刺影。初步诊断为原发性支气管肺癌。

问题：1. 该患者目前存在哪些主要护理问题？

2. 针对该患者的护理问题，列出主要的护理措施。

（一）概述

1. 概念　原发性支气管肺癌（primary bronchogenic carcinoma），简称肺癌（lung cancer），为起源于支气管黏膜或腺体的恶性肿瘤，常伴有区域淋巴结转移和血行转移，是肺部最常见的原发性恶性肿瘤。肺癌是一种严重威胁人类健康和生命的疾病，肺癌无论是年发病人数还是年死亡人数，均居全球癌症首位。在我国，肺癌已成为癌症死亡的首要病因，且发病率及死亡率还在增长。

2. 病因和发病机制　至今尚未明确，一般认为与下列因素有关。

（1）吸烟：目前已经公认吸烟是肺癌最重要的高危因素。烟草中多链芳香烃类化合物和亚硝胺均有很强的致癌活性。吸烟者肺癌死亡率比不吸烟者高 10 ～ 13 倍，吸烟量越多、吸烟年限越长、开始吸烟年龄越早、肺癌死亡率越高。戒烟者患肺癌的危险性随戒烟年份的延长而逐渐降低，戒烟持续 15 年才与不吸烟者相近。被动吸烟也容易引起肺癌。

（2）职业和环境接触：铝制品的副产品、砷、石棉、铬化合物、焦炭炉、芥子气、含镍的杂质、氯乙烯等为导致肺癌的职业环境致癌物，而长期接触铍、镉、硅、福尔马林等物质也会增加肺癌的发病率。在石棉厂工作的吸烟工人肺癌死亡率为一般吸烟者的 8 倍，是不吸烟也不接触石棉者的 92 倍，可见石棉有致癌作用，还说明吸烟与石棉有致癌的协同作用。

（3）空气污染：汽车尾气、工业废气、建筑涂料挥发、烹饪燃烧等均可引起空气污染。随着工业化和汽车化时代的到来，肺癌的发病率也在逐渐上升。大气污染与吸烟对肺癌的发病率可以互相促进，起协同作用。

（4）电离辐射：人群中电离辐射的来源一般为自然界，其次为医疗照射，尤其是 X 线，而大剂量电离辐射则可引起肺癌。如开采铀和氟石等放射性矿石的矿工可死于氡放射引起的职业性肺癌，而日本广岛和长崎原子弹爆炸幸存者中患肺癌者数量显著增加。

（5）饮食与营养：食物中天然维生素 A、维生素 E、维生素 B_2、β 胡萝卜素的摄入量与肺癌的发生呈负相关，当摄取食物中维生素 A 含量少或血清维生素 A 含量低时，患肺癌的危险性增高。

（6）内在因素：家族聚集、遗传、先天性因素、免疫功能降低、代谢或内分泌功能失调等也可能是导致肺癌的高危因素。

3. 病理和分类

（1）按解剖学部位分类：①中央型肺癌，发生在段支气管以上至主支气管，约占 3/4，以鳞状上皮细胞癌和小细胞未分化癌较多见。②周围型肺癌，发生在段支气管以下，约占 1/4，以腺癌较为多见。

（2）按组织病理学分类

1）非小细胞肺癌（non-small cell lung cancer，NSCLC）：包括鳞状上皮细胞癌（简称鳞癌）、腺癌、大细胞癌等。①鳞癌：是最常见的类型，以中央型肺癌多见，患者支气管刺激症状出现早，纤维支气管镜检查阳性率高。好发于老年男性，与吸烟关系非常密切。鳞癌生长缓慢，远处转移率低，手术后长期存活率高。②腺癌：在周围型肺癌中最常见，局部浸润和血行转移较鳞癌早，易转移至肝、脑和骨，更易累及胸膜而引起胸腔积液。 好发于女性，与吸烟关系不大。③大细胞癌：可发生在肺门附近或肺边缘的支气管，转移较小细胞未分化癌晚，手术切除机会较多。④其他：如腺鳞癌、类癌、肉瘤样癌等。

2）小细胞肺癌（small cell lung cancer，SCLC）：包括燕麦细胞型、中间细胞型和复合型，是肺癌中恶性程度最高的一种，恶性程度最高，分化差，生长快，早期就有淋巴和血行转移。患者年龄较轻，多在40～50岁，有吸烟史。对放疗、化疗敏感，但预后差。

4. 转移途径

（1）直接扩散：靠近肺外围的肿瘤可侵犯脏胸膜，癌细胞脱落进入胸膜腔，形成种植性转移。

（2）血行转移：癌细胞随肺静脉回心后，可转移到体内任何部位，常见转移部位为肝、脑、肺、骨骼系统、肾上腺、胰等。

（3）淋巴道转移：是肺癌最常见的转移途径。癌细胞经支气管和肺血管周围的淋巴管，先侵入邻近的肺段或叶支气管周围淋巴结，然后到达肺门或隆突下淋巴结，再侵入纵隔和气管旁淋巴结，最后累及锁骨上或颈部淋巴结。

（二）护理评估

1. 健康史　询问患者有无吸烟史、职业接触电离辐射、空气污染等情况；询问有无肺癌的易感因素，如家族聚集情况，自身免疫、代谢或内分泌功能等。

2. 身体状况

（1）原发肿瘤引起的症状

1）咳嗽：是最常见的首发症状，典型的表现为阵发性、刺激性干咳。当肿瘤引起远端支气管狭窄时，咳嗽加重，多为持续性，呈高音调金属音性咳嗽或刺激性呛咳。当有继发感染时，痰量增多，呈黏液脓性。

2）痰中带血或咯血：多见于中央型肺癌，特征表现为间断性或持续性、反复少量的痰中带血丝，或少量咯血；当肿瘤侵犯较大血管时可引起血管破裂，导致难以控制的大咯血。

3）胸闷、气短、喘鸣：多见于中央型肺癌，特别是肺功能较差的患者。肺癌转移压迫气管、大量胸腔积液或心包积液、合并慢性肺疾病如COPD时，可出现胸闷、气短、喘鸣、呼吸困难甚至窒息症状。

4）发热：可表现为炎性发热和癌性发热，前者多由肿瘤生长阻塞支气管或压迫邻近肺组织引起炎症所致，经抗生素治疗有效，但易反复发作；后者则因肿瘤坏死组织被机体吸收所致，抗炎药物治疗无效。

5）体重下降：消瘦为恶性肿瘤的常见症状之一。肺癌晚期由于感染、疼痛及肿瘤生长导致食欲减退、消耗增加，可引起重度贫血或恶病质。

（2）肺外胸内扩展引起的症状

1）胸痛：常表现为胸部不规则的隐痛或钝痛，在呼吸、咳嗽时加重。肿瘤侵犯胸壁时可引起尖锐而断续的疼痛；肩部或胸背部持续性疼痛提示肺叶内侧近纵隔部位有肿瘤入侵；累及肋骨或脊柱时可有压痛点，与呼吸、咳嗽无关；肿瘤压迫肋间神经时，胸痛可累积分布区。

2）声音嘶哑：因肿瘤侵犯纵隔或淋巴结肿大时累及喉返神经（多为左侧）引起声带麻痹所致，通常伴有咳嗽。

3）呼吸困难：肿瘤压迫大气道时可出现吸气性呼吸困难。

4）吞咽困难：因肿瘤侵犯或压迫食管所致，亦可引起气管-食管瘘，导致肺部感染。

5）胸腔积液：因肿瘤侵犯转移至胸膜或淋巴结阻塞导致淋巴回流受阻所致。可引起呼吸困难、咳嗽、胸闷与胸痛等；当胸腔积液增长速度加快或呈血性时，通常提示为恶性胸腔积液。

6）上腔静脉阻塞综合征（superior vena cava syndrome，SVCS）：因肿瘤直接侵犯或纵隔淋巴结转移压迫上腔静脉，使其狭窄或闭塞，造成血液回流障碍所致。可表现为头痛、颜面部水肿、颈胸部静脉曲张、呼吸困难、咳嗽、胸痛及吞咽困难，亦常有弯腰时晕厥或眩晕等；若阻塞发展迅速，可出现脑水肿而有头痛、嗜睡、激惹和意识状态的改变。

7）Horner 综合征：位于肺尖部的肺癌称上沟癌（Pancoast 癌），可压迫颈部交感神经，引起病侧眼睑下垂、瞳孔缩小、眼球内陷，同侧额部与胸壁无汗或少汗，称为 Horner 综合征。也常有肿瘤压迫臂丛神经造成以腋下为主、向上肢内侧放射的火灼样疼痛，在夜间尤甚。

（3）胸外转移引起的症状和体征

1）中枢神经系统转移：常见的症状为颅内压增高表现，如头痛、恶心、呕吐及精神状态的改变等，少见的症状有癫痫发作、脑神经受累、偏瘫、共济失调、失语和突然晕厥等。

2）骨转移：常见的转移部位有肋骨、椎骨、髂骨、股骨等，但以同侧肋骨和椎骨较多见，表现为局部疼痛并有定点压痛、叩痛，亦可导致病理性骨折。脊柱转移可压迫椎管导致阻塞或压迫症状；关节受累可出现关节腔积液，穿刺可能查到癌细胞。

3）腹部转移：肝转移可表现为食欲减退、肝区疼痛，有时伴有恶心、黄疸和腹水等；胰腺转移可出现胰腺炎症状或阻塞性黄疸；肾脏转移可表现为腰痛及肾功能不全。也可转移到胃肠道、肾上腺和腹膜后淋巴结，多无临床症状，可依靠 CT 或 MRI 作出诊断。

4）淋巴结转移：锁骨上淋巴结是肺癌最常见的转移部位，可以毫无症状，患者自己发现而来就诊。典型的多位于前斜角肌区，固定而坚硬，逐渐增大、增多，可以融合，多无痛感。

（4）胸外表现：指肺癌非转移性胸外表现，又称副癌综合征（paraneoplastic syndrome）。可为局部或全身病变，常见的表现：肺源性骨关节增生引起的杵状指（趾）和肥大性骨关节病；异位激素分泌异常引起的进行性肌无力、周围性水肿、男性乳腺发育；稀释性低钠血症引起的食欲不佳、恶心、呕吐、乏力、嗜睡、定向障碍等；高血钙可导致呕吐、恶心、嗜睡、烦渴、多尿和精神紊乱等症状。

（5）体征：肺癌继发感染时肺部听诊可闻及干湿啰音。转移至胸膜或心包可并发胸腔积液或心包积液，肿瘤压迫上腔静脉时可发生面部、颈部和上肢水肿及胸前部淤血和静脉曲张，肿瘤转移至锁骨上淋巴结可出现淋巴结肿大。肿瘤转移至脑、骨、肝等部位也可引起相应的体征。

3. 心理 - 社会状况　由于肺癌的确诊、不清楚治疗计划、预感到治疗对机体功能的影响及死亡威胁，患者可出现不同程度的恐惧和悲观情绪。

4. 辅助检查

（1）影像学检查：X 线检查为诊断肺癌最基本、最常用的方法。肺癌早期可见到孤立性球形阴影或不规则小片浸润，较晚期可见巨大肿物结节，密度一般均匀，边缘有毛刺、周边血管纹理扭曲，有时中心液化，出现厚壁、偏心、内壁凹凸不平的空洞。CT 和 MRI 检查在肺癌的诊断与分期方面是最有价值的无创检查手段，并且对观察腹内脏器如肝、肾、肾上腺等有无转移非常有帮助。

（2）痰脱落细胞检查：是肺癌普查和诊断的一种简便有效的方法，若痰中找到癌细胞即可明确诊断。一般留取患者清晨由深部咳出的新鲜痰液标本送检，送检次数以 3 ～ 4 次为宜。

（3）纤维支气管镜检查：是早期诊断肺癌的方法之一，可直接窥察病变情况，亦可同时取肿瘤组织或分泌物供细胞病理检查以明确诊断和判定组织学类型。

（4）活组织病理学检查：经皮肺穿刺细胞学检查适用于外周型病变由于种种原因不适于开胸、其他方法又未能确立组织学诊断的病例，胸腔穿刺细胞学检查适用于有胸腔积液或胸膜播散转移的患者；取锁骨上或腋下淋巴结作病理学检查，可判断肿瘤是否转移及其组织细胞学类型。

5. 治疗要点　根据患者的身体状况、肿瘤的病理类型、侵犯的范围和疾病的发展趋向，有计划、合理地选择最佳的治疗方案，包括外科治疗、化学药物治疗（简称化疗）、放射治疗（简称放疗）等。非小细胞肺癌早期最佳的治疗是手术，小细胞肺癌以化疗为核心，无法切除局部病灶的晚期患者采取放化疗联合治疗，远处转移的晚期患者以姑息治疗为主。

（1）外科治疗：手术是肺癌首选和最主要的治疗方法，通过完全切除肺癌原发病灶及转移淋巴结达到临床治愈，或切除肿瘤的绝大部分从而为其他治疗创造有利条件。常用的手术术式包括：肺楔形及局部切除术、肺段切除术、肺叶切除术、气管隆凸切除重建术、全肺切除术等。已有广泛转移、严重内脏功能不全、患有出血性疾病者禁用手术治疗。

（2）化学药物治疗：分为治疗性化疗和辅助性化疗两种，是小细胞肺癌的主要治疗方法，能延长患者生存时间和改善生活质量。常用的化疗药物：顺铂（DDP）、卡铂（CBP）、环磷酰胺（CTX）、长春新碱（VCR）、紫杉醇（TXL）、丝裂霉素（MMC）等，常两种或两种以上药物联合使用。化疗除能杀死肿瘤细胞外，对人体正常细胞也有损害，同时还能抑制骨髓造血功能，导致白细胞和血小板下降，因此需要在肿瘤专科医生指导下进行。

（3）放射治疗：是一种局部治疗，对小细胞肺癌疗效最佳，鳞状细胞癌次之，腺癌最差。放疗可导致放射性肺炎、放射性食管炎、放射性肺纤维化和放射性脊髓炎等并发症，与放疗剂量有关，同时也存在个体差异性，因此全身状况差、有严重心肺肝肾功能不全者应禁止放疗。

（4）免疫治疗：生物反应调节剂（biological response modifiers，BRM）又名生物调节剂，是通过免疫系统直接或间接增强机体的抗肿瘤效应、对肿瘤有治疗效果的免疫治疗药剂，如干扰素、转移因子、左旋咪唑等，在肺癌的治疗中可以起到增加机体对化疗、放疗的耐受性，提高疗效的作用。

（5）其他治疗：中医中药治疗在巩固、促进、恢复机体功能中起到辅助作用；冷冻治疗、经纤维支气管镜引导腔内置入放疗源做近距离照射等，对缓解患者的症状、控制肿瘤的发展有较好的效果。

（三）护理问题 / 医护合作性问题

1. 恐惧　与肺癌的确诊和预感到死亡的威胁有关。

2. 营养失调：低于机体需要量　与肿瘤致机体过度消耗、化疗反应致食欲下降、摄入量不足有关。

3. 有皮肤完整性受损的危险　与接受放疗损伤皮肤组织或长期卧床导致局部循环障碍有关。

4. 疼痛　与癌细胞浸润、肿瘤压迫或转移有关。

5. 低效性呼吸型态　与肿瘤堵塞支气管、呼吸道分泌物潴留、肺换气功能降低有关。

6. 潜在并发症：肺部感染、呼吸衰竭、化疗药物毒性反应、放射性食管炎、放射性肺炎等。

（四）护理措施

1. 一般护理

（1）休息与活动：保持环境安静舒适、温湿度适宜。安置患者于舒适体位，保证患者充分的休息。大咯血者需绝对卧床休息，取平卧位，头偏向一侧；疼痛明显者取舒适体位；呼吸困难者取半坐卧位。

（2）饮食：给予高蛋白、高热量、高维生素、营养丰富、易消化的饮食，多吃新鲜蔬菜、水果及优质蛋白质食物如鸡、鱼和豆类，注意营养及色香味的搭配；忌辛辣刺激性食物，少食腌制或脂肪过多的食品。创造清洁、舒适、愉快的进餐环境，少量多餐，进食时应细嚼慢咽，以免发生呛咳或吸入性肺炎导致窒息；有吞咽困难者应给予流食，不能进食者给予鼻饲或静脉营养。

2. 病情观察　观察患者的心理反应，监测生命体征，注意患者病情的变化。及时发现肿瘤转移症状，如头痛、恶心、晕眩等颅压增高表现和骨骼局部疼痛或压痛。严密观察放化疗的副反应，如恶心、呕吐、脱发、口腔溃疡、皮肤干燥等。监测患者的营养状况，同时注意对手术患者进行观察和护理。

3. 对症护理

（1）疼痛的护理：观察疼痛的性质、部位和程度，避免加重疼痛的因素，如尽量避免咳嗽、更换体位时动作要轻柔；指导患者用手或枕头护住胸部以减轻疼痛；必要时遵医嘱给予相应的止痛药，注意预防药物的不良反应。

（2）咯血的护理；少量咯血时嘱患者卧床休息，使患者保持镇静，解除恐惧；大咯血患者绝对卧床休息，取头低脚高位或俯卧位，不要屏气以防窒息的发生，床旁备好负压吸引器，做好抢救配合。

（3）低效性呼吸型态的护理：卧床休息，取半卧或患侧卧位，减少胸腔积液对健侧的压迫。遵医嘱给予氧气吸入，定期监测血氧饱和度或动脉血气，同时做好鼻导管护理。保持呼吸道通畅，鼓励患者积极排痰，咳痰不止者用手轻叩患者背部以助排痰，或实行体位引流；鼓励患者多饮水，增加室内湿度，稀释分泌物以利排出。

4. 化疗护理

（1）治疗前做好宣教和解释工作，以取得患者及其家属的配合。

（2）预防感染，做好病房及被褥的消毒；指导患者保持皮肤清洁，注意休息，减少走动或探访，避免交叉感染；注意口腔卫生，防止口腔感染。定期监测血象变化，白细胞过低时实行保护性隔离。

（3）采用静脉给药时药液配制要新鲜，剂量、浓度、用法要准确无误；注射部位每次应更换、计划使用，保护血管以备长期用药；注射过程中应反复观察穿刺部位有无药液渗出、红肿、硬结，询问有无剧烈疼痛，若出现药液外渗时应立即停止注入，回抽药液，局部可用普鲁卡因封闭，并用冰袋冷敷。

（4）因化疗出现胃肠道反应者，应保证良好的进餐环境，选择合适的进餐时间，避免在治疗前、后2小时内进餐，必要时遵医嘱给予止吐药；呕吐时停止进食，及时清除呕吐物；呕吐严重无法进食者，遵医嘱给予静脉营养。

（5）注意有无毛发脱落、皮疹及皮肤变色。毛发脱落会引起容貌改变以致加重精神负担，应事先向患者讲明减量或停药时毛发可再生，并指导患者使用假发或戴帽子。

5. 放疗护理

（1）治疗前耐心做好解释工作，消除患者紧张、恐惧心理。

（2）保护照射部位皮肤，忌用肥皂或粗毛巾擦拭，不可贴胶布或涂抹酒精等刺激性油膏，避免过冷、过热及化学刺激。皮肤红斑、表皮落屑、色素沉着、有刺痒感者，可用皮炎汤剂冷湿敷，应避免抓挠或压迫；若局部皮肤有溃破，可用消毒凡士林纱布外敷。夏季外出要戴帽子，防止日光直接照射皮肤。宜穿柔软、宽大、吸湿性强的内衣。

（3）密切观察放疗反应，若患者出现乏力、恶心、呕吐、食欲减退、头晕头痛等症状时应卧床休息。肺部照射后往往有发热、咳嗽、气短、缺氧等放射性肺炎的症状，需立即给氧，协助患者进行有效排痰，并及时报告医师处理。

（4）放疗期间加强营养，给予高蛋白、高热量饮食，补充大量维生素 B_6、维生素 C 或给予补阴益阳之品。采用流食或半流食，避免刺激性食物。

6. 手术护理

（1）术前护理

1）戒烟：指导并劝告患者停止抽烟。

2）保持呼吸道通畅：若有大量支气管分泌物，应先行体位引流。痰液黏稠不易咳出者，可行超声雾化，必要时经支气管镜吸出分泌物。同时注意观察痰液的量、颜色、黏稠度及气味；遵医嘱给予支气管扩张剂、祛痰剂等以改善呼吸状况。

3）减轻焦虑：给患者发问的机会，认真耐心地回答患者所提出的任何问题，以减轻其焦虑不安或害怕的程度。给予情绪支持，关心、同情、体贴患者，动员亲属给予患者心理和经济方面的全力支持。

4）纠正营养和水分的不足。

5）手术前指导：练习腹式呼吸、有效咳嗽和翻身，可促进肺扩张，利于术后配合；练习使用深呼吸训练器，以便在手术后能有效配合术后康复，预防肺部并发症的发生；介绍胸腔引流的设备，指导疼痛时的放松方法。

（2）术后护理

1）体位：麻醉未清醒时取平卧位，头偏向一次，以免呕吐物、分泌物吸入而致窒息或并发吸入性肺炎；血压稳定后，采取半坐卧位；肺叶切除者，可采取平卧或左右侧卧位以促进患侧肺组织扩张；肺段切除术或楔形切除术者，应避免手术侧卧位，最好选择健侧卧位；全肺切除术者，应避免过度侧卧，可采取 1/4 侧卧位。

2）观察和维持生命体征平稳：监测生命体征，注意有无呼吸窘迫的现象或血压持续下降。若有异常，立即通知医生。

3）呼吸道护理：吸氧，观察有无气促、发绀等缺氧征象，以及监测动脉血氧饱和度等，若有异常及时通知医生给予处理。对术后带气管插管返回病房者，应严密观察导管的位置，防止滑出或移位；患者清醒拔气管插管后，鼓励患者深呼吸及咳嗽。

4）维持体液平衡和补充营养：严格掌握液体的量和速度，防止前负荷过重而导致肺水肿；全肺切除术后患者应控制钠盐摄入量，24 小时补液量应控制在 2000ml 内，速度以 20 ～ 30 滴 / 分为宜。当患者意识恢复后且无恶心现象，拔除气管插管后即可开始饮水；肠蠕动恢复后，即可开始进食清淡流质、半流质饮食，无任何不适可改为普食，饮食宜为高蛋白、高热量、富含维生素、易消化，以保证营养、提高机体抵抗力，促进伤口愈合。

5）减轻疼痛：安排舒适的体位，协助并指导患者翻身；遵医嘱使用止痛药。

6）伤口护理：检查敷料是否干燥、有无渗血，发现异常时及时通知医师。

7）维持胸腔引流通畅：密切观察引流液量、色和性状，当引流出多量血液（每小时100～200ml）时，应考虑有活动性出血，需立即通知医师。术后24～72小时患者病情平稳，无气体及液体引流后，行胸片检查确定肺组织已复张，可拔除胸腔引流管。

8）活动与休息：鼓励患者早期下床活动以预防肺不张；根据患者情况逐渐增加活动量。严密观察患者病情变化，出现头晕、气促、心动过速、心悸和出汗等症状时，应立即停止活动。

7. 心理护理　加强与患者及家属的沟通，建立良好的护患关系，鼓励患者以积极的心态面对疾病。向患者及其家属介绍成功病例，增强患者信心，帮助患者建立良好的社会支持系统。安排家庭成员和朋友看望患者。

8. 健康指导

（1）知识宣传指导：向患者介绍肺癌的发病情况及防治知识，宣传吸烟及环境污染的危害，指导患者采取健康的生活方式。

（2）疾病治疗指导：指导患者治疗期间注意休息，加强营养，戒烟酒。坚持规律治疗，提高患者化疗和放疗的依从性，告知患者出现不良反应时及时就诊。

（3）疾病预防指导：①早期诊断：对于40岁以上者应定期进行胸部X线普查；中年以上、久咳不愈或者出现血痰者，应提高警惕，应到医院作进一步的检查。②戒烟：使患者了解吸烟的危害，劝导戒烟，避免被动吸烟。③改善工作和生活环境，减少职业致癌物的暴露。④保护环境。

（4）复查指导：肺癌最常在术后2～3年复发，应在此期增加随诊次数，术后两年内应平均进行3～4次复查，之后的2～3年内复查2次，每次复查时均要拍摄胸部X线片。

（尹　霞）

第10节　肺血栓栓塞症

案例2-8

患者，女，47岁。因发作性晕厥伴胸闷气短3个月、再发2天入院。患者3个月前于晨起时突发晕厥，持续约5分钟，醒后感胸闷、气短、呼吸困难，无发热、胸痛、咳嗽及咯血等，按“冠心病”自服丹参片治疗，病情逐渐好转，未进一步诊治。2天前无明显诱因于晨起时再次发生晕厥，持续约10分钟，伴明显气短、呼吸困难，活动明显受限，伴咳嗽，症状持续不能缓解。患者既往有高血压及冠心病4年。体格检查：呼吸18次/分，心率85次/分，口唇不发绀，颈静脉无怒张，双肺呼吸音清，双下肢不肿。辅助检查：血气分析示PaO_2 65.7mmHg，$PaCO_2$ 26.8mmHg，pH 7.491；下肢静脉血管超声示左腓静脉急性血栓形成。初步诊断：肺血栓栓塞症，下肢深静脉血栓形成。

问题：1. 该患者目前首优的护理问题是什么？

2. 针对该患者的护理问题，列出主要的护理措施。

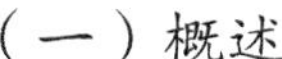

（一）概述

1. 概念　肺血栓栓塞症是肺栓塞最常见的类型。肺栓塞（pulmonary embolism，PE）是指各种栓子阻塞肺动脉系统时所引起的一组以肺循环和呼吸功能障碍为主要临床和病理生理特征的临床综合征。大多数的栓子是血栓，也可以是脂肪、羊水或空气等；当栓子为血栓时称为肺血栓栓塞症（pulmonary thromboembolism，PTE）。肺栓塞发生后，其所支配区域的肺组织因血流受阻或中断而发生出血或坏死，称为肺梗死（pulmonary infarction，PI）。肺血栓栓塞症的临床表现多种多样，但缺乏特异性，因此具有较高的误诊率和病死率。我国目前尚无准确的流行病学资料，但随着诊断意识和检查技术的提高，确诊例数已有显著增加。尽管如此，临床上仍存在较严重的漏诊和误诊现象。

2. 病因　引起 PTE 的栓子主要是来自静脉系统或右心腔的血栓，其中大部分来源于下肢深静脉，因此任何可以导致静脉血液淤滞、静脉系统内皮损伤和血液高凝状态的因素，都可引起 PTE。危险因素一般分为原发性和继发性两类。

（1）原发性危险因素：由遗传变异引起，包括 V 因子突变、蛋白 C、蛋白 S 或抗凝血酶缺乏等，常以反复静脉血栓形成和栓塞为主要临床表现。40 岁以下的年轻患者无明显诱因反复发生 PTE 或家族聚集性发病时，应注意做相关原发性危险因素的检查。

（2）继发性危险因素：即后天获得的易发生 PTE 的多种病理和病理生理改变，如骨折、创伤、手术、恶性肿瘤和妊娠分娩等；某些血液病（镰状细胞病、红细胞增多症）、代谢性疾病（糖尿病等）及静脉内插管等也易发生 PTE。

3. 发病机制　PTE 发生时栓子阻塞肺动脉及其分支达一定程度后，通过机械阻塞作用使得栓塞部位的肺血流减少、肺泡无效腔增大，肺内血流重新分布、通气 / 血流比例失调，导致呼吸功能不全，出现低氧血症；肺顺应性下降，肺体积缩小可出现肺不张；如累及胸膜，则可出现胸腔积液。神经体液因素可引起支气管痉挛。肺动脉收缩导致肺循环阻力增加、肺动脉高压，引起急性肺源性心脏病，进而可引起体循环低血压或休克。

（二）护理评估

1. 健康史　询问患者有无 PTE 家族聚集性发病情况；询问有无发生 PTE 的危险因素，如骨折、创伤、手术、恶性肿瘤、妊娠分娩、某些血液病或代谢性疾病等。

2. 身体状况

（1）症状：PTE 的症状多种多样，但均缺乏特异性，严重程度亦有很大差别。常见症状如下。

1）不明原因的呼吸困难及气促：多在栓塞后立刻出现，尤以活动后明显，为 PTE 最多见的症状。

2）胸痛：可以表现为胸膜炎性胸痛或心绞痛样胸痛。当栓塞部位靠近胸膜时可发生胸膜炎性胸痛，呼吸运动可加重胸痛；心绞痛样胸痛发病率较低，由冠状动脉血流减少、心肌耗氧量增加及低氧血症所致，不受呼吸运动影响。

3）晕厥：可为 PTE 的唯一或首发症状。

4）烦躁不安、惊恐甚至濒死感：由严重呼吸困难和剧烈胸痛引起。

5）咯血：常为少量咯血，大咯血少见。

6）咳嗽：早期为干咳或伴有少量白痰。

不同病例可出现以上症状的不同组合，少数患者可同时出现呼吸困难、胸痛及咯血，称为“肺梗死三联征”。

（2）体征

1）呼吸系统体征：呼吸急促、发绀最常见；肺部有时可闻及哮鸣音和（或）细湿啰音，肺野偶可闻及血管杂音；合并肺不张和胸腔积液时出现相应的体征。

2）循环系统体征：可有心动过速；血压变化，严重时可出现血压下降甚至休克；颈静脉充盈或异常搏动；肺动脉瓣区第二心音（P_2）亢进或分裂，三尖瓣区可闻及收缩期杂音。

3）其他：可伴发热，多为低热，少数患者体温可达 38℃以上。下肢静脉炎或栓塞时可出现一侧肢体肿胀、局部压痛及皮温升高。

3. 心理 - 社会状况　肺栓塞常为突然发病，病情危急，患者有濒死感和烦躁不安；由于 PTE 的症状表现多样且严重程度各不相同，患者对疾病认识不足可出现紧张、迷茫和焦虑情绪；加之疾病缺乏特异性，在诊断上容易出现漏诊和误诊现象，患者可表现出不同程度的恐惧和悲观情绪。

4. 辅助检查

（1）血生化检查：血浆 D- 二聚体（D-dimer）敏感性高，可作为 PTE 的初步筛选指标，急性 PTE 时升高。若其含量低于 500μg/L 有重要的排除诊断价值。

（2）动脉血气分析：常表现为低氧血症、低碳酸血症，肺泡 - 动脉血氧分压差增大；部分患者的血气结果可以正常。

（3）心电图和超声心动图检查：大多数患者有非特异性的心电图异常，最常见为窦性心动过速，动态观察有助于诊断。超声心动图在除外其他心血管疾病方面有重要价值。

（4）影像学检查：X 线胸片多数表现为区域性肺纹理变细、稀疏或消失，肺野透亮度增加；肺栓塞时典型的改变是尖端指向肺门的楔形阴影。螺旋 CT 是目前最常用的确诊手段，能够准确发现段以上肺动脉内的血栓。磁共振（MRI）适用于段以上肺动脉内血栓及对碘造影剂过敏的患者。肺动脉造影为经典的诊断方法，属有创性检查技术，有发生致命性或严重并发症的可能性，故应严格掌握其适应证。下肢深静脉超声检查对 PTE 有重要提示意义。

5. 临床分型

（1）急性肺血栓栓塞症：包括大面积 PTE（massive PTE）和非大面积 PTE（non-massive PTE），前者以休克和低血压为主要表现，后者则是未出现休克和低血压的 PTE。

（2）慢性血栓栓塞性肺动脉高压：以慢性、进行性发展的肺动脉高压为主要表现，后期出现右心衰竭，影像学检查证实肺动脉阻塞。

6. 治疗要点

（1）一般处理与呼吸循环支持治疗：严密监测生命体征及静脉压、心电图、动脉血气的变化；卧床休息，保持大便通畅，避免用力；可适当使用镇静、止痛、镇咳等对症治疗。经鼻导管或面罩吸氧，右心功能不全但血压正常者可使用多巴胺，血压下降可使用血管加压药物如去甲肾上腺素等。

（2）溶栓治疗；适用于大面积 PTE 患者，溶栓的时间窗一般定为 14 天以内，但若近期有新发 PTE 征象可适当延长。常用的溶栓药物有尿激酶、链激酶和重组组织型纤溶酶原激活剂。绝对禁忌证是活动性内出血和近期自发性颅内出血，手术、妊娠、分娩、高血压、严重的肝肾功能不全、糖尿病者慎用。

（3）抗凝治疗：为 PTE 的基本治疗方法，可以有效地防止血栓再形成和复发，为机体发挥自身的纤溶机制溶解血栓创造条件。抗凝血药物主要有普通肝素、低分子量肝素和华法林。抗凝的禁忌证包括活动性出血、凝血功能障碍、未予控制的严重高血压等。

（4）其他治疗：如肺动脉血栓摘除术、肺动脉导管碎解和抽吸血栓、放置腔静脉滤器等。

（三）护理问题 / 医护合作性问题

1. 气体交换受损　与肺血管阻塞所致通气 / 血流比例失调有关。

2. 恐惧　与突发的严重呼吸困难、胸痛有关。

3. 有受伤的危险　与溶栓抗凝治疗有关。

（四）护理措施

1. 一般护理　急性期嘱患者绝对卧床休息，保持安静，尽量减少搬运，做好保暖措施。外出均要平车接送，操作轻柔。合并下肢静脉血栓者应抬高双下肢，穿弹力袜，禁止热敷或按摩。合理饮食，尽量食用高蛋白、高维生素、高纤维食物，少食油腻、刺激、高胆固醇食物。保持大便通畅，防止用力排便。

2. 病情观察　观察患者的生命体征，及时准确判断病情严重程度。观测患者的体温、心电图、血气分析等检查结果，以防肺栓塞急性起病。观察溶栓抗凝治疗的并发症，即时通知医生进行救治。

3. 对症护理

（1）急救护理：监测生命体征，严重低氧血症者可给予机械通气。酌情给予镇静止痛药物，缓解疼痛、解除紧张焦虑。限制静脉补液量以避免诱发右心衰竭，液体输入量应控制在 500ml 以内。遵医嘱备好多巴胺、肾上腺素等药物以配合抢救。

（2）气体交换受损的护理：保持气道通畅，及时清除呼吸道分泌物，必要时可使用呼吸机辅助呼吸。

（3）出血的护理：用药前检查患者的凝血四项、血小板、血型。用药过程中应留置套管针，治疗后应按压片刻，不得揉挤。仔细观察身体各处有无出血点，患者有无头痛、呕吐、胃肠道出血等表现，以警惕颅内出血的发生。

4. 用药护理

（1）溶栓治疗：用药前应充分评估出血的危险性，必要时应配血，做好输血准备；可肌内注射地塞米松以防过敏反应。治疗后每 2 ～ 4 小时测定一次凝血酶原时间（PT）或活化部分凝血活酶时间（APTT），必要时使用肝素。动态观察、评估溶栓效果。

（2）抗凝治疗：用药前测定基础 PT、APTT 及血常规（含血小板计数、血红蛋白），注意观察是否存在禁忌证。治疗后若出血可使用维生素 K。

5. 心理护理　PTE 一般发病急、病情重，极易产生惊慌心理，故应向患者及其家属做好该病的知识宣教，使他们认识到此病的可愈性。及时解释治疗与护理措施的重要性，取得患者和家属的信任，能以积极的心态接受治疗与护理。

6. 健康指导

（1）知识宣传：向患者及其家属介绍 PTE 的发病情况及防治知识，宣传积极配合治疗的重要性。

（2）治疗指导：指导患者疾病发作时的治疗及护理措施，告知患者坚持治疗，出现不良反应时及时报告。

（3）预防指导：在高危人群中预防发病的危险因素，如避免长时间静止不动、穿加压弹力袜等。积极治疗可导致血液高凝状态的原发病。

（4）复查指导：出现胸痛、呼吸困难、咳血痰等表现时及时就诊。

（尹　霞）

第11节 呼吸衰竭

● 案例 2-9

患者，男，56岁，厨师。12年前冬季首次出现持续咳嗽、咳痰，近3年每年咳嗽、咳痰持续超过6个月，呈进行性呼吸困难。3天前因急性上呼吸道感染，咳脓痰，今晨呼吸困难、烦躁不安收入院。查体：T 37.9℃，神志恍惚，昼睡夜醒；气促不能平卧，痰液黏稠不易咳出；胸廓呈桶状，呼吸音弱，叩诊过清音；两肺底可闻及散在干湿啰音。血气分析：pH 7.30，PaO_2 56mmHg、$PaCO_2$ 74mmHg，HCO_3^- 34mmol/L。初步诊断：慢性支气管炎、阻塞性肺气肿、II型呼吸衰竭。

问题： 1. 该患者目前的护理问题有哪些？其中首优问题是什么？请列出护理措施。

2. 该患者是否存在酸碱平衡问题？依据是什么？

（一）概述

1. 概念　呼吸衰竭（respiratory failure）简称呼衰，是指由各种原因引起的肺通气和（或）换气功能严重障碍，以致静息状态下亦不能维持足够的气体交换，导致低氧血症伴或不伴高碳酸血症，引起一系列病理生理改变和相应临床表现的综合征。临床表现缺乏特异性，其诊断有赖于动脉血气分析：在海平面、静息状态、呼吸空气条件下，动脉血氧分压（PaO_2）＜60mmHg，伴或不伴二氧化碳分压（$PaCO_2$）＞50mmHg，并排除心内解剖分流和原发于心排血量降低等因素，可诊断为呼吸衰竭。

2. 病因　完整的呼吸过程由相互衔接且同时进行的外呼吸、气体运输和内呼吸三个环节组成。参与外呼吸（即肺通气和肺换气）任何一个环节的严重病变都可导致呼吸衰竭。

（1）气道阻塞性病变：气管-支气管的炎症、痉挛、肿瘤、异物等，如COPD、哮喘急性加重时可引起气道痉挛、炎性水肿、分泌物阻塞气道，导致肺通气不足或通气/血流比例失调，发生缺氧和（或）CO_2 潴留甚至呼吸衰竭。

（2）肺组织病变：各种累及肺泡和（或）肺间质的病变，如肺炎、严重肺结核、肺水肿、肺气肿等，均可使有效弥散面积减少，肺顺应性减低，通气/血流比例失调，而导致缺氧或合并 CO_2 潴留。

（3）肺血管疾病：肺栓塞、肺血管炎等可引起通气/血流比例失调，或未经氧合的部分静脉血直接流入肺静脉，导致呼吸衰竭的发生。

（4）其他：心脏疾病、胸廓与胸膜病变、神经肌肉疾病等，若导致通气和换气功能障碍达到一定程度，也可引起呼吸衰竭的发生。

3. 发病机制　临床上由以下单一机制引起的呼吸衰竭很少见，往往是多种机制先后参与或并存下发挥作用。

（1）肺通气不足：正常成人在静息状态下，有效肺泡通气量约为4L/min，才可维持正常肺泡氧分压（PaO_2）和二氧化碳分压（$PaCO_2$）。肺泡通气量减少会引起 PaO_2 下降和 $PaCO_2$ 上升，从而引起缺氧和 CO_2 潴留。

（2）肺泡弥散障碍：系指 O_2、CO_2 等气体通过肺泡膜进行交换的物理弥散过程发生障碍。主要与肺泡膜两侧气体分压差减小、气体弥散系数降低、肺泡膜的弥散面积减少、厚度增加和通透性差、血液与肺泡接触时间短、血红蛋白含量减少、通气/血流比例失调等有关。由于

O_2 的弥散能力仅是 CO_2 的 1/20，故弥散障碍时常以低氧血症为主。

（3）通气 / 血流比例失调：血液流经肺泡时能否保证血液得到充足的 O_2 并充分排出 CO_2，除需有正常的肺通气功能和良好的肺泡膜弥散功能外，还取决于肺泡通气量与血流量之间的正常比例。正常成人静息状态下，通气 / 血流比值约为 0.8。通气 / 血流比例失调通常仅导致低氧血症，而无 CO_2 潴留。通气 / 血流比例失调有两种主要形式：①部分肺泡通气不足。肺部病变如肺泡萎陷、肺炎、肺不张、肺水肿等引起病变部位的肺泡通气不足，通气 / 血流比值＜0.8，使部分未经氧合的静脉血直接进入肺静脉中，引起肺动 - 静脉功能性分流，亦称为动 - 静脉样分流。②部分肺泡血流不足。肺血管病变如肺栓塞引起栓塞部位血流减少，通气 / 血流比值＞0.8，肺泡通气不能被充分利用，又称为无效腔样通气，出现缺氧。

（4）肺内动 - 静脉解剖分流增加：由于解剖原因，肺动脉内的静脉血未经氧合直接流入肺静脉，导致 PaO_2 降低，是通气 / 血流比例失调的特例，常见于肺动 - 静脉瘘。若分流量超过 30%，吸氧并不能明显提高 PaO_2。

（5）耗氧量增加：发热、寒战、抽搐和呼吸困难均可增加耗氧量，使肺泡氧分压下降。正常人可通过增加通气量来防止缺氧的发生，而有通气功能障碍的患者，在耗氧量增加时则会出现严重的低氧血症。

4. 分类　在临床实践中，通常按动脉血气、发病急缓及发病机制进行分类。

（1）按动脉血气分类：①Ⅰ型呼吸衰竭，即低氧性呼吸衰竭，仅有缺氧，血气分析特点是 PaO_2＜60mmHg，$PaCO_2$ 降低或正常。主要见于肺换气功能障碍性疾病，如严重肺部感染性疾病、间质性肺疾病、急性肺栓塞等。②Ⅱ型呼吸衰竭，即高碳酸性呼吸衰竭，为缺氧伴 CO_2 潴留，血气分析特点是 PaO_2＜60mmHg，同时伴有 $PaCO_2$＞50mmHg。常见于肺通气功能障碍性疾病，如阻塞性肺疾病。

（2）按发病缓急分类：①急性呼吸衰竭。由某些突发致病因素引起，如严重肺疾病、创伤、休克、电击、急性气道阻塞等，使肺功能迅速出现严重障碍，短时间内引起呼吸衰竭。若不及时抢救，将危及患者生命。②慢性呼吸衰竭。慢性呼吸衰竭是指在慢性疾病基础上，呼吸功能损害逐渐加重，发展为呼吸衰竭。常由支气管 - 肺疾病引起，如 COPD、严重肺结核、间质性肺疾病、广泛胸膜肥厚、胸廓畸形、神经肌肉病变等，其中以 COPD 最常见。由于缺氧和二氧化碳潴留是逐渐加重，机体可代偿性适应，多能胜任轻工作或日常活动，动脉血气分析 pH 在正常范围（7.35 ～ 7.45）。如在某种诱因作用下，病情出现急剧变化，短时间内发生严重缺氧和二氧化碳潴留，兼有急性呼吸衰竭的特点，称为慢性呼吸衰竭急性加重。主要诱因：急性呼吸道感染（最常见）；镇静安眠药、麻醉剂对呼吸中枢产生抑制；二氧化碳潴留患者氧疗浓度过高；耗氧量增加（如高热、寒战、手术等）。

（3）按发病机制分类：可分为通气性呼吸衰竭和换气性呼吸衰竭，也可分为泵衰竭和肺衰竭。①泵衰竭：驱动或调控呼吸运动的神经系统、神经肌肉组织及胸廓统称为呼吸泵，这些部位的功能障碍引起的呼吸衰竭称为泵衰竭。通常主要引起通气功能障碍，表现为Ⅱ型呼吸衰竭。②肺衰竭：肺组织、肺血管病变和气道阻塞造成的呼吸衰竭称为肺衰竭。肺组织和肺血管病变常引起换气功能障碍，表现为Ⅰ型呼吸衰竭。严重的气道阻塞疾病（如 COPD）影响通气功能，造成Ⅱ型呼吸衰竭。

5. 低氧血症和高碳酸血症对机体的影响　低氧血症和高碳酸血症能够影响全身各系统脏器的代谢、功能使其组织结构发生变化。呼吸衰竭初期，各系统脏器的功能和代谢可发生一系列代偿性反应，以改善组织供氧、调节酸碱平衡、适应内环境的变化。当进入严重阶段时，则出现代偿不全，表现为各系统脏器严重的功能和代谢紊乱直至衰竭。

（1）对中枢神经系统的影响：脑组织的耗氧量很大，占全身耗氧量的 1/5 ～ 1/4。脑对缺氧最敏感，完全停止供氧 4 ～ 5 分钟即可引起不可逆性脑损害。低氧对中枢神经系统影响的程度与缺氧发生的速度和程度有关。当 PaO_2 ＜ 60mmHg 时，可出现注意力不集中、智力和视力轻度减退；随着缺氧逐渐加重，患者会出现一系列神经精神症状，如头痛、不安、定向力与记忆力障碍、精神错乱、嗜睡；当 PaO_2 ＜ 30mmHg 时，出现神志丧失甚至昏迷；PaO_2 ＜ 20mmHg 时，数分钟即可引起神经细胞不可逆性损伤。CO_2 潴留可使脑脊液 H^+ 浓度增加，影响脑细胞代谢，降低脑细胞兴奋性，抑制皮质活动；但轻度 CO_2 增加，可加强对皮质下层的刺激，间接引起皮质兴奋。CO_2 潴留可引起头痛、头晕、烦躁不安、言语不清、精神错乱、扑翼样震颤、嗜睡、昏迷、抽搐和呼吸抑制等表现。这种由缺氧和 CO_2 潴留所致的神经精神障碍症候群称为肺性脑病（pulmonary encephalopathy），又称 CO_2 麻醉。肺性脑病早期，患者往往有睡眠习惯的改变，昼睡夜醒，兴奋、烦躁不安等症状。除上述神经精神症状外，还表现为木僵、视力障碍、球结膜水肿及发绀等。目前认为肺性脑病最根本的发病机制与低氧血症、CO_2 潴留和酸中毒三个因素共同损伤脑血管和脑细胞有关。缺氧和 CO_2 潴留均会使脑血管扩张、通透性增高，引起脑组织充血、水肿和颅内压增高，进一步加重脑缺血、缺氧，形成恶性循环，严重时出现脑疝。

（2）对呼吸系统的影响：低氧血症对呼吸的影响远小于 CO_2 潴留。低 PaO_2（＜ 60mmHg）通过作用于颈动脉体和主动脉体的化学感受器，可反射性兴奋呼吸中枢，加强呼吸运动，使呼吸频率增快甚至出现呼吸窘迫。当长期慢性缺氧逐渐加重时，这种反射性兴奋呼吸中枢的作用将变得迟钝。当 PaO_2 明显降低时，对呼吸中枢则起抑制作用。CO_2 是强有力的呼吸中枢兴奋剂。当 $PaCO_2$ 快速升高时，呼吸加深加快；长时间严重的 CO_2 潴留，会造成中枢化学感受器对 CO_2 的刺激作用产生适应；当 $PaCO_2$ ＞ 80mmHg 时，会对呼吸中枢产生抑制和麻醉效应，此时呼吸运动主要靠缺氧对外周化学感受器的刺激作用来维持。因此宜给予低流量氧疗；反之若患者吸入高浓度氧，由于解除了缺氧对呼吸中枢的反射性兴奋作用，可造成呼吸抑制，应注意避免。

（3）对循环系统的影响：心肌对缺氧十分敏感，早期轻度缺氧即可有心电图的异常表现。急性严重缺氧可导致心室颤动或心搏骤停。缺氧和 CO_2 潴留均可刺激心脏，使心率反射性增快、心肌收缩力增强、心排血量增加，血压上升。严重的缺氧和 CO_2 潴留却可直接抑制心血管中枢，造成心脏活动抑制和血管扩张、血压下降、心律失常等严重后果。缺氧致肺小动脉收缩，肺循环阻力增加，导致肺动脉高压，右心负荷增加，且长期慢性缺氧可导致心肌变性坏死，最终导致肺源性心脏病、心力衰竭。CO_2 潴留时，四肢浅静脉和毛细管扩张，表现为皮肤潮红、温暖、多汗和 CO_2 潴留面容（面部潮红、温暖、多汗、球结膜充血、水肿等）。

（4）对造血系统的影响：缺氧可以刺激骨髓造血功能增强，使红细胞生成素增加，红细胞增多有利于增加血液携氧量，但亦增加血液黏稠度，加重肺循环和右心负担。长期缺氧可引起血管内皮细胞损害，血液进入高凝状态，易发生 DIC 等并发症。

（5）对消化系统的影响：患者常合并消化道功能障碍，表现为消化不良、食欲缺乏，甚至可出现胃肠黏膜糜烂、坏死、溃疡和出血。缺氧可损害肝细胞，使谷丙转氨酶升高，若缺氧及时纠正，肝功能可逐渐恢复正常。

（6）对肾功能的影响：缺氧和 CO_2 潴留反射性引起肾血管收缩，使肾血流量减少，肾小球滤过率下降，导致肾功能不全，若及时治疗，肾功能可恢复。

（7）对电解质及酸碱平衡的影响：呼吸功能障碍导致血 $PaCO_2$ 增高（> 50mmHg）、pH 下降（< 7.35）、H^+ 浓度升高（> 45mmol/L），发生呼吸性酸中毒。pH 取决于 HCO_3^- 与 H_2CO_3 的比值，前者靠肾脏调节（需 1 ～ 3 天），而后者靠呼吸调节（仅需数小时），当急性呼吸衰竭时 CO_2 潴留可使 pH 迅速下降。在持续或严重缺氧的患者体内，组织细胞能量代谢受到抑制，体内乳酸和无机磷产生增多，导致代谢性酸中毒，此时患者表现为呼吸性酸中毒合并代谢性酸中毒，常伴有高钾血症；也可发生呼吸性酸中毒合并代谢性碱中毒，此时常伴低钾血症和低氯血症。

（二）护理评估

1. 健康史　详细了解起病情况，是突然起病还是缓慢起病。如为慢性呼吸衰竭应了解原有支气管 - 肺疾病等病史和诊治过程，询问本次发病的可能诱因，有无感冒、手术、吸氧不当及使用镇静安眠药、麻醉剂等。

2. 身体状况　除引起呼吸衰竭的原发疾病外，主要是缺氧和 CO_2 潴留引起的呼吸困难和多脏器功能紊乱的临床表现。临床表现与缺氧和 CO_2 潴留的严重程度、发生速度有关。

（1）呼吸困难：是呼吸衰竭的最早、最突出的症状。表现为呼吸频率、节律和幅度的改变。病情较轻时，表现为呼吸费力、呼气延长，严重时发展为浅快呼吸；发生 CO_2 严重潴留时，转为浅慢呼吸或潮式呼吸。

（2）发绀：是缺氧的典型表现。当动脉血氧饱和度< 90% 时，口唇、甲床、舌等会发绀；发绀的程度与还原血红蛋白含量有关，红细胞增多者发绀明显，贫血者发绀不明显或不出现。

（3）精神神经症状：急性缺氧可出现精神错乱、躁狂、昏迷、抽搐等症状。慢性缺氧多表现为智力或定向力障碍。慢性呼吸衰竭伴 CO_2 潴留，随着 $PaCO_2$ 升高患者常表现出先兴奋后抑制的症状。兴奋症状包括失眠、烦躁不安、躁动、夜间失眠而白天嗜睡（昼夜颠倒现象）等，此时切忌使用镇静或催眠药，以免加重 CO_2 潴留，诱发肺性脑病。肺性脑病主要表现为神志淡漠、肌肉震颤或扑翼样震颤、间歇抽搐、昏睡甚至昏迷等，也可出现腱反射消失、锥体束征阳性等。

（4）循环系统表现：早期心率增快、血压升高；因脑血管扩张产生搏动性头痛；严重缺氧酸中毒时，可引起周围循环衰竭、血压下降、心律失常甚至心搏骤停；CO_2 潴留使外周静脉充盈、皮肤充血、温暖多汗、心排血量增多而致脉搏洪大；慢性呼吸衰竭并发肺心病时可出现体循环淤血等右心衰竭表现。

（5）消化和泌尿系统表现：严重呼吸衰竭时可损害肝、肾功能，部分患者可出现谷丙转氨酶、血尿素氮升高，个别患者尿中出现蛋白、红细胞和管型。因胃肠黏膜充血水肿、糜烂渗血或发生应激性溃疡，引起上消化道出血。

（6）并发症：常见的并发症有肺性脑病、休克、上消化道出血、DIC、右心衰竭等，一旦发现，应立即报告医生，并作好抢救配合。

3. 心理 - 社会状况　了解患者的心理反应及日常生活处理能力。评估家属对其关心支持的程度。患者常对病情和预后产生悲观认识、心情抑郁、对治疗丧失信心。症状严重者表现出极度恐惧和烦躁不安，应用人工气道或机械通气时会产生情绪低落，在撤除呼吸机时又可能出现依赖呼吸机反应，对自主呼吸缺乏信心。

4. 辅助检查

（1）动脉血气分析：为最重要的诊断依据。对判断呼吸衰竭的类型、酸碱失衡的严重程度以及指导治疗都有很重要的意义。$PaCO_2$ 升高、pH 正常，为代偿性呼吸性酸中毒；若 $PaCO_2$ 升高、pH < 7.35 则为失代偿性呼吸性酸中毒；若 pH > 7.45 为失代偿性碱中毒；剩余碱（BE）为机体代谢性酸碱失衡的定量指标，正常值在（0 ± 2.3）mmol/L，代谢性酸中毒时，BE 负值增大，代谢性碱中毒时，BE 正值增大；二氧化碳结合力（CO_2-CP）在一定程度上反映呼吸性酸中毒的严重程度，正常范围在 22 ～ 23mmol/L，代谢性酸中毒或呼吸性碱中毒时 CO_2-CP 降低，呼吸性酸中毒或代谢性碱中毒时 CO_2-CP 升高。

（2）电解质：呼吸性酸中毒合并代谢性酸中毒时，常伴有高钾血症；呼吸性酸中毒合并代谢性碱中毒时，常有低钾血症和低氯血症。

（3）影像学检查：胸部 X 线、肺 CT 和肺通气 / 灌注扫描等，有助于判断呼吸衰竭的病因。

（4）其他检查：肺功能检查有助于判断是否有通气或换气功能障碍，且对其严重程度也能进行判断。此外肝功能、肾功能检查也可有相应变化。纤维支气管镜检查对明确气道疾病和获取病理学证据具有重要意义。

5. 治疗要点　呼吸衰竭总的治疗原则：保持呼吸道通畅、纠正缺氧和改善通气、呼吸衰竭病因和诱因的治疗、加强一般支持治疗和对重要脏器功能的监测和支持、预防和治疗并发症。

（1）保持呼吸道通畅：是最基本、最重要的治疗措施。气道不畅使呼吸耗功增多，加重呼吸肌疲劳；气道分泌物排出困难将加重感染，并可能导致肺不张；气道急性完全阻塞，会发生窒息死亡。保持气道通畅的主要方法：①清除呼吸道分泌物及异物，昏迷患者用仰头提颏法打开气道并打开口腔。②缓解支气管痉挛，按医嘱给予如 β_2 受体激动剂、抗胆碱药、茶碱类、糖皮质激素等支气管扩张药物。急性呼吸衰竭主要经静脉用药。③必要时建立人工气道，常用简易人工气道、气管插管和气管切开三种方法，后两者属管内导管。管内导管是重建呼吸通道最可靠的方法，如病情危重无法插管或气管切开者可用临时替代方式。

（2）氧疗：任何类型的呼吸衰竭都存在低氧血症，氧疗是重要的治疗措施。但不同病因和类型的呼吸衰竭其氧疗的指征和给氧方式方法不同。

（3）增加通气量、减少 CO_2 潴留：①呼吸兴奋剂。主要适用于以中枢抑制为主、通气量不足引起的呼吸衰竭，不适用于以换气功能障碍为主所致的呼吸衰竭。脑缺氧、脑水肿未纠正而出现频繁抽搐者慎用。使用时必须保持气道通畅，否则会促发呼吸肌疲劳，加重 CO_2 潴留，也不可突然停药。常用药物有尼可刹米、洛贝林、多沙普仑等。②机械通气。呼吸衰竭时应用机械通气能维持必要的肺泡通气量，降低 $PaCO_2$，改善肺的气体交换效能，使呼吸肌休息，有利于恢复呼吸肌功能。

（4）病因治疗：引起呼吸衰竭的原因多种多样，积极进行病因治疗是治疗呼吸衰竭的根本所在。

（5）抗感染：感染是引起慢性呼吸衰竭急性加重的最常见诱因，一些非感染因素诱发的呼吸衰竭加重也常存在继发感染，因此需进行积极的抗感染治疗。

（6）纠正电解质和酸碱平衡失调：慢性呼吸衰竭常有 CO_2 潴留，导致呼吸性酸中毒，宜采用改善肺泡通气量来纠正，一般不宜补碱，且在纠正呼吸性酸中毒时，应注意同时纠正潜在的代谢性碱中毒，通常给予患者盐酸精氨酸和补充氯化钾，以防止代谢性碱中毒的发生。

（7）重要脏器功能的监测与支持：重症患者需转入 ICU 进行积极抢救和监测，纠正电解质紊乱及酸碱平衡失调，防治肺性脑病、消化道出血等多脏器功能的损害。

（8）一般支持疗法：呼吸衰竭患者由于摄入不足或代谢失衡，往往存在营养不良，需保证充足的营养及热量供给。昏迷患者鼻饲高蛋白、高脂肪、低糖、适量多种维生素和微量元素的流质饮食，必要时给予静脉高营养。

（三）护理问题/医护合作性问题

1. 清理呼吸道无效　与呼吸道感染、分泌物过多或黏稠，呼吸肌疲劳或无效咳嗽有关。

2. 气体交换受损　与通气不足、通气/血流失调、弥散障碍及肺的顺应性降低、呼吸肌疲劳、不能维持自主呼吸有关。

3. 焦虑　与长期患病、反复发作，失去个人控制及对预后的不确定有关。

4. 营养失调：低于机体需要量　与食欲缺乏、呼吸困难、人工气道及机体的消耗增加有关。

5. 语言沟通障碍　与气管插管或切开、脑组织缺氧、语言表达障碍有关。

6. 潜在并发症：重要脏器缺氧性损伤。

（四）护理措施

1. 一般护理　协助患者取舒适且有利于改善呼吸状态的体位，一般取半卧位或坐位，趴伏在床桌上，可增加辅助呼吸肌的效能，促进肺膨胀。为减少体力消耗，降低耗氧量，患者需卧床休息。呼吸困难明显的患者，应嘱其绝对卧床休息，并尽量减少不必要的操作和自理活动。症状稳定、病情较轻者，可指导其适当活动，以活动后不出现呼吸困难为宜。

2. 病情观察　呼吸衰竭患者需收住ICU进行严密监护。监测的主要内容：①观察缺氧和CO_2潴留的症状和体征，如呼吸频率、节律和深度，呼吸困难的程度，有无发绀、球结膜水肿、皮肤温暖多汗等。②监测生命体征及意识状况。观察有无肺性脑病的表现，如神志淡漠、肌肉震颤、昏睡甚至昏迷。昏迷者评估瞳孔、肌张力、腱反射及病理反射。③记录24小时出入量，监测动脉血气分析值，了解血电解质、尿常规等检查结果。④及时发现和处理并发症，如消化道出血、右心衰竭、休克、DIC的发生等。

3. 保持呼吸道通畅　在氧疗和改善通气前，须采取各种措施，使呼吸道保持通畅。具体措施：①注意观察痰液的量、色及黏稠度变化，指导并协助患者及时有效咳嗽咳痰。②每1～2小时翻身1次，并给予拍背，促进痰液排出。③必要时进行机械吸引，对不能自行咳嗽的患者经口、鼻吸痰。如有气管切开，则给予气管内吸痰。吸痰时注意无菌操作。④饮水、口服或雾化吸入祛痰剂可湿化和稀释痰液，对于建立人工气道者加强气道湿化护理，使痰液易于咳出或吸出。

4. 氧疗的护理　根据呼吸衰竭的不同病因和类型，选择不同的氧疗方法和给氧浓度。

（1）给氧方法：常用方法有鼻导管、鼻塞和面罩给氧。鼻导管和鼻塞法使用简单方便，不影响咳痰和进食，但吸入氧浓度不稳定，高流量易刺激局部黏膜，故氧流量不能＞7L/min，适用于轻度呼吸衰竭和Ⅱ型呼吸衰竭。面罩包括普通面罩、无重吸面罩和文丘里面罩。其中，普通面罩主要适用于低氧血症较明显的Ⅰ型呼吸衰竭患者，无重吸面罩则因为其可吸入氧浓度最高而适用于呼吸状态极不稳定的严重Ⅰ型呼吸衰竭患者；文丘里面罩能够按需精确调节吸入氧浓度，因此最适合于COPD引起呼吸衰竭的患者使用。

（2）给氧浓度：急性呼吸衰竭的给氧原则是在保证PaO_2升高到60mmHg或血氧饱和度（SpO_2）达90%以上的前提下，尽量降低吸氧浓度。Ⅰ型呼吸衰竭可给予较高浓度（＞35%）吸氧，使PaO_2迅速升高到60mmHg或SpO_2＞90%。Ⅱ型呼吸衰竭应给予低流量（1～2L/min）、低浓度（25%～29%）持续吸氧。COPD患者常伴有CO_2潴留，发生Ⅱ型呼吸衰竭，

CO_2 潴留是通气功能不良的结果，慢性高碳酸血症患者呼吸中枢的化学感受器对 CO_2 反应性差，呼吸主要靠低氧血症对颈动脉体、主动脉体化学感受器的刺激来维持。若吸入高浓度氧，使血氧迅速上升，解除了低氧对外周化学感受器的刺激，便会抑制患者呼吸，造成呼吸频率和幅度降低，通气状况恶化，导致 CO_2 上升，严重时发生肺性脑病。

（3）氧疗的效果观察：在氧疗过程中，应严密观察氧疗效果，如吸氧后呼吸困难缓解、发绀减轻、心率减慢，神志清醒则提示氧疗有效；如果意识障碍加深或呼吸过度表浅、缓慢，可能为 CO_2 潴留加重。应及时根据患者动脉血气分析结果及临床表现调节吸氧流量或浓度，防止发生氧中毒和 CO_2 麻醉。如不能有效地改善患者的低氧血症，应作好气管插管和呼吸机给氧的准备，配合医生进行气管插管和机械通气。

（4）氧疗注意事项：注意气道的湿化，以免对呼吸道黏膜产生刺激及气道黏液栓形成；面罩、导管、气管导管均应妥善固定，保持通畅，定期更换消毒，防止交叉感染；给患者及家属说明氧疗的重要性，嘱其不要擅自停止吸氧或改变氧流量。

5. 机械通气的护理　机械通气是抢救严重呼吸衰竭的重要措施。护士应密切观察病情变化，如患者的意识状况、生命体征、24 小时出入量等。密切观察机器的正常运转和各项参数，及时分析呼吸机报警的原因并做相应处理。加强气道的管理，保持呼吸道通畅。预防并及时发现、处理并发症等。详见本章第 13 节“机械通气”内容。

6. 用药护理　按医嘱给予抗感染药物、支气管舒张药、祛痰剂等，作好用药护理。①抗生素：按医嘱准确使用，以减轻肺部感染，使用时注意观察药物的疗效和副作用。②茶碱类、β_2 受体激动剂：有松弛支气管平滑肌，减少气道阻力，改善肺通气的作用，教会患者支气管解痉气雾剂的正确使用方法。③呼吸兴奋剂：使用时注意密切观察患者呼吸频率、节律、神志及动脉血气的变化，如出现恶心、呕吐、血压升高、心悸、烦躁、面色潮红、肌肉震颤等现象，提示用药量过大、滴速过快，应立即停药并通知医生。④利尿剂：注意观察水肿有无消退，呼吸困难有无减轻，准确记录出入液量，注意观察有无肌无力、食欲缺乏、腹胀、心律失常等低钾、低氯性碱中毒表现。⑤碱性药物：滴速不宜过快，防止药液外渗，警惕低血压、低血糖、呼吸抑制等不良反应。⑥镇静剂：Ⅱ型呼吸衰竭患者常有烦躁不安、夜间失眠，护士在执行医嘱应用镇静剂时，应谨慎使用，准确给药并注意观察不良反应，以防用药不当而导致呼吸抑制的严重后果。禁止使用吗啡等对呼吸中枢有抑制作用的药物。

7. 心理护理　多与患者交流，鼓励其用写或其他方式表达内心感受；教会患者各种自我放松、缓解焦虑的方法，如缓慢深呼吸、听音乐等；鼓励家属、好友多陪伴、多探视患者。

8. 健康指导

（1）疾病知识介绍：向患者讲解呼吸衰竭的诱发因素、发生、发展和转归过程等疾病基本知识，使患者能正确理解治疗和护理措施的意义及目的，从而积极配合。指导患者合理安排膳食，加强营养，增强体质。

（2）自我保健指导：教会患者正确的呼吸技术，如缩唇呼吸、腹式呼吸等，以减少肺内残气量、增加有效通气量，改善通气功能；教会其有效咳嗽、咳痰的技巧和拍背、体位引流等有效排痰的方法。

（3）生活指导：与家属和患者一起制订合理的活动及休息计划，教会患者减少耗氧量的活动与休息方法。避免各种引起呼吸衰竭的诱因，如劳累、情绪激动等；尽量少去或不去人群集中的公共场所，减少与呼吸道感染者的接触，避免交叉感染的发生；避免吸入刺激性气体，劝告吸烟的患者应戒烟。加强耐寒训练，坚持用冷水洗手、洗脸。

（4）用药指导和病情监测：指导患者遵医嘱正确用药，熟悉药物的剂量、用法和不良反应等。告知患者若出现咳嗽加剧、痰液增多、色变黄、呼吸困难加重或神志改变等情况应尽早就医。

（谭 严）

第12节 急性呼吸窘迫综合征

● 案例 2-10

患者，男，42岁。急性胰腺炎4天，今晨突发呼吸困难，面罩吸氧未见好转。查体：体温39℃，脉搏120次/分，呼吸35次/分，血压120/70mmHg，双肺闻及细湿啰音及管状呼吸音。动脉血气分析示 PaO_2 55mmHg，$PaCO_2$ 50mmHg。胸部X线示双肺可见密度增高的大片状阴影。临床诊断为急性呼吸窘迫综合征。

问题： 1. 抢救该患者最重要的措施是什么？

2. 该患者目前的护理问题有哪些？请列出护理措施。

（一）概述

1. 概念　急性呼吸窘迫综合征（acute respiratory distress syndrome，ARDS）是指由心源性以外的各种肺内和肺外致病因素导致的肺泡-毛细血管炎性损伤为主的急性进行性呼吸衰竭，属于急性肺损伤（acute lung injury，ALI）的严重阶段。临床表现为呼吸窘迫、顽固性低氧血症和呼吸衰竭，肺部影像学表现为双肺渗出性病变。ARDS起病急，进展快，预后差，其病死率可达到50%左右。存活者大部分能完全恢复，部分可遗留肺纤维化，但多不影响生活质量。

2. 病因　引起ARDS的原因或危险因素很多。常见的危险因素有：

（1）肺内因素：指对肺的直接损伤，如重症肺炎、肺挫伤、吸入性肺损伤、胃内容物吸入、输血相关急性肺损伤、肺血管炎、溺水等。

（2）肺外因素：即对肺的间接损伤，包括非肺源性感染中毒症、胰腺炎、重度烧伤、非心源性休克、药物过量、妊娠高血压综合征等。

3. 发病机制　尚未完全明了。虽然多种致病因素对肺部产生直接损伤，但是ARDS的本质是多种炎症细胞（巨噬细胞、中性粒细胞、血管内皮细胞、血小板）及其释放的炎性介质和细胞因子间接介导的肺部炎症反应。表现为肺毛细血管内皮细胞和肺泡上皮细胞损伤，肺微血管通透性增高和微血栓形成，大量富含蛋白质和纤维蛋白的液体渗出至肺间质和肺泡，形成非心源性肺水肿，透明膜形成，进一步促使肺间质纤维化。ARDS是系统性炎症反应综合征的肺部表现，在疾病发展过程中，如出现平衡失调，则会导致多器官功能障碍综合征（multiple organ dysfunction syndrome，MODS）。ARDS是MODS发生时最早受累或最常出现的脏器功能障碍表现。

4. 病理与病理生理　ARDS的病理改变为弥漫性肺泡损伤，主要表现为肺广泛性充血水肿和肺泡腔内透明膜形成。病理过程可分为三个阶段：渗出期、增生期和纤维化期，三个阶段常重叠存在。由于肺毛细血管内皮细胞和肺泡上皮细胞损伤，肺泡膜通透性增加，引起肺间质和肺泡水肿；肺表面活性物质减少，导致小气道陷闭和肺泡萎陷不张。肺脏大体表现为暗红色或暗紫红色的肝样变，重量明显增加，可见水肿出血，切面有液体渗出，故有“湿肺”之称。ARDS 的病理和肺形态改变可引起严重通气 / 血流比例失调，肺内分流和弥散障碍，造成顽固性低氧血症和呼吸窘迫。呼吸窘迫的主要发生机制：①低氧血症刺激颈动脉体和主动脉体化学感受器，反射性刺激呼吸中枢，产生过度通气；②肺充血、水肿刺激毛细血管旁 J 感受器，反射性使呼吸加深、加快，导致呼吸窘迫。由于呼吸的代偿，$PaCO_2$ 最初可以降低或正常。极端严重者，由于肺通气量减少及呼吸肌疲劳，可发生高碳酸血症。

（二）护理评估

1. 健康史　了解有无引起 ARDS 的原发疾病及危险因素。询问既往有无慢性心肺疾病史。

2. 身体状况　主要表现为严重低氧血症和急性进行性呼吸窘迫。ARDS 多于基础疾病起病后 72 小时内发生，半数患者在 24 小时内发生，几乎不超过 7 天。

（1）症状：除原发病表现外，通常最早出现的症状是呼吸增快，而后出现进行性加重的呼吸困难、气促（呼吸频率大于 35 次 / 分）、发绀，常伴烦躁、焦虑、出汗。呼吸困难的特点是呼吸深快、费力，患者感到胸廓紧束、严重憋气，即呼吸窘迫。通过常规的氧疗方法无法改善。随着病程的进展，患者可出现发绀、心动过速、出汗、皮肤苍白等表现。

（2）体征：肺部听诊早期无异常体征；中期可闻及细湿啰音；后期多可闻及水泡音，可有管状呼吸音，还可出现浊音及实变体征。

3. 辅助检查

（1）动脉血气分析：典型表现为 PaO_2 下降，$PaCO_2$ 下降，pH 升高。氧合指数（PaO_2/FiO_2）≤ 200mmHg 为诊断 ARDS 的必要条件。PaO_2 的单位采用 mmHg，FiO_2 为吸入氧浓度（吸入氧分数），如某患者在吸入 40% 的氧气条件下，PaO_2 为 80mmHg，则 PaO_2/FiO_2 为 80/0.4=200mmHg。PaO_2/FiO_2 正常为 400 ～ 500mmHg。早期由于过度通气而出现呼吸性碱中毒，pH 可高于正常，$PaCO_2$ 低于正常。后期若出现呼吸肌疲劳或合并代谢性酸中毒，则 pH 可低于正常，甚至出现 $PaCO_2$ 高于正常。

（2）X 线胸片：特点为演变快速而多变。早期无异常，继之出现典型的改变：肺纹理增强和斑片状阴影以致融合成大片状的磨玻璃或实变浸润阴影。后期可出现肺间质纤维化改变。

（3）床边呼吸功能监测：表现为肺顺应性降低，无效腔通气量比例增加。出现明显的肺内右向左分流，但无呼吸气流受限。

（4）心脏超声和 Swan-Ganz 导管检查：有助于明确心脏情况和指导治疗。通过置入 Swan-Ganz 导管可测定肺动脉楔压（PAWP），这是反映左心房压较为可靠的指标。PAWP 一般＜ 12mmHg，若＞ 18mmHg 则支持左心衰竭的诊断。如果呼吸衰竭的临床表现不能完全用左心衰竭解释时，应考虑 ARDS。

4. 诊断要点　符合下列 4 项条件者可诊断为 ARDS。

（1）明确诱因下 1 周内出现的急性或进行性呼吸困难。

（2）胸部 X 线平片 / 胸部 CT 显示两肺浸润阴影，不能完全用胸腔积液、肺叶 / 全肺不张和结节影解释。

（3）呼吸衰竭不能完全用心力衰竭和液体负荷过重解释。

（4）低氧血症：根据 PaO_2/FiO_2 确立 ARDS 的诊断。

5. 治疗要点

（1）积极治疗原发病：是治疗 ARDS 的首要原则和基础。

（2）纠正缺氧：迅速纠正缺氧是抢救的最重要的措施。应给予高浓度（> 50%）氧气吸入以尽快改善缺氧状态，使 $PaO_2 \geq 60mmHg$ 或 $SaO_2 \geq 90\%$。轻症者可采用面罩给氧，无效时应使用机械通气。

（3）机械通气：多数学者认为 ARDS 宜尽早进行机械通气。机械通气的目的是维持充分的通气和氧合以支持脏器功能。ARDS 患者肺部病变具有“不均一性”和“小肺”的特点，因此 ARDS 机械通气的关键在于复张萎陷的肺泡并使其维持开放状态，同时避免肺泡过度扩张和反复开闭造成损伤。推荐采用肺保护性通气策略，主要措施包括合适水平的呼气末正压通气（PEEP）和小潮气量。一般 PEEP 水平为 8 ～ $18cmH_2O$，先从 $5cmH_2O$ 开始，逐渐增加至合适水平；小潮气量即 6 ～ 8ml/kg，旨在将呼气平台压控制在 30 ～ $35cmH_2O$ 以下，防止肺泡过度扩张。可允许一定程度的 CO_2 潴留和呼吸性酸中毒（pH 7.25 ～ 7.30），酸中毒严重时需适当补碱。

（4）液体管理：为减轻肺水肿，需合理限制液体入量，以可允许的较低循环容量来维持有效循环，保持肺脏处于相对“干”的状态。在血压稳定和保证脏器组织灌注前提下，液体出入量宜保持轻度负平衡（-500ml 左右），可使用利尿药促进水肿的消退。一般以每日液体入量不超过 1.5 ～ 2L 为宜。在 ARDS 早期，除非有低蛋白血症，不宜输注胶体液。创伤出血多者，最好输新鲜血。

（5）营养支持与监护：ARDS 时机体处于高代谢状态，故应补充足够的营养。同时，应动态监测患者的生命体征、水电解质酸碱平衡及重要脏器功能，以随时了解病情变化并及时调整治疗方案。

（三）护理问题 / 医护合作性问题

1. 低效性呼吸型态　与肺毛细血管炎症性损伤、通透性增加、肺广泛充血水肿、肺泡内透明膜形成、肺顺应性降低有关。

2. 潜在并发症：多脏器衰竭。

（四）护理措施

1. 一般护理

（1）休息与活动：将患者安置于呼吸监护病室实施特别监护，病室应定时进行通风换气和空气、地面消毒，通风换气时患者应注意保暖，防止受凉。

（2）饮食与营养：通过鼻饲或静脉高营养及时补充营养。静脉营养可引起感染和血栓形成等并发症，提倡使用全胃肠营养。

（3）预防感染：注意皮肤和口腔护理，防止继发感染。

2. 病情观察　密切观察生命体征和意识状态，尤其是呼吸困难程度和发绀的病情变化，注意每小时尿量变化，并准确记录 24 小时出入液量。遵医嘱及时送检血气分析和生化检测标本。

3. 对症护理

（1）保持呼吸道通畅，加强人工气道和机械通气护理。在应用 PEEP 时护理应注意：对血容量不足的患者，应补充足够的血容量以代偿回心血量的不足，同时不能过量，以免加重肺水肿；从低水平开始，先从 $5cmH_2O$ 开始，逐渐增加至合适水平，争取维持 PaO_2 大于 60mmHg，而 FiO_2 小于 0.6。

（2）遵医嘱给予高浓度（＞50%）吸氧，以提高氧分压，在给氧过程中氧气应充分湿化，防止气道黏膜干裂受损。及时记录吸氧方式、吸氧浓度和时间，并观察氧疗效果和不良反应，防止发生氧中毒。

4. 用药护理　遵医嘱输液，以维持适当的体液平衡，严格控制输液速度，防止因输液不当诱发或加重肺水肿。

5. 心理护理　对神志清醒的患者通过语言或非语言的方式多与其沟通，给予心理支持。

6. 健康指导

（1）生活指导：指导患者加强营养，合理膳食，改善体质以提高抗病能力；注意休息，并适当参加一些体育活动。

（2）疾病指导：教会患者一些自我保健和自我护理的知识和技术。

（谭　严）

第13节　呼吸内科常用诊疗技术及护理

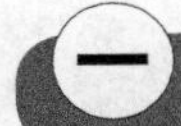

一　胸腔穿刺术

胸腔穿刺术（简称胸穿）是从胸腔内抽取胸腔积液（或积气）的有创性操作。

（一）适应证

1. 诊断性穿刺　胸膜炎、胸膜肿瘤等胸腔疾病，穿刺抽取胸腔积液或钳取胸膜组织，用于病因诊断与病理诊断。

2. 治疗性穿刺

（1）减压性穿刺，大量胸腔积液、胸腔内大量积血、气胸时，药物治疗液体、气体、积血难以吸收时，穿刺抽取积液、积气、积血，降低胸膜腔内压力，缓解临床症状。

（2）化脓性胸膜炎，经药物治疗病情不易控制，穿刺抽取积脓，并可胸腔内用药辅助治疗。

（3）张力性气胸时，紧急穿刺排气为重要的急救措施。

（二）禁忌证

1. 有严重出血倾向，血小板明显减少或用肝素、双香豆素等进行抗凝治疗者。

2. 大咯血、严重肺结核及肺气肿者。

3. 不能合作的患者也相对禁忌，必要时可给予镇静剂或行基础麻醉后进行胸腔穿刺。

（三）方法

1. 体位　协助患者反坐于靠背椅上，两前臂交叉放于椅背上，头伏臂上；不能起床者可取半卧位，患侧前臂上举置于枕部，使肋间隙增宽（图2-14）。

2. 确定穿刺点　①胸腔积液的穿刺点为胸部叩诊实音最明显部位，一般在患侧肩胛线或腋后线第7～8肋间隙，必要时也可选择腋中线第6～7肋间隙或腋前线第5肋间。②气胸患者取患侧胸部锁骨中线第2肋间隙，局限性气胸应选相应的穿刺部位。③有条件者可在穿刺前结合X线、B超检查定位。

3. 穿刺方法　常规消毒穿刺点，戴手套，铺洞巾，以利多卡因逐层浸润麻醉直达胸膜。检查胸穿物品是否通畅、衔接紧密，用血管钳将乳胶管夹闭；术者左手示指和拇指固定穿刺部位的皮肤，右手将穿刺针沿下位肋骨上缘缓慢刺入胸壁直达胸膜，穿刺过程中保持密闭且避免损伤脏胸膜，防止发生气胸；连接注射器，在护士协助下抽取胸腔积液或气体，当注射器吸满后要先夹紧胶管，再取下注射器排液或排气，防止空气进入胸腔。抽出标本及时送检。

4. 穿刺点处理　操作完毕拔出穿刺针并压迫穿刺点片刻，覆盖无菌纱布，用胶布固定。

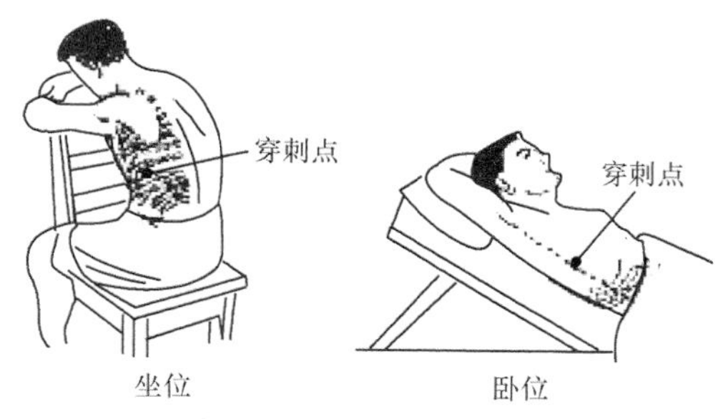

图 2-14　胸腔穿刺体位及穿刺点

（四）护理

1. 术前用物准备　常规消毒物品、无菌胸穿包（接有乳胶管的胸穿针、5ml 注射器、50ml 注射器、血管钳、洞巾、纱布、试管）、无菌手套、局麻药、治疗用药、胶布、量杯等。治疗气胸者另准备人工气胸抽气箱，需胸腔闭式引流另需准备胸腔闭式引流装置。

2. 术前患者准备

（1）评估患者的文化水平、心理状态以及对该项操作的认知程度，指导患者及家属了解操作的目的、过程、注意事项、可能出现的意外或并发症，取得患者的理解和签字同意。

（2）指导患者练习穿刺体位，并告知患者操作过程中应保持穿刺体位，不能随意移动、咳嗽、深呼吸等，以防针头移动损伤肺组织。对咳嗽频繁者可按医嘱给予镇咳药。

（3）做普鲁卡因皮试，将结果填写于病历上。

3. 术中护理

（1）病情观察：术中密切观察患者情况，注意询问患者有无异常感觉，如患者出现不适，应减慢抽吸或立即停止抽液。如有头晕、面色苍白、出冷汗、心悸、脉细数、四肢发凉、刺激性咳嗽，提示患者出现“胸膜反应”情况，立即停止抽液，协助患者平卧，密切观察血压，防止休克，必要时按医嘱皮下注射 0.1% 肾上腺素。

（2）抽取液体：抽液抽气不可过快、过多，防止抽吸过多过快使胸腔内压骤然下降，以防纵隔复位太快，产生复张后肺水肿或循环衰竭、纵隔移位等意外。①控制抽吸量：首次排液量不宜超过 600ml，抽气量不宜超过 1000ml，以后每次抽液量不应超过 1000ml，诊断性抽液 50 ～ 100ml。②两次抽吸间隔时间一般为 5 ～ 7 天，积液量大时可每周抽 2 ～ 3 次，如为脓胸，每次应尽量抽尽。

4. 术后护理

（1）休息：嘱患者静卧，24 小时后方可淋浴，以免穿刺部位感染。鼓励患者深呼吸，以促进肺膨胀，如无气胸或并发症，术后 1 小时可恢复活动。

（2）病情观察：观察患者呼吸、脉搏情况，注意有无气胸、血胸、肺水肿及胸腔感染等并发症。注意观察穿刺点有无渗血、渗液及炎症表现，如出现应及时报告医生。如患者胸腔注入药物，嘱其转动体位，以便药物在胸腔内混匀。

（3）记录：记录抽液、抽气时间，抽出液体的颜色、性质、量及患者的生命体征等情况。

二 纤维支气管镜检查术

纤维支气管镜检查术是利用光学系统或内镜对气管、支气管管腔的检查。纤维支气管镜（简称纤支镜）是一种导光器械，镜体细、可弯曲，能将图像从一端传至另一端，可看清气管的第三甚至第四级分支，可直接吸取分泌物，也可经支气管毛刷、活检钳获取组织细胞标本或分泌物进行检查。是目前诊断肺癌的重要手段之一。纤维支气管镜可经鼻或口腔插入，也可通过气管导管或气管切开套管插入。

（一）适应证

1. 刺激性咳嗽、胸部X线占位改变或阴影而致肺不张、阻塞性肺炎、支气管狭窄或阻塞、胸腔积液等经抗生素治疗不缓解，疑为异物或肿瘤的患者。

2. 原因不明的咯血，需明确病因及出血部位。

3. 引流呼吸道分泌物、做支气管肺泡灌洗、去除异物、摘除息肉、局部止血及用药、扩张狭窄支气管或激光治疗。

（二）禁忌证

1. 心、肺、肝、肾功能不全，频发心绞痛，呼吸衰竭，全身极度衰竭者。

2. 出、凝血机制严重障碍者。

3. 近2周内有支气管哮喘发作或大咯血者。

4. 有主动脉瘤破裂危险者。

5. 麻醉药过敏而又不能用其他药物代替者。

（三）方法

1. 用2%利多卡因作咽喉喷雾麻醉。

2. 取仰卧位，根据病情选择经口或鼻插管，一般采取经鼻腔插入，若鼻腔狭小，可通过口腔插入，气管切开患者可经气管切开处插入，并经纤维支气管镜滴入麻醉剂作黏膜表面麻醉。

3. 操作者在直视下插镜，如遇阻力，可稍待片刻，嘱患者深呼吸后再缓慢进入。自上而下依次检查各叶、段支气管。发现病变，应判断部位及形态，可采取照相、夹取活组织检查等，不易取得活组织检查的部位可采用刷片方法送检。

（四）护理

1. 术前用物准备　纤维支气管镜；活检钳、细胞刷、冷光源等附件；吸引器；注射器；药物（1%麻黄碱、2%利多卡因、阿托品、肾上腺素、生理盐水）；氧气；心电监护仪、吸引器和复苏等抢救设备。

2. 术前准备

（1）了解病史和检查结果，评估心电图、肝功能及出凝血时间，血小板等检查结果。了解对消毒剂及局麻药是否过敏。

（2）向患者说明检查的目的、操作过程及有关配合注意事项，做好患者的心理护理，以消除紧张情绪，取得合作。

（3）术前4小时禁食禁水，术前半小时皮下注射阿托品0.5mg以减少支气管分泌物，防止迷走神经反射和减弱咳嗽反射；精神紧张者，肌内注射地西泮10mg，避免使用呼吸抑制剂如吗啡、哌替啶等；年老体弱、病重者或肺功能不全者，给予吸氧。如有活动义齿，应嘱其取下。

（4）对于痰多患者，在纤维支气管镜检查前数日给予抗生素及祛痰药物治疗，以免分泌

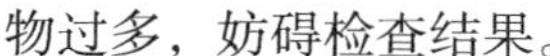

物过多，妨碍检查结果。

3. 术中护理

（1）病情观察：操作过程中密切观察患者的生命体征，必要时给氧。如出现明显异常应及时停止并协助医师做相应处理。

（2）配合医生选择经口或鼻插管，并配合做好吸引、活检、治疗等措施。将样本立即用10%甲醛（福尔马林）固定，及时送检。

4. 术后护理

（1）术后指导：拔镜后嘱患者卧床或静坐休息30分钟，减少说话，使声带得以充分休息，如有声嘶或咽喉部疼痛，可给予雾化吸入。鼓励患者轻咳出痰液及血液。术后2小时禁食、禁水，以防误吸入气管。麻醉作用消失，咳嗽和呕吐反射恢复后可进温凉流质或半流质饮食。进食前试验小口喝水，无呛咳再进食。

（2）病情观察：密切观察患者是否发热、胸痛、呼吸困难，观察分泌物的颜色和特征。向患者解释术后数小时内，特别是活检后会有少量咯血及痰中带血，不必担心。当出血较多时，应通知医生，发生大咯血时应及时配合抢救。注意有无气急情况，少数患者可并发气胸。

（3）正确留取痰液标本：对怀疑肿瘤患者，应尽可能留取血痰部分送检，以提高痰检的阳性率。

（4）防止感染：预防呼吸道感染，观察有无继发感染、发热、咳嗽、痰多等，必要时按医嘱用药。

三 机械通气

机械通气是在患者自然通气和（或）氧合功能出现障碍时，运用器械（主要是呼吸机）使患者恢复有效通气并改善氧合的技术方法。根据是否建立人工气道（经鼻或口气管插管、气管切开）分为有创机械通气和无创机械通气。

（一）适应证

1. 通气功能障碍为主的疾病　包括阻塞性通气功能障碍（如COPD急性加重、哮喘急性发作等）和限制性通气功能障碍（如神经肌肉疾病、间质性肺疾病、胸廓畸形等）。

2. 换气功能障碍为主的疾病　如ARDS、重症肺炎等。

（二）禁忌证

机械通气无绝对的禁忌证。相对禁忌证仅为气胸及纵隔气肿未行引流者。

（三）方法

1. 常用通气模式及参数　常用的通气模式包括控制通气（CMV）、辅助通气（AMV）、辅助-控制通气（A-CV）、同步间歇指令通气（SIMV）、压力支持通气（PSV）、持续气道正压通气（CPAP）、呼吸末正压通气（PEEP）、双相气道正压通气（BIPAP）等。控制通气适用于无自主呼吸或自主呼吸极微弱的患者，是由呼吸机完全替代患者的呼吸，其呼吸频率、潮气量均由呼吸机控制，属于完全的呼吸支持。辅助通气模式适用于有一定自主呼吸但尚不能满足需要的患者，呼吸机的送气过程是通过患者自主吸气时气道压力降低来触发，呼吸机提供部分通气支持。

2. 撤机　由机械通气状态恢复到完全自主呼吸需要一个过渡阶段，此阶段即为撤机。撤机前应基本去除呼吸衰竭的病因，改善重要脏器的功能，纠正水、电解质、酸碱失衡。可以采用T形管、PSV、有创-无创序贯通气等方式逐渐撤机。

3. 并发症　机械通气的并发症主要与正压通气和人工气道有关。

（1）呼吸机相关肺损伤（VALI）：包括气压-容积伤、剪切伤和生物伤。典型临床表现包括纵隔气肿、皮下气肿、气胸、张力性肺大疱等。

（2）呼吸机相关肺炎（VAP）：是常见并发症，占机械通气患者的10%～48%，是最常见的医院内感染。

（3）呼吸性碱中毒：当辅助通气水平过高，或采用辅助控制通气模式的患者自主呼吸频率过快时可导致过度通气，二氧化碳排出过多，可出现呼吸性碱中毒。表现为血压骤降，心律失常及谵妄、抽搐、昏迷等。

（4）血流动力学影响：胸腔内压力升高，心排血量减少，血压下降。

（5）气管-食管瘘：由于气囊长时间压迫所致。

（四）护理

1. 机械通气前用物准备　准备好清洁、功能完好的呼吸机及供氧设备。

2. 机械通气前患者准备　评估患者的心理状态及对该项技术的认识程度。使用呼吸机前，与患者或家属进行沟通，阐明机械通气的重要性和作用，缓解焦虑恐惧情绪，取得配合。

3. 机械通气的护理

（1）呼吸机及管道护理：保持管道连接紧密，各种导线、传感线无松脱。呼吸机管道一人一换，长期带机者应每周更换，每日更换湿化罐过滤纸及冲洗呼吸机上的过滤网。注意固定好气管或气管插管与通气机接头处的位置，翻身时头颈部及通气机导管同时搬动，防止脱出、移位。密切观察机器的正常运转和各项参数，注意呼吸机的报警，如有报警，应立即查找原因及时排除，以保证患者安全。

（2）气道护理

1）气道湿化：鼻腔、呼吸道黏膜对吸入气体有加温和加湿的作用，建立人工气道后，失去了呼吸道黏膜屏障作用，吸入大量湿化不足的气体，易引起气道黏膜损伤，因此机械通气时需使用加温加湿器，维持吸入气体的温度在32～35℃，相对湿度100%。

2）吸痰：可维持气道通畅，防止气道阻塞及肺部感染，改善通气功能。应及时通过机械吸引清除气道内分泌物，吸引频率根据分泌物的量决定。

（3）监测通气量

1）通气量合适的标志：吸气时能看到胸廓起伏，自发呼吸与呼吸机合拍，听诊呼吸音清晰，生命体征正常稳定，表情安适。

2）通气不足的表现：CO_2潴留加重，出现血压上升、心率加快、出汗、烦躁、外周浅静脉充盈。

3）通气过度的表现：CO_2排出过多，出现呼吸性碱中毒症状。当发现患者通气异常，应及时通知医生作出处理。

（4）病情观察：观察体温、脉搏、呼吸、血压、皮肤、神志变化及尿色、尿量等；监测PaO_2、SpO_2，及时发现低氧血症；密切注意患者自主呼吸频率、节律，人机是否同步，节律是否均匀；气囊充气量，痰液量及性质等。

（5）心理护理：机械通气患者常会有无助感，焦虑、恐惧，降低对机械通气的耐受性和人机协调性，易出现人机对抗。对意识清醒患者，应主动关心、与其交流，可帮助患者学会采用非语言沟通方式表达其需求，以缓解其焦虑。

4. 撤机护理

（1）心理支持：长期接受呼吸机治疗的患者，易对呼吸机产生依赖，担心停用呼吸机后病情加重，故精神紧张，不愿撤机。为此，撤机前应向患者及家属解释撤机的重要性、必要性和安全性。

（2）按步骤有序撤机：①调整呼吸机参数，如逐渐减少进气量、进气压力和给氧浓度。②间断使用呼吸机或调节呼吸机模式，锻炼呼吸肌，帮助患者恢复呼吸功能，要特别注意循序渐进，不可操之过急。③撤机：当患者具备完全撤离呼吸机的能力后，需按撤离呼吸机、气囊放气、拔管（气管切开除外）、拔管后继续吸氧 4 个步骤顺序进行。

（3）呼吸机的终末消毒与保养：呼吸机使用后要按呼吸机说明书要求，拆卸管道，进行彻底的清洁和消毒，然后再按原结构重新安装、调试备用。

（谭　严）

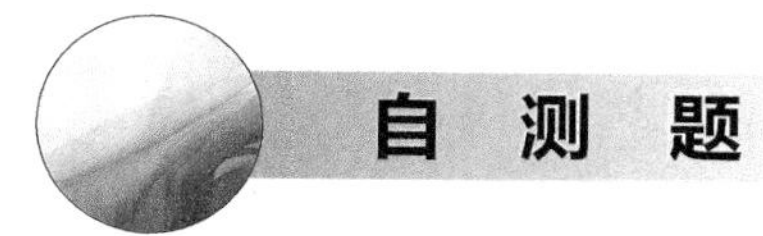

自 测 题

A_1 型选择题

1. 左、右支气管分叉水平对应的解剖部位是（　　）
   A. 胸骨角　B. 胸骨柄　C. 胸骨体　D. 第 3 胸椎水平　E. 第 1 颈椎的棘突
2. 影响肺泡内氧气与血红蛋白结合的最重要因素是（　　）
   A. 肺泡间质的厚度　B. 肺泡内氧浓度　C. 肺泡壁完整性　D. 血红蛋白量　E. 气流的流速
3. 呼吸系统疾病最常见的病因是（　　）
   A. 吸烟　B. 肿瘤　C. 感染　D. 理化因素　E. 变态反应
4. 大咯血患者发生窒息时，首要的护理措施是（　　）
   A. 维持气道通畅　B. 输血　C. 加压吸氧　D. 安慰患者　E. 取平卧位，头偏向一侧
5. 严重的吸气性呼吸困难最主要的特点是（　　）
   A. 呼吸深快　B. 明显发绀　C. 三凹征　D. 鼻翼扇动　E. 哮喘音
6. 吸气性呼吸困难见于（　　）
   A. 支气管狭窄　B. 急性肺水肿　C. 阻塞性肺气肿　D. 肺不张　E. 支气管淋巴结核
7. 关于上呼吸道感染的护理措施下列不妥的是（　　）
   A. 适当休息，多饮水
   B. 半流质饮食
   C. 作必要的对症护理
   D. 中医中药治疗
   E. 常规应用抗菌药物
8. 急性细菌性咽扁桃体炎有别于其他上呼吸道感染的最突出表现是（　　）
   A. 起病急　B. 发热　C. 咽痛明显　D. 鼻黏膜充血肿胀　E. 颌下淋巴结肿大
9. 急性上呼吸道感染最常见的病原体是（　　）
   A. 细菌　B. 病毒　C. 支原体　D. 衣原体　E. 幽门螺杆菌
10. 患者，男，20 岁。3 天前出现频繁咳嗽伴胸骨后不适，乏力，未予重视。昨天出现

咳嗽、咳黏液脓痰，痰中偶有血丝。体检：肺部散在干、湿啰音，部位不固定，X线示肺纹理增粗。该患者最可能的诊断是（　　）

A. 普通感冒

B. 急性气管－支气管炎

C. 慢性支气管炎

D. 支气管扩张

E. 支气管肺癌

11. 诊断COPD必须具备的条件是（　　）

A. 慢性支气管炎

B. 慢性肺气肿

C. 支气管痉挛狭窄

D. 可逆性气流受限

E. 不完全可逆性气流受限

12. 慢性支气管炎并发COPD患者，主要是在原有症状的基础上又出现（　　）

A. 反复发绀　　B. 剧烈咳嗽

C. 咳多量脓痰　　D. 经常感染发热

E. 逐渐加重的呼吸困难

13. 慢性支气管炎的主要诊断依据是（　　）

A. 病史和临床表现　　B. 肺功能测定

C. 痰液细菌学检查　　D.X线检查

E. 长期吸烟史

14. 慢性阻塞性肺疾病的病理改变不包括（　　）

A. 肺过度膨胀

B. 外观苍白或灰白

C. 镜检可见肺大疱

D. 肺血供增多

E. 弹力纤维网破坏

15. 慢性阻塞性肺疾病发生气流阻塞的主要原因是（　　）

A. 肺小气道阻塞，残气量增多

B. 胸部呈桶状胸

C. 肺纹理增粗，阻塞

D. 大气道阻塞

E. 呼吸面积减少，肺血流量减少

16. 控制支气管哮喘症状的首选药物是（　　）

A. β_2受体激动剂　　B. 糖皮质激素

C. 抗胆碱能药物　　D. 茶碱类

E. 肥大细胞膜稳定剂

17. 发作性呼气性呼吸困难见于（　　）

A. 肺不张　　B. 气管异物

C. 自发性气胸　　D. 支气管哮喘

E. 急性喉炎

18. 治疗支气管哮喘时，快速静脉注射氨茶碱的主要不良反应有（　　）

A. 口干和皮疹

B. 心律失常和低血压

C. 腹绞痛和腹泻

D. 耳鸣和高血压

E. 红斑和视物模糊

19. 痰液呈黄色，静置后分层见于（　　）

A. 细菌性肺炎　　B. 肺结核

C. 支气管扩张　　D. 慢性支气管炎

E. 肺癌

20. 右肺下叶支气管扩张患者体位引流时的体位是（　　）

A. 左侧半卧位

B. 左侧卧位，床脚抬高

C. 右侧卧位

D. 水平仰卧位

E. 右侧卧位，床脚抬高

21. 支气管扩张的典型临床表现为（　　）

A. 慢性咳嗽，黏液或泡沫状痰，气急，低热，两肺底啰音

B. 慢性咳嗽，大量脓痰，反复咯血，常有肺部感染，局限性肺下部湿啰音

C. 发热，刺激性咳嗽，黏液性血痰，两肺呼吸音增粗，散布干湿啰音

D. 高热，咳嗽，黏液性血痰，一侧胸痛和呼吸音减低

E. 发热，血性痰，两肺底啰音

22. 痰量较多、呼吸功能尚好的支气管扩张患者最适合的排痰措施是（　　）

A. 有效排痰　　B. 拍背与胸壁震荡

C. 湿化呼吸道　　D. 体位引流

E. 机械排痰

23. 医院获得性肺炎最常见的病原菌为（　　）

A. 肺炎链球菌
B. 流感嗜血杆菌
C. 革兰阴性杆菌
D. 支原体
E. 厌氧菌

24. 关于慢性肺源性心脏病的护理措施，下列不正确的是（　　）
A. 禁用麻醉剂　　B. 慎用镇静剂
C. 给予每分钟 4 ～ 6L 氧气吸入
D. 肺心功能失代偿期应卧床休息
E. 高热量、高蛋白、高维生素饮食

25. 下列关于结核菌的描述错误的是（　　）
A. 染色具有抗酸性
B. 在阴湿处能生存 5 个月以上
C. 烈日下暴晒 1 小时可被杀死
D.70% 乙醇溶液接触 2 分钟可杀菌
E. 煮沸 5 分钟能被杀死

26. 机体初次感染结核菌到出现变态反应的时间是（　　）
A .1 ～ 2 周　　B.2 ～ 4 周
C.4 ～ 8 周　　D.8 ～ 10 周
E.8 ～ 12 周

27. 结核菌素试验应在注射后多长时间内判断结果（　　）
A.4 ～ 6 小时　　B.8 ～ 10 小时
C.12 ～ 18 小时　　D.24 ～ 36 小时
E.48 ～ 72 小时

28. 与肺癌发生无关的因素是（　　）
A. 长期接触石棉　　B. 吸烟
C. 长期接触放射性物质
D. 黄曲霉菌
E. 空气污染

29. 恶性程度最高的支气管肺癌是（　　）
A. 鳞癌
B. 未分化小细胞癌
C. 未分化大细胞癌
D. 腺癌
E. 类癌

30. 肺癌发病的重要危险因素是（　　）
A. 空气污染　　B. 长期吸烟
C. 免疫缺陷　　D. 慢性肺部疾病
E. 遗传因素

31. 肺癌最常见的早期症状是（　　）
A. 呼吸困难
B. 阵发性刺激性呛咳
C. 乏力
D. 反复肺部感染
E. 胸痛

32. 以下哪项不是肺血栓栓塞症常见症状（　　）
A. 不明原因呼吸困难 B. 晕厥
C. 咳嗽　　D. 心绞痛
E. 胸痛

33. 当肿瘤引起支气管狭窄时，患者的咳嗽呈（　　）
A. 犬吠样　　B. 鸡鸣样
C. 持续性高调的金属音
D. 鼾音　　E. 哨笛音

34. 肺癌引起的肺外表现是（　　）
A. 黄疸　　B. Cushing 综合征
C. 上腔静脉阻塞综合征
D. 声音嘶哑
E. Horner 综合征

35. 肺癌患者胸痛严重用宽胶布固定患侧胸壁以减少疼痛时固定的时机是（　　）
A. 吸气初期　　B. 吸气末期
C. 吸气末屏气后　　D. 呼气初期
E. 呼气末期

36. 下列有关 PTE 溶栓治疗的叙述错误的是（　　）
A. 溶栓治疗主要适用于大面积 PTE
B. 一般认为，活动性内出血属于溶栓治疗的绝对禁忌证
C. 一般认为，近期自发性颅内出血属于溶栓治疗的绝对禁忌证
D. 一般认为，血小板计数 $< 100 \times 10^9/L$ 属于溶栓治疗的绝对禁忌证
E. 溶栓治疗的主要并发症为出血

37. 呼吸衰竭最早的表现是（　　）
A. 呼吸困难　　B. 发绀

C. 烦躁不安　　D. 皮肤潮红，多汗

E. 球结膜充血

38. 呼吸衰竭患者的病情观察，发生肺性脑病先兆重要的是（　　）

A. 皮肤及面部变化

B. 神志与精神变化

C. 呼吸变化

D. 心率与血压变化

E. 瞳孔变化

39. 呼吸衰竭时应特别慎用（　　）

A. 呼吸兴奋剂　　B. 祛痰平喘剂

C. 镇静安眠剂　　D. 脱水利尿剂

E. 强心剂

40. 呼吸衰竭低氧血症伴高碳酸血症患者应用（　　）

A. 高压吸氧　　B. 酒精湿化吸氧

C. 间歇吸氧　　D. 高浓度吸氧

E. 低流量、低浓度持续吸氧

41. 对呼吸衰竭患者采用低流量、低浓度持续吸氧的目的是为了（　　）

A. 保持缺氧对呼吸中枢的刺激作用

B. 保持缺氧对颈动脉窦、主动脉体化学感受器的刺激作用

C. 保持 CO_2 对呼吸中枢的刺激作用

D. 保持 CO_2 对颈动脉窦、主动脉体化学感受器的刺激作用

E. 保持缺氧及 CO_2 对呼吸中枢的刺激作用

42. 护士遵医嘱作血气分析标本采集，护士采血操作错误的是（　　）

A. 用无菌 2ml 干燥针筒

B. 抽动脉血 2ml 左右

C. 先抽入肝素充盈针筒后弃去

D. 将血注入干燥试管，用软木塞塞紧试管口

E. 动脉穿刺部位按压 5～10 分钟

43.ARDS 患者在使用人工呼吸机时，如通气过度会出现（　　）

A. 皮肤潮红、出汗

B. 表浅静脉充盈消失

C. 呼吸浅快

D. 呼吸性碱中毒

E. 呼吸性酸中毒

44.ARDS 的特征性临床表现是（　　）

A. 呼气性呼吸困难

B. 吸气性呼吸困难

C. 混合性呼吸困难

D. 呼吸困难和顽固性低氧血症

E. 窒息

45. 有关胸腔穿刺的方法，下列不正确的是（　　）

A. 穿刺抽液时，穿刺点一般取肩胛线第 7～8 肋间隙或腋中线第 6～7 肋间

B. 穿刺抽气时，穿刺点取患侧锁骨中线第 2 肋间

C. 穿刺时应沿肋骨下缘进针

D. 首次抽液量不超过 600ml

E. 抽气量每次不宜超过 1000ml

46. 下列哪种情况不宜行机械通气治疗（　　）

A.COPD 急性加重

B. 哮喘急性发作

C. 气胸及纵隔气肿未行引流者

D.$PaCO_2$ 进行性升高

E. 自主呼吸微弱或消失

A_2 型选择题

47. 患者，女，50 岁。咳嗽咳痰，痰液黏稠，不易咳出，护士对此提出的护理诊断是（　　）

A. 活动无耐力　　B. 清理呼吸道无效

C. 低效性呼吸型态　　D. 气体交换受损

E. 知识缺乏

48. 患儿，2 岁。接受结核菌素试验后注射局部出现红硬，平均直径在 5～9mm，应考虑为（　　）

A. 阴性（－）　　B. 弱阳性（+）

C. 中阳性（++）　　D. 强阳性（+++）

E. 极强阳性（++++）

49. 异烟肼进行预防服药可达到预防儿童活动性肺结核的目的。下列需要预防性用药的是（　　）

A. 父亲曾患结核现已治愈的小儿

B.PPD 试验阳性，新近患麻疹的小儿

C. 接种过卡介苗，PPD试验硬结直径5mm的小儿
D. 无任何症状，PPD试验持续阴性的小儿
E. 体质较弱，经常感冒的小儿

50. 某肺结核复治患者接受标准化治疗后出现视力减退，视野缩小，对红绿颜色分辨能力减退。可能由哪种药物所致（　　）
A. 利福平　　B. 吡嗪酰胺
C. 链霉素　　D. 异烟肼
E. 乙胺丁醇

51. 患者，女，43岁。患肺结核2年。现使用链霉素抗结核治疗，用药期间应注意监测（　　）
A. 肝功能　　B. 心功能
C. 肾功能　　D. 肺功能
E. 胃肠功能

52. 患者，男，36岁。因肺结核大咯血后发生窒息，护士应采取的首要护理措施是（　　）
A. 保持呼吸道通畅
B. 输血，补充血容量
C. 静脉注射止血药物
D. 消除患者紧张情绪
E. 减少活动，保持安静

53. 患者，男，46岁。患肺结核，出院时护士对其进行饮食指导，正确的是（　　）
A. 控制热量摄入
B. 少摄入牛奶、豆浆、鸡蛋等
C. 低脂肪饮食
D. 高蛋白饮食
E. 减少维生素摄入

54. 患者，男，23岁。抗结核治疗6个月，现发现有盗汗、咳嗽、咳痰，追问病史，患者认为肺结核已治愈，已于3个月前停药。此患者违反的抗结核治疗原则是（　　）
A. 早期　　B. 全程
C. 适量　　D. 规律
E. 联合

55. 患者，男，28岁。患肺结核抗结核治疗已近3个月，近日来出现足趾感觉异常、麻木，上肢出现手套、短袜型感觉障碍，最可能引起上述不良反应的药物是（　　）
A. 异烟肼　　B. 利福平
C. 链霉素　　D. 乙胺丁醇
E. 吡嗪酰胺

56. 患者，男，56岁。以肺结核收入院，今晨患者无明显诱因出现咯血，随即患者出现了烦躁不安，呼吸困难，表情恐怖，大汗淋漓，张口瞪目，两手乱抓。该患者首优的护理问题是（　　）
A. 活动无耐力　　B. 知识缺乏
C. 体温过高　　D. 清理呼吸道无效
E. 营养失调：低于机体需要量

57. 患者，男，18岁。突然畏寒、发热伴胸痛1天，胸透见右中肺有大片炎性阴影。以肺炎球菌性肺炎收入院。住院期间，患者体温高达40.5℃，脉搏细弱，血压90/70mmHg，护士应特别警惕发生（　　）
A. 晕厥　　B. 昏迷
C. 心律失常　　D. 休克
E. 惊厥

58. 患者，男，62岁。咳嗽30年，近日咳大量脓痰，气憋，下肢水肿应考虑（　　）
A. 肺心病右心衰竭
B. 低蛋白血症
C. 摄盐过多
D. 下肢静脉血栓
E. 合并肾炎

59. 患者，女，65岁。因肺源性心脏病收住院治疗。护士收集资料时了解到：患者口唇发绀，呼吸困难，纳差，口腔溃疡，焦虑。应首先执行的护理措施是（　　）
A. 与其交谈，解除焦虑
B. 调节食谱，促进食欲
C. 通知家属来医院探望
D. 行口腔护理促进溃疡愈合
E. 吸氧、缓解缺氧

60. 某慢性肺源性心脏病患者，喘憋明显，略有烦躁，在治疗过程中，应慎用镇静剂以避免（　　）

A. 洋地黄中毒　　B. 双重感染
C. 脱水，低血钾　　D. 诱发肺性脑病
E. 加重心力衰竭

61. 患者，男，65岁。COPD病史已有5年，今晨用力解大便时突然出现胸痛、胸闷、呼吸困难逐渐加重、刺激性咳嗽等症状，来院急救，考虑可能并发了（　　）
A. 咯血　　B. 肺部感染
C. 支气管扩张　　D. 肺气肿
E. 自发性气胸

62. 患者，女，68岁。COPD病史7年，反复咳嗽、咳痰，社区护士对其进行家庭健康指导错误的是（　　）
A. 作腹式呼吸加强膈肌运动
B. 避免吸入有害气体
C. 如咳嗽严重，可用可待因止咳
D. 可用盐酸氨溴索化痰
E. 指导长期家庭氧疗

63. 患者，女，78岁。慢性阻塞性肺疾病20余年，今因咳嗽、咳痰加重住院，夜间因烦躁难以入睡，自服地西泮5mg后入睡，晨起呼之不应，呼吸浅促，出现上述表现的最可能原因是（　　）
A. 地西泮的镇静作用
B. 地西泮过敏
C. 地西泮抑制呼吸中枢
D. 地西泮中毒
E. 地西泮的镇咳作用

64. 患者，女，68岁。患慢性阻塞性肺疾病20年，近日因感染致咳嗽、咳痰，卧床休息，咳嗽无力需给予（　　）
A. 体位引流　　B. 吸痰、吸氧
C. 超声雾化吸入　　D. 指导有效排痰
E. 胸部叩击

65. 患者，女，65岁，COPD患者。近年来多次在冬季发生肺炎，为减少患病概率，可以嘱患者在易发病季节（　　）
A. 服用抗生素　　B. 接种卡介苗
C. 接种流感疫苗　　D. 注射免疫球蛋白
E. 待在家中不外出

66. 患者，女，60岁。患慢性支气管炎10余年，近2年逐渐加重，出现气促、喘息，怀疑进展为阻塞性肺疾病。为明确诊断，判断是否出现气流受限，最需要做的检查是（　　）
A. 纤维支气管镜
B. 胸部X线检查
C. 痰培养
D. 肺功能检查
E. 血气分析

67. 患者，男，47岁，厨师。吸烟25年，慢性咳嗽、咳痰5年，体形消瘦，护士对其进行健康教育，应告诉患者目前最应该注意的是（　　）
A. 戒烟　　B. 更换职业
C. 加强运动　　D. 口服止咳祛痰药
E. 加强营养

68. 患者，女，60岁。慢性阻塞性肺气肿缓解期。护士对其心理 - 社会状况评估不包括（　　）
A. 家庭角色及关系的变化
B. 经济问题、保险问题
C. 长期患病社交障碍
D. 健康影响工作和收入
E. 家人对治疗方案的理解和支持程度

69. 患者，男，58岁。18岁开始吸烟，反复发生咳嗽、咳痰20多年，近3年呼吸困难逐渐加重，体检发现患者呈桶状胸，该患者可能出现了（　　）
A. 骨钙过多　　B. 慢性支气管炎
C. 阻塞性肺气肿
D. 老年缺钙致胸廓变形
E. 老年性肺气肿

70. 护士指导慢性阻塞性肺疾病患者预防急性发作的措施，不包括（　　）
A. 戒烟　　B. 防止感冒
C. 加强营养　　D. 适当运动
E. 冬季停止一切户外活动

71. 患者，男，72岁。慢性阻塞性肺疾病，拟进行长期家庭氧疗，护士应告知患者每日吸氧的时间是不少于（　　）

A.6 小时　　B.8 小时
C.10 小时　　D.12 小时
E.15 小时

72. 护士为患者解释，下列临床表现不是用药目的是（　　）
A. 发热　　B. 咳黏液脓性痰
C. 两肺散在湿啰音　　D. 喘息伴哮鸣音
E. 白细胞 15×10^9/L

73. 患者，女，70 岁。诊断为 COPD 合并呼吸衰竭。在呼吸机辅助呼吸时，突然出现烦躁不安、皮肤潮红、温暖多汗、球结膜充血。护士应采取的措施是（　　）
A. 提高吸氧浓度
B. 增加呼吸频率
C. 关闭呼吸机
D. 停止吸氧
E. 检查呼吸道是否通畅

74. 患者，男，65 岁。因慢性阻塞性肺疾病合并慢性呼吸衰竭入院治疗，现病情缓解准备出院。出院指导中不妥的是（　　）
A. 应适当散步做操
B. 坚持腹式呼吸锻炼
C. 定时进行深呼吸咳嗽
D. 长期规则服用抗生素
E. 预防受凉感冒

75. 患者，男，65 岁。因呼吸衰竭住院，护士进行氧疗，观察发现患者呼吸困难缓解、心率减慢、发绀减轻，表明（　　）
A. 缺氧不伴有二氧化碳潴留
B. 缺氧伴有二氧化碳潴留
C. 加用呼吸兴奋药
D. 需调整给氧浓度和流量
E. 氧疗有效，维持原方案

76. 患者，男，70 岁。因呼吸衰竭收入院。该患者应用辅助呼吸和呼吸兴奋剂过程中，出现恶心、呕吐、烦躁、面颊潮红、肌肉颤动等现象，考虑为（　　）
A. 肺性脑病先兆
B. 呼吸兴奋剂过量
C. 痰液阻塞
D. 通气量不足
E. 呼吸性碱中毒

77. 患者，65 岁。诊断为 COPD，Ⅱ型呼吸衰竭，肺性脑病。护理人员应避免使用的处理措施是（　　）
A. 持续低流量给氧
B. 静脉滴注抗生素
C. 肌内注射呋塞米
D. 烦躁时使用镇静剂
E. 口服解痉平喘类药物

78. 患者，男，25 岁。因外出春游去植物园，出现咳嗽、咳痰伴喘息 1 天入院。体检：体温 36.5℃，脉搏 90 次 / 分，血压 110/80mmHg，喘息貌，口唇发绀，在肺部可闻及广泛哮鸣音，该患者发病最可能的诱因是（　　）
A. 花粉　　B. 尘螨
C. 动物毛屑　　D. 病毒感染
E. 精神因素

79. 患者，女，43 岁。幼时曾患百日咳，咳嗽、咳痰 3 个月，近日咳大量脓痰，今日早晨突然咯血 3 口，最可能的诊断是（　　）
A. 肺炎　　B. 肺癌
C. 肺结核　　D. 支气管扩张
E. 肺囊肿

80. 患者，女，22 岁。因咳嗽、痰中带血 3 日，以支气管扩张收住院。今晨突然大咯血 300ml，该患者最主要的护理问题是（　　）
A. 焦虑　　B. 活动无耐力
C. 潜在的并发症：窒息
D. 知识缺乏
E. 有感染的危险

81. 患者，女，26 岁。因低热、咳嗽、咯血 2 周，妊娠 5 个月，门诊以支气管扩张收住院，今晨突然鲜血从口鼻涌出，随即烦躁不安，极度呼吸困难，唇指发绀，不宜选用的止血药为（　　）
A. 参三七　　B. 卡巴克洛
C. 垂体后叶素　　D.6- 氨基己酸
E. 止血芳酸

82. 患者，男，36 岁。平素体健，淋雨后发热、咳嗽 2 天，右上腹痛伴气急、恶心 1 天。除考虑急腹症外重点鉴别的疾病是（　　）

A. 肺炎链球菌肺炎

B. 自发性气胸

C. 膈神经麻痹

D. 肺梗死

E. 肺结核

83. 患者，男，23 岁。肺炎入院 4 日。脉搏细弱，四肢厥冷，血压 85/60mmHg，在病情观察中应特别注意（　　）

A. 瞳孔　　B. 昏迷

C. 心律失常　　D. 血压及脉搏

E. 体温

84. 患者，女，21 岁。突然畏寒、发热伴胸痛 3 天，体检：体温 40℃，右下肺闻及湿啰音。血白细胞计数 12.0×10^9 / L。入院诊断：发热待查，肺炎？该患者的护理问题是（　　）

A. 发热待查　　B. 肺炎

C. 体温过高　　D. 肺部啰音

E. 白细胞计数增高

85. 患者，男，27 岁。因受凉后出现高热 2 天，随后退热。出现恶心、呕吐、意识模糊。体检：体温 37℃，脉搏 110 次 / 分，呼吸 28 次 / 分，血压 80/50mmHg，患者面色苍白，口唇发绀，诊断为休克型肺炎。除给予抗菌药物治疗外，首要的护理措施为（　　）

A. 预防并发症的发生

B. 鼻饲高热量富含维生素的流质饮食

C. 按休克原则安排体位、保暖、吸氧、静脉输液等问题

D. 注意观察生命体征、神志、瞳孔、尿量等变化

E. 遵医嘱给予止咳祛痰药

86. 患者，男，72 岁。慢性支气管炎、COPD 病史多年，今日中午进餐时米粒呛入气管引起剧烈咳嗽后，突然呼吸困难，伴右胸刺痛，逐渐加重。最可能是（　　）

A. 心肌梗死　　B. 肺栓塞

C. 自发性气胸　　D. 胸腔积液

E. 支气管阻塞

87. 患者，男，60 岁。近 3 个月来无明显原因体重下降，出现刺激性咳嗽，痰中带血。怀疑支气管肺癌，诊断肺癌的最重要方法是（　　）

A. 胸部普通 X 线检查

B. 痰脱落细胞检查

C. 肺部 CT

D. 纤维支气管镜检查

E. 胸壁穿刺活检

88. 患者，男，55 岁。发热、胸闷、呼吸困难，既往吸烟史 30 年。胸透示左侧呈内低外高的弧形阴影。胸腔穿刺抽液为血性。为进一步确诊首先应作（　　）

A. 超声检查

B. 血沉检查

C. 胸腔积液脱落细胞检查

D. 胸膜活检

E. 胸部 CT

89. 患者，男，55 岁。吸烟史 30 余年，近几个月来出现刺激性呛咳、咳白色黏痰，偶有痰中带血丝，胸痛。胸部 X 线检查显示右上肺叶有球状阴影，怀疑肺癌，为进一步确诊估计要做的检查是（　　）

A. 血液白细胞计数

B. 肺功能检查

C. 结核菌素试验

D. 胸部 CT 检查

E. 痰细胞学检查

90. 患者，男，36 岁。左胫骨骨折内固定术后 3 周，气促、呼吸困难 4 天，不伴发热、咳嗽、咳痰、胸痛、咯血等症状。双肺呼吸音粗，未闻及啰音，心率 98 次 / 分，律齐。血气分析：pH 7.442，PaO_2 66mmHg，$PaCO_2$ 31mmHg。该患者首先考虑诊断为（　　）

A. 院内获得性肺炎

B. 急性支气管炎

C. 肺血栓栓塞症
D. 脂肪栓塞
E. 急性上呼吸道感染

91. 患者，女，68岁。既往慢性阻塞性肺疾病史10年，无其他疾病史，发现右下肢肿胀4天，呼吸困难3天入院。查体：呼吸24次/分，心率89次/分，血压115/67mmHg，经CTPA检查发现双肺下叶小动脉栓塞，UCG（－）。下列处理不正确的是（　　）
A. 卧床
B. 低分子量肝素皮下注射
C. 溶栓
D. 乳果糖通便
E. 心电监测

92. 患者，男，40岁。因感染性休克入院。护士在观察病情时，下列选项提示其发生急性呼吸窘迫综合征可能的是（　　）
A. 呼吸音减弱
B. 肺部湿啰音
C. 躁动不安
D. 动脉血氧分压下降
E. 呼吸困难迅速加重

93. 患者，女，65岁。确诊为急性呼吸窘迫综合征，给予面罩吸氧。为了使吸入氧能够达到53%需将氧流量调到（　　）
A.2L/min　　B.4L/min
C.6L/min　　D.8L/min
E.10L/min

94. 患者，男，55岁。因严重呼吸衰竭进行机械通气治疗。护士发现患者过度通气，出现血压骤降、心律失常及谵妄、抽搐。该患者此时出现了（　　）
A. 呼吸性酸中毒　　B. 呼吸性碱中毒
C. 代谢性酸中毒　　D. 代谢性碱中毒
E. 呼吸性酸中毒合并代谢性碱中毒

A_3/A_4 型选择题

（95、96题共用题干）

患者，女，20岁。既往有哮喘病史，春季外出旅游后出现咳嗽、咳痰伴喘息，24小时后就诊。查体：脉搏92次/分，呼吸28次/分，肺部听诊有哮鸣音。

95. 该患者哮喘发作最可能的诱因是（　　）
A. 尘螨　　B. 花粉
C. 病毒　　D. 精神紧张
E. 动物毛屑

96. 针对该患者的护理措施错误的是（　　）
A. 给予祛痰药物
B. 给予糖皮质激素
C. 给予低流量吸氧
D. 每日饮水量2000ml以上
E. 在病室摆放鲜花

（97～99题共用题干）

患者，男，76岁。慢性咳嗽近20年，近5年来活动后气短，诊断为慢性支气管炎、阻塞性肺气肿。

97. 上述疾病可出现的胸部阳性体征为（　　）
A. 扁平胸　　B. 语颤增强
C. 语颤减弱　　D. 心浊音界扩大
E. 胸部呼吸运动增强

98. 为判断患者是否发生持续气流受限，首选的检查是（　　）
A. 肺功能检查　　B. 痰液检查
C. 胸部X线检查
D.B型超声波
E. 动脉血气分析

99. 患者吸入支气管扩张剂后，第一秒用力呼气容积占用力肺活量的比值（FEV_1/FVC）＜0.70，FEV_1占预计值的百分比（FEV_1%pred）40%，此时肺功能分级为（　　）
A. Ⅰ级：轻度　　B. Ⅱ级：中度
C. Ⅲ级：重度　　D. Ⅳ级：极重度
E. 正常

（100、101题共用题干）

患者，女，38岁。患支气管扩张10余年，反复间断咯血，近1周来咯血加重，由痰中带血到少量咯血。

100. 预防窒息措施错误的是（　　）
A. 让患者情绪放松

B. 解释咯血原因
C. 取患侧卧位
D. 借助屏气以减少出血
E. 必要时将血咯出

101. 剧烈咳嗽、咯血 200ml 后表情恐惧、张口瞠目、双手乱抓。此时护士应采取的首要护理措施是（　　）
A. 准确记录咯血量
B. 指导患者有效咳嗽
C. 立即清除呼吸道内的血块
D. 给氧吸入
E. 给予呼吸兴奋剂

（102、103 题共用题干）

患者，男，30 岁。中量胸腔积液，进行胸穿抽液治疗，缓慢抽出草黄色液体 200ml 后，患者突然诉头晕、心悸、出汗、面色苍白、脉细弱、肢冷，血压下降至 80/50mmHg。

102. 该患者可能是发生了（　　）
A. 过敏性休克　　B. 肺复张后肺水肿
C. 胸膜反应　　D. 气胸
E. 血胸

103. 最佳的护理措施（　　）
A. 停止抽液，令患者平卧，必要时皮下注射 0.1% 肾上腺素 0.5ml
B. 停止抽液，平卧位，补液
C. 停止抽液，观察病情变化
D. 停止抽液，予以利福平静脉注射
E. 继续抽液

（104～110 题共用题干）

患者，男，56 岁，职员。因低热、乏力、咳嗽 2 个月，咯血 3 天入院。患者于 2 个月前无明显诱因出现发热，体温 37.5～38.2℃，多为午后发热，伴乏力、盗汗、食欲缺乏、咳嗽，咳少量白色黏痰，口服感冒胶囊及抗生素不见好转。3 天前咳嗽加剧，并咯鲜血约 100ml，门诊以咯血原因待查收住院。体格检查：T 38.2℃，P 86 次 / 分，R 20 次 / 分，BP 130/80mmHg。慢性病容，神清合作，左锁骨上叩诊浊音，可闻及湿啰音，余无异常。辅助检查：血常规示白细胞 8.8×10^9/L，其中淋巴细胞占 64%。结核菌素试验阳性。胸片示左上肺片状阴影，中间有一透亮区。

104. 该患者最可能的临床诊断是（　　）
A. 肺炎　　B. 肺结核
C. 肺癌　　D. 肺脓肿
E.COPD

105. 该患者发病最可能的原因是（　　）
A. 接触痰涂片或痰培养阳性且未经治疗者
B. 感冒　　C. 肺炎
D. 劳累或情绪激动　E. 集体就餐

106. 该患者住院时应采取的体位是（　　）
A. 患侧卧位　　B. 健侧卧位
C. 端坐卧位　　D. 仰卧位
E. 俯卧位

107. 该患者的首要治疗措施是（　　）
A. 抗结核治疗　　B. 应用抗生素
C. 抗病毒治疗　　D. 退热处理
E. 增加营养

108. 夜班护士查房时发现该患者咯血约 200ml 后突然中断，呼吸极度困难，喉部有痰鸣音，表情恐怖，两手乱抓。护士应首先采取的措施是（　　）
A. 立即通知医师　　B. 立即气管插管
C. 清除呼吸道积血 D. 给予高流量吸氧
E. 气管切开

109. 此患者最可能发生的并发症是（　　）
A. 出血性休克　　B. 窒息
C. 肺不张　　D. 肺部感染
E. 贫血

110. 该患者目前主要的护理问题是（　　）
A. 活动无耐力
B. 清理呼吸道无效
C. 有窒息的危险
D. 低效性呼吸型态
E. 体温过高

（111～113 题共用题干）

患者，男，30 岁，既往健康，胸片示右上肺结核，痰菌（+），应用常规量异烟肼、利福平、乙胺丁醇口服，链霉素肌内注射。2

周后，患者仍有低热盗汗。

111. 患者以上情况考虑原因是（　　）
A. 诊断无误
B. 肺内可能合并感染
C. 合并肺外结核
D. 同时患有其他发热性疾病
E. 抗结核药量相对不足

112. 该患者需要进行下列哪项处置（　　）
A. 加用糖皮质激素
B. 加大抗结核药物剂量
C. 进行其他疾病相关的检查
D. 继续目前治疗不变
E. 安宫牛黄丸，每日一次，口服

113. 该患者用药20天后，感觉眩晕，应进行下列哪项处置（　　）
A. 停用异烟肼
B. 暂停异烟肼、利福平
C. 卧床休息，对症治疗
D. 停链霉素
E. 停乙胺丁醇

（114～116题共用题干）

患者，女，30岁。咳嗽2个月，少量咳痰带血，乏力，无明显低热，无消瘦，无淋巴结肿大。查体：肺部无异常体征。怀疑为支气管内膜结核。

114. 患者应首先做哪项检查（　　）
A. 胸部CT　　B. 胸部X线摄片
C. 痰细菌培养＋药敏试验
D. 痰脱落细胞检查
E. 纤维支气管镜检查

115. 确诊的主要手段是（　　）
A. 胸部CT
B. 痰细菌培养＋药敏
C. 痰脱落细胞检查
D. 支原体检查
E. 纤维支气管镜检查

116. 该患者宜采取的治疗是（　　）
A. 红霉素
B. 青霉素＋阿米卡星
C. 链霉素＋异烟肼＋利福平
D. 青霉素并用止血药
E. 手术＋放疗＋化疗

（117～119题共用题干）

患者，男，58岁。因咳嗽、咳痰2个月，痰中带血1周入院。患者2个月前无明显诱因出现刺激性咳嗽，咳少量灰白色黏痰，伴右胸背胀痛，无发冷、发热、心悸、盗汗。曾于附近医院按呼吸道感染服用抗生素及消炎止咳中药，疗效不显著。1周来间断痰中带血，有时血多痰少，但无大量咯血，即来院就诊。近半年来无诱因消瘦明显，大小便正常。吸烟30余年，每日1包左右；近5年从事室内装修业务，经常检查装修情况。查体：T 37℃，P 82次/分，R 20次/分，BP 124/84mmHg。胸部X线片示右上肺前段有一约3cm×4cm椭圆形块状阴影，边缘模糊毛糙，可见细短的毛刺影。初步诊断为原发性支气管肺癌。

117. 该患者目前主要的护理诊断为（　　）
A. 营养失调：低于机体需要量
B. 有皮肤完整性受损的危险
C. 疼痛
D. 低效性呼吸型态
E. 恐惧

118. 为尽快明确诊断首选的检查是（　　）
A. 胸部CT　　B. 胸部MRI
C. 开胸肺活检　　D. 肿瘤标志物检查
E. 纤维支气管镜检查

119. 如确诊为肺癌，治疗应以下列哪项措施为主（　　）
A. 手术切除　　B. 放射治疗
C. 化学药物治疗　　D. 生物免疫治疗
E. 中医中药治疗

（120、121题共用题干）

患者，女，47岁。因发作性晕厥伴胸闷气短3个月、再发2天入院。患者3个月前于晨起时突发晕厥，持续约5分钟，醒后感胸闷、气短、呼吸困难，无发热、胸痛、咳嗽及咯血等，按“冠心病”自服丹参片治疗，病情逐渐好转，未进一步诊治。2天前无明显诱因于晨起时再次发生晕厥，持续约10分钟，伴明显气短、呼吸困难，活动明显受限，伴咳嗽，症状持续不能缓解。患者既往有高血压及冠心病4年。体格检查：呼吸18次/分，心率85次/分，口唇不绀，颈静脉无怒张，双肺呼吸音清，双下肢不肿。辅助检查：血气分析示 PaO_2 65.7mmHg，$PaCO_2$ 26.8mmHg，pH 7.491；下肢静脉血管超声示左腓静脉急性血栓形成。初步诊断：肺血栓栓塞症，下肢深静脉血栓形成。

120. 该患者目前首优的护理问题是（　　）

A. 气体交换受损

B. 活动无耐力

C. 低效性呼吸型态

D. 有受伤的危险

E. 窒息

121. 该患者目前主要的处理措施是（　　）

A. 增强营养　　B. 绝对卧床休息

C. 配合医生进行抗凝治疗

D. 尽早手术

E. 尽早进行溶栓治疗

（122～126题共用题干）

患者，男，72岁。烟龄30余年，反复咳嗽、咳痰、喘憋20余年，近10年来活动后气促逐年加重。4天前受凉后咳嗽、咳黄色痰，痰不易咳出。今晨因呼吸困难、烦躁不安入院。查体：T 38.6℃，P 92次/分，R 22次/分，BP 138/85mmHg。肺部闻及干湿啰音。血气分析：pH 7.30，$PaO_2$43mmHg，$PaCO_2$84mmHg。初步诊断：慢性支气管炎、阻塞性肺气肿。入院后患者情绪不稳定，担心病情不能缓解。

122. 患者目前的首优问题是（　　）

A. 清理呼吸道无效

B. 知识缺乏

C. 气体交换受损

D. 焦虑

E. 潜在并发症：慢性肺源性心脏病

123. 根据患者首优护理问题，护士采取的护理措施中最重要的是（　　）

A. 保持室内空气新鲜和适宜的温湿度

B. 给予高热量、高蛋白、高维生素、易消化饮食

C. 立即给予吸氧

D. 为患者进行心理疏导，减轻焦虑

E. 协助患者有效排痰，必要时给予机械吸痰

124. 护士根据血气分析结果，判断患者为（　　）

A. 代谢性酸中毒代偿期

B. 代谢性酸中毒失代偿期

C. 呼吸性酸中毒代偿期

D. 呼吸性酸中毒失代偿期

E. 呼吸性酸中毒合并代谢性酸中毒

125. 遵医嘱使用鼻导管吸氧，具体方法为（　　）

A.1～2L/min，持续吸氧

B.1～2L/min，间歇吸氧

C.3～4L/min，持续吸氧

D.3～4L/min，间歇吸氧

E.3～4L/min，乙醇湿化吸氧

126. 患者治疗好转，神志恢复正常，护士指导患者进行腹式呼吸锻炼，错误的是（　　）

A. 取立位，吸气时尽力挺腹，胸部不动

B. 呼气时腹部内陷，尽量将气呼出

C. 鼻吸口呼

D. 呼与吸时间之比为1∶2或1∶3

E. 每日锻炼2次，每次10～20分钟，每分钟呼吸保持在7～8次

第3章　循环系统疾病患者的护理

循环系统疾病包括心脏和血管的疾病，统称心血管病，是全球范围内造成死亡的最主要原因。据《中国心血管病报告2016》报道，我国心血管病的发病率和死亡率仍处于上升阶段，是我国居民的首位死因。估计全国有心血管病患者2.9亿，每5个成人中就有1人患心血管病，其所带来的负担日渐加重，已成为重大的公共卫生问题。心血管疾病与多种危险因素密切相关，如性别、年龄、肥胖、吸烟、高血压、血脂异常、血糖异常等，针对一些可干预的因素早期进行综合干预可有效降低心血管病的发生率和死亡率。

循环系统由心脏、血管和调节血液循环的神经、体液组成。

心脏是位于胸腔中纵隔内的一个中空的肌性器官，由左心房、左心室、右心房和右心室四个心腔组成。左心房和左心室之间有二尖瓣，右心房和右心室之间有三尖瓣，左心室与主动脉之间有主动脉瓣，右心室与肺动脉之间有肺动脉瓣。它们有使血液呈单向流动并防止血液反流的作用。心壁由内到外可分为心内膜、肌层和心外膜三层。心瓣膜和心内膜都是风湿性疾病易患的部位。心外膜紧贴于心脏表面，与心包壁层之间形成一个间隙，称心包腔。心包腔内有少量浆液，在心脏收缩与舒张时起润滑作用。心脏的传导系统由一些特殊的心肌细胞组成，包括窦房结、结间束、房室结、希氏束、左右束支及其分支和浦肯野纤维网，主要功能是产生并传导冲动，维持心脏的正常节律。心脏的传导系统的细胞均有自律性，但以窦房结的自律性最高，成为正常人心脏的起搏点，见图3-1。营养心脏的动脉是左、右冠状动脉。其中，左冠状动脉一般较右冠状动脉粗，左冠状动脉分两支，即前室间支和旋支。前室间支主要供养心脏左室前壁、右室前壁的一小部分及室间隔的前2/3心肌，旋支主要供养左室侧壁、左室后壁及高侧壁心肌；右冠状动脉主要供应右心房、右心室和室间隔的后1/3及左室后壁。

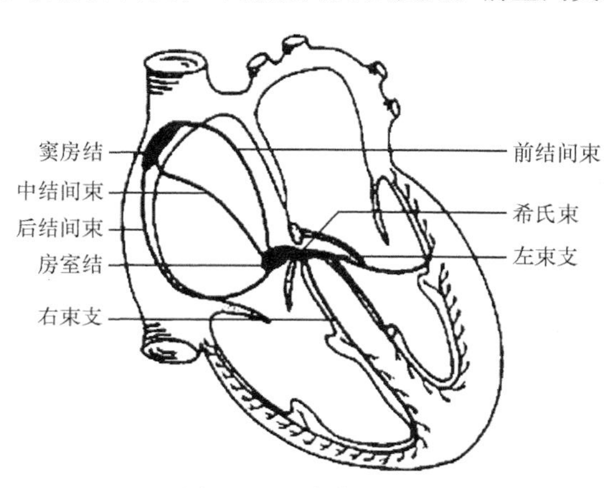

图3-1　心脏传导系统

血管可分为动脉、静脉和毛细血管三种。动脉也称阻力血管，主要输送血液到组织器官；静脉也称容量血管，将从毛细血管来的血液运送回心脏；毛细血管是血液和组织液交换营养物质和代谢产物的场所，也称功能血管。

人体的血液循环分为肺循环和体循环。心

脏收缩血液由左心室泵出，经主动脉及其分支到达全身毛细血管，再通过各级静脉回到上、下腔静脉返回右心房，为体循环；心脏收缩血液由右心室泵出，经肺动脉及其分支到达肺泡毛细血管，再经肺静脉进入左心房为肺循环。

调节血液循环的神经有两组，即交感神经和副交感神经。交感神经兴奋时可使心率增快、心肌收缩力增强、周围血管收缩及血压增高；副交感神经兴奋时，上述表现则相反。调节血液循环的体液因素主要有肾素 - 血管紧张素 - 醛固酮系统（RASS），血管内皮因子，电解质，一些代谢产物和某些激素如心钠素等。RASS 是调节钠、钾平衡，血压和血容量的重要环节。血管内皮因子如前列环素、内皮素等具有扩张或收缩血管的作用。电解质如钙离子、钠离子等是人体体液调节的兴奋因素，可加速心率、增加心肌收缩力，而钾离子、镁离子等作用则相反。

循环系统的主要生理功能是给身体各组织器官供应血液。通过血液将氧气、营养物质和激素等供给组织，并将组织代谢产物运走以维持人体新陈代谢。此外，循环系统还有内分泌功能。心肌细胞和血管内皮能分泌心房肽、内皮素、内皮舒张因子等活性物质。

第 1 节　循环系统疾病患者常见症状体征的护理

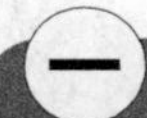

一　心源性呼吸困难

心源性呼吸困难（cardiac dyspnea）是指由循环系统疾病引起的，患者呼吸费力，并伴有呼吸频率、节律和深度异常的表现。

心源性呼吸困难最常见的原因是左心衰竭，也可见于右心衰竭、心包积液等。左心衰竭发生心源性呼吸困难主要是由于肺淤血影响了肺毛细血管的气体交换和肺顺应性降低而致肺活量减少。右心衰竭也可发生呼吸困难，与体循环淤血致肝大、胸腔积液、腹水等，使呼吸受限及右心房、腔静脉压升高，血中含氧减少，酸性代谢产物积聚等刺激呼吸中枢有关。

心源性呼吸困难按由轻到重常表现为下列几种形式：①劳力性呼吸困难；②夜间阵发性呼吸困难；③端坐呼吸。

（一）护理评估

1. 健康史　呼吸困难的起病缓急、发生的时间、持续的时间、表现形式、缓解方式、伴随症状及与活动和体位的关系；评估患者发作前有无感染、心律失常、过度劳累和情绪激动等诱发因素；评估患者有无与现有心血管疾病相关的疾病。

2. 身体状况　评估患者的一般状态如呼吸的频率、节律、深度，脉搏的频率、节律，血压，面容表情，营养状况，体位，皮肤黏膜等；评估患者颈静脉有无充盈、怒张；评估患者双肺有无湿啰音或哮鸣音；注意患者的心率、心律、心音及心脏的大小。

3. 心理 - 社会状况　患者有无因呼吸困难影响日常生活和睡眠而心情烦躁、焦虑或因久治不愈而产生绝望等心理。

4. 辅助检查　查看血气分析、X 线、心电图和超声心动图等结果以了解患者的病情和病因。

（二）护理问题 / 医护合作性问题

1. 气体交换受损　与肺淤血或伴肺部感染有关。

2. 活动无耐力　与氧的供需失衡有关。

3. 焦虑　与呼吸困难影响患者的日常生活、病情逐渐加重有关。

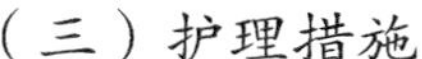

（三）护理措施

1. 一般护理　劳力性呼吸困难者，应减少活动量，以不出现症状为宜。有明显呼吸困难者要卧床休息，以减轻心脏负荷。保持病室的安静、舒适，并根据患者呼吸困难严重程度指导患者采取高枕卧位、半卧位或端坐位。夜间阵发性呼吸困难者要加强夜间巡视。要注意保证患者体位的稳定、舒适与安全，可用软垫或枕头垫于患者臂、肩、膝下，或床上放一小桌，让患者伏桌休息，必要时可加床栏。患者的盖被应轻软、衣服应宽松，以减轻患者的憋闷感。患者卧床休息期间，注意加强日常生活护理。

2. 给氧　保持呼吸道通畅，有低氧血症者可根据情况通过鼻导管、面罩或无创正压通气给氧。一般给氧流量为 2 ～ 4L/min，急性肺水肿患者的给氧流量为 6 ～ 8L/min 并用乙醇湿化，而肺心病患者氧气吸入流量为 1 ～ 2L/min。

3. 病情观察　观察患者有无呼吸困难、发绀，是否伴有咳嗽、咳泡沫样痰，判断心功能状况，了解治疗后病情有无改善。加强夜间巡视和床旁监护。

4. 用药护理　遵医嘱用药，观察药物的疗效，注意有无不良反应。静脉输液时应严格控制输液量和速度，一般 24 小时内输液总量以在 1500ml 内为宜，滴速为 20 ～ 30 滴 / 分。

5. 心理护理　多关心、巡视患者，了解患者的心理状况，及时给予安慰和疏导以稳定患者的情绪。

6. 协助及指导活动　在活动耐力可及的范围内，鼓励生活能自理的患者尽量做力所能及的事情，教育亲属理解并支持患者生活自理。对于只能部分自理的患者，在其自理过程中可给予必要的协助。卧床的患者应加强生活护理，如洗脸、进食等，鼓励患者在床上进行一些肢体的主动或被动活动。结合患者实际情况帮助患者制订一个合理的活动计划，鼓励患者循序渐进地进行活动耐力的锻炼。

二 心源性水肿

心源性水肿（cardiac edema）是指由于心力衰竭引起的体循环静脉淤血，使组织间隙有过多的液体积聚。主要是由右心衰竭引起。由于右心衰竭引起体循环淤血，有效循环血容量减少，肾血流量减少，产生继发性醛固酮分泌增多而引起钠、水潴留。另外由于静脉淤血，静脉压升高导致毛细血管静脉端静水压增高，组织液回吸收减少引起水肿。其特点为水肿呈对称性、凹陷性，首先出现在身体下垂的部位，如非卧床患者见于足踝部、胫前部，长期卧床的患者见于腰骶部、会阴或阴囊部，严重者可发生全身性水肿。常在活动后出现或加重。

（一）护理评估

1. 健康史　询问患者有无引起心源性水肿的常见疾病存在，如风湿性心瓣膜病、心包炎等；评估患者每日进食的量、饮水量、蛋白质和钠盐的摄入量；询问患者水肿与体位有无关系。

2. 身体状况　评估患者水肿的特点即水肿起始部位、开始的时间、程度、范围、进展的速度、压之是否凹陷及水肿的伴随症状；评估患者的生命体征、出入液量、体重、胸围、腹围等；评估患者颈静脉充盈程度，有无胸腔积液和腹水；评估患者皮肤的弹性和完整度，注意有无皮肤发绀、溃破、压疮、感染等情况。

3. 心理 - 社会状况　患者有无因水肿引起躯体不适和形象改变而产生紧张；有无因水肿影响到生活、工作及睡眠而出现焦虑；或因疾病长期反复发作而丧失治疗信心，甚至出现悲观、绝望等心理。

4. 辅助检查　查看有无低蛋白血症、水电解质失衡及酸碱平衡紊乱等。

（二）护理问题 / 医护合作性问题

1. 体液过多　与体循环静脉淤血、低蛋白血症有关。

2. 有皮肤完整性受损的危险　与水肿部位血液循环障碍、营养不良、感觉迟钝、强迫体位或躯体活动受限有关。

（三）护理措施

1. 一般护理　轻度水肿者应限制活动，重度水肿者要卧床休息，无明显呼吸困难者可抬高下肢，伴胸腔积液或腹水的患者宜采取半卧位。向患者说明钠盐、饮水及蛋白质与水肿的关系，嘱水肿患者宜进食高蛋白、清淡易消化、产气少的饮食，少量多餐。限制钠盐摄入，一般每天食盐摄入量在 5g 以内为宜；严重水肿且利尿效果差时，严格控制液体入量，入液量一般为前一日尿量加 500ml。

2. 病情观察　观察水肿的特点，监测体重（同一时间、同类着装、同一体重秤）、腹围、尿量及 24 小时液体出入量等变化。

3. 用药护理　遵医嘱正确使用洋地黄、利尿剂等药物，注意观察用药后水肿的消退情况、尿量和体重的变化，注意监测有无电解质紊乱；水肿患者静脉补液时，输液速度应慢，一般控制在 30 滴 / 分以内。

4. 皮肤护理

（1）增强皮肤抵抗力：经常清洗皮肤，保持皮肤清洁、干燥；经常按摩骨隆突处和受压部位，促进皮肤血液循环；最易发生压疮的部位可用减压敷料保护皮肤；给予高蛋白饮食，增强全身营养及皮肤抵抗力。

（2）避免皮肤受刺激：保持患者床褥清洁、柔软、平整、干燥，指导患者穿宽松、柔软、透气性好的棉质内衣，严重水肿者可使用气垫床；协助或指导患者每 2 小时翻身 1 次，膝部、踝部、足跟处可垫软枕以减轻压力，男患者会阴部明显水肿者可用支架给予支托；给患者翻身或协助患者使用便盆时动作应轻巧，切勿强行推拉，以免擦伤皮肤；用热水袋保暖时水温不宜太高，防止烫伤；作肌内注射时应严格皮肤消毒并做深部肌内注射，拔针后用无菌棉签按压避免药液外渗，如有外渗，局部无菌巾包裹，以防继发感染。

（3）观察皮肤情况：观察水肿部位及其他受压部位的皮肤有无发红、破溃现象，一旦发生压力性损伤应积极按常规处理。

三　心悸

心悸（palpitation）是患者自觉心跳或心慌，伴心前区不适感。心悸可由生理性因素如强体力劳动、精神紧张、大量吸烟、饮酒、浓茶、咖啡或药物如阿托品、咖啡因、氨茶碱及肾上腺素等引起；也可由病理性因素心律失常（如期前收缩、心房扑动和颤动等）、器质性心脏病（如风湿性心瓣膜病、心肌梗死、心肌炎、心肌病等）、全身性疾病（如甲状腺功能亢进、贫血、高热和低血糖反应等）及心脏神经官能症引起。其中，病理性因素以心律失常最常见。精神因素常为发病诱因。心悸的严重程度与病情不一定成正比。心悸一般无危险性，但少数因严重心律失常所致者可出现猝死。

（一）护理评估

1. 健康史　询问既往有无心脏病、心律失常、贫血、甲状腺功能亢进等病史，有无诱因，如情绪激动、吸烟或饮酒、浓茶、咖啡或使用氨茶碱及肾上腺素等药物；评估心悸发作的次数、持续时间和程度及心悸对日常生活和自理有无造成影响。

2. 身体状况　评估心悸时脉搏的频率和节律（心率、心律），自觉心跳的强度；评估有无呼吸、血压、神志改变；有无心前区不适、头晕、胸闷、胸痛等症状。

3. 心理-社会状况　评估有无因心悸产生的不适而紧张不安，有无因反复发作而引起焦虑、悲观甚至恐惧等不良情绪。

4. 辅助检查　心电图检查可以帮助判断有无心律失常及心律失常的类型。

（二）护理问题/医护合作性问题

1. 活动无耐力　与心排血量减少有关。

2. 焦虑　与心前区不适或心悸反复发作有关。

3. 潜在并发症：心力衰竭、猝死。

（三）护理措施

1. 调整情绪　建立良好的护患关系，关心患者，取得患者的信任，详细了解患者的心理状况；向患者解释心悸严重程度并不一定与病情成正比，而紧张、焦虑等不良情绪却可使心悸加重；指导患者通过深呼吸、听音乐、看电视、与人谈话等方式转移注意力，放松紧张情绪；鼓励家属多关心、体贴患者，尽可能为患者解决后顾之忧。

2. 适当休息　嘱严重心律失常引起心悸的患者卧床休息，可取半卧位，但应避免左侧卧位。嘱患者穿宽松上衣。为患者创造良好的休息环境，一般以室温18～22℃、湿度50%～60%为宜，保持空气清新，每日通风2次，每次15～30分钟，特别应注意保持环境安静，避免嘈杂。

3. 饮食　嘱患者少量多餐，避免过饱，避免摄入辣椒、浓茶、咖啡等刺激性食物或饮料，戒烟戒酒。

4. 病情观察　注意观察脉搏、心率、心律变化，观察患者的伴随症状，必要时进行心电、血压监护，一旦发现严重的心律失常或心悸伴有胸痛，立即向医生报告并准备配合治疗。

5. 用药护理　嘱患者定时定量服用药物，观察药物不良反应，原有症状加重或不适出现应及时向医生报告。

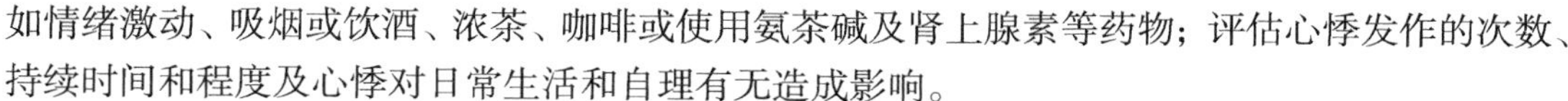

四 心源性晕厥

心源性晕厥（cardiac syncope）是指由于心排血量突然减少或中断或严重低血压引起的一过性脑缺血、缺氧而出现的急性而短暂的意识丧失状态，常伴有因肌张力丧失而跌倒。

一般心脏供血暂停5秒以上可发生晕厥，超过10秒可出现抽搐，称阿-斯综合征（Adams-Stokes syndrome），是病情严重而危险的征兆。心源性晕厥可由多种原因引起，常见病因有心律失常（如室性心动过速、心室颤动等）和器质性心脏病（如严重主动脉瓣狭窄、急性心肌梗死、梗阻性肥厚型心肌病、急性主动脉夹层、心脏压塞及左房黏液瘤等），其中以严重心律失常最为常见。

（一）护理评估

1. 健康史　询问患者有无引起晕厥的病史存在，如主动脉瓣狭窄、急性心肌梗死、心脏压塞等，以及有无疼痛、直立性低血压、低血糖、癔症、蛛网膜下腔出血等病史；询问患者发作前有无紧张、恐惧等诱因；询问患者晕厥的发作次数、历时长短、缓解方式及晕厥与姿势或活动的关系等。

2. 身体状况　评估患者晕厥发作前有无头晕、眼花、恶心、呕吐、出汗等先兆表现；晕厥发作时有无意识障碍、脉率增快、心音低钝或消失、抽搐、瘫痪等症状。

3. 心理 - 社会状况　评估患者有无因晕厥发作引起紧张、恐惧等心理反应。

4. 辅助检查　可用心电图、超声心动图检查协助判断晕厥的原因。

（二）护理问题 / 医护合作性问题

有受伤的危险　与意识丧失引起跌倒损伤有关。

（三）护理措施

1. 合理休息　有晕厥史的患者平时应注意休息，避免过度劳累和精神紧张；晕厥发作频繁的患者应卧床休息，加强生活护理。

2. 安全的护理　嘱患者要注意避免晕厥的诱因，即避免情绪激动、疲劳、快速变换体位，改善闷热、通气不良的环境等；避免单独外出；发现头晕、黑矇等晕厥先兆时应立即平卧休息，以免摔伤。

3. 发作时的护理　晕厥发作时，应积极改善患者的脑供血，让患者立即平躺于空气流通处，保持呼吸道通畅，将患者的头部放低，衣领松解开，给予吸氧，注意保暖。同时应注意密切观察患者的生命体征、意识及心电图变化，准备好抢救用物和药品，一旦发现脉搏消失，应立即向医生报告并配合医生做好抢救。

4. 安定情绪　耐心向患者解释病情，宽慰患者以消除患者的紧张、焦虑情绪。

（张俊玲）

第2节　心力衰竭

心力衰竭（heart failure）简称心衰，是指由于心脏的功能或结构的异常导致心室充盈或射血功能下降，心排血量减少、组织灌流不足，不能满足机体代谢需要的一组临床综合征。以肺循环和（或）体循环淤血及组织血液灌注不足为主要临床特征，是多种病因所致心脏疾病的终末阶段。

心力衰竭的临床类型按其发生的速度可分为急性心力衰竭和慢性心力衰竭，以慢性较为多见；按其发生的部位可分为左心衰竭、右心衰竭和全心衰竭；按其性质又可分为收缩性心力衰竭和舒张性心力衰竭。

为便于临床估计病情和预后，并指导选择治疗方案，将心功能进行分级。目前临床应用最广的是美国纽约心脏病学会（NYHA）于 1928 年提出、1994 年重新修订的心功能分级方案。NYHA 心功能分级方案以患者主观感觉为依据，按诱发心衰症状的活动程度将心功能分为Ⅰ～Ⅳ级。

Ⅰ级：患有心脏病，但日常活动不受限，一般活动不引起乏力、心悸、呼吸困难等症状。

Ⅱ级：体力活动轻度受限，休息时无症状，一般活动时患者可出现乏力、心悸、呼吸困难或心绞痛。

Ⅲ级：体力活动明显受限，低于一般活动时患者即可出现上述症状。

Ⅳ级：患者不能从事任何体力活动，休息时患者亦有上述症状。此外，还有美国心脏病学会及美国心脏学会提出的将心衰分为 2 个阶段、4 个等级的方案和通过 6 分钟步行实验等进行心衰分度。

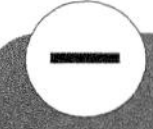

一 慢性心力衰竭

● 案例 3–1

患者，女，39 岁，心内科患者。原有风湿性心瓣膜病、二尖瓣狭窄兼关闭不全 4 年，反复活动后心悸、气促 2 年，加重伴不能平卧、水肿、尿少 1 周，现安静状态下亦有心悸、呼吸困难。体检：T 37℃，P 110 次 / 分，R 24 次 / 分，BP 110/70mmHg，颈静脉怒张，两肺底可闻及湿啰音，啰音的分布可随体位改变而变化，心界向两侧扩大。初步诊断：风湿性心瓣膜病、二尖瓣狭窄兼关闭不全，全心衰竭，心功能Ⅳ级。

问题： 1. 减轻患者心脏负荷的措施有哪些？

2. 该患者目前主要存在哪些护理问题？

3. 请针对主要护理问题列出护理措施。

（一）概述

1. 概念　慢性心力衰竭（chronic heart failure，CHF），是常见的临床综合征，发病率高，且随年龄而增长，是多数心血管病的最终归宿，也是最主要的死亡原因。近年来，在我国引起慢性心衰的病因以冠心病居于首位，高血压、扩张型心肌病呈上升趋势，而风湿性心瓣膜病所占比例已明显下降。

2. 病因

（1）原发性心肌损害，心肌收缩力减弱。

1）缺血性心肌损害：见于冠心病、冠状动脉栓塞和冠状动脉炎等，是心力衰竭最常见的原因之一，而其中又以心肌梗死最常见。

2）心肌疾病：见于各种类型的心肌病、心肌炎，其中病毒性心肌炎和扩张型心肌病较常见。

3）心肌代谢障碍：最常见于糖尿病心肌病，而维生素 B_1 缺乏症和心肌淀粉样变性等国内较少见。

（2）心脏负荷过重

1）前负荷（容量负荷）过重：见于心瓣膜反流性疾病，如主动脉关闭不全、肺动脉瓣关闭不全等；心内外分流性疾病，如房间隔缺损、室间隔缺损、动脉导管未闭等；或高动力循环状态（机体循环血量增加的一种病理生理现象），如慢性贫血、甲状腺功能亢进等。

2）后负荷（压力负荷）过重：如高血压、主动脉瓣狭窄、肺动脉高压、肺动脉瓣狭窄等。

3. 危险因素　有基础心脏疾病的患者常在一些可加重原有疾病或心脏负担的因素下诱发心力衰竭。肺部感染、心律失常、治疗不当是心力衰竭最主要的诱因。

（1）感染：是心力衰竭最常见、最重要的诱因，尤其是呼吸道感染，其次是感染性心内膜炎、全身性感染等。

（2）心律失常：各种快速性心律失常或严重的缓慢性心律失常均可诱发心力衰竭，如室性心动过速、房室传导阻滞、心房颤动等，尤其是快速性心律失常，其中心房颤动是诱发心力衰竭的重要因素。

（3）身心过劳：如过度劳累、情绪激动、剧烈运动等。

（4）循环血容量增加：如静脉输液或输血过多过快、钠盐摄入过多等。

（5）妊娠、分娩：加重心脏的前、后负荷，诱发心力衰竭。

（6）治疗不当：如洋地黄中毒、不恰当地停用降压药或不恰当地应用负性肌力药如β受体阻滞剂、钙拮抗剂等。

（7）其他：合并甲状腺功能亢进、中重度贫血、肺栓塞、水电解质及酸碱平衡失调等。

4. 发病机制　慢性心力衰竭是一个逐渐发生、发展的过程，其发病机制十分复杂。当基础心脏病变损及心功能时，机体会通过心腔扩大、心肌纤维拉长、心肌肥厚及激活神经内分泌及体液因子的改变等多种机制代偿，使心功能在一定时间内维持在相对正常的水平，但这种代偿是在一定范围内，且也有负性效应，随着病情进展，代偿失效就会进入失代偿期。

心功能代偿的主要机制：

（1）Frank-Starling 机制：当各种原因引起心脏泵功能减退，心排血量减少，心室舒张末压增高时，根据 Frank-Starling 定律，早期随心室舒张末压增高，心腔扩大，心肌纤维长度增加，心肌收缩力和心脏做功相应增加，使心排血量增加。但当左心室舒张末压达 15 ～ 18mmHg 或以上时 Frank-Starling 机制达最大效应，心室代偿功能消失，心排血量不增反而下降。

（2）心肌肥厚：心脏后负荷增加时主要是通过心肌肥厚来增加心肌收缩力进行代偿，它可以使心排血量在相当长的时间内维持正常。但这种代偿也是有限的，心肌肥厚主要是心肌纤维增多而心肌细胞数目并不增多，细胞核及线粒体增大与增多落后于心肌纤维增多，心肌细胞处于能量的相对饥饿状态，继续发展最终致心肌细胞缺血、坏死、纤维化。

（3）心室重塑：在心腔扩大、心肌肥厚的过程中，心肌细胞、细胞外基质、胶原纤维网等发生了变化，即心室重塑，是心力衰竭发生、发展的基本病理机制。

（4）神经内分泌激活：心力衰竭时，患者体内交感神经系统、肾素 - 血管紧张素 - 醛固酮系统激活，一方面可通过增加心肌收缩力、提高心率、收缩血管及引起水钠潴留从而维持心排血量、血压及保证重要脏器的血液供应；另一方面神经内分泌激活，增加了心肌耗氧量，加重了心脏前、后负荷，不仅加重了血流动力学紊乱，还可直接损害心肌，使心功能不全进一步恶化。

（5）体液因子的改变：在心力衰竭时，心房利钠肽和脑钠肽、内皮素等体液因子的分泌也发生变化，参与心力衰竭的代偿发展。心钠肽使血管扩张，增加排钠，对抗肾上腺素、肾素 - 血管紧张素等的水、钠潴留效应；内皮素具有很强的收缩血管的作用。

（二）护理评估

1. 健康史　详细询问心力衰竭的病因和诱因。发病前有无心肌损害性疾病，如冠心病、心肌梗死、心肌病等；有无瓣膜关闭不全、房间隔缺损、室间隔缺损、贫血、甲亢、高血压、心瓣膜狭窄、肺动脉高压等引起心脏负荷过重。有无感染、心律失常、身心过劳、妊娠或分娩等诱因。

2. 身体状况　早期可无症状或仅出现面色苍白、心悸、乏力等。

（1）左心衰竭：主要表现为肺循环淤血和心排血量降低。

1）症状

A. 呼吸困难：劳力性呼吸困难是左心衰竭最早、最常见的症状，患者在体力活动时发生或加重。主要是因为活动使回心血量增加，左心房压力增高，加重了肺循环淤血。典型患者可出现夜间阵发性呼吸困难，表现为患者入睡后突然憋气而惊醒，被迫采取端坐位，呼吸深快，轻者数分钟至数十分钟缓解，严重的可伴有哮鸣音，称“心源性哮喘”。其原因与睡眠平卧时回心血量增加、膈肌抬高致肺活量减少、夜间迷走神经张力增高及小支气管痉挛等因素有关。

心力衰竭晚期患者休息时也有肺淤血，患者不能平卧，需取高枕卧位、半卧位或坐位以减轻呼吸困难，称端坐呼吸。根据端坐呼吸患者的坐位高低可以估计心力衰竭的程度，坐位越高提示心力衰竭越重。严重的患者可出现急性肺水肿。

B. 咳嗽、咳痰、咯血：咳嗽较早出现，夜间多见，初期常于卧位时发生，坐位或立位时可减轻，患者常咳白色浆液泡沫痰。偶因肺泡和支气管黏膜淤血，血浆外渗至肺泡而致粉红色或血丝痰。另外由于长期淤血，肺循环和支气管循环间可形成侧支循环，随着肺静脉压力升高，支气管黏膜下的血管逐渐扩张，一旦扩张的血管破裂则可引起大咯血。

C. 心排血量降低症状：由于心排血量下降，组织器官血液灌注不足，患者可出现乏力、头晕、嗜睡、失眠、烦躁、心悸、尿量减少甚至肾衰竭等症状。

2）体征

A. 肺部湿啰音：两肺底或全肺可闻及湿啰音，啰音的分布可随体位改变而变化。

B. 心脏：除有原发基础疾病的心脏体征外，还出现与心力衰竭有关的体征，即出现心脏增大，心尖冲动（心尖搏动）向左下移位，心率增快，心尖部闻及舒张期奔马律，部分患者有肺动脉瓣第二心音亢进。

C. 其他：发绀、交替脉、哮鸣音、脉压减小等。

（2）右心衰竭：体循环淤血为主要表现。

1）症状：消化道症状是右心衰竭患者最常见的症状，可因胃肠道、肝脏等淤血出现食欲缺乏、恶心、呕吐、腹胀、上腹部疼痛、便秘等症状。继发于肺部疾病或左心衰竭的患者可出现明显的呼吸困难，单纯的右心衰竭可出现劳力性呼吸困难。

2）体征

A. 水肿：是右心衰竭患者的典型体征，见图 3-2。其特点为首先出现在身体最下垂部位，为对称性、凹陷性水肿，严重者可出现全身性水肿或伴有胸腔积液、腹水。

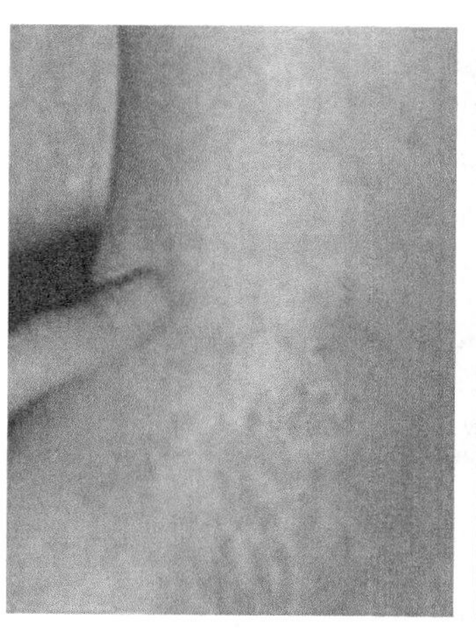
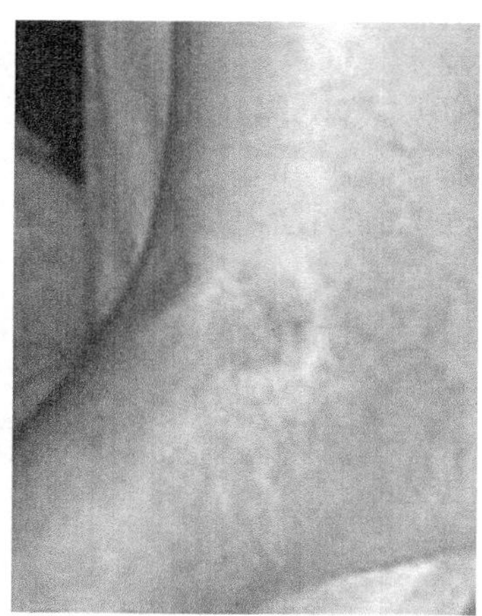

图 3-2　下肢凹陷性水肿

B. 颈静脉征：颈静脉充盈、怒张是右心衰竭的主要体征，见图 3-3。肝颈静脉反流征阳性更具有特征性，是诊断右心衰竭最可靠的体征。

C. 肝大和压痛：肝淤血严重时可有黄疸、氨基转移酶增高等肝功能损害的表现，晚期可发展为心源性肝硬化。

D. 发绀：口唇、甲床、耳廓等末梢组织较明显。与体循环中还原血红蛋白增多有关。

E. 心脏体征：除有基础心脏病的固有体征外，还可有右心衰竭的心脏体征，即心率增快，右心增大，心尖搏动向左移位，剑突下可见明显搏动，胸骨左缘第 3、4 肋间可闻及舒张期奔马律等。也可因三尖瓣相对关闭不全出现反流性杂音，是右心衰竭较特异的体征。

（3）全心衰竭：左心衰竭和右心衰竭的临床表现同时存在。继发于左心衰竭的右心衰竭，由于右心排血量的减少，体循环淤血的发生可使肺循环淤血减轻而表现为呼吸困难减轻，但发绀加重，见图 3-4。

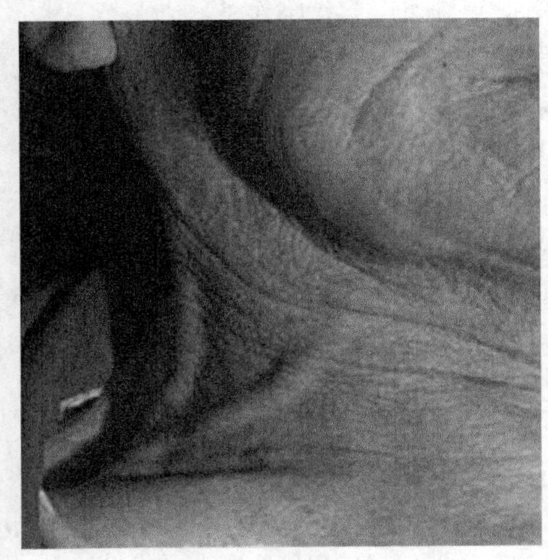

图 3-3　颈静脉怒张

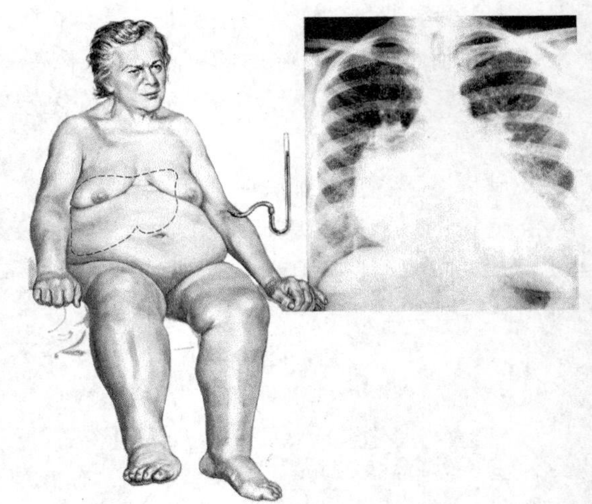

图 3-4　全心衰竭患者的表现

3. 心理 - 社会状况　由于慢性心力衰竭病程较长并反复发作，患者日常生活受影响，易发生焦虑、绝望等。

4. 辅助检查

（1）影像学检查

1）胸部 X 线检查：心力衰竭时心影常扩大，心脏扩大的程度和动态改变可间接反映心功能状态。左心衰竭时可见肺淤血征象，主要表现为肺门血管阴影增强、肺纹理增加等，肺动脉段膨出。慢性肺淤血的特征性 X 线表现为肺野外侧清晰的水平线状影，即 Kerley B 线。右心衰竭时可见腔静脉扩张。

2）超声心动图检查：能显示心腔大小变化及心瓣膜结构，并可判断心室收缩、舒张功能。是诊断心力衰竭最主要的仪器检查。

3）放射性核素：心脏血池显影有助于判断心室腔大小、计算射血分数和左心室最大充盈速率，反映心脏舒张功能。

4）磁共振显像：能更精确地计算收缩末期、舒张末期心室容积、心搏出量和射血分数等。

（2）创伤性血流动力学监测：常用漂浮导管（Swan-Ganz 导管）床旁测定的方法，也可通过左心导管、左室造影的方法了解心排血量（CO）、心脏指数（CI）、肺毛细血管楔压（PCWP）、肺动脉压、右室压、右房压及各压力曲线，评估心脏功能。

（3）心电图检查：可见左心室、右心室或左、右心室肥厚的心电图图形。

（4）血液检查：血浆 B 型利钠肽（BNP）和氨基末端 B 型利钠肽前体（NT-proBNT）测定是心力衰竭患者的重要检查之一。有助于心衰的诊断、鉴别诊断，以及判断心衰严重程度、疗效和预后等。

（5）心 - 肺吸氧运动试验：慢性稳定性心力衰竭的患者可测定在运动状态下患者对运动的耐受量。可测定最大耗氧量和无氧阈值。心功能正常时最大耗氧量应＞ 20ml/（min·kg）。

5. 治疗要点 治疗目的：防止和延缓心力衰竭的发生，缓解患者的症状，降低死亡率，延长寿命，提高运动耐量，改善生活质量。慢性心力衰竭采取综合治疗措施，主要是积极治疗原发病，去除诱因，合理用药以减轻心脏负荷，增加心肌收缩力，降低心力衰竭代偿中的负面效应，改善预后等。

（1）一般治疗：积极治疗原发病，如控制高血压，应用药物、介入疗法或手术治疗冠心病，用药物、介入或手术治疗心瓣膜病等；积极进行诱因治疗，如防治感染、控制心律失常、纠正电解质紊乱和酸碱失衡，避免过度劳累、情绪激动等。

（2）药物治疗

1）增加心肌收缩力：治疗心力衰竭的主要药物。①洋地黄类药物：具有增强心肌收缩力，减慢心率的作用，是临床上最常用的强心药物。洋地黄制剂按其作用的快慢可分为：速效制剂，如毒毛花苷 K、毛花苷丙（西地兰）；中效制剂，如地高辛；缓效制剂，如洋地黄毒苷等。常根据发病缓急、病情轻重而选择制剂。目前临床常用的有地高辛、毛花苷丙和毒毛花苷 K，对中、重度心力衰竭，尤其对伴心房颤动、心室率快者疗效更好。②非洋地黄类正性肌力药：β 肾上腺素能受体兴奋剂，如多巴胺、多巴酚丁胺等；磷酸二酯酶抑制剂，如氨力农、米力农等。可增强心肌收缩力和心搏出量。心电图 ST 段呈“鱼钩样”改变，见于长期服用洋地黄患者，为洋地黄效应。肥厚性梗阻型心肌病、病态窦房结综合征、急性心肌梗死发生后 24 小时内、严重房室传导阻滞者不宜使用。洋地黄中毒或过量者禁用。洋地黄制剂主要毒性反应叙述如下：①胃肠道反应：最常见，食欲缺乏是出现最早的中毒症状，继之可出现恶心、呕吐，偶有消化道出血；②神经系统症状：洋地黄中毒的患者可出现头痛、乏力、失眠、眩晕及幻觉等症状；③视觉异常：可出现黄视、绿视、红视或视物模糊、闪光等；④心律失常：是洋地黄中毒最重要的表现。快速和缓慢心律失常两种情况都有可能发生，以快速心律失常多见，最常见的是室性期前收缩，对洋地黄中毒的诊断具有重要意义，可表现为二联律、三联律，严重时会出现心室扑动或心室颤动。缓慢心律失常以二度Ⅱ型或三度房室传导阻滞较为多见。

2）减轻心脏负荷

A. 利尿剂：是心力衰竭治疗中最常用的药物，可减轻水肿，减轻心脏前负荷。常用利尿剂有排钾利尿剂和保钾利尿剂。其中，排钾利尿剂包括噻嗪类利尿剂，如氢氯噻嗪、氯噻酮；袢利尿剂，如呋塞米等。保钾利尿剂有螺内酯、氨苯蝶啶等。

B. 血管扩张剂：可减轻心脏前负荷和（或）后负荷。但 20 世纪 80 年代末以来血管扩张剂已逐渐被血管紧张素转换酶抑制剂（ACEI）取代。现仅在慢性心力衰竭加重时短期应用或急性心力衰竭时应用。一般将血管扩张剂分为以下几类：扩张静脉类，如硝酸酯类（硝酸甘油、硝酸异山梨酯）；扩张小动脉类，如酚妥拉明、肼屈嗪；扩张小动脉和静脉类，如硝普钠。

3）改善心室重塑

A. 肾素 - 血管紧张素 - 醛固酮系统抑制剂：①血管紧张素转换酶抑制剂（ACEI），有扩张血管，抑制醛固酮产生，抑制交感神经兴奋性，改善心室重塑的作用，ACEI 是目前治疗慢性心力衰竭的首选药，常用药物如卡托普利、贝那普利等。②血管紧张素受体拮抗剂（ARB），如氯沙坦、厄贝沙坦、缬沙坦、坎地沙坦等。③醛固酮拮抗剂，在 ACEI 基础上加用醛固酮拮抗剂螺内酯，可抑制心血管重塑，改善慢性心力衰竭的远期预后。

B. β 受体阻滞剂：目前认为 β 受体阻滞剂，如比索洛尔、美托洛尔等可对抗心衰代偿中交感神经兴奋的不利影响，改善心室重塑，改善预后，降低死亡率。应用时从小剂量开始，逐渐加量，适量长期维持。

4）改善心肌能量代谢：可用辅酶 Q_{10} 或维生素 B_1 等改善能量代谢。

5）其他治疗方法：稳定的慢性心力衰竭并能参加体力适应计划者应进行适度的锻炼以改善患者的临床状态。慢性心力衰竭和心脏失同步化的患者通过心脏再同步化治疗可缓解患者症状，降低死亡率和再入院率。致病性快速心律失常患者应用植入式心脏复律除颤器可进一步降低猝死率。对一些左室射血分数正常的舒张性心力衰竭患者可通过控制血压、心率、血容量、心肌缺血等减轻症状。难治性终末期心力衰竭的治疗可考虑联合静脉应用强效利尿剂、非洋地黄类正性肌力药物和扩血管药物以减轻症状。人工辅助循环可延长终末期心力衰竭患者的生存时间。终末期心力衰竭的患者有条件时可考虑进行心脏移植。

（三）护理问题／医护合作性问题

1. 气体交换受损　与肺淤血有关。

2. 体液过多　与体循环淤血、水钠潴留、低蛋白血症有关。

3. 活动无耐力　与心排血量降低有关。

4. 焦虑　与病程漫长及担心预后有关。

5. 潜在并发症：洋地黄中毒、水电解质紊乱。

（四）护理措施

1. 一般护理

（1）休息与活动：休息可以减少组织耗氧量，降低心率和减少静脉回流，从而减轻心脏负荷。心力衰竭的患者应根据其心功能情况，合理安排生活、休息与活动。心功能Ⅰ级的患者，不限制一般体力活动，但应避免重体力劳动和剧烈运动；心功能Ⅱ级的患者应适当限制体力活动，保证有充足的睡眠和休息，可增加午睡、夜间睡眠和间歇休息时间；心功能Ⅲ级的患者需严格限制一般体力活动，以卧床休息为主，日常生活可自理或他人协助自理；心功能Ⅳ级的患者应绝对卧床休息，日常生活由他人护理。当心力衰竭改善后，应鼓励患者根据个体情况尽早适量活动，以防静脉血栓、肺栓塞等并发症的发生。休息期间，保持病室环境安静、舒适、空气清新，减少探视。

（2）饮食护理：给患者进食高蛋白、高维生素、清淡、易消化及不胀气的饮食，避免刺激性食物，注意少量多餐。因患者有胃肠道淤血、食欲缺乏，饮食应清淡、易消化；进食产气少的食物以免因胀气或吃得太饱引起膈肌上抬而加重呼吸困难；少量多餐还可减少每餐消化食物时的血液量，从而减轻心脏负荷。控制钠盐的摄入，可减轻心脏前负荷，是控制心力衰竭的重要措施。食盐应限制在每日 5g 以下，限制含钠高的食物如腌菜、苏打饼干等。

（3）保持大便通畅：心力衰竭患者因长期卧床、进食减少、肠道淤血、排便方式改变及焦虑等因素容易引起便秘。而用力排便可引起心脏负荷加重甚至诱发心律失常，所以保持大便通畅非常重要。指导患者严禁用力排便，应养成每日定时排便的习惯，多食富含纤维素的食品，经常做腹部的顺时针按摩，必要时给予缓泻剂等。不能使用大剂量液体灌肠，以防增加心脏负担。

2. 病情观察　严密观察患者心力衰竭的表现，如呼吸困难、肺部啰音、皮肤发绀及水肿等是否减轻，观察有无肺部感染、下肢静脉血栓等并发症征象，注意血气分析、血氧饱和度、血电解质及酸碱平衡等检查结果。

3. 对症护理

（1）呼吸困难的护理：参见本章第1节“循环系统疾病患者常见症状体征的护理”。

（2）水肿的护理：参见本章第1节“循环系统疾病患者常见症状体征的护理”。

4. 用药护理

（1）洋地黄类药：洋地黄制剂治疗量与中毒量接近，是发生洋地黄中毒的根本原因，应用洋地黄类药物的患者应加强护理。

1）做好解释：给药前向患者解释洋地黄治疗的必要性及其中毒表现。

2）准确用药：洋地黄用量个体差异性很大，应严格遵医嘱按时、按量给药。毛花苷丙或毒毛花苷K静脉用药时要稀释后缓慢注射，静脉注射需10～15分钟以上，并注意观察患者心率、心律、心电图变化。

3）严密观察：给药前护士应询问患者有无恶心、呕吐、乏力、色视等中毒表现，并注意检查脉率。若出现脉搏＜60次/分或节律不规则，可能为洋地黄中毒应暂停给药，并立即报告医生。严密观察用药后毒性反应，必要时监测地高辛浓度。另外，胺碘酮、奎尼丁、普罗帕酮、维拉帕米、阿司匹林等药物，可与洋地黄相互作用发生中毒，给药前要注意询问有无应用。由于老年人、心肌缺血缺氧、电解质和酸碱平衡紊乱（尤其是低血钾、低血镁、高血钙）、肝肾功能不全者对洋地黄类药物的耐受性更差，用药后更应严密观察。

4）一旦发生中毒，立即协助处理：①立即停用洋地黄类药为首要措施。②有低血钾者应补充钾盐，暂停排钾利尿剂。③纠正心律失常，快速性心律失常首选苯妥英钠或利多卡因，一般禁用电复律；对缓慢性心律失常可试用阿托品治疗或安置临时起搏器。

（2）非洋地黄类正性肌力药：长期应用可引起心律失常，注意观察心律、心率及心电图的变化。

（3）利尿剂

1）遵医嘱正确使用利尿剂：为避免影响夜间睡眠，给药时间以早晨或日间为宜。

2）观察利尿效果：用药前后仔细观察水肿的变化、准确记录尿量或24小时液体出入量、定期测量体重，以了解利尿效果。

3）严密观察利尿剂不良反应：监测心率、脉搏、血压、水电解质等。排钾利尿剂主要不良反应是可引起低血钾，严重者可出现碱中毒，应注意观察有无乏力、腹胀、心悸、肠鸣音减弱等低钾血症表现，监测血钾的变化，观察心电图是否有U波增高。嘱患者多补充含钾高的食品，如香蕉、柑橘、红枣、杏、马铃薯、豆类等，必要时遵医嘱口服或静脉补钾。口服钾时应在饭后或与果汁一起服用以减轻胃肠道不良反应；静脉补钾时每500ml液体中氯化钾含量不宜超过1.5g。保钾利尿剂主要可有胃肠道反应、嗜睡、乏力、皮疹、高尿酸血症、高血糖、高钾血症等，应注意观察并嘱患者少摄入含钾高的食物。

（4）β受体阻滞剂：可引起心动过缓、血压下降、支气管哮喘、液体潴留、血糖降低、心律失常、高血脂及心功能恶化等，应注意观察。

（5）血管紧张素转换酶抑制剂：注意观察有无干咳、血管神经性水肿，注意监测有无低血压、高血钾和肾功能损害。

（6）血管扩张剂：应严密观察血压和脉搏的变化，严格掌握滴速，改变体位时动作不宜过快。用硝普钠时应注意现用现配、避光输液，避免长期大剂量使用。

5. 常见并发症的预防和护理　心力衰竭患者常见并发症为呼吸道感染、下肢静脉血栓形成、动脉栓塞和电解质紊乱等。应给患者安排适宜的休养环境，定期通风，注意保暖，保持呼吸道通畅。心功能改善后鼓励患者应尽早活动，密切观察体温、咳嗽、咳痰、呼吸音的变化，预防和及时发现肺部感染，必要时遵医嘱可给予抗生素治疗感染。长期卧床的患者应协助及时翻身、帮助按摩肢体、作肢体的被动活动或主动活动，用温水浸泡下肢以预防下肢静脉血栓形成，注意观察患者有无肢体远端肿胀、发绀等皮肤变化。注意观察有无栓子脱落引起动脉栓塞的症状，轻症者配合医生用尿激酶或链激酶等进行溶栓治疗，肢体缺血严重者应考虑外科治疗。

6. 心理护理　焦虑可使心率增快，血液黏稠度增加、周围血管阻力增加而引起心脏负荷加重，护理人员应多给患者心理支持以减轻患者焦虑。对焦虑较重者可遵医嘱给予小剂量镇静药。

7. 健康教育

（1）延缓病程指导：指导患者积极治疗原发病，防止心力衰竭反复发生。避免心力衰竭的诱因，如注意防寒保暖、避免去人多的公共场所；避免过度劳累、情绪激动、防止便秘；避免钠盐摄取过多，不暴饮暴食；育龄妇女避孕或在医生指导下妊娠、分娩；嘱患者严格遵医嘱服药，在静脉输液时主动告诉护士自己有心脏病史，以便护士控制输液速度和量。合理安排活动与休息，活动量以不出现心悸、气急为原则。在心功能恢复后可从事轻体力劳动或工作，并循序渐进地进行运动锻炼，如打太极拳、散步等以提高活动耐力。避免耗氧量大的活动，如擦地、登梯、快走等。保障夜间睡眠充足，白天可适当午睡。

（2）治疗指导：指导患者严格遵医嘱用药。告诉患者药物的名称、剂量、方法、不良反应，教会患者自我监测疗效及毒副作用，尤其服用洋地黄类药物的患者，应教给患者自我监测脉搏，洋地黄中毒时应暂停服药并立即就诊。对于使用排钾利尿剂的患者嘱其多进食富含钾的蔬菜、水果。出现不良反应及时就诊。

（3）复查指导：告诉患者本病的常见症状及病情变化的表现，教给患者学会观察呼吸、脉率、脉律、水肿、体重、尿量的变化，一旦发现有气急、咳嗽、水肿、尿少、厌食、饱胀、心慌、乏力等，应及时就诊。定期门诊随访，以防病情进展。

二　急性心力衰竭

案例 3-2

护士夜间巡视病房时，发现一患者突然坐起，张口呼吸、大汗淋漓、烦躁不安，伴咳嗽、咳大量粉红色泡沫样痰，两肺布满湿啰音、哮鸣音，心率 140 次 / 分，呼吸 35 次 / 分，心尖部闻及舒张期奔马律。初步诊断为急性左心衰竭。

问题：1. 急性左心衰竭的主要表现有哪些？

2. 该患者目前主要存在哪些护理问题？

3. 如何救护发生急性左心衰竭的患者？

（一）概述

1. 概念　急性心力衰竭是指由于心脏的结构或功能突发异常，引起心排血量在短时间内急剧下降，导致组织、器官灌注不足和急性淤血的综合征。最常见的是急性左心衰竭所引起的急性肺水肿，严重者可有心源性休克。临床上急性右心衰竭很少见，以下重点讨论急性左心衰竭。

2. 病因

（1）急性弥漫性心肌损害：由于弥漫性心肌损害，导致心肌收缩无力，左心排血量急剧下降，肺静脉压力陡升而发生急性肺循环淤血，引起急性左心衰竭，常见病因为广泛的急性心肌梗死、急性重症心肌炎等。

（2）急性而严重的心脏负荷增加

1）急性心脏后负荷增加：如严重二尖瓣狭窄、主动脉瓣狭窄、高血压危象等。

2）急性容量负荷过重：如过快、过多的静脉输液，瓣膜急性反流等，使心脏负荷急剧增加。

3）严重心律失常：如持续发作的快速性心律失常（心率＞180次/分）或重度的心动过缓（心率＜35次/分）。尤以快速性心律失常常见，由于心率过快，左心室充盈障碍，左心室排血量显著减少，肺循环压力升高，引起肺水肿。

3. 诱发因素　慢性心力衰竭急性加重的诱发因素有肺部感染、心律失常、输液过多过快、身心负荷突然加重等。

4. 发病机制　由于心肌收缩力急剧下降、心脏负荷突然增加、左心室急性充盈障碍等使心排血量急剧下降，左室舒张末压迅速升高，肺毛细血管压力突然增高，大量浆液由毛细血管渗出至肺间质和肺泡内，形成急性肺水肿。

（二）护理评估

1. 健康史　详细询问发病的病因和诱因。发病前是否有冠心病、心瓣膜病、重症心肌炎等病史。有无肺部感染、心律失常、输液过多过快、体力及精神负荷突然增加等诱因。

2. 身体状况　患者突然出现急性肺水肿等严重表现，进展迅速。

（1）症状：患者突发极度呼吸困难，常被迫采取端坐位，呼吸频率可达30～40次/分，烦躁不安，表情恐惧，面色苍白或发绀，唇指青紫，大汗淋漓，可有濒死感；频繁的咳嗽、咳大量白色或粉红色泡沫样痰，严重时可有大量泡沫样液体由口、鼻涌出甚至咯血。

（2）体征：两肺布满湿啰音、哮鸣音；心率增快，心尖区第一心音减弱，可闻及舒张期奔马律，肺动脉瓣区第二心音亢进；皮肤湿冷；早期患者血压可一过性升高，后期常持续下降甚至休克；脉搏增快，可呈交替脉；严重者可因严重缺氧而发生意识障碍，心排血量剧降而休克甚至死亡。

3. 心理-社会状况　急性左心衰竭起病急，病情重，患者常因呼吸困难严重而有濒死感，并出现烦躁不安或伴有恐惧。

4. 辅助检查

（1）X线检查：除原有心脏病的心脏形态改变以外，主要为肺部改变。肺水肿典型者双侧肺门可见蝶形大片云雾阴影，重度肺水肿可现大片绒毛状阴影。

（2）动脉血气分析：病情越严重，动脉血氧分压（PaO_2）降低越明显。

（3）血流动力学监护：急性左心衰竭时肺毛细血管楔压增高，合并休克时心排血量降低。

5. 治疗要点　急性左心衰竭是内科急症，患者起病急，病情重，故必须迅速采取措施以挽救患者生命。急性左心衰竭治疗关键是缓解缺氧、减轻呼吸困难、纠正心力衰竭。

（1）减少静脉回流：立即协助患者取端坐位，两腿下垂（休克患者除外），以减少回心血量，减轻心脏负荷。在情况紧迫时用止血带轮流结扎四肢可减少回心血量，缓解病情。

（2）吸氧：积极纠正缺氧是治疗的首要环节。立即鼻导管给氧，病情较重可用呼吸机正压给氧，使肺泡内压在吸气时增加，气体交换加强，也可以对抗组织液向肺泡内渗透。

（3）药物治疗

1）镇静：首选吗啡，可使患者镇静，并有扩张外周血管，减轻心脏负荷和减慢呼吸，缓解呼吸困难的作用。常用吗啡 5 ～ 10mg 皮下注射，也可用吗啡 3 ～ 5mg 缓慢静脉注射，注射时间不少于 3 分钟。对老年人及颅内出血、神志不清、休克和已有呼吸抑制或合并肺部感染者慎用，可选用哌替啶 50 ～ 100mg 肌内注射。

2）扩张血管：可降低外周血管阻力，减少回心血量，减轻心脏负荷。以静脉用药为主。①硝酸甘油 10μg/min 静脉滴注，每 10 分钟调整一次，每次增加 5 ～ 10μg/min。以收缩压在 90 ～ 100mmHg 为度。②硝普钠 12.5 ～ 25μg/min 滴入，根据血压每 5 分钟调整用量，使收缩压维持在 100mmHg 左右。

3）强心、利尿：可静脉注射快速作用的洋地黄类制剂，如毛花苷丙 0.4 ～ 0.6mg 或毒毛花苷 K 0.25mg 以 5% 葡萄糖溶液 20ml 稀释后缓慢静脉注射。使用强心剂前，应先用快速利尿剂，如呋塞米 20 ～ 40mg 静脉注射，于 2 分钟内推完。

4）解除支气管痉挛：氨茶碱具有强心、利尿、平喘及降低肺动脉压等作用，对伴有支气管痉挛者可选用氨茶碱 0.25g 加入 5% 葡萄糖溶液 20ml 稀释后缓慢静脉注射（5 分钟以上）。

5）糖皮质激素：琥珀酸氢化可的松 100 ～ 200mg 或地塞米松 10 ～ 20mg 加入葡萄糖溶液中静脉滴注，可降低外周血管阻力，减少回心血量，减少毛细血管的通透性，从而有助于肺水肿的控制。

（4）机械辅助治疗：极危重的患者，有条件的可采用主动脉内球囊反搏治疗。

（三）护理问题 / 医护合作性问题

1. 气体交换受损　与急性肺水肿影响气体交换有关。
2. 清理呼吸道无效　与呼吸道出现大量泡沫痰有关。
3. 心排血量减少　与心肌收缩力减低，心脏负荷过重有关。
4. 恐惧　与极度呼吸困难，严重的窒息感或患者过度关注抢救有关。
5. 潜在并发症：心源性休克。

（四）护理措施

1. 一般护理　安置患者于重症监护病室，协助患者取坐位，两腿下垂。注意给患者提供合适的支撑物，保护患者的安全，防止坠床。

2. 病情观察　严密观察患者的呼吸、脉搏、血压、心音、意识、咳嗽、咳痰、啰音、皮肤颜色、温度、尿量、精神状态及血气分析、心电监护结果等。

3. 对症护理　在保证气道通畅的基础上，立即给予高流量（6 ～ 8L/min）氧气吸入，用 20% ～ 30% 乙醇溶液湿化，以降低肺泡内泡沫的表面张力，使泡沫破裂，改善肺泡通气。病情严重者可给予加压吸氧，必要时采用机械通气辅助呼吸。常采用呼气末正压通气（PEEP），也可采用面罩呼吸机持续加压（CPAP）或双水平气道正压（BiPAP）给氧。加压给氧可增高肺泡内的压力，利于气体交换，减少浆液的渗出，改善肺泡换气功能。通过氧疗应将血氧饱和度维持在 95% 以上。吸氧期间，注意安全并防止氧中毒，若患者持续吸入高浓度氧后，可出现衰弱无力、恶心、呕吐、干咳、胸骨后疼痛及抽搐等氧中毒征象。注意协助患者咳嗽、排痰。

4. 用药护理　迅速建立两条静脉通路，遵医嘱正确使用药物，控制静脉输液速度，一般为每分钟 20 ～ 30 滴，注意观察药物疗效与不良反应。

（1）镇静剂：应用吗啡或哌替啶，注意观察有无呼吸抑制、血压下降、心动过缓等不良反应。

（2）利尿剂：应注意水、电解质和酸碱平衡情况，防止或纠正大量利尿时所伴发的低钾血症和低血容量。严密观察尿量，严格记录 24 小时出入液量。

（3）强心药：稀释后静脉缓慢注入，对于近 1 ～ 2 周内用过洋地黄药物的患者应小心洋地黄中毒。可进行心电监护，密切观察心率、脉搏和尿量等。

（4）血管扩张药：严格控制输液速度，有条件者可用输液泵，监测血压以调整剂量。硝普钠见光易分解，应现配现用，避光输注。

（5）氨茶碱：加入葡萄糖溶液中稀释后缓慢静脉注射，注意有无心律失常、血压下降、肌肉颤动等异常表现。

5. 止血带结扎四肢的护理　止血带结扎四肢时，应扎止血带于四肢近心端，轮流结扎三个肢体，每隔 5 分钟换一个肢体，平均每个肢体扎 15 分钟，放松 5 分钟，结扎不宜过紧（应触到远端动脉搏动），也不应过久，以免引起动脉供血障碍和坏疽。

6. 心理护理　抢救时护理人员应表情镇静、神态自若，操作熟练，使患者产生信任感和安全感。尽可能守护在患者身旁，安慰患者，告诉患者医护人员正在积极采取有效措施，病情会逐渐得到控制。对患者做简要解释，消除患者的紧张、恐惧心理。注意语言简练，以免增加患者负担。

7. 健康指导　向患者的家属介绍急性心力衰竭的病因和诱因，嘱患者积极治疗原有心脏疾病，避免肺部感染、输液过多过快、用力排便、情绪激动等诱因。定期复查，如出现极度呼吸困难，频繁咳嗽，咳大量粉红色泡沫痰时应立即取两腿下垂端坐位，并由他人送往医院。

（张俊玲）

第 3 节　心律失常

案例 3-3

患者，男，63 岁。嗜烟酒，有高血压病史，以冠心病：急性广泛前壁心肌梗死收入院。入院第二天，突感心慌、胸闷、气促，立即做心电图。心电图示 QRS 波呈室性波形（增宽＞0.12 秒），有继发性 ST-T 改变；心室律基本匀齐，频率在 170 次 / 分左右。查体：P 170 次 / 分，BP 138/86mmHg，口唇略发绀，呼吸略促，双肺正常，心界不大，心尖部闻及Ⅱ级收缩期杂音，心率 170 次 / 分，节律基本整齐。

问题： 1. 该患者可能发生了何种心律失常？护士该备好什么药物？

2. 患者目前有哪些护理诊断 / 问题？

3. 作为护士应着重护理患者哪些方面？

1. 概念　心脏激动的起源、传导速度、传导顺序、频率、节律等异常，称心律失常（cardiac arrhythmia）。心电图检查是诊断心律失常最重要的一项无创性检查技术。

正常心律起源于窦房结，窦房结冲动经正常房室传导系统顺序激动心房和心室，频率为60～100次/分（成人），节律规整。

2. 分类 心律失常分类方法繁多，按其发生的机制可分为以下几种。

（1）冲动形成异常

1）窦性心律失常：窦性心动过速、窦性心动过缓、窦性心律不齐、窦性停搏、病态窦房结综合征。

2）异位心律失常

A. 主动性异位心律失常：期前收缩（房性期前收缩、房室交界性期前收缩、室性期前收缩）、阵发性心动过速（室上性心动过速、室性心动过速）、扑动和颤动（心房扑动、心房颤动、心室扑动、心室颤动）。

B. 被动性异位心律失常：逸搏和逸搏心律（房性逸搏、房室交界性逸搏、室性逸搏）。

（2）冲动传导异常

1）生理性传导异常：生理性干扰及房室分离等。

2）病理性传导异常：房内传导阻滞、房室传导阻滞、室内传导阻滞等。

3）房室间传导途径异常：预激综合征。

3. 发病机制

（1）冲动形成异常

1）异常自律性：在病理状态下原无自律性的心肌细胞出现异常自律性或心脏传导系统病变、自主神经系统兴奋性改变等引起原自律性正常的心肌细胞异常发放冲动。

2）触发活动：后除极的振幅增高并达到阈值，引起反复激动，导致快速性心律失常。

（2）冲动传导异常：冲动传导至某处心肌，发生传导障碍（非由于生理性不应期），引起病理性传导阻滞。折返形成，引起快速性心律失常（心脏两个或两个以上部位传导性与不应期不相同，相互连接形成闭合环；一条通道发生单向传导阻滞；另一条通道传导缓慢，使原先发生阻滞的通道有足够时间恢复兴奋性；原先发生阻滞的通道再次激动，完成一次折返激动）。

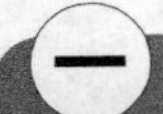

一 窦性心律失常

心脏正常的起搏点位于窦房结，由其冲动产生的心律称为窦性心律（sinus rhythm），频率是60～100次/分。正常窦性心律的心电图表现：①窦性P波。有一系列规律出现的P波，P波在Ⅰ、Ⅱ、aVF导联直立，aVR导联倒置；P-R间期在0.12～0.20秒。②频率60～100次/分。③同一导联中P-P间期差值小于0.12秒。窦性心律失常常见的有窦性心动过速、窦性心动过缓、窦性心律不齐、窦性停搏、病态窦房结综合征等。

（一）窦性心动过速

成年人窦房心律频率超过100次/分，称为窦性心动过速（sinus tachycardia），是常见的一种心动过速。

1. 病因 窦性心动过速常与交感神经兴奋及迷走神经张力降低有关。它不是一种原发性心律失常，可由多种原因引起。

（1）生理性：可由吸烟、饮酒、饮浓茶或咖啡、运动、焦虑、情绪激动等引起。

（2）病理性：出现发热、贫血、甲状腺功能亢进、心肌缺血、低钾血症、休克、心力衰竭等时易发生。

（3）药物：应用肾上腺素、异丙肾上腺素、阿托品等。

2. 临床表现　除原发疾病症状外，患者可无症状或有心悸、头晕及乏力表现，可诱发其他心律失常或心绞痛。

3. 心电图特征　心电图表现：窦性 P 波规律出现，成人频率＞ 100 次 / 分，多在 100 ～ 150 次 / 分，见图 3-5。

4. 治疗要点　消除诱因，治疗原发病。如反复发作、症状明显而影响日常生活与工作时，应及时就诊，尽早查明原因，以利防治。窦性心动过速药物治疗首选普萘洛尔。

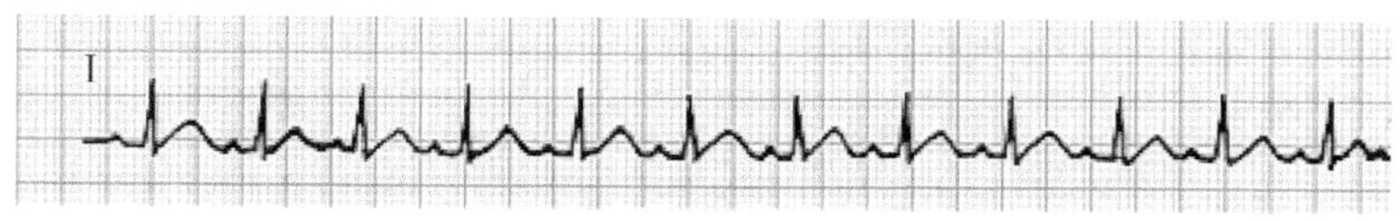

图 3-5　窦性心动过速

（二）窦性心动过缓

窦性心律，心率低于 60 次 / 分，称为窦性心动过缓（sinus bradycardia）。

1. 病因

（1）生理性：多见于健康的成人，尤其是运动员、老年人和睡眠时。窦性心动过缓最常见的原因是迷走神经张力增高。

（2）病理性：亦见于冠心病、急性心肌梗死、心肌炎、心肌病或病态窦房结综合征等器质性心脏病及颅内压增高、血钾过高、甲状腺功能减退、阻塞性黄疸等。

（3）药物：应用洋地黄、β 受体阻滞剂、胺碘酮、钙通道阻滞剂、哌乙啶或甲基多巴等也可致窦性心动过缓。

2. 临床表现　患者多无自觉症状，当心率过慢致心排血量不足时，可有胸闷、头晕甚至晕厥等。

3. 心电图特征　心电图表现：窦性 P 波规律出现，成人频率＜ 60 次 / 分，多在 40 ～ 60 次 / 分，见图 3-6。

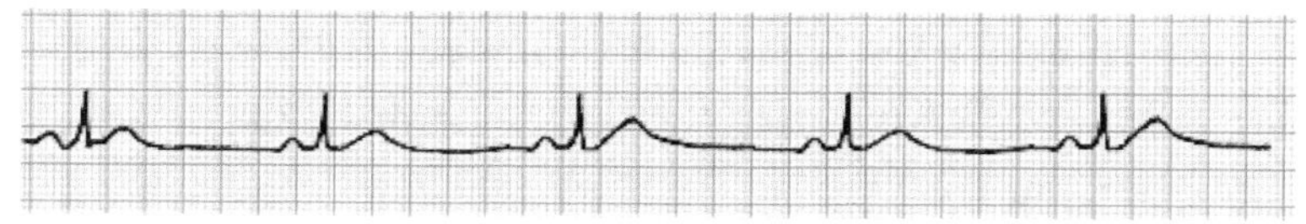

图 3-6　窦性心动过缓

4. 治疗要点　如心率不低于 50 次 / 分，一般不引起症状，不需要治疗。如心率过慢且出现症状时，可用阿托品、麻黄碱或异丙肾上腺素提高心率。

（三）窦性心律不齐

窦房结不规则地发出激动所引起的心房及心室的节律改变，称为窦性心律不齐（sinus arrhythmia）。

1. 病因　常见于年轻人，尤其是心率较慢或迷走神经张力增高时（如服洋地黄或吗啡之后），常与呼吸周期有关。生理性窦性心律不齐随年龄增长而减少。

2. 临床表现　很少出现症状，但两次心脏搏动间隔时间较长时，可有心悸感。

3. 心电图特征　心电图表现：①窦性 P 波，频率在 60 ～ 100 次 / 分；②同一导联上 P-P 间期或 R-R 间期差异＞ 0.12 ～ 0.16 秒，见图 3-7。

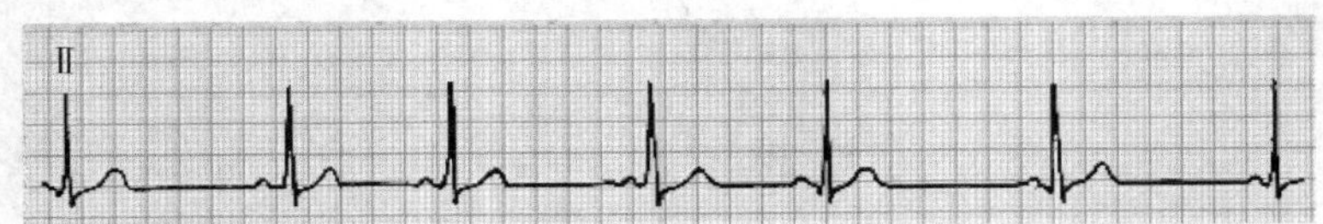

图 3-7　窦性心律不齐

4. 治疗要点　通常不必治疗，活动后心率增快则消失。对心率过慢且有症状者使用提高心率药物如阿托品、异丙肾上腺素等。

（四）窦性停搏

窦性停搏（sinus pause）也称窦性静止（sinus arrest），指窦房结不能产生冲动，使心脏暂时停搏，或由低位起搏点（如房室结）发出逸搏或逸搏心律控制心室。频发窦性停搏是一种严重的心律失常，是窦房结衰竭的表现。

1. 病因

（1）功能性：多由于强烈的迷走神经反射所致，常见于咽部受刺激、气管插管、按压颈动脉窦或眼球等。

（2）病理性：炎症、缺血、损伤、退行性变等各种因素，损伤了窦房结的自律细胞。

（3）药物：洋地黄、奎尼丁、胺碘酮、β 受体阻滞剂等药物过量。

2. 临床表现　如心脏停搏时间较长而无逸搏，患者可发生头晕、抽搐、晕厥甚至死亡。

3. 心电图特征　心电图表现：在规律的窦性心律中，在一段时间内无 P 波出现，且长的 P-P 间期与正常 P-P 间期无倍数关系，见图 3-8。窦性静止后常出现逸搏以维持心脏排血功能。

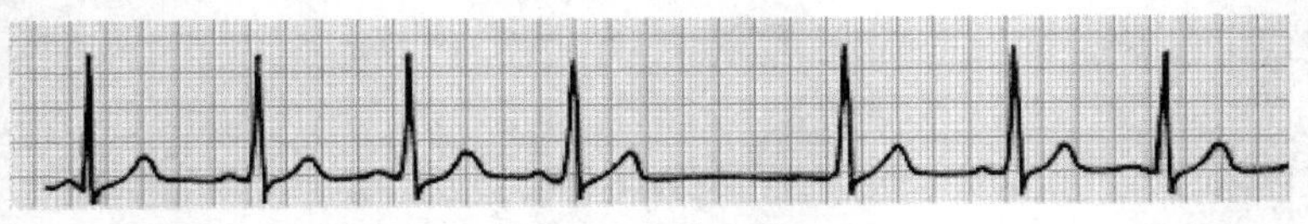

图 3-8　窦性停搏

4. 治疗要点　功能性窦性停搏不需要特殊处理，去除有关因素后可自行恢复；对病理性的窦性停搏，需对因治疗；有晕厥史者，应及时安装人工心脏起搏器。

（五）病态窦房结综合征

病态窦房结综合征（sick sinus syndrome，SSS）简称病窦综合征，是由于窦房结或其周围组织有器质性病变导致窦房结起搏与窦房传导障碍引起的多种心律失常和多种症状的综合病症。主要特征为窦性心动过缓，当合并快速性心律失常时称为心动过缓 - 过速综合征（简称快 - 慢综合征）。

1. 病因

（1）窦房结或周围组织病变：如特发性硬化 - 退行性变、冠心病、心肌病、心肌炎、风湿性心脏病、外科手术损伤、高血压等。

（2）病理改变：主要为窦房结和心房纤维增生，可伴有窦房结动脉的结内部分闭塞，偶可累及房室交界处和分支。

2. 临床表现　起病隐袭，进展缓慢，有时被偶然发现。以心、脑、胃肠及肾等脏器供血不足的症状为主，如乏力、胸痛、心悸、头晕、失眠、记忆力减退、易激动、反应迟钝等，可持久或间歇发作。出现高度窦房阻滞或窦性停搏时，可发生短阵晕厥或黑矇甚至阿 - 斯综合征。

3. 心电图特征　心电图表现（图 3-9）：①显著而持久的窦性心动过缓（心率＜ 50 次 / 分，用阿托品不易纠正）；②窦性停搏或窦房传导阻滞；③窦房传导阻滞与房室传导阻滞并存；④快 - 慢综合征，即心动过缓与房性快速心律失常交替发作；⑤交界性逸搏心律。

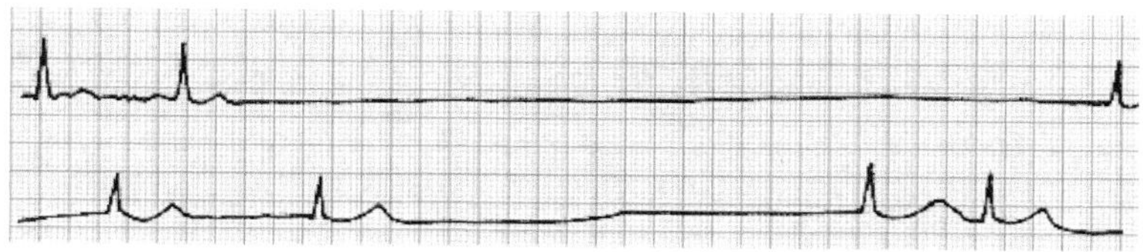

图 3-9　病态窦房结综合征

4. 治疗要点

（1）病因治疗：首先应尽可能明确病因，给予病因治疗。如冠状动脉明显狭窄者可行经皮穿刺冠状动脉腔内成形术，应用硝酸甘油等改善冠脉供血。

（2）药物治疗：对不伴快速性心律失常的患者，可试用阿托品、麻黄碱或异丙肾上腺素以提高心率。避免使用减慢心率的药物如 β 受体阻滞剂及钙拮抗剂等。

（3）安装人工心脏起搏器：症状明显者，最好安装心脏起搏器，在此基础上用抗心律失常药控制快速心律失常。

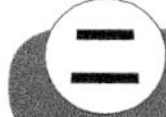 期前收缩

期前收缩（premature contraction）又称过早搏动（简称早搏），是窦房结以外的异位起搏点提前发出冲动引起的心脏搏动，是最常见的心律失常之一。按起源部位可分为房性、房室交界性和室性三种，其中以室性最多见，交界性较少见。期前收缩与其前正常搏动的间距称为联律间期，期前收缩之后的长间歇称为代偿间歇。期前收缩可偶发或频发（超过 5 次 / 分），可以联律形式出现，如二联律（如 1 次窦性搏动后有 1 次期前收缩）或三联律（如 2 次窦性搏动后有 1 次期前收缩）。连续发生两个室性期前收缩称成对性室性期前收缩。室性期前收缩又分单源性和多源性，单源性期前收缩是指由同一个异位起搏点引起的室性期前收缩，心电图表现为同一导联内室性期前收缩波形相同。多源性期前收缩是由多个心室异位起搏点引起，同一导联内期前收缩的波形有所不同。如果提前出现的室性期前收缩的 R 波恰好落在 QRS-T 波群的 T 波上，称为 R-on-T 现象。频发、成联律、多源性或 R-on-T 室性期前收缩，易诱发短阵室性心动过速、心室颤动，是危险的先兆。

（一）房性期前收缩

房性期前收缩（atrial premature contraction），简称房早，是窦房结以外的心房内异位起搏点提前发出冲动引起的心脏搏动。

1. 病因　正常人在吸烟、饮酒与咖啡等后可发生，也可见于各种器质性心脏病。

2. 临床表现　患者一般无明显症状，频发房性期前收缩者可感心悸、胸闷。

3. 心电图特征　心电图表现（图 3-10）：①提前出现一个变异的 P（P′）波，QRS 波群形态多正常；② P′-R 间期＞ 0.12 秒；③代偿间歇常不完全（早搏前后两个窦性 P 波之间的间隔

不等于正常 P-P 间隔的两倍）。

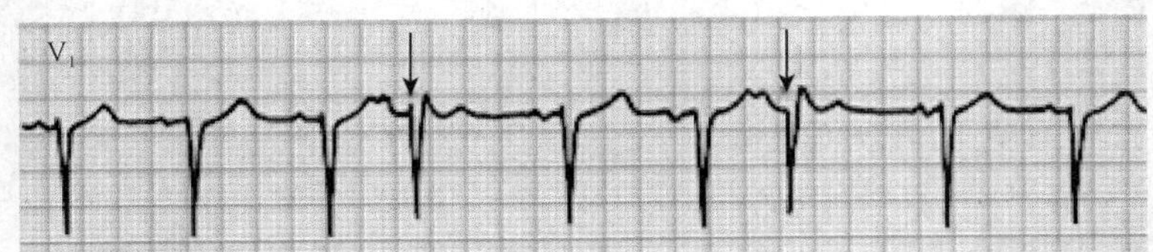

图 3-10　房性期前收缩

4. 治疗要点　一般无须治疗，有明显症状或触发室上性心动过速时可给予β受体阻滞剂、普罗帕酮、维拉帕米等治疗。

（二）房室交界性期前收缩

房室交界性期前收缩简称交界性期前收缩（junctional premature contraction），是由房室交界区提前发出冲动引起的心脏搏动。

1. 心电图特征　心电图表现（图 3-11）：①产生逆行性 P′ 波（Ⅱ、Ⅲ、aVF 导联的 P′ 波倒置，aVR 导联的 P′ 波直立），P′ 波可在 QRS 之中、之后或其前；②提前出现的交界性 QRS 波多正常；③ P′-R 间期＜ 0.12 秒或 R-P′ 间期＜ 0.20 秒；④往往有完全代偿间歇（早搏前后两个窦性 P 波之间的间隔等于正常 P-P 间隔的两倍）。

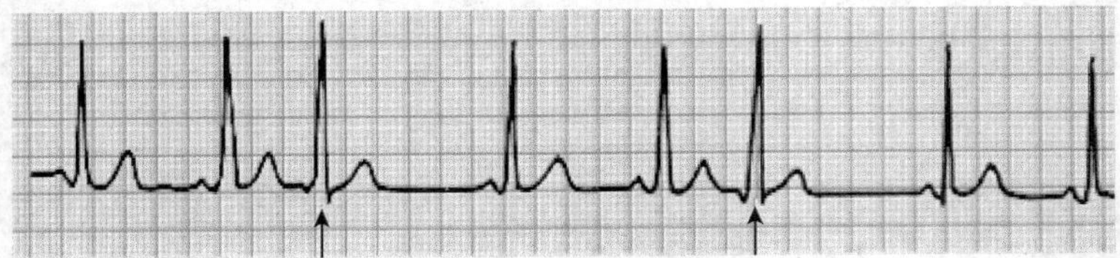

图 3-11　交界性期前收缩

2. 治疗要点　交界性期前收缩通常无须治疗。

（三）室性期前收缩

室性期前收缩（ventricular premature contraction）简称室早，是心室内异位起搏点提前发出冲动引起的心脏搏动。是一种最常见的心律失常。

1. 病因

（1）功能性：正常人过度劳累、情绪激动、神经紧张、过度吸烟、饮酒等均可发作。

（2）器质性心脏病：心肌炎症、缺血、缺氧等可使心肌受刺激而发生室性期前收缩，如各种心肌炎、心肌病、冠心病、肺心病、风湿性心瓣膜病、心力衰竭等。

（3）药物及其他：锑剂、洋地黄、奎尼丁、肾上腺素、多巴胺、普鲁卡因胺等药物中毒及电解质紊乱、酸碱平衡失调也可引起室性期前收缩。

2. 临床表现　患者可无症状或感到心悸、心跳暂停、一次心跳加重。心脏听诊时可发现在规则的心律中出现提早的心跳，其后有一较长的间歇（代偿间歇），期前收缩的心搏第一心音增强，第二心音减弱，同时伴有该次脉搏的减弱或消失。

3. 心电图特征　心电图表现（图 3-12）：①提前出现一个宽大畸形的 QRS-T 波群，QRS 时限＞ 0.12 秒；②有完全代偿间歇；③早搏的 QRS 波前无 P 波；④ T 波多与主波方向相反。

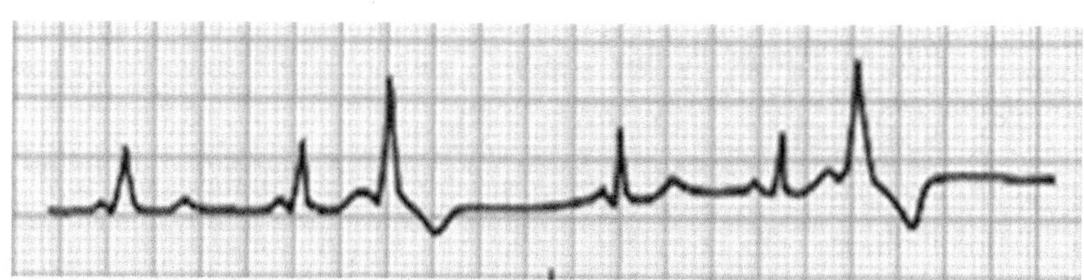
图 3-12 室性期前收缩

4. 治疗要点 无器质性心脏病基础的室性期前收缩，无明显症状者，大多不需要特殊治疗。有明显症状者，要去除病因，避免诱因；伴紧张过度、情绪激动者做好心理护理，减轻其焦虑，必要时给予小剂量镇静剂；选用β受体阻滞剂、美西律、普罗帕酮等药物。急性心肌梗死发生室性期前收缩，早期应用β受体阻滞剂可减少心室颤动的危险，如出现频发的室性期前收缩用胺碘酮有效。频发室性期前收缩、多源性室性期前收缩、R-on-T 型室性期前收缩、成对或连续出现的室性期前收缩，首选利多卡因静脉注射。洋地黄中毒引起的室性期前收缩应立即停用洋地黄，给予钾盐、苯妥英钠治疗。部分无器质性心脏病的频发性室性期前收缩可选择射频消融治疗。

三 阵发性心动过速

阵发性心动过速（paroxysmal tachycardia，PT）指心脏的异位起搏点自律性增高，连续出现三次及三次以上的期前收缩。心率往往在 160 ～ 220 次 / 分。以突然发作和突然终止为特点。按冲动产生的部位，分阵发性室上性心动过速（paroxysmal supraventricular tachycardia，PSVT）（简称室上速）和阵发性室性心动过速（paroxysmal ventricular tachycardia，PVT）（简称室速）两种。因房性和房室交界性的心动过速病因、临床表现等基本相同，在心电图上难以区分，且异位起搏点均位于房室束以上，故统称为阵发性室上性心动过速。临床上室上速较室速多见。

（一）阵发性室上性心动过速

1. 病因 折返性室上速多不具有器质性心脏病，以预激综合征旁路折返与房室结内折返最多见；由心房异位节律点兴奋性增强所致的房性心动过速多伴有器质性心脏病，如风湿性心脏病、甲状腺功能亢进性心脏病、心肌梗死及高血压性心脏病等。

2. 临床表现 以无器质性心脏病的青年人多见，持续时间长短不一。轻者感心慌、胸闷；重者因血流动力学障碍而出现眩晕、恶心呕吐、心绞痛、晕厥、心力衰竭，甚至可发生猝死。症状的轻重取决于发作时心室率的快慢及持续时间，也与基础疾病的严重程度有关。发作时心率多在 160 ～ 250 次 / 分，快而整齐，心音有力，多无心脏杂音，血压正常或降低。

3. 心电图特征 心电图表现：① 3 个或 3 个以上连续而快速的 QRS 波群出现，节律匀齐，QRS 波时限、形态多正常（伴有束支传导阻滞或差异性传导时出现增宽变形）；② P′ 波不易辨认；③频率多在 160 ～ 250 次 / 分；④常伴有继发性 ST-T 改变（图 3-13）。

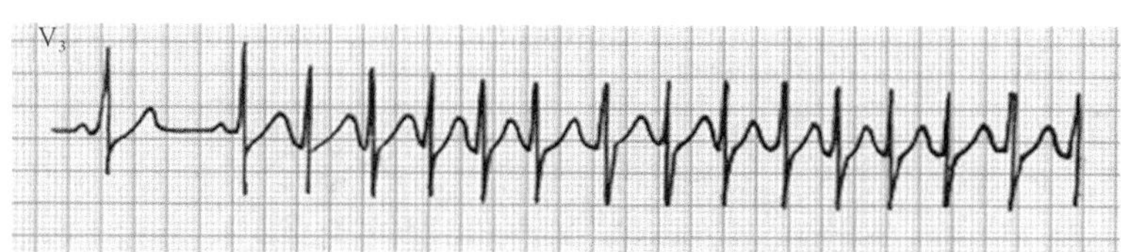

图 3-13 阵发性室上性心动过速

4. 治疗要点

（1）急性发作的治疗：根据患者原有心脏病、既往发作情况及对心动过速的耐受程度作出适当的处理。

1）刺激迷走神经：是治疗阵发性室上性心动过速的首选方法。如患者血压和心功能良好，可尝试应用。①深吸气后屏气，然后用力作呼气动作（Valsalva 动作）；②刺激咽后壁，引起呕吐反射；③压迫颈动脉窦（切忌用力过猛或双侧同时按压，以免引起窦性停搏或严重脑供血不足，对脑血管病变者和老人忌用此法）；④按压眼球（高度近视和青光眼禁用）；⑤将面部浸入冰水等。上述方法可反复多次使用。

2）药物治疗：首选腺苷，无效可选用维拉帕米、普罗帕酮等治疗。

3）同步电复律：有血流动力学改变、胸痛者，病情紧急者首选同步电复律治疗。不宜电复律者，可经食管或心脏调搏终止阵发性室上性心动过速。

（2）预防复发：发作频繁的患者，可选用能控制发作的药物，如维拉帕米、普罗帕酮、胺碘酮口服维持。导管射频消融术可安全、迅速、有效地根治心动过速，应优先考虑使用。

（二）阵发性室性心动过速

1. 病因　多见于严重器质性心脏病，最常见于冠心病，尤其是急性心肌梗死，此外严重和广泛的心肌病、严重高血压、风湿性心瓣膜病、洋地黄中毒等也可引起阵发性室性心动过速。少数见于无明显器质性心脏病或低血钾者。

2. 临床表现　阵发性室性心动过速多突然发作，患者感明显的心悸、胸闷，当心率＞200 次 / 分或有明显的器质性心脏病时，可有血压降低、呼吸困难、大汗淋漓、四肢冰冷、心绞痛、急性左心衰竭等表现，甚至出现阿 - 斯综合征而发生猝死。心脏听诊心率快、大致规则，发作间歇可闻及早搏。

3. 心电图特征　心电图表现（图 3-14）：① 3 个或 3 个以上连续快速的 QRS 波群出现，QRS 波群宽大畸形，呈室性波形（＞ 0.12 秒），并有继发性 ST-T 改变；②心室率 140 ～ 220 次 / 分，节律略不规则；③心室夺获与室性融合波。阵发性心动过速发作时少数室上性冲动可下传至心室，引起 1 次提前发生正常的 QRS 波群，即心室夺获；室性融合波，即有时部分心室夺获 QRS 波群形态介于窦性与异位心室搏动之间；心室夺获和室性融合波是确立室性心动过速的重要依据。

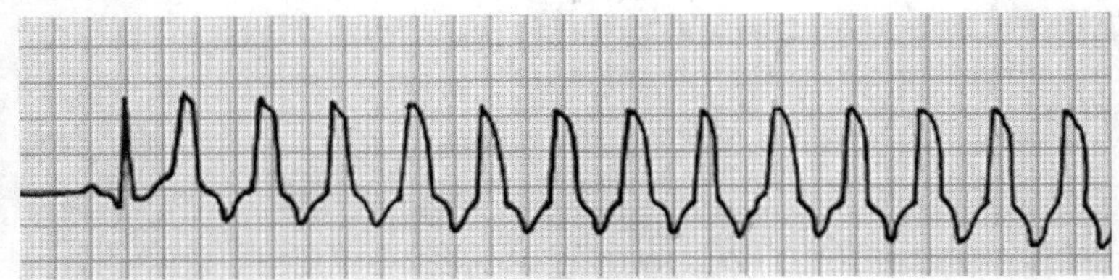

图 3-14　阵发性室性心动过速

4. 治疗要点

（1）急性发作的处理：无器质性心脏病的非持续性室速治疗同室早。对无器质性心脏病的特发性单源性室速，经导管射频消融术可根除发作。持续性室速或有器质性心脏病的非持续性室速均应治疗，首选利多卡因进行治疗，也可选用胺碘酮、普鲁卡因胺、普罗帕酮稀释后缓慢静脉注射并静脉滴注维持。持续室速者可应用超速起搏终止发作。药物治疗无效时首选同步直流电复律。洋地黄中毒者，首选苯妥英钠，不宜电复律。

（2）预防发作：可静脉滴注利多卡因，口服美西律、普罗帕酮、胺碘酮。

四 扑动与颤动

扑动与颤动是频率较阵发性心动过速更快的一种主动性异位心律，根据异位搏动起源的部位不同，其可分为心房扑动、心房颤动，心室扑动、心室颤动。

（一）心房扑动与颤动

心房扑动（atrial flutter，AF，简称房扑）时，心房内产生 300 次 / 分左右快而规则的冲动，心房收缩快而协调。心房颤动（atrial fibrillation，AF，简称房颤）时，心房内产生 350 ～ 600 次 / 分的不规则冲动，心房内部分肌纤维极不协调地乱颤，心房失去了有效的收缩功能。房颤较房扑多见，是仅次于期前收缩的常见的心律失常。房扑和房颤均可阵发或持久发作，前者可反复短阵发作，后者可持续发作不止（＞ 7 天）。

1. 病因　房扑与房颤的病因基本相同，绝大多数见于各种器质性心脏病，最常见于风湿性心瓣膜病二尖瓣狭窄，其次是冠心病、甲状腺功能亢进症、心肌病；亦见于高血压性心脏病、洋地黄中毒等；偶可发生于无器质性病变而病因不明者。

2. 临床表现　房扑、房颤症状轻重与心室率快慢有关，心室率不快时，可无明显症状。心室率稍快可有心前区不适、心悸和气促；有严重心脏病心室率极快者，可出现心绞痛、心力衰竭、晕厥、急性肺水肿或心源性休克。房扑时，心率较慢，心律可规则或不规则；房颤时，第一心音强弱不等、心律绝对不齐、脉搏短绌。房扑和房颤都容易导致心房内血栓形成，脱落后可引起动脉栓塞，以脑栓塞最为常见。

3. 心电图特征

（1）心房扑动心电图表现：①无正常 P 波，代之以波幅大小一致，间隔规整的连续大锯齿状扑动波（F 波），F 波之间无等电位线；②心房率常为 250 ～ 300 次 / 分；③ QRS 波群形态多正常；④ F 波常以 2 ∶ 1 或 4 ∶ 1 下传，心室律可规则或不规则（图 3-15）。

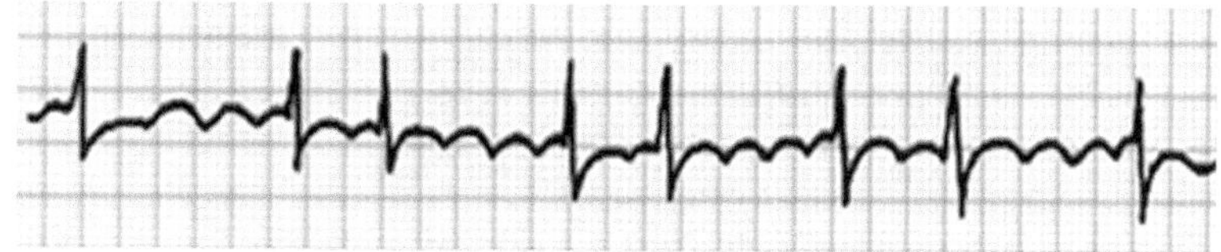

图 3-15　心房扑动

（2）心房颤动心电图表现：①无正常 P 波，代之以大小不等、形状各异、间隔不一的颤动波 f 波（以 V_1 导联最明显）；②心房率为 350 ～ 600 次 / 分，心室率常在 100 ～ 160 次 / 分；③ QRS 波群形态多正常；④ R-R 间隔极不规则，心室律绝对不整齐（图 3-16）。

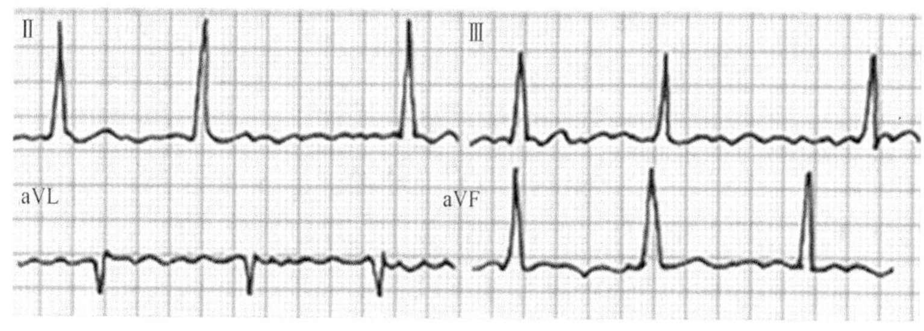

图 3-16　心房颤动

4. 治疗要点

（1）病因治疗：如积极治疗风湿性心瓣膜病及感染、缺钾、甲状腺功能亢进等。

（2）控制心室率：心室率快的房扑、房颤患者可用钙通道阻滞剂、β 受体阻滞剂、洋地黄等减慢心室率。

（3）转复心律：常用药物复律、经导管射频消融术（RFCA）、心脏同步电复律等，其中以心脏同步电复律成功率最高。房扑、房颤患者可药物复律，常用胺碘酮、普罗帕酮、索他洛尔等。经导管射频消融术可根治房扑、房颤。若房扑或房颤，引起血流动力学不稳定，应选择同步直流电复律或快速心房起搏终止。最有效的快速终止房扑、房颤的方法为同步直流电复律。

（4）抗凝治疗：可预防房颤、房扑时血栓形成。一般服用华法林、阿司匹林、噻氯匹定等药物。华法林是房颤时预防脑卒中和外周血管栓塞的一线用药。

（二）心室扑动与颤动

心室扑动（ventricular flutter，简称室扑）和心室颤动（ventricular fibrillation，简称室颤）是极为严重的致命性心律失常。患者发生室扑和室颤时，心室肌失去了正常的收缩能力，只是不规则的、不协调的“蠕动”，心脏丧失了正常的排血功能。室扑常发展成室颤，室颤为临终心搏停止的表现，是最严重的致命性心律失常，如不及时抢救，可能在数分钟内夺去患者的生命。

1. 病因

（1）心脏病：不稳定型心绞痛、急性心肌梗死、室壁瘤、心肌病、病窦综合征、完全房室传导阻滞、主动脉瓣狭窄或关闭不全等。

（2）药物：最常见的是严重的洋地黄中毒，此外奎尼丁、普鲁卡因胺等中毒也可引起室扑或室颤。

（3）其他：各种疾病的终末期、电解质紊乱（严重低血钾或高血钾）、触电、溺水、窒息或雷击等。

2. 临床表现　患者突然意识丧失、抽搐、心音消失、大动脉搏动触不到、血压测不到，继而呼吸停止甚至死亡。

3. 心电图特征

（1）心室扑动心电图表现：①无正常 QRS-T 波群，代之连续快速、宽大匀齐的大正弦波；②频率为 200 ～ 250 次 / 分（图 3-17）。

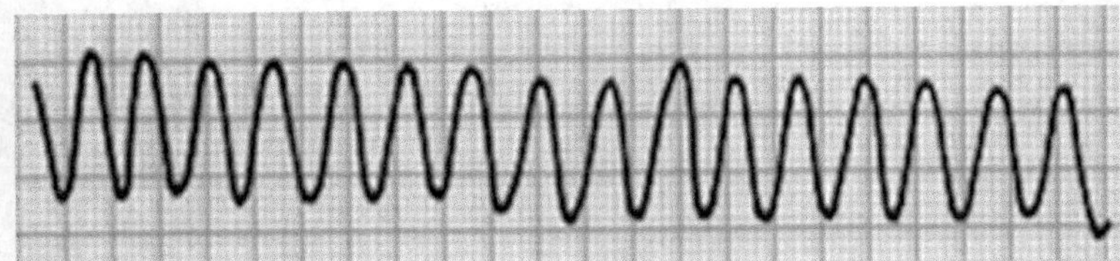

图 3-17　心室扑动

（2）心室颤动心电图表现：① QRS-T 波群完全消失，出现连续、大小不等、极不匀齐的低小波形；②频率为 200 ～ 500 次 / 分（图 3-18）。

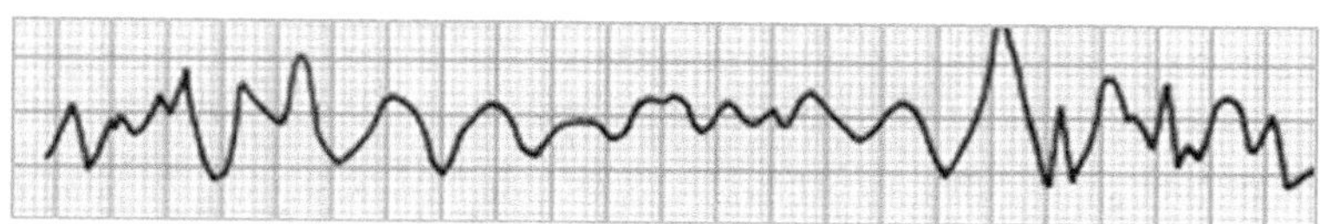

图 3-18 心室颤动

4. 治疗要点 室扑或室颤发作时，必须争分夺秒进行抢救，按心肺脑复苏原则进行，尽快建立有效呼吸和循环。否则，脑皮质神经细胞将发生不可逆性损害，最终导致死亡。发生室颤时应立即进行非同步电除颤，同时给予胸外按压。在确保气道通畅的情况下人工通气。气管内插管是人工通气的最好方法，条件不允许时可采用口对口人工呼吸。注意给氧，给予肾上腺素或多巴胺等复苏药，进行心电监护，酌情选用胺碘酮、利多卡因等抗心律失常药物及纠正代谢性酸中毒。

五 房室传导阻滞

房室传导阻滞（auriculo ventricular block，AVB）是指窦房结发出冲动，从心房传到心室的过程中，心房冲动传导延迟或（部分或完全）不能传导至心室。根据阻滞程度不同，可分为三度：一度为房室间传导时间延长，但心房冲动全部能传到心室；二度为一部分心房激动被阻，不能传至心室，又进一步分为二度Ⅰ型（莫氏Ⅰ型、文氏型）和二度Ⅱ型（莫氏Ⅱ型）；三度则全部冲动均不能传至心室，故又称为完全性房室传导阻滞。

1. 病因

（1）迷走神经张力增高：常见于正常人或运动员，表现为短暂性房室传导阻滞。

（2）器质性心脏病：是临床上最常见的原因，如病毒性心肌炎、心肌病、急性心肌梗死等。

（3）药物：如洋地黄和其他抗心律失常药物，多数停药后，房室传导阻滞消失。

（4）其他：心脏手术、高血钾、尿毒症等。

2. 临床表现

（1）一度房室传导阻滞：患者常无症状，听诊时心尖部第一心音减弱。

（2）二度房室传导阻滞：二度Ⅰ型患者可有心搏暂停感觉，听诊第一心音强度逐渐减弱，并有心搏脱漏，预后较好。二度Ⅱ型房室传导阻滞患者常有疲乏、头晕、晕厥、抽搐和心功能不全。听诊时第一心音强度恒定，心律规则或不规则（心律整齐与否，取决于房室传导比例是否固定）。易发展为完全性房室传导阻滞，预后较差。

（3）三度（完全性）房室传导阻滞：心脏听诊时心率慢而规则。轻者心室率为 40 ～ 60 次 / 分，患者可能无症状或感头晕、心悸、憋气等。重者心室率慢，在 40 次 / 分以下，可引起晕厥、抽搐、阿 - 斯综合征发作或猝死。听诊第一心音强度不等，间或闻及大炮音，收缩压增高，脉压增宽。

3. 心电图特征

（1）一度房室传导阻滞：房室传导时间延长，超过正常范围，但每个心房冲动仍能传入心室。表现为 P-R 间期超过正常最高值（＞ 0.20 秒）（图 3-19）。

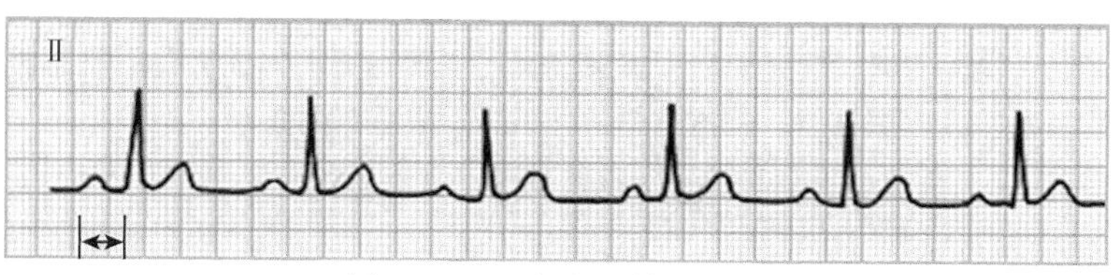

图 3-19 一度房室传导阻滞

（2）二度房室传导阻滞

1）二度Ⅰ型房室传导阻滞（图 3-20）：P 波规律出现，P-R 间期逐渐延长，直至一个 P 波后漏脱一个 QRS 波群；漏脱后，P-R 间期又缩短，之后逐渐延长，如此周而复始，称文氏现象。

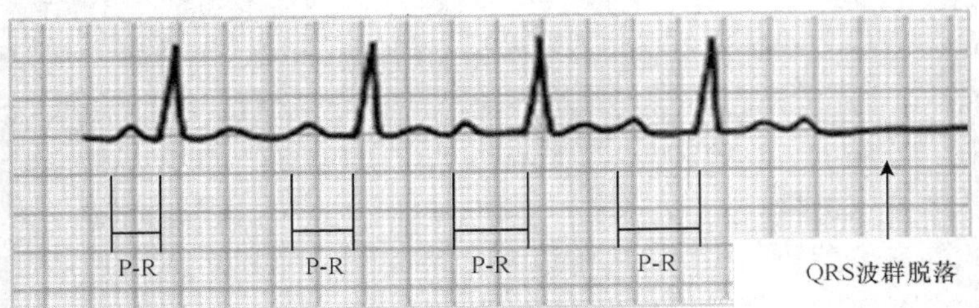

图 3-20　二度Ⅰ型房室传导阻滞

2）二度Ⅱ型房室传导阻滞：① P-R 间期恒定不变（可正常或延长）；②突然 P 波后 QRS 波群脱落；③房室传导比例一般为 5∶4、4∶3、3∶2、3∶1、2∶1 等（图 3-21）。若半数以上的 P 波未下传，称为高度房室传导阻滞。

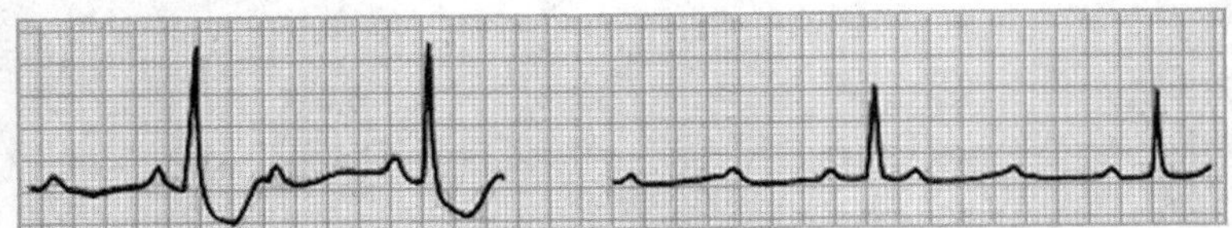

图 3-21　二度Ⅱ型房室传导阻滞

3）三度房室传导阻滞：①心房与心室各自独立，即 P 波与 QRS 波群无固定的时间关系，P-P 间隔与 R-R 间隔各有其固定规律；② P 波频率快于 QRS 波频率，即心房率快于心室率；③ QRS 波群时限、形态与频率，取决于阻滞部位，如阻滞部位高，QRS 波群接近正常，心室率 40 ～ 60 次 / 分（图 3-22）；阻滞部位低，QRS 波群宽大畸形，心室率在 40 次 / 分以下，也常不稳定（图 3-23）。

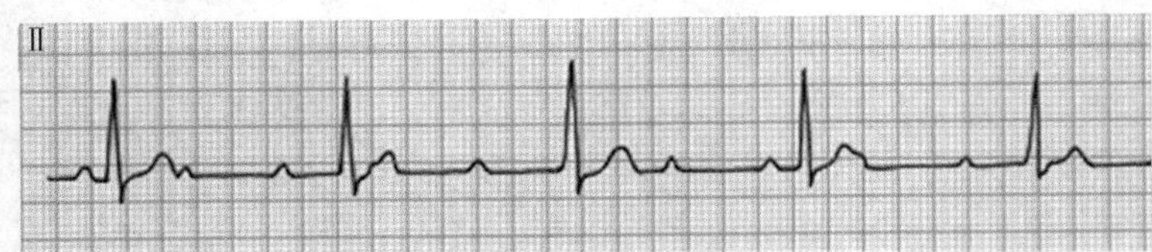

图 3-22　三度房室传导阻滞（阻滞部位高）

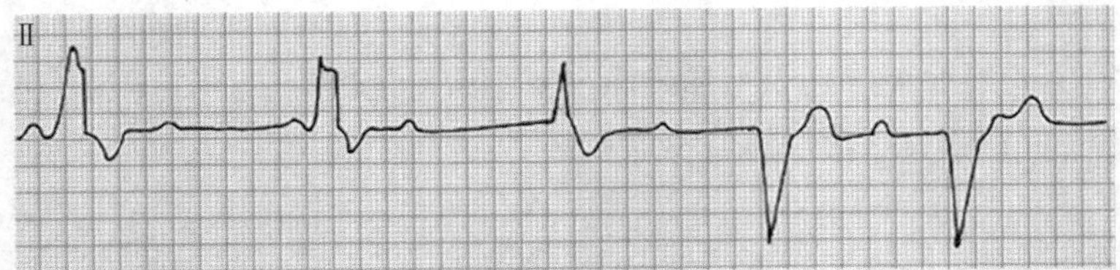

图 3-23　三度房室传导阻滞（阻滞部位低）

4. 治疗要点

（1）针对病因进行治疗。

（2）一度与二度Ⅰ型房室传导阻滞者预后较好，无须特殊处理。

（3）二度Ⅱ型房室传导阻滞或三度房室传导阻滞心室率慢，症状明显者尤其是发生心源性晕厥者，宜安置人工心脏起搏器，无条件安装起搏器时，可给予麻黄碱、阿托品、异丙肾上腺素。

六 心律失常患者的护理

（一）护理问题／医护合作性问题

1. 活动无耐力　与心律失常致心排血量减少、组织缺血缺氧有关。

2. 焦虑　与心律失常反复发作，对治疗缺乏信心有关。

3. 知识缺乏：缺乏心律失常的预防及治疗、预后等信息。

4. 潜在并发症：猝死。

（二）护理措施

1. 一般护理

（1）休息与活动：无器质性心脏病的良性心律失常患者，可进行正常的工作和生活，适当进行体育锻炼，保持心情舒畅，注意劳逸结合，避免劳累和感染。持续性室性心动过速、二度Ⅱ型房室传导阻滞或三度房室传导阻滞等严重心律失常患者应卧床休息。协助患者采取舒适体位，尽量避免采取左侧卧位。患者卧床期间，为患者安排安静、舒适的环境，避免不良刺激，协助做好生活护理。

（2）饮食护理：给予营养丰富、清淡、易消化、低脂、富含纤维素的饮食，指导患者少量多餐，戒烟酒，避免摄入刺激性或含咖啡因的饮料或饮食，如浓茶、咖啡等。服用排钾利尿剂的患者应鼓励患者多进食富含钾的食物。

2. 病情观察

（1）密切观察生命体征、心率、心律、神志、面色、尿量、血氧饱和度等变化。

（2）注意患者有无心悸、胸闷、心绞痛、晕厥、抽搐、心衰、休克等症状，严重心律失常者应持续进行心电监护。

（3）护士应熟悉监护仪的性能，能及时识别各种常见的心律失常，注意有无猝死的危险征兆并做好记录。频发性、多源性、成联律、R-on-T室性期前收缩，阵发性室上性心动过速，心房颤动，二度Ⅱ型房室传导阻滞等是潜在的引起猝死危险的心律失常。心室颤动、阵发性室性心动过速、三度房室传导阻滞是随时有猝死危险的心律失常。

（4）一旦发现危险征兆，应及时报告医生并协助处理。立即安置患者卧床休息，给予氧气吸入，迅速建立静脉通路，床边备抢救车，准备好抗心律失常药物、除颤器、临时起搏器等急救用品。

3. 对症护理　有呼吸困难、发绀者可给予2～4L/min氧气吸入。频繁发作，伴有头晕、晕厥或曾有跌倒病史者应卧床休息，避免单独外出。嘱患者避免剧烈活动、情绪激动、快速改变体位等，一旦有头晕、黑矇等先兆应立即平卧休息，以免受伤。

4. 用药护理　严格按医嘱正确使用抗心律失常药物，注意药物的不良反应。静脉注射时速度宜慢，静脉滴注药物时尽量用输液泵控制滴速。利多卡因静脉注射不可过快、过量，以免引起传导阻滞、低血压、抽搐、呼吸抑制、心搏骤停等。奎尼丁有较强的心脏毒性，给药时须定期测心电图、血压、心率、心律，若出现血压下降、心率慢或心律不规则，Q-T间期延长应暂停给药，并立即报告医生。苯妥英钠可引起皮疹、白细胞减少，故用药期间应定期复查白细胞计数。普罗帕酮易致恶心、口干、眩晕、头痛等，宜饭后服用以减少胃肠道刺激。胺碘酮可有胃肠反应、肝功能损害、心动过缓、房室传导阻滞、低血压等，久服可影响甲状腺功能和角膜碘沉着，少数患者可出现肺纤维化。静脉给药易出现静脉炎，应选择大血管，配制药物浓度不要太高，谨防药液外渗。

5. 心理护理　针对患者和家属的心理问题，向患者作好解释工作，给予心理支持，使患者心情愉快，情绪稳定，消除其思想顾虑，取得理解和合作。

6. 健康指导

（1）疾病预防指导：介绍心律失常的常见病因、诱因及防治知识，嘱患者应生活规律、劳逸结合，避免过度劳累、情绪紧张、感染、受凉、饱餐、摄入刺激性食物、吸烟、饮酒、饮浓茶和咖啡等。心动过缓者应避免屏气动作，以免加重。

（2）治疗及急救指导

1）遵医嘱正确用药不得随意增减药物或更换药物，注意观察药物的不良反应，有异常及时就诊。

2）安装人工心脏起搏器者应随身携带诊断卡和异丙肾上腺素或阿托品药物，避开磁共振、理疗等电磁场环境。

3）指导患者或家属如何应急处理心律失常发作，教会严重心律失常患者的家属心肺复苏术。

（3）病情监测和复查指导：告知患者定期复查，及时调整治疗方案。教会患者自测脉搏，每天早、晚和出现不适时测量脉搏，作好记录。当出现下列情况要及时就诊：脉搏少于60次/分，并有头晕、目眩感；脉搏超过100次/分，休息及放松后仍不减慢；脉搏节律不齐，有漏搏或早搏5次/分以上；患者平素脉搏整齐，出现节律不整。

（张俊玲）

第4节　心脏瓣膜病

案例3-4

患者，女，53岁。患者风湿性心脏病病史30年，近半年心悸、气短、下肢水肿加重来院求治。护理体检：T 39℃，P 150次/分，R 22次/分，BP 120/80mmHg。口唇发绀，可见颈静脉怒张，双肺底可听到干湿啰音，心尖部可触及舒张期震颤，心率150次/分，心律不规整，心尖部可听到舒张中晚期隆隆样杂音，第一心音亢进，并听到清脆响亮的开瓣音。全腹软，无压痛，肝脏于右锁骨中线肋缘下触及3.0cm，脾脏未触及，双下肢中度水肿。心电图示心房颤动；超声心动图检查提示左右心室心房增大。

问题：1. 针对该患者的护理诊断有哪些？

2. 应采取哪些护理措施？

3. 如何对患者进行健康指导？

（一）概述

1. 概念　心脏瓣膜病是心脏瓣膜（包括瓣叶、瓣环、腱索及乳头肌）因炎症、黏液样变性、退行性改变、先天性畸形、缺血性坏死、感染及创伤等原因引起的结构和功能异常，导致瓣膜口狭窄和（或）关闭不全。瓣膜病变可累及单个或多个瓣膜，两个以上瓣膜病变者，又称联合瓣膜病。心脏瓣膜病以风湿性心脏瓣膜病最常见，其次见于老年退行性变、动脉硬化、感染性心内膜炎、乳头肌功能不全等。

风湿性心脏瓣膜病（简称风心病），是由风湿性炎症所致的瓣膜损害，为我国常见的心脏病之一。多见于40岁以下人群，二尖瓣受累最为常见，其次为主动脉瓣。

2. 病因

（1）风湿热：是心脏瓣膜病最常见的病因，2/3患者为女性。约半数患者无急性风湿热史，但多有反复链球菌感染导致的扁桃体炎或咽峡炎史。

（2）先天性瓣膜畸形：心内膜垫缺损常合并二尖瓣前叶裂，导致二尖瓣关闭不全。先天性主动脉瓣二叶畸形，是先天性主动脉瓣狭窄的常见病因。

（3）其他：①老年退行性病变。≥65岁老年人，主动脉瓣发生钙化，可导致单纯性主动脉瓣狭窄。②结缔组织病。系统性红斑狼疮性心内膜炎为二尖瓣狭窄的罕见病因。③肥厚型梗阻性心肌病。④心肌梗死等。

3. 病理生理

（1）二尖瓣狭窄：正常成人二尖瓣口面积为4～6cm^2，当瓣口面积在1.5cm^{2}以上时为轻度狭窄，1.0～1.5cm^{2}为中度狭窄，小于1.0cm^{2}为重度狭窄。

舒张期血液自左心房充盈左心室，当二尖瓣狭窄时，左心房内压力增高，从而导致肺循环压力升高，肺小动脉硬化，又可引起右心室后负荷过重，导致右心室肥厚劳损、三尖瓣和肺动脉瓣关闭不全，最终导致右心衰竭。同时，心脏舒张期，回流至左心室的血液较正常时减少，心排血量减少，可出现全身缺血缺氧症状。

（2）二尖瓣关闭不全：二尖瓣关闭不全导致左心室收缩时一部分血液可反流入左心房，左心房容量负荷增加，左心房肥厚扩张。同时，左心室泵出血液较正常减少，严重时全身可出现缺血缺氧。在心脏舒张期左心室接受的血液增多，导致左心室压力增高、肥厚扩张。左心房压力增大，可引起肺动脉高压、肺淤血、右心衰竭。左心代偿能力较强，故早期不出现肺淤血的表现。

（3）主动脉瓣狭窄：正常成人主动脉口的面积为3cm^2，当其面积减少50%时，无明显影响。若减少至正常的30%以下时，左心室后负荷明显增加，左心室向心性肥厚，最终导致左心衰竭。

（4）主动脉瓣关闭不全：主动脉瓣关闭不全时，心脏在舒张期，左心室除接受左心房的血液外，还接受主动脉反流的血液，使左心室容量负荷增加，左心室扩张，可进一步发展为左心衰竭。由于舒张期血液反流，导致主动脉舒张压降低，患者可出现心、脑、肾供血不足的表现，脉压增大，可有周围血管征（水冲脉、枪击音、毛细血管搏动征、杜桑双重杂音）。

（二）护理评估

1. 健康史　询问患者有无风湿热病史；询问患者有无反复扁桃体炎或咽峡炎病史。询问患者有无心肌梗死、感染性心内膜炎病史等。

2. 身体状况

（1）症状

1）二尖瓣狭窄

A. 呼吸困难：最常见、最早出现的症状，早期表现为劳力性呼吸困难、随二尖瓣狭窄加重，心脏功能下降，可出现夜间阵发性呼吸困难、端坐呼吸，甚至发生急性肺水肿。

B. 咳嗽：常见，尤其是冬季比较明显。与炎症、支气管黏膜淤血及增大的左心房压迫左主支气管有关。

C. 咯血：可为痰中带血丝、少量咯血或大咯血，急性肺水肿时咳大量粉红色泡沫样痰。

D. 压迫症状：左心房扩大和左肺动脉扩张可压迫左喉返神经，引起声音嘶哑，压迫食管，引起吞咽困难。

2）二尖瓣关闭不全：轻度二尖瓣关闭不全症状不明显。病变严重时，可出现左心衰竭、心源性休克甚至急性肺水肿。

3）主动脉瓣狭窄：主动脉狭窄患者常出现典型的三联征，即呼吸困难、心绞痛和晕厥。

A. 呼吸困难：劳力性呼吸困难为常见的首发症状。随着心脏功能下降，可出现夜间阵发性呼吸困难、端坐呼吸、急性肺水肿。

B. 心绞痛：与冠状动脉灌注不足有关。

C. 晕厥：与脑循环灌注不足有关。

4）主动脉瓣关闭不全：可长期无症状或有头部搏动感、心悸等症状。出现左心功能不全后，病情进行性加重，可有劳力性呼吸困难等左心衰竭症状甚至肺水肿。

（2）体征

1）二尖瓣狭窄

A. 视诊：二尖瓣面容，即口唇、双颊紫红发绀。心尖搏动可无异常。

B. 触诊：心尖部可触及舒张期震颤。

C. 听诊：心尖部闻及隆隆样舒张中晚期杂音，它是二尖瓣狭窄的特征性体征。瓣膜有弹性和活动度较好时，可听到第一心音亢进和开瓣音。发生肺动脉高压和右心室扩大时，可出现肺动脉瓣听诊区第二心音增强，舒张早期吹风样杂音。

2）二尖瓣关闭不全

A. 视诊：心尖搏动向左下移位。

B. 叩诊：心界向左下扩大。

C. 听诊：心尖部第一心音减弱，肺动脉瓣区第二心音亢进及分裂。心尖部可闻及吹风样全收缩期杂音，并向左腋下传导，为特征性体征。

3）主动脉瓣狭窄

A. 视诊：心尖搏动有力，呈抬举样。

B. 触诊：主动脉瓣区可触及收缩期震颤。

C. 叩诊：心浊音界位置正常或向左下移位。

D. 听诊：胸骨右缘第 2 肋间可闻及收缩期喷射性杂音为其特征性体征，杂音可向颈部、胸骨左下缘传导。

E. 其他：收缩压降低，脉压减小，脉搏细弱。

4）主动脉瓣关闭不全

A. 视诊：心尖搏动向左下移位，呈抬举样。

B. 叩诊：心脏心浊音界向左下扩大，心浊音界呈靴形。

C. 听诊：胸骨左缘第 3 肋间可闻及叹气样舒张期杂音为其特征性体征；重度反流者，在心尖部可听到舒张中晚期隆隆样杂音。

D. 其他：收缩压升高、舒张压降低、脉压增大；周围血管征（水冲脉、毛细血管搏动征、杜柔双重杂音、动脉枪击音等）。

（3）并发症

1）心律失常：以心房颤动最常见，早期多为阵发性心房扑动和心房颤动，逐渐发展为慢性心房颤动。

2）血栓栓塞：常见于伴有心房颤动患者，以脑栓塞最多见，其余依次为外周动脉和内脏（脾、肾和肠系膜动脉栓塞）。

3）急性肺水肿：是重度二尖瓣狭窄的严重并发症，如不及时抢救，往往导致患者死亡。

4）肺部感染：较常见，常为诱发心力衰竭的主要原因之一。

5）充血性心力衰竭：二尖瓣狭窄患者可表现为右心衰竭，主动脉瓣狭窄或关闭不全的患者可表现为左心衰竭。心力衰竭是心脏瓣膜病患者晚期常见并发症，常为患者就诊和死亡的主要原因。

6）感染性心内膜炎：较少见。

7）心源性猝死：可见于二尖瓣脱垂、有症状的主动脉瓣狭窄。

3. 心理 - 社会状况　患者发生心力衰竭时，生活不能自理，需要专人照顾。易产生抑郁的心理，认为自己拖累了他人。心衰反复发生，再加上昂贵的治疗费用，患者可能会拒绝治疗。

4. 辅助检查

（1）X 线检查

1）二尖瓣狭窄：可发现左心房增大，肺动脉段突出，心脏呈梨形，肺淤血、间质性肺水肿等征象。

2）二尖瓣关闭不全：轻度二尖瓣关闭不全，可无异常发现，严重者可有左心房增大及左心室增大。左心衰竭时可见肺淤血征象、间质性肺水肿征象。

3）主动脉瓣狭窄：当出现左心衰竭或合并主动脉瓣关闭不全时，则左心室明显增大；左心房轻度增大；升主动脉根部常见狭窄后扩张；肺淤血征象。

4）主动脉瓣关闭不全：左心室增大，升主动脉扩张，主动脉弓突出，搏动明显，呈“主动脉型心脏”，即靴形心。左心衰竭时有肺淤血征象。

（2）心电图检查

1）二尖瓣狭窄：心电图可呈“二尖瓣型 P 波”，P 波时间延长，超过 0.12 秒，P 波顶部有切迹。当合并肺动脉高压时，电轴可右偏。晚期可见右心室肥厚征。

2）二尖瓣关闭不全：可出现窦性心动过速、心房颤动；左心房增大、右心室肥厚征。

3）主动脉瓣狭窄：重度狭窄患者可出现左心室肥厚、房室传导阻滞、心房颤动、室性心律失常等表现。

4）主动脉瓣关闭不全：可出现窦性心动过速、左心室肥厚等表现。

（3）超声检查：是确诊心脏瓣膜有无异常的最可靠的无创性方法，同时可对房室大小、厚度和运动、心功能、肺动脉压等进行测定。

1）二尖瓣狭窄：M 型超声心动图二尖瓣图形呈“城墙样”改变。

2）二尖瓣关闭不全：可做脉冲式多普勒超声和彩色多普勒血流显像，诊断的敏感性几乎达 100%。

3）主动脉瓣狭窄：可做二维超声心动图，有助于显示瓣膜口大小及形状、是否增厚、有无钙化、活动度等。

4）主动脉瓣关闭不全：可做脉冲式多普勒超声和彩色多普勒血流显像，心脏舒张期在左心室侧可探及反流束，通过计算，可判断瓣膜病变的严重程度。

（4）心导管检查：可直接观察瓣膜的情况，准确判断其狭窄的程度。

5. 治疗要点　治疗原则：控制病情发展，防止风湿活动，改善心功能，减轻症状，防止并发症。

（1）内科治疗

1）预防与控制风湿活动：长期应用苄星青霉素 120 万 U 肌内注射，每月 1 次。一般应坚持至患者 40 岁。

2）预防呼吸道感染及感染性心内膜炎。

3）无症状者定期（半年至一年 / 次）复查。

4）防止并发症：①心力衰竭、房颤处理原则参见本章第 2 节和第 3 节。②防止血栓栓塞，实施抗凝治疗或溶栓治疗，无禁忌证者，可长期服用华法林，预防血栓栓塞。③大量咯血：嘱患者采取坐位，应用镇静剂，减少患者躁动。静脉注射利尿剂，降低肺血管压力。

（2）介入和外科治疗是最有效的办法，包括瓣膜分离术、经皮球囊瓣膜成形术、瓣膜置换术等。

（三）护理问题 / 医护合作性问题

1. 气体交换受损　与慢性肺淤血和肺部感染有关。
2. 焦虑　与担心疾病预后及工作、生活、前途有关。
3. 有窒息的危险　与大咯血有关。
4. 活动无耐力　与肺淤血、心力衰竭有关。
5. 体温过高　与风湿活动、并发感染有关。
6. 知识缺乏：缺乏有关疾病知识及保健知识。
7. 潜在并发症：感染、心力衰竭、心律失常、栓塞、猝死。

（四）护理措施

1. 一般护理

（1）休息与活动：保证充足的睡眠。患者症状不明显时可适当活动，但避免较重体力活动，以免增加心脏负担。体力活动的程度以活动后不出现胸闷、气短、心悸或休息数分钟后能缓解为限。如伴有心功能不全或风湿活动时应绝对卧床休息。

（2）饮食：给予患者高热量、富含维生素和蛋白质的清淡、易消化、产气少的食物，注意少量多餐，减轻心脏负担。有心功能不全者适量限制水钠摄入。

2. 病情观察　监测生命体征及伴随症状，注意患者的精神状态和意识变化，观察有无风湿活动的表现，如皮肤环形红斑、皮下结节、关节红肿及疼痛等；观察患者有无呼吸困难、乏力、食欲减退、尿少、水肿等心力衰竭征象；密切观察有无栓塞的征象。

3. 对症护理　发热者每 4 小时测量一次体温，超过 38℃者给予物理降温并记录降温效果。大量出汗者应勤换衣裤、被褥，防止受凉。关节炎时局部热敷，以减轻关节的炎性水肿和疼痛。

4. 用药护理　风湿性心瓣膜病患者出现并发症时，根据医嘱正确应用抗生素、洋地黄、利尿剂、抗心律失常药、抗凝药等，密切观察疗效和药物的不良反应。

5. 心理护理　向患者说明风湿性心瓣膜病治疗的长期性、艰巨性和重要性，给患者以心理支持并鼓励患者积极应对，客观正确地认识自己的病情，树立战胜疾病的信心，积极配合治疗。鼓励家属探视患者，帮助患者稳定情绪，消除紧张、焦虑、恐惧心理。

6. 健康指导

（1）讲解有关疾病的知识

1）告诉患者及家属本病的病因和病情特点，说明治疗的长期性，并鼓励患者树立战胜疾病的信心。

2）对于育龄期妇女应根据心功能情况，在医生指导下选择好妊娠和分娩的时机，并做好孕期监护，对不宜妊娠和分娩的妇女，应向患者及其配偶和家属说明情况，做好思想工作。

3）告知患者坚持长期使用青霉素以控制链球菌感染、预防风湿活动反复发作。

（2）指导患者进行生活护理

1）指导患者注意劳逸结合，合理安排休息与活动，指出在心功能许可的情况下，适度锻炼可提高机体抵抗力，但应避免过重体力活动。注意防寒保暖和保持室内空气流通、阳光充足、防潮避湿对预防风湿活动的重要性。

2）指导加强营养、合理饮食，摄取高蛋白、高维生素、低脂低盐饮食，以免增加心脏负荷。

（3）定期复查：定期复诊以及时了解心脏瓣膜及心功能情况。

（张新萍）

第5节　冠状动脉粥样硬化性心脏病

案例 3-5

患者，女性，48岁，教师。入院前半个月于跑步后出现心悸、呼吸困难，无明显胸痛，休息5分钟后症状消失，2小时前再次因跑步出现心悸、呼吸困难、头晕，休息后不缓解。遂到当地市人民医院就诊，心电图提示室上性心动过速，立即静脉注射普罗帕酮35mg后，再做心电图，Ⅱ、Ⅲ、aVF导联出现倒置T波。实验室检查：肌钙蛋白60ng/ml（参考范围0～0.04ng/ml），中性粒细胞0.89。诊断为心肌梗死。

问题： 1. 患者心肌梗死的原因是什么？

2. 该患者目前存在哪些护理问题？

3. 对该患者应采取哪些护理措施？

1. 概念　冠状动脉粥样硬化性心脏病（冠心病）是指冠状动脉发生粥样硬化使管腔狭窄、阻塞和（或）冠状动脉痉挛导致心肌缺血、缺氧而引起的心脏病，统称为冠状动脉性心脏病。近年来，随着人们工作节奏的加快、生活方式的改变及生活水平的提高，发病年龄提前及发病率明显增高，故越发引起人们的重视。

2. 病因　冠状动脉性粥样硬化心脏病的病因尚不明确，目前认为与多种危险因素有关，主要有：

（1）高脂血症：脂质代谢异常是动脉粥样硬化最重要的危险因素。总胆固醇（TC）、甘油三酯（TG）、低密度脂蛋白（LDL）或极低密度脂蛋白（VLDL）升高。载脂蛋白A（ApoA）降低和载脂蛋白B（ApoB）增高也被认为是致病因素。有文献表示LDL增高是更强的致动脉硬化的因素。

（2）高血压：高血压患者发生冠心病的概率较血压正常者高3～4倍，60%～70%的冠状动脉粥样硬化患者有高血压。血压持续升高者，动脉粥样硬化的发生率明显增高，高血压与冠状动脉粥样硬化往往相互加重，且收缩压与舒张压增高都与本病密切相关。

（3）糖代谢异常：高血糖可使血管内皮受损，动脉粥样硬化的发生率明显增加，高血糖者患此病的概率比血糖正常者高 2 倍。糖耐量减低者也常常发生冠心病。

（4）肥胖体重：超过标准体重 20% 者易患本病，尤其是在短期内体重明显增加者。

（5）吸烟：吸烟者患病率和病死率比不吸烟者增高 2 ～ 6 倍，且与每日吸烟的支数成正比。吸烟可促进动脉粥样硬化的发生。

（6）年龄与性别：冠心病常见于 40 岁以上的男性，超过 60 岁男女发病率基本相同。目前发病年龄有年轻的趋势。

（7）遗传因素：有家族史者患病率比无家族史者高 5 倍。

（8）缺乏体力活动、A 型性格（性情急躁、竞争性过强）、饮食不当（进食过多动物脂肪、胆固醇、糖、钠盐）等也是重要的危险因素。

（9）其他：血中同型半胱氨酸升高，一些凝血因子、纤维蛋白原增高，胰岛素抵抗增强，病毒、衣原体感染等。

3. 发病机制　高脂血症、高血压、糖尿病、肥胖、吸烟、血管痉挛等均可导致冠状动脉内膜损伤，血浆中脂质可通过血管内皮间的裂隙或损伤的部位侵入动脉壁并滞留于血管平滑肌细胞附近，引起平滑肌细胞增生，并进入内膜吞噬脂质，成为噬脂细胞。噬脂细胞逐渐增多或释放出脂质，可刺激纤维组织增生，最后形成粥样硬化斑块。此外损伤处血小板聚集并释放出血栓素 A_2（TXA_2）引起血管强烈收缩和血小板聚集。同时受损的内膜前列环素 I_2（PGI_2）释放减少，前列环素 I_2 有抵消血小板聚集和舒张血管的作用，因此，TXA_2 增多和 PGI_2 的减少又加重了内皮损伤、心肌缺血。本病的发生与神经、内分泌变化、动脉壁活性降低等有关。

4. 冠心病的分型　1979 年，世界卫生组织（WHO）根据冠状动脉的病变部位、血管阻塞程度、心肌缺血的速度、程度及范围将冠心病分为 5 种类型。①无症状性心肌缺血（隐匿性冠心病）：无症状，常规心电图或负荷心电图、24 小时动态心电图有缺血性 ST-T 变化。②心绞痛：以发作性胸骨后疼痛为主要特征。③心肌梗死：冠状动脉闭塞所致心肌坏死。④缺血性心肌病型冠心病：反复心肌缺血导致心肌纤维化，心脏扩大，主要表现为心力衰竭和心律失常。⑤猝死型冠心病：主要因心肌缺血造成电生理紊乱，发生严重的心律失常而猝死。

近年来，临床医生趋向于将冠心病分为急性冠脉综合征（acute coronary syndrome，ACS）和慢性心肌缺血综合征（chronic ischemia syndrome，CIS）或称慢性冠脉病（chronic coronary artery disease，CAD）两大类。①急性冠脉综合征（acute coronary syndrome，ACS）包括不稳定型心绞痛（unstable angina，UA）、非 ST 段抬高心肌梗死（non-ST-segment elevation myocardial infarction，NSTEMI）和 ST 段抬高心肌梗死（ST-segment elevation myocardial infarction，STEMI）、冠心病猝死。②慢性心肌缺血综合征（chronic ischemia syndrome，CIS）包括无症状心肌缺血、稳定型心绞痛和缺血性心肌病。冠心病临床分类见表 3-1。本节重点讨论心绞痛和心肌梗死两种类型。

表 3-1　冠心病临床分类

急性冠脉综合征（ACS）	慢性冠脉病（CAD）
不稳定型心绞痛（UA）	稳定型心绞痛
非 ST 段抬高心肌梗死（NSTEMI）	冠脉正常的心绞痛
ST 段抬高心肌梗死（STEMI）	无症状性心肌缺血
冠心病猝死	缺血性心力衰竭（缺血性型心肌病）

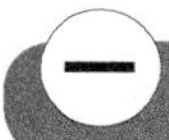

一 心绞痛

（一）概述

1. 概念　心绞痛是在冠状动脉狭窄的基础上，由于心肌负荷增加引起心肌急剧的暂时性缺血、缺氧的临床综合征。可分为稳定型心绞痛和不稳定型心绞痛两种，本节主要介绍稳定型心绞痛。

（1）稳定型心绞痛：是指冠状动脉严重狭窄导致心肌供血不足，引起心肌急剧的、暂时的缺血与缺氧的临床综合征，常发生于心脏负荷增加的时候。

（2）不稳定型心绞痛：与稳定型心绞痛相比，不稳定型心绞痛的主要差别在于冠脉内的粥样斑块不稳定，可继发斑块内出血、破裂等病理改变，导致血小板聚集，缺血加重。

2. 病因

（1）病因：冠状动脉粥样硬化是最基本的原因，其次为冠状动脉血流量减少或缺血性疾病如重度主动脉瓣狭窄或关闭不全等。

（2）诱因：凡可引起心肌需氧量增加或冠状动脉血流量减少的因素均可诱发心绞痛，常见诱因有体力劳动、情绪激动、饱餐、便秘、寒冷、阴雨天气、吸烟、酗酒、血压过高或过低等。

（3）发病机制：当冠状动脉血流量不能满足心肌所需时，导致心肌急骤、暂时的缺血缺氧，即可发生心绞痛。在正常情况下，冠状动脉的血流量可随生理情况而发生显著的变化，具有很强的储备力量。如在剧烈活动时，冠状动脉扩张，血流量可增加到休息时的 6 ～ 7 倍；缺氧时，血流量也可增加 4 ～ 5 倍。当冠状动脉发生粥样硬化后致其管腔狭窄或痉挛，冠状动脉扩张性减弱，对心肌的供血量相对固定。一旦心脏负荷骤升，心肌需氧量增加时，狭窄或痉挛的冠状动脉不能满足心肌供血。产生心绞痛的原因，可能是在心肌缺血缺氧时，酸性代谢产物，如乳酸、丙酮酸、磷酸或类似激肽的多肽类物质等增多，刺激了心脏内的植物神经传入纤维末梢，经 1 ～ 5 胸交感神经节及相应的脊髓节段传到大脑，产生疼痛感觉。这种痛觉反映在与自主神经纤维进入相同脊髓节段的脊神经所分布的区域，即胸骨后及左肩、左臂内侧与小指尺侧。

（二）护理评估

1. 健康史　询问患者有无高血压、高血脂、糖尿病等病史及家族史。询问有无劳累、情绪激动、便秘、饱餐、寒冷等诱因。询问有无服用降压、降脂、降糖及抗心律失常的药物。

2. 身体状况

（1）症状：以发作性胸痛为主要特征。

1）胸痛部位：典型部位在胸骨体上段或中段之后，可波及心前区，疼痛范围约手掌大小，界线不清，可向左肩、左臂内侧放射达小指、环指，少数患者也可表现为上腹部、咽部、颈部疼痛（图 3-24）。

2）疼痛性质：压榨样疼痛或闷痛，也可为烧灼样疼痛，常伴有焦虑、紧缩感、恐惧感或濒死感，每次发作疼痛轻重程度不一，但性质基本一致。心绞痛发作时，患者被迫停止原来的活动直至症状缓解。

3）持续时间：每次 3 ～ 5 分钟，一般不超过 15 分钟，发作频率高则每日数次，也可几日或几周甚至几个月发作一次。

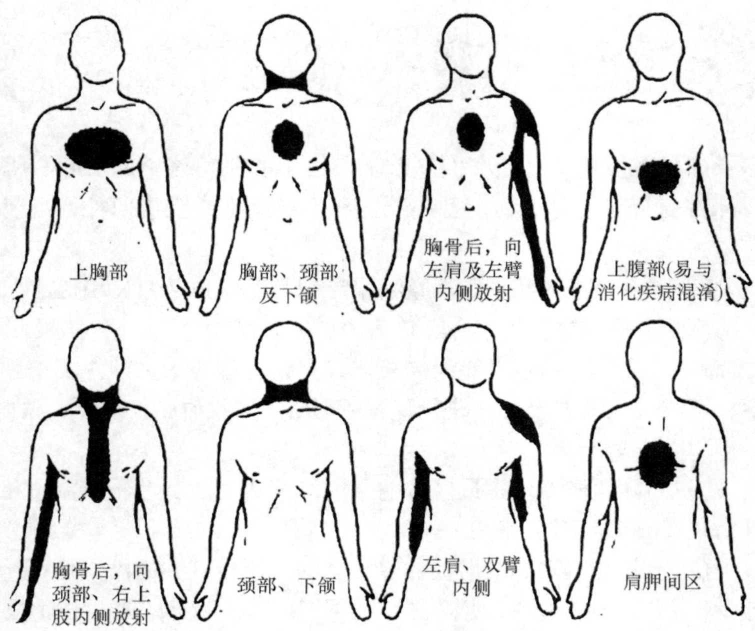

图 3-24　心绞痛常见疼痛部位

4）诱因：凡引起心肌需氧量增加或冠状动脉血流量减少的因素均为诱因，如体力劳动、运动、情绪激动、饱餐、寒冷、吸烟、心动过速、休克等。

5）缓解方式：休息或含化硝酸甘油后 1 ～ 5 分钟内缓解。

（2)体征：未发作时一般无异常体征。心绞痛发作时，常伴有面色苍白、出冷汗、表情焦虑、血压升高、心率增快等。可有第四或第三心音奔马律、心尖部暂时性的收缩期杂音等。

（3）心绞痛分型

1）稳定型心绞痛：亦称稳定型劳力性心绞痛，指心绞痛发作的次数及疼痛的性质、部位、诱因、持续时间在 1 ～ 3 个月内无变化，服用硝酸甘油后，也在相同时间内发生疗效。

2）变异型心绞痛：为冠状动脉痉挛所致，其特点为心绞痛发作时心电图的有关导联 ST 段抬高，与之相对应的导联 ST 段可压低。变异型心绞痛最终会发生心肌梗死。

3）不稳定型心绞痛：除稳定型心绞痛、变异型心绞痛外所有类型的心绞痛（如卧位型心绞痛、恶化型心绞痛、梗死后心绞痛等）及冠脉成形术后心绞痛、冠脉旁路术后心绞痛等。①卧位型心绞痛：心绞痛常发生于休息或睡眠时，舌下含服硝酸甘油效果欠佳。有劳累性心绞痛病史，可发展为心肌梗死或猝死。②恶化型心绞痛：原为稳定型心绞痛的患者，在 3 个月内胸痛的程度、频率、诱因、持续时间经常变化并进行性加重，硝酸甘油难以缓解。多数患者心绞痛加重前无明显诱因。患者经内科规范治疗大多数可转化为稳定型心绞痛，少数（10%）发展为急性心肌梗死。③梗死后心绞痛：急性心肌梗死后 1 个月内又发生的心绞痛。有缺血性心电图的表现，心肌酶学无异常。患者有可能再发心肌梗死。④混合性心绞痛：心绞痛发生于心肌需氧量增加时，亦可发生于休息时。发病机制为冠状动脉狭窄导致冠状动脉血流储备量减少且不固定。

3. 心理 - 社会状况　患者有无因检查和治疗的费用昂贵而出现焦虑、自责、愧疚心理。心绞痛发作时，患者有无恐惧心理。

4. 辅助检查

（1）心电图检查：为发现心肌缺血、诊断心绞痛最方便、最经济、常用的方法。

1）静息心电图检查：多数患者在心绞痛未发作时，心电图正常，亦可见少数患者出现非特异性 ST 段和 T 波异常。

2）心绞痛发作时，大多数患者心电图表现为 ST 段压低超过 0.1mV，T 波低平或倒置，见图 3-25。

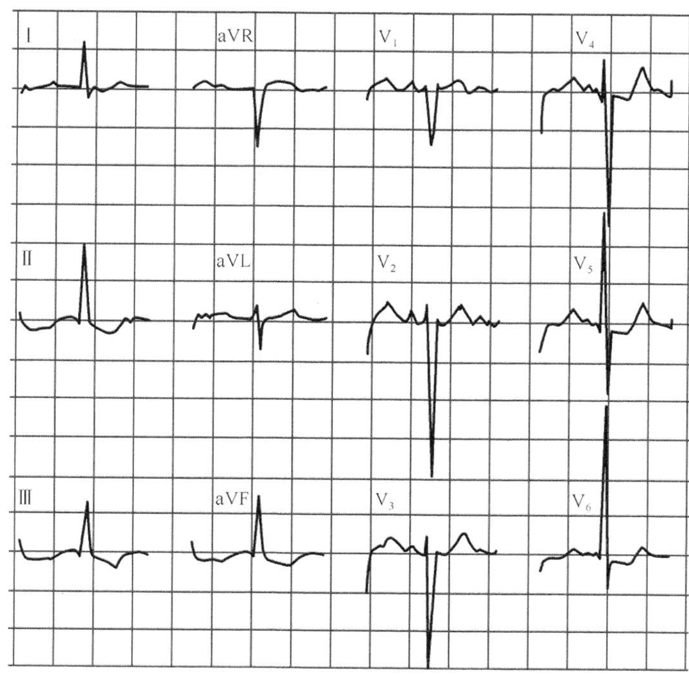

图 3-25　心绞痛发作时心电图

3）动态心电图（Holter）检查：连续记录患者 24 小时心电图变化，有利于提高缺血性心电图的检出率。可从中发现心电图 ST-T 改变和各种心律失常，并与患者相应时间的活动和症状相对照。

4）运动负荷试验：运动中出现心绞痛或心电图出现 ST 段水平型或下斜型压低≥ 0.1mV（J 点后 60 ～ 80 毫秒）持续 2 分钟为阳性标准。运动中出现室性心动过速或血压下降、步态不稳时，应立即停止运动。不稳定型心绞痛、心肌梗死急性期、明显心力衰竭的患者禁作负荷运动试验。

（2）放射性核素检查：①正电子发射断层心肌显影（PET）。利用发射正电子的核素示踪剂 ^{11}C、^{18}F、^{13}N 等进行心肌显像。②心肌显像。随冠状动脉血流，放射性核素（如 ^{201}Tl 铊）很快被正常心肌摄取，而缺血心肌则显示灌注缺损。③心腔造影。应用 ^{99m}Tc 可测定左心室射血分数及显示局部室壁运动情况。

（3）超声心动图检查：心绞痛及严重缺血发作时，超声心动图可有节段性室壁运动减低或运动障碍、左心室舒张顺应性下降、舒张末期压升高、左心室射血分数降低等。

（4）冠状动脉造影：目前仍然是诊断冠心病冠脉病变最准确的方法，具有确诊价值。通过选择性冠状动脉造影可明确冠状动脉及其分支的狭窄部位、程度等，指导治疗、判断预后。

5. 治疗要点　治疗原则：改善心肌的血液供应和减少其耗氧量，缓解心绞痛的急性发作及预防再发作。

（1）发作时的治疗

1）休息：可降低心肌的氧耗量。因此，心绞痛发作时，患者应立即停止所有正在进行的活动，就地休息。

2）药物治疗：选用起效快的硝酸酯类制剂，这类药物既可扩张冠状动脉，增加冠状动脉循环的血流量，又可扩张周围血管，减少静脉回心血量，从而减轻心脏前、后负荷，降低心肌氧耗量，达到缓解心绞痛的目的。常用药物：①硝酸甘油片，每次 0.3 ～ 0.6mg，舌下含服，1～2分钟即开始起作用，约30分钟后作用消失；②硝酸异山梨酯（消心痛）片，每次5～10mg，舌下含服，2 ～ 5 分钟起效，作用维持 2 ～ 3 小时。也有喷雾制剂。

（2）缓解期的治疗

1）一般治疗：①避免各种诱因，如过度劳累、受寒、情绪激动等；②控制危险因素，如高血压、高血糖、高血脂、肥胖、吸烟等；③生活方式调节，戒烟限酒，进行适当的体育锻炼，控制体重。

2）药物治疗：①硝酸酯类制剂，选用长效硝酸酯类制剂，硝酸异山梨酯片或胶囊，5 ～ 20mg，口服，3 次 / 日；② 5- 单硝酸异山梨酯，口服，20 ～ 40mg，2 次 / 日；③硝酸甘油贴剂，贴在胸前或上臂皮肤，可预防夜间心绞痛发作。

3）对症治疗：①伴有心率增快、血压增高者可用β受体阻滞剂、二氢吡啶类钙拮抗剂。②应用抗凝（抗栓）药物，如氯吡格雷、阿司匹林、肝素是不稳定型心绞痛治疗的重要措施。③其他药物：如复方丹参滴丸、速效救心丸等。

（3）介入治疗：目前治疗心绞痛可用经皮腔内冠状动脉成形术或支架植入术，详见本章第 11 节。

（4）外科手术：可实施主动脉 - 冠状动脉旁路移植术。手术适应证：①左冠状动脉主干狭窄＞ 50%；②冠状动脉 3 支病变，伴有左心室射血分数＜ 50%；③左前降支和回旋支近端狭窄≥ 70%；④有严重的心律失常伴左主干或 3 支病变；⑤稳定型心绞痛经药物治疗效果不佳，影响工作和生活者；⑥介入治疗失败，仍有心绞痛或血流动力学异常者。

（三）护理问题 / 医护合作性问题

1. 急性疼痛：胸痛　与心肌缺血缺氧有关。
2. 焦虑　与胸痛及患者对疾病缺乏认识有关。
3. 恐惧　与剧烈胸痛有关。
4. 知识缺乏：缺乏控制诱发因素及预防性药物应用知识。
5. 潜在并发症：心律失常、心力衰竭、休克。

（四）护理措施

1. 一般护理

（1）休息与活动：心绞痛发作时，叮嘱患者应立即停止所有的活动，卧床休息或取半坐卧位，保持环境安静，避免不良刺激。缓解期时，一般不需要卧床休息，鼓励患者参加适当的体力劳动和体育锻炼，最大活动量以不致发生疼痛症状为度，避免重体力劳动、剧烈运动、竞技类活动。不稳定型心绞痛患者，应卧床休息一段时间并严密观察。

（2）饮食护理：给予低热量、限盐、低动物脂肪、低胆固醇、高维生素、高纤维素、适量蛋白、清淡易消化的饮食。少量多餐、避免过饱，避免刺激性食物，戒烟限酒。

2.病情观察　注意观察及询问患者心绞痛发作时的部位、性质、诱因、持续时间、缓解方式，若发现心绞痛发作时间延长且不易缓解，或伴有心率减慢、血压下降、恶心、呕吐、烦躁不安等变化时，应警惕急性心肌梗死、心力衰竭等并发症的发生，及时通知医生。

3.用药护理　观察药物疗效及不良反应。①遵医嘱用药，心绞痛急性发作时，硝酸甘油或硝酸异山梨酯应舌下含化。切记勿口服。②观察用药效果：硝酸甘油用药后1～2分钟后，硝酸异山梨酯用药后2～5分钟后，疼痛缓解或消失，如未达到预期效果时，应查找原因。③静脉滴注硝酸甘油时，滴注速度宜慢，并叮嘱患者及家属不可擅自调节滴速，以免造成低血压。④观察药物不良反应：服药后出现头晕、头胀痛、面红、心悸、头部跳动感等症状，及时向患者解释，以消除其顾虑；偶有血压下降、直立性低血压的发生，故含药时应平卧片刻。停用钙通道阻滞剂、β受体阻滞剂时，宜逐渐减量，然后再停药。否则，可能诱发冠状动脉痉挛。

4.心理护理　心绞痛患者因疼痛反复发作，特别是含服硝酸甘油效果欠佳者，工作、生活、社交均可受到影响，患者易产生焦虑或恐惧心理，这种不良心理又可诱发心绞痛，形成恶性循环，故应专人守护。护理人员应态度镇静，适时与患者及其家属沟通，以给予患者精神支持，帮助患者消除紧张焦虑情绪。必要时可给予镇静剂。适时做好健康教育，使患者了解情绪与心绞痛的关系，掌握各种放松方法，合理安排工作和生活，保持良好的心态。

5.健康指导

（1）讲解有关疾病的知识

1）讲解健康的生活方式，控制体重、血压、血糖及血脂，使患者主动避免其易患因素和诱发因素。

2）告知心绞痛患者有关用药的知识。心绞痛发作时，应舌下含服硝酸甘油。硝酸甘油见光易分解，应放在棕色瓶内密闭保存，每6个月需更换1次，以免失效，不宜贴身保存。外出时随身携带硝酸酯类药物，以备急用。

3）熟悉急性心肌梗死的先兆表现，如心绞痛发作频繁、程度加重、持续时间延长、舌下含服硝酸甘油不易缓解时，应警惕急性心肌梗死，立即由家属护送就诊。

（2）指导患者进行生活护理

1）养成良好的生活习惯，饮食以低热量、低脂肪、低盐为宜，多食富含粗纤维食物以保持大便通畅。注意少食多餐，戒烟戒酒。

2）注意劳逸结合，坚持经常性、适量的活动，避免久坐和久卧。告知患者饭后2小时内不宜进行体力活动，必要时在进行体力活动前舌下含服硝酸甘油1片或硝酸异山梨酯1片以预防发作。

3）告知患者洗澡不宜在饱食或饥饿的状态下进行，时间不要过长，水温不宜过高或过低，门不要上锁，以利于发生意外时及时救治。

（3）定期复查：定期进行心电图、血糖、血脂检查。

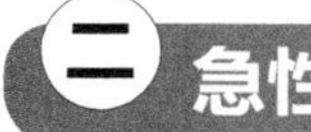

二 急性心肌梗死

（一）概述

1.概念　急性心肌梗死（acute myocardial infarction，AMI）是在冠状动脉病变的基础上，冠状动脉供血急剧减少或中断，引起心肌持久而严重缺血、缺氧，导致相应心肌的急性坏死。临床表现为持续性胸骨后剧烈疼痛，心电图动态的特征性改变，伴有发热、心肌酶升高及白细胞增多，并可发生严重的心律失常、心力衰竭和休克，甚至猝死，属急性冠脉综合征的严重类型。本病多见于男性，男女之比为 2 ∶ 1 ～ 5 ∶ 1，40 岁以上占绝大多数，冬春两季发病最多。

2. 病因

（1）基本病因是冠状动脉粥样硬化，此外，冠状动脉栓塞、先天性冠状动脉畸形、冠状动脉痉挛、冠状动脉口阻塞也可引起心肌梗死，但比较少见。

（2）诱因

1)交感神经兴奋性增高: 清晨 6 ～ 12 时,交感神经兴奋性高,机体应激性增强,心肌收缩力、心率、血压、冠状动脉张力均增加，导致心脏负荷增大，心肌需氧量增加。

2）左心室负荷增加：重体力活动、情绪激动、血压急剧升高、用力排便、饱餐等因素，均可导致左心室负荷增加，心肌氧耗量增加。

3）冠状动脉灌注量锐减：大出血、休克、严重脱水、外科手术或严重心律失常等因素，使冠状动脉的血流量骤然下降，心肌严重缺血缺氧。

3. 发病机制　冠状动脉发生粥样硬化，造成管腔严重狭窄和心肌血供不足，而侧支循环又未充分建立，在此基础上，若冠状动脉管腔内血栓形成、粥样斑块破溃、粥样斑块内或其下发生出血或血管持续痉挛，使冠状动脉完全闭塞；或者由于休克、脱水、出血、外科手术或严重心律失常，致心排血量骤降，冠状动脉灌注量锐减；重体力活动，情绪过分激动或血压剧升，致左心室负荷明显加重，儿茶酚胺分泌增多，心肌需氧量骤增，冠状动脉供血严重不足，当心肌严重而持久地急性缺血达 20 ～ 30 分钟时，可出现缺血区心肌少数坏死，缺血达 1 ～ 2 小时，绝大部分心肌发生凝固性坏死。

（二）护理评估

1. 健康史　询问患者有无高血压、高血脂、糖尿病等病史及家族史。询问有无劳累、情绪激动、便秘、饱食、受凉等诱因。询问有无服用降压、降脂、降糖及抗心律失常的药物史。询问有无心绞痛发作的病史。

2. 身体状况

（1）症状

1）先兆症状：多数患者发病数日或数周前有乏力、活动后心悸、气促、烦躁、胸部不适等症状，以初发型心绞痛和恶化型心绞痛最常见，表现为心绞痛发作较前频繁，持续时间长，诱因不明显，硝酸甘油效果欠佳，甚至在安静状态下有心绞痛发作。也有患者可出现 ST 段抬高的变异型心绞痛。

2）疼痛：胸痛是最早、最明显的症状，特点为胸骨后突发压榨样剧烈疼痛，呈紧迫感、烧灼感,有窒息感或濒死感,性质与心绞痛相似,但疼痛剧烈且持续时间长,可达数小时或数天,休息或舌下含服硝酸甘油不能缓解。患者常伴有烦躁不安、出汗、恐惧感。

3）胃肠道症状：可表现为上腹部胀痛，伴恶心、呕吐，易误诊为急腹症，以急性下后壁心肌梗死多见。重症者可发生呃逆。可能与迷走神经受刺激和心排血量减低有关。

4）全身症状：可有心悸、发热，体温在发病数小时后升高，达 38℃左右，约持续 1 周。若有感染，体温常超过 38.5℃。

5）心律失常：多数患者心律失常发生在起病 1 ～ 2 天内，以 24 小时内最多见。多为室性心律失常，尤其是室性期前收缩，如出现频发室性期前收缩、成对或呈短期阵发性室性心动过速、多源性室性期前收缩或 R-on-T 现象，常为心室颤动的先兆。下壁心肌梗死易发生房室传导阻滞。

6）心源性休克：多在起病后数小时至数日内发生，为心肌广泛坏死、心排血量急剧下降所致。主要表现为收缩压下降至80mmHg以下，烦躁不安，面色苍白，皮肤湿冷，脉细而快，大汗淋漓，尿量减少，意识不清甚至晕厥。

7）心力衰竭：主要为急性左心衰竭。可在起病最初几日内发生，为梗死后心脏收缩力显著减弱或不协调所致。可出现呼吸困难、咳嗽、发绀、烦躁等症状，严重者可发生肺水肿，随后可发生右心衰竭的表现，如颈静脉怒张、肝大、下肢水肿、腹水。右心室心肌梗死者一开始即可出现右心衰竭表现并伴血压下降。

（2）体征：①心力衰竭时心脏浊音界可增大，可出现左心衰竭和（或）右心衰竭的体征；②心率增快，少数患者心率减慢；③血压先升高，后降低；④心肌收缩力减弱时心尖部第一心音减弱，二尖瓣乳头肌功能失调或断裂时，心尖部可闻及收缩期吹风样杂音伴收缩中晚期喀喇音等。并发纤维素性心包炎可有心包摩擦音。

（3）并发症

1）乳头肌功能失调或断裂：二尖瓣乳头肌因缺血、坏死可导致二尖瓣脱垂和关闭不全，体检时心尖部可闻及收缩中晚期喀喇音伴收缩期吹风样杂音，可导致心力衰竭甚至急性肺水肿而死亡。

2）心脏破裂：常于发病1周内出现，多为心室游离壁破裂，可致患者猝死，有高血压病史的老年女性多见。

3）栓塞：多发生在起病后1～2周，如为左心室附壁血栓脱落所致，可引起脑、肾、脾或四肢动脉栓塞；如由下肢静脉血栓脱落所致，则引起肺动脉栓塞。

4）室壁瘤：多出现在心室。超声、心电图、左室造影、放射性核素检查有助于发现室壁瘤。

5）心肌梗死后综合征：在心肌梗死后数周或数月出现，表现为反复发生的心包炎、胸膜炎、肺炎等。可能是坏死心肌细胞致机体发生的过敏反应。

3. 心理 - 社会状况　因心脏功能下降，生活不能自理，需专人照顾，患者易出现焦虑、恐惧的心理。由于检查和治疗的费用较多，患者可出现自责、愧疚心理。

4. 辅助检查

（1）心电图检查：是诊断急性心肌梗死最快捷、最方便、最简单的方法，并能确定其梗死的部位和范围，见图3-26、图3-27。

1）ST段抬高心肌梗死特征性改变：①在面向透壁心肌坏死的导联上出现病理性Q波（Q波时间超过0.04秒，电压超过同导联R波的1/4）；②在面向心肌损伤区的导联上ST段抬高呈弓背向上型；③在面向心肌缺血区的导联上出现T波倒置。在背向心肌梗死区的导联则出现相反的改变，即ST段压低和T波直立并增高。

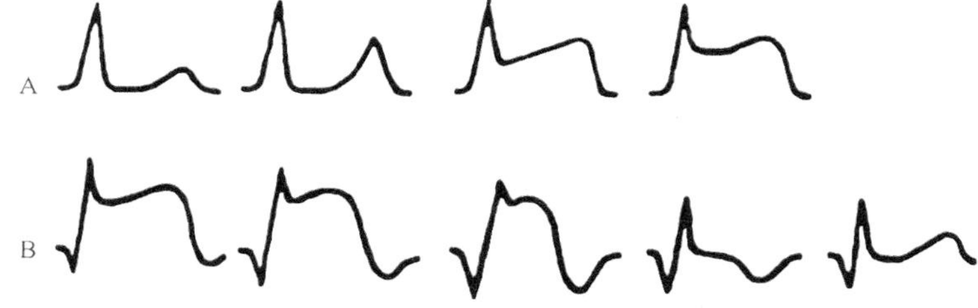

图3-26　急性心肌梗死动态心电图改变

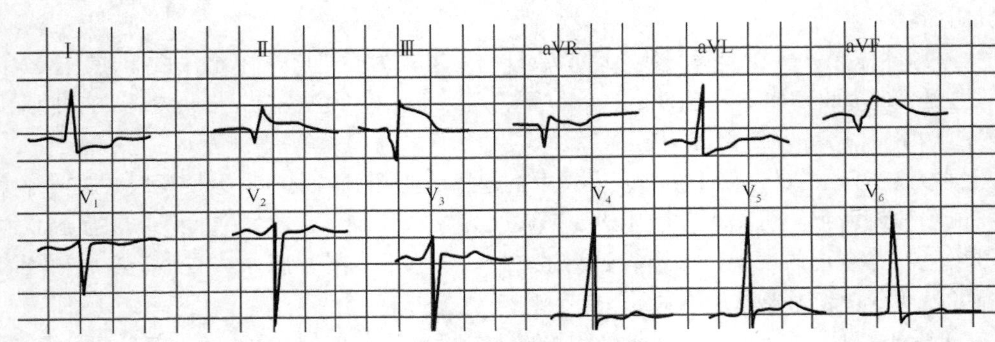

图 3-27　急性下壁心肌梗死

2）ST 段抬高心肌梗死动态性改变：①超急性期：起病数小时内，可无异常或出现异常高大的 T 波。②急性期：心肌梗死发生数小时后，ST 段呈弓背向上抬高，与直立的 T 波形成单相曲线，数小时至 2 日内出现病理性 Q 波。③亚急性期：ST 段抬高持续数日至 2 周左右，逐渐回到基线水平，T 波则变为平坦或倒置。④数周至数月后，T 波呈"V"形倒置（称冠状 T 波），两支对称，波谷尖锐，为慢性期改变。T 波倒置可永久存在，也可在数月至数年内逐渐恢复。

3）ST 段抬高心肌梗死定位诊断：可根据特征性改变出现的导联判断急性心肌梗死的部位（表 3-2）。

表 3-2　心肌梗死心电图的定位诊断

导联	Ⅰ	Ⅱ	Ⅲ	aVR	aVL	aVF	V_1	V_2	V_3	V_4	V_5	V_6	V_7	V_8
前间壁							+	+	+					
前壁											+	+	+	
广泛前壁							+	+	+	+	+	+		
下壁		+	+			+								
高侧壁	+				+									
后壁													+	+

注："+"说明心电图上出现了病理性 Q 波和（或）ST 段抬高和（或）T 波倒置。

（2）血清心肌标志物检查

1）肌钙蛋白测定：肌钙蛋白 T（cTnT）和肌钙蛋白 I（cTnI）在心肌损伤或坏死后出现时间早、持续时间长，是目前特异性最高的实验室检测指标。cTnT、cTnI 起病 3 ～ 4 小时开始升高，cTnI 于 11 ～ 24 小时达高峰，7 ～ 10 天恢复正常。cTnT 于 24 ～ 48 小时达高峰，10 ～ 14 天恢复正常。

2）心肌酶学检查：①肌酸激酶（CK）及其同工酶（CK-MB），CK 于起病后 6 小时内升高，24 小时达高峰，3 ～ 4 天恢复正常。CK-MB 起病后 4 小时内升高，16 ～ 24 小时达高峰，3 ～ 4 天恢复正常。②谷草转氨酶（GOT）：在起病后 6 ～ 12 小时开始升高，24 ～ 48 小时达高峰，3 ～ 6 天恢复正常。③乳酸脱氢酶（LDH）及其同工酶（LDH1）：LDH 在起病后 8 ～ 10 小时升高，2 ～ 3 天达高峰，1 ～ 2 周恢复正常。

（3）其他：①超声心动图，有助于了解室壁运动及心功能情况，对发现室壁瘤、心脏破裂、乳头肌功能失调有重要价值。②放射性核素检查和冠状动脉造影，可对梗死部位和范围进行判定，为血运重建治疗提供依据。

5. 治疗要点　治疗原则：尽快恢复心肌的血液灌注以挽救濒死的心肌，防止梗死灶继续扩大或缩小心肌缺血范围，保护和维持心脏功能，及时处理心力衰竭、严重心律失常和各种并发症，防止猝死。

（1）缓解疼痛：使用吗啡 5 ～ 10mg 皮下注射或哌替啶 50 ～ 100mg 肌内注射。必要时 1 ～ 2 小时后再给药一次。以后每 4 ～ 6 小时重复应用。

（2）心肌再灌注：防止梗死面积扩大，缩小心肌缺血范围，要尽早使闭塞的冠状动脉再通，使心肌得到再灌注。

1）介入治疗：目前主要是经皮腔内冠状动脉成形术及冠脉内支架植入术。

2）溶栓疗法：溶栓是指心肌梗死发病 6 小时内，没有溶栓禁忌证（出血、严重肝肾功能不全、出血倾向或出血史、新近手术或伤口未愈者、活动性溃疡）的患者，使用纤溶酶原激活剂，可溶解冠状动脉内的血栓，使冠状动脉再通，恢复心肌灌注。常用尿激酶或重组链激酶 100 万～ 150 万 U 加生理盐水 100ml，30 ～ 60 分钟内静脉滴注完毕；新型溶栓剂有重组组织型纤溶酶原激活剂（rt-PA），对血栓溶解有高度选择性、起效快。采取 90 分钟加速给药法：15mg 静脉注射，其后 30 分钟内静脉滴注 50mg，其后 60 分钟再滴注 35mg。

3）紧急主动脉 - 冠状动脉旁路移植术：介入治疗或溶栓治疗无效时，在条件允许的情况下实施旁路移植术。

（3）消除心律失常：心律失常必须及时消除，以免发展成严重心律失常甚至猝死。心室颤动者，立即采用非同步直流电复律；室性期前收缩或室性心动过速者，立即静脉注射利多卡因 50 ～ 100mg/5 ～ 10min，直至室性期前收缩消失或药物总量达 300mg，其后以 1 ～ 3mg/min 的剂量静脉滴注。室上性快速心律失常，选用维拉帕米等，必要时可采用同步直流电复律；缓慢性心律失常，可用阿托品 0.5 ～ 1mg 肌内或静脉注射；严重房室传导阻滞，应尽早安装临时心脏起搏器。

（4）控制休克：补充血容量，应用升压药及血管扩张剂，纠正酸中毒，避免脑缺血等。

（5）治疗心力衰竭：主要是急性左心衰竭，以吗啡（或哌替啶）和利尿剂为主，亦可选用血管扩张剂或多巴酚丁胺静脉滴注。急性心肌梗死后 24 小时内不宜用洋地黄制剂。

（6）其他治疗

1）抗凝治疗：用 rt-PA 前先用 5000U 肝素静脉注射，用药后继续静脉滴注肝素 700 ～ 1000U/h，共 48 小时，以后改为皮下注射 7500U/12h，连用 3 ～ 5 天。也可用低分子量肝素。

2）β 受体阻滞剂：在心肌梗死早期，可减轻交感神经系统功能亢进引起的心脏负荷，降低心肌耗氧量，防止梗死面积扩大，如美托洛尔、阿替洛尔等。

3）钙拮抗剂：与 β 受体阻滞剂作用相似。

4）血管紧张素转换酶抑制剂和血管紧张素受体阻滞剂：在患病早期，有助于改善心肌的重塑，降低心力衰竭的发生率。

5）极化液：恢复心肌细胞膜的极化状态，为心肌细胞提供能量，有利于心肌正常收缩，减少心律失常的发生。

（三）护理问题 / 医护合作性问题

1. 急性疼痛　与心肌缺血、缺氧有关。

2. 活动无耐力　与氧的供需失调有关。

3. 有便秘的危险　与进食少、活动少、不习惯床上排便有关。

4. 恐惧　与担心疾病预后及害怕死亡、对治疗不了解有关。

5. 潜在并发症：心律失常、心力衰竭、心源性休克。

（四）护理措施

1. 一般护理

（1）活动与休息：急性期绝对卧床休息至少12小时，保持环境安静，限制探视，保持患者情绪稳定。向患者说明卧床休息可减轻心脏负荷，减少心肌耗氧量，限制或缩小梗死范围，有利于心功能的恢复；病情稳定后逐渐增加活动量以促进侧支循环的形成，提高活动耐力，防止深静脉血栓形成、便秘、肺部感染等并发症的发生。

（2）吸氧：通过鼻导管吸氧，氧流量一般为2～5L/min或面罩给氧，以增加心肌氧供，减轻缺氧和疼痛。

（3）饮食护理：急性期给予流质或半流质饮食，病情稳定后过渡到低糖、低脂、低胆固醇、高纤维、易消化的饮食，少食多餐，避免饱餐。

（4）保持大便通畅：评估患者排便情况如次数、性状、排便难易程度、心理顾虑等，解除思想负担，指导采取通便的措施如进食清淡易消化并及时添加丰富纤维素的食物等。

2. 病情观察　在冠心病监护室（CCU）进行心电、脉搏、血压及血流动力学监测，及时发现心律失常、休克、心力衰竭等并发症的早期症状，测定心肌坏死标志物等。注意有无下肢静脉血栓形成和栓塞表现。

3. 对症护理　遵医嘱给予吗啡皮下或静脉注射，亦可哌替啶肌内注射，用药后注意观察血压、呼吸、脉搏变化。

4. 用药护理　遵医嘱准确给予药物，及时观察用药效果，注意有无呼吸抑制、脉搏加快等不良反应。溶栓前询问患者1年内是否发生过急性脑血管病，近期有无活动性出血、大手术或外伤史，有无消化性溃疡、严重肝肾功能不全、严重而未控制的高血压等溶栓禁忌证；常规检查血常规、血小板、出凝血时间和血型，配血备用。建立静脉通道，迅速、准确地配制和输注溶栓药物，用溶栓药后注意观察有无发热、寒战、皮疹等变态反应，有无皮肤黏膜和内脏出血及低血压等不良反应。心肌梗死发生24小时内，禁用洋地黄类强心药。应用血管扩张药物，应密切观察血压、心率的变化。应用β受体阻滞剂、钙通道阻滞剂中的地尔硫䓬应注意其对心脏收缩功能的抑制。

5. 心理护理　急性心肌梗死患者常有焦虑、恐惧心理。急性期护士尽量陪伴在患者身边，给予有效的心理支持，介绍治疗方法，解释不良情绪对疾病的负面影响，指导其保持情绪稳定，积极配合治疗。

6. 健康指导

（1）讲解与心肌梗死有关的知识

1）讲解诱发心肌梗死发作的危险因素（高血压、高血脂、高血糖、情绪激动等），保持乐观平和的心态，避免紧张、焦虑及劳累、便秘等因素。

2）讲解用药注意事项：告知患者应遵医嘱服药，服药前认真阅读药品说明书，教会患者观察药物的疗效与不良反应。

3）随身携带急救药品以备急用。

（2）指导患者进行生活护理

1）早期康复训练：早运动有利于改善疾病的预后。训练项目可根据患者自身情况进行选择，如慢走、慢跑、太极拳、骑自行车等有氧运动。运动量应逐渐增加，避免过度劳累。在锻炼过程中，一旦出现胸痛、心悸、呼吸困难、脉搏增快等反应，应立即停止活动。

2）合理膳食：指导患者摄取低盐、低脂肪、低胆固醇、高纤维素食物，肥胖者限制热量摄入，控制体重，少量多餐，多食蔬菜和水果，保持大便通畅，戒烟酒。

（3）定期复查：每月门诊复查一次，若胸痛不易缓解和消除时应立即就诊。

（张新萍）

第 6 节　原发性高血压

案例 3-6

患者，男，59 岁，心内科患者。有高血压病史 12 年，嗜好烟酒 20 多年，吸烟约 20 支 / 天，饮白酒约 200ml/d，喜食腊肉和咸菜。身体肥胖，腰围 102cm。因担心药物对肝肾有危害，只在血压高时才服降压药。1 小时前与人发生争执后出现头痛、头晕、恶心、呕吐、视物模糊。查体：BP 176/104mmHg，心尖搏动位于左侧第 6 肋间锁骨中线外 1cm，$A_2 > P_2$，心律齐，肝脾未触及，双下肢无水肿。

问题： 1. 高血压是怎么分级的？该患者的高血压属于哪一级？

2. 患者因发生了什么情况而就诊？

3. 请提出该患者目前存在的护理问题。

4. 针对目前存在的护理问题你应提供哪些护理措施？

（一）概述

1. 概念　原发性高血压（primary hypertension）简称高血压，是以体循环动脉血压升高为主要临床表现的综合征，是最常见的慢性心血管疾病，也是重要的心脑血管疾病的危险因素，可致心、脑、肾和视网膜等靶器官的结构和功能受损，最终导致这些器官的功能衰竭。根据世界卫生组织和国际高血压学会（WHO/ISH）高血压治疗指南将高血压诊断标准定义为：在未用降压药情况下，收缩压≥ 140mmHg 和（或）舒张压≥ 90mmHg，根据血压升高水平，进一步将高血压分为 1 ～ 3 级。目前，我国采用的血压分类和标准见表 3-3。高血压分为原发性和继发性两大类：原发性高血压是指原因不明、以体循环动脉压升高为特征，伴或不伴重要脏器如心、脑、肾等损伤的一种综合征，约占高血压患者总数的 95% 以上；继发性高血压是指血压升高为某些疾病的一种临床表现，有明确而独立的病因。本节主要阐述原发性高血压。

根据《中国心血管病报告 2015》显示，我国 18 岁以上居民原发性高血压患病率达 25.2%，全国高血压患者约 2.7 亿，是患病率最高的慢性病，且患病率呈明显上升趋势。高血压发病率城市高于农村，北方高于南方，沿海高于内地，脑力劳动者高于体力劳动者，青年期男性略高于女性，中年后女性稍高于男性。

表 3-3　血压的定义和分类（中国高血压防治指南，2014）

类别	收缩压（mmHg）	/	舒张压（mmHg）
正常血压	< 120	和	< 80
正常高值	120 ～ 139	和（或）	80 ～ 89
高血压	≥ 140	和（或）	≥ 90
1 级高血压（轻度）	140 ～ 159	和（或）	90 ～ 99
2 级高血压（中度）	160 ～ 179	和（或）	100 ～ 109
3 级高血压（高度）	≥ 180	和（或）	≥ 110
单纯收缩期高血压	≥ 140	和	< 90

注：①若患者的收缩压与舒张压分属不同级别时，则以较高的级别为准；②单纯收缩期高血压也可按照收缩压水平分为 1、2、3 级。

2. 病因　尚未完全明确，目前认为是在一定的遗传背景下由多种因素相互作用而引起。

（1）遗传因素：高血压具有明显的家族聚集性。父母均有高血压，子女发病率高达 46%，约 60% 高血压患者有家族史。

（2）年龄：高血压患病率随年龄增高而上升，35 岁以后上升幅度较大。

（3）环境因素：主要是饮食、精神应激和吸烟。有资料显示高血压的发生和血压水平与食盐摄入量呈正相关；高蛋白、高脂（特别是高饱和脂肪酸）、低钾、低钙饮食和叶酸缺乏等都可引起血压升高。长期精神紧张、压力大或环境噪声、视觉刺激下亦可引起高血压，故从事脑力劳动者和精神紧张度高的职业者容易患高血压，此类高血压患者经休息后症状和血压可获得一定改善。吸烟可使交感神经末梢释放去甲肾上腺素增加而致血压升高，同时可以通过氧化反应损害一氧化氮介导的血管舒张引起血压增高。

（4）其他：超重、肥胖、服用避孕药和睡眠呼吸暂停低通气综合征等与高血压的发生也有一定关系。目前认为肥胖是血压升高的重要危险因素，约 1/3 高血压患者有不同程度肥胖，血压与体重指数（BMI）呈显著正相关。服用避孕药的女性血压增高的发生率及程度与服用时间长短有关，且可逆转，在终止服药后 3 ～ 6 个月血压常可恢复正常。睡眠呼吸暂停低通气综合征（SAHS）亦与高血压有关，50% SAHS 患者有高血压。

3. 发病机制　高血压的发病机制尚不完全清楚，目前认为其发病机制包括以下几个方面。

（1）交感神经系统活性亢进：长期过度紧张和反复的精神刺激等因素使大脑皮质兴奋与抑制过程失调，皮质下神经中枢功能发生变化，神经递质浓度与活性异常，导致交感神经系统活跃亢进，血浆儿茶酚胺浓度升高，导致全身小动脉收缩，外周血管阻力增高，血压升高。

（2）肾素 - 血管紧张素 - 醛固酮系统（RAAS）激活：肾小球球旁细胞分泌的肾素将肝合成的血管紧张素原生成血管紧张素Ⅰ（AⅠ），再经血管紧张素转换酶（ACE）的作用转化为血管紧张素Ⅱ（AⅡ）。AⅡ可使小动脉平滑肌收缩，外周血管阻力增加，还可刺激肾上腺皮质球状带分泌醛固酮，使肾小管对钠的重吸收增加，造成水钠潴留，血容量增加，两者均可使血压升高。

（3）肾性水钠潴留：各种原因引起肾性水钠潴留，机体为避免心排血量增高使组织过度灌注，全身阻力小动脉收缩增强，导致外周血管阻力增高。

（4）血管内皮细胞异常：大动脉和小动脉结构和功能的变化在高血压发病中发挥着重要

作用。覆盖在血管内壁表面的内皮细胞能生成、激活和释放各种血管活性物质，如一氧化氮（NO）、内皮素（ET-1）、前列环素（PGI_2）等，调节心血管功能。随着年龄增长及各种心血管危险因素，如吸烟、血脂异常、血糖升高、高同型半胱氨酸血症等，导致血管内皮细胞结构和弹性功能异常。动脉弹性减退致使血压升高。

（5）胰岛素抵抗（insulin resistance，IR）：是指必须以高于正常的血胰岛素释放水平来维持正常糖耐量，机体组织对胰岛素处理葡萄糖的能力下降。约 50% 高血压患者存在不同程度 IR，在肥胖、甘油三酯升高、糖耐量减退及高血压同时并存的四联征患者中最为明显。多数认为 IR 可造成继发高胰岛素血症，高胰岛素血症使肾脏水钠重吸收增加，交感神经系统活性亢进，动脉弹性减退，从而使血压升高。

（二）护理评估

1. 健康史　询问患者有无高血压病史和家族史，患者的年龄、职业、人际关系、个性特征、生活与饮食习惯、环境中有无引发本病的应激因素，有无肥胖、心脏病、肾脏病、糖尿病等病史，有无口服避孕药及其降压药等情况。

2. 身体状况

（1）症状：本病大多起病缓慢或隐匿，缺乏特殊症状，导致诊断延迟，偶于体检时发现血压升高或发生心、脑、肾等并发症时才被发现。常见症状有头晕、头痛、颈项板紧、心悸、注意力不集中、失眠、乏力等，也可出现视物模糊、鼻出血等较重症状，典型的高血压头痛在血压下降后即可消失。症状轻重不一定与血压水平有关。可因劳累、激动、失眠等加重，休息后多可缓解。

（2）体征：一般较少，除血压升高以外，体检时心脏听诊可听到主动脉瓣区第二心音亢进、收缩期杂音或收缩早期喀喇音。

（3）并发症：随病程进展高血压导致重要靶器官的损害，出现心、脑、肾等器官的器质性损害和功能障碍，是高血压患者致残或致死的主要原因。

1）心脏：①高血压性心脏病：血压长期升高，外周阻力增加，左心室负荷过重，致左心室肥厚扩张而形成。患者可有活动后心悸气促，心尖抬举样搏动，最终导致左心衰竭。②急性左心衰：随病情加重而诱发，典型表现为急性肺水肿。③冠心病：高血压可促使冠状动脉粥样硬化、心肌耗氧量增加而致心律失常、心绞痛、心肌梗死和猝死等。

2）脑：最常见表现为头痛、头晕等神经系统症状。血压急剧升高可发生一过性脑血管痉挛致短暂性脑缺血发作及高血压脑病。高血压促使脑动脉硬化而致脑血栓形成。长期高血压易形成颅内微小动脉瘤，一旦血压突然增高可引起破裂而致脑出血。

3）肾脏：长期持续的高血压使肾动脉硬化和肾小球纤维化及萎缩，最终可发展为慢性肾衰竭。

4）视网膜：视网膜改变可反映高血压的严重程度，分为四级，视网膜动脉痉挛、变细、反光增强为Ⅰ级；视网膜动脉狭窄，动静脉交叉压迫为Ⅱ级；在上述血管病变基础上有眼底出血或棉絮状渗出为Ⅲ级；出血或渗出伴视神经盘水肿为Ⅳ级。

5）血管病变：除心、脑、肾血管病变外，严重高血压还可促使主动脉夹层形成，若破裂可致命。

（4）高血压急症和亚急症

1）高血压急症：指在一些诱因的作用下，原发性或继发性高血压患者的血压突然显著升高（一般超过 180/120mmHg），同时伴有进行性心、脑、肾等重要靶器官功能不全的表现。

包括高血压脑病、恶性高血压、脑卒中、急性冠脉综合征、急性左心衰竭及主动脉夹层等。高血压脑病是由于过高的血压突破了脑血流自动调节范围，使脑灌注过多，导致液体渗入脑血管周围组织，引起脑水肿。主要临床表现为严重头痛、呕吐、意识障碍、精神错乱，甚至昏迷、局灶性或全身抽搐、颅内出血等。少数患者发病急骤，血压显著升高，舒张压持续≥ 130mmHg，并有头痛、视物模糊、眼底出血、渗出和视盘水肿，肾脏损害突出，持续出现蛋白尿、血尿与管型尿等，称为恶性高血压。其病情进展迅速，预后很差，常死于肾衰竭、脑血管意外及心力衰竭。

2）高血压亚急症：曾称高血压危象，指血压明显升高但不伴有严重临床症状及进行性靶器官损害，患者可有血压明显升高的症状，如头痛、胸闷、烦躁不安和鼻出血等。区别高血压急症和高血压亚急症的唯一标准是有无新近发生的急性进行性靶器官损害，而不是以血压升高的程度为标准。

（5）危险分层：高血压患者的预后不仅与血压水平有关，还与是否合并其他心血管危险因素及靶器官损害程度有关。从指导治疗和判断预后的角度，将高血压患者心血管危险程度分为低危、中危、高危和很高危四个层次，具体根据血压升高水平、现存的危险因素、靶器官受损、糖尿病及伴发临床疾患情况进行危险分层，见表 3-4。用于危险分层的简化项目内容，见表 3-5。

表 3-4　高血压患者心血管危险分层标准

其他危险因素和病史	高血压		
	1 级	2 级	3 级
无	低危	中危	高危
1 ～ 2 个其他危险因素	中危	中危	很高危
≥ 3 个其他危险因素或靶器官损害	高危	高危	很高危
临床并发症或合并糖尿病	很高危	很高危	很高危

表 3-5　危险分层简化项目内容（中国高血压基层管理指南 -2014 版）

高血压分级	危险因素	靶器官受损	临床疾病
1 级	年龄（男＞ 55 岁，女＞ 65 岁）	左心室肥厚	脑血管病
2 级	吸烟	颈动脉内膜增厚或斑块	心脏病
3 级	血脂异常	血肌酐轻度升高	肾脏病
	早发心血管病家族史	尿微量白蛋白	周围血管病
	肥胖或腹型肥胖		视网膜病变
	血同型半胱氨酸升高		糖尿病

3. 心理 - 社会状况　早期及轻症患者因无症状和体征，患者能正常工作，常被忽视。部分患者初诊时紧张，希望药到病除，常盲目用药。中后期高血压患者因重要脏器受累，加之年龄和社会各方面压力大，患者情绪波动较大，易产生焦虑或恐惧，特别是治疗效果不佳时，出现烦躁、抑郁、失眠等不良心理，不利于病情的控制，甚至可能加重病情。

4. 辅助检查

（1）血压测量：定期正确测量血压是诊断高血压的关键，诊断主要依据诊室测量安静休息坐位时上臂肱动脉部位的血压。首诊时需测量双上臂血压，较高读数一侧的上臂血压在非同日3次收缩压均≥140mmHg和（或）舒张压均≥90mmHg，可诊断为高血压。

（2）动态血压监测：用小型携带式血压记录仪监测24小时血压动态变化，对高血压诊断有较高价值。目前认为动态血压的正常参考范围为：24小时平均血压＜130/80mmHg，白天血压均值＜135/85mmHg，夜间血压均值＜120/70mmHg。动态血压监测可诊断白大衣高血压，发现隐蔽性高血压，评估血压升高程度、短时变异和昼夜节律及治疗效果等。

（3）心电图检查：可有左心室肥厚、劳损。

（4）X线检查：胸片可见主动脉迂曲、左心影扩大。

（5）超声心动图检查：可示左心室和室间隔肥厚，左心腔增大。

（6）眼底检查：眼底是全身唯一可直接观察小动脉的部位，检查眼底小动脉变化情况，对高血压的诊断及严重程度的判断有重要价值。

（7）其他：尿常规、血糖、血胆固醇、血甘油三酯、电解质、肾功能、血尿酸、颈部超声波和血同型半胱氨酸等检测。

5. 治疗要点　目前高血压尚无根治方法，降压治疗的最终目的是减少高血压患者心、脑血管病的发生率和死亡率。临床证据表明收缩压下降10～20mmHg或舒张压下降5～6mmHg，3～5年内脑卒中、冠心病和心脑血管病死亡事件分别减少38%、16%和20%，心力衰竭减少50%以上，高危患者获益更为明显。高血压治疗包括非药物治疗（治疗性生活方式干预）和药物治疗。

（1）非药物治疗：适用于所有高血压患者。具体措施叙述如下。①减轻体重：将BMI尽可能控制在＜24kg/m^2。②减少钠盐摄入，每人每日食盐以＜6g为宜。③补充钙和钾盐，每日多吃蔬菜和水果。④减少脂肪摄入，减少食用油摄入，少吃或不吃肥肉及动物内脏。⑤戒烟限酒。⑥增加运动。⑦减轻精神压力，保持心态平衡。⑧必要时补充叶酸制剂。

（2）药物治疗

1）降压药物治疗对象：①高血压2级或以上患者。②高血压合并糖尿病，或者已经有心、脑、肾靶器官损害或并发症患者。③凡血压持续升高6个月以上，改善生活方式后血压仍未获得有效控制者。从心血管危险分层的角度，高危和极高危患者必须使用降压药物强化治疗。

2）降压药物应用的基本原则：①小剂量。应采用较小有效治疗剂量，根据需要逐步增加剂量，长期或终身服药。②优先选择长效制剂。尽可能使用每日给药1次而有持续24小时降压作用的长效药，从而控制夜间血压和晨峰血压，更有效地预防心脑血管并发症。③联合用药。可增加降压效果又不增加不良反应，在低剂量单药治疗效果不满意时，可选用两种或两种以上降压药联合治疗。④个体化。根据患者具体情况、药物有效性和耐受性，兼顾患者经济条件及个人意愿，选择合适患者的降压药。

3）降压药物种类：目前常用降压药物可归纳为五大类。

利尿剂：主要通过排钠，减少细胞外容量，降低外周血管阻力达到降压作用。起效较平稳、缓慢，持续时间较长，作用持久。适用于轻、中度高血压，对高血压合并肥胖或糖尿病、合并心力衰竭、更年期女性及老年人高血压有较强的降压效果。利尿剂可增强其他降压药的疗效。以噻嗪类使用最多，常用的有氢氯噻嗪。其他的有呋塞米、螺内酯、氨苯蝶啶等。

β受体拮抗剂：该类药主要通过抑制中枢和周围RAAS，抑制心肌收缩力和减慢心率而降压。起效较强而迅速，不同β受体拮抗剂降压作用持续时间不同。适用于各种不同严重程度的高血压，尤其是心率较快的中、青年患者或合并心绞痛患者，常用药物有普萘洛尔、美托洛尔、阿替洛尔。

钙通道阻滞剂：降压作用主要通过减少细胞外钙离子进入血管平滑肌细胞内，减弱兴奋收缩耦联，降低阻力血管的缩血管效应，同时还可减少肾小管钠重吸收。降压起效迅速，降压疗效和降压幅度相对较强，适用于各种类型的高血压，尤其适用于老年收缩期高血压。常用药物有硝苯地平、氨氯地平、硝苯地平控释剂、非洛地平缓释剂等。

血管紧张素转换酶抑制剂（ACEI）：主要通过抑制循环和组织中的ACE，使血管紧张素Ⅱ（ATⅡ）生成减少，同时抑制激肽酶使缓激肽降解减少而降压。降压起效缓慢，3～4周时达最大作用，限制钠盐摄入或联合使用利尿剂可使起效迅速和作用增强。ACEI具有改善胰岛素抵抗和减少尿蛋白的作用，对肥胖、糖尿病及心、肾靶器官受损的高血压患者有较好疗效，特别适用于伴有心力衰竭、心肌梗死后、糖耐量减退或糖尿病肾病的高血压患者。常用药物有卡托普利、依那普利、贝那普利等。

血管紧张素Ⅱ受体拮抗剂（ARB）：主要通过阻断ATⅡ的缩血管、水钠潴留与重构作用降压。降压作用起效缓慢，作用持久而平稳，此类药最大的特点是直接与药物有关的不良反应较少。常用药物有氯沙坦、缬沙坦、厄贝沙坦等。

（3）多重心血管危险因素协同控制：各种心血管危险因素之间存在关联，大部分高血压患者合并其他心血管危险因素。降压治疗方案除了必须有效控制血压外，还应兼顾对糖代谢、脂代谢、尿酸代谢等危险因素的控制。

（4）血压控制目标值：目前一般主张血压控制目标值应＜140/90mmHg。糖尿病或慢性肾脏病、心力衰竭或病情稳定的冠心病合并高血压的患者，血压控制目标值＜130/80mmHg。对于老年收缩期高血压患者，收缩压控制在150mmHg以下，如果能够耐受可降至140mmHg及以下。应尽早到达上述目标水平，但并非越快越好，根据病情在数周至数月内将血压逐渐降至目标水平。

（5）高血压急症的治疗：治疗原则为尽快控制血压，防治靶器官损害和功能障碍。

1）迅速降低血压：选择适宜有效的降压药物静脉滴注给药，同时不断测量血压或行无创性血压监测。注意短时间内血压急骤下降，有可能使重要器官的血流灌注明显减少，故采取控制性降压，一般情况下，初始阶段（数分钟到1小时内）血压控制的目标为平均动脉压降低幅度不超过治疗前水平的25%；在随后的2～6小时内将血压降至较安全的水平，一般为160/100mmHg左右；如果可耐受，临床情况稳定，在随后的24～48小时逐步降至正常水平，同时防治靶器官损害。

2）常用降压药物：首选硝普钠，能同时直接扩张动脉和静脉，降低心脏前、后负荷。使用硝普钠必须密切监测血压，根据血压水平调节滴注速度。停止滴注后，作用仅维持3～5分钟。其次可选用硝酸甘油，扩张静脉和选择性扩张冠状动脉与大动脉，但降压作用不及硝普钠。也可用尼卡地平、拉贝洛尔、地尔硫䓬等。根据情况可同时给予镇静剂、脱水剂、利尿剂等。

（三）护理问题/医护合作性问题

1. 急性疼痛：头痛　与血压、颅内压升高有关。
2. 有受伤的危险　与头晕、直立性低血压反应、视物模糊有关。
3. 知识缺乏：缺乏高血压防治与自我管理知识。
4. 潜在并发症：高血压亚急症、高血压脑病、脑卒中、心力衰竭等。

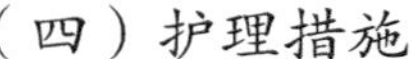

（四）护理措施

1. 一般护理

（1）休息与活动：保持病室环境清洁、安静、舒适。早期患者注意劳逸结合，保证足够的睡眠，血压较高、症状明显者应卧床休息。血压稳定、无明显脏器功能损害者，除保证充足的睡眠外，可适当参加力所能及的工作，并根据年龄及血压水平选择适当运动方式，合理安排运动量。运动方式可以选择步行、慢跑、太极拳、气功等，运动强度因人而异，常用的运动强度指标为运动时靶心率达到170−年龄，避免竞技型和力量型运动，注意劳逸结合，运动时间、频度和强度以患者不出现不适为宜。

（2）合理饮食：给予患者低盐、低脂、低热量、高维生素饮食为宜。减少钠摄入，每日食盐摄入量不超过6g，少吃咸菜、火腿、罐头、酱油和味精等含钠量高的食物；不吃或少吃肥肉和动物内脏；减少高脂肪、高胆固醇饮食的摄入。多食含钾、钙、镁及维生素丰富的食物如新鲜蔬菜、水果、牛奶、豆类、蘑菇、木耳等。适量补充蛋白质。戒烟限酒。

2. 病情观察　观察患者血压改变，定时测量血压，必要时进行动态血压监测；观察患者有无头痛、头晕、眼花、耳鸣、恶心、呕吐等症状；观察头痛性质、精神状态、视力、语言能力、肢体活动障碍等急性脑血管疾病的表现；观察有无呼吸困难、咳嗽、咳泡沫痰、突然胸骨后疼痛等心脏受损的表现；注意有无尿量变化，有无水肿及肾功能检查结果。如发现血压急剧升高，患者出现高血压急症与亚急症等表现，立即通知医生，积极配合抢救。

3. 高血压急症的护理

（1）一旦发现高血压急症，立即安置患者绝对卧床休息，抬高床头，减少一切不良刺激和不必要的活动，协助生活护理。消除患者紧张心理、稳定情绪，必要时遵医嘱使用镇静剂。意识不清时应加床栏以防坠床。发生抽搐时解开患者衣领，用牙垫置于上、下磨牙间防止唇舌咬伤。

（2）保持呼吸道通畅，给予氧气吸入，氧流量4～5L/min。

（3）迅速建立静脉通道，维持输液通畅，遵医嘱给予降压、脱水、镇静等药物治疗。

1）降压：首选硝普钠静脉滴注，亦可选择硝酸甘油、尼卡地平等。硝普钠现配现用，避光输注，用药过程中严密监测血压，降压不宜过快或过低，如患者出现出汗、烦躁不安、头痛、心悸、胸骨后疼痛等血管过度扩张现象，应立即停止用药。

2）脱水：有颅内压增高者立即进行脱水治疗，常用20%甘露醇快速静脉滴注，呋塞米静脉注射。用药过程中注意观察尿量，监测电解质。

3）镇静：有烦躁、抽搐者可遵医嘱静脉注射地西泮或10%水合氯醛保留灌肠，注意观察呼吸情况，防止发生呼吸抑制。

（4）严密观察神志、瞳孔、生命体征变化，观察有无肢体麻木、活动不灵活、语言不清、嗜睡等情况，必要时进行呼吸、血压、心电监护。

4. 用药护理

（1）遵医嘱给药，密切观察药物不良反应。

1）利尿剂：主要不良反应为电解质紊乱，在用药过程中注意观察记录24小时出入量，监测电解质变化，排钾利尿剂注意补钾，以防低血钾；保钾利尿剂可引起高血钾，不宜与ACEI和ARB合用，肾功能不全者禁用。

2）β受体阻滞剂：不良反应有心动过缓、乏力和四肢发冷等，在用药的过程中注意监测心率、脉搏变化，注意有无心动过缓。急性心力衰竭、支气管哮喘及房室传导阻滞患者禁用。

3）钙通道阻滞剂：不良反应有头痛、颜面潮红、心悸和下肢水肿等。心力衰竭、窦房结功能低下或心脏传导阻滞患者不宜使用。

4）血管紧张素转换酶抑制剂：不良反应有刺激性干咳、高血钾和血管性水肿等。用药过程中注意监测血钾和血压。

5）血管紧张素Ⅱ受体阻滞剂：不良反应很少，不引起刺激性干咳，持续治疗的依从性高，主要不良反应为血钾升高。

（2）预防直立性低血压：某些药物可引起直立性低血压，特别是联合用药、首剂用药时易出现，表现为头晕、乏力、出汗、恶心、呕吐、心悸等。指导患者服药后卧床休息，避免长时间站立，改变姿势和体位时动作缓慢，避免用过热的水洗澡或蒸汽浴，一旦发生直立性低血压应立即平卧并抬高下肢，以促进下肢静脉血液回流，增加心脑血流量。

5. 心理护理　护士应与患者建立良好关系，了解患者性格特征及心理特征，对患者进行个体化心理疏导，训练患者自我控制的能力，并指导患者自我放松，如心理训练、音乐治疗和缓慢呼吸等。对于情绪激动易怒的患者，还应做好其亲属的工作，尽量保持平和心态，避免对患者造成不良刺激。

6. 健康指导

（1）疾病知识指导：介绍高血压的有关知识，让患者了解自己的病情，以及控制血压的重要性和终身治疗的必要性，指导患者遵医嘱长期坚持非药物及药物治疗，将血压控制在合适的范围，防止对脏器的进一步损害。嘱咐患者不可自行更改服药时间，更不能擅自增减药物或停服药物，并注意药物的不良反应。

（2）教会患者和家属正确测量血压的方法：①戒烟，更不能在测血压前30分钟吸烟，避免饮用浓茶、可乐、咖啡等刺激性饮料。②患者应在安静状态下休息5分钟再测血压，连续测量2次取平均值。③做到四定，即测量定时间（用药前测血压、用药后30分钟复测1次）、定体位、定部位、定血压计。④血压不稳定者早晨和晚上均需测量血压，血压控制稳定后，可每周测量一次血压。

（3）生活指导：指导患者合理饮食，适当运动，注意劳逸结合，避免情绪激动，维持心理平衡。避免突然改变体位，不用过热的水洗澡和蒸汽浴，禁止长时间站立。

（4）就诊指导：患者若出现胸痛、血压突然升高、剧烈头痛、视物模糊、心悸、肢体麻木、偏瘫、呕吐等症状，应及时就诊。

（艾玉姝）

第7节　病毒性心肌炎

案例3-7

患儿，男，10岁。6天前感冒后低热、乏力，给予解热镇痛药。近日自觉心悸、胸闷，伴头晕、呼吸困难、胸痛、食欲缺乏等症状，遂来院就诊。体格检查：T 37.9℃，R 23次/分，P 160次/分。两肺底闻及少许湿啰音。心率160次/分，心尖区第一心音减弱。血心肌酶谱增高，心电图示室性期前收缩，ST-T改变。临床诊断：病毒性心肌炎。

问题： 1. 请问患儿存在哪些护理问题？

2. 如何护理病毒性心肌炎患者？

（一）概述

1. 概念　病毒性心肌炎（viral myocarditis）是指嗜心肌性病毒感染引起的以心肌非特异性间质性炎症为主要病变的心肌炎，可表现为心肌局灶性或弥漫性炎症。起病急缓不定，少数呈暴发性，导致急性泵衰竭或猝死。病程多有自限性，但也可进展为扩张型心肌病。

2. 病因　很多种病毒都可以引起心肌炎，以柯萨奇B组病毒、孤儿（Echo）病毒、脊髓灰质炎病毒等较常见，尤以柯萨奇B组病毒最为常见，占30%～50%。此外，流感、风疹、EB病毒、单纯疱疹病毒、肝炎病毒、人类免疫缺陷病毒（HIV）等也能引起心肌炎。

3. 发病机制　①病毒直接作用造成心肌损伤。②病毒与机体免疫反应共同作用。主要是T淋巴细胞及多种细胞因子和一氧化氮（NO）等介导的心肌损伤和微血管损伤，这些变化均可损害心脏的结构和功能。典型病理变化为心肌细胞溶解、间质水肿、炎性细胞浸润等。

（二）护理评估

1. 健康史　询问患者发病前有无上呼吸道感染和肠道感染病史，有无营养不良、劳累、寒冷、酗酒、缺氧等诱因。

2. 身体状况

（1）症状：病毒性心肌炎临床表现差异很大，主要取决于病变的广泛程度与部位，轻者可无明显症状，重者可并发心律失常、心力衰竭甚至心源性休克及猝死。多数患者在发病前1～3周有病毒感染前驱症状，如发热、全身倦怠感和肌肉酸痛等症状，或恶心、呕吐、腹泻等消化道症状。随后出现心悸、胸闷、胸痛、呼吸困难甚至晕厥、猝死。绝大部分病毒性心肌炎以心律失常为主诉或首发症状，其中少数可因此发生晕厥、阿-斯综合征或猝死。

（2）体征：常有心律失常，以房性与室性期前收缩及房室传导阻滞最为多见。可见于发热程度不平衡的心动过速。心尖部第一心音减弱，部分患者心尖部可闻及收缩期吹风样杂音，可出现第三、第四心音或奔马律。心衰者可有肺部啰音、颈静脉怒张、肝大、心脏扩大、水肿等体征。重症患者可出现血压降低、四肢湿冷等心源性休克体征。

3. 心理-社会状况　患者常因疾病影响学习、工作和日常生活，担心留下后遗症，且疾病急性期乏力、心悸等症状明显，患者容易产生紧张、焦急、烦躁等情绪。评估家庭及社会保障支持系统是否完善。

4. 辅助检查

（1）血液检查：血沉增快、C反应蛋白增加。急性期或心肌炎活动期心肌肌酸激酶（CK）、肌钙蛋白T、肌钙蛋白I增加。

（2）病原学检查：血清柯萨奇病毒IgM抗体滴度明显增高、外周血肠道病毒核酸阳性或肝炎病毒血清学检查阳性，心内膜心肌活检有助于病原学诊断。

（3）X线检查：心影可正常或扩大，有心包积液时可呈烧瓶样影像。

（4）心电图检查：常见ST-T改变和各型心律失常，特别是室性心律失常和房室传导阻滞等。严重心肌损害时可出现病理性Q波。

（5）超声心动图检查：可正常，也可显示左心室增大，室壁运动减低，左心室收缩功能减低，附壁血栓等。合并心包炎者可见心包积液。

5. 治疗要点　病毒性心肌炎尚无特异性治疗，以针对左心功能不全的支持治疗为主。

（1）一般治疗：急性期应卧床休息，减轻心脏负担、改善心肌代谢、促进心肌修复。进食清淡易消化，富含维生素和蛋白质的食物。

（2）对症治疗：心力衰竭者给予利尿、血管扩张剂和血管紧张素转换酶抑制剂等。频发室性期前收缩或有快速性心律失常者，可选用抗心律失常药物；高度或完全性房室传导阻滞者，可考虑使用临时性心脏起搏器。目前不主张常规使用糖皮质激素，但对有房室传导阻滞、难治性心力衰竭、重症患者或考虑有自身免疫的情况下可慎用。

（3）抗病毒治疗：近年来提出用干扰素或干扰素诱导剂治疗心肌炎，干扰素具有抗病毒、调节免疫等作用。一些中草药如黄芪、连翘、板蓝根、大青叶等对抗病毒也有一定疗效。

（4）其他：静脉滴注能量合剂、牛磺酸、辅酶 Q_{10} 及大剂量维生素 C 等药物营养心肌、促进心肌代谢。

（三）护理问题/医护合作性问题

1. 活动无耐力　与心肌受损、心律失常有关。

2. 焦虑　与担心疾病预后、学习和工作有关。

3. 体温过高　与心肌炎症有关。

4. 潜在并发症：心律失常、心力衰竭等。

（四）护理措施

1. 一般护理

（1）休息与活动：保持病室安静舒适，限制探视，保证足够的休息和睡眠。休息能减轻心脏负荷，减少心肌耗氧，有利于心功能的恢复，无并发症的患者卧床休息 1 个月，症状明显、血心肌酶增高或出现严重心律失常的患者应卧床休息 3 个月以上，待症状体征消失，心脏大小、心肌酶、心电图均恢复正常后，方可逐渐增加活动量。在活动中如出现心悸、气促、胸闷、心律失常等反应，则应停止活动，并以此作为最大活动指征。

（2）饮食护理：给予高热量、高蛋白、高维生素、清淡易消化饮食，多食新鲜蔬菜和水果，以满足机体消耗、促进心肌细胞恢复。少量多餐、避免过饱。有心力衰竭者限制钠盐摄入。戒烟限酒。

（3）排便护理：指导患者多食富含纤维素的食物，适量饮水，保持大便通畅，必要时遵医嘱给予缓泻剂，避免用力排便。

2. 病情观察　急性期应进行心电监护，严密监测患者心率、心律及心电图变化，及时发现是否有严重心律失常；观察患者生命体征、尿量、意识及皮肤黏膜颜色变化；注意观察有无呼吸困难、咳嗽、水肿、颈静脉怒张、奔马律、肺部啰音等心力衰竭表现。

3. 对症护理

（1）发热者给予舒适体位卧床休息。监测体温，根据情况选择合适的降温措施。

（2）胸闷、气促、心律失常、心力衰竭者严格卧床休息，给予吸氧。烦躁不安者给予耐心解释与安慰，必要时适当使用镇静剂。高度房室传导阻滞的患者一旦发生阿 - 斯综合征，立即行心肺复苏或紧急人工起搏。

4. 用药护理　遵医嘱给予纠正心律失常及心力衰竭药物，注意药物疗效和不良反应。应用肾上腺皮质激素时，严密观察其副作用，或积极采取相应的预防措施。应用干扰素要注意观察有无发热、畏寒、头痛、肌肉疼痛、疲劳等症状，用药期间应监测血常规。

5. 心理护理　向患者解释本病的有关知识，讲明本病的演变过程及预后，告知患者及时治疗和休息的重要性。关心体贴患者，耐心解答患者提出的问题，消除紧张、焦虑等负面情绪，使患者安心休养，积极主动地配合治疗。

6. 健康指导　急性心肌炎患者出院后需继续休息3～6个月，无并发症可考虑恢复学习和轻体力工作，6个月至1年内避免剧烈活动、重体力劳动、妊娠。病情允许的情况下，鼓励患者适当锻炼，以增强抵抗力。注意保暖，预防呼吸道感染。指导患者遵医嘱用药，注意观察药物的疗效和不良反应。教会孩子和家属自测脉率、脉律，若发现异常或有胸闷、心悸等不适，及时就诊。

（艾玉姝）

第8节　心肌疾病

案例3-8

王老伯，66岁，心内科患者。反复活动后气急、心悸、胸闷8年，食欲减退，反复胸痛、下肢水肿1年。因受凉后上述症状加重6天入院。体格检查：T 37.0℃，R 28次/分，P 110次/分，BP 120/78mmHg，神志清楚，发绀，颈静脉怒张，两肺闻及细小湿啰音，心浊音界向两侧扩大，心率110次/分，律齐。肝脏肋缘下2cm，双下肢凹陷性水肿。诊断检查：心电图示：ST-T改变，低电压，病理性Q波。超声心动图示心腔增大，以左心室为著，左心室流出道增宽，心室壁运动减弱。胸部X线示心影明显增大，心胸比为70%，肺淤血。

问题： 1. 此患者的医疗诊断是什么？

2. 请提出护理问题/医护合作性问题。

3. 如何护理心肌疾病患者？

心肌病（cardiomyopathy）是指除心脏瓣膜病、高血压性心脏病、冠状动脉粥样硬化性心脏病、肺源性心脏病、甲状腺功能亢进性心脏病、先天性心血管病以外的以心肌病变为主要表现的一组疾病，并伴有心肌结构及功能的异常。根据病理生理学特点将心肌病分为5型：扩张型心肌病、肥厚型心肌病、限制型心肌病、致心律失常型右室心肌病及未定型心肌病。本节重点阐述扩张型心肌病和肥厚型心肌病。

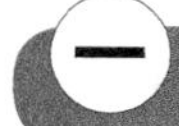

一　扩张型心肌病

（一）概述

1. 概念　扩张型心肌病（dilated cardiomyopathy，DCM）是心肌病中最常见类型。以左心室或双心室扩大伴心肌收缩功能障碍为特征，伴或不伴充血性心力衰竭。该病较为常见，我国发病率为（13～84）/10万，近年来发病率呈上升趋势，男性多于女性（约2.5：1）。病因多样，约半数病因不详。本病预后差，确诊后5年生存率为50%，10年生存率为25%。

2. 病因　病因未明，25%～50%的患者有基因突变和家族遗传背景。近年来认为持续病毒感染是其主要原因，最常见的病原体有柯萨奇病毒、流感病毒、腺病毒、巨细胞病毒、人类免疫缺陷病毒等。此外，还可能与药物中毒、酒精中毒、抗癌药物、硒缺乏、系统性红斑狼疮、嗜铬细胞瘤、淀粉样变性等所致心肌损害有关。

3. 发病机制　基因突变、持续病毒感染对心肌细胞的直接损伤；病毒介导的免疫损伤作用导致或诱发DCM的发生。其病理改变主要是心腔扩大，特别是左心室扩大，室壁多变薄，纤维瘢痕形成，常伴有附壁血栓，心肌收缩力下降，但冠状动脉与瓣膜多无改变（图 3-28）。

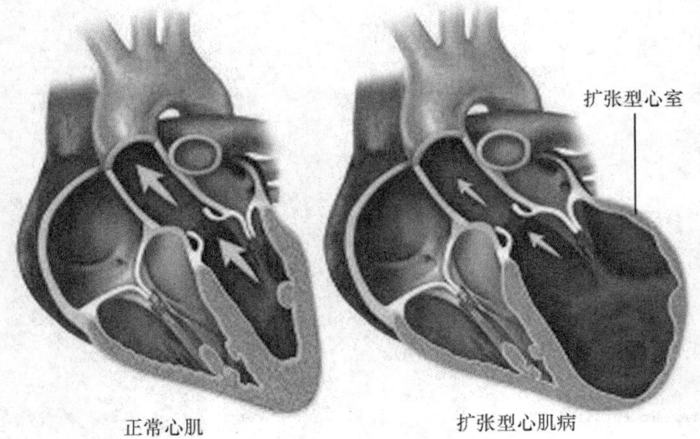

图 3-28　正常心肌和扩张型心肌病

（二）护理评估

1. 健康史　询问患者有无类似心肌病家族史；有无先天性心血管病、风湿性心脏病、冠心病、高血压、肺源性心脏病、甲状腺功能亢进性心脏病等病史；有无病毒感染、酒精中毒、妊娠、分娩、劳累等病因和诱因。

2. 身体状况

（1）症状：起病缓慢，早期患者可有心脏轻度扩大而无明显症状。逐渐出现活动后心悸、气急、胸闷、乏力甚至端坐呼吸、水肿和腹胀等充血性心力衰竭症状时才被诊断。可出现各类心律失常，部分患者可发生栓塞或猝死。

（2）体征：主要为心脏明显扩大，心浊音界向两侧扩大；心率快时呈奔马律，常合并各种类型心律失常；可听到相对二尖瓣或三尖瓣关闭不全所致的收缩期吹风样杂音；后期若出现左、右心力衰竭时可有交替脉、肺部湿啰音、肝大、水肿等。

3. 心理 - 社会状况　患者因反复出现心律失常、心绞痛和心力衰竭等表现，易产生紧张、焦虑、抑郁等不良情绪反应，社会活动减少、劳动能力逐渐丧失。评估患者及家属对疾病的认知程度、社会支持及医疗保健系统情况。

4. 辅助检查

（1）X 线检查：心脏影像明显增大，心胸比＞50%，肺淤血征阳性。

（2）心电图检查：可见多种心律失常如室性心律失常、心房颤动、房室传导阻滞等。此外尚有 ST-T 改变、低电压、R 波降低，少数患者可见病理性 Q 波。

（3）超声心动图检查：超声心动图是诊断和评估 DCM 最常用的重要检查手段。疾病早期仅可见心腔轻度扩大，后期各心腔均增大，以左心室扩大早而显著。室壁运动减弱，左心室射血分数（LVEF）显著下降，提示心肌收缩力明显下降。彩色血流多普勒显示二尖瓣、三尖瓣反流；左心室心尖部附壁血栓等。

（4）其他：心导管检查可见心室舒张末期压增高，心搏量、心脏指数减低。心血管造影可见左心室扩大，室壁运动普遍减弱，冠状动脉造影多无异常。放射性核素检查可见舒张末期和收缩期左心室容积增大，心搏量降低，心肌显影缺损。心内膜心肌活检可见心肌细胞肥大、变性及间质纤维化等。

5. 治疗要点　治疗原则是防治心肌损害，控制心律失常和心力衰竭，预防栓塞和猝死，提高患者生存质量。

（1）病因治疗：积极寻找病因，给予相应的治疗。如控制感染，严格戒烟、限酒或戒酒，治疗相应的内分泌疾病或自身免疫疾病，纠正电解质紊乱，改善营养失衡等。同时避免劳累、妊娠与分娩等诱因。

（2）控制心力衰竭：主要针对各种心律失常和充血性心力衰竭对症处理。包括限制体力活动，低盐饮食，应用扩血管剂、血管紧张素转换酶抑制剂、利尿剂、β受体阻滞剂等药物。β受体阻滞剂宜从小剂量开始，视病情调整用量，长期口服，不仅能控制心力衰竭，还能延长存活时间。晚期心力衰竭患者较易发生洋地黄中毒，应慎用洋地黄。

（3）预防栓塞：血栓栓塞是DCM常见并发症，对心脏明显扩大、有心房颤动或深静脉血栓形成等发生栓塞风险且没有禁忌证者，可口服阿司匹林75～100mg/d，预防附壁血栓形成。已有附壁血栓形成和（或）发生栓塞的患者，可口服华法林、阿哌沙班等进行抗凝治疗。

（4）预防猝死：主要是控制室性心律失常的诱发因素，如纠正心力衰竭、维持电解质平衡、避免某些药物的不良反应，并积极纠正心律失常。必要时可安装双腔起搏器或置入心脏电复律除颤器，以预防猝死的发生。

（5）改善心肌代谢：对于家族性扩张型心肌病患者，可用辅酶Q_{10}等能量代谢药物改善心肌代谢紊乱。

（6）中药治疗：黄芪、牛磺酸和生脉散等对改善症状有一定辅助作用。

（7）手术治疗：长期严重心力衰竭，内科治疗无效的患者可考虑心脏移植。

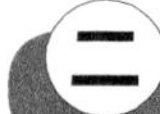

二 肥厚型心肌病

（一）概述

1. 概念　肥厚型心肌病（hypertrophic cardiomyopathy，HCM）是一类由常染色体显性遗传造成的原发性心肌病，以心室非对称性肥厚为主要特征。临床上根据有无左心室流出道梗阻分为梗阻性与非梗阻性。有调查显示，我国患病率为180/10万。本病预后差异大，是青少年和运动员猝死的最主要原因，少数进展为终末期心力衰竭，另有少部分可出现心房颤动和栓塞。不少患者症状轻微，预期寿命可接近正常人。

2. 病因　尚未明确，约1/3有明显家族史，为家族性常染色体显性遗传。目前认为HCM是由编码心肌肌节收缩体系相关蛋白基因如心脏肌球蛋白重链及心脏肌钙蛋白T基因突变所致，另外儿茶酚胺代谢异常、细胞内钙调节机制异常、高血压、高强度运动等均为本病发病的促进因子。

3. 发病机制　遗传、高血压及高强度运动等使心肌细胞肥大，形态特异，排列紊乱，进而心室间隔增厚和（或）非对称性心室间隔肥厚，尤以左室间隔改变明显，心室血液充盈受阻、舒张期顺应性下降，出现心排血量降低表现，晚期可出现心力衰竭（图3-29）。

（二）护理评估

1. 健康史　询问患者有无家族史；有无先天性心血管病、风湿性心脏病、冠心病等病史；有无高血压病史，患高血压的时间、程度与治疗情况；是否有高强度运动、情绪激动及突然改变体位等诱因。

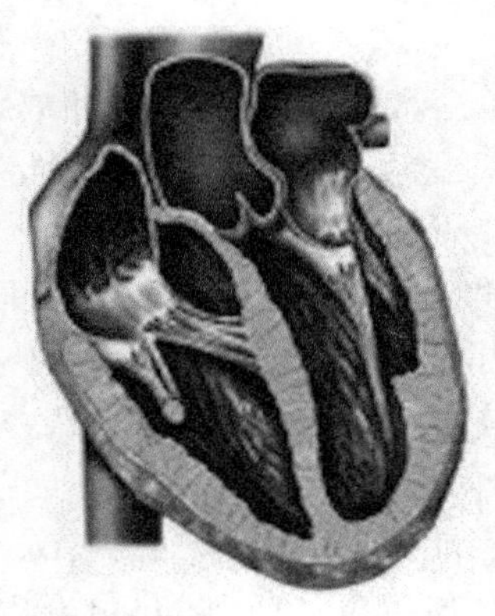

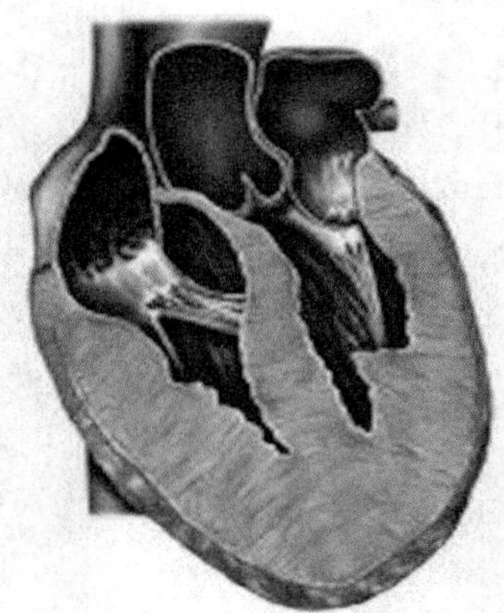

图 3-29　正常心肌和肥厚型心肌病

2. 身体状况

（1）症状：部分患者可完全无自觉症状，因猝死尸检或体检时才被发现。最常见症状是劳力性呼吸困难和乏力。1/3 的患者有劳力性胸痛。最常见的心律失常是心房颤动。部分患者有晕厥，常于运动时出现，与快速性室性心律失常有关。

（2）体征：查体可见心脏轻度增大，可闻及第四心音。梗阻型患者在胸骨左缘第 3、4 肋间可听到较粗糙喷射性收缩期杂音，心尖部也常可闻及吹风样收缩期杂音。

（3）并发症：可有室上性心律失常、室性心动过速、心室颤动、心房颤动等各型心律失常及心脏性猝死。恶性心律失常、左室壁或室间隔厚度≥ 30mm、流出道压力阶差≥ 50mmHg 是猝死的主要危险因素。

3. 心理 - 社会状况　患者因反复出现乏力、胸闷、心悸、头晕、呼吸困难、心绞痛、心律失常等表现，易产生紧张、焦虑、恐惧等不良情绪反应。评估家庭、社会支持及医疗保险与保健系统是否完善等。

4. 辅助检查

（1）X 线检查：心影增大多不明显，如有心力衰竭则心影明显增大。

（2）心电图检查：最常见表现是左心室肥大，可有 ST-T 改变，胸前导联出现巨大倒置 T 波，深而不宽的病理性 Q 波。可见各型心律失常等。

（3）超声心动图检查：是临床诊断肥厚型心肌病的主要手段，可显示室间隔的非对称性肥厚，舒张期室间隔厚度与左心室后壁厚度之比≥ 1.3，间隔运动幅度明显低下。彩色多普勒血流显像可测定左室流出道与主动脉压力阶差，左心室流出道压力阶差≥ 30mmHg 者，属梗阻性 HCM，约占 70%。

（4）其他：心导管检查可见左心室舒张末期压上升。心室造影检查显示左心室腔变形。心内膜心肌活检等可见心肌细胞肥大，排列紊乱。

5. 治疗要点　治疗原则为弛缓肥厚的心肌，控制心力衰竭和心律失常以改善症状，预防栓塞和猝死，识别高危猝死患者。

（1）避免诱因：避免高强度运动、情绪激动及突然改变体位等诱因。

（2）对症治疗：以 β 受体阻滞剂及钙通道阻滞剂为最常用。β 受体阻滞剂可减慢心率，降低心肌收缩力，减轻左心室流出道梗阻，改善左心室的顺应性与充盈，并具有抗心律失常作用。钙通道阻滞剂能改善心室舒张功能。常用药物有美托洛尔、地尔硫䓬、维拉帕米或硝苯地平等。避免使用增强心肌收缩力的药物（如洋地黄）及减轻心脏负荷的药物（如硝酸甘油），以免加重左室流出道梗阻。

（3）介入治疗：重症梗阻性患者可作介入治疗，但不作为首选，必要时可置入双腔 DDD 型起搏器或心脏电复律除颤器。无水乙醇消融也可缓解临床症状。

（4）手术治疗：目前有效治疗的标准方案是手术切除最肥厚的部分心肌，以缓解机械性梗阻。在任何治疗无效的情况下，可考虑心脏移植。

三 心肌病患者的护理

（一）护理问题 / 医护合作性问题

1. 活动无耐力　与心肌受损、并发心律失常或心力衰竭有关。
2. 气体交换受损　与心力衰竭、肺淤血有关。
3. 急性疼痛：胸痛　与肥厚心肌耗氧量增加有关。
4. 有受伤的危险　与心脏泵血受阻导致头晕有关。
5. 恐惧　与反复发生严重心律失常、晕厥、心绞痛有关。
6. 潜在并发症：心律失常、心力衰竭、栓塞、晕厥、猝死等。

（二）护理措施

1. 一般护理

（1）休息与活动：根据患者病情，合理安排休息，症状明显者应卧床休息，并给予舒适的体位。肥厚型心肌病患者应避免情绪激动、激烈运动、持重或屏气等，减少猝死的发生。

（2）饮食护理：给予高蛋白、高维生素、富含纤维素、低盐低脂、清淡易消化饮食，少量多餐，戒烟限酒。适度多吃富含纤维素的食物和水果，保持大便通畅，避免用力排便诱发心律失常或心力衰竭。

2. 病情观察　扩张型心肌病注意观察呼吸困难、水肿的变化，有无心、脑、肾等脏器栓塞的征象，监测心率、心律、血压、呼吸，记录 24 小时出入量，监测血电解质变化。肥厚型心肌病注意观察疼痛的部位、性质、程度、持续时间、诱因及缓解方式，注意血压、心率、心律及心电图变化。

3. 对症护理

（1）心力衰竭护理：扩张型心肌病患者对洋地黄耐受性差，应用洋地黄时应警惕中毒。其余详见本章第 2 节“心力衰竭”。

（2）胸痛护理：立即停止活动，卧床休息；给予 2 ～ 4L/min 氧气吸入；安慰患者，解除紧张情绪；遵医嘱给予 β 受体拮抗剂或钙通道阻滞剂。肥厚型心肌病患者禁用硝酸酯类的药物。

（3）晕厥护理：嘱患者避免疲劳、情绪激动或紧张和突然改变体位等，如有头晕、黑矇等先兆时立即平卧并抬高下肢。一旦发生晕厥，应将患者置于通风处，取头低足高位，松开领口，及时清除口咽部的分泌物，以防窒息。

4. 用药护理　遵医嘱用药，注意观察疗效和不良反应。扩张型心肌病患者对洋地黄耐受性差，使用时剂量宜小，并严密观察有无中毒表现，警惕中毒发生。应用 β 受体拮抗剂时应从小剂量开始，逐渐增加剂量，并观察有无心动过缓等副作用，若心率低于50次/分应暂停给药，严重心力衰竭者应慎用。钙通道阻滞剂等扩血管药应用时也须从小剂量开始，注意观察血压，避免发生低血压。使用抗凝药物时，根据凝血酶原时间调整用药剂量，注意观察有无出血倾向。

5. 心理护理　关心体贴患者，向患者说明本病的演变过程及预后，并及时了解患者的思想顾虑，积极予以疏导。鼓励家属配合医护人员做好患者的安抚工作，帮助其调整情绪，促进患者身心休养，使其主动参与护理计划制订，配合治疗与护理计划的完成。

6. 健康指导

（1）疾病知识指导：肥厚型心肌病患者应避免情绪激动、持重、屏气及激烈运动如球类比赛等，减少晕厥和猝死的危险。有晕厥病史或猝死家族史者应避免独自外出活动，以免发作时无人在场而发生意外。

（2）生活指导：进食高蛋白、高维生素、清淡、易消化饮食，戒烟酒及刺激性食物，适度多吃富含纤维素的食物，以保持大便通畅。生活规律，保持乐观、平和的心情。避免劳累，适当锻炼身体，增强机体抵抗力，注意防寒保暖，预防感冒。

（3）用药指导：遵医嘱坚持长期服用治疗心力衰竭、心律失常、血栓等药物，告知患者及家属药物的名称、剂量、用法、用量，指导患者及家属观察药物疗效及不良反应。教会患者及家属自测脉率、脉律。

（4）就诊指导：嘱患者定期随诊，如症状加重或症状有变化时，要及时就诊，以防病情恶化。

（艾玉姝）

第9节　感染性心内膜炎

● 案例 3-9

患者，男，34岁，心内科患者。因乏力、发热半年加重1周收入院。患者因先天性心脏病于8岁时手术治疗，术后恢复良好。近4个月来全身乏力、发热、出汗，症状逐渐加重伴不规则发热。因近1周来体温较前升高，乏力加重而就诊。查体：T 38.4℃，P 110次/分，R 24次/分，BP 110/60mmHg，神志清楚，消瘦、贫血貌。门诊以“感染性心内膜炎”收入院。为明确诊断拟作血培养、心电图、超声心动图等辅助检查。

问题：1. 哪项检查对感染性心内膜炎诊断价值最大？

2. 血培养标本采集有何要求？

3. 该患者出院时护士应告知哪些注意事项？

（一）概述

1. 概念　感染性心内膜炎（infective endocarditis，IE）是心脏内膜表面的微生物感染，伴赘生物形成。赘生物为形态大小不一的血小板和纤维素团块，内有大量微生物和少量炎症细胞。瓣膜为最常受累的部位，也可发生在间隔缺损部位、心内膜或腱索。其临床特征为发热、脾大、贫血、心脏杂音、栓塞、皮肤病损、血培养阳性等。根据病程分为急性和亚急性两种，后者远较前者多见。根据瓣膜类型分为自体瓣膜心内膜炎、人工瓣膜心内膜炎和静脉药物依赖者心内膜炎。本节主要阐述自体瓣膜心内膜炎。

2. 病因

（1）亚急性感染性心内膜炎：占感染性心内膜炎的2/3以上，主要发生于器质性心脏病，首先是心脏瓣膜病，尤其是二尖瓣和主动脉瓣，其次为先天性心脏病如动脉导管未闭、室间隔缺损和法洛四联症。主要致病菌为草绿色链球菌，其次为D族链球菌、表皮葡萄球菌等，病原体主要来自口腔、咽峡、呼吸道感染灶，入血形成菌血症后再随血流侵入瓣膜；也可因拔牙、扁桃体切除术、泌尿系器械检查或心脏手术等入血而侵入瓣膜。

（2）急性感染性心内膜炎：多见于无心脏病的患者，主要累及正常心瓣膜，主动脉瓣常受累，病情发展快，在数天至数周内即可破坏瓣膜，并可引起其他器官或组织（脾、肾、脑、脑膜、心包、骨）的迁移性感染。主要致病菌为金黄色葡萄球菌，少数为肺炎球菌、A族链球菌、淋球菌和流感杆菌等。病原菌来自皮肤、肌肉、骨骼或肺部等部位的活动性感染灶，循环血液中细菌量大、毒力强，具有高度侵袭性及黏附于内膜的能力。

3. 发病机制　器质性心脏病及大血管疾病所致的血流动力学改变，是IE发生、发展的基础。血流动力学改变导致心内膜内皮损伤，血小板聚集形成血小板微血栓和纤维蛋白沉积，形成结节样无菌性赘生物，成为细菌定植瓣膜表面的重要因素。细菌通过各种途径进入血流（菌血症），黏附于无菌性赘生物，细菌定居后，迅速繁殖，促进血小板进一步聚集和纤维蛋白沉积，感染性赘生物增大。厚的纤维蛋白层覆盖在赘生物表面，阻止吞噬细胞进入，为细菌生存繁殖提供了良好的庇护，致感染性心内膜炎发生。无菌性赘生物可偶见于正常瓣膜，循环血液中细菌量大、毒力强，具有高度侵袭性及黏附于内膜的能力而致感染性心内膜炎。

（二）护理评估

1. 健康史　询问患者发病时间，与疾病发生有关的病因和诱因；患者有无器质性心脏病史；是否有身体其他部位栓塞病史；有无皮肤和其他组织器官的感染，如有则需了解感染时间及治疗情况。是否接受过口腔检查、治疗及其他创伤性检查和治疗，如接受过则需了解具体时间和用药情况。

2. 身体状况

（1）症状：发热为感染性心内膜炎的最常见症状。除有些老年或心肾衰竭的重症患者外，几乎均有发热，常伴有头痛、背痛及肌肉关节痛症状。急性感染性心内膜炎起病急骤，呈暴发性败血症过程，有寒战、高热，可突发心力衰竭。亚急性感染性心内膜炎起病隐匿，伴有非特异性症状，可有弛张性低热，一般不超过39℃，午后和晚上高热，伴全身不适、乏力、食欲缺乏、面色苍白、体重减轻等表现。除发热外患者可有不同程度的贫血；部分患者可见杵状指；有15%～50%病程＞6周的患者可出现脾大。

（2）体征

1）心脏杂音：绝大多数患者有病理性杂音，可由基础心脏病和（或）心内膜炎导致瓣膜损害所致，主要为瓣膜关闭不全的杂音，尤以主动脉瓣关闭不全多见。在病程中原有杂音性质、强度改变和（或）出现新杂音是本病的重要特征，多与赘生物生长、破裂和脱落有关，急性比亚急性更易出现杂音性质和强度的变化或出现新杂音。

2）周围体征：多为非特异性，可能是由微血管炎或微栓塞所致。①瘀点：可出现于任何部位，尤以锁骨以上皮肤、口腔黏膜和睑结膜常见；②指（趾）甲下线状出血；③Osler结节：常见于亚急性患者，为指和趾垫处出现豌豆大的红色或紫色痛性结节，直径5～15mm，略高于皮面，有压痛；④Roth斑：表现为视网膜的卵圆形出血斑，中心呈白色；⑤Janeway损害：

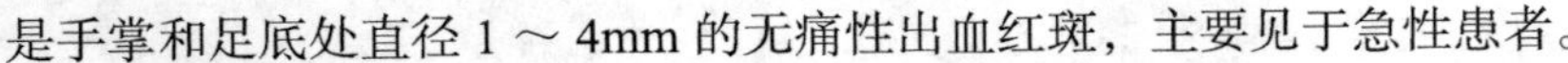

是手掌和足底处直径 1 ～ 4mm 的无痛性出血红斑，主要见于急性患者。

（3）并发症

1）心脏并发症：心力衰竭最常见，也是首要致死原因，主要为瓣膜关闭不全所致，最常发生于主动脉瓣受损的患者，其次是二尖瓣、三尖瓣受损的患者。其他并发症可有心肌脓肿、急性心肌梗死、化脓性心包炎、心肌炎等。

2）栓塞：可在发热开始后数天至数月内发生，赘生物引起动脉栓塞可发生在身体的任何部位，如脑、心脏、脾、肾、肠系膜和四肢动脉等，其中以脑栓塞最常见。左向右分流的先天性心血管病或三尖瓣赘生物脱落可引起肺栓塞。

3）细菌性动脉瘤：占 3% ～ 5%，多见于亚急性患者。受累动脉依次为近端主动脉及主动脉窦，脑、内脏和四肢，一般见于病程晚期，多无症状，仅为可扪及的搏动性肿块，发生周围血管征时易诊断。如发生在脑、肠系膜动脉或其他深部组织的动脉时，常于动脉瘤出血时才被发现。

4）迁移性脓肿：多发生于肝、脾、骨髓和神经系统。以急性患者多见。

5）神经系统损害：脑栓塞、脑细菌性动脉瘤、脑出血、中毒性脑病、化脓性脑膜炎、脑脓肿等。

6）肾脏损害：肾动脉栓塞和肾梗死，多见于急性患者。免疫复合物所致局灶性和弥漫性肾小球肾炎，常见于亚急性患者。少见肾脓肿。

3. 心理 - 社会状况　感染性心内膜炎患者病情较危重，全身状况恶化，甚至出现器官衰竭、全身多处动脉栓塞等并发症时，患者情感异常脆弱，容易出现悲观失望，甚至绝望而拒绝治疗、不合作等行为。大多数家属难以接受现实，常感到无能为力而陷入极度痛苦之中。了解患者的生活居住环境、经济状况、家庭关系以及医疗保险与保健等支持系统是否完善。

4. 辅助检查

（1）血培养检查：是诊断菌血症和感染性心内膜炎最有价值的方法，近期未接受过抗生素治疗的患者血培养阳性率可高达 95% 以上。同时还可做药物敏感试验，为治疗提供依据。

（2）尿常规检查：可见镜下血尿及轻度蛋白尿，肉眼血尿提示肾梗死。红细胞管型及大量蛋白尿提示弥漫性肾小球性肾炎。

（3）血液检查：急性心内膜炎常有白细胞计数增高，并有中性细胞核左移。亚急性心内膜炎可有正常色素正常细胞性贫血。活动期血沉升高。

（4）免疫学检查：80% 的患者血清中可出现免疫复合物，25% 的患者有高丙种球蛋白血症。病程超过 6 周以上的亚急性心内膜炎患者中有 50% 类风湿因子阳性。并发弥漫性肾小球肾炎的患者，血清补体可降低。以上免疫学异常现象在感染治愈后可消失。

（5）超声心动图检查：为本病临床诊治最基本的监测方法。对明确感染性心内膜炎诊断有重要价值，可发现赘生物、瓣膜并发症等心内膜炎的证据。经食管超声（TTE）可检出＜ 5mm 的赘生物，敏感性高达 95% 以上。

（6）其他：可根据需要选择 X 线、心电图及磁共振等检查措施。

5. 治疗要点

（1）抗感染治疗：抗生素应用是治疗本病最重要的措施。用药原则为早期、大剂量、长疗程、静脉用药为主，疗程最少 6 ～ 8 周。病原微生物不明确时，急性感染性心内膜炎应选用针对金黄色葡萄球菌、革兰阴性杆菌等均有效的广谱抗生素，如萘夫西林、氨苄西林和庆大霉素等。亚急性感染性心内膜炎应选用针对大多数链球菌敏感的抗生素。血培养培养出病原微生物时，

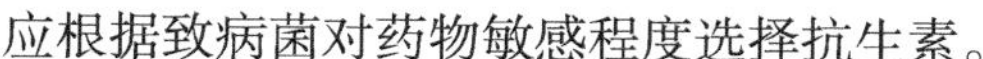

应根据致病菌对药物敏感程度选择抗生素。

（2）手术治疗：约半数感染性心内膜炎患者须接受手术治疗，三大手术适应证为心衰、不可控制的感染及预防栓塞。

（三）护理问题 / 医护合作性问题

1. 体温过高　与感染有关。

2. 营养失调：低于机体需要量　与发热、能量消耗和营养摄入不足有关。

3. 心排血量减少　与心脏受损及心力衰竭有关。

4. 焦虑　与发热、病情反复、疗程长及担心并发症和预后有关。

5. 潜在并发症：心力衰竭、贫血、肾衰竭、动脉栓塞。

（四）护理措施

1. 一般护理

（1）休息与活动：患者以卧床休息为主，保持病室内适宜的温湿度，定时开窗通风，保持空气清新。心脏超声可见巨大赘生物者应绝对卧床休息，防止赘生物脱落。卧床期间，做好基础护理，保持口腔、皮肤清洁，预防呼吸道及皮肤感染。

（2）饮食：鼓励进食高热量、高蛋白、高维生素、清淡易消化的半流质饮食或软食。注意补充蔬菜、水果，变换食物花样和口味，促进食欲，补充营养。并发心力衰竭时，应给予低盐、低热量饮食。

2. 病情观察

（1）生命体征：严密观察体温、心律、血压等生命体征及皮肤黏膜变化，以判断病情进展及治疗效果。

（2）心脏体征：每天听诊心脏杂音，注意观察心脏杂音的部位、强度与性质有无变化或出现新杂音。

（3）周围体征：观察皮肤黏膜有无瘀点、Olser 结节、指（趾）甲下线状出血、Janeway 损害及消退情况等。

（4）栓塞征象：重点观察患者瞳孔、神志、肢体活动、皮肤温度及有无疼痛等。如患者突然胸痛、气急、发绀和咯血等提示肺栓塞的症状；如患者突然出现腰痛、血尿等提示肾栓塞；如患者剧烈头痛、神志和精神改变、吞咽困难、肢体功能障碍、瞳孔大小不等甚至抽搐或昏迷，应警惕脑栓塞可能；如患者突发肢体剧烈疼痛，局部皮肤温度下降，动脉搏动减弱或消失提示肢体动脉栓塞。一旦出现异常情况，应及时报告医生并协助处理。

3. 对症护理　主要是发热的护理。观察体温和皮肤黏膜，密切监测体温并准确记录，以判断病情进展与治疗效果。高热患者应卧床休息。给予物理降温如温水擦浴、冰袋冷敷等，及时记录降温后的体温变化。大汗时要及时更换被褥与衣物，并补充水分及电解质，记录出入量。注意口腔及皮肤护理，防止感染。

4. 正确采集血培养标本　正确留取合格的血培养标本，对于本病的诊断与治疗十分重要，而采血方法、培养技术及抗生素应用时间均可影响血培养的阳性率。告知患者暂停抗生素和反复多次抽血检查的必要性，以取得患者及家属的理解与配合。血培养标本采集方法：①未开始治疗的亚急性感染性心内膜炎患者应在第 1 天每间隔 1 小时采血 1 次，共 3 次。如次日未见细菌生长，重复采血 3 次后，开始抗生素治疗。②已用过抗生素的患者，应停药 2 ～ 7 天后采血。急性感染性心内膜炎患者应在入院后 3 小时内每隔 1 小时采血 1 次，共取 3 次血标本后开始治疗。每次采静脉血 10 ～ 20ml，如要作需氧和厌氧培养，至少应培养 3 周。

5. 用药护理　告知患者抗生素是治疗本病的关键，病原菌隐藏在赘生物内核皮下，需严格遵医嘱坚持大剂量、长疗程使用抗生素维持有效血药浓度才能杀灭。在用药过程中密切观察药物疗效和可能出现的毒副反应，如有异常，应立即报告医生并配合处理。如果患者已出现心脏功能不全，应积极遵医嘱应用强心剂、利尿剂、血管扩张剂等药物，做好药物疗效和不良反应的观察与护理。

6. 心理护理　关心体贴患者，尽力为患者解决生活上的困难，稳定患者和家属情绪，让患者感受到真挚的同情心和爱心，减轻患者心理负担，增强战胜疾病的信心。

7. 健康指导

（1）疾病知识指导：向患者和家属讲解本病的病因与发病机制、致病菌入侵途径、坚持足够剂量和疗程抗生素治疗的重要性及本病的转归和预后。有心脏瓣膜病、心内膜炎等病史的患者在施行口腔内手术如扁桃体摘除、拔牙、上呼吸道手术或操作、消化道及生殖泌尿等侵入性诊治或其他外科手术治疗前，应告知医生自己患有心脏瓣膜病和（或）心内膜炎病史，医生会预防性使用抗生素。

（2）生活指导：嘱患者注意防寒保暖，少去人流量大的公共场所，避免感冒，加强营养，增强机体抵抗力，劳逸结合。保持皮肤和口腔清洁，勿挤压痤疮、疖、痈等感染性病灶，减少病原体入侵的机会。

（3）用药指导：告诉患者及家属按时按量遵医嘱服药的重要性，不可擅自停药，并告知药物可能出现的不适。

（4）自我监测指导：告知患者 10% 的感染性心内膜炎在治疗后数月或数年内可再次发病，加强患者自我监测的重视度，并教会感染性心内膜炎的患者自我监测体温的变化。遵医嘱定期到门诊复查。若出现心力衰竭及栓塞的临床表现，应及时就诊。

（艾玉妹）

第10节　心包疾病

案例 3-10

患者，女，55 岁，心内科患者。进行性胸闷、气促 1 周。患者于 1 周前开始出现胸闷、气急，活动时更加明显，症状逐渐加重，不能平卧，时有干咳，但无发热、胸痛等。体格检查：T 36.7℃，P 108 次 / 分，R 24 次 / 分，BP 106/82mmHg，神志清楚，颈静脉怒张，肺部未闻及啰音，心尖搏动不明显，心界向两侧扩大，心率 108 次 / 分，心音遥远，肝大，下肢水肿。胸部 X 线示心脏向两侧扩大，肺野清晰。心电图示 QRS 波群低电压。超声心动图示心包腔内液性暗区。

问题：1. 此患者最可能的临床诊断是什么？

2. 从哪些方面进行护理评估？

3. 如何护理此类疾病患者？

心包疾病除原发感染性心包炎症外，尚有代谢性疾病、自身免疫性疾病、尿毒症、肿瘤、理化因素等所致的非感染性心包炎。按病情进展，心包疾病可分为急性心包炎（伴或不伴心包积液）、慢性心包积液、粘连性心包炎、亚急性渗出性缩窄性心包炎及慢性缩窄性心包炎等。临床上以急性心包炎和慢性缩窄性心包炎最为常见。

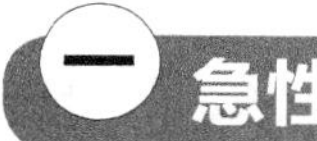

一 急性心包炎

（一）概述

1. 概念　急性心包炎（acute pericarditis）是心包脏层和壁层之间发生的急性炎症，常是某种疾病表现的一部分或是其并发症，故常被原发病所掩盖，但也可单独存在。根据急性心包炎的病理变化，可分为纤维蛋白性心包炎和渗出性心包炎。

2. 病因　最常见病因为病毒感染，其他包括细菌、自身免疫病、肿瘤侵犯心包、尿毒症、心肌梗死性心包炎、主动脉夹层、胸壁外伤、心脏手术后等。有些患者经检查原因不明者，称为急性非特异性心包炎或特发性急性心包炎。约1/4患者可复发，少数可反复发作。

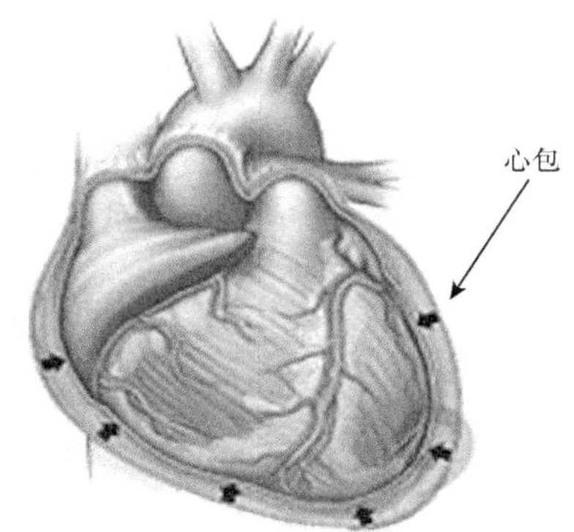

图 3-30　心包的结构

3. 发病机制　心包为双层囊袋结构，是由心包脏层的浆膜与纤维壁层形成的，内壁光滑，内有15～50ml浆液起润滑作用，见图3-30。急性炎症早期，心包壁层和脏层上有纤维蛋白、白细胞及少许内皮细胞的渗出，为纤维蛋白性心包炎；在炎症晚期液体渗出增加，则转为渗出性心包炎，多为淡黄而清晰的液体，也有少数呈化脓性或血性。积液一般在数周至数月内吸收，也可伴发壁层与脏层的粘连、增厚及缩窄。如积液在较短时间内迅速增多，心包内压力急剧增高，心排血量下降，则出现急性心脏压塞的临床表现。

（二）护理评估

1. 健康史　询问患者有无肝肾疾病、结核病、内分泌和代谢性疾病、肿瘤及自身免疫性疾病等病史；有无外伤、心肌梗死及心脏手术史；有无化脓性病灶、上呼吸道感染史等。

2. 身体状况

（1）纤维蛋白性心包炎

1）症状：胸骨后、心前区疼痛是急性纤维蛋白性心包炎最重要的症状，常见于炎症变化的纤维蛋白渗出期。疼痛位于心前区，可放射到颈部、左肩、左臂、左肩胛骨等处，性质多为尖锐性刺痛，常与呼吸有关，可因咳嗽、深呼吸、变换体位或吞咽而加重；疼痛也可见于胸骨后，呈压榨样，需与心肌梗死相鉴别。感染性心包炎可伴有发热。

2）体征：典型体征为心包摩擦音，心前区听到心包摩擦音就可诊断为心包炎。心包摩擦音是因炎症变得粗糙的心包脏层和壁层在心脏活动时相互摩擦而产生的，呈抓刮样粗糙的高频音，多位于心前区，以胸骨左缘第3～4肋间、坐位身体前倾、深吸气时最为明显。

（2）渗出性心包炎

1）症状：呼吸困难是渗出性心包炎最突出的表现，与肺淤血、支气管、肺受压有关。严重时刻呈端坐呼吸，身体前倾、呼吸浅快、面色苍白或发绀。积液压迫支气管可致干咳，压迫喉返神经可致声音嘶哑，压迫食管可致吞咽困难。

2）体征：心浊音界向两侧扩大，皆为绝对浊音区，并随体位改变；心尖搏动减弱或消失；心率快，心音低而遥远。大量心包积液时在左肩胛骨下可出现浊音及支气管呼吸音，称心包积液征（Ewart 征）。大量心包积液可使收缩压降低，而对舒张压影响不大，故脉压变小；大量心包积液可累及静脉回流，出现颈静脉怒张、肝大、腹水及下肢水肿等。

（3）心脏压塞：心包积液快速增加可引起心脏压塞，出现气促、心动过速、血压下降、四肢冰凉、大汗淋漓，严重者意识恍惚，急性循环衰竭、休克等。如积液积聚较慢，可出现慢性或亚急性心脏压塞致体循环静脉淤血，主要表现有颈静脉怒张、静脉压升高、奇脉等。

3. 心理 - 社会状况　患者常因发热、胸痛及呼吸困难等，出现紧张、焦虑等负性心理反应。因心脏活动受限，患者有疲乏、体力下降、社会活动能力减少。

4. 辅助检查

（1）血液检查：由原发病决定，如感染性心包炎常有白细胞计数升高、血沉增快等。

（2）X 线检查：对渗出性心包炎有一定价值。成人积液量超过 250ml 时，心影向两侧扩大，且随体位改变，立位呈烧瓶形，卧位呈球形，心脏搏动减弱或消失。心包积液的 X 线表现特征为肺部无明显充血而心影显著增大。

（3）心电图检查：主要表现为除 aVR 导联外的各常规导联 S-T 段抬高呈弓背向下型，数日后恢复正常，T 波低平或倒置，持续数周至数月后 T 波可恢复正常，无病理性 Q 波。心包积液时 QRS 波群低电压。常有窦性心动过速。

（4）超声心动图检查：为心包积液简单可靠的检查方法，M 型或二维超声心动图均示心包腔液性暗区，并可对积液量进行粗略判定，有助于心包穿刺的定位。心脏压塞的特征：右心房与右心室舒张期塌陷；吸气时室间隔左移，右心室内径增大，左心室内径减小。

（5）心包穿刺：主要指征是心脏压塞，对积液性质和病因诊断也有帮助，可对心包积液进行常规、病原学、细胞分类、生化、肿瘤细胞检查等相关检查。

5. 治疗要点

（1）病因治疗：针对病因给予抗生素、抗肿瘤、抗结核、糖皮质激素（其他药物治疗效果不佳时用）等药物治疗。

（2）对症治疗：卧床休息，直至胸痛消失和发热消退。呼吸困难者给予半卧位、吸氧；疼痛者给予止痛剂；心力衰竭者给予纠正心衰的治疗等。

（3）心包穿刺：心包大量积液或有心脏压塞症状者，通过心包穿刺与引流积液解除心脏压塞、减轻压迫症状，穿刺抽液后可向心包腔内注入抗生素或抗肿瘤等药物。必要时行心包切开引流。

（4）手术治疗：顽固性复发性心包炎病程超过 2 年、激素无法控制的患者，或伴严重胸痛的患者可考虑外科心包切除术治疗。

二 缩窄性心包炎

（一）概述

1. 概念　慢性缩窄性心包炎（constrictive pericarditis）是指心脏被致密厚实的纤维化和（或）钙化心包所包裹，导致心脏舒张期扩张受阻、充盈受限而产生的一系列循环障碍的疾病。

2. 病因　缩窄性心包炎绝大部分由急性心包炎未经治疗或治疗不彻底发展而来。在我国以结核性为最常见，其次为急性非特异性、化脓性或外伤性心包炎演变而来。近年来由放射性心包炎和心脏直视手术后引起者也逐渐增多。其他少见病因包括自身免疫病、肿瘤、尿毒症等。

3. 发病机制　心包增厚、缩窄使心室舒张期扩张受阻，心室舒张期充盈减少，使心搏量下降而产生血液循环障碍，为维持心排血量，心率增快；同时上、下腔静脉回流因心包缩窄而受阻，出现静脉压升高、颈静脉怒张、肝大等（图 3-31）。

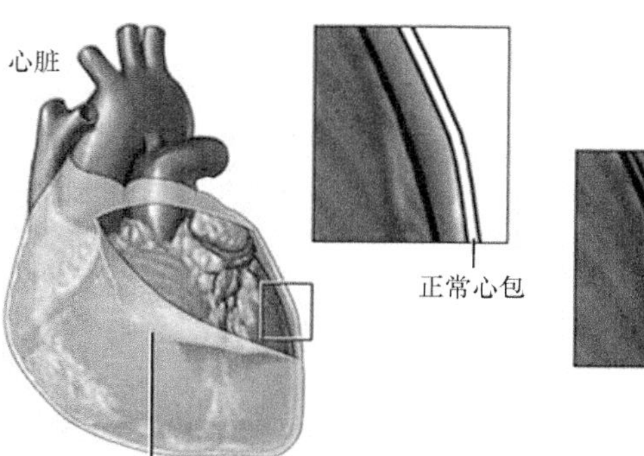

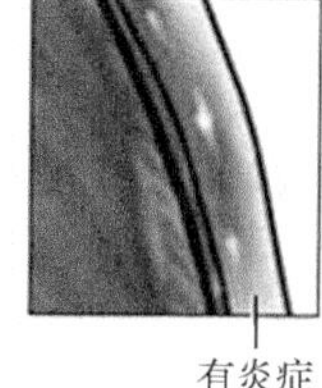

图 3-31　缩窄性心包炎示意图

（二）护理评估

1. 健康史　询问患者有无肝肾疾病、结核病、内分泌和代谢性疾病、肿瘤及自身免疫性疾病等病史；有无外伤、心肌梗死及心脏手术史；有无化脓性病灶、上呼吸道感染史等。询问患者有无发热、盗汗、乏力、消瘦、咳嗽、咳痰及咯血等症状。

2. 身体状况

（1）症状：本病起病隐袭，多在急性心包炎一年内发生。呼吸困难是最突出的症状，其次可有疲乏、活动耐力下降、上腹胀痛、食欲减退等表现。主要症状与心排血量下降和体循环淤血有关。

（2）体征：颈静脉怒张、肝大、腹水、下肢水肿等体循环淤血表现，可见奇脉、Kussmaul 征（吸气时颈静脉怒张更明显）、心音低钝、收缩期杂音等。

3. 心理 - 社会状况　患者常因发热、胸痛及呼吸困难等，出现紧张、焦虑等负性心理反应。因心脏活动受限，患者有疲乏、体力下降、社会活动能力减少。

4. 辅助检查

（1）X 线检查：可见心影偏小、正常或偏大，左右心缘变直，主动脉弓小或难以辨认，上腔静脉扩张，多数患者可见心包钙化影。

（2）心电图检查：可见低电压、广泛 T 波倒置、心房颤动、P 波切迹。

（3）超声心动图检查：可见心包增厚、室壁活动减弱、室间隔矛盾运动、心室腔变小等，其诊断价值较心包积液低。

（4）CT 检查：对慢性缩窄性心包炎的诊断价值优于超声心动图，可用于定位积液，定量心包增厚程度和部位，了解是否存在心包积液及腔静脉增宽。

5. 治疗要点

（1）病因治疗：针对病因给予抗生素、抗肿瘤、抗结核等药物治疗。

（2）对症治疗：卧床休息、给氧、镇痛等。

（3）手术治疗：心包切除是唯一有效的治疗方法。应尽早行心包切除术，以避免出现心源性恶病质、心肌萎缩、严重肝功能不全等并发症。结核导致的缩窄性心包炎术后继续抗结核治疗 1 年。

三　心包疾病患者的护理

（一）护理问题 / 医护合作性问题

1. 急性疼痛：胸痛　与心包纤维蛋白性炎症有关。

2. 气体交换受损　与肺淤血、肺或支气管受压有关。

3. 体液过多　与渗出性、缩窄性心包炎有关。

4. 体温过高　与心包炎症有关。

5. 心排血量减少　与大量心包积液、缩窄性心包炎使心室舒张充盈受限有关。

6. 活动无耐力　与心排血量减少有关。

（二）护理措施

1. 一般护理

（1）休息与活动：保持室内清洁、干净，温、湿度适宜，空气流通。急性心包炎患者卧床休息，减少活动，以免增加心肌耗氧量而加重病情。根据病情帮助患者采取半卧位或前倾坐位，提供可依靠的床上小桌并保持舒适。勿用力咳嗽、深呼吸或突然改变体位，以免疼痛加重。

（2）饮食护理：加强营养，给予高热量、高蛋白、高维生素、易消化的饮食，合理搭配食物，适当限制钠盐摄入量。不能进食者，给予静脉补充氨基酸和（或）脂肪乳剂，以保证机体能量的需要。

2. 病情观察　观察生命体征、意识状态；观察患者心前区疼痛的性质、程度及其变化情况，观察呼吸频率、节律及深度；观察呼吸困难的程度，呼吸频率、呼吸节律的改变、有无逐渐加重；观察有无面色苍白、大汗淋漓、烦躁不安、尿量减少等休克的先兆症状，发现异常及时报告医生并积极处理。

3. 对症护理

（1）心前区疼痛：卧床休息，避免不良刺激，保持情绪稳定、呼吸平稳，勿用力咳嗽或突然改变体位，以免使疼痛加重；指导患者使用松弛疗法，分散其注意力；遵医嘱给予解热镇痛剂止痛，必要时遵医嘱适量使用吗啡类药物。

（2）呼吸困难：卧床休息，采取半卧位或较舒适的前倾坐位。保持呼吸道通畅，给予氧气吸入，氧流量一般为 2 ～ 4L/min。严格控制输液速度，防止加重心脏负担。协助患者的日常生活，配合医师行心包穿刺术或切开引流术，以缓解压迫症状。

4. 用药护理　遵医嘱给予解热镇痛剂，注意观察患者有无胃肠道反应、出血等不良反应。若疼痛严重，可应用吗啡类药物。应用糖皮质激素和抗菌、抗结核、抗肿瘤等药物治疗时要注意观察疗效和副作用。

5. 心理护理　护士应关心体贴患者，积极与之接触交谈，给予安慰，并提供生活上的帮助；同时讲解疾病的相关知识及注意事项，说明心包穿刺或心包切除的意义和必要性，介绍类似治疗成功的病例，解除患者的思想顾虑，使患者积极配合治疗。

6. 心包穿刺配合与护理　心包穿刺的指征：患者有心脏压塞征象；心包积液病因及性质不明时；大量渗液经一般治疗后，渗液无减少趋势者。目的：解除心脏压塞；明确积液性质、病因；心包内治疗，注入抗生素、化疗药物等。

（1）术前准备：向患者说明心包穿刺的目的和必要性，解除思想顾虑，精神紧张者可在术前 30 分钟遵医嘱口服地西泮 30mg。了解患者是否有咳嗽，介绍术中的配合方法，如避免深呼吸与咳嗽等，必要时给予可待因镇咳治疗。术前行超声检查，以确定积液量和穿刺部位，并对最佳穿刺点做好标记。准备好穿刺用物、抢救药品及仪器。操作前开放静脉通路，连接心电监护；提供屏风或隐蔽的空间以维护患者隐私。

（2）术中配合：协助患者取坐位或半坐位；嘱患者勿剧烈咳嗽或深呼吸，穿刺过程中有任何不适应立即告知医护人员；严格无菌操作，抽液过程中随时夹闭胶管，防止空气进入心包腔；抽液要缓慢，一般第 1 次抽液量不宜超过 200ml，以防急性右室扩张。若抽出鲜血，立即停止抽吸，密切观察有无心脏压塞征象。抽液过程中密切观察患者的反应，如面色、呼吸、脉搏、血压及心电图等变化，如有异常，立即协助医生处理。

（3）术后护理：术毕拔除穿刺针后，穿刺部位覆盖无菌纱布，用胶布固定。嘱患者静卧休息，2 小时内继续心电监测，密切观察生命体征及心电图的变化。整理用物，记录抽液时间、积液的量和性状，按要求及时送检。如果行心包引流者，做好心包引流管的护理，每天心包引流液量＜ 25ml 时可拔除导管。

7. 健康指导

（1）疾病知识指导：向缩窄性心包炎患者讲明行心包切除术的重要性，解除思想顾虑，尽早接受手术治疗。术后患者仍应坚持休息半年左右，加强营养，以利于心功能的恢复。

（2）生活指导：嘱患者注意休息，加强营养，增强机体抵抗力。注意防寒保暖，防止呼吸道感染。

（3）用药指导：告诉患者坚持足够疗程药物治疗（如抗结核治疗）的重要性，不可擅自停药，防止复发；注意药物不良反应；定期门诊随访。如有症状加重或出现新的症状应及时就诊。

（艾玉姝）

第 11 节　心血管内科常用诊疗技术及护理

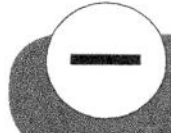

一 心脏电复律

心脏电复律是用高压强电流在短时间内经胸壁或直接作用于心脏，使大部分或全部心肌纤维瞬间除极，消除快速异位心律失常，使其恢复窦性心律的治疗过程。

（一）电复律的种类

1. 同步电复律　除颤仪放电时电流正好与 R 波同步，使电流刺激落在心室肌的绝对不应期，从而电刺激落在心室的易损期（T 波顶峰前 20 ～ 30 毫秒）诱发心室扑动、心室颤动。适用于除心室扑动、心室颤动以外的所有快速异位心律失常。胸壁体外能量选择，心房颤动、室性心动过速为 100 ～ 200J。室上性心动过速在 100 ～ 150J，心房扑动在 50 ～ 150J。

2. 非同步电复律　用于心室扑动与颤动，此时无心动周期，也无 QRS 波群，所以可以在任何时间放电。首次电复律的能量宜大，一般为 200 ～ 360J。

（二）适应证

1. 各种严重的、危及生命的心律失常如心室颤动、心室扑动者，应立即进行电除颤。

2. 持续时间较长、药物治疗无效或有明显血流动力学障碍的快速异位心律失常，包括室性和室上性心动过速、心房颤动、心房扑动。

（三）禁忌证

1. 伴有洋地黄中毒的心房颤动。

2. 伴有病窦综合征的快速异位心律失常者，尤其是老年人。

3. 病情危急且不稳定，如风湿活动期、严重心功能不全、严重的酸碱失衡、电解质紊乱、洋地黄中毒者。

（四）操作方法

1. 患者平卧，开通静脉通路，连接心电监护仪、除颤器。

2. 静脉注射地西泮 10 ～ 30mg，患者处于昏睡状态时，将两个电极板分别置于胸骨右缘第 2 ～ 3 肋间和心尖部，两个电极板的距离不小于 10cm。按充电钮充电到所需功率，再按两电极板放电按钮同时放电，通过心电示波器观察患者的心律是否转为窦性心律。

（五）护理

1. 复律前护理

（1）物品准备：包括除颤器、心电监护仪、地西泮、奎尼丁、生理盐水、纱布垫、导电糊及各种复苏设备。

（2）患者准备：向患者介绍电复律的目的、必要性，消除患者顾虑。停用洋地黄制剂 24 ～ 48 小时。给患者做全面的体格检查和有关实验室检查。复律前应禁食 6 小时，嘱患者排空膀胱。术前口服奎尼丁，以预防复发。密切观察心率、心律、血压及心电图变化。

2. 复律中护理配合　嘱患者仰卧于硬木板床上，取下义齿，松开衣领，开放静脉通路。连心电监护仪，清洁电击处的皮肤。遵医嘱静脉缓慢注射地西泮 10 ～ 30mg，观察神志、血压、呼吸的变化，通过示波器观察心律是否转为窦性心律。

3. 复律后护理

（1）一般护理：患者卧床休息 24 小时，清醒后 2 小时内避免进食。持续 24 小时心电监测，严密观察神志、瞳孔、血压、心率、心律、呼吸、皮肤的变化，观察有无体循环和肺动脉栓塞、急性肺水肿等并发症。常规低流量鼻导管吸氧。

（2）用药护理：指导患者遵医嘱继续服用奎尼丁、洋地黄及其他抗心律失常药以维持窦性心律。

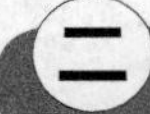

二 心脏起搏术治疗

心脏起搏器是通过发放一定形式的电脉冲，刺激心脏，使心肌激动和收缩，即模拟正常心脏的冲动形成和传导，以治疗某些心律失常的心脏功能障碍。

（一）适应证

1. 伴有临床症状的任何水平的二度Ⅱ型房室传导阻滞、三度房室传导阻滞。

2. 窦房结功能障碍，心室率小于 50 次 / 分，有明确的临床症状。或 R-R 间期≥ 3 秒，虽无症状，但也可考虑植入心脏起搏器。

3. 反复发作的颈动脉窦性晕厥和心室停搏。

（二）起搏器类型

目前，起搏器通用 1987 年 NASPE/BPEG 起搏代码（北美心脏起搏电生理学会与英国心脏起搏和电生理学组专家委员会制定），即 NBG 代码，见表 3-6。

表 3-6　NBG 起搏器代码

第一位起搏心腔		A 心房	V 心室	D 心房 + 心室	S 心房或心室
第二位感知心腔	O 无	A 心房	V 心室	D 心房 + 心室	S 心房或心室
第三位感知后反应方式	O 无	I 抑制	T 触发	D 双重（T+I）	
第四位感知程控功能	O 无	P 简单程控	M 多项程控	C 遥测	R 频率调整
第五位其他	略				

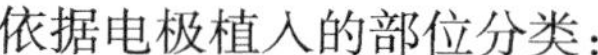

依据电极植入的部位分类：

1. 单腔起搏器　VVI 起搏器和 AAI 起搏器（VVI 起搏器起搏的是心室，电极导线置于右心室。AAI 起搏器起搏的是心房，电极导线置于右心耳）。根据需要可进行心房或心室的起搏。

2. 双腔起搏器　DDD 起搏器，植入两个电极，分别置于右心房和右心室，可进行房室顺序起搏。

3. 三腔起搏器　双房和右室起搏器（适用于房间传导阻滞伴心房颤动的患者），右房和双室起搏器（适用于某些扩张型心肌病、顽固性心力衰竭患者）。

（三）护理

1. 术前护理

（1）患者准备：向患者介绍起搏器的作用及安置起搏器的意义、手术基本过程及术中如何配合，以消除患者紧张心理。指导患者做好术前各项检查，遵医嘱进行皮肤准备、抗生素皮试、建立静脉通路，并指导患者进行床上排尿练习。术前半小时给予地西泮 10mg 肌内注射。

（2）用物准备：备齐一切抢救设备和药品。

2. 术中护理　协助患者采取仰卧位，连接监护装置。手术区消毒、铺巾，协助医生局部麻醉，调试起搏阈值、起搏系统阻抗等项目。严密监测心率、心律、呼吸及血压的变化。

3. 术后护理

（1）休息与活动：患者卧床休息 1 ～ 3 天，防止电极移位。术侧肢体不宜过度活动，避免做旋转、外展等大幅度运动。咳嗽时用手按压伤口。安置临时心脏起搏器的患者应绝对卧床休息，术侧肢体避免屈曲和活动过度。

（2）伤口护理：安装埋藏式起搏器后局部伤口沙袋压迫 6 ～ 8 小时，每日更换敷料，观察伤口愈合情况，尽早发现出血、感染等并发症。

（3）预防感染：遵医嘱应用抗生素 5 ～ 7 天。

（4）病情观察：监测心电、血压、体温、脉搏、血压变化，注意观察有无电极移位或起搏器感知障碍。观察有无感染、出血的征象等。

三　射频消融术

射频消融术是通过导管前端的电极释放高频低电压的射频电流，使病变区域心肌细胞脱水、变性、坏死，以治疗心律失常的方法。其优点为创伤小（损伤直径 7 ～ 8mm，深度 3 ～ 5mm），并发症少，安全有效。

（一）适应证

1. 房室折返性或房室结折返性心动过速、房性心动过速、特发性室性心动过速患者。
2. 伴阵发性心房颤动且心室率快速的预激综合征患者。
3. 药物治疗不能满意控制心室率的心房颤动或扑动的患者。
4. 心肌梗死后的室性心动过速，发作频繁、药物预防效果差者。

（二）禁忌证

1. 严重出血性疾病、感染性疾病。
2. 严重的重要脏器损害者如严重肝肾损害、心肌梗死、肺梗死等。
3. 电解质紊乱、洋地黄中毒者。

4. 慢性消耗性疾病。

（三）操作方法

通过电生理检查确定消融靶点后，根据消融部位及心律失常的种类，利用电极导管引入射频电流（能量 5 ～ 30W，时间持续或间断 10 ～ 60 秒），毁损折返环路或异位激动点。检测是否消融成功。

（四）护理

1. 术前护理　①患者准备：向患者介绍射频消融目的及方法，解除其思想顾虑。术前完善出凝血时间、肝肾功能等检查。术前备皮，禁食禁水 6 小时。停用所有抗心律失常药物。②用物准备：备齐抢救药品、物品和器械。

2. 术中护理　协助患者仰卧，连接监护装置。手术区消毒、铺巾，协助医生局部麻醉。严密监测心率、心律、呼吸及血压的变化。观察患者手术中有无不适。

3. 术后护理　①遵医嘱服用药物。②术后 3 ～ 5 天每天复查心电图。观察有无损伤希氏束。③观察有无穿刺部位出血、血肿、气胸、心脏压塞及心律失常等并发症，及时告知医师并协助处理。

四　心导管检查术

心导管检查术是经周围血管插入一条特制导管至心脏或大血管某一部位，借以了解心脏各腔室、瓣膜及血管结构和功能的检查。

（一）适应证

1. 选择性冠状动脉造影术、肺动脉造影。
2. 先天性心脏病和风湿性心脏瓣膜病：确定病变的部位和程度。
3. 心内电生理检查。
4. 室壁瘤，了解瘤体大小与位置以决定手术指征。
5. 需做血流动力学检测者，从静脉置入漂浮导管至右心及肺动脉。
6. 心肌活检术。

（二）禁忌证

1. 感染性疾病、严重出血性疾病。
2. 严重的重要脏器损害者如严重肝肾损害、心肌梗死、肺梗死等。
3. 电解质紊乱、洋地黄中毒者。

（三）操作方法

一般采用 Seldinger 经皮穿刺法，局麻后可自股静脉或上肢贵要静脉或锁骨下静脉（右心导管术）或股动脉或肱动脉（左心导管术）将导管插入相应部位。整个检查均在 X 线透视下进行，并做连续的心电和压力监测。动脉穿刺成功后应注入肝素 3000U，随后操作中每延长 1 小时追加肝素 1000U。

（四）护理

1. 术前护理　①患者准备：向患者介绍心导管检查目的及方法，解除思想顾虑。协助患者完善辅助检查，如心电图、超声心动图、胸部 X 线或心脏正侧位片、血液生化及电解质、血型、血常规及血小板检查，必要时可做血气分析。②术前手术部位备皮，术前 1 日做青霉素皮试和碘过敏试验。手术前 4 小时禁食、禁水。术前半小时肌内注射地西泮 10mg。③用物准备：备齐抢救药品、物品和器械。④配合训练：进行必要的术前配合训练（吸气、屏气、咳嗽训练、床上排尿训练等）。⑤动脉观察：术前检查肢体两侧对称动脉（足背动脉、肱动脉、桡动脉）搏动情况并做好标记，以便与术中、术后对照观察。

2. 术中护理　协助患者仰卧，连接监护装置。手术区消毒、铺巾，协助医生局部麻醉。严密监测生命体征的变化。准确递送各种器械。询问患者手术中有无不适并做好解释工作。遵医嘱用肝素，以维持血管通畅，防止血栓形成。

3. 术后护理　①行动脉穿刺者，手术完毕后，用手指压迫止血 30 分钟，无出血后，用弹力绷带加压包扎 12 ～ 24 小时，并加压 1000g 左右的沙袋 6 ～ 8 小时，穿刺侧肢体制动 24 小时，卧床 24 小时。②行静脉穿刺者，术侧肢体制动 4 ～ 6 小时；局部沙袋压迫 6 ～ 24 小时，卧床 12 小时。术侧肢体伸直，注意观察动脉（足背动脉、肱动脉、桡动脉）搏动情况及肢体的颜色、温度，穿刺部位有无渗血、肿胀、感觉与运动功能有无变化等。③遵医嘱给予抗生素预防感染 3 ～ 5 天。④监测生命体征变化，注意有无心律失常及穿刺部位有无出血、血肿、感染及血管栓塞等并发症。

五　冠状动脉介入性诊断与治疗

冠状动脉介入性诊治术是指应用心导管技术，将诊断或治疗用的器材、造影剂等送入心脏或血管内进行疾病诊断及治疗的方法。冠状动脉介入性诊断目前主要是指冠状动脉造影术。冠状动脉介入性治疗包括：经皮腔内冠状动脉成形术（percutaneous transluminal coronary angioplasty，PTCA）、冠状动脉内支架植入术、冠状动脉内粥样斑块旋切术、旋磨术等，这些技术统称为经皮冠状动脉介入治疗（percutaneous coronary intervention，PCI）。在此重点介绍冠状动脉造影术、经皮冠状动脉成形术及冠状动脉内支架植入术。

（一）冠状动脉造影术

冠状动脉造影术是经动脉穿刺将特制导管送到冠状动脉并注入造影剂，使冠状动脉显影，以确定诊断，指导治疗的一种方法，是目前诊断冠心病的“金标准”。

1. 适应证　①胸痛似心绞痛而不能确诊者。②中老年患者心脏增大、心力衰竭、心律失常，疑有冠心病而无创性检查未能确诊者。

2. 禁忌证　除心导管检查术的禁忌证外，尚有：①严重心功能不全。②外周动脉血栓性脉管炎。③造影剂过敏。④严重心动过缓（可在临时起搏器保护下手术）。⑤电解质紊乱，尤其是低钾血症未纠正者。

3. 操作方法　在局麻下行股动脉穿刺，穿刺成功后插入导引钢丝，再经导引钢丝导入带止血活瓣的动脉鞘管，经该鞘管或经静脉注射肝素 4000 ～ 5000U，然后经该鞘管插入造影管，在 X 线监视下将导管推送至主动脉根部，使导管顶端进入左、右冠状动脉开口，注入造影剂使其显影。观察冠状动脉走行、分支及病变情况。术毕拔出动脉鞘管，局部压迫 15 ～ 30 分钟，然后加压包扎。常用造影剂为泛影葡胺及第二代非离子造影剂和离子型低渗透压造影剂，如安射力、优维显等。

4. 护理

（1）术前护理

1）患者准备：术前完善各种辅助检查，如出凝血时间、凝血酶原时间及肝肾功能、电解质、血常规等。向患者及家属讲解检查的目的和方法、注意事项及配合方法，解除其顾虑和恐惧心理，以取得合作。详细询问过敏史。完成青霉素皮试和碘过敏试验。双侧腹股沟及会阴部备皮。检查双侧股动脉及足背动脉搏动情况。手术当日清晨禁食或给予少量流质饮食，可正常服药和饮少量水。术前半小时给予地西泮 10mg 肌内注射。

2）用物准备：备齐术中用药。检查造影设备是否完好。

（2）术中护理：协助患者仰卧，连接监护装置。手术区消毒、铺巾，协助医生局部麻醉。严密监测心率、心律、呼吸及血压的变化。观察患者手术中有无疼痛等不适，并做好解释工作。准确递送各种器械。

（3）术后护理：除与心导管检查术相同部分外，术后动脉穿侧部位按压 15 ～ 20 分钟，以彻底止血，加压包扎，沙袋压迫 6 小时，术侧肢体制动 12 小时，注意观察穿刺部位有无出血、血肿及足背动脉搏动情况，观察心率、血压及心电图变化。

（二）经皮冠状动脉成形术及冠状动脉内支架植入术

经皮腔内冠状动脉成形术（PTCA）是经皮穿刺周围动脉（如桡动脉）将带有球囊的导管送到病变的冠状动脉，以扩张冠状动脉内径，使相应心肌供血增加或恢复。冠状动脉内支架植入术，是以 PTCA 为基本手段，将血管支架植入病变冠状动脉内，可防止或减少 PTCA 后急性冠状动脉闭塞和（或）后期再狭窄，以保持血流通畅。

1. 适应证

（1）稳定型冠心病（stable coronary artery disease，SCAD）：①对强化药物治疗下仍有缺血症状及存在较大范围心肌缺血证据，且预判选择 PCI 治疗其潜在获益大于风险的 SCAD 患者。②建议以冠状动脉病变直径狭窄程度作为是否干预的决策依据。病变直径狭窄≥ 90% 时，可直接干预；当病变直径狭窄＜ 90% 时，建议仅对有相应缺血证据，或血流储备分数（fractional flow reserve，FFR）≤ 0.8 的病变进行干预。

（2）非 ST 段抬高型急性冠脉综合征（non-ST-segment elevation acute coronary syndrome，NSTE-ACS）：建议根据患者的病史、症状、体征、心电图和肌钙蛋白作为风险分层的工具。

（3）急性 ST 段抬高型心肌梗死（ST-segment elevation myocardial infarction，STEMI）。

2. 禁忌证　①左冠状动脉主干狭窄或病变在主干分叉附近。②多支广泛性弥漫性冠状动脉病变。③慢性完全阻塞性伴严重钙化的冠状动脉病变。④冠状动脉僵硬或钙化性、偏心性狭窄。

3. 操作方法　目前，我国多经桡动脉植入带球囊导管，通过细钢丝引至狭窄病变处，以 1 ∶ 1 稀释的造影剂注入球囊，以扩张狭窄冠脉，待狭窄冠脉扩张后逐渐减压，抽回造影剂，将球囊抽成负压撤出。冠状动脉内支架植入术即在 PTCA 术后将金属支架置入病变的冠状动脉内。

4. 护理

（1）术前护理

1）患者准备：向患者和家属介绍 PCI 的目的、必要性及手术基本方法，消除紧张恐惧心理，取得患者及家属的理解和配合。PCI 术前 3 ～ 5 天开始口服阿司匹林 100 ～ 150mg/d，氯吡格雷 75mg/d。急诊手术者，术前未用抗凝药物的患者，应术前口服氯吡格雷 300mg，嚼服阿司匹林 300mg。配血、备血。

2）用物准备：备齐术中用药。检查设备是否完好。

（2）术中护理：①协助患者仰卧，连接监护装置；②手术区消毒、铺巾；③严密监测心率、心律、呼吸及血压的变化；④观察患者手术中有无不适，并做好解释工作；⑤遵医嘱用药；

⑥准确递送各种器械。

（3）术后护理

1）安置患者在 CCU 进行监护。卧床休息 48 小时，术侧肢体制动 24 小时。持续心电、血压监测，观察有无心律失常、心肌缺血及急性心肌梗死等急性期并发症。

2）检查穿刺部位有无出血、皮下血肿及双侧足背动脉搏动情况，询问患者有无不适或胸痛。

3）保持两条静脉通道，常规给予抗生素 3 ～ 5 天以预防感染。

4）动脉鞘管的护理。PCI 后常保留动脉鞘管。动脉鞘管以低浓度肝素盐水持续微量泵推注以冲洗鞘管。

5）低脂、低胆固醇、清淡易消化饮食，鼓励患者多饮水，以利造影剂排出。

6）拔管的护理：动脉鞘管一般于术后 4 小时左右拔除，若为复杂、严重病变或病情不稳定，则保留鞘管至次日清晨，以便发生紧急情况时重新处理。拔鞘管前 1 小时应停用肝素，拔除鞘管后，按压穿刺部位 30 ～ 60 分钟，以弹力绷带加压包扎，沙袋压迫 6 ～ 8 小时，术肢制动 24 小时，防止出血。

7）抗凝治疗的护理：拔除鞘管后 1 小时继续静脉用肝素至术后 24 小时，如果术前未用抗凝剂或应用抗凝剂时间不足 2 ～ 3 天，肝素应用适当延长至术后 48 ～ 72 小时，然后改用低分子量肝素皮下注射，每 12 小时 1 次。

8）观察有无并发症发生：①冠状动脉急性闭塞；②冠状动脉痉挛；③冠状动脉栓塞；④冠状动脉夹层；⑤冠脉破裂或穿孔及急性心脏压塞；⑥室性心律失常；⑦造影剂反应；⑧外周血管并发症，如感染、假性动脉瘤、股动脉撕裂、动静脉瘘、皮下血肿、血栓和栓塞等。冠状动脉内支架置入术的并发症：①支架内血栓，多发生在术后 5 日以内；②出血及血管损伤；③支架变形；④支架脱位或栓塞；⑤支架内再狭窄；⑥血管穿孔。

9）术后活动指导：术后 24 小时床上轻微活动，逐渐增加活动量，起床、下蹲时动作缓慢，不要突然用力，术后 1 周内避免重体力劳动，以防伤口再度出血或出现假性动脉瘤。

10）出院指导：嘱患者半年内避免过度劳累、剧烈运动及重体力劳动，遵医嘱坚持服药，不可自行减量，定期监测出凝血时间及凝血酶原时间；定期门诊随访。如有不适，应随时就诊。

（张新萍）

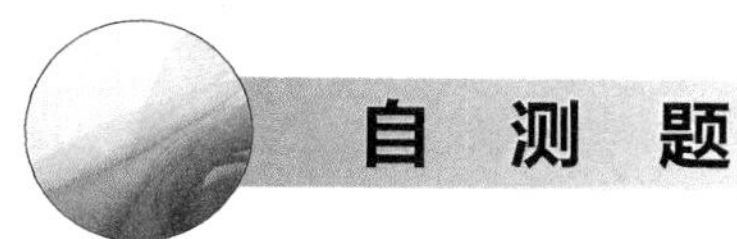

自 测 题

A_1 型选择题

1. 护理心源性呼吸困难患者，正确的体位是（　　）
   A. 平卧位　B. 半卧位　C. 侧卧位
   D. 俯卧位　E. 站立位
2. 长期卧床的患者，其水肿最易出现的部位是（　　）
   A. 眼睑　B. 腹部　C. 腰骶部
   D. 足踝部　E. 胫前部
3. 引起心源性晕厥最常见的原因是（　　）
   A. 心律失常　B. 心脏瓣膜病　C. 心肌梗死
   D. 心肌炎　E. 左房黏液瘤
4. 心悸最常见的原因是（　　）
   A. 贫血　B. 高热　C. 心脏病
   D. 心律失常　E. 心血管神经症
5. 下列哪种情况不需要停用洋地黄（　　）
   A. 消化道症状　B. 室性期前收缩二联律
   C. 视物模糊　D. 黄视

E. 心率 70 次 / 分

6. 下列引起左心室后负荷加重的疾病是（　　）

A. 二尖瓣关闭不全　B. 输液过多过快

C. 主动脉瓣关闭不全 D. 高血压

E. 慢性贫血

7. 最符合左心衰竭临床表现的是（　　）

A. 颈静脉怒张　　　B. 肝大和压痛

C. 食欲缺乏　　　　D. 恶心、呕吐

E. 肺部湿啰音

8. 可以减轻心力衰竭患者心脏负荷的护理措施不包括（　　）

A. 半卧位休息　　　B. 减轻焦虑

C. 保持大便通畅　　D. 使用洋地黄类药物

E. 低热量饮食，控制钠盐的摄入

9. 给急性肺水肿患者吸氧，氧流量最好为（　　）

A. 1 ～ 2L/min　　B. 3 ～ 4L/min

C. 6 ～ 8L/min　　D. 9 ～ 10L/min

E. 11 ～ 12L/min

10. 从左心衰竭发展到全心衰竭时，可减轻的表现是（　　）

A. 发绀　　B. 肝大　　C. 下肢水肿

D. 呼吸困难 E. 颈静脉怒张

11. 窦性心律 P–R 间期的正常范围是（　　）

A. 0.02 ～ 0.05 秒　B. 0.06 ～ 0.10 秒

C. 0.12 ～ 0.20 秒　D. 0.25 ～ 0.30 秒

E. 0.32 ～ 0.40 秒

12. 对于房性期前收缩与室性期前收缩的鉴别，最有价值的是（　　）

A. 期前收缩的 QRS 波有无相关 P 波

B. P–R 间期是否＞ 0.12 秒

C. QRS 波是否宽大并畸形

D. 代偿间期是否完全

E. ST–T 改变

13. 频发室性期前收缩是指（　　）

A. 室性期前收缩＞ 3 次 / 分

B. 室性期前收缩＞ 5 次 / 分

C. 室性期前收缩＞ 6 次 / 分

D. 室性期前收缩＞ 10 次 / 分

E. 室性期前收缩＞ 15 次 / 分

14. 关于室性期前收缩的心电图叙述，正确的是（　　）

A. QRS 波前出现倒置的 P 波

B. 提前出现宽大畸形的 QRS 波

C. T 波倒置

D. 室性融合波

E. 代偿间歇不完全

15. 关于心房颤动的心电图特征的叙述，正确的是（　　）

A. 心音强弱相等

B. 脉率等于心率

C. 心室搏动快而规则

D. 持久房颤易发生动脉栓塞

E. 心室率多在 350 ～ 600 次 / 分

16. 持久性心房颤动最常见的并发症是（　　）

A. 室性期前收缩　　B. 动脉栓塞

C. 肺部感染　　　　D. 感染性心内膜炎

E. 房室传导阻滞

17. 在心电图上，一度房室传导阻滞与其他较严重的房室传导阻滞的最根本的区别是（　　）

A. QRS 波无脱漏

B. 心率＜ 40 次 / 分

C. P-R 间期延长

D. 心室律不整齐

E.ST 段和 T 波无变化

18. 护理评估患者时下列符合三度房室传导阻滞诊断的是（　　）

A. P-P 间期逐渐缩短，直至 P 波受阻，QRS 波群脱落

B. P-R 间期逐渐延长，直至 P 波受阻，QRS 波群脱落

C. P-R 间期固定（正常或延长），间歇性 QRS 波群脱落

D. P 波与 QRS 波群完全无关，P-P 间距和 R-R 间距各自相等，心室率慢于心房率

E. P-R 间期逐渐缩短，直至 P 波受阻，QRS 波群脱落

19. 最危险的心律失常类型是（　　）

A. 心房颤动
B. 心室颤动
C. 室性心动过速
D. 频发的室性期前收缩
E. 二度Ⅰ型房室传导阻滞

20. 严重心悸患者休息卧床时应避免取( )
A. 仰卧位 B. 半卧位 C. 左侧卧位
D. 右侧卧位 E. 高枕卧位

21. 风湿性心瓣膜病最易发生的瓣膜病变是( )
A. 二尖瓣狭窄 B. 二尖瓣关闭不全
C. 主动脉瓣关闭不全
D. 主动脉瓣狭窄 E. 肺动脉瓣狭窄

22. 二尖瓣狭窄最具特征性的体征是( )
A. 心尖区可闻及局限性舒张期隆隆样杂音
B. 心尖搏动向左移位
C. 主动脉瓣区可闻及舒张期叹气样杂音
D. 肺动脉瓣区可闻及舒张期吹风样杂音
E. 主动脉瓣区可闻及收缩期粗糙的喷射性杂音

23. 下述哪项不是二尖瓣关闭不全的体征( )
A. 心尖部全收缩期吹风样杂音
B. 心尖部第一心音减弱
C. 肺动脉瓣区第二心音亢进
D. 心尖搏动向左下移位
E. 心尖区可闻及局限性舒张期隆隆样杂音

24. 下述哪项不属于周围血管征( )
A. 水冲脉
B. 枪击音
C. 毛细血管搏动征
D. 肝－颈静脉回流征
E. 杜氏双重杂音

25. 风心病二尖瓣狭窄最常见的并发症是( )
A. 心房颤动 B. 脑栓塞
C. 感染性心内膜炎 D. 室性期前收缩
E. 脑出血

26. 风湿性心脏瓣膜病最主要的死因是( )
A. 心衰 B. 栓塞 C. 心房颤动
D. 感染 E. 心动过速

27. 急性心肌梗死24小时内禁用的药物是( )
A. 吗啡 B. 利多卡因 C. 呋塞米
D. 洋地黄 E. 尿激酶

28. 高血压脑病是指( )
A. 血压过高引起的头痛
B. 脑血管破裂出血
C. 脑血栓形成
D. 普遍而剧烈的脑血管痉挛引起脑水肿
E. 肢体偏瘫，失语不可恢复

29. 高血压危象紧急处理的关键是( )
A. 绝对卧床休息 B. 降低颅内压
C. 迅速降低血压 D. 氧气吸入
E. 限制钠盐摄入

30. 关于扩张型心肌病超声心动图的改变，错误的是( )
A. 左心室扩张 B. 二尖瓣反流
C. 左室运动减弱 D. 左心室流出道扩大
E. 室间隔肥厚

31. 对肥厚型心肌病最有诊断价值的辅助检查是( )
A. 心电图 B. Holter C. 胸片
D. 超声心动图 E. 运动试验

32. 亚急性感染性心内膜炎常见的致病菌为( )
A. 草绿色链球菌 B. 金黄色葡萄球菌
C. 溶血性链球菌 D. 大肠埃希菌
E. 厌氧菌

33. 确诊感染性心内膜炎的主要依据是( )
A. 全身感染表现 B. 栓塞征象
C. 血培养 D. 超声心动图检查
E. 心脏杂音

34. 对亚急性感染性心内膜炎，错误的措施是( )
A. 风湿性心脏病患者行拔牙、人工流产等操作前应预防性使用抗菌药物
B. 正确采集血培养标本
C. 给予低热量、低蛋白、高维生素、易消化饮食

D. 密切观察有无发热、皮肤黏膜瘀点等表现
E. 做好口腔、皮肤清洁卫生

35. 急性渗出性心包炎患者最常见的症状是（　　）
A. 心前区疼痛　　B. 呼吸困难
C. 吞咽困难　　D. 血压升高
E. 脉搏短绌

36. 急性非感染性心包炎的常见病因不包括（　　）
A. 自身免疫性　　B. 结核性
C. 肿瘤性　　D. 外伤性
E. 内分泌及代谢性

A_2 型选择题

37. 患者，女，27 岁，室内设计师。常加班到深夜，最近常感觉心悸不适，来医院就诊，护士在跟该患者解释病情时说法正确的是（　　）
A. 告诉患者心悸可影响心功能
B. 多注意自己心悸的感觉
C. 必须卧床休息
D. 睡眠时应左侧卧位
E. 鼓励患者放松身心

38. 患者，男，23 岁。患扩张型心肌病 10 年。1 周前患者发生呼吸道感染后不能从事任何体力活动，休息时亦可引起呼吸困难、心悸，此患者目前心功能处于（　　）
A. 心功能代偿期　　B. 心功能Ⅰ级
C. 心功能Ⅱ级　　D. 心功能Ⅲ级
E. 心功能Ⅳ级

39. 患者，女，32 岁。风湿性心瓣膜病患者，每于做家务或上楼梯等日常活动时即感到气喘、心慌、胸闷，坐下休息片刻后可逐渐缓解，看书、进餐时无此不适。根据该患者的心功能情况，你应如何安排其休息（　　）
A. 绝对卧床休息，取半卧位
B. 卧床休息，限制活动量
C. 适当限制活动，增加午休时间
D. 保证睡眠，劳逸结合
E. 活动如常，不必限制

40. 患者，男，58 岁。冠心病心肌梗死，在住院期间进行心电监测时发生室性心动过速，心率 162 次 / 分，血压 120/80mmHg，意识清楚，双肺呼吸音清，无湿啰音。首选的治疗药物是（　　）
A. 地高辛　　B. 硝酸甘油　　C. 氯化钾
D. 利多卡因　E. 苯妥英钠

41. 患者，男，50 岁。风心病伴二尖瓣狭窄 8 年，伴心房颤动 4 年，无明显原因突然出现意识障碍，最可能的原因是（　　）
A. 发生室颤　B. 心房血栓脱落，脑栓塞
C. 发生房颤　D. 高凝状态，脑血栓形成
E. 心排血量减少，脑供血不足

42. 患者，女，29 岁。触电后发现该患者意识丧失，颈动脉搏动消失，血压测不清，心电监护示 QRS-T 波群消失，出现波形、振幅、频率极不均匀的低小波形，此时应采用的最有效的治疗是（　　）
A. 人工呼吸
B. 心脏按压
C. 静脉注射利多卡因
D. 非同步直流电复律
E. 心腔内注射肾上腺素

43. 患者，女，38 岁。因心悸、心率快，来医院检查，可明确诊断心律失常的检查是（　　）
A. 心音图　　B. 心电图
C. 心脏 X 线　　D. 超声心动图
E. 放射性核素检查

44. 患者，女，50 岁。诊断为风湿性心瓣膜病入院。目前，该患者主诉活动无耐力的最主要的相关因素是（　　）
A. 冠状动脉灌注不足致心肌收缩力下降
B. 胃肠道缺血致营养不良
C. 心排血量减少致组织缺血
D. 体循环淤血致机体水肿
E. 肺循环淤血致呼吸困难

45. 患者，男，60 岁。因胸痛就诊，既往有心绞痛 10 年。鉴别急性心肌梗死与心绞痛，

症状的主要区别是（　　）

A. 疼痛持续时间不同 B. 疼痛表现不同
C. 疼痛部位不同 D. 疼痛性质不同
E. 缓解方法不同

46. 患者，男，62岁。诊断为急性心肌梗死而收入院治疗，发生室性期前收缩应首选的药物是（　　）

A. 吗啡 B. 利多卡因
C. 胺碘酮 D. 普鲁卡因胺
E. 美心律

47. 患者，女，70岁。因劳累后出现心前区疼痛伴胸闷，经心电图及相关检查，医生诊断为下壁心肌梗死。特征性心电图的表现出现在（　　）

A. Ⅱ、Ⅲ、aVF导联 B. V_1～V_6导联
C. Ⅰ、aVL导联 D. V_1～V_3导联
E. V_7～V_9导联

48. 患者，男，46岁。因心肌梗死住院治疗，住院期间监测心电图，下列哪种心律失常易发生心室颤动（　　）

A. 窦性心动过速
B. 窦性心动过缓
C. 阵发性室上性心动过速
D. 阵发性室性心动过速
E. 心房颤动

49. 患者，男，62岁。因突发胸痛入院，心电图为心肌缺血表现，疑为心肌梗死，为确诊需做下列哪项检查（　　）

A. 血糖 B. 血脂
C. 白细胞计数 D. 红细胞计数
E. 肌钙蛋白

50. 患者，男，56岁。因突发胸痛、胸闷、气短、大汗淋漓，伴有濒死感2小时入院，此患者首优的护理问题是（　　）

A. 胸痛 B. 气体交换受损
C. 焦虑 D. 恐惧
E. 低效性呼吸型态

51. 患者，男，67岁。高血压病史10年，因突发胸骨后疼痛1小时入院，该患者首先需做的检查为（　　）

A. 心电图 B. B超 C. CT
D. 血糖 E. 血脂

52. 患者，男，55岁。疑诊急性心肌梗死，最有诊断价值的心电图特征是（　　）

A. T波低平 B. T波倒置
C. 病理性Q波 D. ST段压低
E. ST段抬高

53. 患者，男，60岁。血压140/90mmHg，诊断为1级高血压，遵医嘱给予非药物治疗，下列不正确的是（　　）

A. 合理饮食 B. 减轻体重
C. 保持健康心态 D. 参加举重运动
E. 气功及其他行为疗法

54. 患者，女，50岁。因高血压3年反复来院就诊，始终不理解自己为什么会患上高血压，护士给其进行健康教育时，讲解高血压疾病发病因素，不包括的因素是（　　）

A. 遗传因素 B. 年龄增大
C. 体重增加 D. 自身免疫缺陷
E. 脑力活动过于紧张

55. 患者，男，52岁。近半年来常于劳累或精神紧张后感头痛、头晕及颈项不适感，休息后好转，未予治疗。最近体检发现血压升高，3次不同时间测血压分别为140/90mmHg、150/95mmHg、155/95mmHg。对其诊断与处理最重要的考虑为（　　）

A. 继续在不同时间内测血压，以确定是否为高血压
B. 作头部CT、超声、肾功能检查
C. 试用利尿剂治疗，观察其用药反应
D. 确定是原发还是继发性高血压
E. 暂不处理，3个月后复查血压

56. 患者，女，61岁。头痛、心悸，心前区有不适感，门诊查血压160/95 mmHg，据此可以推断该患者高血压分级属于（　　）

A. 正常高限 B. 轻度高血压
C. 中度高血压 D. 重度高血压
E. 临界高血压

57. 患者，男，58岁。因高血压3年，血压控制不好来院就诊，护士给其进行健康教育

时，讲解原发性高血压最严重的并发症是（　　）

A. 脑出血　　B. 充血性心力衰竭
C. 肾衰竭　　D. 冠心病
E. 糖尿病

58. 患者，男，28岁。劳累后心悸、气短5年，休息可缓解。近1年活动中曾有发作过晕厥2次。体检：胸骨左缘第3、4肋间听到较粗糙的喷射性收缩期杂音；X线检查心影增大不明显；心电图表现为ST-T改变，胸前导联常出现巨大倒置T波，在Ⅰ、aVL或Ⅱ、Ⅲ、aVF、V_4、V_6可出现深而不宽的病理性Q波；超声心动图示室间隔非对称性肥厚，舒张期室间隔的厚度与后壁之比≥1.3，间隔运动低下。应考虑的临床诊断是（　　）

A. 克山病　　B. 病毒性心肌炎
C. 扩张型心肌病　　D. 肥厚型心肌病
E. 限制型心肌病

59. 患者，男，45岁。1个月前诊断为急性心包炎，近两周呼吸困难严重，心率加快。查体发现患者有奇脉，奇脉的表现是（　　）

A. 脉搏搏动呈吸气性显著减弱，呼气时消失
B. 脉搏搏动呈吸气性显著消失，呼气时减弱
C. 脉搏搏动呈呼气性显著减弱或消失，吸气时减弱或有停顿
D. 脉搏搏动呈呼气性显著减弱或消失，吸气时又复原
E. 脉搏搏动呈吸气性显著减弱或消失，呼气时又复原

60. 患者，男，42岁。患急性心包炎。在进行心包穿刺抽液时，患者出现面色苍白，脉搏增快，血压下降。心电图显示频发室性期前收缩。正确的处理措施是（　　）

A. 减慢抽液速度　　B. 夹闭胶管
C. 准备抢救药物　　D. 立即通知医生
E. 安慰患者

61. 患者，男，30岁。因头晕、胸闷1天就诊，门诊以"扩张型心肌病"收入院。曾有晕厥史。体检：心界扩大，心率38次/分。心电图提示三度房室传导阻滞。最恰当的处理是（　　）

A. 静脉滴注异丙肾上腺素
B. 注射阿托品
C. 静脉滴注氢化可的松
D. 安装临时性人工心脏起搏器
E. 安装永久性人工心脏起搏器

A_3型选择题

（62～65题共用题干）

患者，女，46岁。患风湿性心脏病二尖瓣狭窄、心房颤动7年。近日因感冒后出现穿衣、吃饭即出现心悸、乏力、气促。今晨护士巡视病房时发现患者突发极度呼吸困难，呼吸深快，患者面色灰白，大汗，皮肤湿冷，烦躁不安，频繁咳嗽，咳粉红色泡沫样痰，心率126次/分，两肺布满湿啰音、哮鸣音。

62. 该患者目前最可能发生了（　　）

A. 休克　　B. 心律失常　　C. 心肌梗死
D. 急性肺水肿　　E. 肺炎

63. 为减轻呼吸困难，护士应首先采取的措施是（　　）

A. 立即协助患者取双腿下垂端坐位
B. 高流量吸氧　　C. 口服地高辛
D. 口服螺内酯　　E. 皮下注射吗啡

64. 给该患者吸氧，正确的方式是（　　）

A. 高流量，10%～20%乙醇溶液湿化
B. 低流量，10%～20%乙醇溶液湿化
C. 高流量，20%～30%乙醇溶液湿化
D. 低流量，20%～30%乙醇溶液湿化
E. 持续低流量给氧

65. 该患者最特异的症状是（　　）

A. 端坐呼吸
B. 肺部有哮鸣音
C. 咳粉红色泡沫痰
D. 肺动脉瓣第二心音亢进
E. 心尖区有奔马律、心率增快

（66～69题共用题干）

患者，男，57岁。突然心悸、气促，咳嗽，咳粉红色泡沫痰，两肺布满湿啰音、哮鸣音，

心率138次/分，血压180/90mmHg。

66. 该患者目前的心功能属于（　　）
    A. 心功能Ⅰ级　　B. 心功能Ⅱ级
    C. 心功能Ⅲ级　　D. 心功能Ⅳ级
    E. 心功能Ⅴ级
67. 此时患者最主要的护理诊断/问题是（　　）
    A. 焦虑
    B. 有受伤的危险
    C. 气体交换受损
    D. 潜在的并发症：心源性休克
    E. 潜在的并发症：高血压危象
68. 遵医嘱护士给该患者氧气吸入，并在湿化瓶中加入了乙醇，其目的是（　　）
    A. 增加热量
    B. 增加气体交换面积
    C. 扩张肺泡毛细血管床
    D. 增加迷走神经的兴奋性
    E. 降低肺泡中泡沫的表面张力
69. 护士应马上准备好的药物是（　　）
    A. 毛花苷丙、硝普钠、呋塞米
    B. 毛花苷丙、硝酸甘油、多巴胺
    C. 毛花苷丙、胍乙啶、酚妥拉明
    D. 地高辛、硝酸甘油、呋塞米
    E. 地高辛、硝普钠、呋塞米

（70、71题共用题干）

患者，女，56岁。因风湿性心瓣膜病、心房颤动、左侧肢体偏瘫收入院。脉搏98次/分，心率114次/分，心音强弱不等，心律不规则，脉搏细弱。

70. 该患者脉搏称为（　　）
    A. 洪脉　　B. 细脉　　C. 速脉
    D. 缓脉　　E. 绌脉
71. 护士为其测量脉率和心率的正确方法是（　　）
    A. 先测心率，再测脉率
    B. 先测脉率，再测心率
    C. 一人听心率，一人测脉率
    D. 一人同时测心率和脉率，共测一分钟
    E. 一人听心率，一人测右侧脉率，同时测1分钟

（72、73题共用题干）

患者，男，27岁。既往健康，今日突感心慌、胸闷，来院就诊。听诊心率220次/分，心律齐，血压138/88mmHg。

72. 该患者可能为（　　）
    A. 心房扑动　　B. 心房颤动
    C. 窦性心动过速　　D. 室性心动过速
    E. 室上性心动过速
73. 若该患者发作持续时间较久，病史尚不清楚，可先采取何种简便有效方法终止发作（　　）
    A. 口服阿托品
    B. 静脉注射毛花苷丙
    C. 静脉注射利多卡因
    D. 静脉注射去钾肾上腺素
    E. 刺激呕吐反射或嘱其屏气

（74、75题共用题干）

患者，男，58岁。有高血压病史，突然出现剧烈头痛，烦躁并伴有恶心、呕吐及意识模糊等症状，测血压210/130mmHg。

74. 该患者可能发生了（　　）
    A. 高血压性心脏病
    B. 高血压脑病
    C. 高血压病第三期
    D. 高血压危象
    E. 高血压病第二期
75. 为该患者降压应首选（　　）
    A. 卡托普利　　B. 呋塞米　　C. 普萘洛尔
    D. 维拉帕米　　E. 硝普钠

（76～78题共用题干）

患者，男，59岁。身高172m，体重85kg。患高血压12余年，未规律服用降压药，血压波动在168～140/104～90mmHg，未予重视，只在头晕、头痛明显时服药，症状消失后就自动停药。吸烟40年，每日30支，饮酒20年，每日250ml，近日由于工作劳累，情绪紧张，突感剧烈头痛、头晕、恶心、视物模糊，发作性心前区疼痛来院就诊。急诊检查：BP 260/120mmHg，心率84次/分。

76. 该患者目前可能的诊断为（　　）

A. 恶性高血压　B. 高血压危象

C. 高血压脑病　D. 高血压心脏病

E. 心绞痛

77. 针对该患者的非药物治疗措施不包括（　　）

A. 减轻体重　B. 戒烟

C. 限制饮酒　D. 坚持规律服药

E. 劳逸结合保持心理平衡

78. 责任护士给患者讲述的服用降压药注意事项不妥的是（　　）

A. 联合用药可增强疗效，减少副作用

B. 应遵医嘱用药，不可自行增减药量

C. 发现血压超过正常范围，应使血压迅速降至正常

D. 卧位服药，以防发生直立性低血压

E. 服药期间应自我监测血压情况

（79～81 题共用题干）

患者，男，68 岁。因反复胸腔积液、腹水、双下肢水肿入院。患者 1 年前开始于劳累后出现双侧胸腔积液、腹水和双下肢水肿，曾按肺心病、肝硬化等治疗效果不佳入上一级医院治疗。入院查体：慢性病容，口唇发绀，颈静脉怒张，肝颈静脉回流征阳性。双侧呼吸动度减弱，双下肺叩及浊音，双下肺未闻及呼吸音。心脏浊音界未叩出，心音低钝，未闻及心脏杂音及心包摩擦音。肝右肋缘下 3cm 质硬，轻度压痛，腹部移动性浊音阳性，双下肢轻度水肿。胸片显示：双侧中量胸腔积液，心影大小正常。心电图示各导联 QRS 波低电压。心脏超声示室壁活动减弱，心包轻度增厚。结核菌素纯蛋白衍化物（PPD）试验为强阳性，在内科抗结核对症治疗 1 个月，症状好转。

79. 该患者上述症状可能的原因是（　　）

A. 肺心病　B. 右心衰竭

C. 缩窄性心包炎　D. 肺水肿

E. 肝硬化

80. 导致该疾病发生的病因是（　　）

A. 肺部感染　B. 急性心包炎

C. 心律失常　D. 病毒性肝炎

E. 结核杆菌感染

81. 护士对该患者的病情观察不包括（　　）

A. 颈静脉怒张　B. 血沉

C. 腹水情况　D. 水肿情况

E. 肝脏大小

（82～84 题共用题干）

患者，男，20 岁。急起的胸前区疼痛、咳嗽、气急、发热 2 天。

82. 以下何项体征对诊断最有意义（　　）

A. 奇脉　B. 心音遥远

C. 心包摩擦音　D. 心房颤动

E. 叩诊心界扩大

83. 为明确病因，下列检查意义最大的是（　　）

A. X 线胸片　B. 心电图

C. 超声心动图　D. 血培养

E. 心包穿刺抽液检查

84. 若患者突然出现端坐呼吸，颈静脉曲张，血压下降，应采取的急救措施中最重要的是（　　）

A. 吸氧　B. 利尿剂

C. 快速补充血容量　D. 心包穿刺抽液

E. 激素治疗

（85～88 题共用题干）

患者，男，14 岁。心悸、气短 10 天，3 周前有发热、咽痛病史。查体：心界向左下扩大，心音低钝，心电图示窦性心动过速、频发室性期前收缩。

85. 该患者可能的医疗诊断是（　　）

A. 扩张型心肌病　B. 风湿性心肌炎

C. 病毒性心肌炎　D. 感染性心内膜炎

E. 心包积液

86. 应首选下列哪项检查　（　　）

A. 心肌标志物　B. 心肌活检

C. X 线检查　D. 血沉

E. 血清病毒中和抗体

87. 下列哪种病毒是该病的最常见病因（　　）

A. 风疹病毒　B. 流感病毒

C. 副流感病毒　D. 柯萨奇 B 组病毒

E. 埃可病毒

88. 该患者最重要的护理措施是（　　）

A. 保证患者充分休息和营养

B. 给予多种维生素

C. 给予易消化的饮食

D. 保证蛋白质的供给

E. 严格记录每日出入液量

A_4 型选择题

（89～91 题共用题干）

患者，女，37 岁。风心病二尖瓣狭窄间歇发作、全心衰竭 6 年，每年冬季易加重，平日坚持服用地高辛及利尿剂。1 周来咳嗽，咳黄痰，发热，3 天来心悸气短加重入院。体检：T 38.4℃，R 28 次 / 分，BP 110/70mmHg，神清，口唇、面颊、甲床发绀，可见颈静脉怒张，心界扩大，心率 120 次 / 分，律不齐，两肺满布湿啰音，肝肋下 3 指，双下肢呈凹陷性水肿。

89. 该患者诱发心力衰竭的主要原因是（　　）

A. 呼吸道感染　　B. 服用地高辛

C. 用抗炎药　　D. 使用利尿剂

E. 劳累过度

90. 患者经抗炎、利尿、强心治疗后，体温降至正常，可平卧，现改用地高辛口服，护士给药时特别注意（　　）

A. 应饭后服药　　B. 应空腹服药

C. 应准时服药　　D. 用药前测脉率

E. 服药后少饮水

91. 患者服用地高辛几天后，出现恶心、呕吐、视物模糊，护士应立即（　　）

A. 报告护士长　　B. 给予止吐药

C. 做心电图检查　　D. 做好患者心理护理

E. 停止给药并报告医生

（92～94 题共用题干）

患者，女，47 岁。患风湿性心脏病二尖瓣狭窄 7 年余，2 周前上呼吸道感染后出现不能平卧，休息时也心慌、憋气，双肺底湿啰音，心率 118 次 / 分，入院诊断为慢性心力衰竭。

92. 遵医嘱给该患者每日服用地高辛 0.25mg 进行治疗。护士在发给该患者地高辛之前，应先数心率，心率少于多少次则不能给药（　　）

A. 100 次 / 分　　B. 90 次 / 分

C. 80 次 / 分　　D. 70 次 / 分

E. 60 次 / 分

93. 该患者卧床休息 1 周后逐渐出现左下肢水肿、发绀、静脉曲张。该患者可能发生了（　　）

A. 右心衰竭　　B. 左心衰竭加重

C. 下肢动脉栓塞　　D. 下肢静脉血栓形成

E. 药物的不良反应

94. 对该患者重要的护理措施是（　　）

A. 限制钠盐摄入

B. 端坐位，两腿下垂

C. 左下肢抬高，制动

D. 立即停用相关药物

E. 加强主被动运动，每日用温水泡脚

（95～98 题共用题干）

患者，男，63 岁。因急性心肌梗死而入院治疗，住院期间病情不稳定，进行心电监护。

95. 需警惕发生室颤的心律失常类型是（　　）

A. 房颤　　B. 窦性心动过缓

C. 房室传导阻滞　　D. 室性心动过速

E. 室上性心动过速

96. 6 小时后，该患者突然意识丧失，颈动脉搏动消失，血压测不清，心电监护示 QRS-T 波群消失，出现波形、振幅、频率极不均匀的低小波形，此时患者最可能发生了（　　）

A. 三度房室传导阻滞 B. 室上性心动过速

C. 室性心动过速　　D. 房颤

E. 室颤

97. 该患者的临床表现不包括（　　）

A. 意识丧失　　B. 呼吸急促

C. 血压测不清　　D. 脉搏触不到

E. 心音消失

98. 护士应立即采用的最有效的治疗是（　　）

A. 人工呼吸

B. 心脏按压

C. 静脉注射利多卡因

D. 非同步直流电复律

E. 心腔内注射肾上腺素

（99～103题共用题干）

患者，女，48岁。发现心脏扩大8年。近1年来活动后心悸，气短，下肢水肿。近1周来加重，夜间不能平卧，恶心，纳差，上腹饱胀，少尿，下肢水肿加重。查体：颈静脉怒张，肝大，肝颈静脉回流征（+），双下肢水肿（++）；双肺底闻及高调细小水泡音，心脏扩大，心尖部闻及3/6级收缩期杂音，心率100次/分，律不整，期前收缩3次/分，心尖部闻及奔马律。辅助检查：心室壁弥漫性运动减弱，二尖瓣中度反流，右室壁可见赘生物。

99. 该患者最可能的诊断是（　　）

A. 渗出性心包炎

B. 尿毒症性心脏病

C. 扩张型心肌病

D. 风湿性心脏病，二尖瓣关闭不全

E. 亚急性感染性心内膜炎

100. 目前主要的临床表现是（　　）

A. 心力衰竭　　B. 左心衰竭

C. 右心衰竭　　D. 全心衰竭

E. 心功能代偿

101. 应采取的治疗措施主要是（　　）

A. 纠正肾衰竭　　B. 积极抗感染治疗

C. 纠正心功能不全　D. 纠正电解质紊乱

E. 保持呼吸道通畅，吸氧

102. 目前彻底治疗该病的方法是（　　）

A. 控制心力衰竭　　B. 控制心律失常

C. 控制诱因　　D. 心脏移植

E. 长期服用β受体阻滞剂

103. 经以上治疗，症状明显减轻，于住院第3天出现胸痛，呼吸困难，继之反复咳嗽，痰中带血丝。其最可能的原因是（　　）

A. 支气管扩张　　B. 急性肺栓塞

C. 肺癌　　D. 肺结核

E. 风湿性心脏病二尖瓣狭窄

第 4 章　消化系统疾病患者的护理

消化系统疾病主要包括食管、胃、肠、肝、胆、胰等脏器的疾病。消化系统疾病种类多，且大多数为临床常见病、多发病。

消化系统由消化管、消化腺及腹膜、肠系膜、网膜等组成，见图 4-1。消化管分为口腔、咽、食管、胃、小肠和大肠等。食管是连接咽和胃的通道，其主要功能是将食物和唾液等运送到胃内。食管下括约肌是食管下端 3 ～ 4cm 长的环形肌束，此处高压带可防止胃内容物反流入食管。胃分为贲门、胃底、胃体和幽门。胃壁上的壁细胞分泌盐酸和内因子；主细胞分泌胃蛋白酶；黏液细胞分泌碱性黏液；G 细胞分泌胃泌素。胃主要的功能为暂时储存食物，通过胃蠕动将食物和胃酸混合，并促进胃内容物进入十二指肠。小肠由十二指肠、空肠和回肠组成，其主要功能是消化和吸收。十二指肠分为球部、降部、横部、升部，升部和空肠相连接处被屈氏韧带固定，且被分为上、下消化道。大肠由盲肠、阑尾、结肠、直肠组成，其主要功能是吸收水分和盐类，并储存消化后的食物残渣。

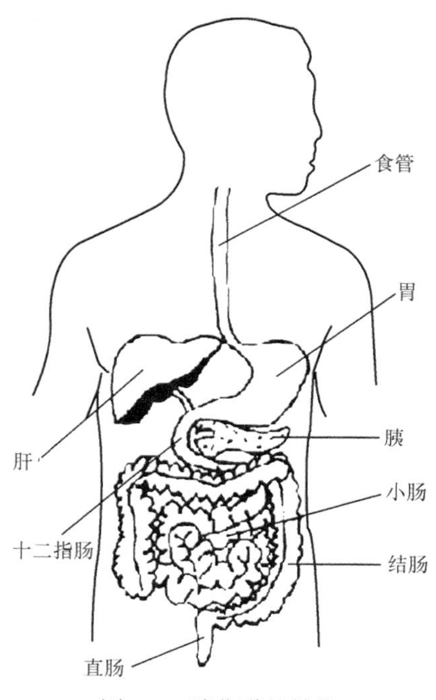

图 4-1　消化道的结构

消化腺包括唾液腺、肝、胰、胃腺、肠腺等。肝是人体内最大的腺体，由肝动脉和门静脉双重供血，其主要功能为物质代谢、解毒、生成胆汁等。胆囊的作用是浓缩胆汁和调节排放胆汁。胰腺分为头、体、尾三部分。胰管与胆总管合并或分别开口于十二指肠乳头。胰的外分泌的主要作用是分泌胰液，胰液中的消化酶有胰淀粉酶、胰脂肪酶、胰蛋白酶和糜蛋白酶；胰的内分泌的主要作用是分泌胰岛素、胰高血糖素等。

第 1 节　消化系统疾病患者常见症状体征的护理

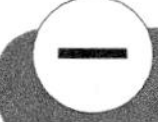

一　恶心与呕吐

恶心、呕吐是临床常见症状。恶心为上腹部不适、紧迫欲吐的感觉，常伴皮肤苍白、出汗、

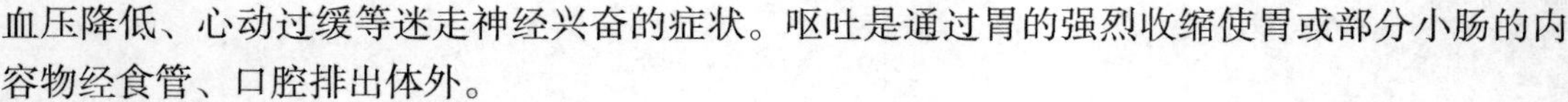

血压降低、心动过缓等迷走神经兴奋的症状。呕吐是通过胃的强烈收缩使胃或部分小肠的内容物经食管、口腔排出体外。

（一）护理评估

1. 健康史　询问有无引起咳嗽和咳痰的因素。按发病机制可将引起恶心、呕吐的病因归纳为以下三类。

（1）反射性呕吐：常见于以下几方面。①胃十二指肠疾病，如胃炎、消化性溃疡、幽门梗阻等。②肠道疾病，如急性阑尾炎、肠梗阻等。③肝胆胰疾病，如肝炎、肝硬化、胆囊炎等。④其他，如肾输尿管结石、急性肾盂肾炎、急性心肌梗死早期等。

（2）中枢性呕吐：常见于以下几方面。①神经系统疾病，如脑膜炎、脑出血、癫痫等。②全身性疾病，如尿毒症、糖尿病酮症酸中毒、甲状腺危象等。③其他，如药物（洋地黄、抗癌药物等）、中毒（酒精、有机磷农药中毒等）、精神因素。

（3）前庭障碍性呕吐：常见于梅尼埃病、晕动病等。

2. 身体状况

（1）呕吐的评估：注意呕吐前有无恶心；呕吐的时间、方式、次数；呕吐与进食的关系。如晨起呕吐见于尿毒症、功能性消化不良，育龄妇女可见于早期妊娠；夜间呕吐见于幽门梗阻；餐后呕吐见于幽门梗阻；喷射样呕吐见于颅内压增高。

（2）呕吐物的评估：注意呕吐物的量、颜色、性质、气味等。如呕吐物为酸腐味的宿食见于幽门梗阻；带粪臭味见于低位小肠梗阻；呈咖啡色样呕吐物见于上消化道出血。

3. 心理 - 社会状况　评估恶心、呕吐对患者日常生活和睡眠的影响，患者有无焦虑、抑郁等不良情绪及其程度。

4. 辅助检查　呕吐量大者应检查血清电解质、pH。必要时留取呕吐物作毒物分析或细菌培养。

（二）护理问题 / 医护合作性问题

1. 有体液不足的危险　与大量呕吐导致体液丢失有关。

2. 活动无耐力　与频繁呕吐导致水、电解质、酸碱失衡有关。

3. 焦虑　与频繁呕吐有关。

4. 有窒息的危险　与呕吐物吸入气道有关。

（三）护理措施

1. 一般护理　呕吐时患者取舒适体位。病情轻者可取坐位；病情重者取坐位或侧卧位，头偏向一侧，避免误吸。吐后给予漱口，更换污染衣物被褥。呕吐停止后可酌情给予清淡、易消化饮食，少食多餐。

2. 病情观察　观察患者的呕吐情况，注意呕吐的次数，呕吐物的量、颜色、气味等；监测生命体征，特别是血压；观察患者有无失水征象；监测血清电解质、酸碱平衡状态。

3. 用药护理　积极补充水分和电解质；必要时遵医嘱给予止吐药及其他药，观察药物的疗效及不良反应。

4. 心理护理　耐心回答患者及家属所提出的问题，消除其紧张情绪。安慰体贴患者，及时了解患者的心理状态。

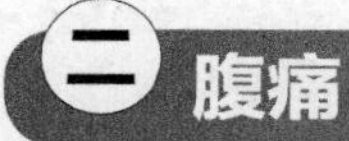

二 腹痛

腹痛是临床上的常见症状，多由腹部脏器病变引起，也可由腹腔外疾病及全身性疾病引起。

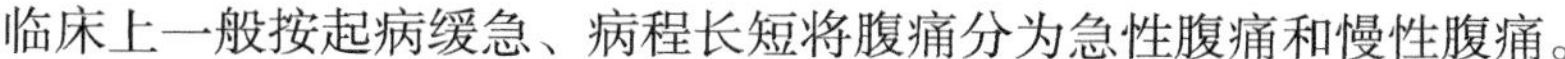

临床上一般按起病缓急、病程长短将腹痛分为急性腹痛和慢性腹痛。

（一）护理评估

1. 健康史　询问有无引起腹痛的因素。急性腹痛常见于腹腔脏器的急性炎症、空腔脏器阻塞或扩张、脏器扭转或破裂、腹膜炎症、腹壁疾病等；慢性腹痛常见于腹腔脏器慢性炎症、消化性溃疡、脏器扭转或梗阻等。

2. 身体状况

（1）腹痛部位：一般腹痛部位常为病变所在部位。

（2）腹痛性质和程度：慢性胃炎或消化性溃疡常为中上腹部持续性隐痛；急性胰腺炎常为上腹部持续性钝痛或刀割样疼痛；急性弥漫性腹膜炎常为持续性、广泛性剧烈疼痛。

（3）诱发因素：急性胰腺炎常在发作前有暴饮暴食或酗酒史；胆囊炎常在发作前有进油腻食物史。

（4）发作时间：周期性、节律性上腹部疼痛常见于消化性溃疡；餐后痛见于消化不良、胆胰疾病等。

3. 心理 - 社会状况　患者常因疼痛而产生精神紧张、焦虑不安等。

4. 辅助检查　可作腹部 B 超，根据病情选择血常规、便常规、尿常规、血淀粉酶测定等检查。必要时作消化道内镜、钡餐等检查。

（二）护理问题 / 医护合作性问题

1. 疼痛　与腹腔脏器炎症、梗阻等有关。

2. 焦虑　与疼痛有关。

（三）护理措施

1. 一般护理　起病急、疼痛明显者取弯腰屈膝卧位休息；慢性疼痛者取舒适体位。按照具体的病情选择禁食、流质饮食、半流质饮食或普通饮食。

2. 病情观察　观察患者腹痛的部位、性质、程度、持续时间等；观察生命体征；观察是否出现并发症。

3. 用药护理　根据病情需要，遵医嘱给予止痛药，观察药物的疗效及不良反应。

4. 心理护理　关心体贴患者，有针对性地对患者进行心理疏导，缓解患者焦虑、紧张的情绪。

三 腹泻

腹泻是指排便次数增多、粪质稀薄，或带有黏液、脓血或未消化的食物残渣。按病情发展缓急可分为急性腹泻和慢性腹泻。慢性腹泻是指病程超过 2 个月的腹泻。

（一）护理评估

1. 健康史　询问患者有无肠道疾病、中毒、全身性疾病、服药史、内分泌疾病、神经功能紊乱等。

2. 身体状况

（1）起病情况：起病急，病程短，常见于肠道感染、食物中毒等；起病缓慢，病程较长，常见于慢性肠道感染、吸收不良、消化功能障碍等。

（2）腹泻次数、粪便性状：每天数次或数十次，粪便呈水样或糊状，常见于急性感染性腹泻；粪便带黏液而无异常常见于肠易激综合征。

（3）腹泻与腹痛的关系：小肠疾病引起的疼痛常在脐周，便后疼痛大多无缓解；结肠疾病引起的疼痛常在下腹部，便后疼痛可缓解。

3. 心理 - 社会状况　了解患者的腹泻是否与精神因素有关。

4. 辅助检查　可作便常规、大便潜血试验、血清电解质、酸碱平衡状况检测。

（二）护理问题 / 医护合作性问题

1. 腹泻　与腹腔脏器炎症、梗阻等有关。

2. 有体液不足的危险　与疼痛有关。

3. 营养失调：低于机体需要量　与疼痛有关。

（三）护理措施

1. 一般护理　起病急、全身症状明显者应卧位休息。以少渣、易消化饮食为主，避免生冷、多纤维、刺激性强的食物。

2. 病情观察　观察患者腹泻的次数、粪便性质等；观察生命体征、尿量、神志等。

3. 用药护理　遵医嘱给予解痉止痛药，观察药物的疗效及不良反应。必要时遵医嘱给予止泻药，观察药物的疗效及不良反应。

4. 心理护理　评估患者的心理状况，鼓励患者配合检查和治疗并稳定患者的情绪。

四　便秘

便秘是指排便次数减少，一般少于 3 次 / 周，伴有排便困难、粪便干结。

（一）护理评估

1. 健康史　询问患者有无功能性便秘，如进食少、少食含纤维的食物、少运动、精神紧张等；有无器质性便秘，如直肠肛门疾病、结肠梗阻、腹腔或盆腔肿瘤压迫等。

2. 身体状况　慢性习惯性便秘常见于中老年人，尤其是经产妇；长期便秘者可因痔疮加重或肛裂，出现便血；急性便秘伴有腹痛、恶心、呕吐者常见于肠梗阻。

3. 心理 - 社会状况　患者常因长期便秘而产生精神紧张、焦虑不安等。

4. 辅助检查　可作便常规、大便潜血试验等检查。必要时可作钡剂灌肠、内镜检查。

（二）护理问题 / 医护合作性问题

便秘　与功能性、器质性因素等有关。

（三）护理措施

1. 一般护理　多食富含纤维素的食物。可顺结肠方向按摩腹部，促进结肠蠕动。

2. 病情观察　观察大便的次数、粪便性质等。

3. 用药护理　遵医嘱给予促排便的药物，观察药物的疗效及不良反应。

五　呕血与黑便

上消化道出血的特征性表现为呕血和黑便。呕血是指上消化道疾病或全身疾病引起的上消化道出血，血液经口呕出。黑便是指上消化道出血，血液经肛门排出。

（一）护理评估

1. 健康史　询问患者有无上消化道疾病、全身疾病等。

2. 身体状况　呕血呈鲜红色提示出血量大、速度快；呕血呈咖啡色提示血液在胃内停留时间长；柏油样大便因血红蛋白中铁与肠道中硫化物结合形成硫化铁所致。

3. 心理 - 社会状况　患者看到血液，常会出现焦虑、恐惧。

4. 辅助检查　可作便常规、大便潜血试验、血清电解质、酸碱平衡状况检测。必要时可行胃镜检查。

（二）护理问题 / 医护合作性问题

1. 体液不足　与上消化道出血等有关。

2. 恐惧　与突然大量出血有关。

3. 有窒息的危险　与呕吐物反吸入气道有关。

（三）护理措施

1. 一般护理　取半卧位或侧卧位；有意识障碍者取去枕平卧位，头偏向一侧。严重呕血者，应禁食 8 ～ 24 小时。保护病室环境安静，避免噪声和强光刺激。

2. 病情观察　观察呕血，黑便的量、性状、次数等；观察生命体征、尿量、神志、皮肤颜色等。

3. 用药护理　遵医嘱给予止血药，观察药物的疗效及不良反应，补充液体。

4. 心理护理　评估患者的心理状况，鼓励患者配合检查和治疗，并稳定患者的情绪。

（谢　云）

第2节　胃　　炎

案例 4-1

患者，男，45 岁。近 1 年来反复出现上腹部疼痛、上腹胀、反酸、嗳气，2 天前再发加重。平时喜喝咖啡、浓茶，不吸烟，常饮酒。入院查体：T 37.0℃，P 80 次 / 分，R 20 次 / 分，BP 110/90mmHg。消瘦，腹平软，上腹部轻压痛，无反跳痛。胃镜检查示可见点状红斑、黏膜粗糙不平、出血点，幽门螺杆菌检测为阳性。患者担心病情加重。诊断为慢性浅表性胃炎。

问题： 1. 该患者目前存在哪些主要护理问题？

2. 请针对首优护理问题列出护理措施。

胃炎是指各种原因引起的胃黏膜炎症，为临床最常见的消化道疾病之一。按病情的缓急和病程分为急性胃炎和慢性胃炎。

一　急性胃炎

（一）概述

1. 定义及分类　急性胃炎是指各种原因引起的急性胃黏膜炎症，可分为急性幽门螺杆菌感染引起的急性胃炎、除幽门螺杆菌之外的病原体感染及其毒素对胃黏膜损害引起的胃炎、急性糜烂出血性胃炎。

2. 病因

（1）药物：常见的药物有非甾体抗炎药（如阿司匹林、吲哚美辛等）、抗肿瘤药、口服铁剂或氯化钾等可直接损伤胃黏膜上皮层。

（2）应激：大手术、严重创伤、大面积烧伤、颅内疾病等可引起胃黏膜糜烂、出血；严重者可出现急性溃疡伴大出血。

（3）乙醇：高浓度乙醇可直接破坏胃黏膜屏障，导致胃黏膜糜烂、出血。

（二）护理评估

1. 健康史　询问有无幽门螺杆菌感染的病史；询问有无喝酒、服药史及应激状态的发生等情况。

2. 身体状况　大多数患者无症状或有轻微症状，少部分患者表现为上腹部饱胀、疼痛、恶心、呕吐等。急性糜烂出血性胃炎的患者常以突发呕血、黑便为首发症状。

3. 心理 - 社会状况　患者常感焦虑；反复出血者可因经济压力过重、工作能力下降等产生悲观情绪。

4. 辅助检查

（1）便常规及大便潜血试验：潜血试验为阳性。

（2）纤维胃镜：一般在大出血后 24 ～ 48 小时内进行。可见弥漫性多发性糜烂、出血灶和浅表溃疡等急性胃黏膜损伤。

5. 治疗要点　根据原发病和病因采取防治措施。同时可给予保护胃黏膜的药物（如硫糖铝、米索前列醇等）、抑制胃酸分泌的药物（如西咪替丁、奥美拉唑等），以便防治胃黏膜的损害。

（三）护理问题 / 医护合作性问题

1. 知识缺乏　缺乏与急性胃炎有关的知识。

2. 潜在并发症：上消化道出血。

（四）护理措施

1. 一般护理　急性应激性胃炎者应卧床休息，其余的患者应注意休息。进少渣、温凉、半流质饮食，少吃多餐，定时、定量，不可暴饮暴食。

2. 病情观察　观察患者上腹部饱胀、疼痛、恶心、呕吐等症状。观察粪便的颜色，必要时作粪便潜血试验。观察是否出现大出血征象。

3. 用药护理　避免使用导致胃黏膜损伤的药物。遵医嘱给予保护胃黏膜剂、抑制胃酸的药物，观察疗效及药物的不良反应。

4. 心理护理　多与患者及家属沟通，消除紧张情绪，保持愉悦的心情。

（五）健康指导

1. 疾病知识指导　向患者及家属介绍急性胃炎的相关医学知识。避免使用对胃黏膜有损害的药物；避免食用刺激性食物；戒烟酒。保持稳定的情绪。

2. 用药指导　指导患者坚持遵医嘱治疗，不自行用药，教会患者观察药物的不良反应。如有异常及时复诊；定期复查。

二　慢性胃炎

（一）概述

1. 定义及分类　慢性胃炎是指各种原因引起的慢性胃黏膜炎症，可分为非萎缩性胃炎、萎缩性胃炎和特殊类型三类。慢性萎缩性胃炎又可分为多灶萎缩性胃炎和自身免疫性胃炎。

2. 病因

（1）幽门螺杆菌感染：是慢性胃炎最主要的病因。

（2）十二指肠 - 胃反流：消化吸收不良、胃肠道慢性炎症等引起长期十二指肠 - 胃反流，导致胃黏膜慢性炎症。

（3）自身免疫：自身免疫性胃炎多以富含壁细胞的胃体黏膜萎缩为主。患者血液中存在抗壁细胞抗体、抗内因子抗体等。这些抗体攻击壁细胞，使壁细胞数目减少，导致胃酸分泌减少；内因子丧失，可导致维生素 B_{12} 吸收不良而引起恶性贫血。

（4）其他：年龄因素、胃黏膜营养因子缺乏。

（二）护理评估

1. 健康史　询问有无幽门螺杆菌感染的病史；有无喝酒、服药史；有无自身免疫性疾病史等。

2. 身体状况　大多数患者无明显症状。少部分患者表现为上腹部痛、上腹部胀、早饱、嗳气、返酸等消化不良症状。自身免疫性胃炎可伴有恶性贫血。

3. 心理 - 社会状况　患者常因慢性疼痛、害怕癌变而产生精神紧张、焦虑不安等，甚至出现恐惧的心理反应。

4. 辅助检查

（1）纤维胃镜及活检：活检是最可靠的诊断方法。胃镜下慢性非萎缩性胃炎可呈现点状、片状、条状红斑；黏膜粗糙；出血点或斑。慢性萎缩性胃炎黏膜呈颗粒状，黏膜血管显露、色泽灰暗、皱襞细小。

（2）幽门螺杆菌检测：可通过快速尿素酶测定、组织学检查、^{13}C 或 ^{14}C 尿素呼气试验等方法检测幽门螺杆菌。

（3）其他：抗壁细胞抗体、抗内因子抗体呈阳性。

5. 治疗要点

（1）根除幽门螺杆菌：常用的联合方案为 1 种质子泵抑制剂或铋剂加上 2 种抗生素，疗程为 7 ～ 14 天。常用的质子泵抑制剂有奥美拉唑、兰索拉唑等；常用的铋剂有三钾二枸橼酸铋、果胶铋、次碳酸铋等；常用的抗生素有克拉霉素、甲硝唑、替硝唑、阿莫西林、喹诺酮类抗生素等。

（2）十二指肠 - 胃反流：可给予改善胃动力、助消化的药物。

（3）其他：自身免疫性胃炎可给予糖皮质激素，胃黏膜营养因子缺乏可补充复合维生素。

（三）护理问题 / 医护合作性问题

1. 慢性疼痛　与胃黏膜慢性炎症有关。

2. 营养失调：低于机体需要量　与消化吸收不良有关。

3. 焦虑　与病程长、反复发作等有关。

4. 知识缺乏：缺乏与慢性胃炎相关的知识。

（四）护理措施

1. 一般护理　慢性胃炎急性发作时应注意休息。进富含营养、易消化的饮食，少吃多餐，定时、定量，不可暴饮暴食、嗜酒等。

2. 病情观察　观察腹痛的部位、性质、程度、持续时间等。观察呕吐物和粪便的颜色、量及性状。

3. 用药护理　遵医嘱给予根除幽门螺杆菌的药物，观察疗效及药物的不良反应。胶体铋剂在酸性环境中起效，故在餐前半小时服用；在使用该药物期间，大便颜色可变黑，停药后消失。甲硝唑可引起恶心、呕吐等胃肠道反应。

4. 心理护理　该疾病是一种慢性、反复发作的疾病，部分患者可出现焦虑，甚至因担心癌变而出现恐惧等情绪。因此，医务工作者应多与患者及家属沟通，帮助患者消除紧张情绪、树立战胜病魔的信心，积极配合治疗。

5. 健康指导

（1）疾病知识指导：向患者及家属介绍慢性胃炎的相关医学知识。避免使用对胃黏膜有损害的药物；避免饮酒。饮食要有规律，避免食用刺激性食物。

（2）治疗指导：指导患者坚持遵医嘱治疗，不自行用药，教会患者观察药物不良反应。如有异常及时复诊；定期复查。

（谢　云）

第3节　消化性溃疡

案例 4-2

患者，男，35岁。因反复上腹痛1年，再发加重2天入院。近1年来反复出现右上腹痛，进食后疼痛缓解，伴反酸、嗳气、食欲减退等。患者平素生活无规律，嗜酒。查体：T 37.1℃，P 80次/分，R 20次/分，BP 100/70mmHg。营养中等，慢性病容；心肺正常；腹部平软，剑突下有压痛；肝脾肋下未触及。纤维胃镜示“十二指肠球部溃疡”。初步诊断：十二指肠球部溃疡。患者入院后情绪不稳，担心疾病预后。

问题： 1. 该患者目前存在哪些主要护理问题？

2. 请针对首优护理问题列出护理措施。

（一）概述

1. 概念　消化性溃疡是指胃肠道黏膜被自身消化而形成的溃疡，最常见的是胃、十二指肠溃疡。该疾病可发生于任何年龄，十二指肠溃疡多见于青壮年，胃溃疡多见于中老年人。临床上十二指肠溃疡多于胃溃疡，两者发生率之比大约为3 ∶ 1。男性患病率高于女性。

2. 病因

（1）幽门螺杆菌感染：是消化性溃疡的主要病因。胃溃疡患者的幽门螺杆菌的感染率为80%～90%，十二指肠溃疡为90%～100%。15%～20%的幽门螺杆菌感染者可出现消化性溃疡。根除幽门螺杆菌可促进溃疡愈合，明显降低溃疡的复发率。

（2）药物：长期服用非甾体抗炎药、糖皮质激素、化疗药物、氯吡格雷等药物可损伤胃黏膜，引起溃疡。

（3）遗传因素：部分消化性溃疡患者有该疾病的家族史，提示可能有遗传易感性。

（4）其他：胃排空障碍、血供不足或血液淤滞、手术后状态、放射治疗等。

引起消化性溃疡发生的常见诱因有应激、吸烟、长期精神紧张、无规律进食等。

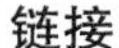

链接

幽门螺杆菌（Hp）的发现和研究

2005年诺贝尔生理学或医学奖授予澳大利亚科学家巴里·马歇尔和罗宾·沃伦，他们于1997年4月发现了幽门螺杆菌。现已确认幽门螺杆菌是慢性胃炎的主要病因、消化性溃疡的重要致病因素、胃癌的高危因素、胃黏膜相关组织淋巴瘤的重要病因。现已总结出根除幽门螺杆菌的有效疗法。幽门螺杆菌被根除后，消化性溃疡复发率由过去的70%～80%下降到10%以下，以往被认为是终生疾病的消化性溃疡已有可能被彻底治愈。

3. 病理　胃溃疡好发于胃角和胃窦小弯，十二指肠溃疡好发于球部。活动期消化性溃疡一般为单个，也可为多个，呈圆形或椭圆形，大多数溃疡直径小于10mm，边缘光滑，底部由肉芽组织构成，覆以灰黄色渗出物，周围黏膜有炎症水肿。

（二）护理评估

1. 健康史　询问引起消化性溃疡的病因和诱因；询问疼痛的部位、性质、程度、持续时间等。

2. 身体状况

（1）症状：主要表现为上腹痛或不适，疼痛多为钝痛、烧灼痛、胀痛、剧痛、饥饿感。消化性溃疡的疼痛常具有典型的特点：①慢性过程。病史可达十年或数十年。②周期性发作。发作有季节性，常在秋冬和冬春之交发作；发作期和缓解期交替出现，发作期可为数周或数月。③节律性疼痛。胃溃疡的疼痛多为餐后痛，即在餐后1小时内出现；十二指肠溃疡的疼痛多为空腹痛、午夜痛。部分患者无典型的腹痛，仅表现为上腹胀、厌食、反酸、嗳气等消化不良的症状（表4-1）。

表4-1　胃溃疡和十二指肠溃疡疼痛特点比较

	胃溃疡（GU）	十二指肠溃疡（DU）
疼痛的性质	钝痛、灼痛、胀痛或剧痛	钝痛、灼痛、胀痛或剧痛，也可仅有饥饿样不适感
疼痛的部位	剑突下或偏左	剑突下或偏右
疼痛发作时间	餐后1/2～1小时出现，下次进餐前消失	餐后2～4小时，一般称空腹痛、饥饿痛，可有夜间痛
疼痛节律	进餐—疼痛—缓解	疼痛—进餐—缓解

（2）体征：发作时剑突下可有局部压痛，缓解期无压痛。

（3）并发症

1）上消化道出血：是该疾病最常见的并发症。消化性溃疡也是引起上消化道出血最常见的病因。轻者表现为黑便；严重时表现为呕血；大量的上消化道出血可出现周围循环衰竭甚至低血容量性休克。

2）穿孔：溃疡穿透胃、十二指肠壁，可出现三种结果。①弥漫性腹膜炎，表现为突发剧烈疼痛，持续性加重；查体时呈板状腹，有压痛、反跳痛，肝浊音界消失。②穿透性溃疡，即穿孔受阻于相邻的实质性脏器，如肝、脾等。表现为起病慢，改变了腹痛规律，呈持续性顽固疼痛。③瘘管形成。胃溃疡可穿破十二指肠或横结肠；十二指肠溃疡可穿破胆总管。

3）幽门梗阻：常由十二指肠球部溃疡及幽门管溃疡引起。临床表现为上腹部胀痛明显，餐后加重，反复呕吐，呕酸臭味宿食，呕吐后疼痛可稍缓解。严重呕吐者可出现失水、低钾性碱中毒、低氯等水电解质紊乱和酸碱失衡。

4）癌变：＜1% 的胃溃疡患者可出现癌变；十二指肠溃疡一般不发生癌变。

3. 心理 - 社会状况　患者常因慢性疼痛，且可并发出血、穿孔、幽门梗阻、癌变等而产生精神紧张、焦虑不安等，甚至出现恐惧的心理反应。

4. 辅助检查

（1）纤维胃镜及活检：是确诊该疾病的首选方法。通过该项检查可确定有无病变、部位及分期；鉴别良恶性；治疗效果评价；对合并出血者予止血治疗。

（2）X 线钡餐：适用于不能行胃镜检查的患者。溃疡的直接 X 线征象为龛影；间接征象为局部压痛，胃大弯侧痉挛性切迹、十二指肠球部激惹及畸形等。

（3）大便潜血用于出血量小的患者。

5. 治疗要点

（1）一般治疗：适当休息；进食规律，戒烟、戒酒、少饮咖啡；减轻精神压力。

（2）药物治疗

1）抑制胃酸分泌的药物：① H_2 受体拮抗剂：如西咪替丁、法莫替丁等，长期使用不良反应少。②质子泵抑制剂：如奥美拉唑、兰索拉唑等。

2）保护胃黏膜的药物：①铋剂，如枸橼酸铋钾等。②弱碱性抗酸剂，如铝碳酸镁、硫糖铝、氢氧化铝等。

3）根除幽门螺杆菌：具体的药物及疗程见“慢性胃炎”。

（3）外科手术：大多数消化性溃疡不需要手术治疗。若出现下列情况时，应考虑手术治疗。①大量出血经药物、纤维胃镜及血管介入治疗无效。②急性穿孔、慢性穿透性溃疡。③瘢痕性幽门梗阻。④胃溃疡疑有癌变。

（三）护理问题 / 医护合作性问题

1. 慢性疼痛　与消化道溃疡有关。

2. 营养失调：低于机体需要量　与摄食量减少、消化不良有关。

3. 焦虑　与病程长、反复发作等有关。

4. 知识缺乏：缺乏消化性溃疡相关的知识。

5. 潜在并发症：上消化道出血、穿孔、幽门梗阻、癌变。

（四）护理措施

1. 一般护理

（1）休息：溃疡发作时或病情较重者，应卧床休息几天至 1 ～ 2 周。病情较轻或缓解期，适当休息，劳逸结合。

（2）饮食：定时、定量进食。少量多餐，避免胃窦部过度扩张而增加促胃液素的分泌。避免辛辣、刺激性食物，避免喝浓茶和咖啡等。

2. 病情观察　观察腹痛的部位、性质、程度、持续时间等。观察生命体征。观察有无并发症的出现。

3. 用药护理　遵医嘱给予抑制胃酸药、保护胃黏膜、抗生素等药物，观察药物的不良反应。①氢氧化铝凝胶应在饭后 1 小时和睡前服用，避免与奶制品、酸性食物及饮料同服。② H_2 受体拮抗剂，少数患者可出现一过性肝损伤和粒细胞缺乏、头痛、头晕、疲倦、腹泻、皮疹等。③奥美拉唑可引起头晕，服药期间应嘱患者避免开车。④硫糖铝应在餐前 1 小时服用，可有口干、便秘、皮疹等。

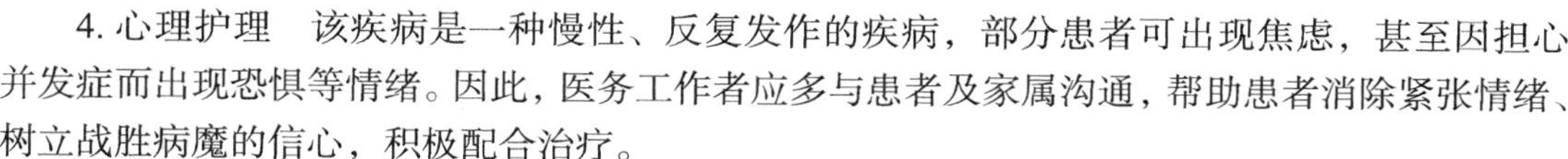

4. 心理护理　该疾病是一种慢性、反复发作的疾病，部分患者可出现焦虑，甚至因担心并发症而出现恐惧等情绪。因此，医务工作者应多与患者及家属沟通，帮助患者消除紧张情绪、树立战胜病魔的信心，积极配合治疗。

5. 健康指导

（1）疾病知识指导：向患者及家属介绍消化性溃疡的相关医学知识。避免使用对胃黏膜有损害的药物；避免饮酒。饮食要有规律，避免食用刺激性食物。

（2）用药指导：指导患者坚持遵医嘱治疗，不自行用药，教会患者观察药物不良反应。如有异常及时复诊；定期复查。指导患者避免使用阿司匹林、泼尼松等。

（谢　云）

第4节　溃疡性结肠炎

案例 4-3

患者，男，35岁。因反复左下腹痛、慢性腹泻1年入院。近1年来反复出现腹泻，最多时每天可达10次，以黏液便为主，偶有脓血便，伴有腹痛。查体：T 37.2℃，P 82次/分，R 18次/分，BP 100/70mmHg。消瘦，精神差，皮肤巩膜无黄染，心肺未见异常；腹部平软，肝脾未扪及，左下腹压痛，无反跳痛。便常规：脓血便，红细胞（+++），脓细胞（+）。肠镜检查：溃疡性结肠炎。因疾病反复发作，担心预后。

问题： 1. 该患者目前存在哪些主要护理问题？

2. 请针对首优护理问题列出护理措施。

（一）概述

1. 概念　溃疡性结肠炎（ulcerative colitis，UC）是病因未明的直肠和结肠慢性非特异性炎症性疾病。本疾病多见于20～40岁人群。

2. 病因

（1）环境：饮食、吸烟、生活方式、卫生条件、暴露于某些不明因素。

（2）遗传：该疾病患者一级亲属发病率明显高于普通人。

（3）感染：该疾病可能与副结核分枝杆菌、麻疹病毒有关。

（4）免疫：现在认为该疾病是一种自身免疫性炎症性疾病。

3. 病理　病变多累及大肠黏膜与黏膜下层，呈连续性弥漫性分布。活动期结肠固有膜内弥漫性淋巴细胞、浆细胞、单核细胞等细胞浸润，黏膜糜烂、溃疡、隐窝炎及脓肿。慢性期隐窝结构紊乱、腺体萎缩、排列紊乱、数目减少、杯状细胞减少，出现炎性息肉。

（二）护理评估

1. 健康史　询问有无暴露于引起该疾病的环境；询问有无家族遗传病史；询问有无感染、过敏等因素。

2. 身体状况

（1）消化道表现：主要表现为腹痛、腹泻、黏液脓血便。①腹痛。多有轻、中度疼痛，为左下腹阵痛，也可累及全腹，常有里急后重，便后腹痛缓解。②腹泻和黏液脓血便。大便次数及便血的程度与病情轻重有关，轻者排便 2 ～ 4 次 / 日，便血轻或无；重者排便次数大于 10 次 / 日，脓血明显。

（2）全身症状：中重度患者活动期有低至中度发热，有严重感染、并发症或病情急性进展时可有高热。重症或病情持续活动者可出现消瘦、贫血、低蛋白血症、水与电解质紊乱。

（3）肠外表现：包括外周关节炎、结节性红斑、口腔复发性溃疡等。

（4）并发症：中毒性巨结肠、直肠结肠癌变、结肠大出血、肠穿孔、肠梗阻等。

（5）临床分型

临床严重程度：①轻度，腹泻小于 4 次 / 日，便血轻或无，无发热，贫血无或轻，血沉正常。②重度，腹泻大于 6 次 / 日，有明显黏液脓血便，体温大于 37.5℃，脉搏大于 90 次 / 分，Hb 小于 100g/L，血沉大于 30mm/h。③中度介于轻度与重度之间。

临床类型：①初发型，为首次发作。②慢性复发型，临床上最多见，发作期和缓解期交替。③慢性持续型，症状持续，其间有症状加重的急性发作。④急性型，起病急，病情重，全身毒血症状明显，可伴有并发症。

病情分期：分为活动期和缓解期。

3. 心理 - 社会状况　该疾病是慢性病、反复发作，且可引起并发症等使患者精神紧张、焦虑不安等，甚至出现恐惧的心理反应。

4. 辅助检查

（1）血常规：可有红细胞和血红蛋白减少。血沉加快、C 反应蛋白增高提示该疾病处于活动期。

（2）粪便：肉眼检查有黏液脓血，显微镜检查见红细胞和脓细胞，急性发作时可见巨噬细胞。

（3）结肠镜：是诊断该疾病最重要的方法。镜下可见病变黏膜充血和水肿，粗糙呈颗粒状，质脆易出血。黏膜上有多发性浅溃疡，散在分布，可融合，表面附有脓性分泌物。也可由假息肉形成，结肠袋变钝或消失。

（4）其他：自身抗体检测、X 线钡剂灌肠等。

5. 治疗要点

（1）控制炎症反应

1）氨基水杨酸制剂：柳氮磺吡啶适用于轻、中度或经糖皮质激素治疗已有缓解的重度者。该药主要的不良反应有消化道反应（如恶心、呕吐、食欲减退等）和皮疹、粒细胞减少、自身免疫性溶血等。因此该药需餐后服，可减轻消化道反应，且服药期间应定期复查血常规。

2）糖皮质激素：适用于对氨基水杨酸制剂疗效不佳的轻、中度者，特别是重度患者。

3）免疫抑制剂：硫唑嘌呤、巯嘌呤可用于对激素治疗效果不佳或对激素依赖的慢性持续型病例。

（2）对症治疗：及时纠正水、电解质失衡；贫血者可输血；低蛋白血症者补充白蛋白。

（3）外科手术：并发大出血、肠穿孔、中毒性巨结肠、结肠癌变、经内科治疗无效且伴严重毒血症者可选择手术治疗。

（三）护理问题 / 医护合作性问题

1. 腹泻　与肠道炎症、结肠运动功能失常有关。

2. 疼痛　与肠道炎症、溃疡有关。

3. 营养失调：低于机体需要量　与肠道炎症引起吸收功能降低有关。

4. 焦虑　与病程长、反复发作等有关。

5. 知识缺乏：缺乏溃疡性结肠炎相关的知识。

6. 潜在并发症：中毒性巨结肠、穿孔、出血、癌变。

（四）护理措施

1. 一般护理

（1）休息：急性发作期应卧床休息，病情好转后逐渐增加活动量。

（2）饮食：食用高热量、高蛋白、富含维生素、少纤维素的食物。避免寒凉、辛辣、多纤维、刺激性食物。

2. 病情观察　观察患者的生命体征，特别注意血压、脉搏的变化。观察腹泻、腹痛的情况，注意患者的皮肤弹性、有无脱水。观察有无并发症的出现。

3. 用药护理　遵医嘱给予柳氮磺吡啶、糖皮质激素、免疫抑制剂等药物，注意药物的疗效和不良反应。如服用柳氮磺吡啶期间，注意观察有无胃肠道反应和监测血常规；服用糖皮质激素时，注意不可随意停药、加减药量，观察有无出现血糖高、血压高、低血钙、水钠潴留、免疫力下降等不良反应；服用免疫抑制剂时，注意有无骨髓抑制，需监测血象。

4. 心理护理　该病是一种慢性、反复发作的疾病，部分患者可出现焦虑，甚至因担心并发症而出现恐惧等情绪。因此，医务工作者应多与患者及家属沟通，鼓励患者说出其内心感受，树立战胜病魔的信心。

5. 健康指导

（1）疾病知识指导：向患者及家属介绍溃疡性结肠炎的相关医学知识。在急性发作期或病情严重时卧床休息。

（2）生活指导：指导患者合理饮食，避免多纤维、刺激性食物。指导患者正确对待疾病，积极配合治疗。

（3）用药指导：指导患者坚持遵医嘱治疗，不要随意加减药量、更换药物或停药，教会患者观察药物不良反应。如有异常及时复诊；定期复查。

（谢　云）

第5节　肠结核和结核性腹膜炎

肠结核（intestinal tuberculosis）和结核性腹膜炎（tuberculous peritonitis）均由结核分枝杆菌感染所致，在我国虽然近年来患病率呈逐渐下降趋势，但仍不少见，多见于中青年，女性较男性多见。

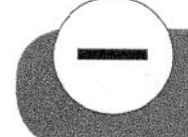

一 肠结核

（一）概述

1. 概念　肠结核是由结核分枝杆菌侵犯肠道引起的慢性特异性感染。肠结核主要位于回盲部，其他部位按发病率高低依次为升结肠、空肠、横结肠、降结肠、阑尾、十二指肠和乙状结肠，少数见于直肠。

2. 病因　肠结核主要由人型结核分枝杆菌引起，少数由牛型结核分枝杆菌引起。感染途径：①经口感染，是结核分枝杆菌侵犯肠道的主要途径。患者多有开放性肺结核或喉结核，因经常吞咽含结核分枝杆菌的痰液而致病；或因经常和开放性肺结核患者共餐，餐具未消毒；或饮用未经消毒的牛奶和乳制品等。②血行播散，较少见，肠结核可由粟粒型肺结核血行播散引起。③直接蔓延：由腹腔内结核病灶如女性生殖器结核直接蔓延侵犯肠壁引起。

3. 发病机制　肠结核的发病是人体和结核分枝杆菌相互作用的结果，只有当入侵的结核分枝杆菌数量多、毒力大、人体免疫功能低下、肠功能紊乱引起局部抵抗力削弱时才会发病。肠结核易发生在回盲部，可能与该部位有丰富的淋巴组织或含结核分枝杆菌的肠内容物在该部位停留的时间较长和结核分枝杆菌又容易侵犯淋巴组织有关。

4. 病理　病理变化随人体对结核分枝杆菌的免疫力与过敏反应的情况而定。若感染结核菌量多、毒力大、过敏反应强时以炎症渗出性病变为主，可有干酪性坏死，形成溃疡，称溃疡型肠结核。当感染结核菌量少、毒力低、人体免疫力较高时，病变肠段有大量结核性肉芽组织增生和纤维化，称为增生型肠结核。兼有两种病变者称为混合型或溃疡增生型肠结核。

（二）护理评估

1. 健康史　应询问患者是否有其他部位的结核病变，尤其是有无肺结核史。询问其家属中有无结核病患者，是否曾与开放性肺结核患者共餐，是否饮用过未经消毒的带菌牛奶或奶制品等。

2. 身体状况　本病大多起病缓慢，病程较长，早期症状不明显，临床表现因病理类型、病变活动情况及人体反应性不同而异。

（1）腹痛：多位于右下腹，也可在脐周，间歇性发作，常为痉挛性阵痛，进食时可诱发或加重，排便或肛门排气后疼痛可缓解。增生型肠结核或并发肠梗阻时，可出现右下腹绞痛，伴腹胀、烦躁不安、出汗等。

（2）腹泻和便秘：腹泻是溃疡型肠结核患者的主要表现，每天排便 2 ～ 4 次，粪便多呈糊状或稀水样，不含黏液和脓血，如直肠未受累，无里急后重。病变严重广泛者，排便次数每天可达 10 余次，粪便有少量黏液和脓液，并有水、电解质紊乱。也可腹泻与便秘交替出现，为肠结核引起胃肠功能紊乱所致。增生型肠结核患者多以便秘表现为主。

（3）腹部肿块：是增生型肠结核的主要体征，多位于右下腹，较固定，质地中等，伴轻、中度压痛。溃疡型肠结核合并局限性腹膜炎、局部病变肠管与周围组织粘连或同时有肠系膜淋巴结结核时，也可出现腹部肿块。

（4）全身症状和肠外结核表现：以溃疡型肠结核多见，有低热、盗汗、乏力等结核中毒症状，患者呈慢性病容、脸色苍白、体重下降、贫血等表现。肠外结核主要是肺结核的临床表现，增生型肠结核患者全身表现不明显。

（5）并发症：患者晚期常有肠梗阻和肠瘘形成，也可并发结核性腹膜炎，但肠出血少见，偶有急性肠穿孔。

3. 心理 - 社会状况　本病因病程迁延，接受治疗的时间长，短期治疗难于见效等，患者常出现焦虑和对治疗失去信心等心理。

4. 辅助检查

（1）血液检查：溃疡型肠结核患者可有轻至中度贫血。有活动性病变者血沉明显加速，可作为评估结核病活动程度的指标之一。

（2）粪便检查：溃疡型肠结核患者的粪便多为糊状，镜下可见少量脓细胞和红细胞。粪便浓缩找结核菌，对痰菌阴性的肠结核患者有一定诊断意义。

（3）结核菌素试验（PPD）：强阳性反应对本病有辅助诊断作用。

（4）X线检查：X线胃肠钡餐造影或钡剂灌肠造影对肠结核的定性和定位诊断具有重要意义。溃疡型肠结核典型的X线征象为钡剂在病变肠段出现激惹状态，排空很快，显示充盈不佳，而在病变的上、下肠段则钡剂充盈良好，称为X线钡影跳跃征象；如病变肠段钡剂能充盈，可见黏膜皱襞粗乱、增厚、溃疡形成。此外，尚可见肠腔狭窄、肠段收缩变形、回肠盲肠正常角度消失等。

（5）结肠镜检查和活检：可确定肠结核的病变性质和范围。内镜下可见病变肠段黏膜充血、水肿、溃疡形成，可伴有大小及形态各异的炎性息肉，肠腔狭窄等。病变部位活组织检查发现干酪样坏死性肉芽肿或结核分枝杆菌，肠结核的诊断即可确定。

5. 治疗要点　强调早期诊断、早期采用规范抗结核化疗为主的综合治疗，治疗目的在于消除症状、改善全身状况、促使病灶愈合、防治并发症。

（1）抗结核化学药物治疗：是本病治疗的关键。有关抗结核化疗的用药原则、常用的抗结核药物用法及疗程等参见本书第2章第8节“肺结核”。

（2）对症治疗：合理安排休息，积极改善营养状况。腹痛可使用抗胆碱能药；腹泻严重或摄入不足患者，应加强水、电解质与酸碱平衡紊乱的纠正；对不完全性肠梗阻患者，应暂禁食，并施行胃肠减压以减轻肠道负担，缓解腹胀等症状。

（3）手术治疗：当肠结核并发完全性肠梗阻、急性穿孔、慢性穿孔致肠瘘形成、肠道大量出血经积极抢救不能止血者，需要手术治疗。

二　结核性腹膜炎

（一）概述

1. 概念　结核性腹膜炎是由结核分枝杆菌侵犯腹膜引起的慢性弥漫性腹膜感染。

2. 病因与发病机制　本病是由结核分枝杆菌感染腹膜引起，多继发于体内其他部位结核病。本病的感染途径大多数以腹腔脏器活动性结核病灶如肠系膜淋巴结结核、肠结核、输卵管结核等直接蔓延侵及腹膜引起，少数可由粟粒型肺结核、睾丸结核和骨、关节结核等经血行播散引起。

3. 病理　因侵入腹腔的结核菌数量与毒力及机体免疫力不同，腹膜炎的基本病理变化有渗出型、粘连型和干酪型3种类型，以渗出型、粘连型多见，在疾病发展过程中，可有2种或3种类型的病变并存，称为混合型。

（二）护理评估

1. 健康史　重点应询问患者是否有其他部位的结核病变如肠系膜淋巴结结核、肠结核、输卵管结核等，以及有无粟粒型肺结核病史。

2. 身体状况　本病的临床表现因原发病灶、感染途径、病理类型和机体反应不同而异。多数起病缓慢，症状较轻；少数起病急骤，以急性腹痛、高热为主要表现；极少数起病隐匿，无明显症状，仅因腹部其他疾病手术时偶然发现。

（1）全身表现：以结核中毒症状常见，可表现为不规则低热或中等发热、盗汗、疲乏无力等，渗出型、干酪型或伴有粟粒型肺结核、干酪性肺炎者可出现高热伴明显中毒症状。疾病后期可有消瘦、贫血、舌炎、口角炎等营养不良表现。

（2）腹部表现

1）腹痛：多位于脐周或下腹，多为持续性隐痛或钝痛，进餐后加重，排便或肛门排气后缓解，可能与进餐引起胃肠反射或肠内容物通过炎症、狭窄肠管引起肠痉挛有关。并发不完全性肠梗阻时腹痛呈阵发性加剧，干酪性坏死病灶破溃或肠结核急性穿孔可表现为急性腹痛。

2）腹胀：多数患者出现不同程度的腹胀，多由结核中毒症或伴肠功能紊乱引起，也可因腹水或肠梗阻所致。

3）腹泻、便秘：腹泻常见，主要与腹膜炎引起的胃肠功能紊乱有关，或由溃疡型肠结核引起。粪便多呈糊状，常无黏液或脓血，每天 2 ～ 4 次，重者每天达 10 余次，不伴里急后重。有时腹泻与便秘交替出现，便秘多见于粘连型患者。

（3）体征：患者呈慢性病容，一般有腹部轻压痛，干酪型结核性腹膜炎时压痛明显且有反跳痛。腹水多为少量至中等量，超过 1000ml 时出现移动性浊音，腹水量多时腹部膨隆明显。由于腹膜慢性炎症、增厚、粘连，触诊有腹壁柔韧感，是结核性腹膜炎的临床特征。腹部包块见于粘连型或干酪型，多位于脐周，大小不一，边缘不整，表面粗糙，不易推动。

（4）并发症：病程中可发生肠梗阻、肠瘘等。肠梗阻多发生于粘连型，肠瘘多见于干酪型，往往同时有腹腔脓肿形成。

3. 心理 - 社会状况　因患者多伴有肺结核或其他原发结核病灶，抗结核药物治疗短期难于见效，加之病程长等，患者常出现急躁、焦虑等心理反应。

4. 辅助检查

（1）血常规、血沉与结核菌素试验：部分患者可有轻度至中度贫血，多为正细胞正色素性贫血。干酪型患者或腹腔病灶急性扩散者，白细胞计数可增高。血沉增快可作为活动性病变的指标。结核菌素试验强阳性有助于本病的诊断。

（2）腹水检查：腹水呈草黄色，偶有血性或乳糜性，性质为渗出液，但有时因低清蛋白血症或合并肝硬化，腹水的性质可接近漏出液。腹水浓缩找结核分枝杆菌或结核分枝杆菌培养阳性率均较低，动物接种的阳性率则可达 50%，但费时较长。若腹水腺苷脱氨酶（ADA）活性增高，普通细菌培养结果阴性，可提示结核性腹膜炎。

（3）超声检查：腹部 B 型超声检查有助于少量腹水的诊断和腹部肿块性质的鉴别诊断，有助于腹腔穿刺抽腹水的准确定位。

（4）X 线检查：腹部 X 线平片检查有时可见钙化影，提示钙化的肠系膜淋巴结结核。X 线胃肠钡餐造影可发现肠粘连、肠结核、肠瘘、肠外肿块等征象，对本病有辅助诊断价值。

（5）腹腔镜检查：一般适用于有游离腹水的患者，禁用于腹膜有广泛粘连者。镜下可见腹膜、网膜、内脏表面有散在或聚集的灰白色结节，浆膜失去正常光泽，呈混浊粗糙状，活组织检查有确诊价值。

5. 治疗要点　本病治疗的关键是及早给予规律、全程抗结核化学药物治疗，以达到早日康复、避免复发和防止并发症的目的。

（1）抗结核化学药物治疗：在抗结核化学药物治疗中应强调规律、全程治疗的意义，因渗出型患者治疗后腹水和症状消失较快，患者常自行停药而导致复发。对粘连型或干酪型患者，因大量纤维增生，药物不易进入病灶而达到治疗目的，宜选用敏感药物，加强联合用药并适当延长疗程。有关抗结核化疗的用药原则、常用的抗结核药物用法及疗程等参见本书第 2 章第 8 节“肺结核”。

（2）腹腔穿刺放腹水治疗：对大量腹水患者，可适时选择腹腔穿刺放腹水治疗，以减轻症状。

（3）手术治疗：适用于经内科治疗未见好转的肠梗阻、肠穿孔、肠瘘患者，术后继续抗结核治疗。

三 肠结核和结核性腹膜炎患者的护理

（一）护理问题/医护合作性问题

1. 疼痛：腹痛　与腹膜炎症刺激及伴有肠结核、盆腔结核或并发肠梗阻有关。

2. 营养失调：低于机体需要量　与结核杆菌毒性作用致营养消耗过多和摄入减少、消化吸收障碍有关。

3. 腹泻　与肠结核或腹膜炎所致肠道功能紊乱有关。

4. 潜在并发症：肠梗阻、肠穿孔、肠瘘、腹腔脓肿。

（二）护理措施

1. 一般护理

（1）休息与活动：为患者提供安静、舒适的休息环境，保证充足的睡眠，减少活动，以降低代谢、减少毒素的吸收。

（2）饮食护理：向患者及家属解释营养对治疗结核病的重要性，共同制订饮食计划，给予高热量、高蛋白、高维生素而又易于消化的食物，以弥补疾病的慢性消耗，提高机体抵抗力，促进疾病的痊愈。指导腹泻患者少食乳制品及富含脂肪和粗纤维的食物，以免加快肠蠕动；便秘患者嘱进食含水分、纤维素多的食物；严重营养不良患者通过饮食途径难以维持足够营养时，遵医嘱进行静脉营养治疗，以满足机体代谢需要。对肠梗阻患者应暂禁食，遵医嘱进行胃肠道减压，静脉补充营养及维持水、电解质平衡。

2. 病情观察　应重点观察腹痛的演变与腹胀情况，严密观察腹痛的性质及伴随症状，正确评估病程进展情况，病程中注意观察有无肠型和肠蠕动情况等，如出现腹痛突然加重、压痛明显或出现便血、肠鸣音亢进等，应考虑肠梗阻、肠穿孔、肠出血等并发症，并及时协助医生采取抢救措施。每周观察患者的体重及有关营养指标，以评价患者的营养状况。

3. 对症护理

（1）腹痛：协助患者采取适宜体位，以减轻腹痛。当患者出现腹痛症状时，多与患者交流，分散患者注意力，指导患者放松技巧，如深呼吸、全身肌肉放松等，或采用热敷、按摩、针灸方法缓解疼痛。根据病情遵医嘱使用解痉、镇痛药物，当急腹痛原因诊断未明时，不可随意使用镇静药，以免掩盖病情。

（2）腹泻、便秘：腹泻患者应注意腹部保暖，观察排便次数和粪便性状；保持肛周皮肤清洁，每次排便后局部用温水清洗，必要时局部涂无菌凡士林。便秘时给患者解释便秘的原因，帮助患者消除不良情绪反应，指导患者养成定时排便的习惯，适当活动，进行腹部按摩，有便意时立即如厕，每次排便后局部用温水清洗，必要时遵医嘱给予缓泻剂、软化剂或保留灌肠，以保持正常通便、改善躯体不适，增加舒适感。

（3）腹水：大量腹水时取半卧位，使膈肌下降，减轻呼吸困难。限制水、钠的摄入，观察患者尿量和腹围情况。遵医嘱正确使用利尿剂等，注意药物的不良反应，监测血电解质变化，发现异常及时报告。加强皮肤护理，保持皮肤清洁卫生，减少皮肤感染。腹腔穿刺放液治疗时，注意每次放腹水不宜过多，术中观察患者的病情变化并做好腹腔穿刺术后的护理。

4. 用药护理　着重向患者及家属介绍常用抗结核药物的作用及不良反应，正确合理用药，注意观察药物疗效，及时预防和处理不良反应的发生。腹痛、腹泻患者遵医嘱使用抗胆碱能药时注意药物的不良反应。

5. 心理护理　向患者解释腹痛、腹泻的原因，介绍肠结核及结核性腹膜炎的有关知识，指出不良心态不利于疾病的恢复，使患者认识到肠结核及结核性腹膜炎是可治性疾病，从而树立战胜疾病的信心，积极配合医护人员的治疗与护理。

6. 健康指导

（1）疾病知识指导：加强对结核病的卫生宣教工作，肺结核患者特别是痰菌阳性者不可吞咽痰液。活动性肺结核患者应注意个人饮食卫生，餐具最好专用，定期消毒。提倡用公筷进餐及分餐制，不饮用未消毒的牛奶和乳制品。对肠结核患者的粪便要进行消毒处理，防止病原体传播。教育和指导患者保持良好的心态，注意合理休息与活动，劳逸结合，生活规律，并保证充足的营养素摄入，促进疾病恢复。

（2）用药指导：指导患者遵医嘱坚持抗结核治疗，保证足够的剂量和疗程，不随意更换药物和停药，并指导抗结核药物疗效和不良反应的自我观察与防范。

（3）病情监测指导：指导患者及家属监测病情变化，如出现肠梗阻、肠穿孔等并发症及时就诊。嘱患者定期复诊，以便掌握患者的病情，并根据病情及时调整治疗与护理方案。

（熊良圣）

第6节　肝　硬　化

案例 4-4

患者，男，46 岁。间歇性乏力、纳差 7 年，有乙肝病史 16 年，8 小时前突然恶心、呕吐，呕吐物含有暗红色的胃内容物，量约 1200ml。入院查体：T 37.6℃，P 108 次 / 分，BP 90/60mmHg，神志清，面色灰暗，巩膜轻度黄染，上胸及颈部可见 2 枚蜘蛛痣，心肺检查无阳性体征，肝肋下未触及，脾肋下 4cm，腹部可见腹壁静脉曲张，移动性浊音阳性，双手肝掌明显，双下肢凹陷性水肿，神经系统检查未见异常。辅助检查：白细胞 3.6×10^{9}/L，红细胞 3.0×10^{12}/L，血红蛋白 86g/L，血小板 92×10^{9}/L，白蛋白 / 球蛋白值为 26/37。

问题：1. 本病的临床诊断考虑是什么？

2. 该患者目前存在哪些主要的护理问题？

3. 请针对首优护理问题提出相应的护理措施。

（一）概述

1. 概念　肝硬化（hepatic cirrhosis）是由一种或多种病因长期或反复作用所致的慢性、进行性、弥漫性肝病，是各种慢性肝病发展的晚期阶段。临床上起病隐匿、发展缓慢，以肝功能减退和门静脉高压为主要表现，晚期常出现消化道出血、肝性脑病、继发感染等严重并发症。病毒性肝炎尤其是乙型病毒性肝炎在我国人群中的高发病率，使得肝硬化已成为我国常见疾病和主要死因之一。本病占内科总住院人数的 4.3% ～ 14.2%，发病高峰年龄在 35 ～ 50 岁，男女比例为 3.6 ∶ 1 ～ 8 ∶ 1。

肝硬化的预后视病因、病变类型、肝功能代偿程度及有无并发症而有所不同，血吸虫病性肝纤维化、酒精性、胆汁性、循环障碍等所致肝硬化预后较肝炎后肝硬化好，有并发症者预后较差；死因多为肝性脑病、上消化道出血、继发感染等。晚期病例如能做肝移植手术而避免术后并发症与排异过程，则可改善预后。

2. 病因　引起肝硬化的病因众多，我国以病毒性肝炎所致的肝硬化最为主要，国外则以酒精中毒所致者多见。值得注意的是，同一患者也可有多种致病因素同时存在。较为常见病因有：

（1）病毒性肝炎：主要是乙型，其次是丙型或乙型加丁型重叠感染，通常由慢性活动性肝炎阶段而演变成肝硬化，甲型或戊型病毒性肝炎不发展为肝硬化。

（2）慢性酒精中毒：长期大量饮酒（每日摄入乙醇 80g 达 10 年以上）时，乙醇及中间代谢产物（乙醛）对肝脏的毒性作用，引起酒精性肝炎，继而演变成肝硬化，长期大量饮酒致营养失调也参与了肝硬化形成。

（3）非酒精性脂肪性肝炎：危险因素为肥胖、高甘油三酯血症、糖尿病等，约 70% 原因不明的肝硬化可能由非酒精性脂肪性肝炎引起。

（4）血吸虫病：长期反复感染血吸虫者，其虫卵沉积在汇管区或毒性产物的刺激而引起纤维组织增生，造成血吸虫病性肝纤维化。

（5）循环障碍：慢性心血管病如慢性心衰、缩窄性心包炎、肝静脉和（或）下腔静脉阻塞综合征等使肝细胞长期淤血性缺氧、坏死，继而纤维组织增生，最终发展为淤血性（心源性）肝硬化。

（6）工业毒物或药物：长期接触四氯化碳、砷、磷等化学毒物或长期服用双醋酚丁、甲基多巴、四环素等药物，引起中毒性肝炎，进而演变为肝硬化。

（7）营养障碍：长期食物中缺乏蛋白质、维生素、抗脂肪肝物质如胆碱等，或慢性炎症性肠病致吸收不良和营养失调，均可造成肝细胞脂肪变性和坏死，终至演变为肝硬化。

（8）胆汁淤积：长期存在的肝内胆管和肝外胆管阻塞所致的胆汁淤积，其高浓度的胆汁酸和胆红素造成肝细胞损害，最终发展为肝硬化。

（9）其他：如铜氧化酶缺陷引起的铜代谢障碍所致的肝豆状核变性、铁代谢障碍所致的血色病，均可导致大量的铜和铁沉积在肝脏，引起肝细胞损害并演变为肝硬化。自身免疫性肝炎亦可进展为肝硬化。少数病例病因难于确定的，称为隐源性肝硬化。

3. 发生机制　肝硬化的发生、发展、演变一般经过致病因素作用造成大量肝细胞变性坏死，肝小叶纤维支架破坏，残存肝细胞不沿原支架排列，形成不规则的再生结节；汇管区和肝包膜大量纤维结缔组织增生，包绕再生结节或残留肝小叶重新分割，改建成假小叶而形成肝硬化的典型形态改变。上述改变使肝内血管受到再生结节挤压，血管床缩小、闭塞或扭曲，肝内门静脉、肝静脉和肝动脉小支相互出现交通吻合支，如此严重的肝血循环紊乱，不仅是门静脉高压的病理基础，也更进一步加重肝细胞的营养障碍，使肝硬化进一步恶化。近年来对肝纤维化的研究显示，肝受损时，肝内星状细胞增多，合成胶原增多；Kupffer 细胞和肝细胞亦能合成胶原，从而提示肝内纤维组织形成增多而降解减少是导致肝纤维化的基础。早期的纤维化是可逆的，后期有再生结节形成时则不可逆。

4. 病理　肝的大体形态表现为肝脏变形，早期肿大、晚期明显缩小，重量减轻，质地变硬，外观呈灰褐色，表面有弥漫性大小不等的结节和塌陷区，切面可见肝正常结构消失。组织学上可见正常肝小叶结构消失或破坏，为假小叶取代。假小叶内肝细胞常有不同程度的浊肿变性、脂肪浸润以致坏死和再生。汇管区可见程度不等的炎症细胞浸润，并有小胆管样结构。根据结节形态，病理上可分为：①小结节性肝硬化，其结节大小相仿，直径多在 3 ～ 5mm，假小叶大小亦一致，此型最常见；②大结节性肝硬化，多由大片状肝坏死引起，结节大小不均，直径在 1 ～ 3cm，最大可达 5cm，假小叶亦大小不等；③大小结节混合性肝硬化，为上述两型的混合型，即肝内同时存在大、小结节两种病理形态，此型肝硬化亦属常见。

（二）护理评估

1. 健康史　询问有无慢性病毒性肝炎史，是否长期酗酒或肥胖，有无长期接触四氯化碳、磷、砷等化学毒物史或长期服用双醋酚丁、甲基多巴等药物史，有无慢性心力衰竭及肝豆状核变性等代谢性疾病史，有无血吸虫疫水接触史等。

2. 身体状况　肝硬化患者多数起病隐匿，病情进展缓慢，少数因短期内大片肝坏死，3 ～ 6 个月便发展为肝硬化。目前，临床上仍将肝硬化分为代偿期和失代偿期，但两期无明显界限，或有重叠现象。

（1）代偿期：此期表现常缺乏特异性。主要有乏力、食欲减退、恶心、呕吐、上腹不适或隐痛等，其中以乏力和食欲减退出现最早且较突出。上述症状常随劳累或伴发病出现，休息或治疗后可减轻或缓解。患者营养状况一般，肝可稍大，质偏硬，脾可轻度肿大，肝功能多正常或轻度异常。

（2）失代偿期：以肝功能减退和门静脉高压为主要症状和体征，同时可有全身多系统症状。

肝功能减退的临床表现：①全身症状。一般状况和营养状况较差，可有消瘦、乏力、精神不振、皮肤干枯、面色晦暗、不规则低热、舌炎和口角炎等。②消化系统症状。食欲减退明显，恶心、呕吐、腹胀、腹泻或便秘等症状加重，后期可出现黄疸。③出血倾向和贫血。患者常有鼻出血、牙龈出血、皮肤瘀点或瘀斑、胃肠黏膜可有糜烂出血等，系肝合成凝血因子减少，脾功能亢进及毛细血管脆性增加所致。常出现不同程度的贫血，由营养不良、肠道吸收障碍、胃肠失血及脾功能亢进等引起。④内分泌功能失调的表现。雌激素增多，雄激素和糖皮质激素减少，表现为蜘蛛痣、肝掌，以及男性患者性功能减退、睾丸萎缩、毛发脱落、乳房发育等，女性患者则出现月经失调、闭经、不孕等。肾上腺皮质功能减退时，患者面部和其他暴露部位皮肤色素沉着。上述表现为肝脏对雌激素灭活作用减退，致雌激素升高，通过负反馈抑制腺垂体 - 性腺轴或垂体 - 肾上腺皮质轴所致。此外，肝对醛固酮和抗利尿激素的灭活作用减弱，导致该激素继发性增多，造成肾远曲管和集合管对钠水的重吸收增加，患者常出现水肿和尿量减少，参与腹水的形成和加重。

门静脉高压的表现：①脾大与脾功能亢进。患者多为轻至中度脾大，系脾长期淤血和单核巨噬细胞系统增生所致。血吸虫病肝纤维化者脾大明显。脾大可随上消化道大出血而短暂缩小，出血停止或补足血容量后再度增大。后期患者常有红细胞、白细胞和血小板减少等。②侧支循环的建立与开放：是门静脉高压最特异的表现；当门静脉压超过 200mmH_2O 时，门静脉侧支循环建立，见图 4-2。临床重要的有 3 支，即食管下端和胃底静脉曲张，此曲张静脉最常见，也较为真实可靠地反映门静脉压力，在呕吐、剧咳、负重等诱因作用下易破裂发生上消化道大出血而出现呕血、黑便甚至失血性休克；腹壁静脉曲张时在脐周和腹壁可见以脐为中心向上方及下腹延伸的迂曲静脉；痔静脉曲张形成痔核，破裂时可引起便血。③腹水：是肝硬化失代偿期最突出的表现，少量腹水常无症状，中等量以上腹水，患者常有腹胀和移动性浊音，大量腹水时腹水征明显，并因腹压增高易形成脐疝，膈肌抬高，患者可有呼吸困难和心悸等表现。部分患者可伴有胸腔积液，以右侧多见。腹水的形成系门静脉压力增高；低白蛋白血症致血浆胶体渗透压降低；肝淋巴液生成过多；继发性醛固酮和抗利尿激素增多；肾有效灌注减少致排钠和排尿减少所致。

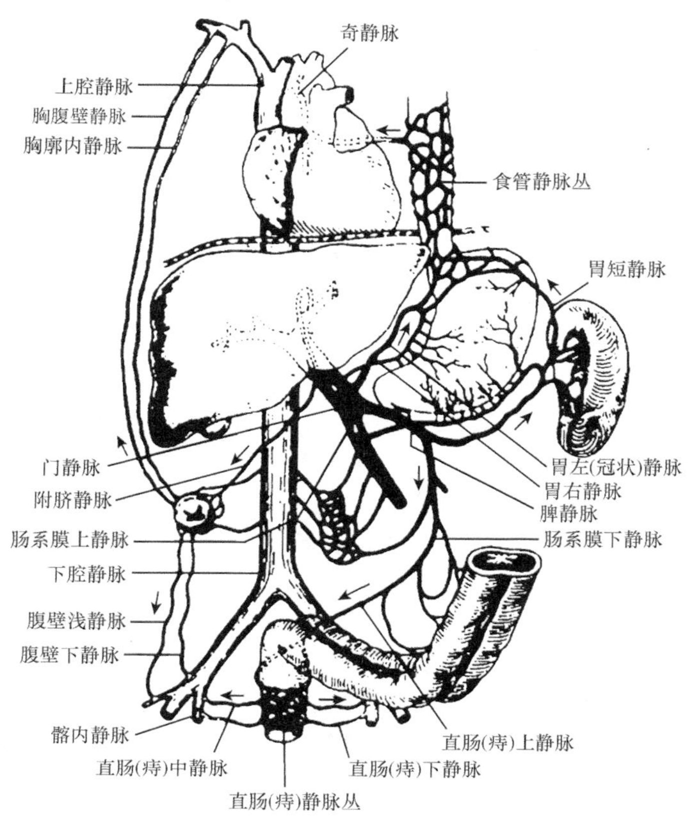

图 4-2　门静脉高压侧支循环血流方向示意图

肝脏情况：早期肝脏增大，表面尚平滑；晚期肝脏缩小，坚硬、表面呈结节状；通常无压痛，但在肝细胞进行性坏死或有炎症时可有轻压痛。

（3）并发症：肝硬化的并发症主要出现在失代偿期，常见的并发症叙述如下。①上消化道出血最为常见。多数患者在诱因作用下突然出现大量呕血和黑便，易引起失血性休克或诱发肝性脑病，病死率高；上消化道出血多数由食管下端胃底静脉曲张破裂所致，少数系急性胃黏膜糜烂或消化性溃疡所致。②感染：易并发肺部感染、胆道感染、大肠埃希菌败血症、自发性腹膜炎等，后者的致病菌多为革兰阴性杆菌，此时，患者常出现发热、腹痛、腹胀、腹水迅速增多或持续不减，腹膜刺激征，少数重者可发生中毒性休克。③肝性脑病：是最严重的并发症，也是最常见的死亡原因（参见本章第 8 节）。④原发性肝癌：多发生病理类型中的大结节性或大小结节混合性肝硬化。此时患者的肝脏短期内迅速增大，持续性肝区疼痛，血性腹水等（参见本章第 7 节）。⑤肝肾综合征：又称功能性肾衰竭或肝循环不良，系有效循环血容量不足及肾内血流重新分布所致。其临床特点表现为自发性少尿或无尿、氮质血症，稀释性低钠血症和低尿钠，肾脏却无明显器质性损害。⑥电解质和酸碱平衡紊乱：常见有低钠血症和低钾低氯血症与代谢性碱中毒，前者多由长期低钠饮食致原发性低钠，长期利尿和大量放腹水致钠丢失，抗利尿激素增多使水潴留超过钠潴留致稀释性低钠，后者多由摄入不足，呕吐腹泻，长期使用利尿剂或高渗葡萄糖液，继发性醛固酮增多等引起。低钾低氯血症可致代谢性碱中毒并诱发肝性脑病。⑦肝肺综合征：是指发生在严重肝病基础上的低氧血症，可能系肝硬化失代偿期肝功能减退致体内扩血管物质如NO增加，肺内毛细血管扩张，导致通气/血流比例失调所致，本症无有效治疗方法，预后差。

3. 心理-社会状况　由于肝硬化是慢性病，病程长，病理变化常不可逆，病情时好时坏，需要长期治疗和护理，却不能完全康复，患者心理表现为思想负担沉重，意志消沉，情绪低落和焦虑，甚至出现消极悲观或愤怒怨恨，对治疗和生存失去信心，或产生过度依赖医护人员的心理，当出现严重并发症时，则产生恐惧心理。

4. 辅助检查

（1）血常规：代偿期多正常，失代偿期可有不同程度的贫血，脾功能亢进时白细胞和血小板计数减少，血小板减少尤为明显。

（2）尿常规：代偿期正常。失代偿期有蛋白尿、血尿和管型尿。黄疸时有胆红素尿、尿胆原增加。

（3）肝功能试验：代偿期正常或轻度异常，失代偿期明显异常。疾病后期或重症患者血清胆红素增高，胆固醇及胆固醇酯减少，氨基转移酶升高，以谷丙转氨酶（GPT）增高最明显，肝细胞严重坏死时谷草转氨酶（GOT）高于GPT。血清白蛋白降低，球蛋白增多，白蛋白/球蛋白值降低或倒置。凝血酶原时间延长，经注射维生素K后不能纠正。因纤维组织大量增生，血清Ⅲ型前胶原肽、透明质酸等常显著增高。

（4）腹水检查：一般为漏出液。并发自发性腹膜炎时，腹水透明度降低，比重介于漏出液和渗出液之间，Rivalta试验阳性。白细胞数增多，常在500×10^6/L以上，以多形核白细胞为主。并发结核性腹膜炎时则以淋巴细胞为主，若腹水为血性应高度怀疑癌变。

（5）免疫功能检查：血清IgG和IgA可增多，以前者增高最为明显。50%以上患者T淋巴细胞低于正常。亦可出现抗核抗体、抗平滑肌抗体等自身抗体。若为病毒性肝炎所致者，乙型、丙型或丁型肝炎病毒标志物可呈阳性反应。

（6）影像学检查：X线食管吞钡检查在失代偿期可见钡剂在食管黏膜上分布不均，有虫蚀样或蚯蚓状充盈缺损，纵行黏膜皱襞增宽，胃底呈菊花样充盈缺损改变。B型超声显像，可显示肝脏大小和外形改变，门静脉高压时，可见门静脉主干内径大于13mm，脾静脉内径增宽大于8mm。出现腹水时可见液性暗区。CT和MRI检查可显示肝脾形态改变、腹水。放射性核素检查可见肝摄取核素稀疏，脾核素浓集等。

（7）内镜检查：胃镜可直视静脉曲张及其分布和程度，并发上消化道出血时，紧急胃镜检查可确定出血部位和病因，并可进行止血治疗。腹腔镜检查，可直接观察肝外形、表面、色泽、边缘和脾脏改变，直视下对病变明显处作穿刺活组织检查具有诊断和鉴别诊断价值。

（8）肝穿刺活组织检查：若有假小叶形成可确诊为肝硬化，不仅如此，也有助于决定治疗方案和判断预后。

5. 治疗要点　本病目前尚无特效治疗方法，关键在于早期诊断，加强病因和一般治疗，缓解病情，延长代偿期和保持劳动力。代偿期可用中西医结合的方法，进行护肝和支持治疗，避免使用对肝肾功能有害的药物，不宜盲目使用过多的保肝药，以免加重肝脏负担。失代偿期主要是消除加重肝损害因素，对症治疗，改善肝功能和处理并发症，有手术适应证者慎重择机进行手术治疗。

（1）一般治疗：代偿期患者应适当减少活动，避免体力过劳，宜摄入高热量、高蛋白、高维生素、易消化饮食。失代偿期患者应休息，以减轻肝脏负担，肝功能损害严重，或有肝性脑病先兆者，应控制或禁食蛋白质。有腹水者应进低盐饮食并限水。禁酒、禁用肝损害药物，避免进粗糙的、坚硬的食物，以免发生食管胃底静脉曲张破裂出血。失代偿期患者进食过少而难于维持营养时，可静脉给予高渗葡萄糖溶液输注，维持水、电解质和酸碱平衡，病情重者可用支链氨基酸为主的复方氨基酸溶液、白蛋白或鲜血，以改善全身状况。

（2）药物治疗：主要是护肝药如B族维生素、维生素C、维生素E、肌苷、还原性谷胱甘肽等，以及保护肝细胞膜药如水飞蓟宾和抗炎抗纤维化药、糖皮质激素、秋水仙碱等，可1～2种药物联合使用，但不宜滥用，以免增加肝脏负担。

（3）腹水的治疗：①休息、限制钠和水的摄入。②利尿剂：最常选用保钾利尿剂螺内酯和排钾利尿剂呋塞米，潴钾利尿剂和排钾利尿剂可交替使用或联合应用，联合用药可起协同作用并减少电解质紊乱，目前主张合用；腹水消退后利尿剂应逐渐减量。③放腹水治疗：不作为常规措施；对严重腹水合并脐疝者或致膈肌明显提高而影响呼吸者，可考虑作腹腔穿刺放液，但放液不宜太快，每次的量不宜太多，以免腹压突然下降，造成回心血量减少。④提高血浆胶体渗透压：可定期输注干冻血浆、新鲜血浆、无盐白蛋白，不仅有利腹水的消退，也有利于患者全身状况和肝功能的改善。白蛋白剂量为20～40g/d，总量400～600g。在使用白蛋白时应继续使用利尿剂，以增强利尿的效果。⑤自身腹水回输：有腹腔-颈静脉引流术，因易诱发肺水肿、上消化道出血、感染和上腔静脉血栓等，目前已较少用。腹水浓缩回输是近年来治疗难治性腹水所采用的安全、简便、经济、有效的方法，副作用是有的患者在回输时或以后数小时可出现发热反应，或继发感染、电解质紊乱等，注意感染性或癌性腹水不可回输。

（4）手术治疗：主要有各种分流、断流术和脾切除术等，目的是降低门静脉系统压力和消除脾功能亢进，对肝功能损害较轻、无黄疸或腹水、无并发症者，可考虑选择性手术治疗；晚期肝硬化尤其是并发肝肾综合征者，有条件者进行肝移植手术，可改善患者的预后。

（5）并发上消化道大出血的治疗：绝对卧床休息，取平卧位，暂禁食，密切观察并记录生命体征及尿量变化；积极补充血容量，防止失血性休克；使用止血剂如维生素K、6-氨基己酸、西咪替丁、雷尼替丁或奥美拉唑等；降低门静脉压力，多选用垂体后叶素先以10U静脉注射，继而40U静脉滴注，可起协助止血作用，或选用三甘氨酰赖氨酸加压素2mg静脉注射，或生长抑素250～500μg静脉滴注，也可用β受体阻滞剂或钙通道阻滞剂，有防止再出血作用；对出血量多，估计血管裂口大，或反复出血者，可用双气囊三腔管压迫止血；病情紧急时可施行内镜下直视止血；经上述处理仍出血不止或反复出血，可考虑紧急断流手术。

（三）护理问题/医护合作性问题

1 营养失调：低于机体需要量　与肝功能减退、门静脉高压引起食欲减退、消化不良和吸收障碍有关。

2. 体液过多　与肝功能减退引起的低白蛋白血症、门静脉高压、继发性醛酮和抗利尿激素增多引起的钠水潴留有关。

3. 有皮肤完整性受损的危险　与营养不良、水肿、皮肤干枯粗糙、瘙痒、长期卧床有关。

4. 活动无耐力　与肝功能减退，大量腹水有关。

5. 焦虑　与病情反复、担心疾病的预后、经济负担的压力有关。

6. 潜在并发症：上消化道出血、感染、肝性脑病、电解质和酸碱紊乱等。

（四）护理措施

1. 一般护理

（1）休息与活动：注意休息与适度活动，休息可减轻肝脏代谢负担，降低门静脉压力，增加肝血流量，促进肝细胞恢复，减轻腹痛症状。肝功能代偿期，病情稳定者可适度活动，但要防止劳累；失代偿期或有并发症者，以卧床休息为主，适当参加轻微活动，活动量以不觉疲劳、不加重症状为度，嘱患者不宜长期卧床，以免产生消化不良、情绪不稳等。

（2）饮食护理：合理的饮食是维持和改善营养状况的重要方法，肝硬化患者的饮食护理必须遵循高热量、高生物效价蛋白质、高维生素、刺激性小、易消化饮食原则，并根据病情变化及时调整饮食的原则。与患者共商并制订患者可接受的饮食护理计划；保证热量，每日供给的糖类不应少于300g，以促进肝细胞再生；保证1.0～1.5g/（kg·d）的高生物效价蛋白质，以动物蛋白质为主，充足的蛋白质有助于损伤的肝细胞修复、再生，维持血清白蛋白正常水平，有利于水肿的消退，但肝功能损害严重时宜暂时禁蛋白质，以免诱发肝性脑病；宜进富含B族维生素和维生素C的食物如粗粮、绿豆、水果、西红柿、柑橘等，以促进肝细胞修复、保护肝功能及增强肝脏生物转化功能；适当限制每日的脂肪入量，既保证脂溶性维生素的吸收、预防便秘，又不至于因摄入过多而引起脂肪肝；尽量食用以蒸、煮、炖、熬、烩等加工方法制作的食物，以利消化吸收，避免食用强烈的调味品和乙醇饮料，以减轻胃肠和肝脏负担，避免食用粗糙、坚硬、刺激性强的食物，以免诱致食管胃底静脉曲张破裂出血；腹水患者每日钠的入量宜限制在500～800mg（氯化钠1.2～2.0g），水限制在1000ml左右，并根据尿量、腹水消退及血钠情况适时调整；戒酒及忌乙醇饮料，以免加重肝损害。

2. 病情观察　肝硬化患者，尤其是住院接受诊治的失代偿期患者，应密切观察营养状况改善及腹水消退情况；有无鼻出血、牙龈出血、皮肤黏膜出血点等自发性出血倾向；皮肤黏膜有无黄染及尿色变化；注意患者的呕吐物及粪便颜色、血压和脉搏的变化，以便及时发现并发上消化道出血并得到有效处理；患者有无性格和行为改变，以便早期发现肝性脑病并得到有效治疗；注意患者有无少尿、无尿，血尿素氮和肌酐的水平及尿常规检查情况，以便早期识别肝肾综合征并得到有效改善；患者有无发热等继发感染的表现；接受利尿剂和放腹水治疗时，密切监测血清电解质及酸碱情况，以便及早发现水、电解质酸碱紊乱并得到纠正；注意患者肝大及肝区疼痛情况，以便及早发现并发肝癌的可能。

3. 腹水护理　安置患者休息，取适宜的体位，腹水量少时可取平卧位，以利改善肝、肾血流量及改善肝细胞营养；大量腹水时取半卧位，有利膈肌下降，改善呼吸困难和心悸等症状，卧床时间较长时可抬高下肢，阴囊水肿者可用托带托起阴囊，有利水肿消退。限制钠水的摄入量，每日记录出入量，定期测量并记录腹围和体重情况，教会患者测量和记录方法，以便进行自我保健和护理；严重腹水患者，因腹压较高，应指导患者避免剧烈咳嗽、呕吐、用力排便等，以免诱致脐疝或加重脐疝。遵医嘱正确使用利尿剂和血浆、白蛋白，前者易引起水、电解质和酸碱紊乱，应注意加强血清电解质的监测，发现高血钾、低血钾及酸碱平衡紊乱，应遵医嘱加以纠正，以免诱致肝性脑病，后者应注意控制总量，以防过量使血容量剧增，诱致食管胃底静脉曲张破裂；对实施腹腔穿刺放腹水治疗的患者，应协助做好腹腔穿刺的操作前准备、术中配合及操作后护理；对接受腹水浓缩回输治疗者，应做好相应的护理如观察回输时及回输后患者出现的反应。

4. 皮肤护理　肝硬化患者的皮肤多有干燥、水肿，黄疸时有瘙痒，局部抵抗力低下，特别易受损和继发感染。因此，护理中应保持皮肤清洁，每日温水沐浴，但水温不宜过高，忌用刺激性沐浴液或皂类，沐浴后可用性质柔和的润肤品，以减轻皮肤干燥和瘙痒。皮肤瘙痒明显者，嘱患者勿用手抓挠，以防损伤皮肤，可用局部冷敷、薄荷油涂擦，或遵医嘱给予止痒处理。内衣宜柔软、宽大、吸汗性好，床铺应平整、干燥、清洁，卧床休息时应定期更换体位，臀部、阴囊、下肢、足部水肿可用棉垫托起，受压部位皮肤给予热敷和按摩，以促进局部血液循环，改善皮肤的营养代谢，以免受压部位发生压疮及继发感染。

5. 心理护理　加强患者心理调节与支持，对肝硬化患者在病程中出现的各种心理变化应给予理解、同情，多关心和体贴患者，耐心解释患者所提出的问题，多与患者及家属沟通，共商护理、保健措施，指导患者正确应对治疗和护理中出现的各种情况，并给予患者最大化的帮助，使患者树立治疗的信心，重拾生活的勇气，保持愉快的心情，安心并积极配合治疗和护理，促使身心康复。

6. 健康指导

（1）疾病知识指导：指导和帮助患者与家属掌握本病有关知识和自我护理的方法，消除思想顾虑和精神压力，克服经济压力，正确应对疾病诊治过程中出现的各种情况，以平衡心态面对疾病，树立战胜疾病信心，把治疗与护理计划落实到日常生活中，重振生活勇气。

（2）日常生活指导：教育患者及家属使其能认识到身心休息在疾病康复中所起的作用，从而自觉地养成良好生活习惯，保证足够的睡眠，生活起居有规律，并能根据自身病情掌握活动的时间与活动量，做到有利于康复而不至于加重病情。教育患者遵循并保持饮食治疗原则和方法，帮助他们制定切实可行的饮食计划，告之患者合理营养应长期性，粗糙、坚硬、刺激性食物的危害性，忌烟、酒的重要性，使其真正掌握本病不同病期、不同病情时的合理饮食与营养，促进疾病的恢复。指导患者掌握皮肤和口腔卫生的方法，介绍皮肤和口腔护理的基本方法，以增强自我护理意识和能力，减少皮肤和口腔感染。

（3）治疗知识指导：向患者介绍所用药物的名称、剂量、给药方法、给药时间、药物的疗效及副作用，教会患者观察药物疗效和副作用，以便及时发现并得到有效处理；教育患者应遵医嘱用药，不随意增减药物剂量或不随意增加护肝药物，以免影响疗效或增加肝脏负担，在漫长的病程中，应避免一切对肝脏有损害的药物，以免诱致肝功能恶化。

（4）病情观察与复查指导：教会患者病情观察的方法和内容，以便掌握疾病本身的发生、发展、转归情况及早期发现各种并发症，并及时得到诊治与护理。嘱患者定期来院复诊及检查有关指标，以便动态掌握病情及调整治疗与护理方案。

（熊良圣）

第 7 节　原发性肝癌

（一）概述

1. 概念　原发性肝癌（primary carcinoma of the liver）是指源于肝细胞或肝内胆管细胞的恶性肿瘤；是我国常见恶性肿瘤之一，死亡率在消化系统恶性肿瘤中仅次于胃癌和食管癌。其发病率在世界各地差异较大，欧美国家发病率较低，南太平洋地区发病率较高，我国是高发区，尤以江苏启东和广西扶绥的发病率最高。本病可发生于任何年龄，但 40 ～ 50 岁为高峰年龄段，男性多于女性，为 2 ∶ 1 ～ 5 ∶ 1；近年来的研究资料显示世界各地的肝癌发病率呈上升趋势及年龄前移趋势。因早期肝癌多无症状，且自行就诊者多属于中晚期，本病多数预后较差。

2. 病因与发病机制　原发性肝癌的病因与发病机制尚未完全肯定，可能是多种致病因素综合作用的结果。

（1）病毒性肝炎：研究较多的是慢性乙型肝炎，临床资料显示约 1/3 的原发性肝癌患者有慢性肝炎病史，流行病学调查发现肝癌高发区人群的 HBsAg 阳性率高于低发区，而肝癌患者的血清 HBsAg 及其他乙型肝炎病毒标志的阳性率高达 90%，显著高于健康人群，提示乙型肝炎病毒与肝癌发病密切相关。近年研究发现肝细胞癌中 5% ～ 8% 患者抗 HCV 阳性，提示丙型肝炎病毒亦与肝癌的发病密切相关。

（2）肝硬化：手术和病理检查发现肝癌合并肝硬化者占 50% ～ 90%，肝硬化与肝癌的伴发率约为 50%，肝硬化的病理多为乙型病毒性肝炎后的大结节性肝硬化。近年来发现丙型病毒性肝炎发展的肝硬化亦与肝癌有关。一般认为胆汁性肝硬化、淤血性肝硬化、血吸虫病性肝纤维化与肝癌的发生无关。肝细胞癌变可能是在肝细胞损害后引起再生或不典型增生过程中发生的。

（3）黄曲霉素：动物实验证实黄曲霉素的代谢产物黄曲霉素 B_1 有强烈的致癌作用，流行病学调查发现粮食、食品受黄曲霉素 B_1 污染严重的地区，肝癌的发病率也较高，提示黄曲霉素 B_1 可能是某些地区肝癌高发的因素。

（4）其他因素：如饮用水受致癌物污染，藻类毒素污染水源，某些化学物质如亚硝胺类、酒精、偶氮芥类，有机氯类农药，某些寄生虫如华支睾吸虫感染等可能与肝癌发病有关。此外，肝癌高发区有家庭聚集现象，尤其共同生活并有血缘关系者，是否与肝炎病毒垂直传播或遗传易感性有关，有待证实。

3. 病理

（1）按大体形态分型：①肿块型：最多见。癌块直径大于 5cm 以上，超过 10cm 者称巨块，可单个、多个或融合成块，圆形多见，质硬，呈膨胀性生长，易发生坏死，引起肝破裂。②结节型：为大小和数目不等的癌结节，直径多不超过 5cm，多发生在肝右叶，常伴有肝硬化。③弥漫型：最少见。癌结节呈米粒至黄豆大小散布全肝，肉眼难与肝硬化区别，肝大不明显，甚至肝缩小。④小癌型：孤立的癌结节直径小于 3cm。

（2）按细胞类型分型：①肝细胞型：最多见。占肝癌的 90%，癌细胞由肝细胞发展而来。癌细胞呈多角形或圆形，分化差者常有巨核及多核。②胆管细胞型：此型少见。其组织结构多为腺癌或单纯癌。③混合型：上述两型同时存在或呈过渡形态，既不完全像肝细胞型，又不完全像胆管细胞型，此形更少见。

4. 转移途径

（1）血行转移：是肝癌转移最早、最常见的途径。肝内转移时引起肝内多发性转移灶，门静脉分支癌栓阻塞时，可引起门静脉高压和顽固性腹水，肝外转移以肺转移多见。

（2）淋巴转移：以肝门淋巴结转移最多见，也可转移至胰、脾、主动脉旁淋巴结及锁骨上淋巴结。

（3）种植转移：脱落的肝癌细胞种植在腹膜、膈、胸腔等处引起血性腹水、胸腔积液。种植在盆腔、在卵巢可形成较大的肿块。此转移途径少见。

（二）护理评估

1. 健康史　应询问患者有无病毒性肝炎，尤其是慢性乙型和丙型肝炎及肝硬化病史；询问是否进食黄曲霉素污染的粮食和食品；饮用水的卫生及饮食习惯等情况；有无相关疾病家

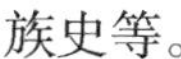

族史等。

2. 身体状况

（1）症状与体征：原发性肝癌起病隐匿，早期多无症状，经甲胎蛋白（AFP）普查检出的早期肝癌可无症状和体征，称亚临床肝癌。因身体不适自行就医诊断的肝癌患者多属于中、晚期。

1）肝区疼痛：是肝癌的常见症状，临床约半数以上患者诉有肝区疼痛，呈持续性胀痛或钝痛，这与肿瘤增长快速，肝包膜被牵拉有关。若肿瘤生长缓慢，则可无痛或仅有轻微钝痛。肿瘤侵犯膈，疼痛可牵涉到右肩。肝表面的癌结节破裂时，则可突然引起剧痛，并迅速延及全腹。如出血量大则可引起晕厥或休克。

2）肝脏肿大：肝脏呈进行性肿大，质坚硬，表面凹凸不平，边缘钝，压痛不明显，是本病的重要体征。但位于膈面的肝癌，肝下缘不大则难于触及，膈肌抬高为其主要表现。肝癌突出在肋弓下或剑突下时，可见到局部隆起或饱满，此时最易触到。

3）黄疸：通常在晚期肝癌中出现，主要由肝细胞损害，或癌块压迫或侵犯肝门附近胆管，或癌组织和血块脱落引起胆道阻塞所致。

4）肝硬化征象：肝癌伴有肝硬化门脉高压者可有脾大、静脉侧支循环形成和腹水等表现。腹水迅速增多且为难治性，一般为漏出液，血性腹水多系癌肿侵犯肝包膜或向腹腔破溃引起，也可由腹膜转移所致。

5）转移灶表现：如胸膜转移可有胸腔积液；肺转移有咳嗽、咯血症状；骨骼或脊柱转移可有局部压痛和神经受压表现；颅内转移可有相应的神经定位症状和体征。

（2）全身性表现：进行性消瘦、发热、食欲缺乏、乏力、营养不良和恶病质等。少数患者由于癌肿本身代谢异常，而致患者的内分泌或代谢异常，出现自发性低血糖、红细胞增多症等全身表现，临床称为伴癌综合征。也可有高血钙、高血脂、类癌综合征等，但极为少见。

（3）并发症：上消化道出血、肝性脑病、癌结节破裂出血、继发感染。

3. 心理 - 社会状况　肝癌患者的心理状态较为复杂，最初表现为对医生的诊断产生质疑，拒绝承认和相信癌肿的现实甚至到处求诊；随诊断的确立则希望破灭时，又表现为暴躁易怒，什么都看不顺眼；此后患者接受癌肿的现实，开始祈求上苍，期望奇迹出现，甚至会主动到处求诊；后随病情的发展，治疗效果不佳，患者的情绪忧郁低落到极点；最后因全身进行性衰竭，患者的心理彻底崩溃、绝望。

4. 辅助检查

（1）肿瘤标志物的检测

1）甲胎蛋白（AFP）检查：现已广泛用于肝癌普查、诊断、疗效判断和预测复发中。检测方法多采用放射免疫法（RIA）或 AFP 单克隆抗体酶免疫（EIA）快速测定法。如 AFP 大于 500μg/L 持续 4 周或由低浓度持续升高不降，或在 200μg/L 持续 8 周，高度提示肝癌的诊断。需注意有 10% ～ 30% 肝癌患者 AFP 阴性。部分肝炎、肝硬化病例 AFP 可呈低浓度阳性，但多不超过 200μg/L，并在 2 个月内随病情好转而同步下降。

2）血清酶检测：对肝癌具有诊断意义的酶主要是 γ- 谷氨酰转肽酶（γ-GT）和碱性磷酸酶（ALP）。γ-GT 和 ALP 显著升高或持续升高，而氨基转移酶和血清胆红素水平正常，又能排除其他疾病，可考虑肝癌的诊断。γ-GT 同工酶Ⅱ和 ALP 同工酶Ⅰ的特异性强，前者高达 97.1%，可考虑选用。

3）其他：异常凝血酶原（AP）对亚临床肝癌有早期诊断价值；α-L- 岩藻糖苷酶（AFU）

对 AFP 阴性肝癌和小肝癌有一定诊断价值。

（2）超声显像：B 超可显示直径 2cm 以上的肿瘤，对肝癌的早期定位诊断有较大价值，现已广泛用于肝癌的普查。肝癌超声显像表现为癌实质性暗区或光团，肝癌坏死液化时，相应部位可出现液性暗区。彩色多普勒血流成像可分析测量进出肿瘤的血流量，根据病灶供血情况，鉴别病变良性抑或恶性。

（3）电子计算机 X 线体层显像（CT）：CT 可显示 2cm 的肿瘤。肝癌的 CT 图像常表现为局灶性周界比较清楚的密度减低区，阳性率达 90% 以上。螺旋 CT 造影剂增强，如结合肝动脉造影，对 1cm 以下的肿瘤检出率可达 80% 以上。经动脉门静脉成像 CT，可发现 0.3cm 小肝癌。

（4）磁共振显像（MRI）：检查的最大优点在于无电离辐射，不需要造影剂，可三维成像，能清楚显示肝细胞癌内部结构特征。因此，在肝癌的诊断方面更优于 CT。

（5）X 线肝血管造影：可显示直径 1cm 以上的癌结节，阳性率达 87% 以上，结合 AFP 检测的阳性结果，常用于小肝癌的诊断。

（6）肝穿刺活检：在 B 超或 CT 引导下穿刺吸取癌组织检查，有助于肝癌的确诊和组织分型。

5. 治疗要点　对早期肝癌和小肝癌应尽量采用手术治疗，对中、晚期肝癌或大肝癌可采用综合治疗。

（1）手术治疗：仍是目前根治原发性肝癌的最好方法。适应证：①诊断明确，估计病变局限于一叶或半肝者；②肝功能代偿良好，凝血酶原时间不低于正常的 50%，无明显黄疸、腹水或远处转移者；③心、肺和肾功能良好，能耐受手术者。

（2）肝动脉栓塞化疗：是肝癌非手术治疗方法中的首选措施。方法是经皮股动脉穿刺，在 X 线透视下将导管插到肝动脉或其分支，然后将抗肿瘤药和碘化油混合后注入肝动脉。6～8 周重复 1 次治疗，可使肝癌明显缩小，再进行手术切除。此外还有无水酒精注射疗法（PEI）和微波、射频等物理疗法。

（3）全身化疗：主要适用于肝外转移者或肝内播散严重者。常用药物有顺铂、阿霉素、丝裂霉素及新药去氧氟尿苷等。

（4）放射治疗：目前多采用在 CT 或超声定位后用直线加速器或 ^{60}Co 作局部外照射，如配合化疗、中药治疗、免疫治疗及支持疗法，可获显著疗效。若采用 ^{131}I 结合抗肝癌单克隆抗体作导向内放疗，疗效有望继续提高。

（5）免疫调节治疗：具有巩固和增强手术治疗、放疗、化疗后疗效作用，常用药物有干扰素、肿瘤坏死因子、白细胞介素等。

（6）中医药治疗：配合手术、放疗、化疗使用，有助于改善机体免疫功能，减轻治疗不良反应，提高综合疗效。

（7）并发症治疗：在病程中如出现上消化道大出血、肝性脑病、癌结节破裂出血等，应做出相应的处理。

（三）护理问题 / 医护合作性问题

1. 疼痛：肝区痛　与肝癌增长迅速、牵拉肝包膜或肝动脉栓塞术后产生栓塞后综合征有关。

2. 营养失调：低于机体需要量　与癌肿对机体的慢性消耗、疼痛和心理反应导致食欲减退、化疗导致胃肠反应有关。

3. 绝望　与得知肝癌的诊断，治疗效果差，担心预后有关。

4. 潜在并发症：上消化道出血、肝性脑病、癌结节破裂出血、继发感染。

（四）护理措施

1. 一般护理

（1）疼痛护理：合理安排休息，给予舒适体位如取坐位或半卧位；安置舒适、安静的环境，以利患者的休息，减轻压抑感和心理刺激；分散或转移患者注意力，如与患者聊天，鼓励患者参与合适的娱乐活动，看书报、看电视、听音乐等；指导患者采取相应的保护措施，如遇咳嗽时用手轻按住肝区等；多与患者沟通，理解和尊重患者，给予心理支持，体检、诊疗、护理操作时动作宜轻柔，以减轻患者心理压力；遵医嘱给予止痛药，开始宜选用非麻醉性镇痛药，如阿司匹林、吲哚美辛，无效时使用弱麻醉镇痛药（可待因、布桂嗪），必要时再选用强麻醉镇痛药（吗啡、哌替啶）。用镇痛药时配合使用辅助性镇静药地西泮，可达更好效果。

（2）饮食护理：肝癌患者应选用高蛋白、高热量、高维生素、易消化的饮食。向患者解释保证饮食维持良好的营养状态对疾病恢复的意义，鼓励患者多进食；对食欲缺乏者，尽可能布置安排愉快的、舒适的进餐环境，尽量选择和满足患者喜爱的食物种类和烹调方式，以增进患者的食欲；对恶心、呕吐明显者，可在口腔护理或使用止吐剂后少食多餐，尽量鼓励患者增加摄入量；对有肝性脑病倾向者，应减少或控制蛋白质的摄入量，以免诱发肝性昏迷；肝癌晚期进食困难者，可遵医嘱静脉补充营养，维持机体代谢需要。出现腹水时，控制钠水的入量，记录每日的出入量，每日测量和记录腹围情况，定期检测血清电解质，发现异常遵医嘱及时纠正。

2. 病情观察　观察疼痛的程度、性质、部位及伴随症状；加强对上消化道出血、肝性脑病、癌结节破裂出血、感染等并发症相关症状的观察，以便及时发现并报告医生，从而得到及时治疗和护理。

3. 肝动脉栓塞化疗的护理

（1）术前护理：①术前给患者及家属解释治疗的必要性、方法和效果，以减轻对治疗的疑虑，积极配合治疗；②术前检查肝肾功能、凝血时间、血常规、心电图、B 超等；③双侧腹股沟区备皮，触摸足背动脉搏动情况，行普鲁卡因与碘过敏试验，禁食禁水 4 小时，术前 30 分钟肌内注射地西泮。

（2）术后护理：术后禁食 2 ～ 3 日，逐渐过渡到流质、半流质饮食，少量多餐，以减轻恶心、呕吐；术后穿刺部位加压止血 15 分钟后再加压包扎，回病房后穿刺侧肢体伸直 24 小时，沙袋压迫 6 小时，3 日内密切注意穿刺部位有无血肿及渗血情况；术后 1 周内，注意补充葡萄糖和蛋白质，保持液体平衡，如血清白蛋白低于 25g/L，应遵医嘱静脉输注白蛋白；术后应观察腹痛、发热、恶心、呕吐、血清白蛋白降低及栓塞后综合征表现。右上腹疼痛系栓塞治疗后肝脏水肿，肝包膜张力增大所致，其疼痛多在 48 小时后缓解，如疼痛剧烈者可遵医嘱给予镇痛剂。发热系机体对坏死组织的吸收反应，多在术后 4 ～ 8 小时体温升高，一般为低热至中等度热，持续约 1 周，中度以上发热者可给予冰袋或吲哚美辛栓剂肛塞处理。恶心、呕吐多发生在治疗 1 日以后，系抗癌药对胃肠黏膜的直接毒性所致，因此应密切注意呕吐物的性状和量、电解质平衡情况并作出相应的护理。

4. 放射治疗的护理　主要针对放疗的副作用。恶心、呕吐时可少食多餐，深呼吸及遵医嘱使用止吐剂；嘱患者多卧床休息，避免体力消耗；毛发脱落应告之患者避免用力梳发及使用柔软梳子，忌用力抓头皮，已脱发者可用假发或头巾掩饰；口干者可含冰水、口香糖等。此外保持患者照射部位皮肤干燥；照射部位皮肤不用肥皂水擦洗，而用清水洗、动作应轻；

照射部位不可任意涂擦药膏；不可洗掉照射部位的记号；避免照射部位直接暴露于阳光下；衣着应宽松、柔软、避免损伤皮肤。

5. 心理护理　应主动关心、体贴、帮助患者，多与患者交谈，从中了解患者的心理活动和对治疗护理的要求，尊重患者，同情、理解患者的心理状态并给予心理安慰，尽量满足患者对诊疗和护理的要求。对患者的心理状态、承受能力、文化修养等全面评估，掌握病程过程中出现的不同心理状态，并根据不同的心理类型给予心理疏导和心理支持。重视亲属的情绪对患者心理支持所起的作用，应关心和安慰家属，使其保持稳定的情绪、平衡的心态，给患者多点亲情、温情，使患者能顺利接受治疗和护理。

6. 健康指导

（1）疾病知识指导：积极宣传和普及肝癌的预防知识，定期对肝癌高发区人群进行教育、普查，预防肝癌的发生和早期诊治肝癌。指导患者及家属熟悉肝癌的有关知识及并发症的预防和识别，以便随时发现病情变化及时就诊。接种乙肝疫苗预防病毒性肝炎。

（2）生活指导：保持生活规律，合理调节休息与活动。指导患者合理调节饮食，饮食以高蛋白、适当热量、多种维生素为宜，保证充足营养素的摄入，增强机体抵抗力。注意饮水和饮食卫生，戒烟酒，不吃霉变粮食及食品。

（3）用药指导：指导患者按医嘱用药，不随意滥用药物，了解药物的不良反应，避免使用对肝有损害的药物。定期随访复查。

（熊良圣）

第8节　肝性脑病

案例 4-5

患者，男，53岁。因意识不清1日急诊入院。患者3日前感冒发热后突然出现烦躁不安，淡漠少言，昼睡夜醒，深夜外出，次日否认此事；入院前1日突然出现意识不清。既往有慢性肝硬化病史17年。入院查体：体温38.1℃，脉搏115次/分，呼吸22次/分，血压106/63mmHg。一般情况差，神志不清，呼吸急促，呼气中有鱼腥味；面色黝黑，巩膜黄染，面部及颈部皮肤见3枚蜘蛛痣；颈软，无颈静脉怒张，心肺检查未见异常，腹部稍隆起，腹壁静脉显露，移动性浊音阳性，肝肋下1cm，无压痛，脾肋下3 cm，肠鸣音正常；神经系统检查示腱反射亢进，巴宾斯基征阳性。辅助检查：脑电图示脑电波节律变慢。

问题：1. 本病的临床诊断考虑是什么？

2. 该患者目前存在哪些主要的护理问题？

3. 请针对首优护理问题提出相应的护理措施。

（一）概述

1. 概念　肝性脑病（hepatic encephalopathy，HE）过去称为肝性昏迷（hepatic coma），系指由严重肝病引起的、以代谢紊乱为基础的、中枢神经系统功能失调的综合征。其主要临床表现是意识障碍、行为失常和昏迷。

门体分流性脑病（porto-systemic encephalopathy，PSE）则强调门静脉高压，门静脉与腔静脉间有侧支循环存在，从而使大量门静脉血绕过肝脏进入体循环，是脑病发生的主要机制。对于有严重肝病但无明显肝性脑病表现和生化异常，而用精细的智力测试和（或）电生理检测发现异常者，称亚临床或隐性肝性脑病（subclinical or latent hepatic encephalopathy，SHE），因其是肝性脑病发病过程中的一个阶段，现多主张用轻微肝性脑病（minimal hepatic encephalopathy，MHE）较为适合。

肝性脑病的预后与基本病因、诱因及肝功能状况密切相关，诱因明确且易消除者（如缺钾、出血等）预后较好。肝功能较好，分流手术后因进高蛋白饮食而引发的门体分流性脑病患者，预后较好；肝功能差如有腹水、黄疸、出血倾向等预后差；暴发性肝衰竭所致者，预后最差。

2. 病因与诱因

（1）病因：多数肝性脑病是由各型肝硬化引起，尤以病毒性肝炎肝硬化最为常见，其次是为改善门静脉高压的门体分流手术引起，如把轻微肝性脑病计算在内，由肝硬化进展至肝性脑病者达 70%；少部分肝性脑病由重症病毒性肝炎和药物性肝病的急性或暴发性肝衰竭引起，少数由原发性肝癌后期、妊娠期急性脂肪肝、严重胆道感染等引起。

（2）诱因：肝性脑病的发生可有或可无诱因，但门体分流性脑病多有诱因，较常见的诱因有上消化道出血、大量排钾利尿、放腹水治疗、高蛋白饮食、应用镇静催眠药及麻醉药、便秘、外科手术、感染、尿毒症等。

3. 发病机制　至今尚未明确。一般认为本病的病理生理基础是肝细胞功能衰竭和门腔分流手术造成或自然形成的侧支循环，使来自肠道的大量毒性代谢产物，未经肝脏的解毒和清除，经侧支进入体循环，透过血脑屏障进入脑部，引起大脑功能紊乱。其发病机制的主要理论有：

（1）氨中毒理论：氨代谢紊乱所致的氨中毒是肝性脑病众多发病机制中研究最多、依据最充分的发病机制，特别是门体分流性脑病。

氨的形成和代谢：①肠道中大部分由尿素经肠道细菌的尿素酶分解产生，小部分由食物中的蛋白质经肠道细菌的氨基酸氧化酶分解产生。肠道的吸收主要以非离子氨（NH_3）弥散进入肠黏膜，其吸收率较盐类形式存在的离子型氨（NH_4^+）要高。游离的 NH_3 有毒性，可透过血脑屏障，对中枢神经系统产生毒性，NH_4^+则相对无毒，不能透过血脑屏障。NH_3 与 NH_4^+ 可随结肠内 pH 互相转化。pH ＞ 6 时，NH_3 大量弥散入血；pH ＜ 6 时，NH_3 从血液转至肠腔，随粪便排出。②肾产氨是通过谷氨酰胺酶分解谷氨酰胺而产生的。③骨骼肌和心肌在活动时也产生少量的氨。机体对氨的清除主要对来自肠道的 NH_3 通过肝脏经鸟氨酸循环生成尿素；脑、肝、肾等组织利用氨合成谷氨酸和谷氨酰胺；肾是排泄氨的主要场所，除排大量尿素外，也以 NH_4^+的形式排泄大量的 NH_3；血氨高时可从肺部呼出少量的 NH_3。

肝性脑病时血氨增高的原因：NH_3 生成过多和（或）代谢清除减少是其主要原因。肝衰竭时对来自于肠道的内源性和外源性 NH_3，不能将其合成尿素，有门体分流时来自于肠道的 NH_3 直接进入体循环，从而使血氨增高。

氨对中枢神经系统的毒性作用：抑制丙酮酸氧化脱氢酶活性而影响乙酰辅酶 A 的生成，干扰脑中三羧酸循环，使脑细胞的能量供应不足，不能维持正常功能；脑在清除 NH_3 的过程中消耗了大量的辅酶、ATP、α- 酮戊二酸和谷氨酸，造成三羧酸循环中的 α- 酮戊二酸减少，进一步干扰了脑神经细胞的能量代谢。谷氨酸减少则大脑的抑制增加。谷氨酰胺因其是一种很强的细胞内渗透剂，增多时可导致脑水肿。

（2）假神经递质理论：脑细胞的神经递质可分兴奋性递质和抑制性递质。前者有多巴胺、去甲肾上腺素、乙酰胆碱、谷氨酸等，后者主要是 5- 羧色胺、γ- 氨基丁酸等。食物中的芳香族氨基酸如酪氨酸、苯丙氨酸等经肠道细菌脱羧酶的作用分别转变成酪胺和苯乙胺，再经肝细胞中的单胺氧化酶的作用进一步代谢消除。肝衰竭时清除酪胺和苯乙胺的能力减退，该物质随血液循环进入脑组织，经脑内β羟化酶的作用分别生成结构类似兴奋性递质多巴胺和去甲肾上腺素而无传递神经冲动作用的蟑胺和苯乙醇胺，称假神经递质，该物质取代突触中的兴奋性递质，使得兴奋冲动不能正常传至大脑皮质而产生抑制，临床出现意识障碍和昏迷。

（3）硫醇和短链脂肪酸的毒性作用：氨基酸中的蛋氨酸在肠道被细菌代谢而形成甲基硫醇及其衍生物二甲基亚砜，该物质在实验动物中可诱致意识障碍。肝性脑病患者其血和尿中的硫醇明显增高。短链脂肪酸中的戊酸、己酸和辛酸能诱发实验性肝性脑病。肝性脑病患者血和脑脊液中的短链脂肪酸明显增高。硫醇和短链脂肪酸对中枢神经系统的作用，目前认为与胺起协同毒性作用而致病。

（4）γ-氨基丁酸/苯二氮（GABA/BZ）复合体理论：GABA是哺乳动物大脑的主要抑制性神经递质，由肠道细菌产生，肝衰竭和门体分流时，该物质绕过肝脏进入体循环，使血浆GABA浓度增高。肝性脑病的动物模型中发现GABA浓度增高，血脑屏障的通透性也增高，大脑突触后神经元的GABA受体明显增多，该受体不仅与GABA结合，还可与巴比妥类和BZ结合，故称GABA/BZ复合体。上述三者任何一种与受体结合，均能促进氯离子进入突触神经元而引起神经传导抑制。

（5）氨基酸代谢不平衡理论：芳香族氨基酸如酪氨酸、苯丙氨酸及色氨酸等，正常情况下在肝中代谢分解，而支链氨基酸如亮氨酸、异亮氨酸、缬氨酸等，在胰岛素的作用下在骨骼肌中分解。肝衰竭时，肝中代谢分解芳香族氨基酸能力减退，使其血中水平增高，对胰岛素的灭活作用降低致支链氨基酸大量进入骨骼肌而使血中浓度降低。前者中的色氨酸透过血脑屏障进入大脑，在脑内衍生为5-羟色胺，从而拮抗多巴胺、去甲肾上腺素的兴奋作用。酪氨酸和苯丙氨酸则在脑内衍化为假神经递质并取代兴奋性递质多巴胺和去甲肾上腺素，造成大脑的抑制。临床应用以支链氨基酸为主的氨基酸溶液可使部分肝性脑病患者的意识恢复而支持这一理论。

4. 病理　急性肝衰竭所致的肝性脑病患者，脑部多无明显的结构改变，主要是继发性的脑水肿。慢性肝性脑病患者可有大脑和小脑灰质及皮质下组织的原浆性星形细胞增多和肥大，病程长者可有大脑皮质变薄，神经元及神经纤维消失，皮质深部有片状坏死，甚至累及小脑和基底部。

（二）护理评估

1. 健康史　应询问有无肝病史，尤其注意硬化病史及其发展、治疗经过等；有无门体静脉分流手术史等；注意有无呕吐、腹泻、大量排钾利尿、放腹水、摄入过多含氮食物、上消化道出血、全身感染及应用镇静安眠药、麻醉药等诱因。

2. 临床表现　本病的临床表现可因原有肝病性质、肝细胞损害轻重程度及诱因不同而异。慢性肝病所致者多为门体分流性脑病，起病缓慢，多有诱因，神经精神症状逐渐加重直至死亡。急性重型肝炎所致者常无诱因，起病急骤，多在数日内即进入昏迷直至死亡。临床为了动态观察病情，有利早期诊断、治疗和疗效分析，根据意识障碍程度、神经系统表现和脑电图改变，将肝性脑病由轻到重分为5期，见表4-2。

表 4-2 肝性脑病分期简表

分期	临床表现	扑翼样震颤	脑电图
0期——潜伏期	无	–	–
Ⅰ期——前驱期	轻度性格改变、行为异常	±	–
Ⅱ期——昏迷前期	明显意识改变、行为异常	+	+
Ⅲ期——昏睡期	昏睡、精神错乱、幻觉	+	+
Ⅳ期——昏迷期	不能唤醒，分浅、深昏迷	–	++

（1）0期（潜伏期）：又称轻微肝性脑病，无性格、行为异常和神经系统病理征象，脑电图正常，只在心理测试或智力测试时有轻微异常。

（2）Ⅰ期（前驱期）：轻度性格和行为异常为其突出表现，如欣快激动或淡漠少言、衣冠不整或随地便溺。应答尚准确，但吐词不清且较慢；可有扑翼样震颤（肝震颤）；脑电图多数正常。

（3）Ⅱ期（昏迷前期）：此期表现为前一期症状加重，意识错乱、睡眠障碍、行为失常较突出，定向力和理解力均减退，前者表现对时间、地点、任务和概念混乱，后者表现为不能完成简单的计算和智力构图，言语不清、书写障碍、举止反常，睡眠障碍多表现为睡眠时间倒错，可出现幻觉、恐惧、狂躁等而视作精神病；此期常有明显神经体征如腱反射亢进、肌张力增高、踝阵挛及 Babinski 征阳性等，扑翼样震颤存在，患者可出现不随意运动及动作失调；脑电图有特征性异常。

（4）Ⅲ期（昏睡期）：此期以昏睡和精神错乱为主要表现。患者大部分时间呈昏睡状态，但可唤醒，醒时常可应答，但有神志不清和幻觉；各种神经体征持续或加重，扑翼样震颤仍可引出；脑电图有异常波形。

（5）Ⅳ期（昏迷期）：浅昏迷时患者不能唤醒，但对疼痛刺激和不适体位尚有反应，腱反射和肌张力仍亢进和增高，因患者不能合作，扑翼样震颤无法引出；深昏迷时患者各种反射消失，肌张力降低，瞳孔散大，可出现阵发性惊厥、踝阵挛和换气过度；脑电图明显异常。

上述各期无明显界限，前后期表现可有重叠，亦可随病情恶化或好转而进级或退级。轻微肝性脑病患者常因无临床表现而视为健康人，但在驾驶各种交通工具和高空作业时则易发生意外事故。肝功能损害严重的肝性脑病患者可有明显黄疸、出血倾向和肝臭等表现，且易并发各种感染、肝肾综合征等。

3. 心理 - 社会状况　本病常发生在严重肝病的基础上，随着病情的发展加重，患者逐渐丧失工作和生活自理能力，影响家庭生活并给家庭带来经济负担等，从而使患者及家属出现焦虑、抑郁、恐惧等心理问题，应注意鉴别患者是因疾病所产生的心理问题还是疾病本身出现的精神障碍表现。评估患者及家属对疾病的认识程度，家庭经济状况和家属对待患者的态度等。

4. 辅助检查

（1）血氨：正常人空腹静脉血氨为 400 ～ 700μg/L，动脉血氨含量为静脉血氨的 0.5 ～ 2 倍。慢性肝炎脑病尤其是门体分流性脑病，多有血氨增高；急性肝衰竭所致者血氨多正常。

（2）脑电图：脑电图改变是本病的特征之一，对诊断和预后的判断有重要价值。典型的改变为节律性慢波，出现普遍性每秒 1 ～ 3 次的 δ 波。但特征性不强，尿毒症脑病、肺性脑病、低血糖昏迷也可有类似改变。对轻微肝性脑病和Ⅰ期肝性脑病无诊断价值。

（3）简易智力测试：主要用于诊断早期肝性脑病及轻微肝性脑病，敏感性好，但特异性低。测试内容有书写、构词、画图、搭积木及用火柴杆搭五角星等。常规使用的数字连接试验，结果容易计量，便于随访，但因受教育和文化程度的影响，特异性低，已日渐少用。

（4）诱发电位：主要用于轻微肝性脑病的诊断。常用的有视觉诱发电位（VEP）、脑干听觉诱发电位（BAEP）和躯体诱发电位（SEP）。其中，VEP 对轻微肝性脑病诊断的敏感性超过其他方法。但目前研究指出 VEP 检查在不同人、不同时期变化较大，缺乏特异性和敏感性，为提高轻微肝性脑病的诊断应联合简易智力测试。

5. 治疗要点　本病无特殊治疗。临床主要采用综合治疗，如病因治疗；寻找及消除诱因；纠正代谢紊乱，清除有毒物质；维持营养、水、电解质及酸碱平衡；预防并发症。

（1）寻找并消除诱发因素：如控制感染、纠正低钾性碱中毒、停用加重肝损害的有关药物等。

（2）减少肠道内毒物的生成和吸收：①控制或禁蛋白饮食，停用含氮药物。②灌肠或导泻：对有上消化道出血或便秘者可用生理盐水或弱酸性溶液灌肠，以清除肠道积血和积食，或口服 33% 硫酸镁导泻。也可口服或鼻饲乳果糖或乳梨醇，乳果糖 30 ～ 40g/d，分 3 次口服，或乳梨醇 30 ～ 45g/d，分 3 次口服。急性门体静脉分流性脑病患者可首选 66.7% 乳果糖 500ml 加水 500ml 灌肠。③抑制肠道细菌生长，减少氨的生成。可用新霉素 2 ～ 4g/d，分 4 次口服，或甲硝唑 0.2g，4 次 / 日口服，也可用替硝唑、巴龙霉素、利福昔明、益生菌等。

（3）促进体内氨的代谢与清除，纠正氨基酸代谢紊乱：①降血氨药：L- 鸟氨酸 -L- 门冬氨酸（OA）通过促进体内的尿素循环而降低血氨，每日静脉注射 20g OA 可降低血氨，改善症状，不良反应为恶心、呕吐；鸟氨酸 -α- 酮戊二酸的作用机制同 OA，但疗效不如 OA。也可用谷氨酸钠 / 钾、精氨酸等，现已少用。②静脉滴注以支链氨基酸为主的复方氨基酸溶液，有利于纠正氨基酸平衡失调。

（4）GABA/BZ 复合受体拮抗剂：可用氟马西尼 0.5 ～ 1.0mg 静脉注射或 1mg/h 持续静脉滴注。主要通过抑制 GABA/BZ 受体而发挥作用。

（5）对症治疗：①维持营养，纠正水、电解质和酸碱紊乱；②保护脑细胞功能，可用冰帽降低颅内温度，应用脑神经细胞活化剂，适当使用脱水剂如甘露醇防治脑水肿；③保持呼吸道通畅，对深昏迷者可作气管切开排痰，吸氧。

（6）特殊治疗：如换血疗法、“人工肝”治疗和肝移植治疗等，其中肝移植是治疗终末期肝病的一种有效方法，故严重和顽固性肝性脑病是肝移植的指征。

（三）护理问题 / 医护合作性问题

1. 急性意识障碍　与血氨增高、干扰脑细胞能量代谢和神经冲动的传导有关。

2. 营养失调：低于机体需要量　与肝衰竭致代谢紊乱、进食减少有关。

3. 照顾者角色困难　与患者意识障碍、照顾者缺乏有关知识及经济负担过重有关。

4. 有皮肤完整性受损的危险　与患者不能自主调节体位有关。

5. 自理能力缺陷　与意识障碍有关。

（四）护理措施

1. 一般护理

（1）监护与休息：安置患者于重症监护病室，绝对卧床休息，实行专人护理，保持病室空气新鲜，环境安静，限制探视，避免交叉感染，促进肝功能恢复。

（2）饮食护理：①保证足够热量，重视葡萄糖摄入量。其目的是减少蛋白质分解产氨，促进氨与谷氨酸结合形成谷氨酰胺而降低血氨。患者的每日总热量应保持在 5.0 ～ 6.7kJ，以糖类为主，可给予蜂蜜、葡萄糖、果汁、面条、稀饭等口服。意识障碍重而不能口服者可鼻饲供食，也可用 25% 蔗糖或葡萄糖溶液经鼻饲管灌入，不足时静脉给予补充，胃不能排空时应停止鼻饲，改用深静脉插管滴注 25% 葡萄糖溶液以维持热量。②提供丰富的维生素，尤其是 B 族维生素、维生素 C、维生素 K 和维生素 E 等。但 B 族维生素中的维生素 B_6 则不能过多，因其是多巴脱羧酶的辅酶，可使多巴转为多巴胺而影响多巴进入脑组织，从而减少中枢神经系统的正常兴奋性神经递质。③控制和暂停蛋白质的摄入，昏迷患者应暂停蛋白质的摄入，以减少蛋白质在肠内经细菌和消化酶的作用而产氨增多，加重病情，待神志清醒后，逐步增加蛋白质摄入量，开始 20g/d，以后随病情好转每 3 ～ 5 日增加 10g，短期内不宜超过 40 ～ 50g/d；以植物蛋白质为佳，因其含蛋氨酸和芳香族氨基酸较少，而含支链氨基酸较多，并含较多的非吸收性纤维，前者能增加粪氨排出，后者被肠道菌酵解产酸有助于氨的排出和通便。④脂肪可延缓胃排空，应尽量减少脂肪的摄入量。⑤注意水、电解质、酸碱平衡，水的入量应控制在 2500ml/d 内，对有腹水和脑水肿者，以控制在 1000ml/d 为宜，以免血液稀释，血钠过低而加重水肿。电解质应特别重视钾离子的补充和钠离子的限制，以免产生低钾性碱中毒而加速肠道氨的吸收。酸碱情况，宁愿偏酸而不偏碱，以减少氨的形成和吸收，促使病情恢复。

2. 病情观察　注意观察急、慢性肝病患者有无性格和行为失常、理解和记忆力减退等早期肝性脑病迹象，一旦发现及时报告医生；对有意识障碍的患者，采用给患者刺激、定期唤醒及其他检查意识状况的方法，以判断其意识障碍的程度，如发现意识障碍不断加重，应及时报告医生并作出相应的护理；加强生命体征及瞳孔的监测与记录；遵医嘱检查电解质和酸碱平衡情况，记录每日的出入量；注意排便情况，若出现便秘，可遵医嘱采用灌肠、导泻的方法处理，以减少有毒物质在肠内停留时间及增加吸收的机会；观察原发肝病症状和体征有无加重，有无上消化道出血、休克、脑水肿、感染等迹象，一旦发现立即报告医生，配合处理及作好相应护理。

3. 对症护理

（1）兴奋、烦躁不安或抽搐：应做好安全保护，取去患者的义齿、发夹，病床加床挡，必要时给患者使用约束带，以防止坠床和撞伤的发生，可遵医嘱给予地西泮、东莨菪碱等药物，禁用吗啡及其衍生物、副醛、水合氯醛、哌替啶及速效巴比妥类药物。

（2）昏迷：安置患者仰卧位，头偏一侧，防止舌后坠阻塞气道，注意保持患者呼吸道通畅和防止感染，深昏迷患者作气管切开后应做好排痰护理，减少感染机会。给患者做肢体的被动运动，防止肌肉失用性萎缩和静脉血栓形成。

（3）脑水肿：限制钠和水的摄入量；用冰帽降低脑内温度，减慢脑代谢速率，减少氧和能量的消耗，有助于减轻水肿，保护脑细胞功能；遵医嘱滴注高渗葡萄糖、甘露醇等脱水剂，并注意观察用药后的尿量。

4. 用药护理　①灌肠液宜用生理盐水或弱酸性溶液，不宜用碱性溶液，禁用肥皂水，以防止加速氨的产生和吸收。②使用导泻剂时，应记录排便次数和粪便颜色。观察血压、脉搏情况，做好肛周皮肤护理，血容量不足或血压不稳定者，不宜导泻，以免诱发循环衰竭的发生。③使用降氨药谷氨酸钾、谷氨酸钠、精氨酸时应注意有无肝肾综合征，少尿或无尿患者慎用或禁用谷氨酸钾；严重水肿、腹水、心力衰竭、脑水肿患者慎用或禁用谷氨酸钠；血 pH 偏高患者可选用精氨酸，但该药不宜与碱性溶液配伍，长期使用可引起代谢性酸中毒，故肾衰竭时禁用。④乳果糖应从小剂量开始，其剂量以调节到排便 2 ～ 3 次 / 天，粪便 pH 5 ～ 6 为宜，同时注意腹胀、腹痛、恶心、呕吐及电解质紊乱等副作用。⑤新霉素应注意长期服用后可出现听力和肾功能减退等副作用。长期大量输入葡萄糖，尤其是高渗葡萄糖应注意低钾血症、心力衰竭和脑水肿的发生。

5. 心理护理　对患者周围的所有人群都应以尊重、体贴、和蔼的态度对待，对患者的某些不正常行为不嘲笑，忌伤害患者人格。不在患者及照顾者面前流露出对治疗失去信心和失望、绝望的表情与言行，患者清醒时，要安慰患者，解释患者提出的有关问题，帮助其树立战胜疾病的信心；对患者的直接照顾者应给予特别的关心，多与其交流，并建立良好关系，以了解他们的基本情况（如经济实力、家庭条件等）及存在的具体照顾困难（如时间、体力、照顾知识和能力等），肯定和承认照顾者的角色和价值，增强其照顾信心。与照顾者一起商讨护理问题，帮助其指定切实可行的照顾计划，对照顾内容和方法进行示范，使照顾者得以掌握。利用一切可利用的社会资源，给患者提供帮助，最大限度地减轻和消除照顾者的困难，使其发自内心地关心照顾患者，使患者得到切实有效的照顾。

6. 健康指导

（1）疾病知识指导：向患者及家属介绍肝性脑病有关知识，使患者和家属认识疾病的严重性和自我保健的重要性。指导患者及家属认识肝性脑病的诱发因素和预防措施，自觉避免诱发因素。和患者及家属一起制订合理的饮食方案，避免进食过量蛋白质，戒烟酒，保持大便通畅。

（2）照顾者指导：指导家属给患者精神支持和生活照顾，帮助患者在病程中保持乐观情绪，积极配合治疗，树立战胜疾病的信心。使患者家属学会观察肝性脑病的早期征象，以便及时发现病情变化并定期随访。

（3）用药指导：指导患者按医嘱用药，了解药物的不良反应，避免使用对肝有损害的药物，出现病情变化及早治疗。

（熊良圣）

第 9 节　上消化道大量出血

案例 4-6

患者，男，60 岁。消化性溃疡病史 20 年。4 小时前食用粽子后，突发呕鲜红色血 4 次，量约 1200ml，继而出现面色苍白、呼吸急促、烦躁不安，家人急忙送医院进行抢救。入院后测脉搏 108 次 / 分，血压 80/60mmHg。

问题：1. 初步诊断该患者并发了什么情况？

2. 针对该患者目前主要的处理措施是什么？

（一）概述

1. 概念　上消化道出血（upper gastrointestinal hemorrhage）是指屈氏韧带以上的消化器官，包括食管、胃、十二指肠、肝、胆、胰及胃空肠吻合术后的空肠病变出血。上消化道大量出血一般指在数小时内出血量超过 1000ml 或循环血容量的 20%，主要表现为呕血和（或）黑便，常伴有血容量减少引起的急性周围循环衰竭，是临床常见急症之一，如不及时抢救，可危及生命。

2. 病因　引起上消化道出血的病因很多，临床上最常见的有消化性溃疡、急性糜烂出血性胃炎、食管胃底静脉曲张破裂和胃癌等。

（1）上胃肠道疾病：食管疾病（食管炎、食管癌和食管损伤等）；胃十二指肠疾病（消化性溃疡、急性糜烂出血性胃炎、胃炎、促胃液素瘤等）；空肠疾病（空肠克罗恩病、胃肠吻合术后空肠溃疡等）。

（2）门静脉高压引起的食管、胃底静脉曲张破裂。

（3）胃肠道邻近器官或组织疾病：胰腺疾病累及十二指肠（胰腺癌、急性胰腺炎并发脓肿破溃等）；胆道出血（胆囊或胆管结石、胆道蛔虫、胆囊或胆管癌等）；其他（纵隔肿瘤破入食管，主动脉瘤破入食管、胃或十二指肠等）。

（4）全身性疾病：遗传性毛细血管扩张症、过敏性紫癜、白血病、血友病、应急性溃疡、尿毒症等亦可引起上消化道大量出血。

（二）护理评估

1. 健康史　询问患者有无消化性溃疡、肝硬化、胃癌、胰腺、胆道疾病病史及消化道手术史；有无饮食不当、过度劳累、精神紧张、长期嗜酒或服用损害胃黏膜的药物；出血前有无进食粗硬或刺激性食物、酗酒等；询问患者近期有无重大创伤、休克、严重心力衰竭及急性传染病史；既往有无出血史及治疗情况。

2. 身体状况　上消化道出血的表现取决于出血量、速度、病变的性质及部位。

（1）呕血与黑便：是上消化道出血的特征性表现。出血部位在幽门以上者常有呕血。呕血前多有上腹部不适和恶心。呕血提示胃内积血量达到 250 ～ 300ml。呕血的颜色取决于出血量的多少、胃内停留时间长短。出血量多、胃内停留时间短则呕吐物呈鲜红色或混有血块。少而慢的出血，血液在胃内停留时间较长，血红蛋白经胃酸作用形成酸化正铁血红蛋白，呕吐物可呈咖啡渣样棕褐色。上消化道出血时，由于血红蛋白中的铁在肠道内与硫化物作用形成黑色的硫化铁，使粪便呈黏稠而发亮的柏油样，称为黑便。出血量在 50 ～ 100ml 可出现黑便。粪便颜色正常，但潜血试验阳性，提示每天出血量在 5 ～ 10ml。当出血量大，血液在肠内推进较快时，粪便可呈暗红甚至鲜红色。呕血常伴黑便，黑便可无呕血。大量出血可致失血性贫血，甚至出现失血性休克而危及生命。

（2）失血性周围循环衰竭：急性大量失血时，由于循环血容量迅速减少，导致周围循环衰竭。早期可出现头晕、心悸、乏力、出汗、口渴、晕厥、黑矇及出汗等组织缺血的表现。呈休克状态时，表现为面色苍白、血压下降、脉压减小、呼吸急促、四肢湿冷、口唇发绀、心率加快、烦躁不安或神志不清、尿量减少。若补足血容量后仍少尿或无尿，应考虑并发急性肾衰竭。

（3）贫血和血象变化：急性大量出血后均有失血性贫血，但在出血的早期，血红蛋白浓度、红细胞计数与红细胞压积可无明显变化。在出血后，一般需经 3 ～ 4 小时以上才出现贫血，贫血程度除取决于失血量外，还与出血前有无贫血基础、出血后液体平衡状况等因素有关。急性出血患者为正细胞正色素性贫血，出血后骨髓有明显代偿增生，可暂时出现大细胞性贫血，慢性失血则呈小细胞低色素性贫血。出血 24 小时内网织红细胞即见增高，至出血后 4 ～ 7 天可高达 5% ～ 15%，以后逐渐降至正常。上消化道出血 2 ～ 5 小时，白细胞计数出现轻至中度升高，血止后 2 ～ 3 天才恢复正常。如果是肝硬化患者，同时伴有脾功能亢进者，则白细胞计数可不增高。

（4）发热：多数患者于大量出血后 24 小时内出现低热，一般不超过 38.5℃，持续 3 ～ 5 日，可降至正常。

（5）氮质血症：上消化道大量出血后，肠道中血液的蛋白质消化产物被吸收，引起血中尿素氮浓度增高，称为肠源性氮质血症。血尿素氮多在一次出血后数小时开始上升，24 ～ 48 小时达高峰，若无继续出血，3 ～ 4 天恢复正常。另外，可出现因循环血容量降低而引起的肾前性功能不全所致的氮质血症和大量长期失血所致肾小管坏死引起的肾性氮质血症。

3. 心理 - 社会状况　患者由于大量呕血、黑便及周围循环衰竭症状而产生恐惧、紧张、沮丧、焦虑、烦躁心理。反复出血的患者因工作能力下降、经济负担加重而产生悲观情绪。

4. 辅助检查

（1）实验室检查：血常规示正细胞正色素性贫血。出血 24 小时内网织红细胞即增高，出血停止后逐渐降至正常，如出血不止可持续升高。出血后 2 ～ 5 小时，可见白细胞计数升高，达（10 ～ 20）$\times 10^9$/L，出血停止后 2 ～ 3 天恢复正常。血尿素氮升高，一般不超过 14.3mmol/L（40mg/dl）。还要进行肝功能、肾功能、大便潜血试验测定，有助于观察失血量及有无动态出血，判断治疗效果，协助病因诊断。

（2）内镜检查：是目前诊断上消化道大量出血病因的首选方法。出血后 24 ～ 48 小时内行急诊内镜检查，明确诊断，同时对出血灶进行止血治疗。

（3）X 线钡餐检查：对明确病因亦有价值。一般主张出血停止且病情基本稳定数日后进行检查。

（4）其他检查：放射性核素扫描或选择性动脉造影帮助确定出血部位，适用于胃镜及 X 线钡餐造影未能确诊而又反复出血者。

5. 治疗要点　上消化道大出血为临床急症，应采取积极措施进行抢救：迅速补充血容量、纠正水电解质紊乱、预防和治疗失血性休克、止血、去除病因、防治并发症。

（1）补充血容量：立即建立有效静脉通道，迅速补充血容量，先用平衡盐液或葡萄糖盐水、右旋糖酐或其他血浆代用品，尽早输入全血。

（2）止血

1）非食管胃底静脉曲张破裂出血

药物治疗：多由消化性溃疡出血引起，常用 H_2 受体拮抗剂或质子泵抑制剂。

内镜直视下止血：有活动性出血或暴露血管的溃疡可在内镜直视下止血，治疗方法包括激光光凝、高频电凝、微波、热探头止血、血管夹钳夹、局部药物喷洒或局部药物注射等。

手术治疗：大量出血经内科治疗无效符合手术指征时行外科手术治疗。

介入治疗：少数不能进行内镜直视下止血或手术治疗的严重大出血患者，可寻找出血病灶行血管栓塞治疗。

2）食管胃底静脉曲张破裂出血

药物治疗：①血管加压素：为常用药物，其作用是使内脏血管收缩，从而减少门静脉血流量，降低门静脉及其侧支循环的压力，进而控制食管胃底静脉曲张的出血；同时用硝酸甘油静脉滴注或舌下含服以减轻血管加压素的不良反应，同时与其协同降低门静脉压力的作用。②生长抑素及其拟似物：为近年来治疗食管胃底静脉曲张破裂出血最常用的药物，止血效果肯定。临床常用的药物有14肽天然生长抑素和人工合成的8肽生长抑素拟似物奥曲肽。

双气囊三腔管压迫止血：此管的两个气囊为胃囊和食管囊，三腔管内的三个腔分别通往两个气囊和患者的胃腔。用气囊压迫食管胃底曲张静脉的止血效果是肯定的，但患者痛苦、并发症多、早期再出血率高，故一般不作为首选止血措施，仅在药物治疗不能控制行内镜止血治疗前暂时使用，操作方法及护理详见实训指导“实训7 双气囊三腔管压迫止血术”。

内镜直视下止血：通过药物治疗和气囊压迫使出血基本控制的情况下，病情基本稳定后，可进行急诊内镜检查和止血治疗。常用的方法有硬化剂（无水乙醇、鱼肝油酸钠、乙氧硬化醇等）注射止血术、食管曲张静脉套扎术、组织黏合剂注射法等，这些方法多能达到止血目的，是目前治疗本病的重要止血手段，既可有效防止早期再出血，亦可作为预防性治疗，但也会造成局部溃疡、出血、穿孔、瘢痕狭窄、术后感染等并发症。

手术治疗：经内科治疗无效时，应考虑外科手术或经颈静脉肝内门体静脉分流术。

（三）护理问题 / 医护合作性问题

1. 潜在并发症：失血性休克。

2. 恐惧　与突然发生的大量出血及其对生命带来的威胁等因素有关。

3. 活动无耐力　与出血后贫血、周围循环衰竭有关。

4. 知识缺乏：缺乏预防上消化道出血的知识。

（四）护理措施

1. 一般护理

（1）休息与活动：上消化道大出血时患者应绝对卧床休息，平卧并将双下肢略抬高，保证脑部供血。呕吐时头偏向一侧，避免误吸和窒息。保持呼吸道通畅，必要时吸氧。病情稳定后，逐渐增加活动量。呕血停止后协助患者及时漱口，保持口腔清洁。

（2）饮食护理：少量出血无呕吐者给予温凉、清淡、流质饮食，以减少胃收缩运动及中和胃酸，有利于止血。大出血者应禁食8～24小时，出血停止后1～2天渐进温凉、流质、半流质、高热量、高维生素易消化的软食，少量多餐，待病情平稳后改为软食，逐步恢复正常饮食。食管胃底静脉曲张破裂出血的患者，限制蛋白质和钠的摄入，以免诱发肝性脑病和加重水肿，同时避免生、冷、硬、粗糙、刺激性食物，且应细嚼慢咽，防止损伤曲张静脉而再次出血。

2. 病情观察

（1）病情监测：大出血时每15～30分钟测生命体征1次，必要时进行心电监护，观察患者的神志、皮肤色泽、末梢循环及尿量的变化，观察呕吐物和粪便的性质、颜色和量，并准确记录24小时出入量。定期复查血红蛋白浓度、红细胞计数、血细胞比容、网织红细胞计数、血尿素氮、大便潜血以了解贫血程度及出血是否停止。检测血清电解质和血气分析变化。如患者烦躁不安、面色苍白、皮肤湿冷、四肢冰凉提示血液灌注不足；而皮肤逐渐转暖、出汗停止提示血液灌注好转。同时观察患者原发疾病病情变化。

（2）评估出血量：观察患者呕血及黑便的颜色、性状、量、次数、临床表现、尿量等，估计出血量，见表4-3。

表 4-3　出血量估计表

项目	轻度	中度	重度
症状	头晕、乏力	眩晕、口渴、面色苍白、心悸、烦躁	冷汗、四肢厥冷、意识模糊、呼吸深快
收缩压 /mmHg	正常	下降，≥ 80	显著下降，＜ 80
脉搏 /（次 / 分）	正常	100 ～ 120	＞ 120
尿量	减少	明显减少	少尿或无尿
出血量 /ml	＜ 500	800 ～ 1000	＞ 1500
占全身总血量 /%	10 ～ 15	20 ～ 30	＞ 30

（3）判断出血是否停止：出现下列情况，提示有活动性出血或再次出血。①反复呕血，呕吐物由咖啡色转为鲜红色。②黑便次数及量增多，粪质稀薄，色泽转为暗红色或鲜红色，伴肠鸣音亢进。③经充分补液、输血而周围循环衰竭的表现未改善，或暂时好转而又恶化，血压、脉搏不稳定，中心静脉压仍在下降。④红细胞计数、血细胞比容、血红蛋白量继续下降，网织红细胞计数持续升高。⑤补液足量、尿量正常情况下，血尿素氮持续或再次升高。⑥门静脉高压的患者原有脾大，在出血后常暂时缩小，如不见脾恢复肿大亦提示出血未止。

3. 对症护理　双气囊三腔管压迫止血护理参见实训指导“实训 7 双气囊三腔管压迫止血术”。

4. 用药护理

（1）出血量大者，立即建立两条静脉通道，尽快补充血容量，配合医师止血，同时配血，做好输血准备，观察治疗效果及不良反应。输液开始宜快，必要时监测中心静脉压调整输液量和速度。应避免输液、输血过多、过快而引起急性肺水肿。对老年人和心肺功能不全者尤应注意。

（2）用血管加压素止血注意观察有无恶心、腹痛、心悸及面色苍白等不良反应。

（3）肝病患者宜输新鲜血，因库存血含氨量高，易诱发肝性脑病。

5. 心理护理　关心、安慰患者，解释各项检查、治疗措施，耐心细致地听取、解答患者或家属的提问，消除患者的紧张情绪。大出血时陪伴患者，使其有安全感。及时清除血迹、污物，以减少对患者的不良刺激。说明安静休息、情绪稳定有助于止血，而过度的精神紧张则可加重出血，利于患者更好地配合治疗及护理。对特别紧张的患者遵医嘱适当给予镇静剂。

6. 健康指导

（1）疾病知识指导：向患者和家属介绍上消化道出血的病因、诱因、预防、治疗和护理知识，懂得积极治疗原发病的重要性，减少再次出血的危险。指导患者和家属学会早期识别出血征象和应急措施。

（2）生活指导：合理安排休息与活动，劳逸结合，生活规律，保持良好的心态，避免长期精神紧张，过度劳累。

（3）饮食指导：合理饮食是避免诱发上消化道出血的重要因素。注意饮食卫生和规律，进食营养丰富、易消化的食物；避免过度饥饿或暴饮、暴食，禁烟酒、咖啡、浓茶、粗糙、辛辣的食物及过甜、过酸的饮料等。

（张美霞）

第10节 急性胰腺炎

● 案例4-7

患者，男，52岁。昨晚饱餐，饮大量白酒后出现中上腹持续性剧烈的疼痛，并向左肩、腰背部放射，伴有反复的恶心、呕吐，腹胀，呕吐物为食物和胆汁，饮水后症状加重。体格检查：轻度发热，上腹部压痛，腹肌轻度紧张。辅助检查：血清淀粉酶明显升高，腹部B超检查可见胰腺弥漫性肿大，胰内及周围回声异常。

问题： 1. 初步诊断该患者发生了什么情况？

2. 该患者出现此情况的诱因是什么？

3. 针对该患者采取的首要措施是什么？

（一）概述

1. 概念　急性胰腺炎（acute pancreatitis，AP）是各种病因作用引起胰酶在胰腺内被异常激活致胰腺及其周围组织自身消化、水肿、出血甚至坏死的化学性炎症。临床以急性上腹痛、恶心、呕吐、发热和血尿淀粉酶增高为特点。多数患者病情轻，预后好；少数患者可伴发多器官功能障碍及胰腺局部并发症，死亡率高。

2. 病因　引起急性胰腺炎的病因较多，常见的有胆道疾病、大量饮酒和暴饮暴食等。

（1）胆道系统疾病：由胆道系统疾病引起的急性胰腺炎称为胆源性胰腺炎。国内报道约50%以上的急性胰腺炎并发于胆石症、胆道感染或胆道蛔虫等胆道系统疾病，其中胆石症最为常见。急性胰腺炎的发生与胆石症关系密切，因为在解剖上70%～80%的胰管与胆总管汇合成共同通道开口于十二指肠壶腹部，一旦结石嵌顿于此，将会导致胰腺炎与上行胆管炎。除此之外，尚有其他机制，可归纳为：

1）梗阻：当结石、感染、蛔虫等因素通过Oddi括约肌时（特别是形状不规则的），造成其水肿、痉挛，使肝胆壶腹部梗阻，胆管内压力高于胰管内压力，胆汁逆流入胰管，激活胰酶引起急性胰腺炎。

2）Oddi括约肌功能不全：胆石在移行过程中损伤胆总管、壶腹部或胆道炎症引起Oddi括约肌松弛，使富含肠激酶的十二指肠液反流入胰管，引起急性胰腺炎。

3）胆道感染时细菌毒素、游离胆酸、非结合胆红素等，通过胆胰间淋巴管交通支扩散到胰腺，激活胰酶引起急性胰腺炎。

（2）大量饮酒和暴饮暴食：均可致胰液分泌增加，并刺激Oddi括约肌痉挛，十二指肠乳头水肿，使胰管内压增高，胰液排出受阻，引发腺泡细胞损伤。长期酒癖者常有胰液内蛋白含量增高，易沉淀而形成蛋白栓，致胰液排出不畅。

（3）胰管阻塞：胰管结石、狭窄、肿瘤或蛔虫钻入胰管等均可引起胰管阻塞，当胰液分泌旺盛时胰管内压力过高，使胰管小分支和胰腺泡破裂，胰液与消化酶外溢到间质引起急性胰腺炎。

（4）其他：手术与创伤、内分泌与代谢障碍、感染及全身炎症反应、药物等，均可能损伤胰腺组织引起急性胰腺炎。此外自身免疫性胰腺炎和遗传性急性胰腺炎在临床上少见，有少数急性胰腺炎病因不明，称之为特发性胰腺炎。

3. 发病机制　各种致病因素导致胰管内压增高，腺泡细胞内 Ca^{2+} 水平显著上升，溶酶体在腺泡细胞内提前激活酶原，大量活化的胰酶消化胰腺自身：①损伤腺泡细胞，激活炎症反应分子及其下游系列炎症介质进而增加血管通透性，导致大量炎性渗出；②胰腺微循环障碍使胰腺出血、坏死。炎症过程中众多因素可以正反馈方式交互作用，使炎症逐级放大，当超过机体的抗炎能力时，炎症向全身扩展，出现多器官炎性损伤及功能衰竭。

4. 病理　急性胰腺炎从病理上可分为急性水肿型（mild acute pancreatitis，MAP）和急性出血坏死型（severe acute pancreatitis，SAP）两型。急性水肿型可发展为急性出血坏死型，但部分急性出血坏死型在起病初期即可发生出血、坏死。

（1）急性水肿型胰腺炎：占多数，病变可累及部分或整个胰腺，以尾部多见。胰腺肿大、充血、水肿和炎性细胞浸润，分叶模糊，可有轻微局部坏死。

（2）急性出血坏死型胰腺炎：较少，胰腺内有灰白色或黄色斑块的脂肪组织坏死，出血严重者，胰腺呈棕黑色并伴有新鲜出血，分叶结构消失，坏死灶外周有炎性细胞浸润。可并发静脉炎、血栓、脓肿、假性囊肿或瘘管。

（二）护理评估

1. 健康史　询问有无胆道疾病，如胆结石、胆道感染、胆道蛔虫等；有无胰腺及十二指肠疾病；有无腹部手术与创伤、内分泌与代谢疾病等。发病前有无大量饮酒及暴饮暴食等诱因。

2. 身体状况　急性胰腺炎临床表现和病情轻重取决于病因、病理类型和诊治是否及时等因素。轻者预后好，称为轻症急性胰腺炎。少数重者常继发感染、腹膜炎和休克等多种并发症，病死率高，称为重症急性胰腺炎。

（1）症状

1）腹痛：为本病的主要表现和首发症状，起病急骤。疼痛剧烈而持续，呈钝痛、钻痛、绞痛或刀割样痛，可有阵发性加剧，且一般胃肠道解痉药不能缓解，进食或饮水后可加剧。腹痛常位于中上腹，向腰背部呈带状放射，患者自觉上腹及腰背部有"束带感"，取弯腰抱膝可缓解。水肿型腹痛一般 3 ～ 5 天后缓解。坏死型胰腺炎腹部剧痛，持续时间较长，由于渗液扩散可引起全腹痛。极少数年老体弱患者腹痛极轻微或无腹痛。

2）恶心、呕吐及腹胀：起病后多出现恶心、呕吐，大多频繁而持久，吐出食物和胆汁，呕吐后腹痛并不减轻，常同时伴有腹胀甚至出现麻痹性肠梗阻。

3）发热：多数患者有中度以上发热，一般持续 3 ～ 5 天，若持续发热 1 周以上或逐日升高，并伴有白细胞升高，应考虑有胰腺脓肿或胆道炎症等继发感染。

4）水、电解质、酸碱平衡紊乱：多有轻重不等的脱水，呕吐频繁者可有代谢性碱中毒。重症者可出现脱水和代谢性酸中毒，伴血钾、血镁、血钙降低，出现低钙血症（< 2mmol/L）、手足抽搐。部分患者可有血糖增高，偶尔发生糖尿病酮症酸中毒或高渗昏迷。

5）低血压和休克：常见于重症急性胰腺炎，主要原因为胰腺坏死释放心肌抑制因子致心肌收缩不良、有效血液循环容量不足、周围血管扩张并发消化道出血等。极少数患者可突然出现休克甚至发生猝死。亦可逐渐出现或在有并发症时出现。

（2）体征

1）轻症急性胰腺炎：患者腹部体征较轻，可有上腹部压痛，但无腹肌紧张和反跳痛，可有腹胀和肠鸣音减弱。

2）重症急性胰腺炎：患者常呈现急性痛苦面容，脉搏增快，呼吸急促，血压下降，上腹或全腹显著压痛，并有腹肌紧张、反跳痛。伴麻痹性肠梗阻时有明显腹胀，肠鸣音减弱或消失，出现移动性浊音，腹水多呈血性。少数患者由于胰酶或坏死组织液沿腹膜后间隙与肌层渗到腹壁下，导致两侧腰部皮肤呈暗灰蓝色，称 Grey-Turner 征，见图 4-3；或出现脐周皮肤青紫色瘀斑，称 Cullen 征，见图 4-4。若胆总管下端梗阻时可出现黄疸；后期出现黄疸应考虑并发胰腺脓肿或假性囊肿压迫胆总管或由于肝细胞损害所致。

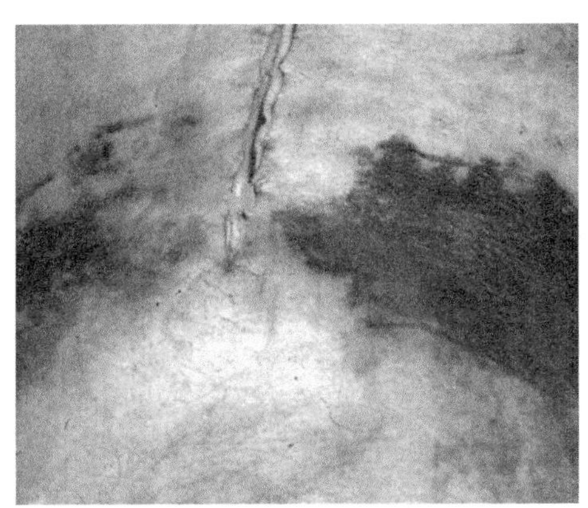

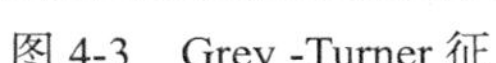

图 4-3　Grey -Turner 征

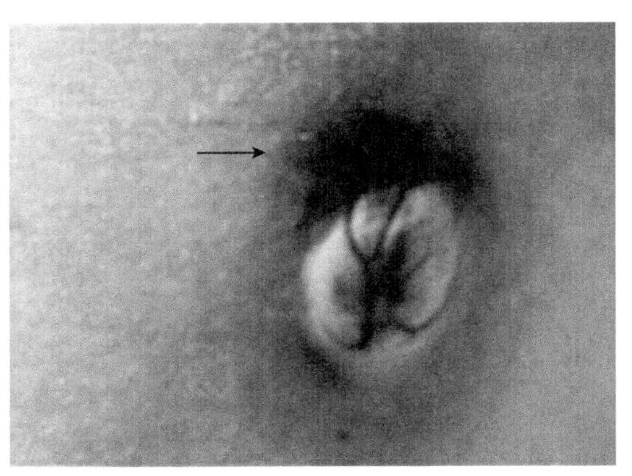

图 4-4　Cullen 征

（3）并发症：①局部并发症有胰瘘、假性囊肿和胰腺脓肿。主要见于重症急性胰腺炎。胰瘘系指急性胰腺炎致胰管破裂，胰液从胰管漏出＞ 7 天。假性囊肿多在 SAP 病程 4 周左右出现，因胰液和液化的坏死组织在胰腺内或其周围包裹所致。胰腺脓肿是胰腺内、胰周积液或假性囊肿感染发展为脓肿。②全身并发症常在病后数天出现，如急性肾衰竭、急性呼吸窘迫综合征、心力衰竭、消化道出血、胰性脑病、高血糖、败血症、慢性胰腺炎等，病死率极高。

3. 心理 - 社会状况　患者由于起病急骤，剧烈而持久的腹痛，反复呕吐，患者常产生紧张、恐惧的心理，甚至感到死亡的威胁，增加了对医护人员的依赖心理。

4. 辅助检查

（1）血液检查：多有白细胞增多及中性粒细胞核左移。

（2）血、尿淀粉酶测定：急性胰腺炎时，血清和尿淀粉酶明显升高，但病情的严重性与淀粉酶升高的程度并不一致。血淀粉酶起病后 2 ～ 12 小时升高，48 小时开始下降，持续 3 ～ 5 天，超过正常值 3 倍可确诊本病；尿淀粉酶常于起病后 12 ～ 14 小时升高，下降缓慢，持续 7 ～ 14 天。

（3）血清脂肪酶：常在起病后 24 ～ 72 小时开始上升，持续 7 ～ 10 天，对病后就诊较晚的急性胰腺炎患者有诊断价值，特异性也较高。

（4）C 反应蛋白（CRP）：是组织损伤和炎症的非特异性标志物，在胰酶坏死时 CRP 明显升高。

（5）生化检查：暂时性血糖升高较常见，持久空腹血糖高于 10mmol/L 反映胰腺坏死，提示预后不良。低血钙程度与临床严重程度平行，若血钙低于 1.5mmol/L 则预后不良。此外还有血清 GOT、LDH 增加，血清清蛋白降低等。

（6）影像学检查

1）腹部 X 线平片可排除其他急腹症，可见“哨兵袢” 和“结肠切割征”，为胰腺炎的间接指征，并可发现肠麻痹或麻痹性肠梗阻征象。

2）腹部 B 超显像胰腺弥漫增大，其轮廓与周围边界模糊不清，坏死区呈低回声或低密度图像，对假性囊肿和并发胰腺脓肿有诊断帮助。

3）CT 对急性胰腺炎的诊断和鉴别诊断，评估其严重程度，鉴别轻症和重症，以及附近器官是否受累具有重要价值。轻症可见胰腺非特异性增大和增厚，胰周围边缘不规则；重症可见胰周围区消失。增强 CT 是诊断胰腺坏死的最佳方法，一般应在起病 1 周左右进行。

5. 治疗要点　治疗原则是减轻腹痛，减少胰腺分泌，防治并发症。

（1）轻症急性胰腺炎：多数患者经 3 ～ 5 天积极治疗多可治愈。主要治疗措施：①禁食及胃肠减压：减少胃酸分泌，进而减少胰液分泌，减轻腹痛和腹胀。②静脉输液：补充血容量，维持水、电解质和酸碱平衡。③解痉止痛：可用阿托品或山莨菪碱肌内注射，疼痛剧烈者可加用哌替啶肌内注射。④抗感染：可防止继发感染，缩短病程，减少并发症。⑤抑酸治疗：可给予 H_2 受体拮抗剂或质子泵抑制剂，能减少胃肠分泌进而减少胰腺分泌。

（2）重症急性胰腺炎：除上述治疗外，还应采取以下措施。①监护：转入重症监护病房，密切监测血压、血氧、尿量等。②抗休克及纠正水电解质平衡紊乱。③营养支持。④抗感染治疗：预防胰腺坏死，防止继发感染。⑤抑制胰液分泌：给予生长抑素、胰高血糖素和降钙素能抑制胰液分泌。尤以生长抑素和其拟似物奥曲肽疗效较好。⑥抑制胰酶活性：给予胰蛋白酶抑制剂以抑制胰酶活性，适用于出血坏死型胰腺炎的早期，常用药物有抑肽酶和加贝酯。

（3）其他治疗：对于胆源性胰腺炎合并胆道梗阻或胆道感染者可行内镜下 Oddi 括约肌切开术（EST）；中医治疗对急性胰腺炎有一定疗效；符合手术指征者需实施外科手术。

（三）护理问题 / 医护合作性问题

1. 急性疼痛：腹痛　与胰腺及周围组织炎症、水肿、坏死有关。
2. 有体液不足的危险　与呕吐、禁食及胃肠减压、出血有关。
3. 体温升高　与炎症及坏死组织吸收有关。
4. 知识缺乏：缺乏有关急性胰腺炎发生原因及预防复发的知识。
5. 潜在并发症：休克、电解质紊乱、急性呼吸窘迫综合征、心功能不全、急性肾衰竭等。

（四）护理措施

1. 一般护理

（1）休息和体位：急性胰腺炎患者应绝对卧床休息，保证充足的睡眠，改善病情。腹痛时协助患者采取弯腰、抱膝侧卧位以减轻疼痛。对休克患者除保证输液、输血的通畅外，还应给氧，并注意保暖和保证患者安全。

（2）饮食护理

1）急性期严格禁食、禁水，需要时行胃肠减压，以减少胃酸和食物刺激，从而减少胰液分泌，促进胰腺修复，并可减轻腹痛和腹胀，待疼痛减轻、发热消退、白细胞计数和血尿淀粉酶降至正常后，即可先给予少量无脂流食。

2）禁食期间，要耐心地做好解释工作，适当增加补液量，同时补充电解质，维持水电解质平衡。早期给予全胃肠外营养（TPN），若无肠道梗阻，应尽早行空肠插管，过渡到肠内营养（EN）。患者口渴可用水漱口或湿润口唇，并要每天做好口腔护理。

2. 病情观察　严密观察患者生命体征、神志及尿量的变化；患者腹痛的部位、性质、持续时间及引起疼痛的原因等；观察呕吐物的量及性状；使用胃肠减压时应观察引流液的颜色、内容物及量；准确记录 24 小时出入量；监测血尿淀粉酶、电解质、血气等变化，以便及时发现病情变化；及时发现休克、多器官功能衰竭、胰腺脓肿等并发症并通知医师及协助处理。

3. 对症护理

（1）腹痛护理：观察并记录患者腹痛的部位、性质及程度，发作的时间、频率和持续时间及相关临床表现。采取非药物性缓解疼痛的方法，如行为疗法、松弛疗法等。必要时遵医嘱应用止痛药物。患者因剧烈疼痛辗转不安时，注意安全，必要时加用床挡，防止坠床。

（2）防治低血容量性休克：维持有效血容量，迅速建立有效静脉通路输入液体及电解质，禁食患者每天的液体入量常需在3000ml以上，并补充电解质，纠正酸碱平衡失调。如患者出现神志改变、脉搏细弱、血压下降、尿量减少、皮肤黏膜苍白、出冷汗等低血容量性休克的表现，应积极配合医生进行抢救。①迅速准备好抢救用物如静脉切开包、人工呼吸器、气管切开包等。②患者取中凹卧位，注意保暖，吸氧。③尽快建立静脉通路，必要时静脉切开，遵医嘱输入液体、血浆或全血，补充血容量。遵医嘱给予升压药物等。④密切监测患者血压、神志及尿量等变化。

4. 用药护理　观察药物止痛的效果。遵医嘱使用阿托品解痉止痛药时应注意有无口干、排尿困难、心率加快等不良反应，有高度腹胀或肠麻痹者不宜用阿托品。腹痛剧烈者可遵医嘱给予哌替啶等止痛药，但应注意其反复使用可致成瘾。禁用吗啡以免引起Oddi括约肌痉挛，加重病情。

5. 心理护理　护士应加强巡视，了解并满足患者的需要。鼓励患者说出其内心感受和忧虑，给予精神上的安慰和支持。向患者及家属解释引起疼痛的原因，介绍缓解疼痛的方法，缓解其焦虑，树立战胜疾病的信心。抢救重症患者，应不慌乱，有条不紊，减轻患者及家属的恐惧感。

6. 健康指导

（1）疾病知识介绍：应向患者及家属介绍本病的主要诱因和疾病发生发展的过程，教育患者积极治疗胆道疾病，注意防治胆道蛔虫。

（2）饮食指导：指导患者养成良好的生活方式和饮食习惯，避免暴饮暴食和大量饮酒。腹痛缓解后，应从少量低脂、低糖饮食开始逐渐恢复正常饮食。避免刺激性强、产气多、高脂和高蛋白饮食，戒烟戒酒，以防疾病复发。

（3）用药指导：指导患者遵医嘱坚持用药，定期门诊复查。

（4）心理疏导：解释腹痛的产生与转归，消除疑惑，树立战胜疾病的信心，以缓解烦躁不安、恐惧心理。教会患者放松技巧，尽量分散注意力，以提高痛阈、减轻疼痛。

（张美霞）

第11节　消化内科常用诊疗技术及护理

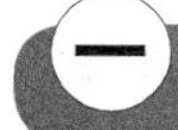

一 上消化道内镜检查术

上消化道内镜检查术，包括食管、胃、十二指肠的检查，是应用最广、进展最快的内镜检查。通过此检查可直接观察食管、胃、十二指肠炎症、溃疡或肿瘤等的性质、大小、部位及范围，并可行组织细胞病理检查。

（一）适应证

1. 有明显消化道症状，但不明原因者。

2. 不明原因的上消化道出血者。

3. 疑有上消化道肿瘤，但X线钡餐检查不能确诊者。

4. 需要随访观察的病变，如消化性溃疡、慢性萎缩性胃炎、胃手术后及药物治疗前后对比观察等。

5. 需做内镜治疗者，如摘取异物、局部止血、食管静脉曲张的硬化剂注射与结扎、食管狭窄的扩张治疗等。

（二）禁忌证

1. 严重心、肺疾病，如严重心律失常、心力衰竭、严重呼吸衰竭及支气管哮喘发作等。

2. 各种原因所致休克、昏迷等危重状态，神志不清、精神失常不能配合检查者。

3. 急性食管、胃和十二指肠穿孔，腐蚀性食管炎的急性期。

4. 严重咽喉部疾病、主动脉瘤及严重的颈胸段脊柱畸形等。

5. 急性传染性肝炎或胃肠道传染病暂缓检查。慢性乙型、丙型肝炎或抗原携带者及艾滋病患者应有特殊的消毒措施。

（三）方法

1. 准备　环境、患者、用物、医务人员。

2. 局麻　检查前5～10分钟用2%利多卡因咽喉部喷雾麻醉2～3次，片刻后嘱患者作吞咽动作。

3. 安置体位　取左侧卧位，双腿屈曲，头垫低枕，使颈部松弛，松开颈口及腰带，患者口边置弯盘，嘱患者咬紧牙垫。

4. 插入胃镜　有单人法和双人法。①单人法：术者面对患者左手持操作部，右手持镜端约20cm处。直视下经咬口插入口腔缓缓沿舌背、咽喉壁向下推进至环状软骨水平处，可见食管上口，再将胃镜缓缓插入。②双人法：助手站于术者右后方，右手持操作部，左手托住镜身。术者右手持镜端约20cm处，左手示指、中指夹住镜端，右手顺前方插入，当镜前端达到环状软骨水平时，嘱患者作吞咽动作，即可通过环咽肌进入食管。当胃镜进入胃腔内时，要适量注气，使胃腔张开至视野清晰为止。

5. 观察、摄影并取材　对可疑部位观察、摄像，取活组织，抽取胃液检查。

6. 退镜　抽出气体，防止患者腹胀，并手持纱布，将镜身外黏附的黏液、血迹及口鼻擦净。

7. 安置患者休息。

（四）护理

1. 术前准备

（1）环境：内镜室清洁整齐，温度适宜，屏风遮挡。

（2）用物：胃镜检查仪器1套，喉头麻醉喷雾器，无菌注射器及针头，2%利多卡因、地西泮、肾上腺素等药物，其他用物如无菌手套、弯盘、牙垫、润滑剂、酒精棉球、纱布、甲醛固定液标本瓶等。

（3）患者：向患者解释检查的目的、方法、配合方法及可能出现的不适，以消除紧张情绪，主动配合检查。对过分紧张的患者，可遵医嘱给予地西泮5～10mg肌内注射或静脉注射；为减少胃蠕动和胃液分泌，可于术前半小时遵医嘱给予山莨菪碱10mg或阿托品0.5mg静脉注射。对检测乙型、丙型肝炎病毒阳性者，可用专门的胃镜检查或检查后对胃镜进行彻底消毒。检查前禁食8小时。对胃排空延缓者需禁食更长时间；有幽门梗阻者需先洗胃再检查；重症或体弱者术前可输液，高血压者术前测血压。

（4）医务人员：着装整齐、态度和蔼、洗手、戴口罩、查对医嘱。

2. 术中护理

（1）插镜过程中密切观察患者的面色、脉搏、呼吸等改变，出现异常立即告知操作者，停止检查并积极抢救。

（2）当胃镜插入 14 ～ 16cm 到达咽喉部时，嘱患者作吞咽动作，注意不可将唾液咽下，以免呛咳，让唾液流入弯盘或用吸管吸出。当患者出现恶心、不适时，嘱其深呼吸并放松。

（3）若患者有明显呛咳，应立即将内镜退出，重新进镜。如镜头在咽喉部打弯，患者会出现明显疼痛不适，术者可看到镜身，应把角度钮放松，慢慢将内镜退出重新插入。如插镜困难，可能是未对准食管入口或食管入口处的环咽肌痉挛等所致，应查明原因，切不可用力，必要时在镇静药物的辅助下再次试插。当镜面被黏液、食物遮挡时，应注水冲洗。

3. 术后护理

（1）患者咽部麻醉作用尚未消退，应嘱其不要吞咽唾液，以免呛咳。麻醉作用消失后，可先饮少量水，如无呛咳可进食。饮食以流质、半流质为宜，行活检的患者应进温凉饮食。

（2）少数患者出现咽痛、咽喉部异物感，应嘱患者不要用力咳嗽，以免损伤咽喉部黏膜；若患者出现腹痛、腹胀，可进行按摩，促进排气；检查后数天内应密切观察患者有无消化道穿孔、出血、感染等并发症，一旦发现及时协助医生进行对症处理。

（3）彻底清洁、消毒内镜及有关器械，妥善保管，避免交互感染。

二 纤维结肠镜检查术

纤维结肠镜（简称肠镜）检查是通过肛门插入内镜，在 X 线监视下操作，进行肠道的直视检查。主要用于诊断炎症性肠病以及大肠的肿瘤、出血、息肉等，并可行息肉切除、钳取异物等治疗。

（一）适应证

1. 原因不明的慢性腹泻、便血及下腹疼痛。
2. 钡剂灌肠有可疑病变，需进一步明确诊断的患者。
3. 炎症性肠病的诊断与随访。
4. 结肠癌术前诊断、术后随访，息肉摘除后随访，需要止血及结肠息肉摘除等治疗的患者。
5. 大肠肿瘤普查。

（二）禁忌证

1. 严重心肺功能不全、休克及精神病患者。
2. 腹主动脉瘤、急性弥漫性腹膜炎、腹腔脏器穿孔、多次腹腔手术、腹腔内广泛粘连及大量腹水者。
3. 肛门直肠严重狭窄者。
4. 急性重度肠炎，如重症痢疾、溃疡性结肠炎及息室炎等。
5. 妊娠妇女。
6. 未控制的高血压或口服激素者。

（三）方法

1. 安置体位　穿上检查裤后取左侧卧位、双腿屈曲，检查中不要移动体位。

2. 直肠指检　了解有无肿瘤、狭窄、痔疮、肛裂等，并扩张肛门。

3. 润滑肠镜　用硅油，不用液状石蜡，将镜前端涂上润滑剂。

4. 插入肠镜　嘱患者张口呼吸，放松肛门括约肌，以右手示指按镜头，使镜头滑入肛门。此后按术者口令，遵照循腔进镜原则配合滑进、少量注气、适当钩拉、去弯取直、防袢、解袢等插镜原则逐渐缓慢插入肠镜。

5. 取活检　摄像或钳取活组织。

6. 退镜　检查结束，再次观察病变部位情况，同时尽量抽气以减轻腹胀。

7. 安置患者休息。

（四）护理

1. 术前护理

（1）环境：内镜室清洁整齐，温度适宜，屏风遮挡。

（2）患者：详细讲解检查的目的、方法、注意事项，以解除其顾虑，取得合作。检查前一日进流质饮食，当日晨禁食。肠道准备多用 20% 甘露醇 500ml 和 5% 葡萄糖生理盐水 1000ml 混合，于检查前 4 小时口服，导致渗透性腹泻；亦可口服主要含氯化钠的清肠液 3000 ～ 4000ml 或口服主要含磷酸缓冲液的清肠液，饮水少于 1000ml 就可达同样的清肠效果。术前遵医嘱给患者肌内注射地西泮、哌替啶、阿托品等。

（3）用物：纤维结肠镜 1 套、纱布、润滑液、活组织标本瓶、载玻片及固定液、橡胶手套等。

（4）医务人员：着装整齐、态度和蔼、洗手、戴口罩、查对医嘱。

2. 术中护理　在插镜过程中，密切观察患者反应。若出现腹胀不适，嘱其缓慢深呼吸。若出现面色、表情、呼吸、脉搏等异常，应随时停止插镜，同时建立静脉通道以备抢救。

3. 术后护理

（1）检查结束后请患者稍事休息，观察 15 ～ 30 分钟再离去；嘱患者卧床休息，做好肛门清洁；进少渣饮食 3 天。如行息肉摘除、止血治疗时应给予抗菌治疗，嘱进半流质饮食。

（2）注意观察患者腹胀、腹痛及排便情况。腹胀明显者可行肛管排气；腹痛明显或排血便者应留院继续观察，注意粪便颜色，必要时行大便潜血试验，以了解有无活动性出血；如发现剧烈腹痛、腹胀、面色苍白、心率增快、血压下降、大便次数增多呈黑色等提示并发肠出血、肠穿孔，应及时报告医师，协助救治。

（3）做好内镜的清洗消毒工作，并妥善保管，避免交互感染。

三　腹腔穿刺术

腹腔穿刺术是指为了诊断和治疗疾病，对有腹水的患者进行腹腔穿刺，抽取积液以明确腹水的性质、降低腹腔压力或向腹腔内注射药物进行局部治疗的方法。

（一）适应证

1. 抽取腹水进行实验室检查，协助诊断。

2. 大量腹水者引起呼吸困难，适量放液以缓解症状。

3. 实行腹水浓缩回输术。

4. 向腹腔内注射药物，进行治疗或诊断性穿刺。

（二）禁忌证

1. 肝硬化腹水有肝性脑病先兆、躁动不能合作者。

2. 腹腔广泛粘连、卵巢肿瘤、包虫病、严重肠胀气、妊娠等。

（三）方法

1. 安置体位　坐在靠椅上，或半卧位，或左侧卧位。

2. 选择穿刺点　常选左下腹部脐与髂前上棘连线中、外1/3交点处；脐与耻骨联合连线中点上方1cm、偏左或偏右1.5cm处，或侧卧位，在脐水平线与腋前线或腋中线的交点。对少量或包裹性腹水，须在B超定位下穿刺。

3. 常规消毒　戴无菌手套，铺消毒洞巾，消毒穿刺点及周围皮肤。

4. 局部麻醉　自皮肤至腹膜壁层用2%利多卡因逐层作局部浸润麻醉。

5. 穿刺进针　左手固定穿刺皮肤，右手持针经麻醉处垂直刺入腹壁，均匀用力，当感觉脱空时针尖已穿过腹膜壁膜进入腹腔。

6. 抽液　诊断性穿刺可选用7号针头，直接用无菌的20ml或50ml注射器抽取腹水。大量放液可用针尾连接橡皮管的8号或9针头反复进行抽吸，一次放液一般不超过3000ml，以免过多放液诱发肝性脑病和电解质紊乱。

7. 拔针　拔针前先将血管钳夹闭胶管，在穿刺部位以无菌纱布按压5～10分钟，再以胶布固定。

8. 安置患者休息。

（四）护理配合

1. 术前护理

（1）环境：安静、清洁、温暖，必要时遮挡。

（2）患者：向患者解释穿刺目的、过程及操作中可能出现的不适，出现不适立即告诉术者；征得家属签字同意；做普鲁卡因皮试，查血小板和出凝血时间；测量患者的血压、脉搏、腹围，检查腹部体征，以利动态观察病情；嘱患者排尿，以防止穿刺时误伤膀胱。

（3）用物：常规治疗消毒盘1套，无菌腹腔穿刺包1个（穿刺针、注射器、橡皮管、血管钳、输液夹、洞巾、纱布、弯盘），无菌手套、多头带、油布、治疗巾、放液用的胶管、大量杯、水桶、软尺等。

（4）医护人员：着装整齐、态度和蔼、洗手、戴口罩和帽子、查对医嘱。

2. 术中护理

（1）协助患者坐在靠椅上，或半卧或左侧位。

（2）暴露患者腹部，注意保暖；协助医生选择穿刺点。

（3）协助常规消毒穿刺部位皮肤，铺无菌孔巾，局部麻醉。

（4）放液过程中两手分别持血管钳，一个用于固定针头，另一个在抽吸时夹持橡皮管，放液时夹闭橡皮管。

（5）记录放液量，观察腹水性质及生命体征变化，若患者出现头晕、恶心、心悸、面色苍白等应立即提醒术者，停止放液并及时处理。

3. 术后护理

（1）嘱患者平卧休息8～12小时，或卧向穿刺部位的对侧，防止腹水外溢。

（2）预防伤口感染，穿刺点如有腹水外溢，应及时更换无菌敷料。

（3）监测腹痛、腹胀、腹围及肝性脑病等表现。

（4）大量放液后，腹部需系多头腹带，以防因腹压骤降、内脏器官扩张引起血压下降或休克。

（5）整理用物，遵医嘱留取标本送检。

（张美霞）

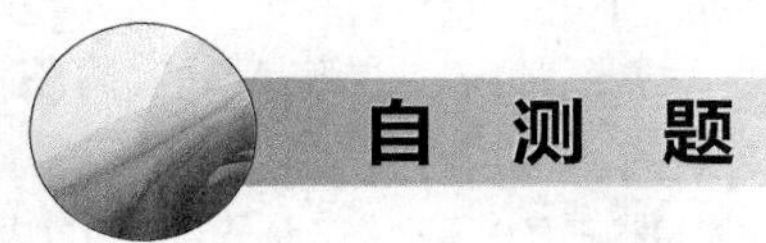

自测题

A_1 型选择题

1. 胃壁腺体中，分泌盐酸的细胞是（　　）

A. G 细胞　B. 主细胞　C. 黏液细胞
D. 壁细胞　E. D 细胞

2. 慢性胃炎发病可能与哪种细菌感染有关（　　）

A. 沙门菌　B. 霍乱弧菌
C. 幽门螺杆菌　D. 空肠弯曲菌
E. 大肠埃希菌

3. 何种胃炎易发展成为胃癌（　　）

A. 胃体胃炎　B. 胃窦胃炎
C. 胃底胃炎　D. 肥厚性胃炎
E. 萎缩性胃炎

4. 质子泵阻滞剂（如奥美拉唑）是如何发挥作用的（　　）

A. 可降低胃酸分泌
B. 抑制 H^+-K^+-ATP 酶
C. 与盐酸作用形成盐和水
D. 阻断 H^+ 受体与组胺的结合
E. 与溃疡面结合形成防酸屏障

5. 消化性溃疡急性大出血主要临床表现为（　　）

A. 突发上腹部剧烈疼痛
B. 呕血、黑便　C. 肠鸣音消失
D. 腹膜刺激征　E. 呕吐宿食

6. 消化性溃疡最常见的并发症为（　　）

A. 穿孔　B. 出血　C. 癌变
D. 幽门梗阻　E. 急性腹膜炎

7. 溃疡性结肠炎的消化系统表现主要为（　　）

A. 恶心、呕吐　B. 腹部包块
C. 腹水　D. 腹胀、厌食
E. 腹痛、腹泻、大便呈黏液状

8. 肠结核最好发的部位是（　　）

A. 回盲部　B. 升结肠
C. 降结肠　D. 直肠、乙状结肠
E. 小肠

9. 临床上肠结核与结核性腹膜炎最主要的治疗措施是（　　）

A. 对症、支持　B. 糖皮质激素
C. 免疫抑制剂　D. 抗结核化疗
E. 手术治疗

10. 肝硬化形成的病理标志是（　　）

A. 假小叶形成　B. 细胞变性坏死
C. 再生结节形成　D. 弥漫性纤维化
E. 肝内血管床扭曲

11. 肝硬化患者最常见的并发症是（　　）

A. 上消化道出血　B. 感染
C. 肝性脑病　D. 原发性肝癌
E. 功能性肾衰竭

12. 肝硬化失代偿期最突出的表现是（　　）

A. 脾大　B. 腹水　C. 肝掌
D. 贫血　E. 出血

13. 原发性肝癌患者就诊时最常出现的症状是（　　）

A. 厌食　B. 肝区胀痛　C. 肝掌
D. 乏力　E. 黄疸

14. 临床原发性肝癌患者最主要的体征是（　　）

A. 肝大　B. 脾大　C. 高度腹水

D. 巩膜黄疸 E. 蜘蛛痣

15. 减少肝性脑病肠道毒物形成和吸收的方法是（　　）
A. 灌肠和导泻　B. 应用降氨药
C. BI 受体拮抗剂　D. 肝移植
E. 输新鲜血

16. 肝性脑病最具有特征性的体征是（　　）
A. 腱反射亢进　B. 肌张力增加
C. 扑翼样震颤　D. 踝阵挛
E. 巴宾斯基征阳性

17. 肝性脑病前驱期的主要表现是（　　）
A. 轻度性格 / 行为异常
B. 意识错乱、睡眠障碍
C. 昏睡、精神错乱
D. 神志完全丧失
E. 嗜睡、精神失常

18. 上消化道出血最常见的病因是（　　）
A. 慢性胃炎　B. 胃癌
C. 食管胃底静脉曲张 D. 消化性溃疡
E. 脾功能亢进

19. 上消化道出血的特征性表现是（　　）
A. 发热　B. 氮质血症
C. 贫血　D. 周围循环衰竭
E. 呕血与黑便

20. 上消化道出血病因诊断首选检查手段是（　　）
A. 内镜检查　B. X 线钡餐造影检查
C. 粪便潜血试验　D. 吞线试验
E. 选择性动脉造影

21. 内镜检查一般在上消化道出血后多长时间内进行（　　）
A. 6 ～ 12 小时　B. 12 ～ 24 小时
C. 24 ～ 48 小时　D. 36 ～ 72 小时
E. 48 ～ 72 小时

22. 急性胰腺炎首先升高的是（　　）
A. 血淀粉酶　B. 尿淀粉酶
C. 血脂肪酶　D. 血糖
E. 血钙

23. 提示急性胰腺炎患者重症与预后不良的表现为（　　）
A. 低钾血症　B. 低镁血症
C. 低钙血症　D. 高血糖
E. 代谢性碱中毒

A_2 型选择题

24. 患者，女，30 岁。近日来无规律性上腹隐痛，食欲减退，餐后饱胀、反酸等，拟诊慢性胃炎，请问还须作哪项检查以确诊（　　）
A. 胃液分析 B. 纤维胃镜检查
C. 腹部平片 D. 血清抗壁细胞抗体测定
E. 血清抗体和内因子抗体测定

25. 患者，男，26 岁。近日来出现上腹部隐痛，食欲减退，餐后饱胀、嗳气等，初步诊断为慢性胃炎。对该患者进行保健指导中，不妥的是（　　）
A. 上腹饱胀、反酸时口服多潘立酮
B. 养成细嚼慢咽的进食习惯
C. 避免使用泼尼松及利血平
D. 腹痛时口服阿司匹林
E. 少量多餐

26. 患者，男，28 岁。十二指肠溃疡患者，给予枸橼酸铋钾 + 阿莫西林 + 甲硝唑三联治疗后，发现大便呈黑色，担心病情加重，行粪便潜血试验，报告呈阴性。此时应向患者解释其黑便的原因是（　　）
A. 溃疡癌变
B. 溃疡出血
C. 阿莫西林的不良反应
D. 枸橼酸铋钾的不良反应
E. 甲硝唑的不良反应

27. 患者，女，28 岁。因上腹部疼痛 5 天就诊，疼痛进食后可缓解，经常出现夜间痛，并伴有反酸、烧心等症状。最可能的诊断是（　　）
A. 胃溃疡　B. 慢性胃炎
C. 急性胃炎　D. 反流性食管炎
E. 十二指肠溃疡

28. 患者，女，25 岁。患十二指肠球部溃疡 3 年余，今日餐后出现上腹部剧烈疼痛，反

复呕吐，呕吐物为酸性宿食。对该患者最好的护理措施是（　　）

A. 禁食和胃肠减压　B. 立即应用镇痛剂

C. 立即补液　D. 心理护理

E. 安慰并陪伴患者

29. 患者，男，24岁。餐前上腹部疼痛近1年，进食后可缓解，常伴夜间痛。近2天疼痛加剧入院。初步诊断为十二指肠球部溃疡。护士在给该患者作健康教育时告知应少量多餐，少量多餐的目的是（　　）

A. 中和胃酸

B. 减轻疼痛

C. 减少并发症概率

D. 使胃酸分泌有规律

E. 以免胃窦部过度扩张而刺激胃酸分泌

30. 患者，女，30岁。间断性下腹部疼痛伴腹泻3年，排便4～5次/天，脓血便，便后疼痛有缓解，曾行结肠镜检查示黏膜充血、糜烂及浅表溃疡，该患者最可能的疾病是（　　）

A. 肠结核　B. 消化性溃疡

C. 细菌性痢疾　D. 溃疡性结肠炎

E. 肠易激综合征

31. 患者，女，因发热、腹痛、腹胀就诊，考虑为结核性腹膜炎，关于其腹水的性质下列哪项不符合（　　）

A. 草黄色或呈血性

B. 比重＞1.018

C. 细胞增多，以淋巴细胞为主

D. 蛋白定性阳性

E. 腺苷脱氨酶多降低

32. 患者，女，34岁。慢性腹泻半年，无脓血，伴乏力、消瘦。查体：右下腹可触及一3cm×4cm肿块，轻压痛，质中，血沉78mm/h，PPD强阳性，Hb 85g/L，目前考虑最可能的诊断是（　　）

A. 溃疡型结肠炎　B. 肠结核

C. 阑尾周围脓肿　D. 卵巢囊肿

E. 结肠癌

33. 赵女士，因上消化道出血伴腹水入院，诊断为肝硬化失代偿期、门静脉高压，下列体征不属于门静脉高压表现的是（　　）

A. 脾大　B. 肝大

C. 腹水　D. 痔静脉曲张

E. 食管下段静脉曲张

34. 王女士，因肝硬化腹水住院治疗，护士在对患者评估病情时，属于肝硬化内分泌紊乱的表现是（　　）

A. 黄疸　B. 肝掌　C. 牙龈出血

D. 夜盲　E. 消瘦

35. 张先生，有肝硬化病史多年，2天前因腹水入院治疗，针对患者病情首选的利尿剂是（　　）

A. 呋塞米　B. 氢氯噻嗪　C. 甘露醇

D. 螺内酯　E. 利他尼酸

36. 向先生，48岁。乙肝病史多年，近2个月来出现右上腹胀痛，伴乏力、厌食和体重下降，近半个月来症状加重伴黄疸入院，考虑为“原发性肝癌”，为明确诊断宜选择检查的肿瘤标志物是（　　）

A. 癌胚抗原　B. C反应蛋白

C. 甲胎蛋白　D. 血淀粉酶

E. 肌酸磷酸激酶

37. 患者，男，50岁。因原发性肝癌住院治疗，护士对其进行健康指导时，解释导致原发性肝癌发生最常见的原因是（　　）

A. 甲型肝炎　B. 酒精性肝炎

C. 环境污染　D. 黄曲霉素

E. 乙肝后肝硬化

38. 某肝硬化患者，昨夜因饮酒后呕血2次急诊入院，现患者神志尚清楚，护士在观察病情时应注意可能发生的并发症是（　　）

A. 上消化道出血　B. 感染

C. 肝性脑病　D. 原发性肝癌

E. 功能性肾衰竭

39. 陆先生，曾因肝硬化多次住院治疗，今日患者来医院复诊，护士对其进行健康教育时，指导患者饮食能量的主要来源应是（　　）

A. 高生物效价蛋白质

B. 糖类
C. 脂肪补充
D. 高维生素促进代谢
E. 纤维素补充

40. 梅女士，55岁。因肝硬化腹水反复入院治疗，本次因便秘、意识模糊入院，诊断为肝性脑病，临床引起本病发生最主要的机制是（　　）
A. 高热量饮食　B. 低蛋白饮食
C. 假性神经递质　D. 氨中毒
E. 氨基酸代谢失衡

41. 黄某，50岁。肝性脑病，2日来言语不清，出现对时间及地点的错误判断，昼睡夜醒。目前患者处于肝性脑病的（　　）
A. 前驱期　B. 昏迷前期
C. 昏睡期　D. 昏迷期（浅昏迷）
E. 昏迷期（深昏迷）

42. 患者，男，52岁。既往有胃溃疡病史13年，现出现上消化道少量出血，无呕血，护士对该患者采取的护理措施正确的是（　　）
A. 禁食
B. 少量温凉、清淡无刺激性饮食
C. 正常饮食
D. 冰水洗胃
E. 静脉滴注垂体后叶素

43. 患者，男，23岁。与同学聚餐后出现上腹部疼痛，呕吐大量鲜血。血常规：RBC 2.5×10^9/L，Hb 90g/L，肾功能显示BUN明显升高。上消化道大量出血易引起氮质血症，最主要原因是（　　）
A. 血液中蛋白质消化后在肠道吸收
B. 肠道吸收增加
C. 代谢功能下降
D. 肝脏解毒功能下降
E. 血液中氮质排出障碍

44. 患者，男，31岁。急性消化性溃疡引起上消化道出血，患者进行纤维胃镜检查的时间一般是（　　）
A. 出血后6～8小时内
B. 出血后10～12小时内
C. 出血后12～24小时内
D. 出血后24～48小时内
E. 出血后48～60小时内

45. 患者，男，49岁。素有胆道结石病史，嗜烟酒。昨晚大量饮酒和暴饮暴食后出现剧烈上腹疼痛，伴恶心、呕吐。体检：T 38℃，辗转不安，巩膜轻度黄染，血淀粉酶512U，尿淀粉酶270U。最可能的诊断是（　　）
A. 胆囊穿孔　B. 胆道阻塞
C. 肝硬化　D. 急性胰腺炎
E. 原发性肝癌

46. 患者，男，37岁。因急性胰腺炎入院。上述疾病的主要临床表现为（　　）
A. 中上腹疼痛，并向腰背部呈带状放射
B. 右上腹疼痛，并向左肩放射
C. 麻痹性肠梗阻
D. 上腹胀痛伴恶心、呕吐
E. 上腹胀痛伴反酸、嗳气

47. 患者，男，42岁。既往有胆结石病史。因3小时前大量饮酒和进食大量肉食后出现腹部绞痛入院。诊断为急性胰腺炎。积极治疗后病情缓解，可以出院，出院前护士对其进行健康指导，患者的复述不妥的是（　　）
A. “少吃油腻食物”
B. “规律进食，切勿饱一顿饿一餐”
C. “积极治疗胆囊结石”
D. “每天一杯红酒有助于我的身体健康”
E. “遵医嘱用药，定期到门诊复查”

A_3/A_4 型选择题

（48～50题共用题干）

患者，女，18岁。反复右下腹疼痛、腹泻黏液样便1.5年，伴发热、盗汗、消瘦及贫血。查体：右下腹触及一类圆形包块，质韧有压痛。辅助检查：胸片示左上肺浸润性肺结核，PPD试验强阳性。

48. 针对目前病情资料，该患者首先应考虑的

疾病为（　　）

A. 结肠癌　　B. 慢性痢疾

C. 肠结核　　D. 克罗恩病

E. 慢性阑尾炎

49. 临床为明确诊断，下一步应建议患者首选的检查是（　　）

A. 血沉　B. 便常规　C. 结肠镜

D. 腹部 CT　E. X 线钡剂灌肠

50. 该患者在使用异烟肼治疗过程中，应注意的常见副作用是（　　）

A. 肝功能损害　　B. 末梢神经炎

C. 听力下降　　D. 胃肠道反应

E. 视神经炎

（51～54 题共用题干）

患者，男，50 岁。因腹胀、尿少、乏力 1 周入院，既往有慢性乙肝病史多年。查体：生命体征平稳，神清，肝病面容，巩膜黄染，腹部膨隆，移动性浊音（+），双下肢水肿，诊断为肝硬化、腹水。

51. 肝硬化患者的腹水性质一般为（　　）

A. 渗出液　　B. 漏出液

C. 介于渗出液与漏出液之间　D. 血性

E. 乳糜液

52. 患者使用利尿剂治疗过程中，每日体重减轻不应超过（　　）

A. 1kg　B. 2kg　C. 3kg

D. 4kg　E. 5kg

53. 针对目前病情，该患者每日进水量应限制在（　　）

A. 500ml　B. 750ml　C. 1000ml

D. 1250m　E. 1500ml

54. 护士在对患者进行饮食指导时，饮食原则不正确的一项是（　　）

A. 高热量　B. 高蛋白　C. 高维生素

D. 高脂肪　E. 易消化

（55～58 题共用题干）

患者，女，52 岁。患乙肝、肝硬化病史多年，因呕吐咖啡色胃内容物 3 次、神志不清 1 天入院治疗。

55. 现患者出现嗜睡、有时胡言乱语，扑翼样震颤阳性，应判断为（　　）

A. 继发性肝癌　　B. 电解质紊乱

C. 肝肾综合征　　D. 肝性脑病

E. 感染

56. 对肝性脑病的诊断最有意义的检查是（　　）

A. 智力测验　　B. 血氨测定

C. 视觉诱发电位　　D. B 超 /CT

E. 脑电图

57. 针对目前病情，对该患者灌肠时灌肠液禁用（　　）

A. 液状石蜡　　B. 弱酸性溶液

C. 生理盐水　　D. 肥皂水

E. 新霉素液

58. 临床肝性脑病患者不宜应用的维生素是（　　）

A. 维生素 A　　B. 维生素 E

C. 维生素 C　　D. 维生素 B_1

E. 维生素 B_6

（59～61 题共用题干）

患者，男，40 岁。因黄疸、皮肤瘙痒 2 周入院。查体：皮肤呈绿褐色，血胆红素明显增高，粪色浅灰。B 超显像见胆总管扩张，胰头部肿大并有实质性肿块。

59. 最可能的诊断是（　　）

A. 溶血性黄疸

B. 肝细胞性黄疸

C. 肝内胆汁淤积性黄疸

D. 肝外胆管阻塞性黄疸

E. 先天性非溶血性黄疸

60. 针对目前病情，该患者的饮食宜（　　）

A. 高脂、含丰富的脂溶性维生素

B. 低脂饮食并补充脂溶性维生素

C. 高脂、含丰富的水溶性维生素

D. 低脂、含丰富的水溶性维生素

E. 低糖、含丰富的脂溶性维生素

61. 对其皮肤瘙痒护理错误的做法是（　　）

A. 常用热水清洗皮肤

B. 局部涂炉甘石洗剂
C. 使用氯苯那敏
D. 及时修剪患者指甲
E. 建议患者穿棉质衣物

（62～64题共用题干）

患者，男，50岁。乙型肝炎病史12年。1年来腹胀，腹部逐渐增大，自前日起神志恍惚，情绪低落，口齿不清，嗜睡，昨天开始进入深昏迷，实验室检查示血氨升高，诊断为肝性脑病。

62. 根据首优原则，该患者目前最主要的护理诊断是（　　）
A. 急性意识障碍
B. 营养失调
C. 体液过多
D. 有皮肤完整性受损的危险
E. 恐惧

63. 针对目前病情，该患者每日蛋白质供给量应控制在（　　）
A. 20g　　B. 30g　　C. 40g
D. 50g　　E. 暂不给

64. 对该患者的护理措施下列哪项不妥（　　）
A. 消除诱因，减少有毒物质的产生和吸收
B. 弱酸性溶液灌肠
C. 避免使用麻醉、镇静剂
D. 鼻饲饮食，供给足够能量，以减少蛋白质分解
E. 注意水电解质平衡，限制钠盐和钾盐摄入

（65～67题共用题干）

患者，女，28岁。间歇性上腹部疼痛1年，有反酸、嗳气、食欲减退等消化道症状；近2天来腹痛加重，经常排黑色粪便。半小时前开始呕血，共2次，总量约400ml。

65. 该患者呕血的病因最可能是（　　）
A. 胃癌　　B. 肝硬化
C. 慢性胃炎　　D. 消化性溃疡
E. 慢性肠炎

66. 为明确诊断首选的辅助检查是（　　）
A. 便常规和潜血试验　B. 纤维胃镜检查
C. X线钡餐检查　　D. 幽门螺杆菌检查
E. 胃液分析

67. 对该患者进行下列哪项治疗最为合适（　　）
A. 暂禁食、输液　　B. 输血
C. 输液　　D. 半流质饮食、输液
E. 半流质饮食、输血

（68～70题共用题干）

患者，男，60岁。患消化性溃疡20年。4小时前食用粽子后，突发呕鲜红色血4次，量约1200ml，继而出现面色苍白、呼吸急促、烦躁不安，家人急忙送医院进行抢救。入院后测脉搏108次/分，血压83/60mmHg。

68. 患者消化道出血最可能的原因是（　　）
A. 消化性溃疡出血
B. 食管胃底静脉曲张破裂出血
C. 急性糜烂出血性胃炎
D. 应激性溃疡
E. 胃癌出血

69. 对患者紧急处理措施中首要的是（　　）
A. 内镜检查明确病因
B. 积极补充血容量
C. 立即采取止血措施
D. 手术治疗
E. 升压药提高血压

70. 经过治疗后，患者情况已经基本稳定，下列选项提示出血停止的是（　　）
A. 听诊肠鸣音10～12次/分
B. 黑便次数增多，粪质稀薄
C. 血红蛋白测定下降
D. 尿量正常，血尿素氮持续增高
E. 血压基本维持在正常水平

（71～75题共用题干）

患者，男，52岁。昨晚饱餐，饮大量白酒后出现中上腹持续性剧烈的疼痛，并向左肩、腰背部放射，伴有反复的恶心、呕吐，腹胀，呕吐物为食物和胆汁，饮水后症状加重。体格检查：轻度发热，急性痛苦面容，上腹部压痛，腹肌轻度紧张。

71. 应初步考虑该患者可能为（　　）
A. 胃溃疡穿孔　　B. 上消化道出血

C. 急性胆囊炎　　D. 急性阑尾炎
E. 急性胰腺炎

72. 要明确诊断，首选的辅助检查是（　　）
A. 胃镜检查　　B. B超检查
C. CT检查　　D. 血清淀粉酶测定
E. X线腹部检查

73. 紧急处理中最重要的措施是（　　）
A. 应用抗生素　　B. 解痉镇痛
C. 禁食及胃肠减压　　D. 降温
E. 观察病情

74. 为减轻患者腹痛，可协助患者采取（　　）
A. 仰卧位　　B. 半卧位　　C. 屈膝侧卧位
D. 俯卧位　　E. 坐位

75. 该患者禁忌使用的药物是（　　）
A. 6-542　　B. 阿托品　　C. 哌替啶
D. 吗啡　　E. 施他宁

第5章 泌尿系统疾病患者的护理

泌尿系统由肾、输尿管、膀胱、尿道及其有关的血管、神经组成（图5-1），主司生成和排出尿液。肾也是重要的内分泌器官，对维持机体内环境的稳定起重要的作用。本系统疾病与其他系统疾病联系密切。

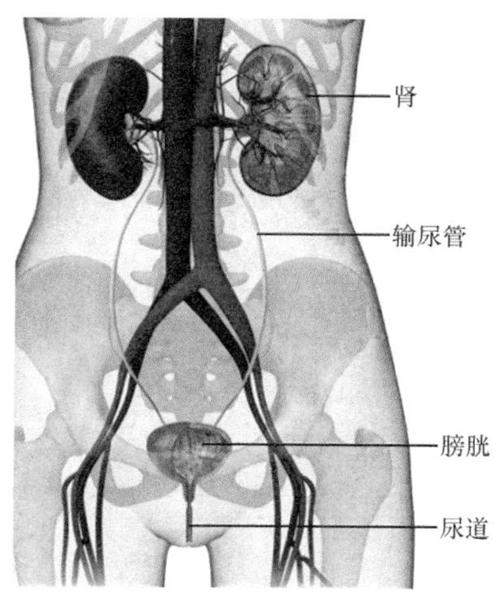

图5-1 泌尿系统的解剖示意图

引起泌尿系统疾病的原因很多，如变态反应、感染、肾血管病变、代谢异常、先天性疾病、药物、毒素、创伤、结石、肿瘤及肾血流减少等因素。疾病多呈久治不愈的慢性病程，持续发展，可导致严重的肾功能不全，全身各系统均受到损害，严重威胁患者的生命。

正常人有2个肾，肾长10～12cm，宽5～6cm，厚3～4cm。肾实质分为皮质和髓质（图5-2）。皮质由肾小体、肾小管曲部和近端集合管组成；髓质由肾锥体构成，锥体由髓袢、远端集合管和直血管平行排列而成，锥体尖端称肾乳头，为集合管的开口。

肾小盏包绕肾乳头，并汇成大盏，再合成肾盂，移行于输尿管。肾单位由肾小体和肾小管组成，是肾结构和功能的基本单位，每个肾约有100万个肾单位。①肾小体：由肾小球和肾小囊组成。肾小球由入球动脉、毛细血管网丛、出球小动脉和球内系膜组织构成。球内系膜细胞具有吞噬能力，能清除滤过膜上的沉积物并参与基膜的形成。肾小体是血液滤过器，滤过膜由毛细血管内皮细胞、基膜及肾小囊脏层上皮细胞组成，此三层都有大小不同的筛孔，基膜有带负电荷的涎蛋白，起阻止带负电荷蛋白滤过的作用。②肾小管：可分为近端小管、髓袢、远端小管。集合管与远曲小管相连接，具有浓缩尿液和调节酸碱平衡的作用。肾小管之间有少量结缔组织和间质细胞，称为肾间质。动脉出入肾小球处称为血管极，血管极旁有球旁细胞、致密斑和球外血管系膜细胞组成的肾小球旁器，它是肾素-血管紧张素系统的主要结构成分。肾的血液供应来自腹主动脉发出的肾动脉。出球小动脉离开肾小球后发出分支形成肾小管周围毛细血管网，直小血管与髓袢平行呈“U”形走向，且协同作用形成髓质高渗状态。

输尿管是位于腹膜外位的细长肌性管道，左右各一，上接肾盂，下连膀胱，长25～35cm，输尿管的主要作用是将肾脏所排泄的尿液排入膀胱。输尿管可分为上、中、下三段。

输尿管全程有三处狭窄，上狭窄位于肾盂输尿管移行处；中狭窄位于骨盆上口，输尿管跨过髂血管处；下狭窄位于输尿管的壁内段。肾结石随尿液下行时，容易嵌顿在输尿管的狭窄处，引起管壁平滑肌痉挛，发生剧烈的绞痛和出现排尿障碍等症状。

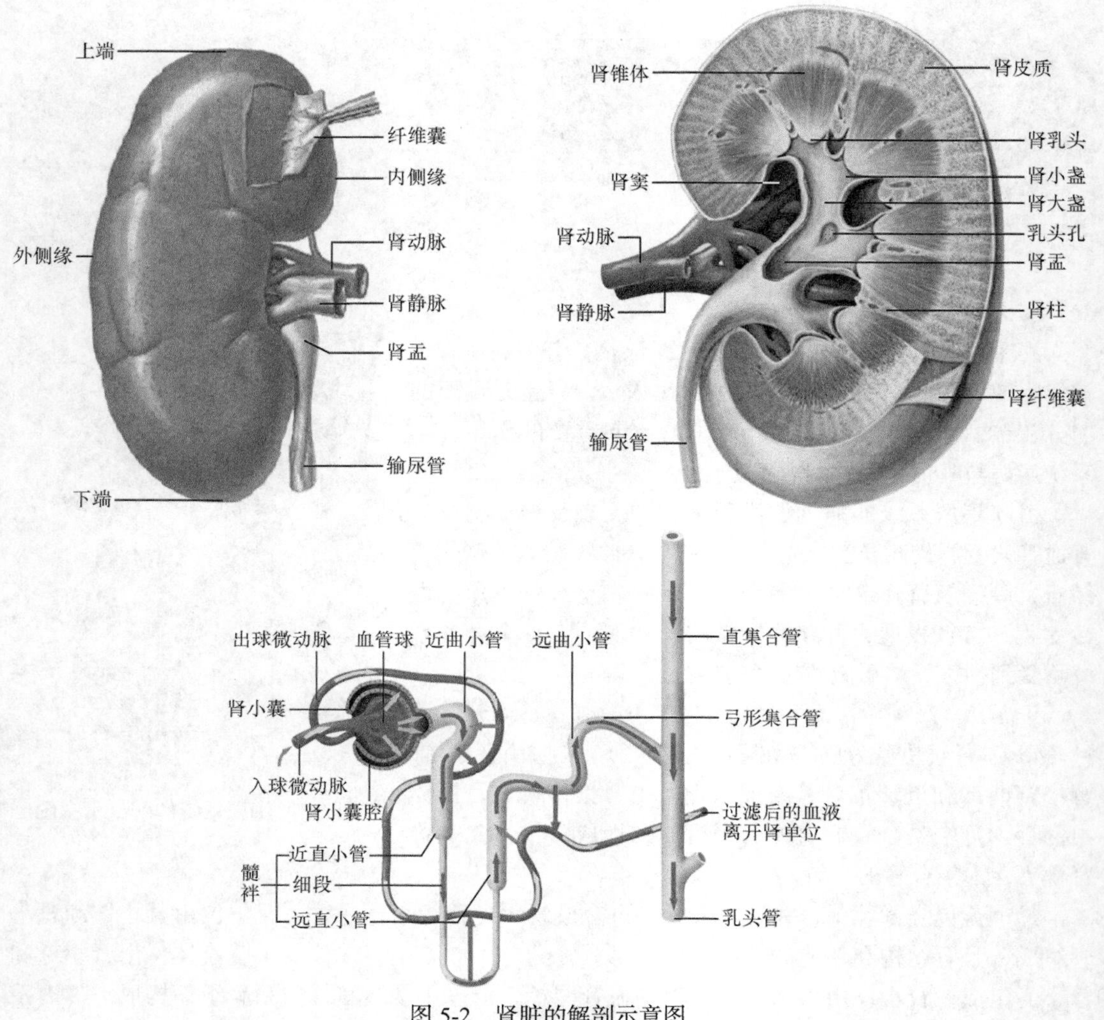

图 5-2　肾脏的解剖示意图

膀胱为锥体形囊状肌性器官，成年人膀胱位于骨盆内，为一储存尿液的器官。空虚时膀胱呈锥体形，充满时形状变为卵圆形，顶部可高出耻骨上缘。成人膀胱容量为 300 ～ 500ml。膀胱底的内面有三角形区，称为膀胱三角，位于两输尿管口和尿道内口三者连线之间。膀胱的下部，有尿道内口，膀胱三角的两后上角是输尿管开口的地方。

生成尿液分三个步骤：①肾小球滤过：正常两肾的血流量每分钟约 1200ml。血液中除了血细胞和大分子的蛋白质不能通过滤过膜外，均可滤到肾小囊腔内成为原尿，每分钟约 120ml。原尿的生成与肾小球滤过膜的面积和通透性、有效滤过压及肾血流量等因素有关。②重吸收：当原尿流经肾小管和集合管时，其内容物被选择性地重吸收。原尿中几乎全部的葡萄糖、氨基酸、蛋白质及大部分的钠、氯、钾、钙、无机磷和 40% 尿素在近端小管重吸收。每天产生原尿约 180L，其中多数在近端小管随钠等物质一起被等渗重吸收，其余水分在髓袢、远端小管和集合管，受逆流倍增的作用及抗利尿激素的调节再部分重吸收。正常时近端小管的重吸收量与肾小球滤过量维持在一定的比例（60% ～ 70%），此现象称球 - 管平衡。③肾小管和集合管的排泌：远端小管和集合管的细胞能排泌 H^+，并与尿中 Na^+ 进行交换，能使尿液酸化。肾小管的细胞能产生和排泌氨（NH_3）并与尿中 H^+ 结合为铵（NH_4^+），以铵盐排出。尿中排出的 K^+ 主要由远端小管和集合管的细胞排泌。没有 K^+ 的摄入或机体缺钾显著时肾仍排泌 K^+。当醛固酮增多、尿 Na^+ 重吸收增多或尿中负离子增多时可促进排 K^+，碱中毒时 K^+ 排泌增多，酸中毒时则相反。肾通过生成尿液借以排泄代谢终末产物（如尿素、肌酐等含氮物质）、过剩的盐类及有毒物质等，同时回吸收有用物质。经肾的滤过、分泌、吸收、排泄等功能维持了体内水、电解质和酸碱平衡。

内分泌功能：①调节血压：当肾内血压下降、肾小管液量和钠减少或交感神经兴奋时均能使肾小球旁器分泌肾素增多，从而使血管紧张素生成增加，进而使小动脉收缩及醛固酮分泌，致血压升高。当血压升高时引起肾分泌激肽释放酶，致激肽增多，激肽能扩张小动脉、促进钠和水的排泄，使血压下降。激肽、儿茶酚胺、血管紧张素均可使肾间质细胞生成和分泌前列腺素 A_2、E_2 增加，A_2、E_2 有扩张血管、增加钠和水排泄的作用，因而可使血压下降。综合上述，肾在调节血压并保持其稳定方面起重要作用。②促进红细胞生成：90% 以上的促红细胞生成因子由肾分泌。③活性最强的 1，25- 二羟维生素 D_3 仅在肾生成，它能促进小肠和肾小管对钙、磷的吸收及成骨细胞成熟与钙化，维持钙、磷代谢平衡。④肾对胃泌素、甲状旁腺素、胰岛素具有灭活的功能，肾功能不全时可诱发消化性溃疡、甲状旁腺功能亢进及胰岛素应用过量反应等。

第 1 节　泌尿系统疾病患者常见症状体征的护理

泌尿系统疾病的常见症状和体征主要有肾性水肿、尿路刺激征、尿液异常、肾性高血压。

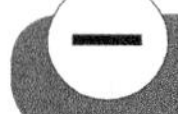

肾性水肿

（一）概述

1. 概念　水、钠潴留于组织间隙，即为水肿，是肾小球疾病最常见的体征，隐性水肿仅体重增加，早期常仅于晨起时发现眼睑或颜面水肿，后延及全身，甚至出现胸腔积液、腹水。

2. 病因　常见病因主要为急慢性肾小球肾炎、肾病综合征、肾衰竭、间质性肾炎等疾病，肝脏、心脏及内分泌等疾病。

3. 发病机制　依发病机制可分为：

（1）肾炎性水肿：因肾小球毛细血管炎症使滤过面积和血流量减少致滤过率下降，肾小管因尿液减少而重吸收增多，引起尿少、水和钠潴留于血管及组织间隙。水肿为全身性，多呈轻、中度，以眼睑等组织疏松部位为著；常伴血压升高、循环淤血，重者发生心力衰竭。

（2）肾病性水肿：患者大量蛋白尿，致使血浆白蛋白减少，胶体渗透压下降，血管内水分移入组织间隙，因血容量减少又引起醛固酮和抗利尿激素分泌增加，使肾小管回吸收钠、水增多，从而导致水肿。常见于肾病综合征。这类水肿受重力影响，体位低处水肿显著，水肿部位指压有凹陷。

（二）护理评估

1. 健康史　询问有无急慢性肾小球肾炎、肾病综合征、肾衰竭、间质性肾炎等疾病，肝脏、心脏及内分泌等疾病病史。

2. 身体状况　水肿的特点：肾炎性水肿多从眼睑、颜面部开始，以后可发展为全身性水肿。肾病性水肿多从下肢部位开始，水肿显著，常呈全身性，伴胸腔积液和腹水，指压凹陷明显。应注意与心源性水肿和其他水肿区别。伴随状况：肾炎性水肿常伴血压升高，血尿、蛋白尿和管型尿，重者可发生心力衰竭。肾病性水肿常伴蛋白尿、管型尿及浆膜腔积液等。

（三）护理问题 / 医护合作性问题

1. 体液过多　与肾小球滤过率下降致水钠潴留，长期大量蛋白尿导致低蛋白血症有关。

2. 有皮肤完整性受损的危险　与水肿和营养不良有关。

3. 焦虑　与水肿反复出现，给生活带来的不便和身体不适有关。

（四）护理措施

1. 一般护理

（1）环境：保持清洁的病区环境，定期做好病室空气的消毒，病室注意保持合适的温度和湿度，定时开放门窗进行通风换气，必要时每日用消毒水清洗地板、湿擦桌椅。嘱患者卧床休息，因平卧可增加肾血流量，提高肾小球滤过率，减少水、钠潴留。轻度水肿患者可休息与活动交替进行，但应注意限制活动量。严重水肿患者以卧床休息为主。

（2）水盐摄入：轻度水肿若尿量＞1000ml/d 不必过分限制水，钠盐限制在每日 3g 以内；若每日尿量少于 500ml 或有严重水肿者需限制水的摄入，液体摄入量为前一日的排尿量+500ml，并给予无盐低钠饮食。

（3）蛋白质摄入：肾功能不全者限制蛋白质摄入。如果水肿主要是因低蛋白血症引起，在无氮质潴留时，可给予正常量的优质蛋白饮食 [0.8 ～ 1.0g/（kg · d）]，如鸡蛋、鱼、肉、鲜牛奶等；对于有氮质血症的水肿患者，由于血中含氮物质浓度升高，应限制食物中蛋白质的摄入，予以优质低蛋白饮食。对于慢性肾衰竭的患者，可根据肾小球滤过率（GFR）来调节蛋白质的摄入量。低蛋白饮食的患者需注意提供足够的热量，每日摄入的热量不应低于 126kJ/（kg · d），以免引起负氮平衡，同时注意补充各种维生素。

2. 病情观察　观察患者进食情况及身体有何不适，观察皮肤水肿消长的情况及有无破损、化脓等情况的发生，同时注意患者体温有无异常。如有腹水者应定期测量腹围、体重及尿量，同时注意观察其动态变化。必要时记录 24 小时出入液量，以便监测尿量的动态变化。如经治疗尿量没有恢复正常，反而进一步减少，甚至出现无尿，提示可能出现严重的肾实质损害，应及时通知医生给予处理。

如果患者出现尿量急剧减少，水肿程度加重，严重呼吸困难、发绀、咳嗽并咳出大量粉红色泡沫痰等急性心衰的症状时，通知医生紧急处理。

3. 用药护理　长期使用利尿剂者应监测血清电解质和酸碱平衡的情况，注意有无低钾血症和低氯性碱中毒的表现。对于使用糖皮质激素的患者，应注意治疗效果及副作用的观察，如水钠潴留、高血压、骨质疏松、继发感染。类肾上腺皮质功能亢进症如满月脸、水牛背、多毛、向心性肥胖。使用环磷酰胺等免疫抑制剂的患者，容易引起骨髓抑制、肝损害、脱发等。因此对使用激素和免疫抑制剂时，应特别注意交代患者及家属不可擅自加减药量和停药。如果在用药过程中患者出现以上不良反应及时通知医生予以处理。

4. 皮肤护理　指导和协助患者作好皮肤黏膜的清洁，同时注意保护水肿部位的皮肤。如清洗时勿过分用力，避免使用刺激性强的肥皂，同时避免损伤皮肤。水肿严重的患者，应避免穿紧身的衣服。卧床休息时抬高下肢，增加静脉回流，以减轻水肿的症状。对于卧床的患者应经常变换体位，对年老体弱者，可协助翻身，并给予适当按摩，避免皮肤长期受压破损。严重的患者应尽量避免肌内注射，可采用静脉途径保证药物准确及时地输入。不能避免者拔针后，在穿刺点用无菌干棉签按压穿刺部位，以防液体渗漏。严格无菌操作，必要时遵医嘱使用抗生素，以防感染的发生。

5. 心理护理　安慰患者，消除患者的紧张不安情绪。

6. 健康指导

（1）疾病知识指导：告知患者出现水肿的原因，教会患者根据病情合理安排每天食物的含盐量和饮水量，避免进食腌制食品、罐头食品、啤酒等含钠丰富的食物。教会患者正确测量每天出入液量、体重等评估水肿的变化。

（2）用药指导：介绍药物的名称、用法、剂量、作用和不良反应，并告诉患者不可擅自加量、减量和停药，尤其是肾上腺糖皮质激素和环磷酰胺等免疫抑制剂。

二　尿路刺激征

（一）概述

1. 概念　尿路刺激征是指膀胱颈和膀胱三角区受炎症和机械的刺激所引起的尿频、尿急、尿痛，可伴有排尿不尽感及下腹坠痛。

尿急是指患者一有尿意即迫不及待需要排尿，难以控制。见于泌尿道炎症，尤其是膀胱三角区和后尿道黏膜炎症，尿急症状特别明显；此外膀胱和尿道结石或异物刺激黏膜等也可产生尿频。

尿痛是指患者排尿时感觉耻骨上区、会阴部和尿道内疼痛或烧灼感。是因炎症刺激，使膀胱收缩、痉挛或尿液流经发炎的尿道而引起。

2. 病因　尿频是指单位时间内排尿次数增多。正常成人白天 4 ～ 6 次，夜间 0 ～ 2 次。引起尿频的常见原因：①多尿性尿频：是指排尿次数增多而每次尿量不少，全天总尿量增多。见于糖尿病、尿崩症和急性肾衰竭的多尿期；②炎症性尿频：排尿次数增多而每次尿量少，多伴有尿急和尿痛，见于膀胱炎、尿道炎、前列腺炎等；③神经性尿频：排尿次数增多，不伴有尿急和尿痛，见于癔症和神经源性膀胱；④其他原因导致膀胱容量减少，如膀胱占位性病变。

（二）护理评估

1. 健康史　详细询问患者有无尿路感染、泌尿系结石及膀胱肿瘤等疾病；有无泌尿系统畸形、前列腺增生、妇科炎症及妊娠等；有无留置导尿和尿路器械检查史；发作是否与性生活有关；有无过敏史及家族史；询问起病以来的治疗经过。

2. 身体状况　尿路感染时，可出现尿频、尿急及尿痛，伴发热、脓尿；膀胱结石时，可出现尿痛伴血尿、排尿困难或尿流突然中断；膀胱肿瘤时，可出现尿频、尿急、尿痛伴血尿；前列腺增生时，可出现尿频、尿急伴排尿困难。

3. 心理 - 社会状况　由于临床表现明显，患者常感到烦躁不安；涉及外阴及性生活等方面询问时，患者常有害羞感和精神负担；反复发作迁延不愈使患者产生紧张、焦虑。

4. 辅助检查　了解有无白细胞尿、血尿、蛋白尿和管型尿等；24 小时尿量有无异常、有无夜尿增多和尿比重降低；了解患者肾功能的情况；通过影像学检查了解肾脏大小，形态有无异常，尿路有无梗阻或畸形。

5. 治疗要点　多饮水，勤排尿，使尿量增加，促进细菌和炎症分泌物的排泄，达到冲洗尿路缓解症状的目的。遵医嘱给予抗生素。对高热、头痛及腰疼者给予退热镇痛药。

（三）护理问题 / 医护合作性问题

1. 排尿型态改变：尿频、尿急、尿痛　与炎症或理化因素刺激膀胱有关。

2. 焦虑　与病情反复发作、患者舒适的改变有关。

3. 体温过高　与尿路感染有关。

（四）护理措施

1. 一般护理

（1）休息与活动：嘱患者保证充分的休息，症状严重者应卧床休息。向患者解释此症状的起因和预后，减轻患者心理负担，因过分紧张可加重尿频。同时可以通过听舒缓的音乐、看电视或聊天等，分散患者注意力，减轻患者紧张、焦虑的情绪，从而缓解尿路刺激征的症状。各项治疗、护理措施尽量集中，为患者提供充足的休息和睡眠时间。根据患者排尿习惯选择合适的便器和排尿方式。

（2）水分摄入：在无禁忌的情况下，指导患者多饮水，必要时静脉补液，使尿量增加，促进细菌和炎症分泌物的排泄，达到冲洗尿路缓解症状的目的。尿路感染者每日饮水量不低于 2000ml，保证每日尿量在 1500ml 以上。

（3）保持个人卫生：指导患者注意个人卫生，保持外阴部的清洁干燥，避免擦便纸污染尿道口，养成每次排便后清洁外阴的习惯。教会患者正确清洗会阴的方法，以减少尿路感染的机会。需留取尿标本者，应指导患者正确留取尿标本的方法；女患者月经期尤应注意会阴部的清洁。

2. 病情观察　观察排尿情况、体温和伴随症状的变化，对疼痛的患者指导进行膀胱区热敷或按摩，以缓解局部肌肉的痉挛，减轻疼痛；对高热、头痛及腰疼者给予退热镇痛药。

3. 用药护理　遵医嘱给予抗生素，注意观察药物的疗效及有无副作用。药物要遵医嘱使用，勿随意停药和加、减药量，以免影响治疗效果。必要时按医嘱加用碱性药物，减轻或消除尿路刺激症状，尿路刺激症状明显者给予阿托品、普鲁苯辛等抗胆碱药物缓解症状，并注意药物的不良反应。

4. 心理护理　指导患者从事感兴趣的活动，分散患者注意力，减轻焦虑，缓解膀胱刺激征。

5. 健康指导　向患者讲解尿路刺激征多为尿路感染所致，如急慢性肾盂肾炎、膀胱炎、尿道炎，其诱因常为过度劳累、会阴部不清洁及性生活不卫生等。故应指导患者积极配合医生正规治疗，避免过度劳累；养成每天清洗会阴部的习惯（平时每日 1 ～ 2 次，女性月经期随时清洗，性生活后及时清洗并排尿）；平时多饮水、不憋尿等。

三 尿液异常

（一）概述

尿液异常包括尿量异常、蛋白尿、血尿、白细胞尿、脓尿、菌尿及管型尿。

1. 尿量异常 正常人每日尿量为 1000 ～ 2000ml，尿量的多少取决于肾小球滤过率和肾小管的重吸收功能。尿量的异常包括少尿、多尿、无尿和夜尿增多。

（1）少尿和无尿：24 小时尿量少于 400ml，或每小时尿量少于 17ml 称为少尿；如 24 小时尿量少于 100ml，12 小时完全无尿称为无尿或尿闭。导致少尿和无尿的因素：①肾前性因素，如心力衰竭、休克、脱水、重度肝炎及低蛋白血症；②肾脏因素，如急性肾炎、慢性肾炎、急性肾小管坏死及恶性肾硬化等；③肾后因素，如肾结石、肾肿瘤、尿路梗阻、肾囊肿及特发性腹膜后纤维增生症。这些因素均可导致双侧肾盂积水，严重时可引起无尿、少尿。若无尿的现象持续时间较长则提示预后较差。

（2）多尿：每日尿量超过 2500ml 称为多尿，分为肾源性和非肾源性两类。前者见于各种原因所致的肾小管功能不全、慢性肾小球肾炎和急性肾小球肾炎等；后者见于糖尿病、垂体性尿崩症、神经性烦渴或癔症性多尿。

（3）夜尿增多：指夜间尿量超过白天尿量或夜间尿量超过 750ml。如持续的夜尿增多，且尿比重低而固定，提示肾小管浓缩功能减退。

2. 蛋白尿 健康人的尿液中含有极微量蛋白质和红细胞，尿常规检查尿蛋白及红细胞呈阴性。如每日尿蛋白定量持续超过 150mg 或尿蛋白定性阳性称为蛋白尿。若每日尿蛋白含量持续超过 $3.5g/1.73m^2$（体表面积）或者 50mg/kg 体重，称大量蛋白尿。微蛋白尿的定义：24 小时尿白蛋白排泄在 30 ～ 300mg。产生蛋白尿的原因很多，一般可分为 4 类：

（1）生理性蛋白尿：①功能性蛋白尿，为轻度、暂时性蛋白尿，多见于发热、剧烈运动或充血性心力衰竭；②体位性蛋白尿，常见于青春发育期的青少年，于直立和脊柱前凸姿势时出现蛋白尿，卧位时尿蛋白消失，一般＜ 1g/d。

（2）肾小球性蛋白尿：主要是由于肾小球毛细血管屏障的损伤，足细胞的细胞骨架结构和它们的裂隙膜或肾小球基膜（GBM）的损伤，使血浆中大量蛋白质超过肾小管的重吸收能力，而出现蛋白尿。病变轻时，仅有白蛋白滤过，称为选择性蛋白尿；当病变加重时，更高分子的蛋白无选择性滤过，称为非选择性蛋白尿。

（3）肾小管性蛋白尿：当肾小管受损或功能紊乱时，抑制近端肾小管对正常滤过的蛋白质重吸收，导致小分子蛋白质从尿中排出，包括 β_2 微球蛋白、溶菌酶等。尿蛋白总量一般不超过 2g/d。见于肾小管病变以及其他原因引起肾间质损害的病变。

（4）溢出性蛋白尿：是由于血中低分子量的异常蛋白（血红蛋白、肌红蛋白等）增多，经肾小球时未被肾小管全部重吸收所致。多见于急性溶血性疾病、多发性骨髓瘤、巨球蛋白血症等。

3. 血尿 按其轻重程度可分为肉眼血尿和镜下血尿，前者 1L 尿至少含 1ml 血，尿液外观呈血红色或洗肉水样甚至伴有血块。后者尿液外观正常，新鲜尿沉渣镜检每高倍视野红细胞＞ 3 个。导致血尿的主要原因是肾小球基膜破裂，红细胞通过该裂缝时受到挤压受损，受损的红细胞在通过肾小管各段受到渗透压和 pH 作用，呈现变形红细胞血尿。临床上可通过新鲜尿沉渣相差显微镜检查或尿红细胞容积分布曲线两种检查方法，将血尿分为肾小球源性血尿和非肾小球源性血尿。血尿可由各种泌尿系统疾病及某些全身性疾病引起，如肾小球疾病特别是肾小球肾炎，其血尿常为无痛性、全程血尿，可呈镜下或肉眼血尿，持续性或间断性发作。此外，药物对肾脏的过敏或毒性反应也可出现血尿。有时血尿出现在剧烈运动后称为功能性血尿。

4. 白细胞尿、脓尿、菌尿 新鲜离心尿液每高倍镜视野白细胞＞ 5 个或 1 小时新鲜尿液白细胞数超过40万或12小时尿中超过100万者称为白细胞尿。因蜕变的白细胞称脓细胞，故也称脓尿。白细胞尿增多见于尿路感染、急性肾小球肾炎和肾结核等。如在清洁外阴后无菌技术下采集的中段尿标本，经涂片镜检每个高倍视野均可见细菌，或培养菌落计数超过10^5/ml，称为菌尿，是尿路感染的重要诊断指标。

5. 管型尿　健康人尿中可偶见透明管型，若12小时尿沉渣计数管型超过5000个，或镜检时发现大量或其他类型管型，称为管型尿。管型尿的出现表示蛋白质在肾小管内凝固，其形成与尿蛋白的性质、浓度、尿酸碱度及尿量密切相关。管型尿可因肾小球和肾小管疾病所致，也可因炎症、药物刺激使黏蛋白分泌增多而形成。红细胞管型见于肾小球肾炎，白细胞管型对于肾盂肾炎或间质性肾炎有重要诊断意义，是区分上、下尿路感染的重要依据。颗粒管型见于各种肾小球疾病和肾小管损伤。肾病综合征患者尿中可出现脂肪颗粒。

（二）护理评估

1. 健康史　常有肾小球肾炎、泌尿系结石、泌尿系感染、泌尿系肿瘤、肾血管病变及泌尿系统先天畸形等泌尿系疾病病史；过敏性紫癜、风湿病、糖尿病等；使用过对肾脏损害的药物。剧烈运动、发热及饮酒等常可诱发。

2. 身体状况

（1）少尿、无尿、多尿和夜尿增多：常有原发病的表现和伴随症状。如少尿和无尿患者可引起高钾血症、低钠血症及代谢性酸中毒等，常伴有水肿和高血压；多尿可引起低钾血症、高钠血症及脱水等；夜尿增多时，尿比重多数低而固定。

（2）蛋白尿和管型尿：常伴有水肿、高血压、血尿、肾区疼痛、尿路刺激征、贫血及肾功能减退等。

（3）血尿：肉眼血尿根据出血量多少和出血部位不同而呈不同颜色。肾脏出血时，尿与血混合均匀，呈暗红色；膀胱或前列腺出血，尿呈鲜红色，有血凝块。

（4）白细胞尿、脓尿和菌尿：常伴有尿频、尿急及尿痛等膀胱刺激症状。

3. 心理-社会状况　尿异常尤其是少尿、无尿、肉眼血尿及出现伴随症状等，常使患者产生焦虑不安、恐惧等心理。

4. 辅助检查　尿常规检查、肾功能检查、血生化检查及影像学检查等有助于病因诊断。

5. 治疗要点　明显水肿、血尿或有进行性肾功能减退者应卧床休息。肾功能不全有氮质血症时应限制蛋白质摄入，尿少时限制钾的摄入，遵医嘱应用利尿药时注意观察效果，及早发现并及时处理低血钠、低血钾及血容量减少等不良反应。

（三）护理问题/医护合作性问题

1. 体液过多　与肾小球滤过率下降和尿量减少有关。

2. 有体液不足的危险　与肾衰竭和尿量过多有关。

（四）护理措施

1. 一般护理　注意适当休息，不能过于劳累，严重者应卧床休息，改变体位时速度宜慢，对自理能力下降患者，应协助其生活护理。

2. 病情观察　患者准确记录24小时出入液量和尿量，观察生命体征的变化和有无脉压缩小、心率增快、面色苍白及出冷汗等休克先兆表现；有无脱水；采集血标本，监测肾功能、电解质及血气分析，观察有无高血钾、低血钾、高血钠、低血钠和代谢性酸中毒等电解质和酸碱平衡紊乱征象，一旦发现及时报告医生并配合处理。

3. 用药护理 患者迅速建立静脉通道，原则上根据24小时出入量决定补液量，如大量补液后患者尿量不增加，肢体凹陷性水肿，脉率增快，提示心或肾功能受损，应报告医师处理。

4. 心理护理 给予患者心理支持，做好疏导工作，让其了解病情，坚持治疗，掌握放松技巧，如听音乐、缓慢深呼吸，参加娱乐活动等，保持良好的心情。

5. 健康指导

（1）指导患者学会自我护理知识，如合理饮食，不吸烟、饮酒，适当锻炼，增强体质，不擅自用药，特别是庆大霉素、阿米卡星和链霉素等，避免呕吐、腹泻、感染、劳累、妊娠等其他能加重肾损伤的因素。

（2）教会患者自我观察病情，如出现少尿、无尿等现象能及时就医。

四 肾性高血压

（一）概述

1. 概念 肾脏疾病常伴有高血压，称肾性高血压。

2. 病因 按其病因可分为肾血管性和肾实质性两类。前者少见，由肾动脉狭窄导致肾缺血引起，在整个肾性高血压中所占比例尚不及一半。由其他单侧或双侧肾实质疾病所引起的高血压，统称为肾实质性高血压。几乎每一种肾实质疾病都可以引起高血压。肾脏疾病引起的高血压与其病变的性质、疾病对肾小球功能的影响、肾实质缺血的程度及病变的范围等密切相关。常见疾病有急性或慢性肾小球肾炎、慢性肾衰竭等肾实质性疾病。

3. 发病机制 肾性高血压按其发病机制分为容量依赖型高血压和肾素依赖型高血压。

（1）容量依赖型高血压：肾实质损害后，肾脏处理钠、水的能力减退，导致机体内水钠潴留。如果水钠潴留在血管内，使血容量扩张，即可发生高血压。同时水钠潴留可使血管平滑肌细胞内水钠含量增加，血管壁增厚，弹性降低，血管的阻力以及对儿茶酚胺的反应性增强，并使血管紧张素Ⅱ对血管受体亲和力提高，从而导致高血压的发生。

（2）肾素依赖型高血压：其发病机制为肾动脉狭窄，肾内灌注压降低和肾实质疾病，以及分泌肾素的细胞肿瘤，均能使球旁细胞释放大量肾素。从而引起血管紧张素Ⅱ活性增高，全身小动脉管壁收缩导致血压升高。肾素及血管紧张素Ⅱ又能促使醛固酮分泌增多，导致钠水潴留，使血容量增加而产生血压升高。肾实质损害后激肽释放酶及前列腺素的释放减少，这些舒张血管物质的减少也是高血压形成的重要因素。

（二）护理评估

1. 健康史 常有急慢性肾小球肾炎、肾动脉狭窄、慢性肾盂肾炎及慢性肾衰竭等肾实质性疾病病史。

2. 身体状况 肾性高血压的程度与原发病的性质有关。急性肾小球肾炎患者，多为一过性而且以轻、中度舒张压升高为主；慢性肾小球肾炎患者，多有轻重不等的高血压；个别慢性肾小球肾炎和慢性肾衰竭患者可表现为恶性高血压；肾血管性高血压患者，高血压程度较重，易进展为急进性高血压。高血压可加重肾脏损害，并出现心功能减退和脑血管病变，严重者可发生高血压脑病。

3. 心理-社会状况 患者常因出现高血压或血压突然升高、久治不愈而出现焦虑、烦躁等心理。

4. 辅助检查 动态监测患者24小时血压变化，有助于血压的诊断和预后的判断；评估患者心电图有无异常；肾功能有无提示肾实质的损害。

5. 治疗要点　遵医嘱给予降压药物，定期测量血压。

（三）护理问题 / 医护合作性问题

1. 慢性疼痛：头痛　与血压增高有关。

2. 潜在并发症：心力衰竭、高血压脑病等。

（四）护理措施

1. 一般护理　保持病室安静，光线柔和，尽量减少探视，保证充足的睡眠。血压较高时，指导患者改变体位时要慢，以免引起不适。避免劳累、精神紧张、情绪波动、吸烟、酗酒等不良生活方式。嘱患者合理安排休息与工作。

2. 病情观察　严密观察患者生命体征的变化，特别是血压的监测，要注意定期测量血压，同时要观察患者有无剧烈头痛、呕吐、抽搐、意识障碍、惊厥等高血压脑病的症状。

3. 用药护理　遵医嘱给予降压药物，并密切观察血压的变化、疗效和药物的不良反应；嘱患者按医嘱规律服药，不得随意停药和加减药量；使用噻嗪类和袢利尿剂时，注意补钾，防止低钾血症。用 β 受体阻滞剂时应注意有无心动过缓、房室传导阻滞、低血糖等不良反应。

4. 心理护理　合理安排休息与工作，避免劳累、精神紧张、情绪波动，改变吸烟、酗酒等不良生活方式，保证心情愉悦。

5. 健康指导　积极治疗原发病，把血压控制在正常范围，合理安排休息与工作，避免劳累、精神紧张，定期复查血压，防止并发症发生。

（邓意志）

第2节　肾小球疾病

案例 5-1

患者，男，45岁。反复发作蛋白尿、血尿、眼睑水肿6年，近2日病情加重，伴发热、咽痛。体检：血压160/100mmHg，全身明显水肿。尿常规为尿蛋白（+++）、镜下红细胞（++）、颗粒管型（++）。肾功能检查结果为内生肌酐清除率降低，血尿素氮增高。医疗诊断为慢性肾小球肾炎。

问题：1. 患者目前的主要护理问题有哪些？其中首优问题是什么？

2. 请写出主要的护理措施。

3. 护士应给予哪些健康指导？

肾小球疾病是指一组有相似临床表现（如血尿、蛋白尿、水肿、高血压）的肾脏疾病，但病因、发病机制、病理改变、病程和预后不尽相同，病变主要累及双肾肾小球。根据病因可分为原发性、继发性和遗传性三大类。原发性是指仅局限肾脏本身发生的疾病，原因尚未确定。继发性肾小球病是指继发于全身性疾病（如系统性红斑狼疮、糖尿病等）的肾小球损害。遗传性肾小球病为遗传变异基因所致的肾小球病（如 Alport 综合征等）。

本节着重介绍原发性肾小球疾病，它占肾小球疾病的大多数，是我国引起慢性肾衰竭最

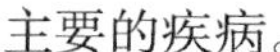

主要的疾病。

1. 病因　目前认为多数肾小球疾病是免疫介导性炎症疾病，但在慢性进展过程中也有非免疫非炎症因素参与。

（1）免疫反应：包括体液免疫和细胞免疫。

1）体液免疫：通过下列两种途径致病。①循环免疫复合物沉积：某些外源性或内源性抗原能刺激机体产生相应抗体，并在血液循环中形成免疫复合物（CIC），沉积于肾小球而致病；②原位免疫复合物形成：是指血液循环中游离抗体或抗原与肾小球中的某些固有抗原（如肾小球基膜抗原）或种植于肾小球的外源性抗原或抗体相结合，在肾小球局部形成免疫复合物而发病。

2）细胞免疫：近年来，细胞免疫在某些类型肾炎发病机制中的重要作用得到肯定。但细胞免疫可否直接诱发肾炎，长期以来一直未得到肯定回答。

（2）炎症反应：免疫反应激活炎症细胞（如中性粒细胞、单核细胞、血小板等），使之释放炎症介质（如补体激活物质、凝血及纤溶因子、生物活性肽等），炎症介质又能反作用于炎症细胞，两者的共同参与及相互作用导致肾小球的损伤。

（3）非免疫非炎症：在肾小球疾病慢性进展过程中，存在着非免疫非炎症致病机制。如肾小球内高压、高灌注及高滤过，可促进肾小球硬化。此外，高脂血症也是加重肾小球损伤的重要因素之一。

2. 原发性肾小球疾病的临床及病理分型

（1）临床分型：①急性肾小球肾炎。②急进性肾小球肾炎。③慢性肾小球肾炎。④无症状性血尿和（或）蛋白尿（隐匿性肾小球肾炎）。⑤肾病综合征。

（2）病理分型：依据世界卫生组织（WHO）1995 年制定的肾小球疾病病理分类标准分型如下。①轻微型肾小球病变。②局灶性节段性病变，包括局灶性肾小球肾炎。③弥漫性肾小球肾炎：膜性病变；增生性肾炎：系膜增生性肾小球肾炎、毛细血管内增生性肾小球肾炎、系膜毛细血管性肾小球肾炎、新月体和坏死性肾小球肾炎；硬化性肾小球肾炎。

（3）未分化的肾小球肾炎：肾小球疾病的临床和病理类型之间有一定联系，并随着认识的深化可找到更多的规律。但两者之间又常难以有肯定的对应关系，同一病理类型可呈现多种不同的临床表现，而相同的一种临床表现可来自多种不同的病理类型。因此，肾活检是确定肾小球疾病病理类型和病变程度的必要手段，而正确的病理诊断又必须与临床密切结合。

一　急性肾小球肾炎

（一）概述

1. 概念　急性肾小球肾炎简称急性肾炎（AGN），是以急性肾炎综合征为主要临床表现的一组疾病。其特点为急性起病，患者出现血尿、蛋白尿、水肿和高血压，并可伴有一过性氮质血症。

2. 病因　本病常因 β-溶血性链球菌“致肾炎菌株”感染所致，常见于上呼吸道感染（多为扁桃体炎）、猩红热、皮肤感染（多为脓疱疮）等链球菌感染后。

3. 发病机制　本病主要是由感染所诱发的免疫反应引起，导致免疫反应所产生的循环免疫复合物沉积于肾小球致病，或种植于肾小球的抗原与循环中的特异抗体相结合形成原位免疫复合物而致病。

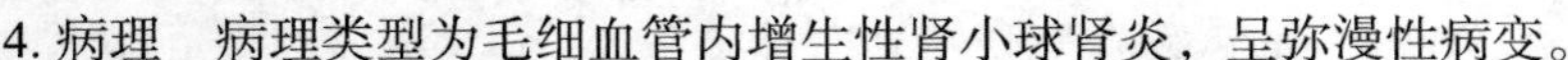

4. 病理　病理类型为毛细血管内增生性肾小球肾炎，呈弥漫性病变。

（二）护理评估

1. 健康史　询问患者有无 β - 溶血性链球菌引起的上呼吸道感染（急性扁桃体炎、咽炎等）、猩红热、皮肤感染（脓疱疮等）等病史。

2. 身体状况　多见于儿童，男性多于女性。发病前常有前驱感染，潜伏期为 1 ～ 3 周，潜伏期的长短与感染部位有关，咽炎一般 6 ～ 12 天，皮肤感染一般 14 ～ 28 天。起病较急，病情轻重不一，轻者可无明显临床症状，仅表现为镜下血尿及血清补体异常，重者表现为急性肾损伤。本病大多预后良好，常可在数月内临床自愈。典型者呈急性肾炎综合征表现。

（1）血尿：为必有症状，且常为首发症状。

（2）蛋白尿：绝大多数患者有轻、中度蛋白尿。

（3）水肿：常为首发症状。多表现为晨起眼睑水肿，面部肿胀，呈“肾炎面容”，部分患者伴有双下肢水肿。

（4）高血压：70% ～ 90% 的患者有一过性轻、中度高血压。

（5）肾功能异常：起病初期因肾小球滤过率下降，尿量减少，可有一过性轻度氮质血症，随尿量增加而恢复至正常，极少数患者可出现急性肾损伤。

（6）并发症：①充血性心力衰竭：以老年患者多见，若不及时抢救，可迅速致死。②高血压脑病：以儿童多见，多发生于病程早期。③急性肾损伤：极少见，为急性肾炎死亡的主要原因，但多数可逆。

3. 心理 - 社会状况　患者常因担心治疗效果及预后而产生焦虑、悲观等心理。

4. 辅助检查

（1）尿液检查：尿沉渣中红细胞管型具有诊断意义，尿中红细胞常为变形性红细胞。

（2）血清补体测定：几乎所有患者血清总补体及 C3 在发病初期均明显下降，8 周内逐渐恢复至正常水平，是急性链球菌感染后肾小球肾炎的重要特征。

（3）抗链球菌溶血素“O”（抗“O”）测定：常在链球菌感染后 2 ～ 3 周升高，提示近期有链球菌感染。

（4）肾功能检查：可有一过性血尿素氮、血肌酐升高。

5. 治疗要点　以卧床休息、对症治疗为主。本病为自限性疾病，不宜应用糖皮质激素及细胞毒药物，禁用肾毒性药物。

（1）卧床休息：急性期患者应绝对卧床休息 4 ～ 6 周，待水肿消退、肉眼血尿消失、血压恢复正常后，方可逐步增加活动量。3 个月内避免剧烈体力活动。

（2）对症治疗

1）利尿：经限制水钠摄入后水肿仍明显者，应适当使用利尿剂治疗。常用噻嗪类利尿剂，必要时给予袢利尿剂。少尿时应慎用保钾利尿剂和血管紧张素转换酶抑制剂，以防诱发高血钾。

2）降压：经限制水钠和应用利尿剂后血压仍不能控制者，应给予降压药治疗。

3）抗感染：有上呼吸道或皮肤感染者，应选用肾毒性较弱的抗生素治疗，如青霉素、头孢菌素等，一般不主张长期预防性使用抗生素。对于反复发作的慢性扁桃体炎，待病情稳定后行扁桃体摘除术，手术前后 2 周需注射青霉素预防感染。

4）透析治疗：发生急性肾损伤且有透析指征者，如并发心包炎、高钾血症、严重代谢性

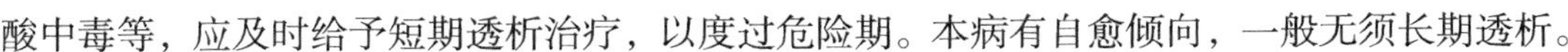

酸中毒等，应及时给予短期透析治疗，以度过危险期。本病有自愈倾向，一般无须长期透析。

（三）护理问题 / 医护合作性问题

1. 体液过多　与肾小球滤过率下降导致水钠潴留有关。
2. 有皮肤完整性受损的危险　与皮肤水肿、营养不良有关。
3. 活动无耐力　与钠水潴留，血压升高有关。
4. 潜在并发症：充血性心力衰竭、高血压脑病、急性肾损伤等。

（四）护理措施

1. 一般护理　饮食、排便护理是本病护理重点。①控制水盐摄入：急性期 1 ～ 2 周内应控制钠盐及水的摄入。尿量明显减少者控制钾盐摄入，以防发生高钾血症。②适量优质蛋白饮食：肾功能正常者给予正常量蛋白质摄入。氮质血症者应严格限制蛋白质摄入，给予优质低蛋白质饮食。③补充足够热量及维生素。④保持大便通畅。

2. 病情观察　①询问患者有无纳差、恶心、呕吐、气促等不适感，了解进食情况。②密切观察生命体征。③观察水肿部位、范围、程度及其变化，观察体重。④观察尿液颜色及尿量情况，记录 24 小时出入水量及尿量。⑤观察水、电解质平衡情况及肾功能。⑥有胸腔积液者注意呼吸频率，有腹水者注意测量腹围。注意有无左心衰竭、高血压等情况。

3. 对症护理　若有皮肤水肿给予皮肤护理。

4. 心理护理　告诉患者本病有自愈倾向，经积极治疗护理，常在数月内痊愈。消除患者紧张恐惧心理，鼓励其积极配合治疗。

5. 健康指导

（1）疾病知识指导：向患者介绍本病基本知识，使其高度重视本病，但又不过分紧张，能主动配合治疗、护理。能自我检测，发现明显水肿、尿量及尿液改变、乏力加重、食欲减退、血压升高等异常情况，能及时就诊。

（2）生活指导：预防上呼吸道和皮肤感染。出院后能积极锻炼身体，增强体质，改善机体防御功能。注意保暖、加强个人清洁卫生、避免感染。急性肾炎完全康复一般需 1 ～ 2 年。病情稳定后可从事一些轻体力活动，但应避免重体力活动。

（3）用药指导：遵医嘱用药，注意观察药物不良反应。禁用肾毒性药物。若患感冒、咽炎、扁桃体炎和皮肤感染，应及时就医治疗，必要时切除扁桃体。临床症状消失后，蛋白尿、血尿等仍可能存在，故应定期随访，严密监测病情变化情况。

二 慢性肾小球肾炎

（一）概述

1. 概念　慢性肾小球肾炎（CGN）是指以蛋白尿、血尿、水肿、高血压为基本临床表现，起病方式各有不同，病情迁延，病程进展缓慢，可有不同程度的肾功能减退，最终将发展为慢性肾衰竭的一组肾小球疾病。

2. 病因　多数慢性肾炎的病因不明，与急性肾炎无肯定的因果关系。仅少数为急性链球菌感染后急性肾炎迁延不愈转入慢性；其他细菌及病毒（如乙型肝炎病毒）、原虫（如疟原虫）等感染也可能引起慢性肾炎；大多数为具有临床慢性肾炎表现的各种原发性肾小球疾病，其常见病理类型为系膜增生性肾炎、系膜毛细血管性肾炎、膜性肾病、局灶性节段性肾小球病变等。

3. 发病机制　主要为免疫反应过程。大部分是免疫复合物型。少数为抗肾小球基膜型。亦有非免疫和非炎症因素参与，在慢性病程中：①肾病变所致肾内动脉硬化与肾缺血，可互为因果加重了肾小球损害；②高血压及健存肾单位代偿性血液灌注压升高与肾小动脉硬化一样，均导致肾小球毛细血管内静水压升高、跨膜压力及滤过压升高，毛细血管壁对蛋白质的通透性增加，加速了肾小球结构损害，久之也引起健存肾小球硬化；③肾小球系膜细胞吞噬、清除沉积物的负担长期过重，则引起系膜细胞和基质增殖，终至硬化。

4. 病理　慢性肾炎早期仍可有各原发性肾小球疾病病理类型的改变特点，至晚期特点消失，代之以肾小球硬化及玻璃样变，相应的肾小管萎缩，肾间质纤维化，肾小动脉硬化。少数完整的肾小球代偿性增大。大体观察呈颗粒性固缩肾。

（二）护理评估

1. 健康史　询问患者有无急性链球菌感染后急性肾炎病史，有无高血压、糖尿病、系统性红斑狼疮等病史，有无长期服用对肾脏有害的药物。

2. 身体状况　多发生于青、中年，多隐匿起病，可有一个相当长的无症状尿异常期。慢性肾炎患者有急性发作倾向，在各种诱因的作用下，如感染、过度疲劳等，可出现明显的高血压、水肿和肾功能急剧下降，最终引起肾衰竭。临床表现各不相同，差异较大，血尿、蛋白尿、高血压及水肿为其基本临床表现。

（1）水肿：为多数患者首发症状。水肿程度及持续时间不一，多为眼睑水肿和（或）轻度至中度下肢凹陷性水肿。

（2）高血压：大多数患者可出现高血压，部分患者为首发或突出表现。多呈持续性升高，亦有呈间歇性。持续性血压升高可加速肾小球硬化。

（3）蛋白尿：为必有的表现。尿蛋白量常为 1 ～ 3g/d。

（4）血尿与管型尿：常为镜下血尿，可有肉眼血尿，呈肾小球源性血尿。多有颗粒管型。

（5）肾功能损害：随疾病的进展，肾功能逐渐减退，先后表现为肾小球功能减退、肾小管功能损害、肾功能不全乃至尿毒症。

（6）全身症状：头晕、乏力、食欲缺乏、腰部酸痛、精神差等症状，贫血为常见表现。

（7）并发症

1）感染：因免疫功能低下，易并发呼吸道感染和尿路感染。

2）心脏损害：由于持续性高血压、动脉硬化、水钠潴留等多因素导致心脏损害，包括心肌肥大、心律失常、心功能不全。

3. 心理 - 社会状况　患者常因病程迁延，反复发作，治疗效果不理想，预后不良而产生焦虑、悲观等心理。

4. 辅助检查

（1）尿液检查：尿蛋白（+ ～ +++），尿蛋白定量为 1 ～ 3g/24h，尿沉渣镜检可见多形性红细胞及颗粒管型。

（2）血液检查：早期多正常或轻度贫血。晚期可有红细胞计数和血红蛋白明显下降。

（3）肾功能检查：晚期血肌酐及血尿素氮增高、内生肌酐清除率下降。

（4）超声检查：晚期双肾缩小，皮质变薄。

（5）肾活组织检查：可确定慢性肾炎的病理类型。

5. 治疗要点　慢性肾炎的治疗应以防止或缓解肾功能进行性恶化、改善或缓解临床症状及防治严重并发症为主要目的。

（1）凡有水肿、高血压、肾功能不全，或血尿、蛋白尿严重者，应卧床休息。避免受寒与感冒，避免使用对肾有毒性的药物。

（2）优质低蛋白、低磷、丰富维生素饮食。

（3）高血压和水肿者应限制盐的摄入，给予低盐饮食 1 ～ 3g/d。

（4）利尿、降压、抗凝治疗。积极控制高血压，选择对肾脏有保护作用的降压药，ACEI 或 ARB 除有降压作用外，还有减少蛋白尿和延缓肾功能恶化的作用。应用抗血小板药，可延缓肾功能衰退，常用双嘧达莫或小剂量阿司匹林。避免加重肾损伤因素，如感染、劳累、妊娠及应用肾毒性药物等。

（三）护理问题 / 医护合作性问题

1. 营养失调：低于机体需要量　与摄入减少，尿蛋白丢失，代谢紊乱有关。

2. 体液过多　与肾小球滤过率下降导致水钠潴留等因素有关。

3. 焦虑　与长期卧床、病情反复发作、治疗效果不显著有关。

4. 有感染的危险　与皮肤水肿、营养失调、应用糖皮质激素和细胞毒药物致机体抵抗力下降有关。

5. 潜在并发症：慢性肾衰竭。

（四）护理措施

1. 一般护理

（1）休息与活动：急性发作期及高血压、水肿严重伴有肾功能不全者，应绝对卧床休息，病情好转后可逐渐增加活动。

（2）饮食：给予低盐、低脂、优质低蛋白、低磷、丰富维生素饮食。糖类和脂类在饮食热量中的比例适当增加，以达到机体能量需要，防止负氮平衡。高血压和水肿者应限制盐的摄入，给予低盐饮食 1 ～ 3g/d，高度水肿者应忌盐。高脂血症患者，应限制食物中脂肪摄入，尤其是限制大量不饱和脂肪酸的摄入。

（3）定期做好病室空气的消毒，减少病区的探视人数，严格遵守无菌技术操作原则，以防止感染发生，保护好水肿部位的皮肤。

2. 病情观察　密切观察患者的生命体征尤其是血压的变化。准确记录 24 小时出入液量，监测患者尿量及肾功能变化，及时发现肾衰竭。观察水肿的消长情况及有无胸腔积液、腹水的征象。

3. 用药护理　使用利尿剂应注意患者有无电解质紊乱；服用降压药时，嘱患者活动时动作要缓慢，如起床后应该稍坐几分钟，然后缓慢站起，以防直立性低血压；应用血管紧张素转换酶抑制剂降压时，应监测电解质，防治高血钾；应用血小板解聚药（如双嘧达莫、阿司匹林）时，注意观察患者有无出血倾向，监测出、凝血时间等；应用激素或免疫抑制剂，应注意观察患者有无继发感染、上消化道出血、水钠潴留、血压升高、肝功能损害、骨质疏松及骨髓抑制等。

4. 心理护理　主动与患者沟通，鼓励患者说出其内心感受，对患者提出的问题给予耐心解答，帮助患者调整心态，正确面对现实，积极配合治疗及护理，与家属共同做好患者的疏导工作。

5. 健康指导

（1）疾病知识指导：向患者及家属讲解慢性肾炎治疗的相关知识，指导患者及家属学会观察水肿和尿量等变化，学会如何控制饮水量，坚持治疗，树立战胜疾病的信心。定期复查，发现异常及时就诊。指导患者遵医嘱服药，学会观察药物疗效和不良反应，不使用对肾功能有害的药物，如氨基糖苷类抗生素、抗真菌药等。

（2）生活指导：指导患者注意个人卫生，预防呼吸道感染和尿路感染；避免重体力劳动和剧烈运动；严格按照饮食计划进餐；嘱患者加强休息，保持良好的心态，以延缓肾功能减退。

（邓意志）

第3节　肾病综合征

● 案例 5-2

患者，男，25 岁。全身严重水肿 1 个月入院。患者 1 月前开始出现晨起时眼睑水肿，发展到全身，辅助检查：尿常规检查为大量蛋白尿，24 小时尿蛋白定量测定大于 6g。血清白蛋白低于 30g/L。血脂偏高。医疗拟诊为肾病综合征。

问题： 1. 患者目前的主要护理问题有哪些？其中首优问题是什么？

2. 请写出主要的护理措施。

3. 护士应给予哪些健康指导？

（一）概述

1. 概念　肾病综合征（NS）是由各种肾脏疾病导致的，以尿蛋白＞ 3.5g/d、血浆白蛋白＜ 30g/L、水肿和高脂血症为临床表现的一组综合征。

2. 病因　引起本综合征的病因可分为原发性和继发性两大类，原发性肾病综合征是指原因不明，由原发于肾本身的疾病引起，包括急性、急进性、慢性肾小球肾炎和原发性肾小球肾病。继发性肾病综合征是指继发于全身性疾病或临床诊断原因明确（如遗传性）的肾小球疾病。常见继发于系统性红斑狼疮肾炎、过敏性紫癜肾炎、糖尿病肾病、肾淀粉样变性等。

3. 发病机制　原发性肾病综合征的发病机制为免疫介导性炎症所致的肾脏损害。

（二）护理评估

1. 健康史　患者有急性肾炎、急进性肾炎及慢性肾炎等病史；或有系统性红斑狼疮、糖尿病、过敏性紫癜、肾淀粉样变、淋巴瘤及多发性骨髓瘤等病史。

2. 身体状况

（1）大量蛋白尿：尿蛋白＞ 3.5g/d，其发生机制是肾小球滤过屏障受损时，肾小球对血浆蛋白（多以清蛋白为主）的通透性增加，当原尿中蛋白含量超过肾小管重吸收量时，形成蛋白尿。

（2）低蛋白血症：血浆清蛋白＜ 30g/L，主要是大量蛋白尿所致。此外，胃黏膜水肿致蛋白质摄入与吸收减少、蛋白质分解增加、肠道排泄过多及肝代偿性合成清蛋白不足也是低蛋白血症的原因。

（3）水肿：是肾病综合征最突出的体征。其发生与低蛋白血症所致血浆胶体渗透压明显下降有关。严重水肿患者可合并胸腔积液、腹水和心包积液。

（4）高脂血症：以高胆固醇血症最为常见，甘油三酯、低密度脂蛋白及极低密度脂蛋白增高，主要与肝脏合成脂蛋白增加及脂蛋白分解减少有关。

（5）并发症

1）感染：是肾病综合征常见的并发症，也是本病复发和疗效不佳的主要原因之一。与大量蛋白尿和低蛋白血症导致患者营养不良、免疫功能紊乱和激素治疗有关。以呼吸道、尿路、皮肤感染最常见。

2）血栓、栓塞：由于有效循环血容量减少、血液浓缩及高脂血症使患者血液呈高凝状态，患者可发生血栓和栓塞，以肾静脉血栓最多见。

3）急性肾衰竭：因水肿导致有效循环血容量减少，肾血流量不足，引起肾前性氮质血症，经扩充血容量和利尿治疗后多可恢复；少数患者可出现肾实质性急性肾衰竭，表现为无明显诱因而出现少尿、无尿，扩容和利尿治疗无效。

3. 心理 - 社会状况　本病病程长、易复发、部分类型预后差，患者和家属可出现焦虑和悲观情绪。

4. 辅助检查

（1）尿液检查：尿蛋白定性为（+++ ～ ++++），24 小时尿蛋白定量超过 3.5g，尿中可有红细胞和颗粒管型等。

（2）血液检查：血浆清蛋白低于 30g/L，血中胆固醇、甘油三酯、低密度和极低密度脂蛋白增高。血 IgG 可降低。

（3）肾功能检查：肾衰竭时，内生肌酐清除率降低，血尿素氮和血肌酐升高。

（4）肾活组织检查：明确病理类型，指导治疗和判断预后。

5. 治疗要点　治疗目的为去除病因和诱因，消除水肿，降低血压，使尿蛋白减少乃至消失，提高血浆蛋白，降低血脂，保护肾功能，避免复发。

（1）一般治疗：有严重水肿、低蛋白血症者需卧床休息；给予正常量 [0.8 ～ 1.0g/（kg·d）] 高生物效价的优质蛋白（富含必需氨基酸的动物蛋白）饮食。热量要保证充分，水肿时应低盐（＜ 3g/d）饮食。少进富含饱和脂肪酸（动物油脂）的饮食，以减轻高脂血症。

（2）利尿消肿：卧床和限制水盐摄入为基本措施，先提高血浆胶体渗透压扩充血容量，提高肾小球滤过率，再用利尿剂可获较好的利尿效果。

（3）糖皮质激素的应用：糖皮质激素为治疗本病的主要药物。使用原则：①起始足量：泼尼松 1mg/（kg·d），口服 8 周，必要时延长至 12 周；②缓慢减药：足量治疗后每 2 ～ 3 周减原用量的 10%，当减至 20mg/d 左右时症状易反复，更应缓慢减量；③长期维持：以较小有效剂量（10mg/d）再维持半年左右。激素可采取全日量顿服或在维持用药期间两日量隔日一次顿服，以减轻激素的副作用。

（4）免疫抑制剂：一般不作为首选药物或单独应用。在激素治疗效果欠佳时加用，常用的免疫抑制剂有环磷酰胺，副作用主要有骨髓抑制（如白细胞减少）、脱发、肝损害、出血性膀胱炎、睾丸损害等。

（5）防治并发症：防止感染、血栓及栓塞、急性肾衰竭等并发症发生，纠正蛋白质及脂肪代谢紊乱，应用 ACEI 及血管紧张素Ⅱ受体拮抗剂均可减少尿蛋白。

（三）护理问题／医护合作性问题

1. 体液过多　与低蛋白血症致血浆胶体渗透压下降等有关。

2. 营养失调：低于机体需要量　与大量蛋白尿、摄入不足及吸收障碍有关。

3. 有感染的危险　与机体抵抗力下降、激素和（或）免疫抑制剂的应用有关。

4. 有皮肤完整性受损的危险　与皮肤水肿、营养不良有关。

5. 潜在并发症：血栓形成、急性肾衰竭、感染等。

（四）护理措施

1. 一般护理

（1）休息与活动：注意休息，不能过于劳累，重度水肿、低蛋白血症者需卧床休息。长期卧床或水肿严重患者，要经常变换体位，预防压疮；协助患者在床面上做关节的运动，防止肢体血栓形成；病情好转后或激素用量减少时，可适当锻炼，如户外散步、耐寒锻炼等。以不感到疲劳为宜。

（2）饮食护理：给予正常量 [0.8 ～ 1.0g/（kg・d）] 的优质蛋白饮食。保证热量供给，每日每公斤体重不少于 126 ～ 147kJ（30 ～ 35kcal）。为减轻高脂血症，应少进富含饱和脂肪酸的食物，如动物油脂，多吃富含多聚不饱和脂肪酸的食物，如芝麻油等植物油及鱼油，以及富含可溶性纤维的食物，如燕麦、豆类等。水肿时予以低盐（＜ 3g/d）饮食。高度水肿且少尿时严格控制进水量及低盐饮食。补充各种维生素及微量元素。

2. 病情观察　详细记录患者 24 小时出入液量，特别是尿量变化。中、重度水肿患者应严格控制水的摄入，饮水原则为前一日尿量加 500ml，并给予低盐饮食。观察有无感染征象，保持皮肤清洁、干燥，避免水肿皮肤长时间受压，防止水肿皮肤受损，注射完后压迫一定时间，避免医源性皮肤损伤。定期监测尿常规、肾功能、血浆白蛋白、血清电解质等变化。

3. 用药护理

（1）糖皮质激素：长期使用可出现水钠潴留、高血压、动脉粥样硬化、糖尿病、精神兴奋性增高、消化道出血、骨质疏松、继发感染、类肾上腺皮质功能亢进症、满月脸及向心性肥胖等不良反应。使用过程中应注意起始用量要足，撤减药要慢，维持用药要久。

（2）免疫抑制剂：常与糖皮质激素合用，可减轻或避免不良反应。使用环磷酰胺的过程中，可出现恶心、呕吐、白细胞计数减少、肝功能损害、脱发、性腺抑制和出血性膀胱炎等不良反应。长期使用环孢素可出现肝肾毒性、多毛、牙龈增生、血压升高和高尿酸血症等。用药过程中应定期进行血液、尿液、肝肾功能和血生化检查，注意监测血药浓度。

（3）利尿剂：用药期间应准确记录 24 小时出入液量，定期复查电解质，发现问题及时报告医师处理。

4. 心理护理　与患者沟通，让患者对治疗及预后有所了解，引导多说话，减轻悲观心理，树立战胜疾病的信心，保持良好的心态积极配合治疗与护理。

5. 健康指导

（1）疾病知识指导：指导患者注意个人卫生和口腔护理，每日早晚刷牙两次，预防口腔炎，刷牙时选用软毛刷，动作轻柔，防止损伤牙龈及口腔黏膜。饭后用苏打水漱口，每日 2 ～ 3 次，预防真菌感染。坚持遵医嘱服药，尤其使用激素时，勿自行减量或停药，以免引起反跳。

教会患者自我监测水肿、尿蛋白和肾功能变化，定期随访。

（2）生活指导：指导患者注意休息，避免劳累，适度活动，以免发生肢体血栓等并发症。告诉患者优质蛋白、高热量、低脂及低盐饮食的重要性，合理安排每天饮食。

（邓意志）

第4节 尿路感染

案例 5-3

患者，女，39岁，已婚。因尿频、尿急、尿痛及左侧腰痛伴发热1天就诊。患者1天前出现左侧腰痛，呈钝痛，伴发热，同时有尿频、尿急，尿液外观混浊。查体：体温38.9℃，血压130/80mmHg，心率96次/分，急性病容，心肺无异常，腹软，左肋脊角有压痛及叩击痛。辅助检查：血常规示WBC 12×10^9/L，N 0.87，Hb 123g/L，PLT 130×10^9/L；尿常规蛋白（-），NIT（+），WBC 40～60个/HP，RBC 5～10个/HP。医疗拟诊为急性肾盂肾炎。

问题：1. 患者目前的主要护理问题有哪些？其中首优问题是什么？

2. 请写出主要的护理措施。

3. 护士应给予哪些健康指导？

（一）概述

1. 概念　尿路感染是由各种病原微生物在尿路中生长、繁殖而导致的尿路感染性疾病。尿路感染分为上尿路感染（肾盂肾炎）和下尿路感染（膀胱炎和尿道炎）。尿路感染发病率大约为2%，女：男为10：1，多见于育龄女性、老年人、免疫功能低下及泌尿系统其他疾病者。

2. 病因　尿路感染的致病菌绝大多数为肠道革兰阴性杆菌，尤其是大肠埃希菌最多见，占90%，其次是副大肠埃希菌、变形杆菌、葡萄球菌、粪链球菌等。

3. 感染途径　①上行感染：又称逆行感染，最常见，致病菌经尿道外口沿尿道膀胱、输尿管到达肾盂；②血行感染：身体内感染病灶的细菌进入血液，到达肾盂，金黄色葡萄球菌为主要的致病菌；③淋巴道感染：极其少见，细菌从邻近器官病灶经过淋巴管进入肾盂；④直接感染：外伤和（或）邻近器官发生感染时细菌直接蔓延所引起。

健康人有防御细菌入侵尿路的能力，包括尿液不断冲洗、尿液中高浓度尿素和酸性环境及膀胱黏膜分泌的有机酸和抗体等，细菌入侵尿路也不一定致病，当机体这些防御机制被破坏后即发生尿路感染。

4. 易感因素　①尿路梗阻：最常见，有尿路梗阻者尿路感染的发生率比正常人高10倍。由于梗阻尿液不断冲洗的作用减弱，细菌容易生长和繁殖。常见的梗阻原因有尿路狭窄、结石、肿瘤及前列腺增生等。②女性：尿道短而直，尿道口距离肛门和阴道口近，容易被污染。③机体抵抗力下降：长期使用免疫抑制剂和全身性疾病如糖尿病、肝脏疾病、营养不良等。④其他：妊娠、妇科炎症、前列腺炎症、留置导尿管及膀胱镜检查等。

5. 病理　急性膀胱炎的病理改变是膀胱黏膜充血、潮红、上皮细胞肿胀，黏膜下组织充血、水肿和炎细胞浸润。急性肾盂肾炎的病理改变是出现肾盂黏膜充血、水肿，黏膜下组织炎细胞浸润。慢性肾盂肾炎时肾体积缩小、表面不平，重者肾实质广泛萎缩形成固缩肾。

（二）护理评估

1. 健康史　常有全身感染、尿流不畅和尿路梗阻的疾病等病史；细菌性前列腺炎、留置导尿管、膀胱镜检查及尿道扩张等病史；有长期使用免疫抑制剂及全身慢性疾病等病史。

2. 身体评估

（1）症状

1）急性膀胱炎：一般无明显的全身感染症状。患者主要表现为尿频、尿急、尿痛及下腹部不适等膀胱刺激症状，常有白细胞尿，约 30% 患者有血尿。

2）急性肾盂肾炎：起病急，常有寒战、高热、头痛、乏力、肌肉酸痛、食欲减退、恶心及呕吐等全身症状；尿频、尿急、尿痛、下腹部不适、血尿、脓尿、腰痛等泌尿系统表现。肾盂肾炎反复发作，迁延不愈，病程超过半年即转为慢性肾盂肾炎。

3）无症状性菌尿：又称隐匿型尿路感染，即患者有真性菌尿而无尿感的症状，常因其他原因做尿细菌学检查时发现，多见于老年人和孕妇，可发展为急性肾盂肾炎。

（2）体征：急性肾盂肾炎患者常有痛苦面容，肋脊角压痛和（或）叩击痛，耻骨上膀胱区压痛。

3. 心理 - 社会状况　由于起病急，发热，疼痛，常引起患者烦躁、紧张及焦虑；涉及外阴及性生活等方面的询问时，患者有害羞感和精神负担；反复发作者，易产生焦虑和消极情绪。

4. 辅助检查

（1）尿常规：急性期尿沉渣镜检白细胞≥ 5 个 /HP，白细胞管型对肾盂肾炎有诊断价值；少数人有镜下血尿，极少数人可有肉眼血尿；尿蛋白少量，一般＜ 2.0g/d。

（2）尿细菌定量培养：取清洁中段尿作细菌培养，如尿菌落数＞ 10^5/ml，表明有泌尿系统感染。

（3）血常规：急性期白细胞计数＞ 10×10^9/L，中性粒细胞数＞ 70%；慢性期红细胞及血红蛋白可降低。

（4）肾功能检查：慢性期可出现肾功能异常，如夜尿增多，尿渗透压降低、血尿素氮、血肌酐增高等。

（5）其他检查：腹部 X 线平片、肾盂造影、同位素、B 超、磁共振检查等，以了解有无泌尿系统的易感因素存在及慢性肾盂肾炎的肾功能情况等。

5. 治疗要点　治疗原则是去除易患因素，合理使用抗生素，控制症状，防止复发。在未有药物敏感试验结果时，应选用对革兰阴性杆菌有效的抗菌药物，获得尿培养结果后，根据药敏试验选择药物。常用磺胺类、喹诺酮类、氨基糖苷类抗生素和第三代头孢菌素类药物。已有肾功能不全者，则应避免应用肾毒性药物。急性肾盂肾炎抗菌药物疗程通常为 10 ～ 14 天。或症状消失，尿检查阴性后继续用 3 ～ 5 天。停药后应每周复查尿常规和细菌培养 1 次，共 2 ～ 3 周，至第 6 周再复查 1 次，结果均为阴性为临床痊愈，若为阳性，应再用抗菌药治疗一个疗程。

无症状性菌尿一般不需要治疗，但妊娠妇女则必须治疗，选择肾毒性小的药物。慢性尿路感染，最重要的治疗措施是寻找病因，去除易患因素，解除尿流不畅和尿路梗阻，提高机体免疫力，根据药物敏感试验结果选择两类抗菌药联合用药，疗程需 2 ～ 3 周。

（三）护理问题 / 医护合作性问题

1. 排尿异常：尿频、尿急、尿痛　与泌尿系统感染有关。

2. 体温过高　与尿路感染有关。

3. 急性疼痛　与尿路感染有关。

4. 潜在并发症：肾乳头坏死、肾周脓肿等。

（四）护理措施

1. 一般护理

（1）合理休息：急性期保证休息和睡眠，不能过于劳累。慢性期不宜从事重体力劳动。高热患者应卧床休息。

（2）饮食护理：给予高蛋白、高维生素和易消化的清淡饮食，多饮水，勤排尿，如无禁忌，每日饮水量应多于2500ml，使尿量增加，以冲洗尿路，促进细菌及炎性分泌物排出，有助于发热的控制，缓解尿路刺激症状。

2. 病情观察　密切观察全身情况、体温和尿液的变化。观察尿路刺激征、腰痛的情况及伴随症状。若高热持续不退或体温升高，伴腰痛加剧等，常提示肾周脓肿和肾乳头坏死等并发症，应及时报告医师并协助处理。

3. 对症护理　体温超过39℃时可采用冰敷、乙醇擦浴等措施进行物理降温。出现肾区或膀胱区疼痛时，尽量不要弯腰、站立或坐位，指导患者膀胱区热敷或按摩，必要时根据医嘱碱化尿液或应用抗胆碱能药物。

4. 用药护理　遵医嘱用药，注意观察药物疗效及不良反应。如口服磺胺类药物期间，应多饮水，同时服用碳酸氢钠以增强疗效，减少磺胺结晶的形成；氨基糖苷类抗生素可导致听力下降和肾功能下降，对老年人和儿童应该减少剂量，定期检查听力、血象和肾功能。

5. 心理护理　指导患者放松心态、转移注意力，消除紧张情绪及恐惧心理，积极配合治疗。对反复发作、迁延不愈的患者，应与其分析原因，克服急躁情绪，保持良好心态，树立战胜疾病的信心并共同制订护理计划。

6. 健康指导

（1）疾病知识指导：加强卫生宣传教育，注意个人清洁卫生，尤其是注意会阴部及肛周皮肤的清洁。如果炎症与性生活有关，注意房事后排尿，并口服抗菌药物。严格掌握尿路器械检查的指征。

（2）生活指导：多饮水，勤排尿，消除各种易感因素是预防发病的重要措施。避免过度劳累，坚持体育锻炼，增强机体的抵抗力。

（3）用药指导：遵医嘱应用抗菌药物，坚持完成疗程是治愈的关键，积极治疗急性肾盂肾炎，防止迁延不愈转为慢性，减少肾衰竭的发生。

（邓意志）

第5节　肾　衰　竭

● 案例 5-4

患者，男，50岁。因反复水肿、血尿、高血压5年，食欲缺乏、恶心1周入院。患者于5年前因“感冒”发热后出现眼睑、双下肢水肿，曾以“肾炎”进行治疗。护理体检：体温39.5℃，脉搏110次/分，律齐。肝、脾未触及，双下肢明显水肿。尿液检查：有红细胞和尿蛋白；血液检查：血红蛋白45g/L，血清钾6.0mmol/L，血肌酐700μmol/L，血尿素氮 25mmol/L。

问题： 1. 患者目前的主要护理问题有哪些？其中首优问题是什么？

2. 请写出主要的护理措施。

3. 护士应给予哪些健康指导？

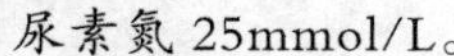

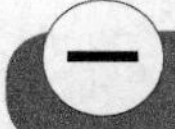

一 慢性肾衰竭

（一）概述

1. 概念　慢性肾衰竭（CRF）是发生在各种慢性肾实质疾病后期的一种临床综合征。它以肾功能进行性减退，代谢产物潴留，水、电解质和酸碱平衡失调及各系统受累为主要表现。

2. 病因　病因复杂，50% ～ 60% 的慢性肾衰竭由慢性肾小球肾炎引起。其次为慢性肾盂肾炎，占 15% ～ 20%。继发于全身性疾病与中毒的肾脏病变如高血压肾小动脉硬化、糖尿病肾病、系统性红斑狼疮、过敏性紫癜、慢性尿路梗阻等亦可引起。

3. 分期　根据肾功能损害程度可分为四期：肾功能代偿期、肾功能失代偿期（氮质血症期）、肾衰竭期（尿毒症前期）、尿毒症期，见表 5-1。

表 5-1　中国慢性肾衰竭分期

分期	肌酐清除率（Ccr）/（ml/min）	血肌酐（Scr）/（μmol/L）	临床表现
肾功能代偿期	50 ～ 80	133 ～ 177	仅有原发疾病表现，无其他症状
肾功能失代偿期	25 ～ 50	186 ～ 422	夜尿多、乏力、食欲减退和不同程度贫血
肾衰竭期	10 ～ 25	451 ～ 707	贫血加重、消化道症状明显，可有轻度水、电解质、酸碱平衡紊乱
尿毒症期	＜ 10	≥ 707	各种明显的尿毒症症状

（二）护理评估

1. 健康史　询问有无慢性肾小球肾炎、慢性肾盂肾炎，以及全身性疾病与中毒的肾脏病变如高血压肾小动脉硬化、糖尿病肾病、系统性红斑狼疮、过敏性紫癜、慢性尿路梗阻等病史。

2. 身体状况

（1）尿毒症毒素引起的各系统症状

1）消化道表现：是患者最早、最常见的症状，恶心、呕吐、腹泻，晚期口腔黏膜溃烂，口中有氨味，消化道大出血等。

2）精神、神经系统表现：主要表现为尿毒症性脑病及周围神经病变两类。尿毒症脑病早期表现为疲乏、头痛、注意力不集中、记忆力和智力减退、失眠，精神委靡、烦躁或抑郁及其他精神症状如幻觉、妄想，严重者昏迷。

3）心血管系统表现：以高血压为最常见，长期高血压引起心脏扩大、心律失常、心力衰竭。心力衰竭和心律失常等心血管病变是慢性肾衰竭的主要死亡原因之一，尿毒症性心包炎为晚期表现，主要与毒素积聚并刺激心包有关，可因心包积液增多致心脏压塞。

4）造血系统表现：贫血为必有症状，贫血原因包括肾产生促红细胞生成素减少，红细胞寿命缩短，存在抑制红细胞生成的物质，造血物质铁、叶酸、蛋白质等缺乏。出血表现为鼻出血、牙龈出血、月经量增多、皮肤瘀斑及呕血、便血等。

5）呼吸系统表现：因机体免疫功能低下，易合并肺部感染，由于代谢产物潴留可引起尿毒症性支气管炎、肺炎、胸膜炎。因代谢性酸中毒而呼吸快，重者呈酸中毒大呼吸。

6）皮肤表现：皮肤干燥、脱屑无光泽，弹性差、色素沉着，面色萎黄。常见皮肤瘙痒，与继发性甲状旁腺功能亢进引起钙沉着于皮肤和周围神经，以及尿素自汗腺排出后，沉着于皮肤表面，结晶形成尿素霜刺激皮肤有关。

7）肾性骨营养不良症：简称肾性骨病。常见的有纤维性骨炎、尿毒症骨软化症、骨质疏松症和骨硬化症。晚期可发生骨痛、关节畸形、病理性骨折等。

（2）水、电解质及酸碱平衡失调的表现

1）水、电解质紊乱：①脱水或水肿。②低钠或高钠血症。③低钾或高钾血症：当血钾 > 6.5mmol/L 时可发生严重心律失常或心搏骤停。④低钙和高磷血症：极常见。可引起继发性甲状旁腺功能亢进症，致骨质脱钙、骨软化、纤维性骨炎等肾性骨病。尿毒症代谢性酸中毒用碱性药纠正后，游离钙减少，可引起手足搐搦症。⑤高镁或低镁血症。

2）代谢性酸中毒：为必有表现。引起的原因：①酸性代谢产物潴留；②肾小管重吸收碳酸氢盐减少；③肾小管排泌氢离子和生成氨的能力减退；④腹泻导致碱性肠液丢失。

（3）代谢、内分泌紊乱和免疫功能低下的表现

1）代谢紊乱：表现为体温不升、葡萄糖耐量试验降低，患者血浆清蛋白降低，必需氨基酸缺乏，呈负氮平衡状态。

2）内分泌紊乱：空腹血胰岛素升高，促甲状腺素、睾丸素及皮质醇较正常偏低，甲状腺、性腺功能低下，生长发育迟缓。

3）免疫功能低下：各种免疫球蛋白降低，机体抵抗力差，易合并呼吸系统、泌尿系统及皮肤感染。

3. 心理 - 社会状况　由于患者对慢性肾衰竭的预后、接受透析疗法等存在恐惧感和绝望，加之治疗费昂贵，常导致患者及家属思想负担及经济负担过重，产生焦虑、精神紧张、烦躁不安、失眠、恐惧等心理，甚至对治疗失去信心。

4. 辅助检查

（1）血常规：红细胞计数降低，血红蛋白含量下降，白细胞计数可升高或降低。

（2）尿液检查：夜尿增多，尿渗透压下降。尿沉渣中可有红细胞、白细胞、颗粒管型、蜡样管型等。

（3）肾功能检查：血肌酐、尿素、尿酸增高，内生肌酐清除率降低，有代谢性酸中毒等。

（4）血清电解质测定：血钙偏低，血磷增高，血清钾、钠可正常、降低或增高。

（5）B 超或 X 线平片：双肾缩小。

5. 慢性肾脏病（CKD）分期及建议　依据美国肾脏病基金会制订的指南将 CKD 分为 1 ～ 5 期，见表 5-2。该分期的目的是早期识别和防治 CKD，有助于晚期慢性肾衰竭的及时诊断和治疗。

表 5-2　慢性肾脏病的分期及建议

分期	特征	肾小球滤过率（GFR）/[ml/（min·1.73m²）]	防治目标与措施
1	GFR 正常或升高	≥ 90	CKD 诊治；延缓症状；保护肾功能
2	GFR 轻度降低	60 ～ 89	评估、延缓 CKD 进展；降低心血管病风险
3a	GFR 轻到中度降低	45 ～ 59	
3b	GFR 中到重度降低	30 ～ 44	延缓 CKD 进展；评估、治疗并发症
4	GFR 重度降低	15 ～ 29	综合治疗；透析前准备
5	ESRD（终末期肾病）	＜ 15	如出现尿毒症，需及时替代治疗（透析或肾移植）

6. 治疗要点　治疗原则是按照不同阶段，选择不同的防治策略，具体措施包括积极治疗原发病，去除加重肾衰竭的诱因，纠正水、电解质、酸碱平衡失调及对症处理，必要时行透析或肾移植治疗。

（1）去除诱因：对已有肾损害的患者去除诱因是保护肾功能的有效措施，对尿毒症患者应尽力寻找并去除诱因，如控制感染，纠正血容量不足、高血压和电解质紊乱，不用或停用肾毒性药物等，常可使恶化的肾功能部分甚至完全缓解。

（2）减轻氮质血症：每天供给热量 146kJ（35cal）/kg，优质蛋白 0.6 ～ 0.8/g（kg·d），如鸡蛋、牛奶、瘦肉和鱼等含必需氨基酸高的食物，可促进正氮平衡，减轻氮质血症。

（3）对症治疗

1）胃肠道症状：恶心呕吐可用多潘立酮 10mg 口服，每日 3 次，重者可肌内注射地西泮 10mg 或氯丙嗪 12.5 ～ 25mg，同时注意口腔卫生，保持大便通畅。

2）高血压：对高血压进行及时、合理的治疗，可保护靶器官（心、肾、脑等）。以 ACEI、ARB、Ca^{2+} 拮抗剂的应用较为广泛。

3）贫血和出血倾向：重度贫血可输少量新鲜血液或红细胞，或应用促红细胞生成素，皮肤黏膜出血除用止血药外，严重者可输血小板。

4）心力衰竭：处理原则同非尿毒症引起的心力衰竭，洋地黄制剂易蓄积，与体内蛋白结合力高，易中毒，因此宜选用作用快的制剂如毛花苷 C、毒毛花苷 K，剂量要小。

5）控制感染：合并感染时应及时使用有效抗生素，忌用对肾有损害的抗生素如庆大霉素、卡那霉素及多黏菌素、磺胺类药物等。

（4）肾脏替代治疗：是终末期肾衰竭患者唯一的有效治疗方法。最近提出了适时开始透析和一体化（综合）治疗的概念，以提高终末期肾衰竭患者的存活率和生活质量。肾脏替代治疗包括：

1）透析治疗：包括腹膜透析和血液透析。

腹膜透析包括连续性和间歇性腹膜透析两种。近年来腹膜透析连接系统的改进，包括自动腹膜透析机的应用，使腹膜透析有关的感染并发症减少。其操作简单，安全有效以及残存肾功能保护较好的特点在肾脏替代治疗中起了非常重要的作用。

血液透析通过扩散、对流及吸附清除体内积聚的毒性代谢产物，清除体内潴留的水分，纠正酸中毒，达到治疗目的。随着透析设备更趋先进，其治疗效果更好、更安全。

2）肾移植：成功的肾移植可以使患者恢复正常的肾功能（包括内分泌和代谢功能）。肾

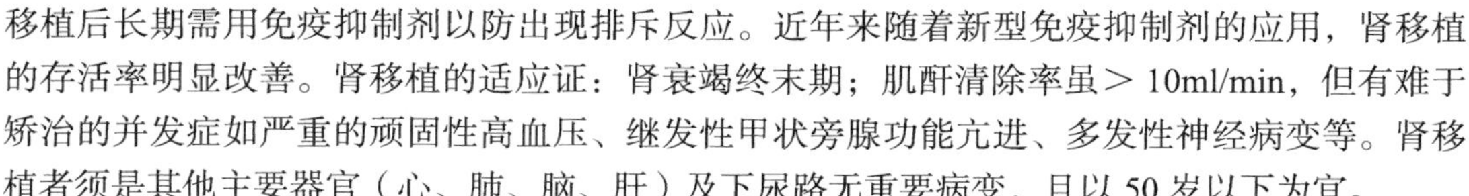

移植后长期需用免疫抑制剂以防出现排斥反应。近年来随着新型免疫抑制剂的应用，肾移植的存活率明显改善。肾移植的适应证：肾衰竭终末期；肌酐清除率虽＞10ml/min，但有难于矫治的并发症如严重的顽固性高血压、继发性甲状旁腺功能亢进、多发性神经病变等。肾移植者须是其他主要器官（心、肺、脑、肝）及下尿路无重要病变，且以 50 岁以下为宜。

（三）护理问题／医护合作性问题

1. 体液过多　与肾小球的滤过功能降低、心功能不全等因素有关。

2. 营养失调：低于机体需要量　与长期限制蛋白质摄入、消化吸收功能紊乱等有关。

3. 活动无耐力　与心血管并发症、贫血等有关。

4. 有感染的危险　与机体免疫功能低下、白细胞功能异常、透析等有关。

5. 潜在并发症：水、电解质、酸碱平衡失调。

（四）护理措施

1. 一般护理

（1）休息与活动：病情严重者卧床休息，病情缓解后适当活动，避免劳累。

（2）饮食护理：给予高热量、高维生素、优质低蛋白、低磷高钙饮食。高钾血症者，应限制含钾高食物的摄入。低钙血症者，应摄入含钙较高的食物如牛奶，或遵医嘱使用活性维生素 D 及钙剂。

2. 病情观察　密切观察患者的生命体征，定时测量体重，准确记录出入水量。定期监测血尿素氮、血肌酐、血电解质、血清蛋白、血红蛋白等变化。观察有无液体量过多的症状和体征，注意有无感染的出现，有无高钾血症、低钙血症的征象，发现异常及时报告医生处理。

3. 对症护理

（1）维持水、电解质平衡：有少尿、水肿、高血压和心力衰竭者，应限制饮水量及盐的摄入量。饮水量一般为 500 ～ 600ml 加上前一日的尿量再减去当日输液量，如果尿量＞1000ml/d 且无水肿者，则不必限制；当患者血钾高、尿量少于 1000ml/d 时，应避免进食含钾高的食物，如豆类、海带、紫菜、银耳、木耳、菠菜、苋菜、薯类、芋头、坚果、桃子、香蕉、红枣等；出现骨质疏松和贫血时应补充钙和铁含量多的食物；氮质血症初期，应限制磷的摄入，一般每日不超 600mg。

（2）减轻恶心、呕吐：①于夜间睡前饮水 1 ～ 2 次，以防止因夜间脱水引起尿毒素浓度升高而导致早晨恶心；②及时清除呕吐物，保持口腔清洁、湿润；③顽固性呕吐者可按医嘱给予氯丙嗪肌内注射；④采用透析疗法，以清除血液中的代谢废物及有毒物质，可有效地减轻恶心、呕吐。

（3）皮肤护理：保持皮肤清洁，避免皮肤损害，指导患者抬高水肿部位，且每 2 小时改变一次姿势，以避免水肿部位皮肤长期受压，而发生感染甚至压疮。

4. 用药护理　注意观察利尿剂、碳酸氢钠、降压药、钙剂等药物的疗效及副作用。督促患者坚持用药，即使蛋白尿及症状消失，但当病情恶化或出现严重副作用时应及时就诊。

5. 心理护理

（1）建立良好的护患关系，护士应通过与患者语言及非语言交流、给予患者精心照顾，取得患者的信任，获得良好的心理护理效应。

（2）稳定患者情绪，给予心理支持和疏导，主动仔细倾听患者对感受的诉说，进行心理卫生指导，使其掌握自我调节的方法，如听音乐、看书、看电视、闭目养神、消除杂念等，以避免焦虑、绝望情绪的产生。

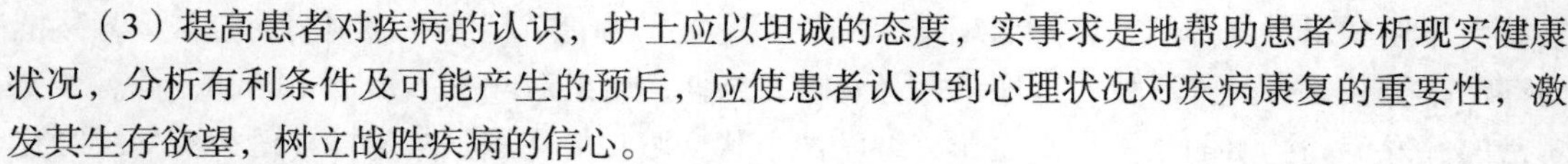

（3）提高患者对疾病的认识，护士应以坦诚的态度，实事求是地帮助患者分析现实健康状况，分析有利条件及可能产生的预后，应使患者认识到心理状况对疾病康复的重要性，激发其生存欲望，树立战胜疾病的信心。

6. 健康指导

（1）疾病知识指导：告诉患者晚期慢性肾衰竭的治疗方法，说明遵医嘱服药和透析治疗的重要性和必要性。嘱患者定期复查肾功能、血清电解质等，如有异常情况及时就医。

（2）生活指导：指导合理饮食，说明量出而入的饮水原则及其重要性，合理摄入蛋白质，劳逸结合，避免劳累和重体力活动。

（3）用药指导：遵医嘱用药，避免使用对肾脏有损害的药物，如氨基糖苷类等。

二 急性肾衰竭

（一）概述

1. 概念　急性肾衰竭（acute renal failure，ARF），是各种原因引起的肾功能在短期内急剧进行性减退的临床综合征。临床特征主要为肾小球滤过率明显降低所致的氮质血症，以及肾小管重吸收和排泄功能障碍所致的水、电解质和酸碱平衡失调。临床上根据尿量减少与否分为少尿（无尿）型和非少尿型。

2. 病因　急性肾衰竭的病因很多，按传统分为肾前性、肾实质性和肾后性三大类。

（1）肾前性：是指肾脏本身无器质性病变，由于循环血容量不足，心排血量减少，导致肾脏血液灌注量减少，而致肾小球滤过率降低。

（2）肾实质性：是指肾脏器质性损害引起的急性肾衰竭。以急性肾小管坏死为最常见，占 75% ～ 80%。引起急性肾小管坏死最常见的原因是缺血性病变，其他还包括某些药物中毒、血管内溶血等。引起肾实质性损害的疾病还有急性肾炎、急进性肾炎、急性间质性肾炎、多发性小血管炎等。

（3）肾后性：是指因肾以下尿路梗阻所致，及时解除梗阻常可使肾功能迅速恢复正常。常见的原因有尿路结石、前列腺肥大和肿瘤等引起的尿路梗阻。

3. 发病机制　急性肾衰竭的发病机制尚有争议，当前有下列几种学说。

（1）肾小管阻塞学说：肾小管堵塞（变性坏死的上皮细胞及脱落的微绒毛碎片或血红蛋白等所致），使堵塞以上肾小管内压增高，继而使肾小囊内压升高，导致肾小球滤过率下降或停止。

（2）反漏学说：肾小管上皮细胞受损后，肾小管壁失去完整性，造成肾小管内液反漏至肾间质，引起肾间质水肿，压迫肾小球和肾小管，加重肾缺血，使肾小球滤过率更低。

（3）肾血流动力学改变：实验表明，在急性肾小管坏死时，肾血流量会重新分布，几乎没有血流至肾小球，从而导致肾小球滤过率降低。

（4）弥散性血管内凝血：多由于败血症、流行性出血热、休克、产后出血、出血坏死性胰腺炎等原因引起弥散性血管内凝血，而引起急性肾衰竭。

（二）身体评估

1. 健康史　询问有无循环血容量不足，心排血量减少，导致肾脏血液灌注量减少的原因。有无肾脏器质性损害病史，如急性肾炎、急进性肾炎、急性间质性肾炎、多发性小血管炎等。有无尿路结石、前列腺肥大和肿瘤等引起的尿路梗阻病史。

2. 身体状况　急性肾衰竭的表现主要包括三方面，即原发疾病、急性肾衰竭引起的代谢紊乱和并发症。临床过程中可分为三个阶段，即少尿期、多尿期和恢复期。

（1）少尿或无尿期

1）尿量减少：患者表现为尿量骤减或逐渐减少。少尿期一般为 7 ～ 14 天，极少数可达 30 ～ 70 天。

2）水、电解质紊乱和酸碱平衡失调：①水过多：主要原因为肾脏排尿减少，患者表现为全身水肿，严重时出现肺水肿、脑水肿、急性心力衰竭等而危及生命。②高钾血症：引起高钾血症的原因，除肾排泄过少外，酸中毒、组织分解过快等也是常见原因。高钾血症可诱发各种心律失常甚至心搏骤停。③代谢性酸中毒：与肾小球滤过功能降低，使酸性代谢产物排出减少，以及肾小管分泌氢离子功能丧失等因素有关。④其他：可有低钙、高磷、低钠、低氯血症等。

3）氮质血症：由于少尿或无尿，使得氮质和其他代谢废物的排出减少，血中尿素氮及肌酐升高。

4）各系统表现：全身各系统均可受累，其表现与慢性肾衰竭相似，首先出现消化系统症状，如恶心、呕吐、腹胀等；呼吸系统可有肺水肿、尿毒症性肺炎等；循环系统可有高血压、心力衰竭、心律失常、心包炎；其他还有中枢神经系统、造血系统表现等。

（2）多尿期：进行性尿量增多是肾功能开始恢复的标志。每日尿量可成倍增加，进入多尿期 5 ～ 7 天时，每日可达 3000ml。多尿期肾功能并不立即恢复，患者血尿素氮（BUN）和血肌酐（Scr）仍可上升。由于尿量骤增，患者可出现电解质紊乱的表现。

（3）恢复期：尿量逐渐恢复正常，BUN 和 Scr 下降，接近正常。肾小球滤过功能多在 3 ～ 12 个月内恢复，部分患者肾小管浓缩功能的完全恢复需要 6 ～ 12 个月。

3. 心理 - 社会状况　患者常因病情严重出现焦虑、精神紧张、注意力不集中、烦躁不安、失眠等心理，甚至对治疗失去信心。

4. 辅助检查

（1）血液检查：少尿期可有轻、中度贫血，BUN 每日升高 3.6 ～ 10.7mmol/L，Scr 每日升高 44.2 ～ 88.4μmol/L，血清钾浓度可大于 5.5mmol/L，可有血钠、血钙、血磷升高。

（2）尿液检查：尿蛋白定性多为（+ ～ ++）；尿沉渣镜检可见肾小管上皮细胞及其管型、颗粒管型及少量红细胞、白细胞；尿比重多在 1.015 以下。

5. 治疗要点

（1）少尿期的治疗

1）一般治疗：积极控制原发病因，去除加重急性肾损伤的可逆因素。

2）高钾血症的处理：当血钾浓度超过 6mmol/L 时，应立即采取措施。常用措施：① 10% 葡萄糖酸钙 10ml 静脉注射，11.2% 乳酸钠 40 ～ 200ml 静脉注射，伴代谢性酸中毒可予 5% $NaHCO_3$ 250ml 静脉滴注，以对抗高血钾对心脏的毒性作用；② 25% 葡萄糖 200ml 加入胰岛素 16 ～ 20U 静脉滴注，以促使钾从细胞外转入细胞内；③钠型离子交换树脂 15 ～ 20g 加在 25% 山梨醇溶液 100ml 中口服，以促使钾从消化道排出。上述处理方法仅为临时的应急措施，一般仅能维持 2 ～ 6 小时，不久可以再次发生高钾血症。故上述处理后应及时行透析治疗，因为透析疗法是处理高钾血症最有效的方法。

3）其他：纠正水、电解质和酸碱平衡紊乱，防治感染等。

4）透析疗法。

（2）多尿期治疗：多尿期开始，威胁生命的并发症依然存在。此期治疗重点是维持水、电解质和碱酸平衡，控制氮质血症，治疗原发病和防止各种并发症。多尿期约持续 1 周，可见 BUN、Scr 逐渐降至接近正常范围。

（3）恢复期治疗：一般无须特殊处理，定期随访肾功能，避免使用对肾有损害的药物。

（三）护理问题／医护合作性问题

1. 体液过多　与肾衰竭所致肾小球滤过率降低有关。

2. 体液不足　与肾小管对水钠重吸收不良有关。

3. 营养失调：低于机体需要量　与患者摄食减少及饮食受到限制有关。

4. 有感染的危险　与机体免疫力低下有关。

（四）护理措施

1. 一般护理

（1）休息与活动：少尿期及多尿期应卧床休息，恢复期逐渐恢复活动，但避免劳累。

（2）饮食护理

1）合理摄入蛋白质：处于少尿期者，48 ～ 72 小时内应禁食蛋白质，病情缓解后可适当给予优质蛋白质，每日少于 20g，并适量补充氨基酸液；多尿期初期仍按少尿期的量供给，进入多尿期 5 ～ 7 天后，按每日 45g 或 0.5 ～ 0.8g/（kg · d）供给。

2）供给足够的热量：尽可能给予高糖、高脂肪饮食，以保证机体代谢的需要，减少负氮平衡，防止机体蛋白质的进一步分解。热量供给按 126 ～ 146kJ/（kg · d）计算，必要时静脉补充营养物质。

3）维持体内水平衡：护士应准确记录 24 小时液体出入量，并将目的、方法告诉患者或其家属，以便积极配合。

少尿期，24 小时补液量为前一日显性失液量和不显性失液量之和，再减去内生水量。显性失液量是指尿量、粪便、呕吐物、出汗、引流液及创面渗液等可以观察到的液量；不显性失液量是指从呼吸中丢失的水分（400 ～ 500ml）和从皮肤蒸发失去的水分（300 ～ 400ml），一般参考体温、气温和湿度等估计不显性失液量；内生水是指 24 小时体内组织代谢、食物氧化和补液中葡萄糖氧化所生成水的总和。通常不显性失液量减内生水量一般按 500 ～ 600ml 计算，作为基础补液量。在实际应用中，当日补液量一般是前一日显性失液量加上 500ml（基础补液量）。在补液过程中护士应注意观察补液有无过多表现，下列几点可作为补液过多的参考指标：①皮下水肿；②每日体重增加超过 0.5kg 或以上；③血清钠偏低，且无失钠基础；④中心静脉压高于 1.18kPa（12cmH_2O）；⑤胸部 X 线片显示肺充血；⑥心率、呼吸增快，血压升高。发现上述表现时，护士应及时通知医生。

多尿期，入液量为前一天尿量的 2/3，再加上 720ml 即可。

4）维持钠、钾盐平衡：少尿期，应低盐饮食，每日供给＜ 3g，严格限制钾的入量，告诉患者不宜吃香蕉、桃子、菠菜、油菜、蘑菇、木耳、花生等含钾高的食物；当每日尿量超过 2000ml 时，应酌情补充钠、钾盐。

2. 病情观察　密切观察生命体征、水肿情况以及有无体液过多所致心力衰竭的表现，监测肾功能和生化检查（如血尿素氮、血肌酐、钾、钠、氯、钙、二氧化碳结合率等），记 24

小时出入量。

3. 对症护理

（1）高血钾的护理

1）早期发现高血钾：每 2 小时测量血压、脉搏、呼吸一次，有条件者可行床旁心电监护。

2）限制钾的入量：少食或忌食富含钾的蔬菜、水果，不输库存血。

3）及时处理高血钾：当发现患者有恶心、四肢麻木或脉搏减慢等现象，应立即抽血测血钾，当浓度在 6.0mmol/L 以上者，立即告知医生并遵医嘱给药或联系透析并做好护理（护理措施参照本章第 6 节）。

4）纠正酸中毒：严重酸中毒可加重高钾血症故应遵医嘱给药及时治疗。

（2）预防感染：感染为少尿期的主要死亡原因，护士应注意以下几点：

1）病室保持清洁，定期用紫外线消毒。

2）协助患者做好全身皮肤黏膜清洁，限制探视患者。

3）各种操作严格按照无菌规程进行，卧床患者定时更换体位。

4）观察患者有无出现皮肤、泌尿系统、呼吸系统等感染征象。

4. 心理护理　急性肾衰竭病情危重，监测项目多，应多与患者沟通，解释治疗护理措施的必要性，让患者参与治疗，树立信心。多关心、体贴患者，共同度过危险期。

5. 健康指导

（1）疾病知识指导：向患者及其家属讲述急性肾衰竭的概念、病因，治疗、护理意义和注意事项，使之积极配合。

（2）生活指导：指导患者及家属合理饮食，教会出入液量的计算方法，严格控制出入量。指导患者病情重时卧床休息，缓解后适当活动，出院后注意劳逸结合、预防感冒，如有感染、创伤等要及时就医。

（3）用药指导：指导患者出院后应摄取营养丰富的饮食，避免摄入对肾脏有损害的药物和毒物等（如氨基糖苷类抗生素）；对接触毒性物质的作业人员，要有安全可靠的防护措施。

（邓意志）

第 6 节　泌尿内科常用诊疗技术及护理

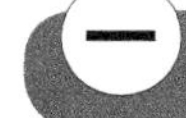

一 血液透析

血液透析，简称血透，主要替代肾脏对溶质和液体的清除功能，利用半透膜原理，通过溶质交换清除血液内的代谢废物、维持电解质和酸碱平衡，同时清除过多的液体。清除溶质的方式：①弥散，即溶质依赖半透膜两侧溶液浓度梯度差从浓度高的一侧向浓度低的一侧移动，在血透中起主要作用。②对流，即依赖膜两侧压力梯度，水分和小于膜截留分子量的溶质从压力高侧向压力低侧移动。

（一）适应证

1. 适用于急性肾损伤和慢性肾衰竭者。

2. 适用于急性药物或毒物中毒者。

3. 适用于难治性充血性心力衰竭和急性肺水肿的急救，严重水、电解质、酸碱失衡者。

（二）相对禁忌证

血透没有绝对禁忌证，休克、心肌梗死、心律失常、心力衰竭、严重出血、极度衰竭、不能配合操作等为相对禁忌证。

（三）透析装置

透析装置包括透析器、透析液、透析机及供水系统等。血液透析时，血液经血管通路进入体外循环，在血泵的推动下进入透析器与透析液发生溶质交换后再经血管通路回到体内（图 5-3）。

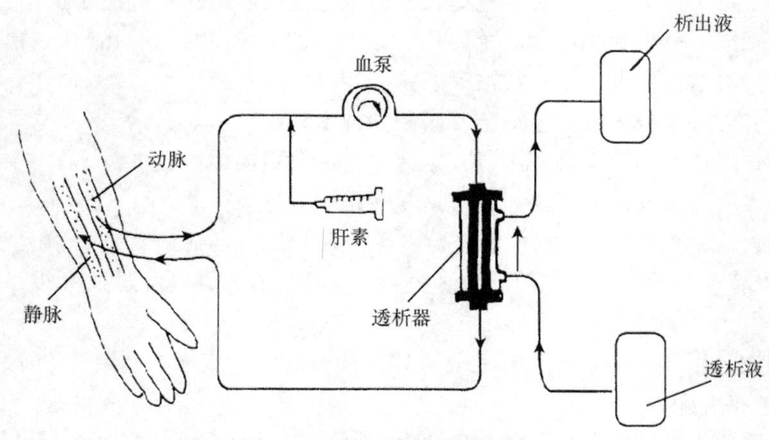

图 5-3　血液透析过程示意图

（四）血管通路

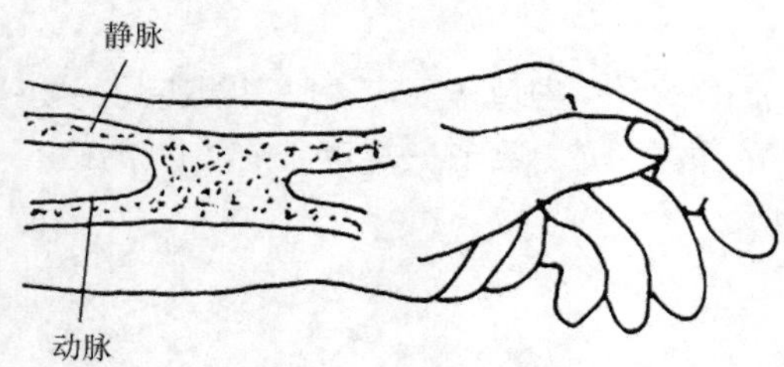

图 5-4　血液透析内瘘示意图

血液通路是指将血液从人体内引出至透析器，进行透析后再返回体内的通路。血管通路可分为临时性和永久性两种。临时性血管通路用于紧急透析和长期维持性透析内瘘未形成时，主要为中心静脉置管；永久性血管通路用于长期维持性透析，动静脉内瘘是目前最理想的永久性血管通路（图 5-4）。

（五）血液透析的护理

1. 透析前的护理　①向患者介绍血透的相关知识，消除患者的恐惧心理，争取患者的配合。②评估患者的一般情况，如生命体征、体重、有无出血倾向等。③了解患者的透析方法、次数、透析时间、抗凝剂的使用情况等。检查患者的血管通路是否通畅。④透析前取血标本作血常规、肝肾功能、血电解质等相应的检查。

2. 透析中的观察及并发症的处理　透析中密切观察患者的生命体征，及时发现并处理并发症。

（1）低血压：是指透析中收缩压下降大于 20mmHg，平均动脉压下降大于 10mmHg，是血透常见并发症之一。表现为恶心、呕吐、胸闷、面色苍白、出冷汗、头晕、心悸甚至一过性意识丧失等。通过透析时严格控制体重、透析前避免服用降压药等措施可预防低血压的发生。处理措施：立即减慢血流速度，停止超滤，协助患者平躺，抬高床尾并吸氧；在血管通路中输注生理盐水、高渗葡萄糖溶液等；监测血压变化，必要时给予多巴胺等升压药。

（2）失衡综合征：是指透析中或结束后不久出现以神经精神症状为主的临床综合征。表现为头痛、恶心、呕吐、躁动甚至抽搐、昏迷等。通过控制血尿素氮下降速度、减慢血流速度、缩短透析时间、适当提高透析液钠浓度和葡萄糖浓度可预防失衡综合征的发生。处理措施：降低超滤速度，快速输注生理盐水、高渗葡萄糖、甘露醇等。

（3）其他：肌肉痉挛、透析器反应、心律失常、栓塞、溶血、出血、发热、透析破膜、体外循环凝血等。

3. 透析后护理　穿刺部位进行压迫止血；测量并记录血压和体重；询问患者有无低血压的表现。

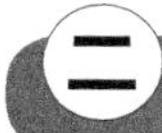

二 腹膜透析

腹膜透析，简称腹透（图 5-5），利用患者自身腹膜为半透膜，通过向腹腔内注入透析液，实现血液与透析液之间溶质交换，以清除血液中代谢废物，维持水、电解质及酸碱平衡。弥散为腹膜清除溶质的主要方式；超滤是清除水分的主要方式。

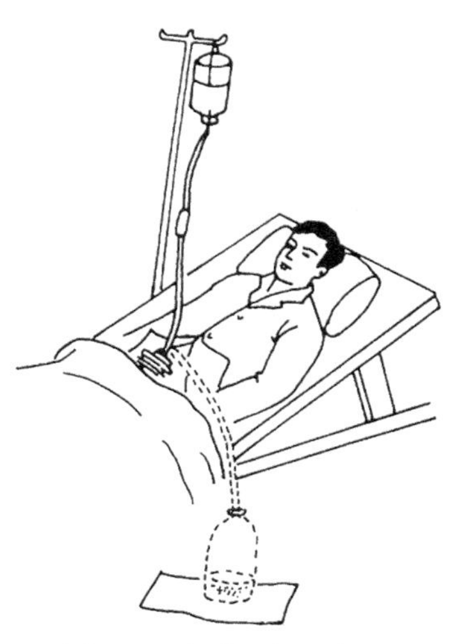

图 5-5　腹膜透析示意图

（一）适应证

腹膜透析的适应证与血液透析适应证相同。婴幼儿、儿童、心血管状态不稳定、明显出血或出血倾向、血管条件不好或反复动静脉造瘘失败、残余肾功能较好、血透就诊不便者优先考虑腹膜透析。

（二）禁忌证

1. 绝对禁忌证　各种腹膜病变影响腹膜超滤和溶质转运功能；腹膜有严重缺损。

2. 相对禁忌证　腹部手术 3 日内，腹腔置有外科引流管；肠梗阻、腹内巨大肿瘤、腹腔有局限性炎性病灶；椎间盘疾病；妊娠晚期；不配合操作者；严重呼吸功能障碍等。

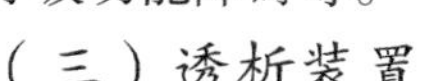

（三）透析装置

腹膜透析装置主要由腹透管、连接系统、腹透液组成。

（四）腹膜透析的护理

1. 饮食护理　腹膜透析可导致患者体内大量蛋白质及多种营养成分丢失，故增加患者的蛋白质和营养物质的摄入量。①热量：每天摄入 35kcal/kg 热量。②蛋白质：每天摄入 1.2 ～ 1.3g/kg，以优质蛋白为主。③控制入水量，量出而入，每天入水量 =500ml+ 前一天尿量 + 前一天腹膜透析超滤量。

2. 腹透操作注意事项

（1）操作环境应清洁、光线充足、定期消毒。

（2）连接和分离管道时需要严格无菌操作。

（3）透析液要干加热至 37℃才能输入腹腔内。

（4）准确记录透析液进出腹腔的时间和量，定期送腹透透出液作各种检查。

（5）每天测量及记录体重、尿量、血压、饮水量。

（6）观察透析管皮肤出口处有无渗血、漏液、红肿等。

（7）保持导管和出口处清洁、干燥。

3. 常见并发症的护理

（1）透析液引流不畅：常见原因有腹膜透析管移位、受压、扭曲、纤维蛋白堵塞、大网膜包裹等。处理措施：①改变患者体位。②排空膀胱。③保持大便通畅。④透析管内注入尿激酶、肝素、生理盐水等，避免堵塞透析管。⑤调整透析管的位置。⑥必要时重新置管。

（2）腹膜炎：常见病原体为革兰阳性球菌。表现为发热、腹痛，腹部压痛、反跳痛，透出液混浊等。处理措施：①密切观察透出液颜色、性质、量，及时送检。②用2000ml透析液连续冲洗腹腔。③向腹腔透析液中加入抗生素，或全身使用抗生素。④必要时拔除透析管。

（3）导管出口处感染：表现为导管出口周围发红、肿胀、疼痛甚至有脓性分泌物。处理措施：①出口处局部使用抗生素软膏。②根据药敏试验使用抗生素，必要时可静脉用药。③感染难以控制，必要时拔管。

（4）其他：腹痛、腹胀、低血压、腹腔出血、腹透管周或腹壁渗漏等。

三 肾穿刺活体组织检查术

肾穿刺活体组织检查是应用肾活检针经过皮肤刺入肾下极取出少量肾脏活组织进行病理学检查的一种方法。

（一）适应证

凡肾脏有弥漫性损伤而病因、诊断、治疗等尚不明确，且无禁忌证者可进行肾穿刺活体组织检查。

（二）肾穿刺活体组织检查术的护理

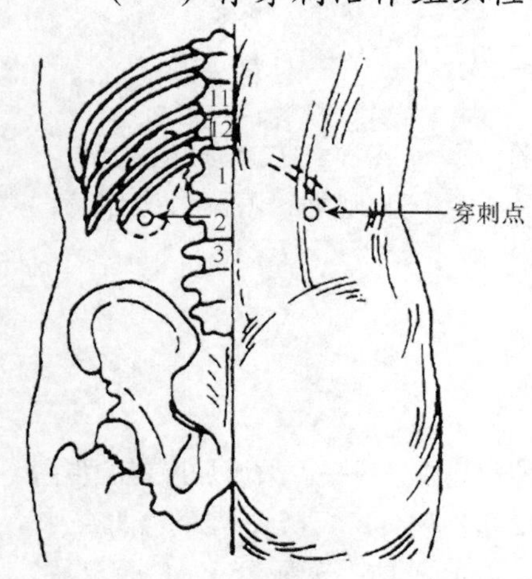

图 5-6　肾脏穿刺部位示意图

1. 术前护理　准备好术中用物；向患者解释穿刺的目的、过程及注意事项；指导患者练习屏气和床上排尿；监测生命体征；完善相关检查，如血小板计数、凝血时间、肾功能检查等；术前 2 ～ 3 天肌内注射维生素 K，术前禁食 8 小时，术前 1 小时肌内注射地西泮。

2. 术中护理　协助医生进行肾穿刺活体组织检查术。①患者取俯卧位，腹下垫 10cm 厚硬枕。② B 超定位下确定穿刺部位，一般选择右肾下极。肾穿刺部位见图 5-6。③常规消毒、戴手套、铺巾、穿刺部位局麻。④穿刺针进入肾包膜脂肪囊时嘱患者吸气勿屏气，迅速将针刺入肾脏 3cm 左右取出肾组织后迅速拔针，嘱患者恢复原来的呼吸。⑤拔针后，立即压迫 5 分钟，置小沙袋，再用腹带包扎腰腹部，患者取俯卧位休息。

3. 术后护理　①术后嘱患者于硬板床俯卧 6 小时，监测血压和脉搏，如无异常表现，6 小时后可去除小沙袋，取平卧位，24 小时后可去除腹带，协助患者下床活动，避免剧烈运动。②密切观察患者有无腰痛、腹痛、生命体征、尿液颜色等。③嘱患者多饮水，以免血凝块阻塞尿道。④术后 3 天使用止血药和抗生素。⑤术后 10 天避免剧烈运动。

（谢　云）

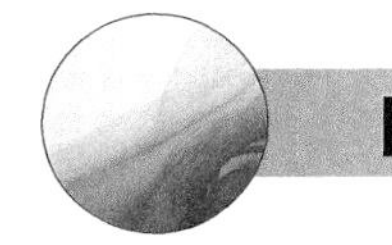

自测题

A_1 型选择题

1. 急性肾小球肾炎属于（　　）
   A. 病毒直接感染肾脏
   B. 细菌直接感染肾脏
   C. 单侧肾脏化脓性炎症
   D. 双侧肾脏化脓性炎症
   E. 感染后免疫反应性疾病
2. 慢性肾炎患者卧床休息的意义是（　　）
   A. 减少肾血流量
   B. 减轻肾脏负担，减少蛋白尿及水肿
   C. 防止肾性骨病的发生
   D. 预防感染
   E. 增加尿量
3. 慢性肾炎患者适宜的饮食是（　　）
   A. 高蛋白饮食　　B. 高磷饮食
   C. 多补水和钾　　D. 高热量饮食
   E. 高热量优质低蛋白饮食
4. 肾病综合征引起全身水肿是由于（　　）
   A. 胶体渗透压增高　　B. 血钾过低
   C. 血钠过低　　D. 体液过多
   E. 胶体渗透压下降
5. 下列不属于肾病综合征最主要临床特征的是（　　）
   A. 高度水肿　　B. 高脂血症
   C. 高血糖　　D. 低蛋白血症
   E. 大量蛋白尿
6. 肾病综合征患者易自发形成血栓的主要原因是（　　）
   A. 血管内皮易受损伤
   B. 组织因子易释放
   C. 贫血
   D. 继发感染
   E. 血液多呈高凝状态
7. 尿沉渣显微镜检查中对肾盂肾炎的诊断最有价值的是（　　）
   A. 蜡样管型　　B. 颗粒管型
   C. 白细胞管型　　D. 红细胞增多
   E. 透明管型
8. 下列有关肾盂肾炎健康教育内容错误的是（　　）
   A. 避免劳累及便秘
   B. 平时多饮水，勤排尿
   C. 药物治疗须按医嘱完成疗程
   D. 急性期愈后 1 年内避免妊娠
   E. 尿检阴性后可立即停药
9. 肾盂肾炎具有诊断意义的实验室检查是（　　）
   A. 尿常规　　B. 血常规
   C. 尿蛋白定量　　D. 血肌酐、尿素氮
   E. 尿细菌定量培养
10. 在我国慢性肾衰竭最常见的病因是（　　）
   A. 结石　　B. 慢性肾小球肾炎
   C. 多囊肾　　D. 糖尿病肾病
   E. 肾盂肾炎
11. 对慢性肾衰竭患者纠正酸中毒，同时为防止手足抽搐应该（　　）
   A. 补钙　　B. 控制感染
   C. 纠正贫血　　D. 降压利尿
   E. 使用镇静剂
12. 急性肾衰竭少尿期死因主要是（　　）
   A. 高氯血症　　B. 高镁血症
   C. 高磷血症　　D. 低钙血症
   E. 高钾血症
13. 急性肾衰竭少尿期是指 24 小时尿量少于（　　）
   A. 100ml　　B. 400ml
   C. 600ml　　D. 700ml
   E. 800ml

A_2 型选择题

14. 患者，女，35 岁。患慢性肾炎已 10 年，

目前尿蛋白（+++），明显水肿、尿少，血压正常。目前主要护理诊断是（　　）

A. 营养失调：低于机体需要量
B. 有感染的危险
C. 生活自理缺陷
D. 体液过多
E. 知识缺乏

15. 慢性肾小球肾炎患者，41 岁，为减轻肾小球的高灌注、高压、高滤过状态，饮食应选择（　　）

A. 普通蛋白
B. 低蛋白低磷低钠饮食
C. 高蛋白饮食
D. 高蛋白低钠饮食
E. 高蛋白低磷饮食

16. 某慢性肾炎患者血压正常，全身明显水肿，尿蛋白（++++），血肌酐正常，血浆白蛋白 19g/L，饮食宜（　　）

A. 大量优质蛋白
B. 低盐，正常量优质蛋白
C. 高蛋白，不限制盐
D. 低盐高蛋白
E. 低蛋白，不限制盐

17. 患者，男，36 岁。患慢性肾小球肾炎，有肉眼血尿，血压 187/100mmHg。下列哪项处理对此患者不适用（　　）

A. 低盐饮食　　B. 卧床休息
C. 尼群地平降压　　D. 氢氯噻嗪利尿
E. 糖皮质激素治疗

18. 患者，男，45 岁。慢性肾炎病史 6 年，反复发作蛋白尿、血尿、眼睑水肿，近 2 日病情加重，伴发热、咽痛。体检：血压 160/100mmHg，全身明显水肿。尿常规示尿蛋白（+++）、镜下红细胞（++）、颗粒管型（++）。肾功能检查结果为内生肌酐清除率降低，血尿素氮增高。护理措施不正确的是（　　）

A. 防止呼吸道感染
B. 遵医嘱使用利尿剂
C. 给予高热量、高蛋白、高维生素饮食
D. 记录 24 小时尿量
E. 按时测量血压、体温

19. 患者，男，40 岁。患慢性肾炎 9 年，近日出现食欲锐减、恶心、少尿、嗜睡，来院检查：呼吸深而快，血压 160/100mmHg，血红蛋白 44g/L。应考虑为（　　）

A. 呼吸衰竭　　B. 心力衰竭
C. 高血压　　D. 尿毒症
E. 高血压脑病

20. 患者，男，30 岁。以肾病综合征收入院。护士指导其合理的饮食不包括（　　）

A. 水肿患者限制水、钠的摄入
B. 蛋白质摄入量为正常入量，选用富含必需氨基酸的动物蛋白
C. 多吃不饱和脂肪酸
D. 低钙饮食
E. 补充各种维生素

21. 患者，男，37 岁。患肾病综合征，全身严重水肿。下列指导其合理休息的措施不正确的是（　　）

A. 绝对卧床休息
B. 为防止肢体血栓形成，应保持肢体的适度活动
C. 可适当活动
D. 若有高血压应限制活动量
E. 病情缓解后，可逐步增加活动量，减少并发症的发生

22. 患者，女，25 岁。全身严重水肿。尿常规检查示大量蛋白尿，24 小时尿蛋白定量测定大于 6g。血清白蛋白低于 30g/L。为预防感染，下列措施不正确的是（　　）

A. 鼓励家属探访
B. 保持病区环境清洁、舒适
C. 协助患者做好口腔护理
D. 定期作好病室的空气消毒
E. 保持皮肤清洁干燥

23. 患者，女，20 岁。患肾病综合征 6 年，全身严重水肿。出现水肿症状的主要原因是（　　）

A. 低蛋白血症　　B. 低钠血症

C. 氮质血症　D. 高蛋白血症
E. 低钾血症

24. 患者，女，25 岁。患肾病综合征 4 年，全身严重水肿，尿常规检查为大量蛋白尿。其中大量尿蛋白是指 24 小时蛋白定量大于（　　）
A. 3.5g　B. 3.0g　C. 4.0g
D. 10g　E. 1g

25. 患者，女，25 岁。患肾病综合征 4 年，全身水肿，患者的皮肤护理不包括（　　）
A. 保持皮肤潮湿
B. 避免医源性皮肤损伤，注射时使用 5 ～ 6 号针头
C. 避免皮肤长时间受压，经常更换体位
D. 预防水肿的皮肤受摩擦或损伤，适当用支托
E. 避免医源性损伤，拔针后压迫一段时间

26. 患者，女，30 岁。因患急性肾盂肾炎，应用阿米卡星治疗 6 日，症状消失，尿液检查阴性。还需继续用药（　　）
A. 1 ～ 2 日　B. 3 ～ 5 日
C. 7 ～ 10 日　D. 11 ～ 15 日
E. 16 ～ 20 日

27. 患者，女，27 岁。发热伴尿频、尿急、腰痛 1 天，下列护理措施中最重要的是(　　)
A. 低盐　B. 低蛋白饮食
C. 禁盐　D. 鼓励多饮水、勤排尿
E. 卧床休息

28. 患者，女，31 岁。因畏寒，发热 1 日，腰痛伴尿路刺激征半日入院，初步诊断为急性肾盂肾炎。鼓励患者多饮水的目的是（　　）
A. 加速退热
B. 保持口腔清洁
C. 维持体液平衡
D. 减少药物不良反应
E. 促进细菌、毒素排出

29. 患者，女，已婚。因婚后不久发热、腰痛、尿频、尿急 1 周就医。实验室结果示血白细胞增多，中性粒细胞 0.9，尿沉渣检查白细胞满视野。最可能的医疗诊断是（　　）
A. 急性膀胱炎　B. 慢性肾炎
C. 肾衰竭　D. 急性尿道炎
E. 急性肾盂肾炎

30. 患者，女，24 岁，已婚。婚后不久出现发热、腰痛、尿频、尿急，症状已持续 1 周。诊断为急性肾盂肾炎。该疾病最常见的致病菌是（　　）
A. 大肠埃希菌　B. 溶血性链球菌
C. 葡萄球菌　D. 阴沟肠杆菌
E. 结核杆菌

31. 患者，女，25 岁，孕 7 月余。突然畏寒、高热、腰痛伴尿路刺激征，肾区有叩击痛，诊断为肾盂肾炎。该患者发生感染的原因是（　　）
A. 可能是尿路畸形
B. 可能是尿流不畅
C. 机体抵抗力低下
D. 可能为尿逆流
E. 可能为阴道炎所致

32. 患者，女，27 岁。突发尿频、尿急、尿痛 2 天，诊断肾盂肾炎。该病最可能的感染途径是（　　）
A. 血行感染　B. 直接感染
C. 不明原因感染　D. 上行感染
E. 下行感染

33. 患者，女，28 岁。因高热、腰痛、尿频、尿急来院门诊，诊断为急性肾盂肾炎。中段尿培养的阳性标准是细菌数大于（　　）
A. 10/ml　B. 10^2/ml
C. 10^3/ml　D. 10^4/ml
E. 10^5/ml

34. 患者，女，25 岁。寒战、高热 1 日，右肾区压痛、叩痛。尿检白细胞（+++），粒细胞管型 3 个 /HP。目前最重要的处理措施是（　　）
A. 多饮水　B. 抗菌治疗
C. 心理护理　D. 物理降温
E. 卧床休息

35. 患者，男，42岁，慢性肾衰竭患者。夜间患者突然出现惊醒，端坐呼吸，烦躁不安，咳嗽频繁，咳白色泡沫痰。应首先考虑发生的是（　　）

A. 肺炎　　B. 右心衰竭

C. 全心衰竭　　D. 左心衰竭

E. 急性咽喉炎

36. 患者，男，42岁。患尿毒症。在静脉输入5%碳酸氢钠溶液的过程中，突然发生手足抽搐。首先应给予（　　）

A. 静脉注射地西泮

B. 肌内注射地西泮

C. 静脉注射苯妥英钠

D. 口服碳酸钙

E. 静脉注射葡萄糖酸钙

37. 患者，男，37岁。尿毒症病情加重，出现恶心呕吐，厌食，少尿2日，血清钾8mmol/L。若不紧急处理则可能导致（　　）

A. 窒息　　B. 心力衰竭

C. 心搏骤停　　D. 心律失常

E. 呼吸衰竭

38. 患者，男，50岁。有慢性肾小球肾炎病史16年。实验室检查：肌酐清除率15ml/min，血肌酐525μmol/L。该患者最可能处于肾衰竭的哪一期（　　）

A. 基本正常

B. 肾功能不全代偿期

C. 肾功能不全失代偿期

D. 肾衰竭期

E. 尿毒症期

39. 患者，男，40岁。有慢性肾衰竭病史5年，近日查血红蛋白50g/L，血肌酐785μmol/L，该患者发生贫血的主要原因是（　　）

A. 骨髓抑制

B. 肾脏产生红细胞生成素减少

C. 血液透析过程失血

D. 红细胞寿命缩短

E. 红细胞破坏过多

40. 患者，男，47岁。患慢性肾小球肾炎6年，近因感冒发热，出现恶心，腹部不适，查GFR 45ml/min，Scr 360μmol/L，尿蛋白（+），诊断为慢性肾衰竭，该患者的饮食应该是（　　）

A. 低蛋白饮食

B. 优质低蛋白饮食

C. 高蛋白饮食

D. 丰富的含钾食物

E. 优质高蛋白饮食

41. 患者，男，45岁。患慢性肾小球肾炎13年，入院查血肌酐535μmol/L，Hb 73g/L，肾小球滤过率25ml/min，血钙1.54mmol/L，患者主诉周身疼痛，行走困难，患者发生了（　　）

A. 肾性骨病　　B. 关节炎

C. 营养不良　　D. 肺部感染

E. 摔伤

42. 患者，男，55岁，尿毒症患者。内生肌酐清除率为10ml/min以下，最理想的治疗方法是（　　）

A. 透析　　B. 肾移植

C. 纠正酸中毒　　D. 纠正贫血

E. 骨髓移植

43. 患者，女，28岁。因产后大出血而致急性肾衰竭，测得前一天尿量为200ml，呕吐物250ml。估计今天补液量为（　　）

A. 2500ml　　B. 2000ml　　C. 1500ml

D. 1000ml　　E. 500ml

44. 患者，男，55岁。外伤致急性肾衰竭入院治疗半个月，现患者每日尿量为3000ml，此时该患者的主要死亡原因是（　　）

A. 低钠血症　　B. 低氯血症

C. 低钾血症　　D. 感染

E. 高血钾症

45. 李某，急性肾衰竭患者，其饮食护理错误的是（　　）

A. 高蛋白　　B. 高热量

C. 充足维生素　　D. 忌含钾丰富的食物

E. 控制入水量

46. 张某，因车祸致急性肾衰竭，入院后应给

予（　　）
A. 高蛋白、高糖、多维生素饮食
B. 高脂、高糖、高蛋白饮食
C. 低蛋白、高脂、低维生素饮食
D. 低蛋白、低糖、多维生素饮食
E. 低蛋白、高糖、多维生素饮食

47. 急性肾衰竭患者，测定血钾 7.2mmoL/L，出现心律不齐，应先采取的措施是（　　）
A. 乳酸钠静脉滴注
B. 10% 葡萄糖酸钙静脉滴注
C. 高渗葡萄糖胰岛素静脉滴注
D. 苯丙酸诺龙肌内注射
E. 5% 碳酸氢钠静脉滴注

48. 患者，男，45 岁。因车祸挤压伤急诊入院，第 2 天主诉头痛、头晕，24 小时尿量 300ml。考虑可能发生了（　　）
A. 急性肾衰竭　　B. 心功能不全
C. 多器官功能障碍　　D. 颅内压增高
E. 急性呼吸窘迫综合征

A_3/A_4 型选择题

（49、50 题共用题干）

某慢性肾炎患者，农民，血压正常，全身明显水肿，尿蛋白（++++），血肌酐正常，血浆白蛋白 18g/L。

49. 该患者饮食应该（　　）
A. 低盐、高蛋白
B. 低盐、正常量优质蛋白
C. 低盐、低量优质蛋白
D. 不限盐
E. 高蛋白、不限盐

50. 住院 40 天后症状消失而出院，健康教育中不妥的是（　　）
A. 禁烟酒
B. 遵医嘱坚持服药
C. 加强锻炼，提高抵抗力
D. 预防呼吸道感染
E. 避免使用损害肾功能的药物

（51 ～ 53 题共用题干）

一位 3 岁患儿，因肾病综合征入院，表现有蛋白尿及严重水肿，目前无感染迹象。

51. 患儿入院后，护士为他制订护理计划，下列哪项不妥（　　）
A. 每日测量体重
B. 绝对卧床休息
C. 不限制液体摄入
D. 详细记录出入量
E. 蛋白摄入量为每天 1 ～ 2g/kg

52. 护士最好采取下列哪种方法帮助患儿减轻水肿（　　）
A. 缩短患儿看电视的时间
B. 用生理盐水冲洗患儿眼睛
C. 抬高患儿床头
D. 冷敷患儿双眼，每日数次
E. 建议患儿多卧床休息

53. 下列对患儿皮肤护理错误的是（　　）
A. 保持皮肤清洁、潮湿
B. 避免医源性损伤
C. 避免长期受压
D. 衣服要宽松、柔软，经常更换
E. 避免水肿的皮肤受摩擦或损伤

（54 ～ 57 题共用题干）

患者，女，28 岁。发热、腰痛，伴尿急、尿频、尿痛 2 天，尿检示白细胞计数增多（25 个 /HP），尿中发现白细胞管型。

54. 你考虑最可能的疾病是（　　）
A. 急性肾炎　　B. 肾盂肾炎
C. 肾病综合征　　D. 慢性肾炎
E. 急进性肾炎

55. 本病最可能的病因是（　　）
A. 免疫缺陷　　B. 细菌感染
C. 过敏　　D. 遗传因素
E. 营养过剩

56. 该患者多饮水的目的是（　　）
A. 降低体温　　B. 营养需要
C. 缓解尿频　　D. 冲洗尿路
E. 治疗腰痛

57. 预防本病复发，应重点做好（　　）
A. 会阴部卫生　　B. 加强营养
C. 戒烟酒　　D. 长期锻炼
E. 常服抗生素

第 6 章 血液系统疾病患者的护理

血液系统疾病是指原发或主要累及血液和造血器官的疾病，主要包括各类红细胞疾病、白细胞疾病及出血和血栓性疾病。

（一）血液系统的构成及生理功能

血液系统由血液和造血器官组成。

1. 造血器官及血细胞的生成　造血器官包括骨髓、胸腺、脾和淋巴结。出生后，骨髓成为主要的造血器官。骨髓中的造血干细胞是一种多能干细胞，具有不断自我复制与多向分化的能力，是各种血液细胞和免疫细胞的起始细胞。

2. 血液组成及血细胞的生理功能　血液由血细胞和血浆组成，分别占血液容积的 45% 和 55%。其中，血细胞均为成形细胞（即红细胞、白细胞、血小板）。红细胞胞质内充满血红蛋白，无核和细胞器则利于运输气体，具有结合与运送 O_2 和 CO_2 的功能。白细胞种类多、功能各异，包括中性粒细胞、嗜酸粒细胞、嗜碱粒细胞及单核巨噬细胞、淋巴细胞。中性粒细胞为人体的第一道防线，有吞噬细菌和异物的作用；单核巨噬细胞具有清除死亡或不健康细胞的作用，是人体的第二道防线；嗜酸粒细胞具有抗过敏、抗寄生虫的作用；嗜碱粒细胞能释放组胺及肝素；淋巴细胞分为 T 淋巴细胞和 B 淋巴细胞，分别参与细胞免疫和体液免疫。血小板主要功能是止血、凝血和保持毛细血管内壁的完整性。血浆呈淡黄色透明状，含有多种蛋白质、凝血及抗凝血因子、补体、抗体、酶、电解质、各种激素和营养物质。

（二）血液病的分类

1. 红细胞疾病　如贫血、红细胞增多症等。

2. 白细胞疾病

数量改变：如粒细胞缺乏症，白细胞增多常见于感染、过敏反应、癌等。

质量改变：白血病、淋巴瘤、骨髓瘤等。

3. 出血性疾病

血小板数量或质量的异常：血小板减少性紫癜、血小板无力症等。

凝血功能障碍：血友病、弥散性血管内凝血等。

血管壁异常：如过敏性紫癜。

4. 造血干细胞疾病　如再生障碍性贫血、阵发性睡眠性血红蛋白尿、骨髓增生异常综合征等。

5. 其他　脾功能亢进。

近年来，随着医学研究的飞速发展，血液病的诊断、治疗进展很快，化学治疗、造血干细胞的移植、成分血的输注、免疫治疗、造血因子的应用等治疗措施，大大改善了血液病的预后。而血液病的专科护理也有了明显发展，各种支持疗法、营养疗法、心理支持、预防和控制感染、防治出血等护理措施，对提高患者治愈率、延长生存期及改善生活质量都发挥了重要作用。

第 1 节　血液系统疾病患者常见症状体征的护理

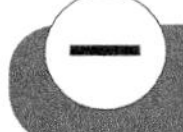

贫血

贫血是指人体周围血中红细胞计数及血细胞比容低于正常值的一种常见的临床症状。

引起贫血的主要因素：①红细胞生成减少，常见的有再生障碍性贫血、巨幼细胞贫血、缺铁性贫血等。②红细胞破坏过多，如各种溶血性贫血及脾功能亢进等。③急慢性失血。急性失血如上消化道大出血、创伤性大出血等，慢性失血常见于消化性溃疡出血、痔出血、月经过多等。慢性出血是贫血最常见的原因。

（一）护理评估

1. 健康史　询问患者有无引起贫血的因素。

2. 身体状况　与贫血的病因、贫血的程度、血容量下降的程度、贫血发生的速度和患者血液、循环、呼吸等系统对贫血的代偿与耐受等因素有关。尤其是与贫血发生的速度和贫血的严重程度有关。

（1）一般表现：①疲乏、困倦无力，是贫血最早期表现。②皮肤、黏膜苍白，以观察睑结膜、口唇、手掌大小鱼际及甲床颜色比较可靠。③溶血性贫血可以引起皮肤黄染。④病程较长的患儿常有毛发干枯、营养低下、生长发育迟缓等症状。

（2）神经系统症状：头晕、耳鸣、头痛、失眠、多梦、记忆减退、注意力不集中、精神不振或情绪易激动等。

（3）呼吸和循环症状：活动后心悸、气短最常见，呼吸和心率加速，重度贫血在休息时也可出现呼吸困难甚至端坐呼吸；长期贫血可导致贫血性心脏病，出现心脏扩大、心脏杂音、心律失常、心绞痛、心力衰竭。

（4）消化系统症状：常见食欲减退、吞咽困难等表现。

（5）其他：长期贫血或激素治疗可导致男性性欲下降，女性月经失调。

3. 心理 - 社会状况　贫血患者由于缺血、缺氧，引起活动无耐力，使工作、学习和社交活动受到影响而感到不安；输血治疗会给患者家庭带来经济上的困难；另外，长期激素治疗可以使患者外形改变而感到自卑和焦虑。

4. 辅助检查　血常规是常用检查项目，血红蛋白测定是确定贫血的可靠指标。血涂片检查可区别贫血的性质、类型。网织红细胞计数可以作为判定贫血治疗效果的早期指标，必要时可做骨髓活检。

（二）护理问题 / 医护合作性问题

1. 活动无耐力　与贫血引起全身组织缺氧有关。

2. 营养失调：低于机体需要量　与各种原因导致的造血物质摄入不足、丢失过多有关。

（三）护理措施

1. 一般护理

（1）活动与休息：根据病情及个体适应性合理安排休息，以减少氧的消耗和减轻心脏负担，改善缺氧。重度贫血或贫血发生急骤、症状明显者，应卧床休息；对极度虚弱患者，应协助其完成沐浴、翻身、进食等日常活动，患者改变体位宜缓慢，要扶墙起立，避免登高，防止晕倒摔伤；对轻度贫血、症状轻微的患者，可参加力所能及的活动，以不感到疲劳为度，一旦出现不适，如头晕、疲乏、心悸、脉搏增快、出冷汗等，应立刻停止活动。妥善安排好各种护理及治疗，保证患者充足的休息时间。

（2）饮食：给予高蛋白、高热量、高维生素、易消化饮食，适当增加动物蛋白以助血红蛋白的合成；并根据不同贫血的原因，在饮食中加入相应的营养成分。

（3）心理疏导：关爱患者，认真解答患者提出的各种问题，做好疏导和解释工作。及时发现患者的需要，介绍各种诊疗的目的、意义，鼓励患者配合治疗及护理。

2. 用药护理　遵医嘱给予药物治疗，向患者阐明药物的作用、用法和注意事项，注意观察疗效和不良反应；对严重贫血者，及时给予氧气吸入；遵医嘱输血或输注浓缩红细胞，以减轻贫血症状、缓解机体缺氧。

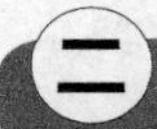

二 出血倾向和出血

出血倾向是指出血和凝血障碍引起的机体自发性多部位出血和(或)轻微损伤后出血不止。出血部位可遍及全身，如皮肤瘀点、瘀斑、鼻出血、牙龈出血、关节出血、泌尿道出血、消化道出血、月经过多等，或由穿刺、注射、手术、创伤等诱发出血或出血不止，以皮肤、鼻腔、牙龈和眼底出血最多见。出血过急过多可导致严重贫血，颅内出血可危及生命。

引起出血倾向和出血的主要原因：①血管性疾病，如遗传性出血性毛细血管扩张症、过敏性紫癜及某些感染性疾病等。②血小板数量减少或质量异常，如特发性血小板减少性紫癜、再生障碍性贫血、白血病、脾功能亢进症等。③凝血障碍，如血友病、肝病性凝血因子缺乏引起的凝血异常等。不同病因出血性疾病的临床鉴别见表 6-1。

表 6-1　常见出血性疾病的临床鉴别

鉴别要点	血小板及血管性疾病	凝血障碍性疾病
瘀点、瘀斑	多见（小、分散）	罕见（大、片状）
内脏出血	较少	较多见
肌肉出血	少见	多见
关节腔出血	罕见	多见（血友病）
出血诱因	自发性较多	外伤较多
性别	女性较多	男性较多（血友病）
家庭史	少有	多有
疾病过程	短暂、可反复发作	遗传性多为终身性

（一）护理评估

1. 健康史　询问患者出血发生的年龄、时间、部位、范围及有无原因及诱因；有无局部受压、擦伤、跌伤、抓伤、刀割伤等。近亲家族成员有无类似疾病。有无肝病、肾病、消化系统疾病等。

2. 身体状况

（1）出血部位：凡有血管的部位均可以出现出血，皮肤、牙龈、鼻腔等部位的出血常易观察到，而消化道或颅内出血不易察觉，但其后果严重，应特别注意。多部位出血是血液病的共同特点，不同疾病又有其不同特点：①皮肤黏膜瘀点、瘀斑出血，多见于血管性疾病及血小板异常。②皮下软组织血肿及内脏出血，多见于凝血异常性疾病。③鼻出血、咯血、消化道出血及月经过多，在有出血倾向的疾病均可发生。④颅内出血最严重，可致昏迷或迅速死亡。

（2）出血程度：轻度，出血量＜500ml，无明显临床征象；中度，出血量500～1000ml，收缩压＜90mmHg；重度，出血量＞1000ml，收缩压＜90mmHg，心率＞120次/分。

（3）伴随症状：口腔黏膜血疱，提示血小板减少，是严重出血的征兆；头晕、眼花、乏力、大汗淋漓、血压下降、尿量减少，提示失血性休克；呕血、黑便，提示消化道出血；突然头痛、呕吐、视物模糊、瞳孔变化、意识障碍，提示颅内出血；骨骼疼痛、贫血、肝脾淋巴结肿大，提示血液系统恶性肿瘤。

3. 心理-社会状况　反复出血或大量出血时常影响患者的工作、学习和社交。关节腔出血者，可引起关节功能障碍，影响活动。反复出血使患者产生紧张、恐惧、焦虑等情绪。

4. 辅助检查　有无出血、凝血时间延长，血小板计数减少、束臂试验阳性、凝血因子缺乏等改变。

（二）护理问题/医护合作性问题

1. 有损伤的危险　与血管壁异常、血小板减少、凝血因子缺乏有关。

2. 恐惧　与出血量大或反复出血有关。

（三）护理措施

1. 一般护理

（1）活动与休息：按病情和个体适应性而定，患者活动场所应没有障碍物；若出血仅限于皮肤黏膜且较轻微者，原则上无须严格限制活动；若血小板计数＜50×10^9/L易出现自发性出血，应减少活动，增加卧床休息时间；严重出血不止或血小板计数＜20×10^9/L患者，应绝对卧床休息，协助患者做好生活护理。保持环境的舒适、安静，以保证患者充足的睡眠和休息。

（2）饮食：给予高热量、高蛋白、高维生素、少渣软食，禁食过硬和粗糙食物，以防口腔黏膜擦伤。保持大便通畅，排便时不可用力过大，以免因腹压骤增而诱发内脏出血甚至颅内出血。便秘者可应用缓泻剂促进排便。避免灌肠和测肛温等操作，以防损伤肠黏膜而引起出血。过敏性紫癜者，避免可能发生过敏的食物，如鸡蛋、牛奶、鱼、虾、蟹及其他海产品。

（3）心理疏导：营造安静、和谐的病室环境，耐心细致地解答患者的问题，给予心理安慰，及时清除各种血迹，避免不良刺激，解释紧张、恐惧会加重出血，鼓励患者保持良好心态，消除不必要的恐惧感。

2. 出血护理

（1）牙龈渗血和口腔黏膜出血：保持口腔卫生，定时用氯己定、苏打液或生理盐水漱口。牙龈渗血时，可用肾上腺素棉球或明胶海绵片贴敷牙龈，也可局部涂抹凝血粉剂、三七粉、云南白药。忌用牙签剔牙，告知患者用软毛牙刷刷牙，并可用棉签蘸漱口液擦洗牙齿。用液状石蜡涂抹口唇以防干裂。

（2）鼻黏膜出血：少量出血时，用 0.1% 肾上腺素湿润棉片填塞压迫止血，局部冷敷；大量出血时，配合医生用明胶海绵或碘仿纱条行后鼻孔填塞术，术后定时无菌液状石蜡滴入，保持鼻黏膜湿润。

（3）消化道出血：观察记录呕吐物、排泄物的颜色、量、性质和次数，定时测量生命体征，记录出血量；少量出血时，给予清淡无刺激性的流质饮食，大量出血时，暂禁食，出血 24 小时后给予流质饮食，逐渐改为普通饮食，尽快建立静脉输液通道，遵医嘱配血，补充血容量。

（4）阴道出血：注意会阴部清洁，防止泌尿生殖道上行感染。

（5）关节腔出血或深部组织血肿：减少活动量，抬高患肢，局部冰袋冷敷和压迫止血；出血停止后改为热敷，以利于淤血消散。

（6）眼底出血：一旦发生眼底出血，患者会突然诉说视物模糊，并出现情绪紧张，此时嘱患者卧床休息，向其解释此症状是眼底出血的结果，嘱不要揉擦眼睛，以免引起再出血或出血加重。

（7）颅内出血：观察并记录患者的意识状态、瞳孔和生命体征的变化。一旦发生颅内出血，患者很快昏迷，应立即将患者平卧，头偏向一侧，保持呼吸道通畅，随时清除呕吐物或口腔分泌物；建立静脉通道，按医嘱给予脱水剂、止血剂或输浓缩血小板悬液。

3. 预防出血

（1）保持皮肤清洁，床单平整，被褥轻软，衣着宽松，不穿高跟鞋，避免扑打、拳击。勤剪指甲，不用剃刀刮胡须，防止肢体受压，避免皮肤损伤出血。

（2）忌用牙签剔牙及用硬牙刷刷牙，以防牙龈出血；鼻腔干燥时，用棉签蘸取少许液状石蜡或抗生素软膏轻轻涂擦鼻黏膜，或用氯己定鱼肝油滴鼻，每次 2 ～ 3 滴，每日 4 次，禁止用手指挖鼻腔或剥去鼻腔内血痂，以防鼻黏膜出血。

（3）避免食用生、硬、煎、炸食物，提供柔软、刺激性小的食物，以防损伤消化道黏膜引起出血。

（4）保持大便通畅，防止便秘诱发颅内出血。

（5）尽量少用注射药物，对必须肌内注射或静脉注射者，尽可能选用小针头，注射后适当延长局部加压时间；静脉穿刺时，扎止血带要松紧适宜，防止结扎过紧导致皮下血管损伤出血，穿刺部位应交替进行使用。

（6）骨髓穿刺时，局部应用敷料加压包扎。

（7）尽量避免直肠操作，如灌肠、测肛温等，以防擦伤肠黏膜导致出血。

（8）避免使用具有扩张血管及抑制血小板功能的药物，如阿司匹林、噻氯匹定、吲哚美辛、保泰松等，以免诱发或加重出血。

4. 病情观察　注意观察出血部位及量，特别应注意有无内脏出血及颅内出血征象，一旦出现立刻报告医生并配合护理。

5. 用药护理　遵医嘱合理使用止血药物，应熟悉常用止血药的作用原理、剂型剂量、使用注意事项及副作用。输血及血液制品时要认真核对，输注后注意输血反应、过敏反应。

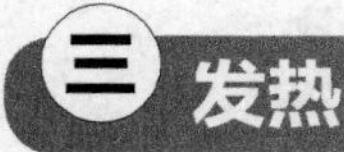

三 发热

血液病患者由于正常白细胞数量减少和质量改变，加上贫血、营养不良及机体免疫力下降，不能抵抗病原微生物的侵袭而继发感染，是血液疾病患者最常见的死亡原因之一，而发热是继发感染的最常见表现。

引起发热的主要原因：①各类白血病、再生障碍性贫血等骨髓病变导致白细胞质量异常或数量减少。②理化因素或药物因素等毒性作用，抑制骨髓粒细胞的增殖和粒细胞的破坏增加。③常见诱因有受凉、不洁饮食、感染性疾病（尤其是呼吸道感染）接触史、皮肤黏膜破损、组织受伤等。

（一）护理评估

1. 健康史　评估发热的原因、类型、程度。

2. 身体状况

（1）患者发热的程度、特征和持续时间，因病情而异。

（2）感染部位：感染可发生在各个部位，以口腔炎、牙龈炎最常见，其他常见部位有肺部感染，皮肤及皮下软组织化脓性感染。肛周炎、肛周脓肿等亦常见；尿路感染以女性居多。严重时可发生败血症。

（3）伴随症状：①伴口腔黏膜溃疡、糜烂，为口腔炎；伴咽部充血、扁桃体肿大，为咽峡炎。②伴牙龈红肿、糜烂，为牙龈炎。③伴咳嗽、咳痰及肺部干湿啰音，为肺部感染。④伴皮肤红肿、溃烂，为皮肤软组织感染。⑤伴肛门周围皮肤溃烂、出血、疼痛或局部脓肿，为肛周炎或肛周脓肿。⑥伴尿急、尿频、尿痛等，为泌尿道感染。

3. 心理 - 社会状况　持续的发热使患者悲观、焦虑，对治疗失去信心，巨大的经济压力使患者及家属心情沉重。

4. 辅助检查　血常规、尿常规、X线检查有无异常，感染部位分泌物的细菌学检查及药物敏感试验有助于对患者的评估。

（二）护理问题 / 医护合作性问题

1. 体温过高　与继发感染有关。

2. 有感染的危险　与正常粒细胞减少、贫血、营养不良与免疫功能下降有关。

（三）护理措施

1. 一般护理

（1）休息与活动：卧床休息，减少消耗，以维持室温20～24℃、适度50%～60%为宜，经常通风换气。患者穿透气、棉质衣服，若有寒战应注意保暖。

（2）饮食护理：鼓励患者多饮水，每天至少2000ml以上；进食高蛋白、高热量、富含维生素、易消化的清淡饮食，以加强营养，提高机体免疫力。注意饮食卫生，忌生冷、不洁食物。

2. 发热护理　高热患者给予物理降温，禁用酒精擦浴，防止局部血管扩张引起的出血。降温过程中，患者大量出汗，应注意多饮水，以补充水分的消耗，及时擦干皮肤，随时更换衣物、床单被褥，保持皮肤清洁干燥。注意降温的速度不宜过快。

3. 注意卫生，预防感染

（1）预防外源性感染：保持病室整洁，空气清新、定时开窗通风，用消毒液擦拭家具、地面。限制探视，防止交叉感染。若患者粒细胞绝对值≤ 0.5×10^9/L，应实行保护性隔离。

（2）皮肤护理：指导患者养成良好的个人习惯，勤洗澡、勤换衣，保持皮肤清洁、干燥，勤剪指甲，避免抓伤皮肤。女患者应注意会阴部清洁，每日清洁会阴部2次，经期适当增加次数。

（3）口腔护理：进餐前后、睡前、晨起用生理盐水、氯己定和复方硼砂含漱液交替漱口；

用软毛牙刷刷牙，保持口腔内清洁；口腔黏膜有溃疡时，增加漱口次数；合并感染时，局部用维生素 E 或溃疡膜涂敷；应用抗生素或化疗药物时易发生真菌感染，必要时用碳酸氢钠液漱口，预防感染。

（4）肛周皮肤的护理：睡前、便后用 1 ∶ 5000 高锰酸钾溶液坐浴，每次 15 分钟。保持大便通畅，发生肛周脓肿时，应及时通知医生，必要时切开引流。

4. 病情观察　监测患者体温变化和热型、有无寒战及相应的伴随症状，观察感染部位的病情变化，注意心率、呼吸、脉搏、血压的变化。

5. 用药护理　抗生素要现配现用，以保证药物的疗效，对长期使用抗生素的患者，注意观察药物耐药性及再次感染的发生。

6. 心理护理　患者能正确面对疾病，积极配合治疗；与患者家属共同创造温馨的生活氛围使患者心情舒畅。

（黄　欢）

第 2 节　贫血性疾病

案例 6-1

患者，男，36 岁。头晕、乏力多年，伴有痔疮。查体：T 36℃，P 80 次 / 分，R 18 次 / 分，BP 100/ 70mmHg，皮肤、黏膜苍白，毛发稀疏无光泽，指甲脆裂呈匙状。实验室检查：Hb 50g/L，RBC 2.5×10^{12}/L，WBC 9.8×10^{9}/L，血清铁 6.5μmol/L；骨髓检查示红系增生活跃，骨髓铁染色阴性。诊断为缺铁性贫血。

问题：1. 该患者主要护理问题是什么？

2. 口服铁剂的护理措施是什么？

3. 健康指导内容是什么？

贫血（anemia）是指外周血中单位容积内血红蛋白（Hb）浓度、红细胞计数（RBC）及血细胞比容（Hct）均低于正常标准。

我国目前采用的贫血诊断标准：在海平面地区，成年男性 Hb ＜ 120g/L、RBC ＜ 4.5×10^{12}/L、血细胞比容＜ 0.42，成年女性（非妊娠）Hb ＜ 110g/L（孕妇 Hb ＜ 100g/L）、RBC ＜ 4.0×10^{12}/L、血细胞比容＜ 0.37。见表 6-2。临床上判断贫血以 Hb 浓度测定最重要，因为红细胞计数不一定能准确反映贫血的严重程度。

表 6-2　海平面地区成年人贫血诊断标准

性别	Hb	RBC	Hct
男	＜ 120g/L	＜ 4.5×10^{12}/L	0.42
女	＜ 110g/L	＜ 4.0×10^{12}/L	0.37
妊娠期女性	＜ 100g/L	＜ 3.5×10^{12}/L	0.30

贫血严重度的判定标准：根据血红蛋白浓度将贫血分为轻度、中度、重度和极重度贫血，见表 6-3。

表 6-3　贫血严重度的划分标准

贫血程度	Hb	临床表现
轻度	＞ 90g/L	症状轻微
中度	60 ～ 90g/L	活动后感心悸气促
重度	30 ～ 59g/L	静息状态下仍感心悸气促
极重度	＜ 30g/L	常并发贫血性心脏病

贫血的分类：

1. 按红细胞形态分类　主要根据红细胞平均体积（MCV）及红细胞平均血红蛋白浓度（MCHC）将贫血分为 3 类，见表 6-4。

2. 按病因与发病机制分类　可以分为红细胞生成减少性贫血、红细胞破坏过多性贫血和失血性贫血。

表 6-4　贫血的红细胞形态分类

类型	MCV（fl）	MCHC（%）	常见疾病
大细胞性贫血	＞ 100	32 ～ 35	巨幼红细胞性贫血
正常细胞性贫血	80 ～ 100	32 ～ 35	再生障碍性贫血、急性失血性贫血、溶血性贫血
小细胞低色素性贫血	＜ 80	＜ 32	缺铁性贫血、铁粒幼细胞性贫血、珠蛋白生成障碍性贫血

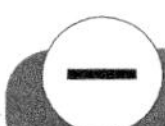

一 缺铁性贫血

（一）概述

1. 概念　缺铁性贫血（iron depletion anemia）是体内铁的储存不能满足正常红细胞生成的需要而发生的一种小细胞低色素性贫血，是最常见的贫血。以婴幼儿和育龄妇女中的发病率最高。

（1）铁的分布：正常成年男性体内铁总量为 50 ～ 55mg/kg，女性为 35 ～ 40mg/kg。体内铁分为：①功能状态铁：67% 为血红蛋白铁，15% 为肌红蛋白、转铁蛋白铁（3 ～ 4mg），以及乳铁蛋白、酶和辅因子结合的铁（不足 10mg，但功能极为重要）。②贮存铁：正常成年男性为 1000mg，女性为 300 ～ 400mg，包括铁蛋白和含铁血黄素。

（2）铁的来源和吸收：①正常人每天制造新鲜红细胞需铁 20 ～ 25mg，主要来自衰老破坏的红细胞释放的铁，维持体内铁平衡需每天从食物中摄铁 1 ～ 1.5mg（孕妇和哺乳期妇女需摄铁 2 ～ 4mg）。②铁的吸收部位在十二指肠及空肠上段，动物食品铁吸收率高（可达 20%），植物食品铁吸收率低（1% ～ 7%），食物铁状态（二价亚铁易吸收、三价铁不易吸收）、胃肠功能（酸碱度等，胃酸分泌不足可影响铁的吸收）、体内铁贮量、骨髓造血状态和某些药物（如维生素 C 及其他还原剂能使高铁还原成亚铁而利于吸收）都会影响铁的吸收。当大量口服铁剂时，铁可被动地弥散进入肠黏膜细胞。

（3）铁的转运和利用：进入血浆中的二价铁经铜蓝蛋白氧化成三价高铁后，与转铁蛋白结合后转运到组织或通过幼红细胞膜转铁受体进入细胞内，再与转铁蛋白分离还原成二价铁，参与血红蛋白合成。

（4）铁的贮存和排泄：正常情况下，人体每天铁的排泄量不超过 1mg，主要是随肠黏膜脱落细胞从粪便中排出，少数由尿、汗液排出，哺乳期妇女每天从乳汁中排出铁约为 1mg。多余的铁以铁蛋白和含铁血黄素形式贮存于肝、脾、骨髓等器官的单核巨噬细胞系统。

2. 病因

（1）需铁量增加而铁摄入不足：多见于婴幼儿、青少年、妊娠和哺乳期妇女。婴幼儿需铁量增加，若不补充蛋类、肉类等含铁量较高的辅食，易造成缺铁。青少年偏食易缺铁。女性月经增多、妊娠或哺乳，需铁量增加，若不补充高铁食物，易造成缺铁性贫血。

（2）铁吸收不良：常见于胃大部切除术后，胃酸分泌不足且食物快速进入空肠，绕过铁的主要吸收部位（十二指肠），使铁吸收减少。此外，多种原因造成的胃肠道功能紊乱，如长期不明原因腹泻、慢性肠炎、克罗恩病等均可因铁吸收障碍而发生缺铁性贫血。

（3）铁丢失过多（失血）：慢性长期铁丢失而得不到纠正则造成缺铁性贫血，如慢性胃肠道失血、月经量过多、咯血和肺泡出血、血红蛋白尿等。

3. 发病机制

（1）缺铁对铁代谢的影响：当体内贮铁减少到不足以补偿功能状态的铁时，铁代谢指标发生异常，如贮铁指标（铁蛋白、含铁血黄素）减低、血清铁和转铁蛋白饱和度减低、总铁结合力和未结合铁的转铁蛋白升高、组织缺铁、红细胞内缺铁。转铁蛋白受体表达于红系造血细胞膜表面，其表达量与红细胞内 Hb 合成所需的铁代谢密切相关，当红细胞内铁缺乏时，转铁蛋白受体脱落进入血液成为血清可溶性转铁蛋白受体（sTfR）。

（2）缺铁对造血系统的影响：红细胞内缺铁，血红蛋白合成障碍，大量原卟啉不能与铁结合成为血红蛋白，以游离原卟啉（FEP）形式积累在红细胞内或与锌原子结合成为锌原卟啉（ZPP），血红蛋白生成减少，红细胞胞质少、体积小，发生小细胞低色素性贫血；严重时，粒细胞、血小板的生成也受影响。

（3）缺铁对组织细胞代谢的影响：组织缺铁，细胞中含铁酶和铁依赖酶活性降低，进而影响患者精神、行为、体力、免疫功能及患儿生长发育和智力；缺铁可引起黏膜组织病变和外胚叶组织营养障碍。

（二）护理评估

1. 健康史　主要了解有无慢性胃肠道疾病、寄生虫病等引起慢性失血的病史和胃肠手术史；有无需铁量增加而摄入不足的情况，了解饮食的结构和习惯；女性患者应重点询问有无月经过多史。

2. 身体状况　本病起病缓慢，早期症状不明显，主要为缺铁原发病的表现，随病情进展出现贫血的表现。缺铁、缺氧，使含铁酶及铁依赖酶的活性降低，出现以下特征：

（1）一般贫血表现：乏力、易倦、头晕、头痛、眼花、耳鸣、心悸、气短、纳差、苍白、心率增快等。

（2）组织缺铁表现：精神行为异常，如烦躁、易怒、注意力不集中、异食癖；体力、耐力下降；易感染；儿童生长发育迟缓、智力低下；口腔炎、舌炎、舌乳头萎缩、口角皲裂、吞咽困难；毛发干枯、脱落；皮肤干燥、皱缩；指（趾）甲缺乏光泽、脆薄易裂，重者指（趾）甲变平，甚至凹下呈勺状（反甲）（图 6-1）。

3. 心理-社会状况　由于身体的不适及活动无耐力，患者有无焦虑、易激惹等不良情绪。

4. 辅助检查

（1）血象：呈小细胞低色素性贫血。平均红细胞体积（MCV）低于80fl，平均红细胞血红蛋白含量（MCH）小于27pg，平均红细胞血红蛋白浓度（MCHC）小于0.32。血片中可见红细胞体积小、中心浅染区扩大。网织红细胞计数多正常或轻度增高。白细胞和血小板计数可正常或减低。

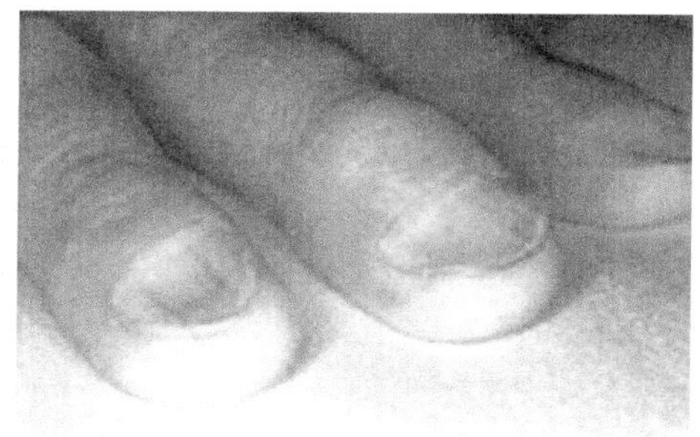

图6-1　反甲（缺铁性贫血）

（2）骨髓象：增生活跃或明显活跃；以红系增生为主，粒系、巨核系无明显异常；红系中以中、晚幼红细胞为主，其体积小、核染色质致密、胞质少、边缘不整齐，有血红蛋白形成不良表现（“核老质幼”）。

（3）铁代谢：骨髓涂片用亚铁氰化钾（普鲁士蓝反应）染色后，在骨髓小粒中无深蓝色的含铁血黄素颗粒，在幼红细胞内铁小粒减少或消失，铁粒幼细胞少于0.15；血清铁蛋白降低（＜12μg/L）；血清铁降低（L），总铁结合力升高（＞64.44μmol/L），转铁蛋白饱和度降低（＜15%）。可溶性转铁蛋白受体（sTfR）浓度超过8mg/L。

5. 治疗要点

（1）病因治疗：病因确诊后应积极治疗，这是纠正贫血、防止复发的关键。

（2）补铁治疗：治疗性铁剂有无机铁和有机铁两类。无机铁以硫酸亚铁为代表，有机铁则包括右旋糖酐铁、葡萄糖酸亚铁、山梨醇铁、富马酸亚铁和多糖铁复合物等。无机铁剂的副反应较有机铁剂明显。首选口服铁剂，如硫酸亚铁或右旋糖酐铁。餐后服用胃肠道反应小且易耐受。进食谷类、乳类和茶抑制铁剂吸收，鱼、肉类、维生素C可加强铁剂吸收。口服铁剂有效的表现先是外周血网织红细胞增多，高峰在开始服药后5～10天，2周后血红蛋白浓度上升，一般2个月左右恢复正常。铁剂治疗应在血红蛋白恢复正常后持续3～6个月，待铁蛋白正常后停药。若口服铁剂不能耐受或胃肠道正常解剖部位发生改变而影响铁的吸收，可用铁剂肌内注射。

注射铁总需量＝（需达到的血红蛋白浓度－患者血红蛋白浓度）×0.33×患者体重（kg）

（三）护理问题/医护合作性问题

1. 活动无耐力　与缺铁性贫血引起的全身组织缺血、缺氧有关。

2. 营养失调：低于机体需要量　与铁摄入不足、吸收不良、需要增加或丢失有关。

3. 潜在并发症：贫血性心脏病中毒。

（四）护理措施

1. 一般护理　纠正不合理的饮食习惯（如纠正偏食），进食含铁丰富、高蛋白、高热量、高维生素的食物是预防和辅助治疗的重要措施，如摄取肉类、豆类、蛋类、海带、海蜇、紫菜、黑木耳、银耳等含铁量较多的食物，适当搭配富含维生素C的蔬菜和水果，有助于增加铁的吸收。口腔炎或舌炎影响食欲者，应避免进食过热或过辣的刺激性食物。

2. 用药护理

（1）口服铁剂：①常有胃肠道不良反应，如恶心、呕吐及胃部不适，避免空腹服用，在饭后或餐中服药可减少不良反应。②用维生素C可增加铁的吸收。谷类、牛奶、茶、咖啡、抗酸药等影响铁的吸收，应避免同时服用。③液体铁剂可使牙齿染黑，应使用吸管或滴管，将药液送至舌根部咽下，再用温开水漱口。④口服铁剂期间，告知患者大便可呈黑色或柏油样，因铁剂与肠内硫化氢作用生成黑色的硫化铁所致，以免引起患者紧张。⑤铁剂治疗 1 周后网织红细胞开始上升，可作为治疗有效的指标；血红蛋白约治疗 2 周开始升高，8 ～ 10 周恢复，此时仍需继续服用铁剂 3 ～ 6 个月，以补足体内贮存铁。

（2）注射铁剂：①注射前应做过敏试验，1 小时后无过敏反应时方可按医嘱给予常规剂量行深部肌内注射，注射时应备好肾上腺素，以便发生严重反应时紧急抢救。②避开皮肤暴露部位，选择大肌群深部肌内注射，采用“Z”字形注射（图 6-2）或留空气注射法，以免药液溢出引起皮肤感染。③注射器抽取药液后，要更换注射针头后再注射，以避免附着在针头上的铁剂使组织着色。④经常更换注射部位，以促进吸收，避免硬结形成。⑤注意不良反应，如局部疼痛、硬结形成、皮肤染黑等，严重者可发生过敏性休克，应立即停止注射并予以急救处理。

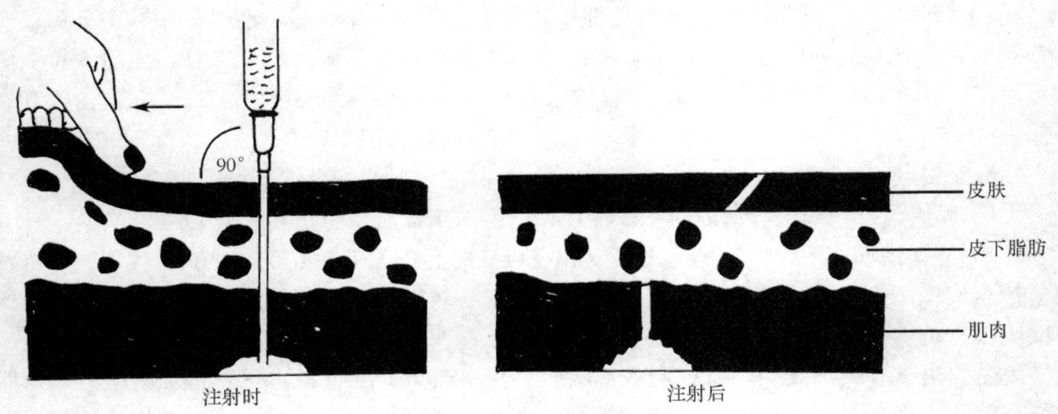

图 6-2　“Z”字形注射法

（3）预防铁中毒：急性铁中毒多发生在儿童，常因误服或超量服用铁剂引起。表现为头晕、恶心、呕吐、腹泻、腹痛、消化道出血、休克等，严重者可致昏迷、惊厥甚至死亡。故应告诫患者严格按医嘱服药，切勿自行加大服药剂量，或一次大剂量服药，严防儿童误服。

3. 健康指导　在易患人群中开展防治缺铁贫血的卫生知识教育，向患者介绍本病的基本知识，说明治疗本病的重要意义，以提高自我保健意识。

二 巨幼细胞贫血

（一）概述

1. 概念　巨幼细胞贫血（megaloblastic anemia，MA）指由于叶酸、维生素 B_{12} 缺乏或某些影响核苷酸代谢药物的作用，导致细胞核脱氧核糖核酸（DNA）合成障碍所引起的贫血。其中 90% 为叶酸、维生素 B_{12} 缺乏引起的营养性巨幼细胞贫血，在我国以叶酸缺乏引起为多见，山西、陕西、河南等地为高发区。在欧美国家，则以维生素 B_{12} 缺乏及体内产生内因子抗体所致的恶性贫血多见。

叶酸由蝶啶、对氨基苯甲酸及 L- 谷氨酸所组成，属水溶性 B 族维生素。人体不能合成叶酸，所需叶酸必须由食物供给，每天需要量为 200μg，新鲜蔬菜、水果及肉类食品中叶酸含

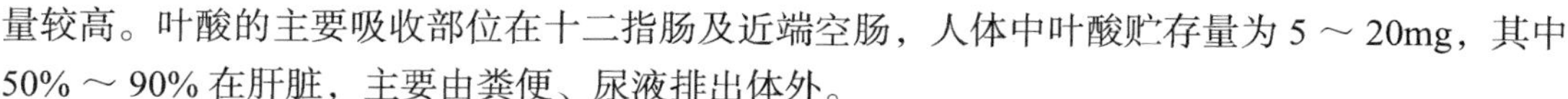

量较高。叶酸的主要吸收部位在十二指肠及近端空肠，人体中叶酸贮存量为 5 ～ 20mg，其中 50% ～ 90% 在肝脏，主要由粪便、尿液排出体外。

维生素 B_{12} 也属于水溶性 B 族维生素，是机体细胞生物合成及能量代谢不可缺少的重要物质。正常人每天需要量为 2 ～ 5μg，完全需要从食物中获取，动物的肝脏、肾脏、肉、鱼、蛋及乳品类食物中含有丰富的叶酸。食物中维生素 B_{12} 需与内因子结合，在回肠被吸收，继而经门静脉入肝脏，在肝脏内储存。人体内储存量为 2 ～ 5mg，主要由粪便和尿液排出。

2. 病因　临床上叶酸缺乏的主要原因是需要量增加或摄入不足，而维生素 B_{12} 缺乏几乎均与胃肠道功能紊乱所致的吸收障碍有关。

（1）叶酸缺乏：①需要量增加：妊娠期妇女每天叶酸的需要量为 400 ～ 600μg。生长发育的儿童及青少年以及慢性反复溶血、白血病、肿瘤、甲状腺功能亢进者等叶酸的需要都会增加，如补充不足就可发生叶酸缺乏。②吸收不良：小肠（尤其是空肠）的炎症、肿瘤及手术切除后，长期腹泻等均可导致叶酸吸收不良。③摄入不足：腌制食物、烹煮时间过长或温度过高均可导致食物中的叶酸大量破坏；偏食导致的食物中缺少新鲜水果蔬菜与肉蛋制品。④叶酸排出增加：如血液透析、酗酒。

（2）维生素 B_{12} 缺乏：①摄入减少：常见于长期素食、偏食者。正常时，每天有 5 ～ 10μg 的维生素 B_{12} 随胆汁进入肠腔，胃壁分泌的内因子可足够地帮助重吸收胆汁中的维生素 B_{12}。故素食者一般需 10 ～ 15 年才会发展为维生素 B_{12} 缺乏。②吸收障碍：为维生素 B_{12} 缺乏最常见的原因。主要见于萎缩性胃炎、全胃切除术后和恶性贫血患者。患者常有特发的胃黏膜完全萎缩和内因子的抗体存在，由于缺乏内因子，食物中维生素 B_{12} 的吸收和胆汁中维生素 B_{12} 的重吸收均有障碍。③利用障碍及其他：先天性转钴蛋白Ⅱ（TC Ⅱ）缺乏及接触氧化亚氮（麻醉剂）可影响维生素 B_{12} 的血浆转运和细胞内的利用，可造成维生素 B_{12} 缺乏。

3. 发病机制　维生素 B_{12} 和叶酸缺乏可致四氢叶酸减少，四氢叶酸是 DNA 合成过程中必需的辅酶，其减少可引起 DNA 合成减少，使细胞核分裂和增殖时间延长。而胞质中的 RNA 合成不受影响，继续发育，红细胞体积变大，形成巨幼变；此外，白细胞，血小板也因为 DNA 合成不足出现巨幼变，细胞数量减少及核分叶过多现象。维生素 B_{12} 能促进甲基丙二酸转变成琥珀酸而参与三羧酸循环，此作用与神经鞘脂中脂蛋白的形成有关；因此，当其缺乏时可以影响中枢与外周神经纤维髓鞘的完整性，出现神经精神症状。

（二）护理评估

1. 健康史　询问患者贫血发生的时间、程度及神经精神变化；询问患者有无慢性疾病、腹泻或失血史；评估患者有无智力发育落后、震颤、肌张力增高等。

2. 身体状况　营养性巨幼细胞贫血绝大多数因叶酸缺乏造成。

（1）消化系统表现：口腔黏膜萎缩，舌乳头萎缩、色红，舌面呈“牛肉样舌”或镜面舌，可伴食欲缺乏、恶心、腹胀、腹泻或便秘。

（2）血液系统表现：起病缓慢，常有面色苍白、乏力、活动耐力下降、头晕、心悸等贫血症状；严重者可出现反复感染和（或）出血。

（3）神经系统表现和精神症状：可有末梢神经炎、深感觉障碍、共济失调等，主要与脊髓后、侧索和周围神经受损有关。典型表现为四肢无力，对称性远端肢体麻木，触、痛觉迟钝或消失；少数患者还可以出现肌张力增加、腱反射亢进和锥体束征阳性等。叶酸缺乏者有易怒、妄想等精神症状。维生素 B_{12} 缺乏者有抑郁、失眠、记忆力下降、幻觉、谵妄、妄想等精神错乱、人格变态等。

由于内因子缺乏导致维生素 B_{12} 吸收障碍，可能与自身免疫有关。临床上除了有营养性巨幼细胞贫血外，还有恶性贫血表现。较严重的神经精神症状是其主要特点，好发于 50 ～ 70 岁。

3. 心理 - 社会状况　因贫血引起的不适影响工作学习导致不安、易激动和烦躁。因宗教信仰而素食、饮食结构不合理、知识缺乏是其社会因素。

4. 辅助检查

（1）血象：呈大细胞正色素性贫血。红细胞大小不等，以大红细胞为主，中心淡染区消失，MCV（平均红细胞体积）、MCH（平均红细胞血红蛋白含量）均增高，MCHC（平均红细胞血红蛋白浓度）正常；网织红细胞计数可正常或轻度增高。严重者全血细胞减少。

（2）骨髓象：骨髓增生活跃，各系细胞均有巨幼样变。红系增生活跃或明显活跃。各阶段细胞体积均较正常增大，胞质较胞核成熟，即“核幼质老”；骨髓铁染色常增多。

（3）血清叶酸及维生素 B_{12} 浓度测定：是诊断叶酸和维生素 B_{12} 缺乏的重要指标。血清叶酸＜ 6.8nmol/L（3ng/ml），红细胞叶酸＜ 227nmol/L（100ng/ml）。血清维生素 B_{12} 测定＜ 74nmol/L（＜ 100ng/ml）均有诊断意义。

（4）内因子抗体测定：为恶性贫血的筛选方法之一。

5. 治疗要点　祛除病因、加强营养、预防感染、坚持用药。

（1）病因治疗：为该疾病有效治疗和根治的关键。治疗基础疾病，去除病因。加强营养知识教育，纠正偏食及不良的烹调习惯。

（2）补充性药物治疗：①叶酸：口服 5 ～ 10mg，每日 3 次。胃肠道不能吸收者可肌内注射四氢叶酸钙 5 ～ 10mg，每日 1 次，直至血红蛋白恢复正常。②维生素 B_{12}：肌内注射维生素 B_{12} 500μg，直至血红蛋白恢复正常。恶性贫血或胃全部切除者需终生维持治疗。维生素 B_{12} 缺乏伴有神经症状者对治疗的反应不一，有时需大剂量、长时间（半年以上）的治疗。对于单纯维生素 B_{12} 缺乏的患者不宜单用叶酸治疗，否则会加重维生素 B_{12} 的缺乏，特别是要警惕会有神经系统症状的发生或加重。

（3）若患者存在缺铁或治疗过程中出现缺铁表现，应及时补充铁剂。

（三）护理问题 / 医护合作性问题

1. 营养失调：低于机体需要量　与叶酸、维生素 B_{12} 摄入不足、吸收不良及需要量增加有关。

2. 活动无耐力　与贫血引起的组织缺氧有关。

3. 口腔黏膜受损　与贫血引起口炎、口腔溃疡有关。

4. 感知觉紊乱　与维生素 B_{12} 缺乏引起神经系统损害有关。

5. 有感染的危险　与白细胞减少致免疫力下降有关。

（四）护理措施

1. 一般护理

（1）休息与活动：注意休息，特别是重度营养不良或有明显精神系统受累的患者，应绝对卧床休息。鼓励患者学习在不需要协助的情况下，能用简单的方法照顾自己。

（2）饮食护理：改变不良的饮食习惯，进食富含叶酸和维生素 B_{12} 的食物，叶酸缺乏者多吃绿叶蔬菜、水果、谷类和动物肉类等；维生素 B_{12} 缺乏者多吃动物肉类、肝、禽蛋及海产品。婴幼儿和妊娠期妇女需及时补充。对长期素食者、偏食、挑食和酗酒者，应向患者及家属说明这些习惯对于疾病的影响，劝其纠正。食物烹饪时间不能过长，提倡急火快炒、灼菜、凉拌或加工成蔬果沙拉直接食用。注意改善食欲，建议患者少量多餐、细嚼慢咽，进食温凉、清淡软食。出现口腔炎或舌炎的患者，应注意保持口腔清洁，饭前饭后用生理盐水或复方硼砂含漱液漱口，以减少感染的机会并增进食欲。

2. 病情观察　询问患者的自我感觉，有无疲乏、无力，观察皮肤黏膜变化，有无活动后心悸、气短等，以判断贫血程度和活动耐力；严密观察患者消化系统症状，有无舌炎、口角炎、舌和口腔溃疡；询问有无食欲缺乏、腹胀、腹泻等症状；严密观察患者神经系统症状，如有无感觉异常、嗜睡、烦躁、失眠等，发现异常及时通知医生。

3. 用药护理　遵医嘱正确用药，并注意药物疗效及不良反应的观察与预防。肌内注射维生素 B_{12} 偶有过敏反应甚至休克，要密切观察并及时处理。治疗过程中注意监测钾浓度，预防因为大量血细胞生成造成的细胞外钾离子内移形成的低钾血症。此外，还应观察用药后患者自觉症状、血象变化，以了解药物治疗效果。一般情况下，有效治疗后 1 ～ 2 天，患者食欲开始好转；2 ～ 4 天后网织红细胞增加，1 周左右达高峰并开始出现血红蛋白上升，2 周内白细胞和血小板可恢复正常。4 ～ 6 周后血红蛋白恢复正常。半年到 1 年后，患者的神经症状得到改善。

4. 心理护理　对患者及时进行心理疏导，使其说出心中的不安焦虑，共同寻找方法。耐心倾听患者诉说，态度诚恳，切身为患者着想，帮助患者克服消极情绪，增强战胜疾病的信心。

5. 健康指导

（1）疾病预防指导：采用合理的烹饪方法；纠正不良饮食习惯，对高危人群预防性补充叶酸、维生素 B_{12}。

（2）疾病知识指导：使患者及家属了解导致叶酸、维生素 B_{12} 缺乏的病因，介绍疾病的临床表现、治疗等相关方面的知识，使患者主动配合治疗和护理。告知患者合理饮食的重要性，加强个人卫生，注意保暖，预防损伤与感染。

（3）用药指导：向患者解释疾病的治疗措施，说明检查正规用药的重要性；指导患者按医嘱用药，定期门诊复查血象。

三　再生障碍性贫血

（一）概述

1. 概念　再生障碍性贫血（aplastic anemia，AA）简称再障，是指原发性骨髓造血功能衰竭综合征。以骨髓造血功能低下，全血细胞减少和贫血、出血、感染为特征。我国再障发病率为 7.4/10 万，可发生于各年龄段，以老年人发病率较高，男、女发病率无明显差别。

2. 病因　尚不明确，相关的致病因素有：

（1）病毒感染：特别是肝炎病毒、微小病毒 B_{19} 等。

（2）化学因素：与氯霉素类抗生素、磺胺类药物、抗肿瘤化疗药物及杀虫剂等有关，以氯霉素最常见。

（3）物理因素：各种电离辐射，如 X 射线、γ 射线及其他放射性物质。

3. 发病机制　与造血干祖细胞缺乏（“种子学说”）、造血微环境异常（“土壤学说”）和免疫异常（“虫子学说”）有关。

（二）护理评估

1. 健康史　询问患者发病前有无明显的病毒感染史、是否使用过抑制骨髓的药物，如氯霉素、磺胺类药物、抗肿瘤药等，或长期接触对骨髓有害的物质，如杀虫剂、X 射线、γ 射线等；了解居住环境和工作环境中有无有害物质的存在。

2. 身体状况　再障可分为重型再障（SAA）和非重型再障（NSAA）。两者区别见表 6-5。

表 6-5　重型再障和非重型再障的临床表现特点

判断指标	重型再障	非重型再障
起病与进展	起病急，进展快	起病缓，进展慢
首发症状	感染、出血	贫血为主，偶有出血
感染表现严重程度	重	轻
持续高热	突出而明显，难以控制	少见且易于控制
败血症	常见，主要死因之一	少见
感染部位	呼吸道、消化道、泌尿生殖道、皮肤黏膜	上呼吸道、口腔牙龈
出血表现严重程度	重，不易控制	轻，易控制
出血部位	广泛，除皮肤黏膜外多有内脏出血，甚至颅内出血而致死	以皮肤、黏膜为主，少有内脏出血
贫血的表现	重，症状明显，易发生心衰	轻，少有心衰发生
血象		
中性粒细胞计数	$< 0.5\times10^9/L$	$> 0.5\times10^9/L$
血小板计数	$< 20\times10^9/L$	$> 20\times10^9/L$
网织红细胞绝对值	$< 15\times10^9/L$	$> 15\times10^9/L$
骨髓象	多部位增生极度减低	增生减低或有局部增生灶
病程与预后	病程短，预后差，多于 1 年内死亡	病程长，预后较好，少数死亡

（1）重型再障：起病急、进展快、病情重。①贫血：呈进行性加重。②感染：体温达 39℃以上，且难以控制。呼吸道感染最为常见，其次为消化道和泌尿道；常见病原体以革兰阴性杆菌、金黄色葡萄球菌和真菌常见。③出血：皮肤瘀点、瘀斑，口腔黏膜血疱，以及鼻出血、牙龈出血、眼结膜出血等，内脏出血表现为呕血、咯血、便血、血尿、阴道出血、眼底出血等，严重者可出现颅内出血，危及生命。

（2）非重型再障：起病、进展相对缓慢，以贫血为首发和主要表现，感染和出血症状较轻，容易控制。

3. 心理 - 社会状况　重型再障患者因病情重、疗效差常有焦虑、恐惧、悲观失望，因形体变化而自卑或烦恼，因治疗经费大而忧虑，对治疗失去信心。

4. 辅助检查

（1）血象：呈全血细胞减少。重型再障：网织红细胞绝对值降低$< 15\times10^9/L$、中性粒细胞$< 0.5\times10^9/L$、血小板计数$< 20\times10^9/L$。非重型再障也呈全血细胞减少，但程度较轻。

（2）骨髓象：多部位骨髓增生低下，粒细胞、红细胞及巨核细胞明显减少，形态大致正常，淋巴细胞、网状细胞、浆细胞比例明显增高。骨髓活检造血组织均匀减少，脂肪组织增加。重度再障骨髓增生广泛重度降低。

5. 治疗要点　包括支持治疗和针对发病机制治疗两种。

（1）支持治疗：①避免诱因：凡有可能引起骨髓损害的物质均应设法去除，禁用一切对骨髓有抑制作用的药物。②纠正贫血：当患者血红蛋白低于 60g/L 时可输血。输血要掌握指征，准备做骨髓移植者，移植前输血会直接影响其成功率，尤其不能输家族成员的血；一般以输入浓缩红细胞为妥；严重出血者宜输入浓缩血小板。③预防和控制感染：积极做好个人卫生和护理工作；对粒细胞缺乏者宜保护性隔离，积极预防感染；合并感染者应根据细菌培养和药敏试验结果，遵医嘱选用有效的抗生素。④护肝治疗：再障者合并肝功能损伤，应酌情选用护肝药物。

（2）针对发病机制治疗：①促进造血治疗：雄激素，为治疗慢性再障首选药物。常用药物有丙酸睾酮、十一酸睾酮（安雄）、司坦唑醇（康力龙）等。此外，还可使用造血生长因子，主要用于急性再障，可促进血象恢复，常用粒细胞集落刺激因子、粒 - 单系集落刺激因子和红细胞生成素（EPO）。②免疫抑制剂：最常用的是抗胸腺球蛋白（ATG）和抗淋巴细胞球蛋白（ALG）。其机制主要可能通过去除抑制性 T 淋巴细胞对骨髓造血的抑制，也有认为尚有免疫刺激作用，通过产生较多造血调节因子促进干细胞增殖，此外可能对造血干细胞本身还有直接刺激作用。③造血干细胞移植：是治疗干细胞缺陷引起再障的最佳方法，且能达到根治的目的。适用于 40 岁以下，无感染及其他并发症患者。

（三）护理问题 / 医护合作性问题

1. 有感染的危险　与粒细胞减少有关。
2. 活动无耐力　与贫血、感染、发热、长期卧床有关。
3. 有受伤的危险：出血　与血小板减少有关。
4. 自我形象紊乱　与雄激素的不良反应有关。

（四）护理措施

1. 一般护理　参见本章第 1 节“血液系统疾病患者常见症状体征的护理”。

2. 病情观察

（1）监测体温，发热多提示有感染存在，应仔细寻找感染灶，并遵医嘱做好血、尿、便、痰等细菌培养及药敏试验的标本采集。

（2）观察患者面色、呼吸、心率及心律变化，以判断贫血的严重程度。

（3）观察皮肤黏膜有无新增出血点或内脏出血倾向，特别要警惕颅内出血征象，一旦出现，立即配合医生抢救。

3. 对症护理　贫血、出血、感染等症状的护理，详见本章第 1 节“血液系统疾病患者常见症状体征的护理”。

4. 用药护理

（1）雄激素：①常见的不良反应有男性化作用，如痤疮、毛发增多、女患者停经或男性化等，用药前向患者说明治疗目的及药物的不良反应，以消除顾虑，取得患者的配合，同时嘱患者用温水洗脸，不要用手抓痤疮，以防感染；长期应用可损害肝脏，用药期间应定期检查肝功能。②丙酸睾酮为油剂，不易吸收，注射局部常可形成硬块甚至发生无菌性坏死。故注射时必须严格进行皮肤消毒，取长针头作深部缓慢分层肌内注射，经常更换注射部位。如发现局部有硬结，应及早热敷、理疗，以免影响药物吸收和继发感染。③口服司坦唑醇、达那唑等易引起肝损害和药物性肝内胆汁淤积，治疗过程中应注意有无黄疸，并定期检查肝功能。④帮助患者及家属掌握本病的有关知识，说明雄激素、免疫抑制剂是治疗本病的有效药物，但起效慢，需 3 ～ 6 个月才见效。

（2）免疫抑制剂：①使用抗胸腺细胞球蛋白和抗淋巴细胞球蛋白需观察病情及不良反应，

做好保护性隔离，预防出血和感染。②用环孢素时应定期检查肝、肾功能。③用环磷酰胺时应观察患者有无血尿，指导患者多饮水，每日达2000ml以上，防止出血性膀胱炎。④应用糖皮质激素时可有医源性肾上腺皮质功能亢进、机体抵抗力下降等，应密切观察有无诱发或加重感染，有无血压上升、腹痛及黑便等不良反应。

（3）造血生长因子：应用造血生长因子前应做过敏试验，定期查血象。

5. 心理护理　观察患者情绪反应及行为表现，鼓励其表达内心感受并给予有效的心理疏导。认真而坦诚地回答患者的询问并介绍治疗成功的病例。帮助患者认识到心境平和、精神乐观有助于病情的好转。适当进行户外活动，增强适应外界的能力。建立融洽的护患关系，介绍社会对血液病患者的关心和理解，争取家庭、亲友等社会支持系统的帮助，以减少孤独感，增强康复的信心。

6. 健康指导

（1）疾病知识指导：介绍有关再障的病因、表现及预防措施，提高防护意识；避免接触有害物质；定期体检，慎用对造血系统有损害的药物；预防病毒感染。

（2）生活指导：向患者说明充分休息、睡眠及合理膳食对疾病康复的重要意义，加强个人防护，养成良好的卫生习惯，避免感染和加重出血。

（3）心理指导：通过交谈、沟通使患者认识到焦虑、抑郁等负性情绪可影响治疗效果及预后。学会倾诉和自我调整，家属要理解和支持患者，学会倾听；必要时应请求有关专业人士给予帮助。

（4）用药指导：嘱患者在医生指导下按时、按量、按疗程用药，不可自行更改或停止用药。定期复查血象，以便了解病情变化及其疗效。

（黄　欢）

第3节　出血性疾病

案例6-2

患者，女，35岁。反复发生皮肤瘀点、瘀斑和牙龈出血多年，月经量明显增多，为此感到焦虑不安。血红蛋白90g/L，红细胞3.0×10^{12}/L，血小板60×10^{9}/L。临床诊断为特发性血小板减少性紫癜。

问题：1. 对该患者实施皮肤、黏膜护理的要点是什么？

2. 健康教育的内容是什么？

出血性疾病指由于正常的止血机制发生障碍，引起机体自发性出血或轻微损伤后出血的一组疾病。正常人体局部小血管受损后引起止血，几分钟内可自然停止的现象，称为生理性止血，其过程可分为血管收缩、血小板黏附和血栓形成、血液凝固三个环节。因而，将出血性疾病的病因分为：①血管壁异常，如遗传性出血性毛细血管扩张症、败血症、过敏性紫癜等。②血小板数量减少或功能异常，如特发性血小板减少性紫癜、再生障碍性贫血、白血病、血小板无力症、尿毒症等。③凝血功能障碍，如各型血友病、维生素K缺乏症、严重肝病等。④抗凝及纤维蛋白溶解异常，如肝素使用过量、溶栓药物过量、免疫相关抗凝物增多及蛇咬伤、水蛭咬伤等。⑤复合性止血机制异常，如弥散性血管内凝血等。

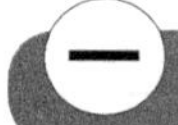

一 特发性血小板减少性紫癜

（一）概述

1. 概念　特发性血小板减少性紫癜（idiopathic thrombocytopenic purpura，ITP）是一组免疫介导的血小板过度破坏所致的出血性疾病。临床上以自发性的皮肤、黏膜及内脏出血，血小板计数减少，生存时间缩短和抗血小板特异性自身抗体形成，骨髓巨核细胞发育、成熟障碍等为特征。ITP 是血小板减少性紫癜中最常见的一种，急性型好发于儿童，慢性型多见于成人，育龄期女性发病率高于同年龄段男性。

2. 病因与发病机制　病因未完全明确，可能与下列因素有关：细菌或病毒感染、免疫因素、脾作用、雌激素水平增高和遗传因素等。ITP 主要发病机制是血小板膜糖蛋白特异性自身抗体致敏的血小板，被单核巨噬细胞系统过度吞噬破坏；雌激素具有抑制血小板生成，同时增强单核巨噬细胞系统对与抗体结合的血小板的吞噬破坏作用。

（二）护理评估

1. 健康史　了解患者起病前 1 ～ 2 周有无呼吸道感染（特别是病毒感染史），有无出血性疾病家族史等。

2. 身体状况

（1）急性型：多数患者发病前有上呼吸道感染史。起病急骤，可有畏寒、寒战、发热表现。主要表现为全身黏膜瘀点、紫癜和瘀斑，常先出现于四肢，见图 6-3，以及鼻、牙龈、舌及口腔黏膜出血，损伤和注射部位出血不止或有瘀斑；当血小板低于 $20\times10^9/L$ 时可有内脏出血，如呕血、黑便、咯血、尿血、阴道出血等；颅内出血表现为剧烈头痛、意识障碍、瘫痪、抽搐等，亦是 ITP 致死的主要原因。病程多为自限性，平均 4 ～ 6 周内缓解，很少复发，少数患者可迁延为慢性。

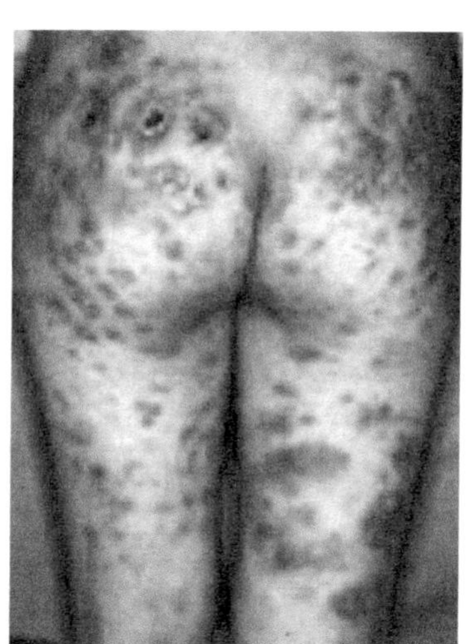

图 6-3　臀部、下肢部位紫癜

（2）慢性型：起病隐匿，出血症状相对较轻。主要表现为皮肤黏膜瘀点、紫癜、瘀斑，鼻出血、牙龈出血，外伤后不易止血等；严重内脏出血少见，但月经过多常见，可为唯一表现。长期月经过多可出现失血性休克和轻度脾大。部分患者可因感染等原因而致病情突然加重，出现广泛、严重的皮肤黏膜和内脏出血。急性型与慢性型 ITP 临床表现的区别见表 6-6。

表 6-6　急性型与慢性型 ITP 临床表现的区别

鉴别要点	急性型 ITP	慢性型 ITP
年龄	儿童，2 ～ 6 岁多见	成人，20 ～ 40 岁多见
性别	无差异	F ∶ M=4 ∶ 1
起病	急骤	缓慢、隐匿
发病前感染史	前 1 ～ 2 周常有上感	通常无
出血	紫癜、黏膜和内脏出血（颅内出血是致死主因）	以皮肤黏膜出血为主，月经量增多
血小板计数	$< 20\times10^9/L$	$(30 \sim 80)\times10^9/L$

续表

鉴别要点	急性型 ITP	慢性型 ITP
巨核细胞	轻度增加或正常	显著增加
病程	2～6周，最长6个月	长，可至数年
自发缓解	多可自愈	少见
疗效与预后	好，为自限性疾病	较差，常反复发作

3. 心理 - 社会状况　由于广泛出血或出血不止，导致患者恐惧、焦虑等不良情绪发生，注意患者的情绪变化。并评估患者对疾病的认识程度，是否配合治疗。

4. 辅助检查

（1）血象：血小板计数，急性型常低于 20×10^9/L，慢性型常在 50×10^9/L；失血过多时可出现贫血表现。

（2）骨髓象：骨髓巨核细胞增多或正常，但巨核细胞发育成熟障碍，有血小板形成的巨核细胞显著减少。

（3）其他：束臂试验阳性、出血时间延长、血块收缩不良；血小板生存时间明显缩短。

5. 治疗要点

（1）休息与活动：根据出血病情和血小板计数，合理安排休息与活动，避免外伤。

（2）药物治疗：①糖皮质激素：为治疗 ITP 首选药物，常用泼尼松，病情严重者可用等效地塞米松或甲泼尼龙静脉滴注，症状好转后改为口服。②免疫抑制剂：在糖皮质激素和脾切除疗效不佳或有禁忌证时使用，常用药物有长春新碱、环磷酰胺、硫唑嘌呤和环孢素。③其他：可选用合成雄性激素达那唑或中医中药治疗。

（3）脾切除：适用于糖皮质激素治疗 3 ～ 6 个月无效者，或泼尼松维持量大于 30mg/d，或有糖皮质激素治疗禁忌证者。

（4）急症处理：患者有严重黏膜出血或有颅内出血危及生命时可输注血小板、静脉滴注免疫球蛋白、血浆置换和静脉注射大剂量甲泼尼龙等。

6. 预后　多数患者预后良好，部分易于复发。约 5% 死于慢性型、难治型 ITP。主要死因除颅内出血外，多见于相关并发症，尤其是感染。

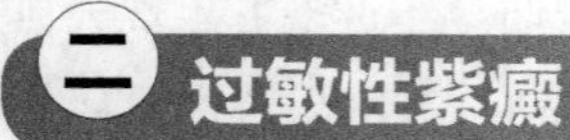

二 过敏性紫癜

（一）概述

1. 概念　过敏性紫癜（allergic purpura）是一种常见的血管变态反应性疾病。主要表现为非血小板减少性皮肤瘀点或紫癜，可伴有腹痛、便血、关节痛、血尿及血管神经性水肿和荨麻疹等过敏表现，多为自限性。约 30% 患者有复发倾向。本病多见于儿童和青少年，男性略多于女性（1.4 ： 1 ～ 2 ： 1），以春秋发病居多。近年来过敏性紫癜的患病率有上升趋势。

2. 病因　本病可由多方面因素引起。

（1）感染：为最常见的病因，如细菌（特别是 β 溶血性链球菌引起的上呼吸道感染、扁桃体炎、猩红热）、病毒（多见于麻疹、水痘、风疹病毒）及肠道寄生虫感染等。

（2）食物：主要是机体对某些动物性食物中的异性蛋白质过敏所致，如鱼、虾、蟹、蛋及乳类等。

（3）药物：抗生素类（如青霉素、链霉素、链霉素及头孢菌素类）、磺胺药类、异烟肼、阿托品、噻嗪类利尿药及水杨酸类解热镇痛药。

（4）其他：花粉、尘埃、虫咬、寒冷刺激及疫苗接种等。

3. 发病机制　该病为免疫因素介导的一种全身血管炎症。蛋白质及其他大分子致敏原作为抗原，刺激机体产生抗体与抗原结合成抗原抗体复合物，沉积于血管内膜，引起血管炎性反应；小分子致敏原作为半抗原与机体内某些蛋白质结合构成抗原，刺激机体产生抗体吸附在肥大细胞，当上述抗原再次进入人体时，与肥大细胞上的抗体发生免疫反应，引起血管炎性反应，导致皮肤、黏膜、肠道、关节腔或肾出血。

（二）护理评估

1. 健康史　询问患者起病前 1 ～ 3 周有无上呼吸道感染，有无进食异性蛋白，接触花粉、尘埃或被昆虫叮咬的情况，有无抗生素、磺胺类、异烟肼、阿托品、噻嗪类利尿药、解热镇痛药等用药史或疫苗接种史。

2. 身体状况

（1）单纯型（紫癜型）：最常见的类型。主要表现为局限于四肢的皮肤紫癜，以下肢及臀部多见，见图 6-4，大小不等，对称分布、反复发生，可融合成片，形成瘀斑，数日内渐变成紫色、黄褐色、淡黄色，经 7 ～ 14 天可消退。

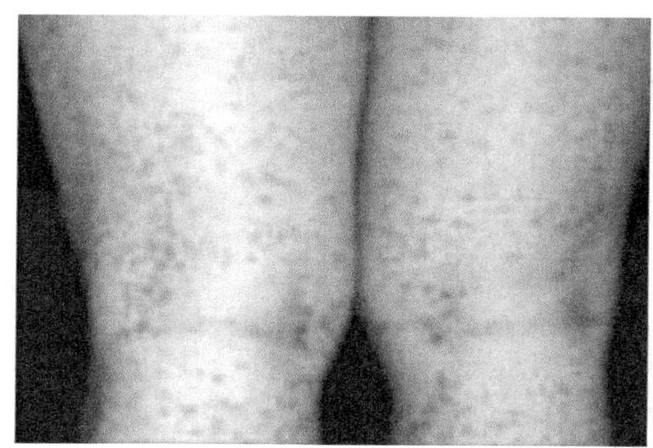
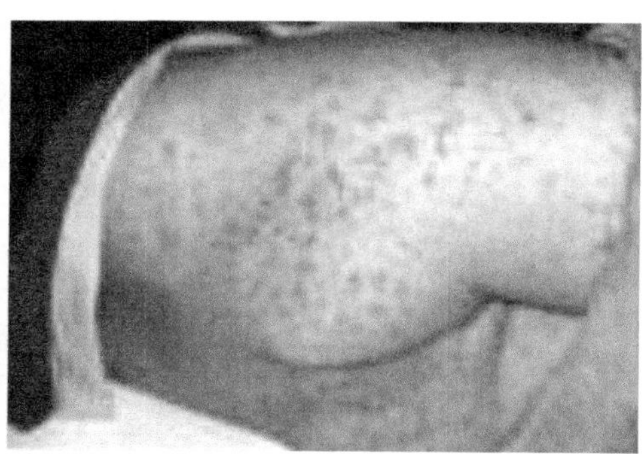

图 6-4　单纯型过敏性紫癜

（2）腹型：为最具潜在危险和最易误诊的临床类型。除皮肤表现外，最常见表现为阵发性脐周、下腹或全腹绞痛，伴有恶心、呕吐、呕血、腹泻及黏液血便等，系因消化道黏膜及腹膜脏层毛细血管受累所致。幼儿因肠壁水肿可发生肠套叠。皮肤紫癜常与腹痛同时出现；若紫癜在腹痛后出现，可因腹肌紧张、腹部压痛及肠鸣音亢进等而误诊为急腹症。

（3）关节型：除皮肤紫癜外，伴有膝、踝、肘、腕等大关节肿胀、疼痛、压痛及功能障碍（关节部位血管受累），呈游走性反复发作，关节症状一般在数月内消失，无后遗症或关节畸形。

（4）肾型：为最严重且预后相对较差的一种临床类型。在皮肤紫癜发生 1 周后，出现血尿、蛋白尿、管型尿，偶见水肿、高血压及肾衰竭表现。多数在 3 ～ 4 周内恢复，少数可反复发作而演变为慢性肾炎或肾病综合征。

（5）混合型：具备两种以上类型的特点，称为混合型。

（6）其他：少数患者还可因病变累及眼部、脑及脑膜血管而出现视神经萎缩、虹膜炎、视网膜出血及水肿、中枢神经系统受累的症状和体征等。

3. 心理 - 社会状况　可因反复发生皮肤紫癜和其他脏器的表现而惶恐不安，情绪不稳，或因担心影响学习、工作而产生焦虑情绪。

4. 辅助检查

（1）除出血时间可能延长外，血小板计数及各项凝血试验数值均正常。

（2）多数患者束臂试验阳性。

（3）毛细血管检查，可见毛细血管扩张、扭曲及渗出性炎症反应。

（4）肾型及混合型，有血尿、蛋白尿、管型尿及不同程度的肾功能损害。

5. 治疗要点

（1）病因防治：寻找并去除各种致病因素，防治呼吸道感染，驱除肠道寄生虫，避免致敏性食物和药物等，是治疗过敏性紫癜的关键。

（2）药物治疗：①抗组胺药：如异丙嗪、阿司咪唑（息斯敏）、氯苯那敏（扑尔敏）及静脉注射钙剂等。②糖皮质激素的应用：该类药物具有较强的抗过敏性、抑制免疫反应和降低毛细血管通透性的作用，对腹型和关节型疗效好，对紫癜型和肾型疗效不明显。常用泼尼松、氢化可的松及地塞米松等。③免疫抑制剂的应用：对上述治疗效果不佳者可酌情使用免疫抑制剂，如环磷酰胺或硫唑嘌呤等。④其他：中医中药治疗可作为慢性反复发作者或肾型患者的辅助疗法。

6. 预后　本病预后多数良好。一般病程在 2 周左右。40% 的患者有反复发作的可能，但每次复发的病情较初发时均有逐渐减轻的趋势。少数肾型患者可转化成慢性肾炎或肾病综合征，预后相对较差。

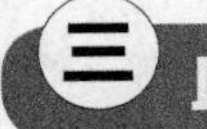

血友病

（一）概述

1. 概念　血友病为一组遗传性凝血因子缺乏而引起的一种出血性疾病。包括血友病 A（甲）、血友病 B（乙）和遗传性凝血因子Ⅺ缺乏症，以血友病 A 最为常见，约占 80%，遗传性凝血因子Ⅺ缺乏症最少见。其共同特点为幼年起病，自发性或轻微创伤后出血不止、血肿形成、关节腔出血，以及凝血活酶生成障碍而出现凝血时间延长等实验室检查的异常。

2. 病因　血友病 A（凝血因子Ⅷ缺乏）和血友病 B（凝血因子Ⅸ缺乏）均为典型的性染色体（X 染色体）连锁隐性遗传（女性遗传、男性发病），同属性染色体连锁隐性遗传性疾病。其遗传规律，见图 6-5，70% 的血友病 A 有遗传性家族史，30% 的病例系因基因突变；血友病 B，有明显家族史者少。

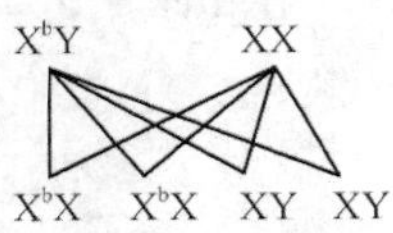

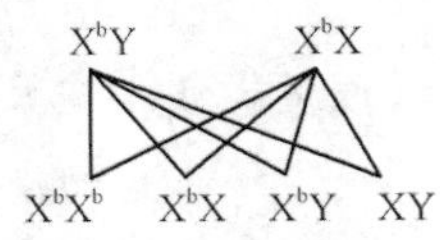

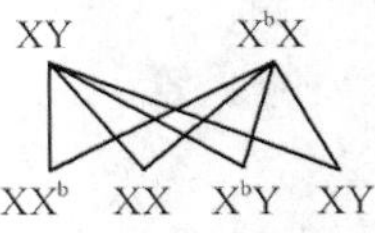

正常男性XY
正常女性XX

男血友病X^bY
女血友病X^bX^b

血友病传递者X^bX

图 6-5　血友病遗传示意图

3. 发病机制　不同类型血友病的发病基础与其所缺乏的凝血因子种类有关（血友病 A、

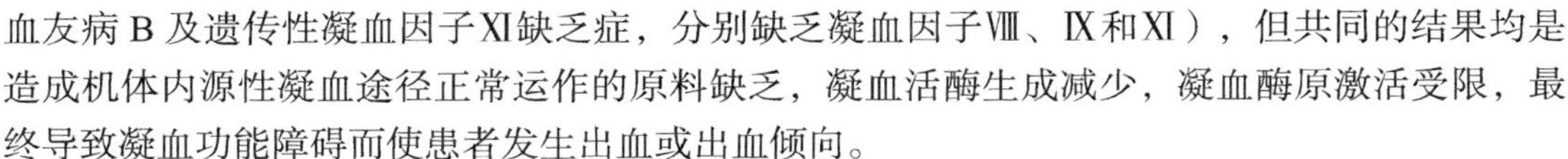

血友病 B 及遗传性凝血因子Ⅺ缺乏症，分别缺乏凝血因子Ⅷ、Ⅸ和Ⅺ），但共同的结果均是造成机体内源性凝血途径正常运作的原料缺乏，凝血活酶生成减少，凝血酶原激活受限，最终导致凝血功能障碍而使患者发生出血或出血倾向。

（二）护理评估

1. 健康史　询问患者有无血友病家族史，了解发病前有无创伤、手术等诱发出血的因素，询问既往有无反复皮肤或体腔出血史等。

2. 身体状况　血友病的临床表现取决于其类型及相关凝血因子缺乏的严重程度，主要表现在出血和局部血肿所致的压迫症状与体征。

（1）出血：是血友病的主要表现，大多为自发性或轻度创伤后出血不止，血友病 A 最严重，血友病 B 次之。出血特点：①自幼即发生轻微损伤后血流不止。②出血部位以皮下软组织、深部肌肉出血最常见。③负重关节腔内反复出血最突出，如膝关节、踝关节等，因关节腔内血液不能被完全吸收，形成慢性炎症、滑膜增厚、纤维化，软骨变性及坏死，最终关节僵硬、畸形，周围肌肉萎缩，导致正常活动受限。④内脏出血少见，但后果严重，颅内出血是常见死因。

（2）血肿压迫症状：①压迫附近血管，引起相应供血部位缺血性坏死或淤血、水肿。②压迫神经，可出现肢体或局部疼痛、麻木及肌肉萎缩，导致正常活动受限。③口腔底部、咽后壁、喉及颈部出血可致呼吸困难甚至窒息。

3. 心理 - 社会状况　本病为终身遗传性疾病且反复发生出血，患者担心影响到工作、学习和生活。惧怕危及生命，而易产生悲观、失望和恐惧心理。

4. 辅助检查

（1）红细胞、白细胞和血小板计数正常，出血时间和凝血酶原时间正常。

（2）内源性凝血系的试验异常，凝血时间（CT）及部分凝血活酶时间（APTT）延长。

（3）凝血活酶生成时间（TGT）及纠正试验，可确定血友病的类型。

5. 治疗要点

（1）止血治疗：包括局部压迫、放置冰袋、局部用血浆、止血粉、凝血酶或明胶海绵贴敷等。

（2）替代治疗：补充凝血因子是防治血友病最重要的治疗方法。主要制剂有新鲜全血、新鲜血浆或新鲜冰冻血浆、冷沉淀物等，严重出血，必须使用相应缺乏的凝血因子制剂。

（3）药物治疗：去氨加压素（DDAVP）、糖皮质激素、6- 氨基己酸、达那唑等。

6. 预后　随着替代治疗的进展，血友病患者的生存期从 20 世纪 20 年代的 11 年延长至现在的与正常人相近。进行性关节畸形而致残、治疗过程中产生针对凝血因子活性的抑制物，合并肝炎和肝硬化、艾滋病、颅内出血等，均是影响中、重度血友病患者生活质量与预后的重要因素。

四　弥散性血管内凝血

（一）概述

1. 概念　弥散性血管内凝血（disseminated intravascular coagulation，DIC）是由多种因素激活机体的凝血系统，导致机体弥漫性微血栓形成、凝血因子大量消耗并继发纤溶亢进，从而引起全身性出血、微循环障碍乃至单个或多个器官功能衰竭的一种临床综合征。本病起病急，进展快，死亡率高，是临床急重症之一。早期诊断、早期有效治疗是挽救病人生命的重要前提和保障。

2. 病因　许多疾病可导致DIC的发生，其中以感染最多见。①全身感染、严重感染：占DIC总发病数的31%～43%。包括细菌、病毒、寄生虫、立克次体等。②恶性肿瘤：占DIC总发病数的24%～34%。包括各种实体瘤、白血病、骨髓增生性疾病等。③手术及创伤：占DIC总发病数的1%～15%。包括多发性创伤、大面积灼伤、脂肪栓塞等。④病理产科：占DIC总发病数的4%～12%。包括羊水栓塞、胎盘早剥、死胎综合征等。⑤器官损害：如重症胰腺炎等。⑥其他：如严重肝衰竭、严重中毒或蛇咬伤、输血反应、器官移植排异反应等。

3. 发病机制　微血栓形成是DIC的基本和特异性病理变化，主要为纤维蛋白血栓及纤维蛋白-血小板血栓，其他病理变化为凝血功能异常（包括高凝期、消耗性低凝期和继发性纤溶亢进），以及毛细血管微血栓形成、血容量减少、血管舒缩功能失调、心功能损害等因素造成的微循环障碍。

（二）护理评估

1. 健康史　询问患者是否有严重感染性疾病、恶性肿瘤，有无病理产科史、创伤史、手术史及其他严重疾病史。

2. 身体状况　除了原发病的症状、体征之外，DIC常见的临床表现就是出血、休克、栓塞与溶血，具体表现可因原发病及DIC病期不同而有较大差异。

（1）出血倾向：为最常见的早期表现，特征为自发性、多发性出血。以皮肤黏膜出血和伤口、穿刺部位渗血多见，其次为内脏出血（如咯血、呕血、便血、阴道出血等），严重者可发生颅内出血。

（2）休克或微循环衰竭：表现为一过性或持续性血压下降，肢体湿冷、少尿、呼吸困难、发绀及神志改变等。顽固性休克是病情严重、预后不良的征兆。

（3）微血管栓塞：①浅层栓塞：皮肤损伤多见于眼睑、四肢、胸背及会阴部，黏膜损伤易发生于口腔、消化道、肛门等处，表现为发绀、灶性或斑块坏死，溃疡形成。②深部栓塞：多见于肾、肺、脑等脏器，表现为急性肾衰竭、呼吸衰竭、意识障碍、颅内高压综合征。

（4）微血管病性溶血：表现为进行性溶血性贫血，程度一般较轻，偶见皮肤、巩膜黄染。

3. 心理-社会状况　在严重病变基础上，出现全身广泛性自发性出血，患者易出现紧张、恐惧心理及悲观失望情绪。

4. 辅助检查

（1）消耗性凝血障碍：①血小板减少＜100×10^9/L或进行性下降。②凝血酶原时间延长。③纤维蛋白原含量＜1.5g/L或进行性逐渐下降。④凝血酶原时间（PT）缩短或延长＞3秒，活化部分凝血活酶时间（APTT）缩短或延长＞10秒。

（2）继发性纤溶亢进：①纤维蛋白降解产物（FDP）增多＞20mg/L。②血浆鱼精蛋白副凝试验（3P试验）阳性。③D-二聚体水平升高或阳性。

5. 治疗要点

（1）治疗原发病和去除病因：包括积极治疗感染性疾病，恶性肿瘤，及时处理病理产科、外伤，防治休克和纠正缺氧、缺血及酸中毒等。

（2）抗凝治疗：终止DIC病理过程，减轻器官损伤和重建凝血-抗凝平衡的重要措施。①肝素：首选的抗凝药物，肝素15 000U/d，每6小时用量不超过5000U，静脉滴注，连用3～5

天。②其他抗凝药物和抗血小板聚集药物：如复方丹参注射液、低分子右旋糖酐、双嘧达莫、重组人活化蛋白 C 等。

（3）其他治疗：包括补充血浆凝血因子及血小板（新鲜血、新鲜冷冻血浆、血小板悬液、纤维蛋白原），应用纤溶抑制药、溶栓治疗及糖皮质激素等。

6. 预后　DIC 病死率高达 20% ～ 40%，最主要死因为多器官功能衰竭。病因、诱因未能消除，诊断不及时或治疗不恰当是影响 DIC 预后的主要因素。

五 出血性疾病的护理

（一）护理问题 / 医护合作性问题

1. 组织完整性受损　与血小板数量和质量异常、毛细血管脆性增加、凝血机制障碍、微血栓形成、凝血因子被消耗等有关。

2. 疼痛：腹痛、肌肉痛、关节痛　与过敏性紫癜累及胃肠道毛细血管损伤和关节腔出血有关。

3. 有失用综合征的危险　与反复多次关节腔出血有关。

4. 焦虑　与出血不止，担心影响工作、学习、生活，危及生命有关。

5. 知识缺乏：缺乏出血性疾病的相关防治知识。

6. 潜在并发症：颅内出血、肾功能损害、休克、多发性微血管栓塞等。

（二）护理措施

1. 特发性血小板减少性紫癜

（1）一般护理：①休息与活动：当血小板低于 20×10^9/L 或有严重出血者，应绝对卧床休息；血小板计数在 20×10^9/L 以上者可适当活动。②饮食护理：提供高蛋白、高维生素、高热量的柔软饮食，避免进食油炸、带骨、带刺、坚硬和过热的食物。

（2）预防或避免加重出血：①避免可能造成皮肤黏膜受损的因素：剪短指甲以免抓伤皮肤，忌用牙签剔牙、硬牙刷刷牙和用手挖鼻，避免肢体碰撞和外伤，保持床单平整，衣裤柔软宽松，发热时禁用乙醇擦浴，静脉穿刺时避免用力拍打。②避免引起颅内出血：便秘、剧烈咳嗽会引起颅内压增高和导致颅内出血，须及时按医嘱处理，便秘者给予液状石蜡口服或使用开塞解、剧烈咳嗽用镇咳药和抗生素治疗。

（3）病情观察：注意观察出血部位和出血量、生命体征及意识变化，监测血小板计数、出血时间等，以及早发现病情变化和及时处理。

（4）用药护理：向患者说明药物的不良反应和指导自我观察。①糖皮质激素：告知患者有无胃肠道反应、诱发或加重感染或医源性库欣综合征等不良反应，指导在饭后服药，注意观察粪便颜色，加强个人卫生，防治各种感染。②免疫抑制剂：告知长春新碱可引起骨髓造血功能抑制、末梢神经炎，环磷酰胺可致出血性膀胱炎等，指导患者注意观察有无手足感觉异常和尿液颜色变化等。

（5）心理护理：给予精神支持，以增强治病信心，减轻和消除焦虑心态。

（6）健康指导：①疾病知识指导：告知患者及家属了解疾病的成因、主要表现及治疗方法，以获得患者主动配合治疗与护理。指导患者避免人为损伤而诱发或加重出血，不应服用可能引起血小板减少或抑制其功能的药物，特别是非甾体抗炎药，如阿司匹林等。保持充足的睡眠、情绪稳定和大便通畅，有效控制高血压等均是避免颅内出血的有效措施，必要时可予以药物治疗，如镇静剂、安眠药或缓泻剂等。②用药指导：服用糖皮质激素者，应告知必须按医嘱、按时、按剂量、按疗程用药，不可自行减量或停药，以免加重病情。为减轻药物的不良反应，应饭后服药，必要时可加用胃黏膜保护剂或制酸剂；注意预防各种感染。定期复查血象，以了解血小板数目的变化，指导疗效的判断和治疗方案的调整。③病情监测指导：皮肤黏膜出血的情况，如瘀点、瘀斑、牙龈出血、鼻出血等；有无内脏出血的表现，如月经量明显增多、呕血或便血、咯血、血尿、头痛、视力改变等。一旦发现皮肤黏膜出血加重或内脏出血的表现，应及时就医。

2. 过敏性紫癜

（1）一般护理：①休息与活动：急性期应卧床休息，安置安静舒适的环境，减少环境影响以避免加重焦虑。②饮食护理：给予清淡、易消化的饮食，避免食用易引起过敏的食物；对消化道出血者，避免过热饮食，必要时禁食，按医嘱静脉补液；对明显水肿、高血压和少尿的患者，应给予低蛋白、低盐饮食，控制入水量。

（2）病情观察：观察皮肤紫癜有无进展，注意腹痛、腹部压痛、腹壁紧张度、肠鸣音等变化和粪便颜色，定时测量血压、脉搏，评估关节局部肿痛和功能障碍情况，有无水肿、尿液颜色变化，关注尿常规和肾功能检查结果。

（3）对症护理：做好皮肤护理，防止皮肤损伤，协助腹痛患者取屈膝平卧位，指导关节型患者做好关节局部制动和保暖，以减轻疼痛。遵医嘱给予解痉剂和止痛剂，注意观察疗效和不良反应。

（4）用药护理：对应用糖皮质激素的患者，要加强护理、防治感染；鼓励应用环磷酰胺者多饮水，注意尿量及尿液颜色的改变。

（5）心理护理：耐心倾听患者诉说，介绍治疗有效的病友与之沟通交流，鼓励患者积极应对，树立战胜疾病的信心。

（6）健康指导：①疾病知识指导：告知患者本病的性质、原因、临床表现及治疗的主要方法。说明本病为过敏性疾病，避免接触与发病有关的药物或食物，是预防过敏性紫癜的重要措施。养成良好的个人卫生习惯，饭前便后要洗手，避免食用不洁食物，以预防寄生虫感染。注意休息、营养与运动，增强体质，预防上呼吸道感染。②病情监测指导：教会患者对出血情况及伴随症状或体征的自我监测。发现新发大量瘀点或紫癜、明显腹痛或便血、关节肿痛、血尿、水肿、泡沫尿甚至少尿者，多提示病情复发或加重，应及时就医。

3. 血友病

（1）一般护理：①休息与活动：注意休息，坚持适当运动，活动中注意避免外伤。②饮食护理：提供高蛋白、高维生素、易消化的清淡饮食，增强机体抗病能力。

（2）病情观察：观察皮下软组织、肌肉、关节腔的出血情况，注意有无内脏出血征象，以便及早发现危重症情况，及早实施抢救措施。

（3）出血护理：①尽量避免肌内注射、深部组织穿刺和手术；避免重体力劳动和剧烈活动；以免诱发和加重出血：如必须注射或手术时，注射后应延长按压时间，在术前、术中和术后按医嘱补充缺乏的凝血因子。②出血时应积极止血：皮肤出血行加压包扎止血；口鼻黏膜出血用1：1000肾上腺素棉球、明胶海绵压迫止血；关节腔出血用弹性绷带加压包扎，并抬高患肢保持在功能位。

（4）关节护理：①疼痛：主要发生在出血的关节腔和肌肉部位，可在出血部位用冰袋冷敷，限制其活动以缓解疼痛。②预防畸形和功能障碍：关节腔积血导致关节不能正常活动时，局部制动并保持肢体于功能位；在肿胀未消退之前，切勿使关节负重；关节腔出血控制后，帮助患者主动或被动关节活动，以防止关节挛缩、强直，肌肉萎缩和功能丧失。

（5）用药护理：①新鲜全血、血浆或凝血因子：按输血常规操作，注意有无发热、寒战、头痛等不良反应，发现不良反应立即停止输注，报告医生并做好抢救准备，血液制品及输液器保留送检。②冷沉淀物：在 -20℃冷冻干燥环境保存，其所含因子Ⅷ较新鲜血浆高 5 ～ 10 倍，室温下放置 1 小时活性即丧失 50%，故应于 1 小时之内输完。③去氨加压素（DDAVP）：快速静脉注射时，观察有无心率加快、血压升高、少尿等反应，如有发生，按医嘱对症处理。

（6）心理护理：关爱患者，提供血友病有关的防治信息，鼓励患者树立战胜疾病的信心，克服悲观、绝望情绪，积极配合治疗和护理。

（7）健康指导：①指导患者合理安排工作：避免从事可能引起损伤的工作和剧烈活动，适度参与有益于身体的日常活动，如散步、骑自行车等，应避免损伤引起出血；注意调节情绪，避免精神刺激、情绪波动过大诱发出血；避免服用抑制血小板聚集的抗凝药物，如阿司匹林、保泰松、双嘧达莫等。②指导患者识别出血征象和压迫止血的方法，以便及时处理由外伤或其他原因引起的出血，告知如发生严重出血，应立即到医院复查及治疗。③开展血友病知识和遗传学咨询教育，使患者了解本病的遗传规律、筛查基因携带者及优生优育的重要性，指导女性基因携带者在妊娠期进行基因分析法，如确定胎儿为血友病患者，应及时终止妊娠。

4. 弥散性血管内凝血

（1）一般护理：①休息与活动：卧床休息，根据病情安置不同的体位，如休克患者安置中凹卧位、呼吸困难患者安置半坐卧位。②饮食护理：给予高热量、高蛋白、富含维生素的易消化饮食，保证营养供给。

（2）病情观察：①定时监测生命体征和意识状态：记录 24 小时尿量，观察皮肤颜色、温度和湿度。②密切观察皮肤黏膜和内脏出血状况：如发生多部位出血加重或创口、注射部位渗血不止，提示病情进展或恶化，及时报告医生处理。③注意有无栓塞表现：如出现皮肤干性坏死，手指、足趾、鼻、颈、耳部发绀等，提示皮肤栓塞；突然胸痛、呼吸困难、咯血，提示肺栓塞；头痛、抽搐、昏迷等，提示脑栓塞；腰痛、血尿、少尿或无尿等，提示肾栓塞或急性肾衰竭；消化道出血，提示胃肠黏膜栓塞。

（3）用药护理：迅速建立静脉通路，准确执行医嘱，给予肝素抗凝和防治低血压的药物，注意观察出血减轻或加重情况，定期检测血小板、纤维蛋白原、凝血时间和 3P 试验等，以指导用药。

（4）心理护理：安慰神志清醒者，解释病情，减轻其紧张、恐惧的心理反应。

（5）健康指导：向患者及其家属，尤其是家属解释疾病的可能成因、主要表现、临床诊断和治疗配合、预后等。特别要解释反复进行实验室检查的重要性和必要性，特殊治疗的意义及不良反应。劝导家属多关怀和支持患者，以利缓解患者的不良情绪，提高战胜疾病的信心，主动配合治疗。保证充足的休息和睡眠；根据患者的饮食习惯，提供可口、易消化、易吸收、富含营养的食物，少量多餐；循序渐进地增加运动，促进身体的康复。

（黄　欢）

第4节 白 血 病

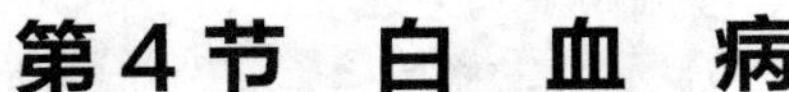

案例 6-3

患者，男，32岁。不明原因发热1月余。刷牙时伴出血，近1周来高热、乏力、出血加重。查体：T 39.5℃，P 102次/分，R 24次/分，BP 130/85mmHg。全身皮肤可见广泛散在出血点及瘀斑，牙龈渗血明显。扁桃体可见少许脓性分泌物，胸骨压痛明显。肝未触及，脾脏肋下2指。血常规：Hb55g/L，WBC 14.5×10^9/L，PLT 20×10^9/L，涂片显微镜下可见大量幼稚淋巴细胞。骨髓象：增生极度活跃，以幼稚淋巴细胞为主，红细胞和巨核细胞少见。初步诊断：急性白血病。入院后患者情绪消极，担心经济和家庭无法承担。

问题：1. 患者目前的主要护理问题有哪些？其中首优问题是什么？

2. 请写出主要的护理措施。

3. 护士应给予哪些健康指导？

白血病（leukemia）是一类原因未明的造血干细胞克隆性疾病，其特点为克隆中的白血病细胞自我更新增强、增殖失控、分化障碍、凋亡受阻，停滞在其细胞发育的不同阶段；骨髓和其他造血组织中白血病细胞大量增生累积，抑制正常造血功能并浸润其他器官和组织。白血病作为常见的造血系统恶性肿瘤，我国发病率为2.76/10万，在恶性肿瘤的病死率中分别居第6位（男）和第8位（女），是儿童和青少年中最常见的恶性肿瘤死亡原因。

根据白血病细胞的成熟程度和本病自然病程，白血病分为急性白血病（acute leukemia，AL）和慢性白血病（chronic leukemia，CL）两大类。急性白血病细胞分化停滞在较早阶段，多为原始细胞及早期幼稚细胞。病情发展迅速，自然病程仅几个月，患者通常于数月内死亡。

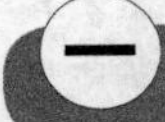

一 急性白血病

（一）概述

1. 概念　急性白血病是一种或多种造血干细胞及祖细胞恶变，失去正常的增殖、分化及成熟能力，发生无控制性持续增殖，逐步取代正常骨髓组织并经血液浸润至全身组织及器官。

2. 分类　根据主要受累的细胞不同，将急性白血病分为急性淋巴细胞白血病（acute lymphoblastic leukemia，ALL）和急性髓系白血病（acute myeloblastic leukemia，AML）。

急性淋巴细胞白血病（ALL）是一种进行性恶性疾病，表现为大量的类似于淋巴母细胞的未成熟白细胞增殖活跃。这些细胞可在患者血液、骨髓、淋巴结、脾脏和其他器官中被发现。急性淋巴细胞性白血病占儿童急性白血病的80%，发病率高峰在3～7岁。

急性髓系白血病（AML）包括所有非淋巴细胞来源的急性白血病，是多能干细胞或已轻度分化的前体细胞核型发生恶性突变而形成的一类造血系统克隆性疾病。AML是一个具有高度异质性的疾病群，它可以由正常髓系细胞分化发育过程中不同阶段的造血祖细胞恶性变转化而来，起源于不同阶段祖细胞的AML可具有不同的生物学特征。

AML和ALL的FAB（法美英）分型，见表6-7。

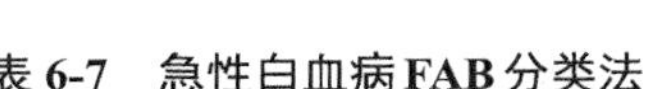

表 6-7　急性白血病FAB分类法

急性髓系白血病（AML）	急性淋巴细胞性白血病（ALL）
急性髓细胞白血病微分化型（M_0）	L_1 型：细胞分化较好，以小淋巴细胞为主，治疗反应较好
急性粒细胞白血病未分化型（M_1）	L_2 型：以大淋巴细胞为主，大小不均，治疗反应相对较差
急性粒细胞白血病部分分化型（M_2）	L_3 型：以大细胞为主，大小较一致，治疗缓解率很低
急性早幼粒细胞白血病（M_3）	
急性粒－单核细胞白血病（M_4）	
急性单核细胞白血病（M_5）	
红白血病（M_6）	
急性巨核细胞白血病（M_7）	

3. 病因　白血病的病因迄今尚未明了。实验与临床资料表明，白血病的发病可能与下列因素有关：

（1）病毒因素：目前已证实，成人T淋巴细胞白血病是由人类T淋巴细胞病毒Ⅰ型所引起。此外，EB病毒、HIV病毒与淋巴系统恶性肿瘤的发生也存在一定关系。C型RNA肿瘤病毒是某些动物患白血病的重要病因。

（2）化学因素：职业性接触苯及衍生物的人群白血病发生率高于一般人群。此外，某些抗肿瘤的细胞毒药物（如环磷酰胺、丙卡巴肼、依托泊苷等）、亚硝铵类物质、保泰松及其衍生物、氯霉素、用于银屑病治疗的亚乙胺类的衍生物乙双吗啉等都与白血病的发生关系密切。

（3）放射因素：包括X射线、γ射线及电离辐射等。白血病的发生取决于人体吸收辐射的剂量、时间及年龄。全身或部分躯体受到中等或大剂量辐射后均可诱发白血病，以急性淋巴细胞性白血病和急性髓系白血病多见。

（4）遗传因素：家族性白血病约占白血病的7/1000。染色体异常的一些遗传性疾病（先天愚型、先天性再生障碍性贫血等）较易发生白血病。

（5）其他血液病：某些血液病如骨髓增生异常综合征、淋巴瘤、多发性骨髓瘤等也可能发展为白血病。

4. 发病机制　白血病发病机制复杂，认为可能因上述因素导致遗传基因突变，从而使白血病胞株形成，人体免疫功能缺陷使已形成的白血病细胞不断增殖，最终导致白血病发生。

（二）护理评估

1. 健康史　询问患者年龄、职业、既往史、用药史、家族史及疾病发生发展的过程，了解患者可能的病因及急性加重的诱发因素。起病以来精神、食欲等有无改变。

2. 身体状况

（1）症状：①发热：多数急性白血病的早期表现为发热。白血病本身可导致低热，化疗后体温常恢复。如出现较高发热常提示继发感染，主要与成熟粒细胞明显减少不能行使抗感染功能相关。多为革兰阴性杆菌感染，常见感染部位包括上呼吸道、肺部、口腔黏膜、肛周皮肤等，严重者甚至可发生全身性感染症状（败血症等）。②出血：半数以上患者有出血，程度轻重不一，部位可遍及全身。表现为瘀点、瘀斑、鼻出血、月经过多、牙龈出血、眼底出血等。颅内出血者可伴头痛、呕吐、瞳孔大小改变。出血主要是由于血小板明显减少及凝血功能异常。③贫血：多呈正常色素性贫血，进行性加重。多数患者来就诊时即已发展为重度贫血。常表现为面色苍白、头晕、疲乏、困倦和无力。④中枢神经系统白血病（central nervous system leukemia，CNSL）：儿童、ALL及M_5患者多见，表现为头痛，恶心，呕吐，视物模糊，抽搐甚至昏迷。脊髓浸润者可发生截瘫，神经根浸润可出现多种麻痹症状。继发出血时表现同脑血管意外。因化疗药物难以通过血脑屏障，故化疗效果不佳，从而导致髓外复发。

（2）体征：①肝、脾、淋巴结肿大：可有轻、中度肝脾大。淋巴结肿大多见于ALL，以颈、腋下和腹部沟等处淋巴结肿大多见。②骨及关节表现：骨关节疼痛为常见表现。胸骨下端压痛对白血病诊断有一定价值，提示骨髓腔内白血病细胞过度增殖。③粒细胞肉瘤：AML患者可见眶骨浸润引起眼球突出、复视甚至失明，称为绿色瘤。④其他浸润体征：皮肤、黏膜、肺、消化道、心脏等部位受侵出现相应的体征。男性睾丸受累可呈单侧、弥漫性、无痛性肿大，成为白血病髓外复发的另一重要原因。

3. 心理-社会状况　本病为血液系统恶性肿瘤，患者心理负担极重，容易产生绝望、悲观、厌世等不良心理问题。应评估患者对疾病的了解程度、心理承受能力，有无恐惧、绝望等悲观情绪，评估患者的社会支持系统以期协助家属与患者共同采用积极的应对方式。

4. 辅助检查

（1）骨髓检查：是诊断急性白血病的重要依据。表现为骨髓增生活跃、明显活跃或极度活跃，以白血病细胞为主。红系及巨核细胞高度减少。

（2）血液检查：大部分患者均有贫血，多为中重度，白细胞计数可高可低，血涂片可见不同数量的白血病细胞，血小板计数大多数小于正常。

（3）细胞化学：①过氧化物酶及苏丹黑染色：急性淋巴细胞白血病（急淋）细胞呈阴性（阳性＜3%）；急性髓系白血病（急粒）细胞呈强阳性；急性单核细胞白血病（急单）细胞呈阳性或弱阳性。②糖原染色：急淋细胞呈阳性（粗颗粒或粗块状，常集于胞质一侧）；急粒、急单细胞呈弱阳性（弥散性细颗粒状）；红白血病：幼红细胞呈强阳性。③非特异性酯酶染色：急单细胞呈强阳性，能被氟化钠明显抑制（＞50%）；急粒细胞呈阳性或弱阳性，氟化钠轻度抑制（＜50%）；急淋细胞一般呈阴性。④中性粒细胞碱性磷酸酶染色：急淋白血病积分增高或正常；急粒白血病明显减低；急单白血病可增高或减低。

有条件者可行免疫学、细胞遗传学及基因分型等检查。

5. 治疗要点　急性白血病的治疗主要是以化疗为主的综合疗法。化疗分为诱导化疗阶段和缓解后治疗阶段（巩固治疗期和维持治疗期）。应早期诊断、早期治疗，同时早期防治中枢神经系统白血病。

按照白血病类型选用不同的化疗方案，见表6-8，早期给予连续强烈化疗，联合或交替使用多种化疗药物。留置深静脉导管以减少化疗药物对血管的损害。评估患者有无移植指征，有条件行造血干细胞移植（hematopoietic stem cell transplantation，HSCT）者应积极寻找配型。

（1）诱导缓解治疗：多采用联合化疗，最大程度上杀灭组织、外周血及髓内的白血病细胞，从而尽快达到完全缓解。ALL的标准治疗在长春新碱＋泼尼松（VP方案）的基础上，联合柔红霉素（DNR）或去甲氧柔红霉素（IDA）及门冬酰胺酶（L-ASP）提高ALL完全缓解的效率。AML（除M_3类型）的标准是柔红霉素或去甲氧柔红霉素＋阿糖胞苷（DA或IA方案）。

（2）缓解后治疗阶段：为了巩固疗效、达到长期缓解或治愈的目的，必须在诱导缓解治疗后进行强化巩固治疗和维持治疗，继续消灭体内残存的白血病细胞，防止复发。巩固治疗期可采用原诱导缓解方案，以期延长缓解期和无病存活期，争取治愈。维持治疗期可采用诱导缓解期相同或其他药物小剂量维持数个月甚至数年，目的为维持缓解。

若治疗成功，患者将可望保持无白血病细胞状态生存。

表 6-8 急性白血病常用联合化疗方案

方案	药物	不良反应
DA	柔红霉素	骨髓抑制、心脏损害、消化道反应
	阿糖胞苷	口腔溃疡、消化道反应、脱发、骨髓抑制
VP	长春新碱	末梢神经炎，手足麻木感
	泼尼松	库欣综合征、骨质疏松等
DVLP	柔红霉素	心脏损害
	长春新碱	末梢神经炎、消化道反应
	左旋门冬酰胺酶	发热等过敏反应、高尿酸血症、出血等
	泼尼松	库欣综合征、骨质疏松等
IA	去甲柔红霉素	骨髓抑制、心脏损害、口腔黏膜损害等
	阿糖胞苷	口腔溃疡、消化道反应、脱发、骨髓抑制

（三）护理问题 / 医护合作性问题

1. 有感染的危险　与正常粒细胞减少有关。
2. 有出血的危险　与正常血小板减少有关。
3. 活动无耐力　与白血病代谢增高及化疗药物副作用有关。
4. 组织完整性受损　与血小板减少导致皮肤黏膜出血有关。
5. 知识缺乏：缺乏有关的疾病防治知识。
6. 潜在并发症：颅内出血。

（四）护理措施

1. 一般护理

（1）休息与活动：嘱患者休息，减少探视。粒细胞减少时感染的概率增大，应进行保护性隔离。可在室内活动，以休息为主。

（2）饮食护理：给予高蛋白、高维生素、高热量、易消化的饮食，必要时可用止吐镇静药。同时应加强口腔护理，嘱患者进食后漱口。鼓励患者多饮水，以减轻药物对消化道黏膜的刺激，同时有利于毒素排泄。

2. 病情观察　注意观察有无发热、咳嗽咳痰、咽痛、尿路刺激征等感染症状，观察有无头痛、喷射性呕吐、视物模糊等颅高压表现。

3. 对症护理　感染的护理、出血的护理见本章第 1 节“血液系统疾病患者常见症状体征的护理”内容。

4. 用药护理　化疗药物种类繁多，遵医嘱联合使用化疗药物，严密观察药物疗效及不良反应。长春新碱可引起末梢神经炎，柔红霉素导致心脏损害和传导异常，甲氨蝶呤引起口腔黏膜溃疡，环磷酰胺诱发出血性膀胱炎导致血尿等。化疗中定期检查血象、骨髓象，以便观察药物疗效和骨髓抑制的情况。化疗期间遵医嘱口服别嘌呤醇可降低尿酸。

5. 心理护理　理解、同情患者及家属，引导患者及家属以积极的心态对待疾病。

6. 健康指导

（1）知识宣教：向患者介绍本病基本知识，使其避免接触对造血系统产生损害的药物、化学毒物、射线等，并敦促其积极配合治疗，为患者及家属提供化疗、放疗、骨髓移植及造血干细胞移植等相关信息。

（2）生活指导：注意劳逸结合，保证充足睡眠，平时多饮水，饮食清淡、营养丰富、易消化。保持室内通风良好，温湿度适宜。少去人多拥挤的场所，避免感冒及受伤。保持乐观情绪，注意个人卫生。

（3）治疗指导：指导患者遵医嘱合理用药，自我监测药物不良反应。

（4）定期复查：应定期监测患者血象、骨髓象，以了解化疗效果及并发症，积极控制病情发展。

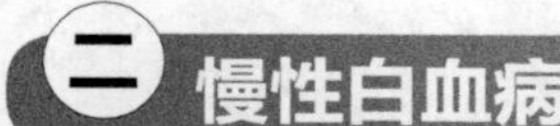

二 慢性白血病

（一）概述

1. 概念　慢性白血病是一种慢性骨髓增殖性疾病，细胞分化停滞在较晚的阶段，多为较成熟幼稚细胞和成熟细胞。病情发展缓慢，自然病程为数年。

2. 分类　慢性白血病分为慢性髓系白血病（chronic myelogenous leukemia，CML）和慢性淋巴细胞白血病（chronic lymphocytic leukemia，CLL）。

慢性髓系白血病（CML，简称慢粒）是伴有获得性染色体异常的多能干细胞水平上的恶性变引起的一种细胞株病。临床特征为显著的粒细胞过度生成，主要表现为乏力、消瘦、低热、肝脾大及骨髓粒细胞恶性增殖。慢性粒细胞性白血病是白血病中较常见的类型。

慢性淋巴细胞白血病（CLL，简称慢淋）是淋巴细胞在体内异常增生和积蓄伴有免疫功能低下的疾病。由于慢淋患者淋巴细胞寿命极长，并常伴有免疫缺陷，故又称“免疫无能淋巴细胞蓄积病”，在我国较少见。

3. 病因　同急性白血病。

4. 发病机制　研究认为慢性髓系白血病的发病机制可能与细胞遗传学、细胞动力学异常及脾脏因素有关。许多实验和临床观察表明脾脏有利于白血病细胞移居、增殖和急变。慢性淋巴细胞白血病的发病机制可能与染色体异常、白血病的克隆发生、细胞动力学异常有关。

（二）护理评估

1. 健康史　询问患者年龄、职业、既往史、用药史、家族史及疾病发生发展的过程，了解患者可能的病因及急性加重的诱发因素。起病以来精神、食欲等有无改变。

2. 身体状况

（1）症状：起病隐匿，无特异性症状，早期可有倦怠乏力，逐渐出现头晕、心悸气短、消瘦、低热、盗汗、皮肤紫癜、皮肤瘙痒、骨骼疼痛，常易感染。

（2）体征：①淋巴结肿大，以颈部淋巴结肿大最常见，其次是腋窝、腹股沟和滑车淋巴结肿大，一般呈中等硬度，表面光滑，无压痛，无粘连。②肝脾大：肝脏轻度肿大，CLL 脾大多见，是其最突出的体征。③皮肤损害：可出现皮肤增厚，结节，以至于全身性红皮病等。

3. 心理 - 社会状况　本病为血液系统恶性肿瘤，患者心理负担极重，容易产生绝望、悲观等不良心理问题。应评估患者对疾病的了解程度、心理承受能力，有无恐惧、绝望等悲观情绪，评估患者的社会支持系统以期协助家属与患者共同采用积极的应对方式。

4. 辅助检查

（1）骨髓检查：骨髓有核细胞增生活跃，晚期常伴红系及巨核细胞减少。

（2）血液检查：白细胞计数明显增高，血涂片可见不同数量的白血病细胞。随着病情发展，可伴红细胞及血小板减少。

（3）细胞遗传学和分子生物学检查：① Ph 染色体是 CML 的重要标记。②约半数的 CLL 出现染色体异常，最常见的数目异常为增加慢性白血病 1 个 12 号染色体（+12），其次可见超数的 3 号、16 号或 18 号染色体。

5. 治疗要点　以化疗为主，联合免疫放疗与放疗。化疗药物首选羟基脲，常见不良反应为骨髓抑制、肺纤维化、皮肤色素沉着、阳萎、停经等。其次为白消安，主要不良反应为骨髓抑制、胃肠道反应等。干扰素对于慢粒慢性期患者有一定效果，但起效慢，需治疗数月，副作用有发热、恶心、食欲减退、血小板减少等。对于晚期慢淋，使用泼尼松每日 1mg/kg 偶尔可显著而迅速地改善症状。但疗效常短暂。由于泼尼松可引起代谢方面的并发症，增加感染的机会及严重性，长期使用时应予慎重。泼尼松合用氟达拉滨增加卡氏肺囊虫和利斯特菌感染的危险性。伴巨脾者，脾切除可缓解腹部不适，并改善血小板减少症以及缓和对输血的需要。当化疗或放疗不能控制脾大时，始有手术指征。但并无证据表明脾切除在本病的慢性期有显著的疗效。有条件者行造血干细胞移植。慢粒急性变的患者按急性白血病的化疗方案治疗。

（三）护理问题 / 医护合作性问题

1. 有感染的危险　与正常粒细胞减少有关。
2. 活动无耐力　与贫血有关。
3. 知识缺乏：缺乏疾病相关知识。
4. 潜在并发症：加速期至急性变期。

（四）护理措施

1. 一般护理

（1）休息与活动：嘱患者休息，尤其是贫血较重的患者，应以休息为主。

（2）饮食护理：给患者提供高蛋白、高维生素、高热量、易消化的饮食，每日饮水 1500ml 以上，加强口腔护理。

2. 病情观察　注意观察有无发热等感染症状，观察有无不明原因的发热、骨关节痛、贫血、出血加重、脾脏迅速肿大等恶变表现。

3. 对症护理　感染的护理见本章第 1 节“感染”内容。脾大明显的患者易引起左上腹不适，宜取左侧卧位。

4. 用药护理　遵医嘱给予化疗药物。治疗药物种类繁多，遵医嘱联合使用化疗药物，严密观察白消安、干扰素等药物疗效及不良反应。

5. 心理护理　理解、同情患者及家属。告知患者本病是一个长期过程，引导患者以积极的心态对待疾病。

6. 健康指导

（1）知识宣教：向患者介绍本病基本知识，引导其配合治疗。提供干扰素治疗、化疗、放疗、骨髓移植及造血干细胞移植等相关信息。

（2）生活指导：注意劳逸结合，保证充足睡眠，平时多饮水，饮食清淡、营养丰富、易消化。保持室内通风良好，温湿度适宜。保持乐观情绪，注意个人卫生。

（3）治疗指导：指导患者遵医嘱合理用药，自我监测药物不良反应。

（4）定期复查：应定期监测患者化疗效果及并发症，积极控制病情发展。出现贫血加重、发热、脾脏短期内增大明显时，应及时就诊。

（黄　薇）

第5节　淋　巴　瘤

● 案例 6-4

患者，女，24岁。发热、盗汗2月余，伴咳嗽、胸闷、气促，近半个月来左侧颈部发现无痛性肿块并融合成块。查体：左颈部淋巴结、腋下淋巴结、两侧腹股沟淋巴结肿大。心肺无异常发现，肝未及，脾肋下3cm。辅助检查：血液检查示轻度贫血，骨髓涂片找到R-S细胞，诊断为霍奇金淋巴瘤。入院后患者情绪消极，担心经济和家人无法承担。

问题： 1. 患者目前的主要护理问题有哪些？其中首优问题是什么？

2. 请写出主要的护理措施。

3. 护士应给予哪些健康指导？

淋巴瘤（chronic lymphocytic leukemia）是免疫系统的恶性肿瘤。按其组织病理学改变，淋巴瘤可分为霍奇金淋巴瘤（Hodgkin lymphoma，HL）和非霍奇金淋巴瘤（non-Hodgkin lymphoma，NHL）两大类。

全世界有淋巴瘤患者达450万以上，我国男性淋巴瘤发病率明显高于女性，但发病率明显低于欧美各国及日本。

（一）概述

1. 概念　淋巴瘤是起源于淋巴结和淋巴组织的免疫系统恶性肿瘤，其发生大多与免疫应答过程中淋巴细胞增殖分化产生的某种免疫细胞恶变有关。

2. 病因和发病机制　病因不完全清楚，普遍认为可能与EB病毒感染有关。日本成人T细胞白血病/淋巴瘤有明显的家族集中趋势，且呈地区性流行。20世纪70年代，人类T淋巴细胞病毒Ⅰ型（HTLV-Ⅰ），被证明是成人T细胞白血病/淋巴瘤的病因。HTLV-Ⅱ近年来被认为与T细胞皮肤淋巴瘤（蕈样肉芽肿）的发病有关。Kaposi肉瘤病毒也被认为是原发于体腔的淋巴瘤的病因。幽门螺杆菌抗原的存在与胃黏膜相关性淋巴样组织结外边缘区淋巴瘤（胃MALT淋巴瘤）发病有密切的关系。此外，免疫功能低下也与淋巴瘤的发病有关。器官移植后长期应用免疫抑制剂而发生恶性肿瘤者，其中1/3为淋巴瘤。干燥综合征患者中淋巴瘤的发病率比一般人高。

3. 分型

（1）霍奇金淋巴瘤（HL）：R-S细胞是HL的特征。R-S细胞来源于被激活的生发中心后期B细胞。R-S细胞大小形态不一，胞质嗜双色性。核外形不规则，可呈“镜影”状，也可多叶或多核，偶见单核。核染色质粗细不等，核仁大而明显。可伴毛细血管增生及不同程度的纤维化。HL通常从原发部位向邻近淋巴结依次转移，越过邻近淋巴结向远处淋巴结区的播散较少见。

（2）非霍奇金淋巴瘤（NHL）：大部分为 B 细胞性，病变的淋巴结切面外观呈鱼肉样，镜下可见正常淋巴结结构破坏，淋巴滤泡和淋巴窦可消失。增生或浸润的淋巴瘤细胞成分单一、排列紧密。NHL 易发生早期远处扩散。侵袭性 NHL 常原发累及结外淋巴组织，发展迅速，往往越过邻近淋巴结向远处淋巴结转移。

4. 分期　根据组织病理学作出淋巴瘤的诊断和分类分型诊断后，还需根据淋巴瘤的分布范围，按照 Ann Arbor（1966 年）提出的 HL 临床分期方案（NHL 也参照使用）分期：

Ⅰ期：仅限于 1 个淋巴结区（Ⅰ）或单个结外器官局部受累（ⅠE）。

Ⅱ期：累及横膈同侧两个或更多的淋巴结区（Ⅱ），或病变局限侵犯淋巴结以外器官及横膈同侧 1 个以上淋巴结区（ⅡE）。

Ⅲ期：横膈上下均有淋巴结病变（Ⅲ）。可伴脾累及（ⅢS）、结外器官局限受累（ⅢE），或脾与局限性结外器官受累（ⅢSE）。

Ⅳ期：1 个或多个结外器官受到广泛性或播散性侵犯，伴或不伴淋巴结肿大。肝或骨髓只要受到累及均属Ⅳ期。

累及的部位可采用下列记录符号：E，结外；X，直径 10cm 以上的巨块；M，骨髓；S，脾；H，肝；O，骨骼；D，皮肤；P，胸膜；L，肺。

为提高临床分期的准确性，肿大的淋巴结也可穿刺涂片进行细胞形态学、免疫学和分子生物学检查，作为分期的依据。

每一个临床分期按全身症状的有无分为 A、B 两组。无症状者为 A，有症状者为 B。全身症状包括三个方面：①发热：体温 38℃以上，连续 3 天以上，且无感染原因；② 6 个月内体重减轻 10% 以上；③盗汗：即入睡后出汗。

（二）护理评估

1. 健康史　询问患者年龄、职业、居住地、既往史、用药史、家族史及疾病发生发展的过程，了解患者可能的病因及急性加重的诱发因素。起病以来精神、食欲等有无改变。

2. 身体状况

（1）淋巴结肿大：无痛性进行性的淋巴结肿大或局部肿块是淋巴瘤共同的临床表现。具有以下两个特点：①全身性。淋巴结和淋巴组织遍布全身且与单核巨噬细胞系统、血液系统相互沟通，故淋巴瘤可发生在身体的任何部位。其中淋巴结、扁桃体、脾、骨髓等是最易受到累及的部位，常伴发热、消瘦、盗汗等全身症状，晚期可出现恶病质。②多样性。发生的组织器官不同，受压迫 / 浸润的范围及程度不同，临床表现也不同。当淋巴瘤浸润血液和骨髓时可发展为淋巴细胞白血病，如浸润皮肤时则表现为蕈样肉芽肿或红皮病等。

（2）霍奇金淋巴瘤和非霍奇金淋巴瘤的临床表现，见表 6-9。

1）霍奇金淋巴瘤（HL）：多见于青年，儿童少见。首发症状常是无痛性颈部或锁骨上淋巴结进行性肿大，其次为腋下淋巴结。肿大的淋巴结可以活动，也可互相粘连，融合成块，触诊呈软骨样感觉。少数 HL 可浸润器官组织或因深部淋巴结肿大压迫，引起各种相应症状。少数 HL 患者发生带状疱疹。部分 HL 患者饮酒后可引起淋巴结疼痛，是 HL 所特有的表现。发热、盗汗、瘙痒及消瘦等全身症状较多见。部分患者有周期性发热（Pel-Ebstein 热）。可有局部及全身皮肤瘙痒，多为年轻女性。瘙痒可为 HL 的唯一全身症状。

2）非霍奇金淋巴瘤（NHL）：①随年龄增长而发病增多，男性较女性为多；② NHL 有远处扩散和结外侵犯倾向，但无痛性颈和锁骨上淋巴结进行性肿大为首发表现者较 HL 少，对各器官的压迫和浸润较 HL 多见。常以高热或各器官、系统症状为主要临床表现。咽淋巴环病变可出现吞咽困难、鼻塞、鼻出血及颌下淋巴结肿大。胸部以肺门及纵隔受累最多，半数 NHL 有肺部浸润或胸腔积液。可致咳嗽、胸闷、气促、肺不张及上腔静脉压迫综合征等。累及胃肠道者以回肠为多，其次为胃，结肠较少受累，表现为腹痛、腹泻和腹部包块，常因肠梗阻或大量出血行手术处理而被确诊。肝大，黄疸仅见于较后期的病例。原发于脾的 NHL 较少见。腹膜后淋巴结肿大可压迫输尿管，导致尿液反流引起肾盂积水。肾损害主要为肾肿大、高血压、肾功能不全及肾病综合征。中枢神经系统病变以累及脑膜和脊髓为主。硬膜外肿块可导致脊髓压迫症。骨骼损害以胸椎及腰椎最常见。表现为骨痛，腰椎或胸椎破坏，脊髓压迫症等。部分 NHL 患者晚期累及骨髓，发展成急性淋巴细胞白血病，临床表现同 ALL。皮肤受累表现为肿块、皮下结节、浸润性斑块、溃疡等。

表 6-9　霍奇金淋巴瘤与非霍奇金淋巴瘤的临床表现

临床表现	霍奇金淋巴瘤	非霍奇金淋巴瘤
发生部位	淋巴结多见	结外淋巴组织多见
发展规律	向邻近淋巴结扩散	血行扩散
病变范围	局部淋巴结病变多见	局部淋巴结病变少见
组织侵犯	脾、纵隔侵犯多见	骨髓、肝、消化道等侵犯多见

3. 心理 - 社会状况　本病为血液系统恶性肿瘤，患者心理负担极重，容易产生绝望、悲观等不良心理问题。应评估患者对疾病的了解程度、心理承受能力，有无恐惧、绝望等悲观情绪，评估患者的社会支持系统以期协助家属与患者共同采用积极的应对方式。

4. 辅助检查

（1）血液检查：HL 常有轻或中度贫血，部分患者嗜酸粒细胞升高；NHL 白细胞数多正常，伴有淋巴细胞绝对和相对增多。

（2）骨髓检查：骨髓涂片找到 R-S 细胞是 HL 骨髓浸润的依据，活检可提高阳性率；部分 NHL 患者的骨髓涂片中可找到淋巴瘤细胞。晚期并发急性淋巴细胞白血病时，可呈现白血病样血象和骨髓象升高。

（3）血生化检查：活动期有血沉增快，血清乳酸脱氢酶升高提示预后不良。如血清碱性磷酸酶活力或血钙增加，提示骨骼累及。B 细胞 NHL 可并发抗人球蛋白试验阳性或阴性的溶血性贫血，少数可出现单株 IgG 或 IgM。中枢神经系统累及时，脑脊液中蛋白升高。

（4）影像学检查：B 超检查和放射性核素显像检查浅表淋巴结可以发现体检时触诊的遗漏；胸部摄片可了解纵隔增宽、肺门增大、胸腔积液及肺部病灶等情况，胸部 CT 可确定纵隔与肺门淋巴结肿大；腹腔、盆腔淋巴结的检查可借助剖腹探查结合病理检查结果；正电子发射计算机体层显像 CT（PETCT）可以显示淋巴瘤病灶及部位。

5. 治疗要点　以化疗为主的化、放疗结合的综合治疗。常用联合化疗方案为 COP（环磷酰胺 + 长春新碱 + 泼尼松），常见不良反应参考本章第 4 节“白血病”。可联合生物治疗（单克隆抗体、干扰素等）、骨髓或自体造血干细胞移植及手术治疗。合并脾功能亢进者如有切脾指征，可行脾切除术以提高血象，为以后化疗创造有利条件。

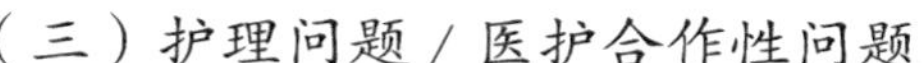

（三）护理问题／医护合作性问题

1. 舒适的改变　与皮肤瘙痒、恶心、呕吐有关。
2. 活动无耐力　与化疗药物副作用和贫血有关。
3. 营养失调：低于机体需要量　与肿瘤代谢增高和进食减少有关。
4. 知识缺乏：缺乏有关的疾病防治知识。
5. 自我形象紊乱　与放疗、化疗引起的脱发等有关。

（四）护理措施

1. 一般护理

（1）休息与活动：嘱患者休息，减少探视。

（2）饮食护理：给患者提供高蛋白、高维生素、高热量、易消化的饮食，以增加抗病能力。有恶心、呕吐时以静脉补充营养，加强口腔护理，嘱患者进食后漱口。鼓励患者多饮水。

2. 病情观察　注意观察有无发热、咳嗽等感染症状。

3. 对症护理　伴恶心、呕吐者去枕平卧，头偏向一侧，合理使用止吐药物，进食和呕吐后漱口，保持口腔卫生。穿宽松舒适的衣服，床单位平整清洁。伴局部皮肤发红、瘙痒时切勿用力搔抓，适度温水以温和肥皂洗澡，局部涂油膏保护皮肤。

4. 用药护理　化疗药物种类繁多，遵医嘱联合使用化疗药物，严密观察药物疗效及不良反应。护理措施参照本章第 4 节白血病患者护理的相关内容。放疗时加强皮肤护理，防止皮肤损伤。避免皮肤冷、热刺激，不使用热水袋和冰袋，外出时注意防晒。观察局部皮肤有无发红、瘙痒、灼热、水疱、渗液等。局部皮肤有烧伤时，涂烫伤油膏保护。有感染时应积极抗感染处理。放疗期间注意观察骨髓抑制、放射性肺炎等不良反应，一旦发现异常及时报告医生。

5. 心理护理　理解、同情患者及家属。告知患者本病是一个长期过程，引导患者以积极的心态对待疾病。

6. 健康指导

（1）疾病知识指导：向患者介绍本病基本知识，使其配合治疗。提供化疗、放疗、骨髓移植及造血干细胞移植等相关信息。

（2）生活指导：注意劳逸结合，保证充足睡眠，平时多饮水，饮食清淡、营养丰富、易消化。保持室内通风良好，温湿度适宜。保持乐观情绪，注意个人卫生。避免皮肤黏膜损伤、出血、感染等。

（3）治疗指导：指导患者遵医嘱合理用药，自我监测药物不良反应。

（4）定期复查：应定期监测患者化疗效果及并发症，积极控制病情发展。

（黄　薇）

第 6 节　血液内科常用诊疗技术及护理

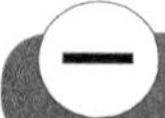

一　造血干细胞移植术

造血干细胞移植（HSCT）是指在对患者进行全身照射、化疗和免疫抑制预处理后，将正常供体或自体的造血细胞经血管输注给患者，使之重建正常的造血和免疫功能。造血细胞（hematopoietic cell，HC）包括造血干细胞（hematopoietic stem cell，HSC）和祖细胞。HSC具有增殖、分化为各系成熟血细胞的功能和自我更新能力，维持终身持续造血。经过近半个世纪的不断研究探索发展，HSCT已成为临床重要的有效治疗方法。据目前统计，HSCT移植后患者无病生存期最长者已超过30年。按HC取自健康供体还是患者本身，HSCT被分为异体HSCT和自体HSCT。异体HSCT又分为同基因移植和异基因移植。同基因移植指遗传基因完全相同的同卵孪生间的移植，供体受体之间不存在移植物被排斥和移植物抗宿主病（graft-versus-host disease，GVHD）等免疫学问题，但此种移植概率仅为1%。按HSC取自骨髓、外周血或脐带血，又分别分为骨髓移植（bone marrow transplantation，BMT）、外周血干细胞移植（peripheral blood hematopoietic stem cell transplantation，PBSCT）和脐血移植（cord blood transplantation transplantation，CBT）。按供受者有无血缘关系而分为血缘移植和无血缘移植。按人白细胞抗原（HLA）配型相合的程度，分为HLA相合、部分相合和单倍型相合移植。

（一）适应证

1. 非恶性病　①重型再生障碍性贫血。②重型海洋性贫血；需注意的是伴肝大和门静脉纤维化者影响疗效。③重型联合免疫缺陷病或严重自身免疫病。④其他疾病：Fanconi贫血、镰形细胞贫血、戈谢病、骨髓纤维化、重型阵发性睡眠性血红蛋白尿症、无巨核细胞性血小板减少症等。对严重获得性自身免疫病的治疗也在探索中。

2. 恶性病　①造血系统恶性疾病。②其他对放、化疗敏感实体肿瘤：乳腺癌、卵巢癌、睾丸癌、神经母细胞瘤、小细胞肺癌等。

（二）禁忌证

1. 肝硬化终末期合并严重并发症（严重消化道出血，肝昏迷，重度食管胃底静脉曲张）。
2. 生命体征不稳。
3. 合并严重感染。
4. 伴心、肺、肾等脏器功能衰竭。
5. 严重出血性倾向，凝血功能极差（PTA ＜ 35%）。
6. 恶性肿瘤。
7. 年龄＜20岁或＞60岁。
8. 其他严重状况。

（三）外周血造血干细胞移植的护理

1. 移植前的护理

（1）患者准备：患者进入移植仓前，要进行全面查体。以了解患者疾病缓解状态、重要器官功能状态、有无潜在感染灶。发现感染或者带菌情况应该积极治疗，以彻底清除慢性和潜在的感染病灶。

患者需消毒准备在洁净室内所用的生活用品并带入层流洁净病房备用，以防发生外源性感染。入室前修剪指（趾）甲、理发。入室当天清洁灌肠。沐浴后经1∶2 000氯己定药浴30分钟，更换无菌衣裤、鞋、帽，戴无菌口罩，然后进入100级空气层流病室。入室后不得擅自走出超净区。移植前1天行锁骨下静脉置管术，备用。

（2）供者准备：供者移植前需做全面查体，以了解重要器官功能有无缺陷、有无感染性疾病。目前多数供者需要采集骨髓加外周血干细胞，因此采髓前2周供者需要自体备血

400 ～ 800ml。

（3）环境准备（全环境保护）

1）患者入住在 100 级无菌层流病房，墙壁、台面、门窗、地面均用 0.05% 消毒清洗剂擦拭，1 次 / 天，室内空气每周用 0.8% 过氧乙酸喷雾消毒一次。洁净室内各种物品每天经高压蒸汽灭菌后更换 1 次，或用 1 ∶ 2000 氯己定溶液浸泡消毒 2 小时后更换 1 次。

2）进无菌饮食：做熟的饭菜、饮料经微波炉高火消毒后食用，餐具每次同时消毒。水果经 1 ∶ 2000 氯己定溶液浸泡消毒 30 分钟后去皮食用。口服药片经紫外线正反照射各 30 分钟后供患者服用。

3）肠道消毒：每天口服不吸收抗生素以达到肠道消毒目的。口服药片经紫外线正反照射各 30 分钟后供患者服用。

4）皮肤消毒：每天以 1 ∶ 2000 氯己定清洁皮肤表面 1 次。1% 氯霉素、0.5% 利福平眼药水交替滴眼，每天 2 次。鱼腥草、链霉素滴鼻剂交替滴鼻，每天 4 次。3% 碳酸氢钠溶液、3% 硼酸水、庆大霉素盐水含漱，口腔护理每天 3 次。酒精棉签擦外耳道每天 3 次。便后清洗或坐浴，酒精喷手清洁。穿刺部位严格无菌消毒，中心静脉插管局部换药，每天 1 次。骨髓移植后，近期以抗细菌感染为主，中后期以抗真菌为主，局部可涂擦制霉菌素甘油。

5）排泄护理：排便后以 1 ∶ 2000 氯己定溶液清洗会阴部及双手，0.05% 活力碘涂擦肛门。排泄物的处理：呕吐物装于无菌塑料袋中；尿排在洁净室内的便器中，集中定时测量，倾倒；粪便可使用无菌塑料袋垫于便盆上，便后取出弃之。

（4）造血干细胞移植的预处理：在造血干细胞移植前，患者须接受一个疗程的大剂量化疗或联合大剂量的放疗，这种治疗称为预处理，这是造血干细胞移植的中心环节之一。

预处理的主要目的：①为造血干细胞的植入腾出必要的空间；②抑制或摧毁体内免疫系统，以防移植物被排斥；③尽可能清除基础疾病，减少复发。

（5）外周血造血干细胞采集：采集在血液细胞分离室进行。采集外周血干细胞的技术人员一般在供者的肘静脉处进针。静脉血进入一次性使用的密闭分离管中，经血细胞分离机将需要的造血干细胞收集到贮血袋中，其余的血液成分经另一血管回到供者体内。每次采集过程一般需要 4 小时左右，医生将根据每次采集的细胞数来决定采集次数。一般采集 1 ～ 2 次，以备有足够的干细胞供移植使用。

2. 移植术中护理　造血干细胞输注在无菌层流室进行。输注前遵医嘱给予地塞米松 5mg 静脉注射，以减少输注反应。异基因造血干细胞在采集当日用输血器经中心静脉插管快速静脉滴注，护理人员要在床旁监护，严密观察有无过敏、溶血反应等反应；自体干细胞或脐血干细胞，在深低温下保存的置 40℃水浴中迅速解冻静脉回输，4℃保存的在 48 小时内静脉回输。输注骨髓造血干细胞时另建一静脉通路输注鱼精蛋白以中和骨髓液中的肝素。

3. 移植后护理

（1）移植早期护理：是整个治疗过程的关键，一般指预处理到移植后 20 天左右。此阶段患者免疫力极度低下，容易发生严重感染、出血等并发症。应嘱咐患者绝对卧床休息，严格执行消毒隔离制度；认真观察病情变化，每日测体温、脉搏各 4 次，测血压、体重各 1 次，详细记录出入量。观察患者皮肤黏膜有无出血，有无恶心、呕吐，以及呕吐物、大小便的色、质、量的改变。

（2）移植物抗宿主病护理：给予无刺激、清淡、少渣半流质饮食；做好皮肤护理；注意观察患者大便次数和量的改变，大量便血者应观察血压和心率变化；定期检测肝功能，注意有无黄疸及严重程度。遵医嘱按时按量坚持应用免疫抑制剂，注意观察药物不良反应。密切观察皮肤、肝、肌肉、口腔和食管病变情况，发现异常及时通知医生。

(3)移植后恢复期：正常情况下患者的白细胞、血小板回升，一般情况转好。但因长期卧床，体质仍较弱，生活不能完全自理，且仍有消化道症状，应帮助患者做好生活护理，鼓励进食高蛋白、高热量、高维生素、易消化的饮食，协助进行适当活动，增强机体抵抗力。

二 骨髓移植术

骨髓移植是器官移植的一种，将正常骨髓由静脉输入患者体内，取代病变骨髓，重建患者的造血功能和免疫功能，达到治疗某些疾病的目的，改善预后，得到长生存期乃至根治。

（一）适应证

1. 血液系统恶性疾病　各种急性和慢性白血病、骨髓增生异常综合征、恶性组织细胞病、淋巴瘤、多发性骨髓瘤等。

2. 非血液系统恶性疾病　乳腺癌、卵巢癌、肺癌、神经母细胞瘤和其他实体瘤等。

3. 血液系统非恶性疾病　再生障碍性贫血、阵发性睡眠性血红蛋白尿、血红蛋白病（地中海贫血等）等。

4. 免疫系统疾病　先天性免疫缺乏性疾病（congenital immune lack sex disease，SCID）、自身免疫性疾病（系统性红斑狼疮等）、放射病等。

骨髓移植以青年患者最佳。异基因骨髓移植（Allo-BMT）在45岁以下；自体骨髓移植（autologous bone marrow transplantation，ABMT）在55岁以下；无重大内、外科方面的疾病者；急性白血病在第一次完全缓解6～9个月内为最佳，慢粒在慢性期的早期为佳，以上患者如有HLA相匹配的供者可考虑做Allo-BMT；如无HLA相匹配的供髓者，则急性白血病可在同一时期做ABMT，慢粒白血病患者，可在慢性期时采出自体骨髓，以特殊方法冷冻保存，待急性变期做ABMT使其再回到慢性期。由于淋巴瘤在第Ⅰ、Ⅱ期有60～70%的患者用现代联合化疗可以治愈，故一般选用复发或Ⅲ、Ⅳ期无骨髓侵犯者进行ABMT仍有根治的可能。

（二）禁忌证

妊娠是骨髓移植的绝对禁忌证，此外还包括已知对兔蛋白过敏者，血小板严重缺乏者，细菌、病毒或霉菌感染尚未得到治疗控制者等。

（三）方法

一个完整的骨髓移植过程主要分为三个阶段：

1. 准备期　患者必须先接受超大量的化疗或全身性放疗，其目的主要在于彻底破坏原有的免疫力以及尽可能杀死残存于体内的癌细胞。

2. 骨髓抽取与输入期　在局麻下，从捐赠者髂骨的顶端抽取骨髓，经过滤、处理后，要立即移植到患者体内。如不能及时开展移植，要对骨髓进行冷冻储存，留作以后用。移植骨髓由静脉注入患者体内后，会自然进入骨髓腔里快速生长，代替原有的自体骨髓。

3. 移植后照顾期　此期易发生感染与其他并发症，此期的预防处理对于骨髓移植的成功与否是最重要的一环。术后的住院时间为3～6周，这期间必须对患者进行严格隔离监护以防出现感染。出院后仍需要精心护理。免疫系统要经过6～12个月才能完全恢复重建。

（四）护理

骨髓移植的一般护理可参考外周血造血干细胞移植的护理。

1. 病情观察　严密观察病情变化，注意有无发热、感染征象、出血或移植物抗宿主病的症状；严密观察尿量、尿色、尿 pH，大便次数、量、颜色性质，并协助送验、作培养等。

2. 饮食护理　给予高蛋白、高热量、高维生素饮食，鼓励患者多进食、多饮水，保持大便通畅。必要时提供肠道外高营养。

3. 在护理操作中严格执行无菌操作及无菌护理，严格执行洁净室规则，保持无菌环境。

4. 做好成分输血护理。

5. 心理护理　鼓励患者及家属树立信心，克服心理障碍，配合治疗与护理。

（黄　薇）

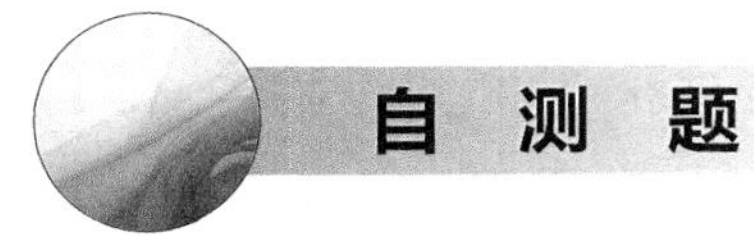

自　测　题

A_1 型选择题

1. 重度贫血是指血红蛋白量低于（　　）
   A. 120g/L　　B. 110g/L
   C. 90g/L　　D. 60g/L
   E. 30g/L

2. 革兰阳性球菌感染时，最可能出现的血常规检查结果为（　　）
   A. 嗜酸粒细胞计数增加
   B. 淋巴细胞计数增加
   C. 嗜酸粒细胞计数增加
   D. 单核细胞计数增加
   E. 中性粒细胞比例增加

3. 血液病患者需绝对卧床休息的标准之一是血小板计数低于（　　）
   A. 50×10^9/L　　B. 40×10^9/L
   C.30×10^9/L　　D. 20×10^9/L
   E.10×10^9/L

4. 血液病患者的皮肤黏膜护理措施不正确的是（　　）
   A. 勤剪指甲，避免搔抓皮肤
   B. 不用牙签剔牙
   C. 及时挖出鼻孔内血痂以免感染
   D. 不用剃须刀刮胡须
   E. 齿龈出血用肾上腺素湿棉片贴敷

5. 血液病患者最常见的继发感染部位是（　　）
   A. 口咽部　　B. 呼吸道
   C. 胃肠道　　D. 泌尿道
   E. 皮肤黏膜

6. 最常见的贫血类型是（　　）
   A. 再生障碍性贫血　　B. 失血性贫血
   C. 缺铁性贫血　　D. 溶血性贫血
   E. 巨幼红细胞贫血

7. 缺铁性贫血特征性表现是（　　）
   A. 皮肤黏膜苍白
   B. 活动后心跳、气短
   C. 食欲缺乏、腹胀、腹泻
   D. 皮肤干燥、黏膜损害、毛发干枯、反甲
   E. 记忆力减退、嗜睡

8. 引起再生障碍性贫血最常见的药物是（　　）
   A. 磺胺药　　B. 氯霉素
   C. 保泰松　　D. 苯巴比妥
   E. 抗癌药

9. 治疗过敏性紫癜的关键是（　　）
   A. 去除病因
   B. 应用止血药
   C. 应用抗组胺类药物
   D. 应用糖皮质激素
   E. 应用免疫抑制剂

10. 特发性血小板减少性紫癜最主要的发病机制是（　　）

A. 骨髓制造巨核细胞功能低下
B. 血小板功能异常
C. 自身免疫反应
D. 微血管变态反应性炎症
E. 脾破坏血小板增多

11. 特发性血小板减少性紫癜与过敏性紫癜最大的区别点是（　　）
A. 发病前有无呼吸道感染
B. 皮下出血程度
C. 内脏出血情况
D. 束臂试验结果
E. 血小板计数

12. 弥散性血管内凝血最常见的致病因素是（　　）
A. 感染　B. 病理产科
C. 恶性肿瘤　D. 组织损伤
E. 医源性疾病

13. 弥散性血管内凝血最早出现的症状是（　　）
A. 皮肤栓塞　B. 肾栓塞
C. 出血　D. 溶血
E. 休克

14. 弥散性血管内凝血首选的抗凝药物是（　　）
A. 阿司匹林　B. 肝素
C. 双嘧达莫　D. 复方丹参
E. 低分子右旋糖酐

15. 下列对急性白血病化疗患者的护理措施不妥的是（　　）
A. 药液必须新鲜配制
B. 严密观察血象变化
C. 有明显脱发者应暂停治疗
D. 定期检查肝功能
E. 预防感染

16. 成人造血器官不包括（　　）
A. 骨髓　B. 胸腺　C. 脾
D. 淋巴结　E. 肝

17. 出血性倾向ALL患者突然出现头痛、呕吐、视物模糊、瞳孔变化、意识障碍时，提示（　　）
A. 颅内出血　B. 消化道出血
C. 恶性肿瘤　D. 贫血
E. 感染

18. 高热伴有出血倾向的患者禁用（　　）
A. 乙醇擦浴　B. 温水擦浴
C. 冰敷　D. 冰盐水灌肠
E. 药物降温

19. 皮肤紫癜、明显齿龈出血的AML患者口腔护理，应避免（　　）
A. 无刺激的漱口液漱口
B. 用牙签剔牙
C. 湿棉球擦拭牙齿
D. 渗血齿龈用明胶海绵贴敷
E. 齿龈陈旧血块过氧化氢漱口

20. 白血病的特异性体征为（　　）
A. 头痛　B. 关节痛
C. 胸骨下段压痛　D. 肢体瘫痪
E. 皮肤瘀点

21. 为防止急性白血病患者继发感染，错误的护理措施是（　　）
A. 做好口腔护理，经常漱口
B. 保持皮肤清洁，防止破损
C. 保持大便通畅，以防肛裂
D. 限制探视
E. 使用药物尽量采用肌内注射

22. 急性白血病引起贫血最主要的原因是（　　）
A. 红细胞寿命缩短
B. 造血原料组
C. 骨髓造血功能衰竭
D. 大量出血
E. 正常红细胞生成减少

23. 急性白血病易发生感染，主要原因是（　　）
A. 白血病细胞增多
B. 继发性营养不良
C. 成熟粒细胞缺乏
D. 长期贫血导致机体抵抗力下降
E. 骨髓造血功能衰竭

24. 急性白血病和慢性白血病的主要区别是（　　）

A. 肝脾是否增大
B. 起病缓急
C. 白细胞剧增程度
D. 贫血严重程度
E. 骨髓幼稚血细胞成熟程度

25. 淋巴瘤的首发症状是淋巴结肿大，最常发生在（　　）
A. 颈部　　B. 腋下
C. 背部　　D. 腹股沟
E. 腹膜后

A_2 型选择题

26. 患者，女，28 岁。因贫血入院，营养师为其定制的菜谱中有动物内脏、蛋黄、豆类、麦芽、海带、番茄、菠菜。患者所患的疾病最可能是（　　）
A. 急性白血病
B. 再生障碍性贫血
C. 溶血性贫血
D. 缺铁性贫血
E. 特发性血小板减少性紫癜

27. 患者，男，35 岁。因消化性溃疡伴黑便入院，血红蛋白 90g/L。临床诊断为缺铁性贫血，按红细胞形态分类属于（　　）
A. 大细胞正色素性贫血
B. 大细胞低色素性贫血
C. 小细胞低色素性贫血
D. 正常细胞正色素性贫血
E. 小细胞正色素性贫血

28. 患者，男，30 岁。诊断缺铁性贫血入院。最恰当的饮食组合是（　　）
A. 鱼、咖啡　　B. 瘦肉、牛奶
C. 鸡蛋、可乐　　D. 羊肝、橙汁
E. 豆腐、绿茶

29. 患者，女，20 岁。因皮肤黏膜瘀点、瘀斑来诊，诊断再生障碍性贫血入院。T 39.5℃，时有抽搐。最适宜的降温措施是（　　）
A. 口服退热药　　B. 温水擦浴
C. 乙醇擦浴　　D. 冰水灌肠
E. 头部及大血管处放置冰袋

30. 患者，男，35 岁。因再生障碍性贫血入院治疗。入院当日血常规结果报告为 Hb 59g/L。患者休息与活动安排应是（　　）
A. 绝对卧床休息，协助自理活动
B. 卧床休息为主，间断床边活动
C. 床上活动为主，适当增加休息
D. 床边活动为主，增加午睡时间
E. 适当室内运动，避免重体力活动

31. 患者，男，40 岁。诊断非重型再生障碍性贫血入院，应用丙酸睾酮治疗。治疗期间应定期检查（　　）
A. 肝功能　　B. 肾功能
C. 血压　　D. 尿常规
E. 胸部 X 线片

32. 患者，女，18 岁。诊断特发性血小板减少性紫癜急性型入院，血小板计数 $20\times10^9/L$，病程中突然出现剧烈头痛、喷射性呕吐，视物不清，意识模糊。最可能发生的病情是（　　）
A. 中枢神经系统白血病
B. 颅内出血
C. 败血症
D. 化疗药物反应
E. 造血

33. 患者，女，25 岁。诊断特发性血小板减少性紫癜入院，应用糖皮质激素治疗后好转出院。护士进行的健康指导中错误的是（　　）
A. 避免进食带骨、带刺的食物
B. 饭后服药
C. 注意保暖，预防感冒
D. 注意自我病情监测
E. 无新发出血可自行停药

34. 患者，男，16 岁。上呼吸道感染后出现大小不等、对称分布的皮肤紫癜，以两下肢及臀部明显，部分已融合成片、形成瘀斑。血小板 $180\times10^9/L$。诊断应首先考虑为（　　）

A. 血友病A
B. 血友病B
C. 弥散性血管内凝血
D. 过敏性紫癜
E. 特发性血小板减少性紫癜急性型

35. 患者，女，30岁。因广泛皮肤下出血半月余而入院。确诊为急性粒细胞白血病，以下护理措施不正确的是（　　）
A. 给予高热量、高蛋白、高维生素饮食
B. 注射部位按压时间应延长至不再出血为止
C. 介绍疾病相关知识，给予心理支持
D. 减少或谢绝探视，以防发生感染
E. 鼻腔内血痂应及时剥除以防阻塞呼吸道

36. 胡先生，50岁，诊断为急性淋巴细胞白血病。于化疗后第8天突然出现头痛，喷射状呕吐，视物模糊，烦躁。检查：T 37 ℃，P 82次/分，BP 85/55mmHg，R 18次/分；WBC 1×10^9/L，Hb 65g/L；PLT 10×10^9/L；脑脊液检查正常。请问此患者最可能发生了何种并发症（　　）
A. 化学性脑膜炎
B. 中枢神经系统白血病
C. 颅内出血
D. 中毒性休克
E. 中毒性脑病

37. 患者，男，24岁。诊断CML，下列关于鼻出血的护理不妥的是（　　）
A. 少量出血，可用干棉球填塞压迫止血
B. 嘱患者及时将鼻痂挖出，以免引起感染
C. 出血不止可用油纱条做后鼻道填塞
D. 油纱条填塞后要定时向鼻孔内滴注无菌液状石蜡
E. 少量出血，前额冷敷也可帮助止血

38. 患者，男，5岁。诊断为慢性白血病，护士给予化疗时静脉给药的护理措施中不正确的是（　　）
A. 选择静脉应先近端后远端
B. 选用远离肘腕关节的静脉
C. 静脉应有计划地交替使用
D. 穿刺成功后先用生理盐水冲管
E. 药物输完后用生理盐水冲管后再拔针

39. 患者，男，23岁。被诊断为慢性白血病，该患者的皮肤黏膜护理措施不正确的是（　　）
A. 勤剪指甲，避免抓挠皮肤
B. 不用牙签剔牙
C. 及时清除鼻腔中的血痂
D. 不用剃须刀刮胡子
E. 牙龈出血用肾上腺素湿棉片贴敷

40. 患者，男，24岁。患急性淋巴细胞性白血病，医嘱静脉注射长春新碱。护理措施中错误的是（　　）
A. 选择粗直的外周静脉
B. 首选中心静脉
C. 推注药物前先用生理盐水冲管，确定针头在血管内方能注入药物
D. 静脉注射时边抽回血边注药
E. 输注过程中发现漏药立即拔针

41. 患者，女，54岁。患急性白血病入院，引起贫血最主要的原因是（　　）
A. 红细胞寿命缩短
B. 造血原料组
C. 骨髓造血功能衰竭
D. 大量出血
E. 正常红细胞生成减少

42. 患者，男，35岁。患急性白血病入院，脾轻度肿大。有关急性白血病细胞浸润的表现下列哪项不妥（　　）
A. 骨骼和关节疼痛
B. 肝脾轻度至中度肿大
C. 皮肤、牙龈、睾丸等不会被侵犯
D. 中枢神经系统白血病
E. 淋巴结肿大多数无压痛

43. 患者，女，37岁。患慢性白血病化疗期间口服别嘌呤醇的目的是（　　）
A. 抑制尿素的合成
B. 加强化疗药的疗效
C. 抑制尿酸的合成
D. 加强尿酸的排泄
E. 加强尿素的排泄

44. 患者，男，22岁。诊断为急性淋巴细胞性白血病，该患者联合化疗首选方案为（　　）
A. 长春新碱＋泼尼松
B. 长春新碱+6-巯基嘌呤＋泼尼松
C. 长春新碱＋柔红霉素＋泼尼松
D. 三尖杉酯碱＋长春新碱＋阿糖胞苷＋泼尼松
E. 环磷酰胺＋长春新碱＋阿糖胞苷＋泼尼松

45. 患者，女，16岁。诊断为慢性粒细胞性白血病而入院。白血病护理最重要的措施是预防和观察（　　）
A. 口腔溃疡　　B. 脑出血
C. 药物不良反应　　D. 尿道出血
E. 贫血性心力衰竭

46. 患者，女，24岁。患慢性白血病，当血小板低于下列哪个值时，临床应警惕颅内出血（　　）
A. 100×10^9/L　　B. 80×10^9/L
C. 60×10^9/L　　D. 40×10^9/L
E. 20×10^9/L

47. 患者，女，10岁。患慢性淋巴细胞性白血病入院，护士对白血病患者进行下列关于鼻出血的护理时，哪项不妥（　　）
A. 少量出血，可用干棉球填塞压迫止血
B. 嘱患者及时将鼻痂挖出，以免引起感染
C. 出血不止可用油纱条做后鼻道填塞
D. 油纱条填塞后要定时向鼻孔内滴注无菌液状石蜡
E. 少量出血，前额冷敷也可帮助止血

48. 患者，女，14岁。因患慢性粒细胞白血病而入院，遵医嘱化疗首选药物是（　　）
A. 羟基脲　　B. 白消安
C. 靛玉红　　D. 甲氨蝶呤
E. 环磷酰胺

49. 患者，女，38岁。患急性白血病入院，联合化疗过程中发现血尿，最可能引起此项不良反应的药物是（　　）
A. 长春新碱　　B. 环磷酰胺
C. 甲氨蝶呤　　D. 阿霉素
E. 泼尼松

50. 患者，女，33岁。因锁骨上颈部淋巴结肿大半月余而入院。确诊为霍奇金淋巴瘤，患者在化疗期间，以下护理措施<u>不正确的</u>是（　　）
A. 给予高热量、高蛋白、高维生素饮食
B. 恶心呕吐时，静脉补充营养
C. 介绍疾病相关知识，给予心理支持
D. 外出时避免阳光直接照射
E. 洗澡时可用肥皂轻轻擦洗皮肤

A_3/A_4型选择题

（51～53题共用题干）

患者，男，40岁。消化性溃疡病史5年。6个月来出现乏力、头晕、心悸，近2个月来出现咽下时有梗阻感。身体评估：睑结膜苍白、心尖部Ⅱ/Ⅵ级收缩期吹风样杂音。

51. 应首先考虑的诊断是（　　）
A. 溶血性贫血　　B. 缺铁性贫血
C. 再生障碍性贫血　　D. 巨幼细胞贫血
E. 贫血性心脏病

52. 对明确诊断最有意义的检查结果是（　　）
A. 血清铁蛋白降低
B. 血清总胆红素增高
C. 血红蛋白量降低
D. 外周血出现幼稚细胞
E. 血小板计数降低

53. 采取口服铁剂治疗，错误的护理措施是（　　）
A. 宜于进餐后服用
B. 从小剂量开始
C. 与牛奶同服可减轻消化道反应
D. 不能与浓茶同服
E. 血红蛋白正常后继续服药3～6个月

（54、55题共用题干）

患者，女，40岁，化工厂工人。长期与苯接触，1年来全身乏力，Hb 40g/L，血小板14×10^9/L，肝脾不大。诊断再生障碍性贫血。

54. 实验室检查不可能出现（　　）

A. 血常规全血细胞减少
B. 正常细胞性贫血
C. 网织红细胞减少
D. 骨髓巨核细胞增多
E. 骨髓增生低下

55. 最有效的治疗方法是（　　）
A. 中西医结合　　B. 雄性激素
C. 造血干细胞移植　　D. 糖皮质激素
E. 输新鲜血

（56、57 共用题干）

患者，女，22 岁。月经过多伴皮肤瘀点，诊断特发性血小板减少性紫癜入院，医嘱给予泼尼松治疗。

56. 应用糖皮质激素治疗的作用机制是（　　）
A. 改变毛细血管通透性
B. 对抗脾功能
C. 增加巨核细胞释放血小板
D. 抑制巨核细胞破坏
E 抑制抗血小板抗体生成

57. 禁用的药物是（　　）
A. 泼尼松　　B. 阿司匹林
C. 红霉素　　D. 阿莫西林
E. 地西泮

（58～60 题共用题干）

患者，男，53 岁。因乏力、腹胀、消瘦半年入院。查体：轻度贫血外观，胸骨压痛明显，心肺听诊无异常，腹软，肝肋下未触及，脾大至脐平。血常规：WBC 50×10^9/L，分类见大量中、晚幼粒细胞及嗜碱粒细胞，Hb 105g/L，PLT 45×10^9/L。

58. 本病最可能是（　　）
A. 再生障碍性贫血
B. 缺铁性贫血
C. 急性淋巴细胞性白血病
D. 慢性淋巴细胞性白血病
E. 慢性粒细胞白血病

59. 需进一步诊断，下列哪项检查最重要（　　）
A. 腹部 B 超检查　　B. 腹部 CT 超检查
C. 脑脊液检查　　D. 血液生化
E. 骨髓检查

60. 此患者首选的治疗药物是（　　）
A. 泼尼松　　B. 伊马替尼
C. 全反式维 A 酸　　D. 氟达拉滨
E. 甲氨蝶呤

（61～63 共用题干）

患者，女，23 岁。发热，盗汗 2 月余，伴咳嗽、胸闷、气促。近半个月来发现左颈部无痛性肿块并融合成块。检查：左颈部淋巴结、腋下淋巴结及两侧腹股沟淋巴结均肿大，心肺无异常发现，肝未及，脾肋下 3cm。诊断为霍奇金淋巴瘤。

61. 患者疾病临床分期为（　　）
A. Ⅰ S　　B. Ⅱ S　　C. Ⅲ S
D. Ⅳ S　　E. Ⅴ S

62. 联合化疗方案 MOPP，包括（　　）
A. 氮芥、长春新碱、丙卡巴肼、泼尼松
B. 阿霉素、博来霉素、长春新碱、达卡巴嗪
C. 环磷酰胺、长春新碱、泼尼松
D. 环磷酰胺、泼尼松、阿霉素、长春新碱
E. 环磷酰胺、长春新碱、泼尼松、氮芥

63. 患者做放疗治疗时，护士对其正确的护理措施是（　　）
A. 低热量、低蛋白、高维生素饮食
B. 避免皮肤受到冷热刺激，不使用热水袋、冰袋
C. 可使用碱性肥皂清洗皮肤，保持皮肤清洁
D. 鼓励探视，以增加患者对治疗的信心
E. 加强体育锻炼，提高体质，避免感冒

第7章　内分泌与代谢性疾病患者的护理

内分泌系统是由内分泌腺（包括垂体、甲状腺、甲状旁腺、肾上腺、性腺和胰岛）和分布在心血管、胃肠、肾、脂肪组织、脑（尤其是下丘脑）的内分泌组织和细胞组成。内分泌系统辅助神经系统将体液性信息物质传递到全身各靶细胞，发挥其对细胞的生物作用。

内分泌系统主要功能是通过分泌各种激素，参与调节人体诸多生理活动，如调节蛋白质、糖、脂肪和水盐代谢，为生命活动供给能量；促进细胞增殖与分化，确保组织器官正常生长发育及细胞的衰老与更新；促进生殖器官的发育成熟，确保生殖功能及性激素的分泌和调节；影响中枢神经系统的发育与学习和记忆的关系；与神经系统密切配合调节机体对环境的适应等。

内分泌系统的功能调节是由下丘脑直接调控的，下丘脑是重要的神经内分泌器官，是联系神经系统与内分泌系统的枢纽。在中枢神经系统的调控下，下丘脑分泌各种垂体激素的释放激素和释放抑制激素，作用于腺垂体；腺垂体又通过自身分泌的各种促激素作用于相关靶腺，调节各靶腺激素的合成和分泌；靶腺激素又对垂体、下丘脑具有反馈调节作用；此外，免疫细胞具有分泌细胞样的功能，可产生免疫因子和一般激素，同时亦有反向调节作用。由此形成了一个保持着动态平衡的神经 - 内分泌 - 免疫系统调节环路。内分泌疾病相当常见，可因多种原因引起内分泌腺及组织发生病理和病理生理改变，表现为功能亢进、功能减退和激素的敏感性缺陷。机体在遗传因素、自身免疫疾病、先天缺陷、感染、肿瘤、药物、营养障碍、精神刺激等不良因素的作用下，直接或间接引起内分泌疾病，出现内分泌功能障碍。

新陈代谢是人体生命活动的基础，包括物质的合成代谢和分解代谢两个过程。通过新陈代谢，机体与环境之间不断进行物质交换和转化，同时体内物质又不断进行分解、利用与更新，为人体的生存、劳动、生长、发育、生殖和维持内环境稳定提供物质和能量。营养物质不足、过多或比例不当，都可引起营养性疾病，体内营养物质中间代谢某一环节出现障碍，则会引起代谢性疾病，营养性疾病和代谢性疾病关系密切，两者常并存，且相互影响。

随着分子生物学的发展，内分泌学的研究也已取得了许多成果，对激素的作用机制和激素受体基因有了进一步的认识，阐明了某些内分泌病的发生与遗传和免疫有密切的关系，并发现某些恶性肿瘤能分泌多种异源性激素、类似物引起内分泌病。内分泌及代谢性疾病的诊断较为复杂，常需进行大量的功能性试验，对标本采集的要求高，需要患者密切配合。内分泌及代谢性疾病治疗难度大，药物治疗很少能针对其病理生理机制，难以完全有效；而手术和放射治疗又常常会破坏相应的内分泌器官，导致另一个极端状态的出现。因此，内分泌及

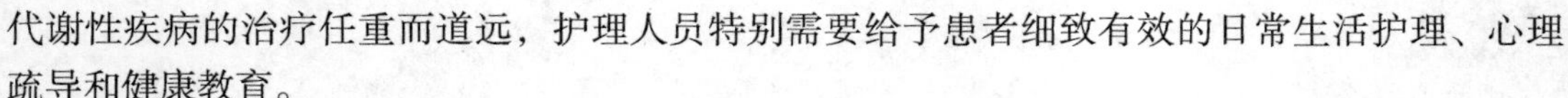

代谢性疾病的治疗任重而道远，护理人员特别需要给予患者细致有效的日常生活护理、心理疏导和健康教育。

第1节　内分泌系统疾病患者常见症状体征的护理

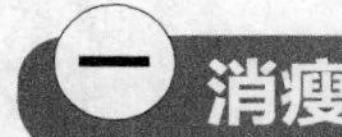

一　消瘦

消瘦（emaciation）是指由于营养摄入不足、吸收减少或消耗过多，不能满足机体的需要，表现为体重减轻，低于标准体重的10%以上或体重指数（BMI）＜18.5kg/m^2，严重消瘦者呈恶病质状态。根据病因不同，分为单纯性消瘦和症状性消瘦，单纯性消瘦是指临床上无明显疾病原因所致的消瘦；症状性消瘦也称继发性消瘦，是由各类疾病所引起的消瘦。

（一）护理评估

1. 病因

（1）单纯性消瘦：摄入的热量和营养不足，如偏食、挑食、厌食；运动量过度使机体所需能量增加，若饮食未能满足机体消耗需要时，则形成消瘦；少数人因节食过度而引起消瘦；或与遗传有关，表现为有家族性体型瘦小特征。

（2）症状性消瘦：①内分泌疾病：见于下丘脑疾病、腺垂体功能减退、甲状腺功能亢进、糖尿病等。②胃肠道疾病：见于慢性胃炎、胃下垂、胃及十二指肠溃疡等。③慢性消耗性疾病：见于肺结核、慢性肝病、恶性肿瘤等。④其他：见于神经性厌食、寄生虫病、药物所致消瘦等。

2. 临床表现　消瘦患者普遍表现出体重减轻、皮下脂肪减少、皮肤弹性差、皮下静脉显露、肩胛骨和髂骨突出等。此外，因消瘦程度不同，还可出现下列相应的临床症状。

（1）轻度消瘦：精神委靡，疲乏无力，食欲缺乏，贫血，记忆力下降，工作效率低等。

（2）重度消瘦：表情淡漠，反应迟钝，皮肤干燥，皮下脂肪消失，内脏下垂，劳动能力丧失，抵抗力下降，周围循环不良，直立性晕厥，甚至出现低血糖昏迷。女性患者尚可有月经紊乱、闭经、不育等。

（3）其他：单纯性消瘦，无其他器官疾病的伴随症状；消瘦始于婴儿期者，多属于营养不良性消瘦，生长发育常受到影响；神经性厌食，多见于青年女性，多数体力、精力异常旺盛，少数表现为极度衰竭无力；症状性消瘦，有原发病相应表现。

3. 心理-社会状况　反应迟钝、淡漠，记忆力下降，对周围事物不感兴趣，沉默寡言。神经性厌食，性格内向，不能很好适应环境。

（二）护理问题/医护合作性问题

营养失调：低于机体需要量　与营养摄入不足、吸收障碍或消耗过多有关。

（三）护理措施

1. 一般护理　注意休息，保证充足睡眠，适当限制活动，减少不必要的消耗。对极度消瘦者应注意皮肤护理，避免骨骼突出部位碰伤或引起压疮。

2. 饮食护理　给予高热量、高蛋白、易消化的饮食，同时增加新鲜水果、蔬菜的摄入，以增加维生素的来源。开始时宜少量多餐，以后逐渐增加进食量并减少进食次数，最终过渡到正常饮食。提高烹调技巧，使食物色香味俱全，并适合患者的口味。对于不能经口进食者，采用管饲饮食；对于消化功能差的患者，采用要素饮食；对极度消瘦者，可遵医嘱静脉补充营养，如脂肪乳剂、氨基酸等。但不能长期靠要素饮食、输液来改善营养状况和增加体重。

3. 原发病治疗和护理　遵医嘱做好有关原发疾病的检查、治疗配合及相应的护理。

4. 心理护理　解释消瘦的原因和对健康的影响，纠正患者对消瘦的错误认识；对神经性厌食、过度节食的患者帮助解除精神、心理上的障碍，建立正确的进食行为。

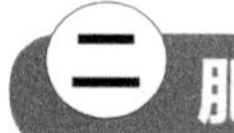

二 肥胖

肥胖（obesity）是指体内脂肪堆积过多和（或）分布异常，体重指数（BMI）≥ 25 或体重超过标准体重的 20%。肥胖与遗传、疾病、饮食和生活方式有关。主要是遗传因素和环境因素共同作用的结果。

根据病因不同，肥胖分为单纯性肥胖和继发性肥胖。①单纯性肥胖：是指临床上无明显内分泌及代谢性疾病所致的肥胖。与生活习惯、年龄及遗传有关。可分为体质性肥胖和获得性肥胖。体质性肥胖多有家族性遗传史，肥胖程度较重、不易控制，常引起终身性肥胖。获得性肥胖多因 25 岁以后营养过度，摄取热量超过机体新陈代谢活动所需；或因体力活动过少、或因某种原因需较长期卧床休息，热量消耗少而引起，脂肪细胞数量不增多但细胞体积肥大，治疗效果较体质性肥胖为佳。②继发性肥胖：是以某种疾病为原发病的症状性肥胖，如因下丘脑疾病、垂体前叶功能减退、甲状腺功能低下、高胰岛素血症、肾上腺皮质功能亢进症等引起的肥胖。

（一）护理评估

1. 健康史　询问患者有无肥胖家族史和内分泌疾病病史，肥胖发生的年龄，日常进食量及运动量。

2. 身体状况

（1）脂肪分布特点：①体质性肥胖：脂肪分布均匀，幼年时可有外生殖器发育迟缓。②继发性肥胖：脂肪分布具有显著的疾病特征性，如库欣综合征，表现为向心性肥胖，以面部、肩背部、腰部最显著；下丘脑病变所致的肥胖性生殖无能综合征，表现为大量脂肪积聚在面部、腹部、臀部及大腿，性器官及第二性征发育不全。③肥胖体形：中心型肥胖（又称内脏型、腹型、苹果型和男性型肥胖），脂肪主要分布于腹腔和腰部，多见于男性；周围型肥胖（又称梨形肥胖、女性型肥胖），脂肪主要分布于腰以下，如下腹部、大腿和臀部。中心型肥胖发生代谢综合征的危险性大于周围型肥胖。

（2）一般症状：轻至中度肥胖常无任何自觉症状，重度肥胖常有：①气促、易疲劳，尤其是体力劳动时明显。②怕热多汗，对热的耐受能力低于常人，容易出汗。③腹部膨隆、弯腰前屈困难，有的患者提鞋穿袜均感困难，特别是饱餐后。④关节疼痛、负重关节易出现退行性变，可发生增生性脊椎骨关节炎，表现为腰痛及腿痛。⑤皮肤紫纹，分布于臀部外侧、大腿内侧及下腹部，紫纹细小，呈淡红色。⑥其他：嗜睡，下肢水肿，皮肤易发生皮炎、糜烂和化脓性或真菌感染，增加麻醉和手术的危险性等。

（3）伴发表现：①心血管系统表现：血脂异常、动脉粥样硬化、高血压、肥胖性心肌病、冠心病。②呼吸系统表现：肺活量降低、肺顺应性下降，导致低换气综合征，伴有阻塞性睡眠型呼吸困难；极度肥胖使肺泡换气不足、二氧化碳潴留，表现为发绀、嗜睡，稍事活动即感剧烈气促等症状，称“肥胖性肺心综合征”（匹克威克综合征，Pickwickian syndrome）。③消化系统表现：善饥多食，喜零食、糖果、糕点及甜食，便秘、腹胀，慢性消化不良，胆囊炎、胆石症、脂肪肝。④内分泌代谢系统表现：高胰岛素血症（高胰岛素血症性肥胖者的胰岛素释放量约为正常人的 3 倍）、胰岛素抵抗（肥大的细胞对胰岛素不敏感、糖耐量减低、血浆葡萄糖增高倾向，形成刺激胰岛 B 细胞的恶性循环）、糖尿病。⑤泌尿生殖系统表现：肥胖相关性肾病；男性睾酮水平降低、雌性激素水平升高、不育症发生率高；女孩月经初潮提前、月经不规则或闭经、多囊卵巢和不孕症。⑥其他：女性子宫内膜癌发生率比正常体重者高 2 ～ 3 倍、绝经后乳腺癌的发生率随体重增加而升高；男性结肠癌和前列腺癌的发生率高于非肥胖者；痛风的发生率明显增高。

3. 心理 - 社会状况　肥胖患者由于外表臃肿、动作迟缓，参加社交活动的能力降低，与外界接触的范围缩小，常有焦虑、自卑、抑郁等心理问题。

4. 辅助检查　肥胖检测指标：①体重指数（BMI）：BMI= 体重（kg）/ 身高（m）的平方，该指标考虑了体重和身高 2 个因素，主要反映全身性超重的肥胖，简单且易测量，不受性别的影响，但不能反映局部体脂的分布特征。②腰围（WC）：反映脂肪总量和脂肪分布结构的综合指标。WHO 推荐的测量方法：被测者站立，两脚分开 25 ～ 30cm，测量位置在水平位髂前上棘和第 12 肋骨下缘连线的中点，测量者坐在被测量者一旁，将软尺紧贴软组织，但不能压迫，测量值精确到 0.1cm。③腰臀比（WHR）：腰围和臀围的比值，臀围是环绕臀部最突出点测出的身体水平周径。

（二）护理问题 / 医护合作性问题

营养失调：高于机体需要量　与遗传、体内激素调节紊乱、饮食习惯不良、活动量少、代谢需要量降低有关。

（三）护理措施

1. 饮食护理　改变饮食结构，控制食物的总热量，避免高热量饮食。重度肥胖者以低糖、低脂、低盐、高纤维素、适量蛋白质为宜。养成良好的饮食习惯，如定量进食，细嚼慢咽；定时进食，不吃零食；使用小容量餐具，餐前饮水等。应根据患者的代谢率，算出 24 小时所需热量再扣除 25kJ，以每周体重下降 0.5 ～ 1kg 为宜。饮食中供给的蛋白质为 1 g/（kg · d），供给足够的维生素和其他营养素。有剧烈饥饿感时可给低热量的蔬菜，如芹菜、冬瓜、黄瓜、南瓜、卷心菜等，以增加饱腹感。避免油煎食品、方便食品、快餐、巧克力等。注意观察有无因热量过低而引发衰弱、抑郁、脱发甚至心律失常等。

2. 运动指导　少食多动是较有效的减肥方法，鼓励患者积极参加运动，增加能量的消耗。指导患者在饮食治疗的基础上积极参加体力活动，选择适合患者的有氧运动方式，如快走、慢跑、骑车、游泳、舞蹈等。运动量要逐渐增加，注意循序渐进、长期坚持，通常 2 个月后才能奏效。若停止运动则体重可重新上升。

3. 遵医嘱使用减肥药　经饮食调整、运动锻炼未能奏效时，指导患者遵医嘱短期应用减肥药或针灸治疗。

4. 心理护理　根据不同年龄、性别、肥胖程度和情绪状态，给予恰当的分析、解释和指导，使患者明白肥胖的危害性。与患者及家属共同制订减肥计划，指导家属帮助患者正确实施。共同探讨利用服饰修饰外表的技巧，提高患者自信心。

（李　巍）

第 2 节　甲状腺疾病

案例 7-1

患者，女，30 岁。近 2 个月来怕热、多汗、易激动、心悸，有甲亢家族史。体格检查：T 37.5℃，R 28 次 / 分，P 110 次 / 分，BP 130/85mmHg，神志清楚，心率 110 次 / 分，律齐。眼球突出，甲状腺弥漫性肿大，甲状腺质软并可触及震颤，可闻及血管杂音。测基础代谢率为 +55%。

问题： 1. 此患者的医疗诊断是什么？

2. 请提出护理问题 / 医护合作性问题。

3. 为确诊是否患甲亢，还需做哪项检查？

一　单纯性甲状腺肿

（一）概述

1. 概念　单纯性甲状腺肿（simple goiter），也称非毒性甲状腺肿，是指非炎症、非肿瘤原因引起的不伴有甲状腺功能异常的甲状腺肿。甲状腺可呈弥漫性或多结节性肿大。本病可呈散发性和地方性分布。散发的单纯性甲状腺肿患者约占人群的 5%，女性较男性发病率高。当某一地区人群中单纯性甲状腺肿的患病率超过 10% 时，为地方性甲状腺肿（endemic goiter）。

2. 病因及发病机制

（1）地方性甲状腺肿：碘缺乏是本病的主要原因，所以也称碘缺乏性甲状腺肿，在山区和远离海洋的地区较多见。碘缺乏时甲状腺激素合成不足，反馈性引起垂体分泌过多的促甲状腺素（TSH），刺激甲状腺增生、肥大。

（2）散发性甲状腺肿：原因较复杂。内源性因素包括先天性甲状腺激素合成障碍引起的甲状腺肿大，是引起儿童散发性甲状腺肿的主要原因。外源性因素包括致甲状腺肿物质（如萝卜、甘蓝、卷心菜、核桃等）、药物（如硫脲类、保泰松、锂盐、过氯酸盐等）和碘过量。目前认为患者体内产生的甲状腺生长免疫球蛋白（thyroid growth immunoglobulins，TGI）只能刺激甲状腺细胞生长，但不能引起甲状腺激素合成增加，因此仅出现单纯性甲状腺肿而无甲状腺功能亢进。

（3）生理性甲状腺肿：在某些情况下（如青春期、妊娠期、哺乳期），机体对甲状腺激素的需要量增加，可因相对缺碘而出现单纯性甲状腺肿。

（二）护理评估

1. 健康史　了解患者是否来自于缺碘的流行地区；是否为青春期、妊娠期及哺乳期女性；是否经常食用萝卜、黄豆和白菜等含致甲状腺肿物质的蔬菜；是否服用抑制甲状腺素合成的药物，如硫氰酸盐、过氧酸盐、硫脲类、磺胺类、对氨基水杨酸及保泰松等；有无寒冷、感染、创伤和精神刺激等诱因。

2. 身体状况　甲状腺常呈轻度或中度弥漫性肿大，表面光滑，质地较软，无压痛，见图 7-1。

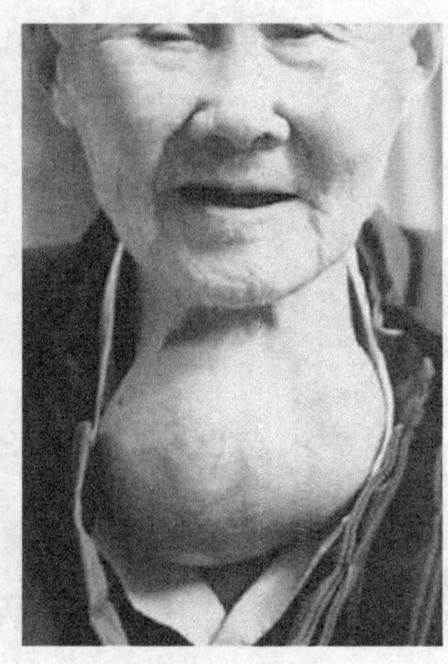

图 7-1 单纯性甲状腺肿

重度甲状腺肿大时可引起压迫症状，如压迫气管可出现咳嗽、气促；压迫食管可出现吞咽困难；压迫喉返神经可出现声音嘶哑；胸骨后甲状腺肿可使头部、颈部和上肢静脉回流受阻而出现面部青紫、水肿，颈、胸部浅静脉扩张。

3. 辅助检查

（1）甲状腺功能检查：血清三碘甲状腺原氨酸（T_3）、四碘甲状腺原氨酸（T_4）、促甲状腺激素（TSH）基本正常，T_4/T_3 值常升高。

（2）血清甲状腺球蛋白（Tg）：多增高，增高的程度与甲状腺肿的体积呈正相关。

（3）甲状腺摄 ^{131}I 率及 T_3 抑制试验：摄 ^{131}I 率多增高但无高峰前移，可被 T_3 抑制。

（4）甲状腺扫描：可见弥漫性甲状腺肿大，常呈均匀分布。

4. 治疗要点

（1）缺碘性甲状腺肿可适当补充碘剂，WHO 推荐成人每日碘摄入量为 150μg。在地方性甲状腺肿流行的地区可用普遍食盐碘化（universal salt iodization，USI）的方法防治。但应避免长期或大量使用，以免发生碘甲亢。

（2）因服用致甲状腺肿的物质所致疾病患者，应停用这些物质。

（3）甲状腺肿大明显的患者可试用左甲状腺素（L-T_4）。对甲状腺肿大明显、有压迫症状者应积极采取手术治疗。

（三）护理问题 / 医护合作性问题

1. 知识缺乏：缺乏单纯性甲状腺肿的相关知识。

2. 自我形象紊乱　与甲状腺肿大、颈部外形改变有关。

3. 潜在并发症：呼吸困难、声音嘶哑、吞咽困难等。

（四）护理措施

1. 一般护理

（1）休息与活动：根据患者病情，注意劳逸结合，合理安排休息。

（2）饮食护理：指导患者多食含碘丰富的食物，如海带、紫菜等海产品；避免过多食用萝卜、花生、卷心菜、核桃等抑制甲状腺激素合成的食物及硫脲类、保泰松、锂盐、过氯酸盐等抑制甲状腺激素合成的药物；地方性甲状腺肿患者应食用加碘盐。

2. 病情观察　观察甲状腺肿大的程度、质地、有无结节及压痛、颈部增粗的情况、有无压迫症状及有无甲状腺功能亢进的表现。

3. 用药护理　指导患者按医嘱用药，观察其疗效及不良反应。如患者出现心慌、气促、食欲亢进、怕热、多汗等甲状腺功能亢进表现时，及时通知医生进行处理。碘剂补充应适量，以免发生碘甲亢。使用中要监测血清 TSH 水平，当 TSH 减低或处于正常下限时，须停药。

4. 心理护理　患者常因颈部增粗而产生自卑的心理及挫折感；由于缺乏疾病的相关知识，常怀疑肿瘤甚至癌变而焦虑、恐惧。护理中应主动与患者多沟通，说明甲状腺肿大的原因、预后，让其了解补碘等治疗后甲状腺肿可逐渐减小或消失，消除其紧张心理，帮助患者进行恰当的修饰打扮，改变其形象，树立信心，使其能积极配合治疗和护理；鼓励家属多给予患者心理支持。

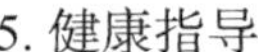

5. 健康指导

（1）饮食指导：指导患者多食用含碘多的食物，适当使用碘盐以预防地方性甲状腺肿；避免过多摄入萝卜、花生、卷心菜、核桃等抑制甲状腺激素合成的食物。

（2）用药指导：指导患者按医嘱用药，避免过多用硫脲类、保泰松、锂盐、过氯酸盐等抑制甲状腺激素合成的药物。教会患者观察药物疗效及不良反应。

（3）防治指导：在地方性甲状腺肿流行的地区，积极宣教，强调食盐加碘的重要性。对青春发育期、妊娠期、哺乳期者，应适当增加碘的摄入量。

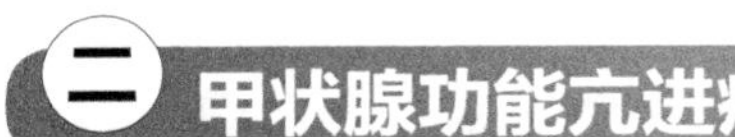

二　甲状腺功能亢进症

案例 7-2

患者，女，38 岁。1 个月前无明显诱因下出现乏力、手抖、心悸，易饥多食，大便稀溏，次数增加，体重 2 个月来下降约 6kg。到医院检查甲状腺功能显示：TT_3 ↑、TT_4 ↑、FT_3 ↑、FT_4 ↑、TSH ↓；心电图为窦性心动过速；甲状腺彩超显示甲状腺左右叶多发实质肿块。

问题：1. 此患者的医疗诊断是什么？

2. 请提出护理问题 / 医护合作性问题。

3. 如何对患者进行饮食指导？

（一）概述

甲状腺功能亢进症（hyperthyroidism）简称甲亢，是指甲状腺腺体本身产生甲状腺激素过多所致的一组临床综合征。其病因包括弥漫性毒性甲状腺肿（Graves 病）、多结节性毒性甲状腺肿和甲状腺自主高功能腺瘤（Plummer 病）。其中 Graves 病是甲状腺功能亢进症的常见原因，占全部甲亢的 80% ～ 85%，本部分重点讲述 Graves 病。

1. 概念　Graves 病（Graves disease，GD）是一种伴甲状腺激素分泌增多的器官特异性自身免疫病。本病在普通人群中的患病率约为 1%，女性显著高发，男女比例为 1 ∶ 6 ～ 1 ∶ 4，20 ～ 50 岁为高发年龄。临床主要表现有甲状腺毒症、弥漫性甲状腺肿、眼征和胫前黏液性水肿。

2. 病因及发病机制　目前本病病因虽尚未完全阐明，但公认其发生与自身免疫有关，属于器官特异性自身免疫性甲状腺病（autoimmune thyroid disease，AITD）。

（1）遗传因素：本病有显著的遗传倾向，且与一定的人类白细胞抗原（HLA）类型有关。

（2）免疫因素：最明显的体液免疫特征是 GD 患者的血清中存在针对甲状腺细胞 TSH 受体的特异性抗体（TRAb），TRAb 其中的甲状腺刺激抗体（TSAb）或甲状腺刺激球蛋白（TSI），其作用与 TSH 作用酷似，能与 TSH 受体结合，活化腺苷酸环化酶，从而使甲状腺激素合成、分泌增加，导致甲状腺肿。

（3）环境因素：对本病的发生发展有重要影响，如精神刺激、细菌感染、性激素、应激和锂剂的应用等，可能是疾病发生和病情恶化的重要诱因。

（二）护理评估

1. 健康史　详细了解患者的家族发病史。本病有家族遗传倾向，可能与特定的人白细胞相关抗原的遗传易感性有关。患者本人及亲属可同时还有其他的自身免疫性疾病，如桥本甲状腺炎 / 萎缩性胃炎等。由于同卵双生儿患本病的一致性达 50%，显示本病的发病与遗传缺陷引起的免疫调节障碍有密切关系。疾病常在精神刺激和感染的基础上诱发。故应了解患者在发病前有无精神刺激、压力过重、感染、劳累或严重应激等诱发因素的存在。还应了解患者患病过程中体重减轻程度、饮食量和体力变化的状况。

2. 身体状况　多数患者起病缓慢，少数在感染、创伤或精神刺激等应激后急性起病。典型表现为甲状腺激素分泌过多所引起的甲状腺毒症表现、甲状腺肿和眼征。老年和小儿患者表现多不典型。

（1）甲状腺毒症表现

1）高代谢综合征：由于甲状腺激素分泌增多导致交感神经兴奋性增高和新陈代谢加速，患者常有疲乏无力、怕热多汗、多食易饥、消瘦等，危象时可有高热。

2）精神神经系统：神经过敏、多言好动、焦躁易怒、紧张不安、记忆力减退、注意力不集中、有时有幻觉甚至精神分裂症表现。可有手、眼睑和舌细震颤、腱反射亢进等。

3）心血管系统：心悸、气短、心动过速（在静息或睡眠时心率仍增快是本病的特征性表现之一）、第一心音亢进。收缩压上升而舒张压降低，脉压增大，可出现周围血管征。合并甲状腺功能亢进性心脏病（简称甲亢性心脏病）时可出现心律失常（以心房颤动等房性心律失常多见，偶见房室传导阻滞）、心脏增大和心力衰竭。

4）消化系统：肠蠕动加快，排便次数增多，重者可有肝大、肝功能异常，偶有黄疸。

5）肌肉骨骼系统：主要为甲亢性周期性瘫痪（thyrotoxic periodic paralysis，TPP），多见于 20 ～ 40 岁青年男性，发作诱因包括剧烈运动、高糖饮食、注射胰岛素等，主要累及下肢，有低钾血症。TPP 病程呈自限性，甲亢控制后可以自愈。少数患者发生甲亢性肌病，肌无力多累及近心端的肩胛和骨盆带肌群。

6）血液系统：白细胞总数减低、血淋巴细胞比例增加、单核细胞增多，伴血小板减少性紫癜。

7）生殖系统：女性月经减少或闭经，男性阳萎，偶有乳腺发育。

（2）甲状腺肿：多数呈弥漫性、对称性甲状腺肿大，随吞咽动作上下移动，质软、无压痛。甲状腺上、下极可触及震颤，闻及血管杂音，这些是本病的重要体征。

（3）眼征

1）单纯性突眼：与甲状腺毒症所致的交感神经兴奋性增高有关。表现为轻度突眼、瞬目减少、睑裂增宽。

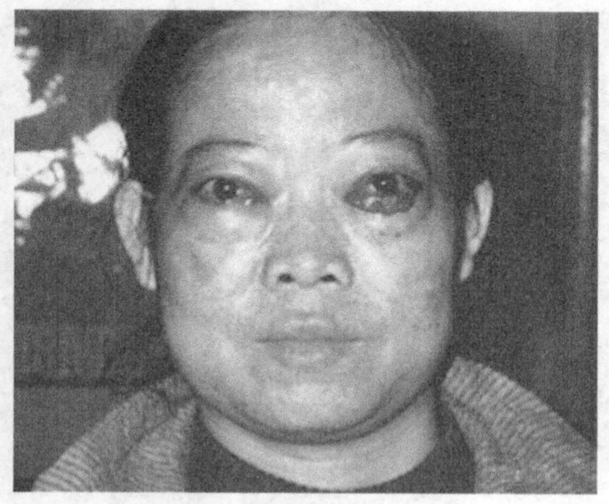

图 7-2　浸润性突眼征

2）浸润性突眼（即 Graves 眼病）：与眼眶周围组织的自身免疫炎症反应有关。表现为眼球突出明显；超过眼球突出参考值上限 3mm（中国人群突眼度女性 16mm，男性 18.6mm），少数患者仅有单侧突眼。患者诉眼内有异物感、胀痛、畏光、流泪、视力下降、复视、斜视；查体眼睑肿胀，结膜充血水肿，见图 7-2；严重者眼球固定，角膜外露而形成角膜溃疡、全眼炎甚至失明。

（4）特殊临床表现及类型

1）甲状腺危象（thyroid crisis）：也称甲亢危象，是本病急性加重的一个综合征。①发生原因：可能与循环中甲状腺激素水平增高有关。多发生于甲亢未予治疗或治疗不充分的患者。②常见诱因：感染、手术、严重的躯体疾病或创伤、严重精神刺激等。③临床表现：原有的甲亢症状加重，高热或超高热（体温＞ 39℃）、心动过速（140 次 / 分以上）、常有心房颤动或扑动，烦躁不安、呼吸急促、大汗淋漓、厌食、恶心、呕吐、腹泻等，严重致虚脱、休克、嗜睡、谵妄或昏迷，部分患者出现心力衰竭、肺水肿。

2）淡漠型甲亢：多见于老年人。起病隐匿，高代谢综合征、甲状腺肿和眼征均不明显，主要表现为明显消瘦、心悸、嗜睡、乏力、头晕、表情淡漠和腹泻、厌食等，易误诊。

3）甲状腺毒症性心脏病：甲状腺毒症对心脏有三个作用：①增强心脏 β 受体对儿茶酚胺的敏感性；②直接作用于心肌收缩蛋白，增强心肌的正性肌力作用；③继发于甲状腺激素的外周血管扩张，阻力下降，心排血量代偿性增加。上述作用导致心动过速、心排血量增加、心房颤动和心力衰竭。

4）妊娠期甲亢：临床上常见两种类型。①妊娠合并甲亢：高代谢症状较一般孕妇明显。甲状腺肿大，常伴有震颤和血管杂音。②绒毛膜促性腺激素（hCG）相关性甲亢：由于大量 hCG 刺激促甲状腺激素受体而出现甲亢，妊娠终止或分娩后消失。

5）其他特殊类型甲亢：T_3 型甲状腺毒症及 Graves 眼病。

3. 辅助检查

（1）促甲状腺激素（TSH）：是反映甲状腺功能最敏感的指标，甲亢时因 TSH 受抑制而降低。

（2）血清总甲状腺素（TT_4）：该指标稳定，是诊断甲亢的主要指标之一。T_4 全部由甲状腺产生。血清中 99.96% 的 T_4 以与蛋白结合的形式存在，TT_4 测定的是结合于蛋白的激素，血清中甲状腺激素结合球蛋白（TBG）的量和蛋白与激素结合力的变化会影响测定结果。

（3）血清游离甲状腺素（FT_4）和游离三碘甲状腺原氨酸（FT_3）：FT_3、FT_4 是血清中具有生物活性的甲状腺激素，不受 TBG 的影响，直接反映了甲状腺的功能状态，是诊断临床甲亢的首选指标，但因含量甚微，其测定的稳定性不如 TT_4。

（4）促甲状腺激素释放激素（TRH）兴奋实验：GD 时血 T_3、T_4 升高，反馈性抑制 TSH，所以 TSH 细胞不被 TRH 兴奋。当静脉注射 TRH 后，TSH 不增高则支持甲亢诊断。

（5）甲状腺自身抗体测定：GD 患者血清中甲状腺刺激抗体（TSAb）、TSH 受体抗体（TRAb）阳性，是诊断 GD 的重要指标之一。

（6）甲状腺摄 ^{131}I 率：总摄取量增加，摄取高峰前移，用于甲状腺毒症病因的鉴别。

（7）其他影像学检查：超声、放射性核素扫描、CT、MRI 等有助于甲状腺、异位甲状腺肿和球后病变性质的诊断。

4. 治疗要点

（1）抗甲状腺药物治疗：是甲亢的基础治疗。抗甲状腺药物的作用是抑制甲状腺激素的合成。常用的抗甲状腺药物有硫脲类和咪唑类两类。硫脲类包括丙硫氧嘧啶（PTU）和甲硫氧嘧啶等；咪唑类包括甲巯咪唑（MMI，他巴唑）和卡比马唑（甲亢平）等。其中 PTU、MMI 比较常用。此外，PTU 还可抑制外周组织 T_4 转化为 T_3 以及改善免疫监护功能的作用，故严重病例或甲亢危象时作为首选药物。

1）适应证：①病情轻、中度患者。②甲状腺轻至中度肿大。③年龄在 20 岁以下，或孕妇、高龄或合并其他严重疾病而不宜手术者。④手术前或 ^{131}I 治疗前的准备。⑤手术后复发且不宜用 ^{131}I 治疗者。

2）剂量与疗程：以 PTU 为例，如用甲巯咪唑剂量为 PTU 的 1/10，治疗分初治期、减量期和维持期，剂量根据病情轻重决定，①初治期：300 ～ 450mg/d，分 2 ～ 3 次口服，临床症

状缓解或 T_3、T_4 恢复正常后开始减量。②减量期：每 2 ～ 4 周减量一次，每次减 50 ～ 100mg/d，症状完全消除、体征明显好转再减至最小。③维持期：即 50 ～ 100mg/d，维持治疗 1 ～ 1.5 年。

3）停药指标：主要根据临床症状和体征。目前认为抗甲状腺药物维持治疗 18 ～ 24 个月可以停药。当患者出现甲状腺肿明显缩小、TSH 受体刺激抗体（TSAb）转为阴性、T_3 抑制试验恢复正常时提示甲亢可能治愈。

（2）放射性碘治疗：放射性碘的治疗机制是 ^{131}I 被甲状腺摄取后释放出 β 射线，破坏甲状腺组织细胞，减少甲状腺激素的分泌，因 β 射线在组织内的射程仅为 2mm，不会累及相邻组织。

1）适应证：①年龄大于 25 岁；②中度甲亢；③抗甲状腺药物治疗无效或过敏；④不宜手术或不愿手术者。

2）禁忌证：①妊娠、哺乳期妇女；②年龄在 25 岁以下者；③严重心、肝、肾衰竭或活动性肺结核；④外周血白细胞小于 $3×10^9/L$ 或中性粒细胞小于 $1.5×10^9/L$；⑤重度浸润性突眼患者；⑥甲状腺危象。

3）并发症：甲状腺功能减退、放射性甲状腺炎、诱发甲状腺危象或加重浸润性突眼等。

（3）手术治疗：有手术指征者行外科甲状腺次全切除术，治愈率达 70%。

（4）甲状腺危象的治疗

1）积极去除诱因。

2）迅速减少甲状腺激素的合成和释放：①大剂量抗甲状腺药物抑制甲状腺激素（TH）合成，首选 PTU。②抑制 TH 释放：服 PTU 后 1 小时后服用复方碘溶液。③抑制外周组织 T_4 转化为 T_3：PTU、β 受体阻滞剂和糖皮质激素都可抑制外周组织 T_4 转化为 T_3，按病情使用。④上述效果不满意时进行降低血 TH 浓度的治疗：可选用腹膜透析、血液透析或血浆置换等方法。

3）对症治疗：有感染者用抗生素，高热者降温，给氧，纠正水、电解质紊乱及心力衰竭。

（5）Graves 眼病的治疗：有效控制甲亢是治疗 Graves 眼病的关键。严重者给予甲泼尼龙加入生理盐水中静脉输液，继以口服大剂量泼尼松 4 周左右，待病情缓解后逐渐减至维持量。如上述疗效欠佳，采用眶放射治疗、眶减压术等。

（三）护理问题 / 医护合作性问题

1. 活动无耐力　与机体蛋白质分解增加、甲亢性心脏病、甲亢性肌病等有关。
2. 营养失调：低于机体需要量　与机体代谢率增高、消化吸收障碍有关。
3. 焦虑　与神经系统功能改变、甲亢所引起的全身不适等有关。
4. 有组织完整性受损的危险　与浸润性突眼有关。
5. 潜在并发症：甲状腺危象。

（四）护理措施

1. 一般护理

（1）休息与环境：应将患者安置在安静、整洁、舒适的环境中，减少噪声和强光刺激，限制探视时间，相对集中时间进行治疗和护理，保证休息和睡眠。轻症患者可以适当活动，参加正常的工作和学习，但要避免紧张劳累；对于紧张不安、失眠者可给予镇静剂；病情重、伴心力衰竭或合并严重感染者须卧床休息。甲亢患者怕热多汗，环境应温度适宜，注意通风。

（2）饮食护理：①给予高热量、高蛋白质、高维生素及矿物质丰富的饮食，多食奶类、蛋类、瘦肉类等；②保证充足的水分，每天饮水在 2000 ～ 3000ml 以补充出汗、腹泻、呼吸加快等所丢失的水分，对有心脏病患者避免大量饮水，以防水肿和心力衰竭；③避免辛辣等刺激性食物，不饮浓茶、咖啡等兴奋性饮料；④减少进食高纤维类食物；⑤避免食用含碘丰富的食物，如海带、紫菜等；⑥慎食致甲状腺肿的食物如卷心菜、甘蓝等。

2. 病情观察　观察生命体征，尤其是心率、脉压的变化，注意基础代谢率的变化，判断甲亢的程度。观察检查结果，及早发现特殊类型甲亢。观察有无甲状腺危象的发生，如果原有症状加重、体温升高、大汗淋漓、心率加快、腹泻、嗜睡甚至昏迷等，立即通知医生并配合处理。

3. 对症护理

（1）眼部护理：①佩戴有色眼镜，防止光线刺激和灰尘、异物的侵害；复视者戴单侧眼罩。②经常用眼药水湿润眼睛，避免过度干燥；睡前涂抗生素眼膏，眼睑不能闭合者睡觉时用生理盐水纱布或眼罩覆盖双眼。③休息或睡觉时，抬高头部，限钠盐，按医嘱使用利尿剂，以减轻球后组织水肿。④指导患者在眼睛有刺痛、异物感或流泪时，勿用手直接揉搓眼睛。吸烟者戒烟。⑤按医嘱使用免疫抑制剂、左甲状腺素片等以减轻浸润性突眼。⑥定期检查，一旦有角膜溃疡或全眼炎，应配合医生处理。

（2）放射性碘治疗的护理

1）放射碘服用方法：①告知患者在治疗前、后1个月避免用含碘的食物和药物。②按医嘱空腹服用，服药后2小时内不吃固体食物，以免引起呕吐而造成 ^{131}I 丢失。③服药后24小时内避免咳嗽、咳痰，以减少 ^{131}I 丢失。④用药后2～3天，饮水量应达到2000～3000ml/d以增加排尿。⑤服药后第一周避免按压甲状腺。

2）排泄物及用物的处理：患者的排泄物、用具、衣服、被褥等须单独存放，待放射作用消失后再做清洁处理，以免污染环境，在处理排泄物等物品时须戴手套，以免伤害自身。

3）病情监测：密切观察病情，定期查甲状腺功能，尽早发现及治疗并发症。如果患者出现发热、心动过速、大汗淋漓等症状，须考虑有无甲状腺危象的发生，及时与医生联系，做好抢救准备。

（3）甲状腺危象的抢救配合：①休息与体位：安置患者在安静、室温偏低的病房中，绝对卧床休息，避免不良刺激。烦躁不安者，根据医嘱用镇静剂。呼吸困难时取半坐卧位，吸氧。②营养支持：给予高蛋白、高热量、高维生素的饮食，保证足够的液体摄入，维持体液平衡。③监测病情：观察患者的生命体征，意识状态，心、肾功能，24小时尿量的变化并记录。④对症护理：躁动不安者用床栏保护以防坠床；昏迷者加强皮肤、口腔护理，定时翻身，防止发生压疮、肺炎。高热者给予物理降温，但避免用乙酰水杨酸制剂。⑤用药护理：迅速建立静脉通路。按医嘱用PTU、碘剂等药物，并注意观察病情变化。观察碘剂是否过敏，如出现腹泻、恶心、呕吐等症状，立即停药并通知医生处理。

4. 用药护理

（1）抗甲状腺药物：①抗甲状腺药物起效慢，一般用药4周左右开始见效，所以要告知患者，以免患者因用药后不见即时疗效而心生疑虑，心理负担重。②告诉患者抗甲状腺药物须按初治期、减量期、维持期剂量服用，总疗程1.5～2年，患者不能任意更改剂量或中断治疗。③抗甲状腺药物的不良反应主要是粒细胞减少，重者引起粒细胞缺乏症。主要发生在治疗开始的2～3个月内，所以开始时应每周查血白细胞计数和分类，以后每2～4周查一次。如果外周血白细胞小于 3×10^9/L 或中性粒细胞小于 1.5×10^9/L，应立即停药并通知医师。此外，也可出现肝功能损害、皮疹、血管神经性水肿、中毒性肝炎、急性关节痛等。

（2）辅助用药的护理：①普萘洛尔：可以阻断甲状腺激素对心脏的兴奋作用和抑制外周组织 T_4 转化为 T_3。用药中要观察心率，防止出现心动过缓。有哮喘病史者禁用。②甲状腺片：用于抗甲状腺药物治疗过程中，症状缓解但甲状腺反而增大或突眼加重的患者。作用是稳定下丘脑 - 垂体 - 甲状腺轴的功能，避免 T_3、T_4 下降过快对 TSH 的反馈抑制减弱。用药从小量开始，防止剂量过大引起心绞痛。

5. 心理护理　观察患者的精神状态，有无激动易怒、敏感多疑的现象。关心患者，与其交流时态度要和蔼，避免刺激性言语。鼓励患者说出内心的感受，理解和同情患者，减轻其不安情绪；告知患者甲状腺肿大、突眼等变化在治疗后会得到改善，减轻患者焦虑，配合治疗；向患者家属、同事解释患者紧张易怒的行为是暂时的，治疗后会改善。帮助患者建立愉快的生活氛围，设计简单的团体活动，鼓励患者参与，以免因社交障碍而焦虑。

6. 健康指导

（1）生活方式指导：指导患者合理地工作和休息，保持乐观开朗的情绪，避免过度紧张劳累和精神刺激。鼓励家属与患者建立良好的家庭关系，以减轻患者的精神压力。

（2）疾病知识指导：向患者及家属讲解甲亢的相关知识，使患者能够自我护理。上衣领宜宽松，避免压迫甲状腺，不要用手挤压甲状腺以免甲状腺激素分泌过多，加重病情。

（3）用药指导：患者应按时、按量服用，不要任意减量或停药。服用期间，每周查一次血常规，每隔 2 周左右查肝功能一次，每 1 ～ 2 个月查甲状腺功能一次，每日清晨起床前自测脉搏，定期测体重，脉搏减慢和体重增加说明治疗有效。

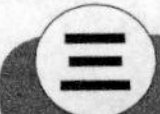

甲状腺功能减退症

（一）概述

1. 概念　甲状腺功能减退症（hypothyroidism）简称甲减，是由多种原因引起的低甲状腺激素血症或甲状腺激素抵抗导致的全身低代谢综合征，病理特征是黏多糖在组织和皮肤堆积，表现为黏液性水肿。普通人群的患病率为 0.8% ～ 1.0%。

2. 分类

（1）根据病变部位分为甲状腺腺体本身病变引起的原发性甲减；垂体病变引起的 TSH 分泌减少为继发性甲减；下丘脑病变引起的促甲状腺激素释放激素（TRH）分泌减少为中枢性甲减，又称（三发性甲减）；甲状腺激素在外周组织作用缺陷为甲状腺激素抵抗综合征。

（2）根据病变原因分为药物性甲减、手术后甲减、^{131}I 治疗后甲减、特发性甲减等。

（3）根据起病的年龄不同分为呆小病（克汀病）、幼年型甲减及成年型甲减。本节主要介绍成人原发性甲状腺功能减退症。本病多见于中年女性，男女之比约为 1 ： 5 ～ 1 ： 10，轻者无明显表现，重者出现黏液性水肿昏迷。

3. 病因及发病机制　成人原发性甲状腺功能减退症占原发性甲减的 90% ～ 95%，病因如下所述。①自身免疫性损伤：自身免疫性甲状腺炎为最常见原因，如桥本甲状腺炎、产后甲状腺炎、亚急性淋巴细胞性甲状腺炎等。②甲状腺破坏：如放射性碘、手术治疗。③摄碘过量：可使具有潜在甲状腺疾病者发生一过性甲减，也能诱发和加重自身免疫性甲状腺炎。④抗甲状腺药：如硫脲类、锂盐等。上述原因都可导致甲状腺激素分泌不足而发病。

（二）护理评估

1. 健康史　询问患者有无自身免疫损害、碘过量诱发甲状腺炎，甲状腺破坏，如手术切除、碘治疗等。

2. 身体状况

（1）一般表现：怕冷、无汗、乏力、体重增加、记忆力减退、嗜睡、精神抑郁、表情淡漠、反应迟钝、便秘、肌肉痉挛等。查体见面色苍白、表情淡漠，皮肤干燥、发凉、粗糙、脱屑，颜面、眼睑和皮肤水肿，声音嘶哑，毛发稀疏，眉毛外 1/3 脱落，手、脚皮肤呈姜黄色，见图 7-3。

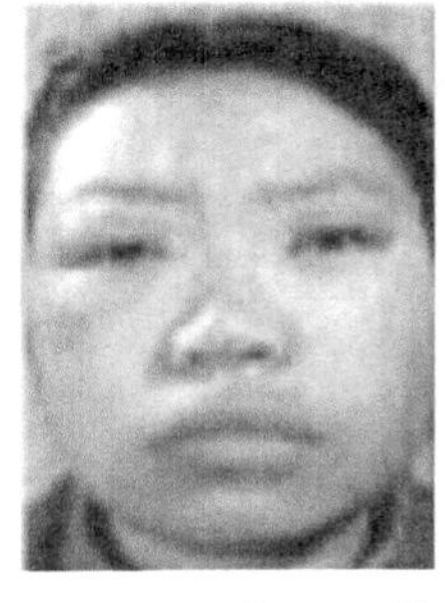
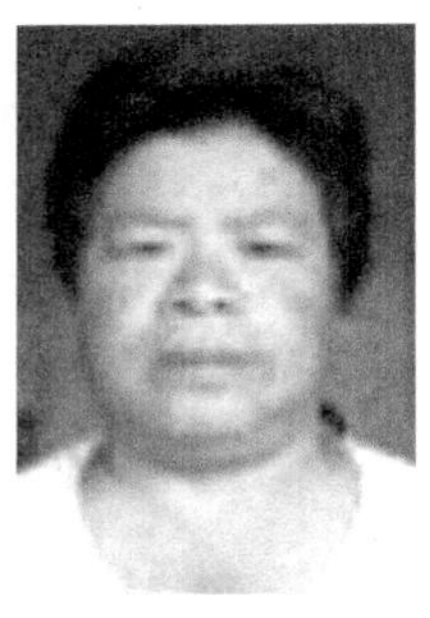

图 7-3 黏液水肿面容

（2）肌肉与关节：肌肉乏力、可有暂时性肌强直、疼痛、痉挛等，部分肌肉出现肌萎缩。

（3）心血管系统：表现为心动过缓、心排血量下降。ECG 显示低电压。易并发冠心病，重者可发生心包积液、心脏扩大。

（4）消化系统：厌食、腹胀、便秘等，重者出现麻痹性肠梗阻或黏液水肿性巨结肠。

（5）血液系统：由于甲状腺激素缺乏而使血红蛋白合成障碍或铁、叶酸、维生素 B_{12} 吸收障碍而致贫血。

（6）内分泌系统：女性月经过多或闭经。长期病情严重者可引起垂体增生、蝶鞍增大。部分患者发生溢乳。

（7）黏液性水肿昏迷：见于病情严重者。冬季寒冷时多发。诱因有寒冷、手术、严重的全身性疾病、甲状腺激素替代治疗中断和使用麻醉、镇静剂等。表现为嗜睡、低体温（体温 $<35℃$）、呼吸减慢、心动过缓、血压下降、四肢肌肉松弛、反射减弱或消失，甚至昏迷、休克、肾功能不全而致命。

3. 辅助检查

（1）血常规：多为轻、中度正细胞正色素性贫血。

（2）生化检查：血清中胆固醇、甘油三酯增高。

（3）甲状腺功能检查：血清 FT_4 降低、TSH 升高是诊断本病的必备条件，血清 TT_4 降低；TT_3、FT_3 可正常或减低。亚临床甲减只有血清 TSH 升高，血清 FT_4 或 TT_4 正常；甲状腺摄 ^{131}I 率降低。

（4）促甲状腺激素释放激素（TRH）兴奋试验：主要用于鉴别病变部位。静脉注射 TRH 后，血清 TSH 在增高的基础上进一步升高提示为原发性甲减；不升高者提示为垂体性甲减；延迟升高者提示为下丘脑性甲减。

4. 治疗要点　本病一般不能治愈，需终生替代治疗。

（1）替代治疗：首选左甲状腺素（L-T_4）口服。从小剂量开始，逐渐增加至维持剂量，注意个体差异，避免剂量过大诱发和加重冠心病、引起骨质疏松。

（2）黏液性水肿昏迷的治疗：①补充甲状腺激素。首选 T_3 静脉注射，直至症状改善，清醒后改为口服。②保暖、吸氧、保持呼吸道通畅，必要时行气管切开、机械通气等。③氢化可的松静脉滴注，清醒后逐渐减量。④按需补液，但入液量不宜过多。⑤控制感染，治疗原发病。

（三）护理问题 / 医护合作性问题

1. 体温过低　与基础代谢率降低有关。

2. 便秘　与代谢率低下及活动减少引起肠蠕动减慢有关。

3. 活动无耐力　与代谢率低下及肌肉松弛有关。

4. 有皮肤完整性受损的危险　与黏多糖在皮下堆积导致的黏液性水肿有关。

5. 潜在并发症：黏液性水肿昏迷。

（四）护理措施

1. 一般护理

（1）休息与环境：要劳逸结合，注意休息。室温最好为 22 ～ 24℃，注意保暖，病床不要靠近窗户，以免患者着凉。

（2）饮食护理：给予高蛋白、高维生素、低钠、低脂肪饮食，少量多餐，细嚼慢咽，多食蔬菜、水果，以保证粗纤维和水的摄入，食物要注意色、香、味俱全，增进患者食欲。桥本甲状腺炎所致甲减者应避免摄入含碘的食物和药物，以免诱发和加重黏液性水肿。

2. 病情观察

（1）观察体温、脉搏、呼吸、血压、神志及体重的变化。如果患者出现嗜睡、低体温（体温＜35℃）、呼吸浅慢、心动过缓或口唇发绀、呼吸深长、喉头水肿等黏液性水肿昏迷的表现，立即通知医生抢救。

（2）观察黏液性水肿的变化，如皮肤有无发红、发绀、水疱、破损，皮肤弹性与水肿情况，服药后的改善情况。

（3）观察排便次数、性质、量的改变，有无腹胀、腹痛等麻痹性肠梗阻的表现。

3. 对症护理

（1）便秘护理：①养成每日定时排便的习惯。②为患者创造良好的排便环境。③指导患者促进便意的方法，如按摩腹部（顺时针）以促进胃肠蠕动而排便。④指导患者适当增加活动以减轻便秘。⑤多食粗纤维食物，如蔬菜、水果等。⑥必要时按医嘱给缓泻剂，清洁灌肠等。

（2）皮肤护理：①每日用温水擦洗皮肤。②皮肤粗糙、干燥时，可涂抹乳液或润肤油来保护皮肤。③洗澡时避免用刺激性物品如肥皂、浴液等。④协助患者按摩受压部位，以免发生压疮。

4. 用药护理　指导患者按医嘱用药，不能随意停药或更改剂量。甲状腺制剂应从小剂量开始，逐渐加量，以防组织需氧量突然增加而诱发心绞痛或心肌梗死。同时观察药物的疗效及不良反应。观察体重及水肿的情况，如出现心悸、胸痛、情绪不安等药物过量的表现，立即通知医生。长期替代治疗者须 6 ～ 12 个月检查一次血清 TSH，使血 TSH 恒定在正常范围内。

5. 心理护理　评估患者有无焦虑、抑郁，参与社交的能力，家属对疾病的理解及接受程度。多与患者交谈，鼓励患者说出内心的感受，及时给予鼓励，使患者感到温暖和关怀，从而增强自信心。鼓励家属与患者沟通，使其理解患者的行为，提供心理支持。

6. 健康指导

（1）生活方式指导：保持良好、规律的生活方式，有足够的休息时间。指导患者注意个人卫生，冬季须保暖，避免去公共场所，以防感染和创伤。

（2）疾病知识指导：向患者及家属讲解本病的原因、表现及黏液性水肿发生的原因。解释多数患者须长期终身替代治疗，不可随意停药或更改剂量，否则易导致心血管疾病。告之患者甲状腺激素服用过量的症状，指导其自我监测。慎用镇静和安眠、麻醉等药物。

（胡　丽）

第3节 肾上腺皮质疾病

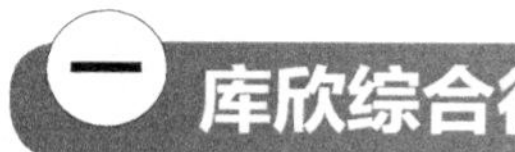

一 库欣综合征

● 案例 7-3

患者，男，49岁。因双下肢水肿8年，面部变圆、四肢抽搐2年入院。8年前无明显诱因出现双下肢水肿，在当地县医院住院治疗，患者自诉检查后诊断为肾病（具体不详）、2型糖尿病，给予口服螺内酯20mg 1次/日、间断口服呋塞米（20mg，1次/日）；口服二甲双胍片降糖治疗，血糖控制尚可。2年前患者面部逐渐变圆、变胖，腹围增加明显。间断出现四肢抽搐，一般持续4～5小时，活动四肢后有所缓解。伴乏力，不喜活动，无纳差、食欲亢进，无明显多尿、尿频、尿急、尿痛，视物模糊，无畏光、流泪、眼痛。20天前患者因双下肢水肿就诊于当地医院，诊断为“肾病？”，同时调整降糖方案为早晚餐前皮下注射诺和锐30R降糖治疗，空腹血糖控制在7～8mmol/L，餐后血糖控制在9mmol/L左右；现为进一步明确诊断及治疗来我院，门诊以“库欣综合征”收住我科。

问题：1. 库欣综合征常见症状有哪些？

2. 该患者目前存在哪些主要护理问题？

3. 请针对护理问题列出护理措施。

（一）概述

库欣综合征（Cushing综合征，Cushing syndrome）是指各种病因造成肾上腺分泌过多的糖皮质激素（主要是皮质醇）所致病症的总称。最常见的是垂体促肾上腺皮质激素（ACTH）分泌亢进所引起的临床类型，称库欣病（Cushing disease）。成人多见，女性多于男性，发病年龄以20～40岁居多。

Cushing综合征的病因：①依赖ACTH的Cushing综合征：包括Cushing病，指垂体ACTH分泌过多，伴肾上腺皮质增生，常见于垂体腺瘤；异位ACTH综合征，指垂体以外肿瘤分泌大量ACTH，伴肾上腺皮质增生，最常见的恶性肿瘤是肺癌，其次是胸腺癌、胰腺癌、甲状腺髓样癌等。②不依赖ACTH的Cushing综合征：包括肾上腺皮质腺瘤、肾上腺皮质癌、不依赖ACTH的双侧肾上腺小结节性增生、不依赖ACTH的双侧肾上腺大结节增生。

医源性Cushing综合征是指长期大剂量皮质激素治疗类风湿关节炎、系统性红斑狼疮、支气管哮喘等疾病时所引起的类似Cushing病的症状，双侧肾上腺皮质常萎缩，停药后症状可缓解。

（二）护理评估

1. 健康史　评估Cushing综合征的病因，询问是否患过垂体疾病，有无其他部位恶性肿瘤史、有无长期糖皮质激素治疗史。

2. 身体状况　主要是由于皮质醇分泌过多，引起代谢障碍和对感染抵抗力降低所致。

（1）向心性肥胖、满月脸、多血质：Cushing综合征的特征性体态。系因体内脂肪分解与合成均受到促进，而不同部位的脂肪组织对皮质醇的敏感性不同，使脂肪重新分布，堆积

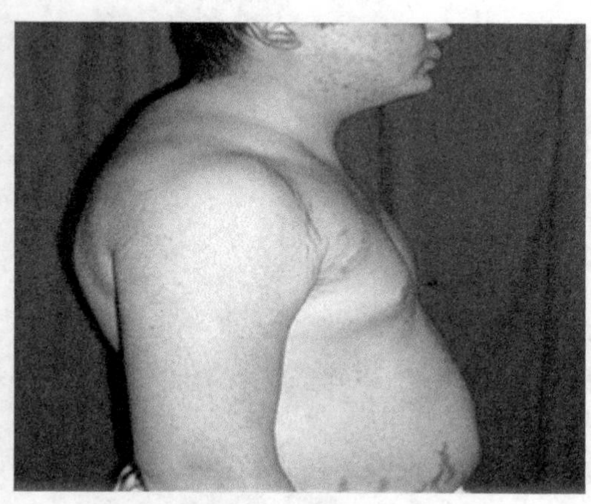
图 7-4　库欣综合征特征性表现

于面、颈、胸、腹及背部等处，出现红润多脂的满月脸，颈背部脂肪堆积似水牛背、腹大如球形，四肢相对细瘦的典型的向心性肥胖。多血质与皮肤菲薄、红细胞和血红蛋白增多（皮质醇刺激骨髓所致）有关，见图 7-4。

（2）皮肤表现：皮肤菲薄、微血管脆性增加，轻微损伤即引起瘀斑；下腹两侧、大腿外侧等处出现对称性分布的紫红色条纹（与肥胖、皮肤薄、蛋白分解亢进、皮肤弹性纤维断裂有关）；异位 ACTH 综合征患者皮肤色素沉着明显加深。

（3）心血管表现：高血压常见，长期高血压可并发左心室肥大、心力衰竭和脑血管意外，常伴有动脉硬化和肾小球动脉硬化。

（4）神经系统表现：常有不同程度的精神、情绪变化，如情绪不稳定，烦躁易怒、紧张不安、失眠、注意力不集中、记忆力减退，严重者精神变态甚至发生类偏狂。

（5）对感染抵抗力减弱：长期皮质醇分泌增多使免疫功能减弱，吞噬细胞的吞噬作用和杀伤能力，以及抗体的形成受到抑制，致使对感染的抵抗力下降。肺部感染多见；化脓性细菌感染不易局限而发展成蜂窝织炎、菌血症、败血症；手、脚、指（趾）甲、肛周等处常出现真菌感染；感染后的炎症反应往往不明显、发热不高、易于漏诊而造成严重后果。

（6）肌肉骨骼表现：肌肉萎缩无力、腰酸背痛，严重时下蹲后起立困难，行动不便；皮质醇有排钙作用，可引起骨质疏松，以脊椎和肋骨明显，脊椎可发生压缩畸形，身材变矮，有时发生佝偻、骨折；儿童生长发育受抑制。

（7）性功能障碍：女性月经稀少、不规则或闭经，多伴不孕，痤疮常见，如有明显男性化，要警惕肾上腺癌；男性性欲减退，睾丸变软、阴茎缩小，出现阳萎。

（8）代谢障碍：①皮质醇有拮抗胰岛素的作用，抑制糖利用、促进糖异生，而致血糖升高，出现糖尿病症状，称类固醇性糖尿病。②皮质醇有潴钠排钾的作用，可引起电解质紊乱。可出现低血钾性碱中毒，加重乏力，并引起肾脏浓缩功能障碍；部分患者因潴钠而有轻度水肿。

3. 心理 - 社会状况　患者情绪不稳，易冲动，常失眠，定向障碍。因体型与外貌变化，影响患者社交和人际关系，常导致自卑和孤独心理，严重者陷入抑郁状态，情绪不稳定甚至出现精神障碍或精神变态。

4. 辅助检查

（1）血液检查：可有低血钾、血糖增高、葡萄糖耐量减低；血气分析及酸碱平衡指标检测异常。

（2）糖皮质激素分泌异常：①血浆皮质醇水平增高且昼夜节律消失，早晨血浆皮质醇浓度高于正常，而晚上不明显、低于早晨。② 24 小时尿 17- 羟皮质类固醇和尿游离皮质醇升高。③小剂量地塞米松抑制试验：尿 17- 羟皮质类固醇不能被抑制到对照值的 50% 以下。

（3）病因诊断检查：①大剂量地塞米松试验：垂体性 Cushing 病，多数能被抑制；肾上腺皮质腺瘤、肾上腺皮质癌、异位 ACTH 综合征，不能被抑制。② ACTH 兴奋试验：垂体性 Cushing 病和异位 ACTH 综合征，有反应、高于正常；肾上腺皮质腺瘤、肾上腺皮质癌，则大多数无反应。

（4）影像学检查：肾上腺超声检查、蝶鞍区断层摄片、CT、MRI 等，可显示病变部位。

5. 治疗要点

（1）垂体性 Cushing 病：①经蝶窦切除垂体微腺瘤为治疗本病的首选方法，摘除肿瘤后可治愈，少数患者手术后可复发。②经蝶窦手术未能发现和摘除垂体微腺瘤，或某种原因不能做垂体手术时，对病情严重者，宜做一侧肾上腺全切术，另一侧肾上腺行大部分或全切除手术，术后用激素替代治疗，同时术后做垂体放疗。③垂体大腺瘤患者，尽可能开颅手术切除肿瘤，为避免复发，可在术后辅以放射治疗。

（2）肾上腺肿瘤：肾上腺腺瘤经检查明确腺瘤部位后，手术切除可根治；肾上腺腺癌应尽早手术治疗，未能根治或已有转移者用药物治疗，减少肾上腺皮质激素的产生量。

（3）不依赖 ACTH 的小结节性或大结节性双侧肾上腺增生者做双侧肾上腺切除术，术后用激素替代治疗。

（4）异位 ACTH 综合征：应治疗原发性恶性肿瘤，视病情采用手术、放疗和化疗，如能根治，Cushing 综合征可以缓解；如不能根治，则需应用肾上腺皮质激素合成阻滞药，如双氯苯二氯乙烷、美替拉酮、氨鲁米特、酮康唑等。

（三）护理问题 / 医护合作性问题

1. 自我形象紊乱　与 Cushing 综合征引起痤疮、多毛、特殊面容、体形改变有关。

2. 有感染的危险　与皮质醇增多使免疫功能减弱，吞噬细胞的吞噬作用、杀伤能力降低和抗体形成受到抑制有关。

3. 有皮肤完整性受损的危险　与皮肤菲薄、水肿有关。

4. 活动无能力　与蛋白质代谢障碍引起肌肉萎缩或低血钾等有关。

5. 性功能障碍　与体内性激素水平变化有关。

6. 焦虑　与 ACTH 增加引起患者情绪不稳定、烦躁有关。

7. 潜在并发症：心力衰竭、脑血管意外、类固醇性糖尿病、骨折。

（四）护理措施

1. 一般护理

（1）休息与活动：提供安全、舒适的环境，重者卧床休息，轻者可适当活动，保证患者的睡眠，尽量取平卧位，抬高双下肢，以利于静脉回流，减轻水肿。

（2）饮食护理：给予高蛋白、高维生素、低脂、低热量、低糖类、低钠、高钾、高钙饮食，定时、定量进餐。纠正因代谢障碍所致机体负氮平衡和补充钾、钙，鼓励患者食用柑橘、枇杷、香蕉等含钾高的水果。避免刺激性食物，戒烟酒。

2. 病情观察

（1）注意观察血压、心律、心率变化，以早期发现高血压，应用降压药时需注意直立性低血压，对血压明显升高引发左心衰竭时，立即给予半卧位和氧气吸入，并按医嘱应用降压药和纠正心衰。

（2）观察有无低钾血症的表现，如出现恶心、呕吐、腹胀、乏力、心律失常等表现，应及时测血钾和描记心电图，并与医师联系和配合处理。

（3）注意观察患者进食量和有无糖尿病表现，必要时查空腹血糖，以明确诊断和及时治疗。

3. 对症护理

（1）保持皮肤清洁：勤沐浴，勤换内衣裤，保持床单位平整清洁。做好口腔、会阴部护理，预防感染；观察体温变化，注意观察咽部扁桃体、皮肤、口腔黏膜及泌尿道有无感染等，一旦发生感染应按医嘱及早治疗。

（2）减少安全隐患：对有广泛骨质疏松的患者，应叮嘱注意休息、避免过度劳累和剧烈运动，移除环境中不必要的家具或摆设，浴室应铺上防滑脚垫，防止因碰撞或跌倒引起外伤或骨折。进行药物注射和护理操作时，动作应轻稳，避免碰击或擦伤皮肤，引起皮下出血。

4. 用药护理　应用肾上腺皮质激素合成阻滞药治疗时，应注意观察疗效和副作用。此类药物的主要副作用是引起食欲缺乏、恶心、呕吐、嗜睡、共济失调等，偶有皮疹和发热反应。

5. 心理护理　与患者建立良好关系，以了解患者的心理状况和情绪反应，并针对具体情况进行解释和劝慰，以消除不良情绪反应；向患者介绍本病治疗的最新进展和成功病例，以激发患者的求生欲望，帮助他们树立战胜疾病的信心；加强与家属的联系，向家属介绍疾病的相关知识，使其能理解患者的痛苦和心境，从而给予患者更多的支持与照顾。对患者因体态、外貌的改变而产生的困扰和悲观情绪，应予耐心解释和疏导，做好心理安抚和心理支持工作，并鼓励家属给予心理支持，避免刺激性的言行。对有明显精神症状者，应多给予关心照顾，尽量减少情绪波动，如发现患者情绪由兴奋转为抑郁，应加强保护设施。

6. 健康指导　指导患者坚持高蛋白、高钾、高钙、低脂、低糖、低盐饮食，以预防水、电解质代谢失衡。解释防止摔伤、感染，保持情绪稳定的重要性，指导患者采取措施预防受伤和感染。告诉患者本病主要治疗措施是手术，应有思想准备，争取早日手术。定期复查，病情变化时及时就诊。

二　原发性慢性肾上腺皮质功能减退症

案例 7-4

患者，男，48岁。5年来无明显诱因一直有疲劳、乏力、头晕、眼花、多眠及食欲缺乏等症状，并发现面部皮肤逐渐变黑。多次就医，也无明确诊断。近4个月来，明显消瘦，时有恶心、呕吐，并先后在四肢伸侧及后背部发现大小不等的白色斑块10余处。1周前由于着凉，上述症状明显加重。昨日突然腹胀、腹痛，呈持续性，较为剧烈而来院。发病来无腹泻。查体：T 36.2℃，P 86次/分，R 16次/分，BP 96/64mmHg，神志清楚，消瘦体质，慢性病容，面部皮肤暗黑，肘部及乳头处皮肤有色素沉着。后背部及四肢皮肤可见2.0～9.0cm大小不等白斑10余处，不突出皮肤表面，无压痛，压之无颜色变化。头发稀疏。甲状腺不大。两肺检查无异常。叩诊心浊音界略缩小，心率86次/分，心音低钝，无杂音，心律规整。腹部平软，全腹轻度压痛，无固定压痛点。肝脾未触及，双肾区无叩击痛，双下肢无凹陷性水肿。辅助检查：血常规示 WBC 4.8×10^9/L，N 54%，L 46%，Hb 103g/L。尿常规未见蛋白与红、白细胞等。血钾5.4mmol/L，血钠113mmol/L，血氯102mmol/L。空腹血糖3.2mmol/L。血皮质醇：8时132mmol/L，16时15.6mmol/L。心电图Ⅱ、Ⅲ、aVF、V_2～V_5导联ST段下移0.075mV。

问题： 1. 原发性慢性肾上腺皮质功能减退症常见症状有哪些？

2. 该患者目前存在哪些主要护理问题？

3. 请针对护理问题列出护理措施。

（一）概述

1. 概念　原发性慢性肾上腺皮质功能减退症（chronic adrenocortical hypofunction），又称

艾迪生（Addison）病，因多种原因导致双侧肾上腺绝大部分被破坏，引起肾上腺皮质激素分泌不足所致。继发性是指下丘脑 - 垂体病变引起促肾上腺皮质激素不足所致。是由肾上腺皮质功能低下引起的一种全身性疾病，表现为血压低、全身乏力、皮肤及黏膜色素沉着等。

2. 病因

（1）感染：肾上腺结核为常见病因，常先有或同时有其他部位结核病灶如肺、肾、肠等。肾上腺被上皮样肉芽肿及干酪样坏死病变所替代，继而出现纤维化病变，肾上腺钙化常见。肾上腺真菌感染的病理过程与结核性者相近。艾滋病后期可伴有肾上腺皮质功能减退，多为隐匿性，一部分可有明显临床表现。坏死性肾上腺炎常由巨细胞病毒感染引起。严重脑膜炎球菌感染可引起急性肾上腺皮质功能减退症、严重败血症，尤其于儿童可引起肾上腺内出血伴功能减退。

（2）自身免疫性肾上腺炎：两侧肾上腺皮质被毁，呈纤维化，伴淋巴细胞、浆细胞、单核细胞浸润，髓质一般不受毁坏。大多数患者血中可检出抗肾上腺的自身抗体。近半数患者伴其他器官特异性自身免疫病，称为自身免疫性内分泌腺体综合征（autoimmune polyendocrine Syndrome，APS），多见于女性；而不伴其他内分泌腺病变的单一性自身免疫性肾上腺炎多见于男性。APS Ⅰ型见于儿童，主要表现为肾上腺功能减退，甲状旁腺功能减退及黏膜皮肤白念珠菌病，性腺（主要是卵巢）功能低下，偶见慢性活动性肝炎、恶性贫血。此综合征呈常染色体隐性遗传。APS Ⅱ型见于成人，主要表现为肾上腺功能减退、自身免疫性甲状腺病（慢性淋巴细胞性甲状腺炎、甲状腺功能减退症、Graves 病）、1 型糖尿病，呈显性遗传。

（3）其他：较少见病因为恶性肿瘤转移、淋巴瘤、白血病浸润、淀粉样变性、双侧肾上腺切除、放射治疗破坏、肾上腺酶系抑制药（如美替拉酮、氨鲁米特、酮康唑）或细胞毒药物（如米托坦）的长期应用、血管栓塞等。

（二）护理评估

1. 健康史　询问患者有无结核病史，尤其是肾上腺结核病；或者患者是否有自身免疫性肾上腺炎及其相关症状。

2. 身体状况　最具特征性的表现为全身皮肤、黏膜色素沉着。皮肤色素加深，以暴露处、摩擦处、乳晕、瘢痕等处尤为明显，黏膜色素沉着见于牙龈、舌部、颊黏膜等处，是垂体 ACTH、黑素细胞刺激素（MSH）分泌增多所致。

其他症状包括：①神经、精神系统：乏力，淡漠，疲劳，重者嗜睡、意识模糊，可出现精神失常。②胃肠道：食欲减退，嗜咸食，胃酸过少，消化不良；有恶心、呕吐、腹泻者，提示病情加重。③心血管系统：血压降低，心脏缩小，心音低钝；可有头晕、眼花、直立性晕厥。④代谢障碍：糖异生作用减弱，肝糖原耗损，可发生低血糖症状。⑤肾：排泄水负荷的能力减弱，在大量饮水后可出现稀释性低钠血症；糖皮质激素缺乏及血容量不足时，抗利尿激素的释放增多，也是造成低血钠的原因。⑥生殖系统：女性阴毛、腋毛减少或脱落、稀疏，月经失调或闭经，但病情轻者仍可生育；男性常有性功能减退。⑦对感染、外伤等各种应激的抵抗力减弱，在发生这些情况时，可出现肾上腺危象。⑧如病因为结核且病灶活跃或伴有其他脏器活动性结核者，常有低热、盗汗等症状，且体质虚弱，消瘦加重。本病与其他自身免疫病并存时，则伴有相应疾病的临床表现。

肾上腺危象：危象为本病急骤加重的表现。常发生于感染、创伤、手术、分娩、过劳、大量出汗、呕吐、腹泻、失水或突然中断肾上腺皮质激素治疗等应激情况下。表现为恶心、呕吐、腹痛或腹泻、严重脱水、血压降低、心率快、脉细弱、精神失常，常有高热、低血糖症、低钠血症，血钾可低可高。如不及时抢救，可发展至休克、昏迷、死亡。

3. 心理 - 社会状况　病程长、预后差、躯体痛苦，易出现情绪低落、抑郁、悲观、绝望等心理反应；同时，反复的透析、住院，昂贵的治疗费用给患者和家属带来巨大的经济压力，患者容易产生自责、愧疚心理。

4. 辅助检查

（1）血液生化：可有低血钠、高血钾。少数患者可有轻度或中度高血钙（糖皮质激素有促进肾、肠排钙作用），如有低血钙和高血磷则提示同时合并有甲状旁腺功能减退症。

（2）血常规：常有正细胞正色素性贫血，少数患者合并有恶性贫血。白细胞分类示中性粒细胞减少，淋巴细胞相对增多，嗜酸粒细胞明显增多。

（3）激素检查

1）基础血皮质醇、尿皮质醇及尿 17- 羟皮质类固醇测定：常降低，但也可接近正常。

2）ACTH 兴奋试验：静脉滴注 ACTH 25U，维持 8 小时，观察尿 17- 羟皮质类固醇和（或）皮质醇变化。垂体性库欣病和异位 ACTH 综合征者高于正常变化值；原发性肾上腺皮质肿瘤则多无反应。

3）血浆基础 ACTH 测定：明显增高，超过 55pmol/L，常介于 88 ～ 440pmol/L（正常人低于 18pmol/L），而继发性肾上腺皮质功能减退者 ACTH 浓度降低。

（4）影像学检查：X 线摄片、CT 或 MRI 检查于结核病患者可示肾上腺增大及钙化阴影。其他感染、出血、转移性病变在 CT 扫描时也示肾上腺增大，而自身免疫病所致者肾上腺不增大。

5. 治疗要点

（1）基础治疗：使患者明了疾病的性质，应终身使用肾上腺皮质激素。

1）糖皮质激素替代治疗：根据身高、体重、性别、年龄、体力劳动强度等，确定一个合适的基础量。宜模仿激素分泌昼夜节律在清晨睡醒时服全日量的 2/3，16 时前服余下的 1/3。

2）食盐及盐皮质激素：食盐的摄入量应充分，每日至少 8 ～ 10g，如有大量出汗、腹泻时应酌情增加食盐摄入量。有的患者仍感头晕、乏力、血压偏低，则需加用盐皮质激素。

（2）病因治疗：如有活动性结核者，应积极给予抗结核治疗。如病因为自身免疫病者，则应检查是否有其他腺体功能减退，如存在则需作相应治疗。

（3）肾上腺危象治疗：为内科急症，应积极抢救。①补充液体：典型的危象患者液体损失量约达细胞外液的 1/5，故于初治的第 1、2 日内应迅速补充生理盐水，每日 2000 ～ 3000ml。对于以糖皮质激素缺乏为主、脱水不甚严重者补盐水量适当减少。补充葡萄糖溶液以避免低血糖。②糖皮质激素：立即静脉注射氢化可的松或琥珀酸氢化可的松 100mg，使血皮质醇浓度达到正常人在发生严重应激时的水平。以后每 6 小时加入补液中静脉滴注 100mg，第 2、3 天可减至每日 300mg，分次静脉滴注。如病情好转，继续减至每日 200mg，继而 100mg。呕吐停止，可进食者可改为口服。③积极治疗感染及其他诱因。

（4）外科手术或其他应激时治疗：在发生严重应激时，应每天给予氢化可的松，总量约 300mg，大多数外科手术应激为时短暂，故可在数日内逐步减量，直到维持量。较轻的短暂应激，每日给予氢化可的松 100mg 即可，以后按情况递减。

（三）护理问题 / 医护合作性问题

1. 体液不足　与醛固酮分泌减少，引起水钠排泄增加；胃肠功能紊乱引起恶心、呕吐、腹泻有关。

2. 营养失调：低于机体需要量　与糖皮质激素缺乏导致畏食、消化功能不良有关。

3. 活动无耐力　与皮质醇缺乏导致肌肉无力、疲乏有关。

4. 知识缺乏：缺乏服药、预防肾上腺危象的知识。

5. 有受伤的危险　与水、电解质紊乱引起的直立性低血压有关。

6. 潜在并发症：肾上腺危象、水电解质紊乱。

（四）护理措施

1. 一般护理

（1）休息与活动：提供安全的环境，保证患者充分休息，活动后易乏力、疲劳的患者应减少活动量，多卧床休息以免劳累。指导患者在下床活动、改变体位时动作宜缓慢，防止发生直立性低血压。

（2）饮食护理：向患者说明饮食的重要性，督促患者及家属严格执行，并长期坚持饮食计划。指导患者宜进食高糖类、高蛋白质、高钠饮食，注意避免进食含钾高的食物以免加重高钾血症，诱发心律失常。在病情许可时，鼓励患者饮水每天在 3000ml 以上。摄取足够的钠，每日至少 10g，以补充失钠量。如有大量出汗，腹泻时应酌情增加钠的摄入量。

2. 病情观察

（1）记录 24 小时液体出入量，观察患者皮肤的颜色、湿度及弹性，注意有无脱水表现。

（2）监测有无低血钠、高血钾、高血钙、低血糖及血清氯化物降低；监测心电图，注意有无心律失常。

（3）观察患者恶心、呕吐、腹泻情况并记录。

3. 对症护理

（1）发热的护理：每日监测患者生命体征，出现发热情况及时通知医生予以处理。嘱患者多饮水以补充体液的流失，观察患者体温、血压、神志的变化，警惕肾上腺皮质功能危象的发生。

（2）休克护理

1）取休克卧位（头、躯干抬高 15° ～ 20° ，下肢抬高 20° ～ 30°）。

2）建立静脉通道：输液扩容是抗休克治疗的首要措施。对于严重的患者，应建立 2 ～ 3 条静脉通道。合理安排输液顺序（先快后慢，先盐后糖，先晶后胶，见尿补钾），遵医嘱及时、正确给药。

3）给氧：维持呼吸道通畅，及时吸痰、给氧，必要时给予人工呼吸、气管插管或气管切开。

4）尽快消除休克原因

（3）呕吐的护理

1）采取适当的体位，以防窒息。患者站立时发生呕吐必须立即搀扶坐下或躺下，病情轻者取坐位，重症、体力差或昏迷患者应侧卧，头偏向一侧，迅速取容器接取呕吐物。

2）呕吐后的护理：及时撤除容器，协助患者用温开水或生理盐水漱口，对于小儿、年老者应做好口腔护理，清除残留在口腔内的呕吐物异味，及时更换脏污的衣物、被褥，开窗通风，避免加重呕吐，且可增进舒适。

4. 用药护理　使用盐皮质激素的患者要密切观察血压、肢体水肿、血清电解质等的变化，为调整药量和电解质的摄入量提供依据。长期大量应用糖皮质激素和盐皮质激素主要不良反应有引起肥胖、多毛、痤疮、血糖升高、高血压、眼压升高、钠和水潴留、水肿、血钾减低、精神兴奋、骨质疏松等。停药应逐渐减量，以免复发或反跳；应用雄激素后可出现体重增加、水肿、多毛、声粗、痤疮、肝功能障碍等。

5. 心理护理　与患者建立良好关系，以了解患者的心理状况和情绪反应，并针对具体情况进行解释和劝慰，以消除不良情绪反应；向患者介绍本病治疗的最新进展和成功病例，以激发患者的求生欲望，帮助他们树立战胜疾病的信心；加强与家属的联系，向家属介绍疾病的相关知识，使其能理解患者的痛苦和心境，从而给予患者更多的支持与照顾。

6. 健康指导

（1）休息与运动：病室环境应安静、舒适，保证患者充分的睡眠和休息，鼓励适当活动，但应避免过劳，预防呼吸道、胃肠道等的感染，嘱患者改变体位时宜缓慢，尤其由卧位变为坐位、立位时，以防直立性低血压、晕厥的发生，直立时有头晕、眼前发黑等晕厥征兆时，应立即坐下或平卧。

（2）饮食指导：向患者说明饮食应摄入足够的钠，每日至少 10g，如有大量出汗、腹泻，应补充钠，多饮水，少吃含钾高的食物，如橘子、香蕉。

（李　巍）

第4节　糖　尿　病

案例 7-5

患者，男，52 岁。多尿、口渴、多饮已半年，现每日饮水量达 3000ml，食量明显增加，米饭每餐需 300g，仍有饥饿感。体检：体温 38 ℃，血压 160/96mmHg，下肢水肿，左脚趾皮肤破溃，血糖 10mmol/L，尿检蛋白（+），心电图提示心肌缺血。身高 160cm，体重 75kg。喜食油腻甜食，吸烟 30 年，常饮酒，每次饮酒量为 500ml 左右。

问题：1. 糖尿病常见症状有哪些？

2. 该患者目前存在哪些主要护理问题？

3. 请针对护理问题列出护理措施。

（一）概述

1. 概念　糖尿病（diabetes mellitus，DM）是一组由于胰岛素分泌缺陷和（或）胰岛素作用缺陷所引起的、以慢性血葡萄糖（简称血糖）水平增高为特征的代谢疾病群。

除糖代谢异常外，尚有蛋白质、脂肪代谢异常，久病可引起多系统损害，导致眼、肾、神经、心脏、血管等组织的慢性进行性病变、功能减退及衰竭。病情严重或应激时可发生急性严重代谢紊乱，如酮症酸中毒、高血糖高渗状态等。

糖尿病多见于中老年人，各年龄组均有发病，随着人口老龄化加速和生活方式的改变，患者数迅速增加，已成为继心血管病和肿瘤之后的第三大非传染性疾病，给家庭、社会带来沉重负担，且致残、致死比例极高，是严重威胁人类健康的世界性公共卫生问题。

2. 分类　目前我国采用 WHO 糖尿病专家委员会（1999 年）提出的病因学分型标准，将糖尿病分为 4 型：1 型糖尿病、2 型糖尿病、其他特殊类型糖尿病和妊娠期糖尿病。

3. 病因和发病机制　糖尿病的病因及发病机制尚未完全阐明，目前认为是遗传因素和环

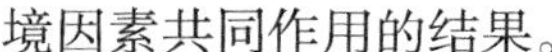

境因素共同作用的结果。

（1）1 型糖尿病（T1DM）：绝大多数 T1DM 是自身免疫性疾病。患者存在遗传异质性，当某些环境因素如病毒感染（风疹病毒、腮腺炎病毒、柯萨奇病毒、脑心肌炎病毒、巨细胞病毒等）、化学毒性物质和饮食因素等，作用于有遗传易患性的个体后，可激活 T 淋巴细胞介导的一系列自身免疫反应，免疫细胞释放各种细胞因子，引起自身免疫性选择性胰岛 B 细胞破坏和功能衰竭，也可使非自身免疫性的胰岛 B 细胞破坏，病毒感染还可直接损伤胰岛 B 细胞，使体内胰岛素分泌绝对缺乏而导致糖尿病；除细胞免疫外，体液免疫也可损伤胰岛 B 细胞，参与 T1DM 的发病，在大多数新诊断的 T1DM 患者的血清中，可检测到多种胰岛细胞抗体（如胰岛细胞胞质抗体、胰岛素自身抗体、谷氨酸脱羧酶抗体、胰岛抗原 2 抗体等）。当 T1DM 患者体内胰岛细胞持续损伤达到仅残存 10% 的 B 细胞时，胰岛素分泌不足，出现临床糖尿病，需应用胰岛素治疗，当胰岛 B 细胞几乎完全消失时，需依赖胰岛素维持生命。

（2）2 型糖尿病（T2DM）：是由多个基因及环境因素综合引起的复杂病。参与发病的基因很多，每个基因参与发病的程度不等且仅赋予个体某种程度的易感性，多基因异常的总效应形成遗传易患性；环境因素包括人口老龄化、现代生活方式、营养过剩、体力活动不足、子宫内环境及应激、化学毒物等。肥胖可加重胰岛素抵抗，与 T2DM 的发生关系密切。胰岛素抵抗和胰岛 B 细胞功能缺陷（包括分泌量不足和分泌延迟、减弱）是 T2DM 发病的 2 个要素，在糖尿病发生过程中的高血糖（葡萄糖毒性）和脂代谢紊乱（脂毒性）可进一步降低胰岛素敏感性和损伤胰岛 B 细胞功能。当胰岛素抵抗而胰岛 B 细胞可代偿性增加胰岛素分泌时，血糖可维持正常，但当胰岛 B 细胞有缺陷而无法代偿胰岛素抵抗时，会进展成糖尿病。

（二）护理评估

1. 健康史　询问有无糖尿病家族史，有无不良饮食习惯、体力活动减少、肥胖、大量饮酒、精神紧张、社会竞争压力大等糖尿病危险因素；询问工作和居所有无空气污染、噪声等因素；青少年患者应询问有无病毒感染史。

2. 身体状况

（1）代谢紊乱综合征：典型表现为“三多一少”，即多尿、多饮、多食、消瘦。因血糖升高，渗透性利尿而引起多尿，尿量可达 3000ml/d 以上；因多尿失水继而出现口渴多饮；为了补偿丢失的糖、维持机体生理活动需要，刺激饮食中枢，出现食欲亢进、易饥多食；外周组织对葡萄糖利用障碍，蛋白质和脂肪消耗增多，致乏力、消瘦。此外，高血糖刺激常使皮肤和外阴瘙痒，可伴腹泻、四肢酸痛、麻木、疼痛、性欲减退、阳萎不育、月经失调等；血糖升高较快时，可使眼房水和晶体压改变，引起屈光改变而致视物模糊。

（2）1 型糖尿病和 2 型糖尿病的临床特点见表 7-1。

表 7-1　1 型糖尿病和 2 型糖尿病的临床特点

项目	T1DM	T2DM
起病年龄	多在 35 岁之前	多在 40 岁之后
起病情况	急	缓慢
“三多一少”症状	典型明显	轻
酮症倾向	有	无
体型	多消瘦	多肥胖

续表

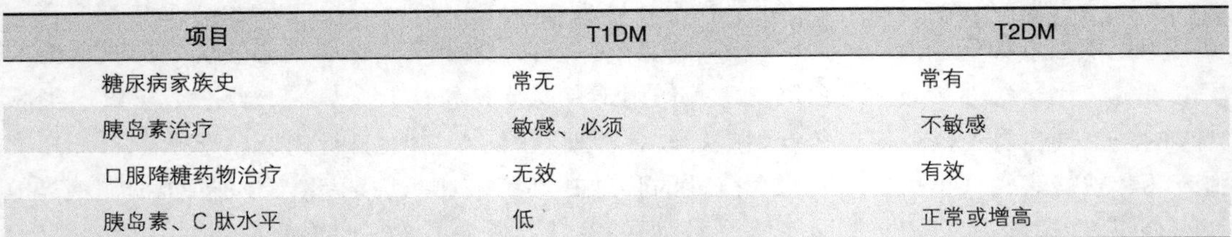

项目	T1DM	T2DM
糖尿病家族史	常无	常有
胰岛素治疗	敏感、必须	不敏感
口服降糖药物治疗	无效	有效
胰岛素、C 肽水平	低	正常或增高

（3）急性严重代谢紊乱

1）糖尿病酮症酸中毒（diabetic ketoacidosis，DKA）：最常见的糖尿病急症，多发生于T1DM和T2DM的严重阶段。糖尿病加重时，胰岛素绝对缺乏，代谢紊乱加重，血糖明显升高、脂肪分解加速，脂肪酸在肝经β氧化产生大量乙酰乙酸、β羟丁酸和丙酮（三者统称为酮体）使血酮体增多，而蛋白分解增加使血糖和血酮进一步升高，当酮体生成量超过肝外组织的氧化能力时，血酮体升高称为酮血症，尿酮体排出增多称为酮尿，统称为酮症，若代谢紊乱进一步加剧，超出机体调节能力时产生代谢性酸中毒，称酮症酸中毒。常见的诱因有感染、胰岛素治疗中断或不适当减量、饮食不当、创伤、手术、妊娠和分娩等。临床表现为“三多一少”症状加重，酸中毒失代偿后病情迅速恶化，随后出现疲乏、食欲减退、恶心、呕吐、口干、头痛、嗜睡、呼吸深快、呼气中有烂苹果味；后期严重脱水，尿量减少、血压下降、心率加快、眼眶下陷、皮肤黏膜干燥、四肢厥冷；晚期，各种反射迟钝甚至消失，出现昏迷。少数患者出现腹痛等急腹症表现。实验室检查可见尿糖强阳性和尿酮阳性，血糖显著增高达16.7～33.3mmol/L，血酮增高超过4.8mmol/L，CO_2结合力降低。

2）高血糖高渗状态（hyperglycemic hyperosmolar state，HHS）：是糖尿病急性代谢紊乱的另一临床类型，多见于老年2型糖尿病患者，常见诱因为急性感染、外伤、手术、脑血管意外、应用糖皮质激素、利尿剂、透析治疗、静脉高营养疗法等，引起血糖升高和脱水所致。发病前多无糖尿病病史或症状轻微。临床表现以严重高血糖、高血浆渗透压、脱水为特点，无明显酮症酸中毒。起病缓慢，最初表现为多尿、多饮，但多食不明显，反而食欲减退，随病情进展逐渐出现严重脱水和神经精神症状，表现为反应迟钝、烦躁或淡漠、嗜睡、抽搐、昏迷，晚期有少尿或无尿。较之酮症酸中毒失水更严重、神经精神症状更突出、病死率更高。实验室检查血糖超过33.3mmol/L、血浆渗透压超过320mmol/L，血钠正常或增高，尿酮体阴性或弱阳性，一般无明显酸中毒。

（4）感染性并发症：皮肤疖、痈等化脓性感染可反复发生，有时可引起败血症或脓毒血症；足癣、甲癣、体癣等皮肤真菌感染较常见，女性患者常发生白念珠菌性阴道炎和前庭大腺炎；尿路感染多见于女性，反复发作易转为慢性；常并发肺结核，且进展快，易形成空洞。

（5）慢性并发症：心、脑血管动脉粥样硬化或糖尿病肾病是最常见、最突出的慢性并发症，也是最常见的死亡原因。

1）大血管病变：高血压、脂代谢异常等发病率明显增高，主要侵犯主动脉、冠状动脉、脑动脉、肾动脉和肢体外周动脉等，引起冠心病、缺血性或出血性脑血管病、肾动脉硬化、肢体动脉硬化等。

2）微血管病变：包括糖尿病性肾病，是T1EM的主要死亡原因，最早期的表现是微量蛋白尿，典型表现为蛋白尿、水肿和高血压，晚期伴氮质血症，最终发生肾衰竭；糖尿病性视网膜病变，是糖尿病患者失明的主要原因之一，还可引起白内障、青光眼等；以及心脏微血管病变、心肌病变等。

（6）糖尿病足：是指与下肢远端神经异常和不同程度周围血管病变相关的足部溃疡、感染和深层组织破坏。轻者表现为足部畸形、皮肤干燥和发凉，重者可出现足部溃疡、坏疽，且不易愈合，是导致截肢、致残的主要原因（图 7-5）。

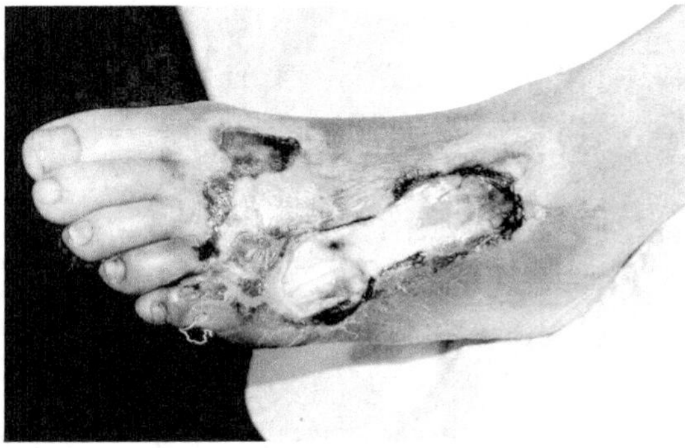

图 7-5　糖尿病足

（7）神经系统并发症：最常见的是周围神经病变，表现为对称性肢体感觉异常或肢端感觉减弱，有时伴痛觉过敏如隐痛、刺痛、烧灼痛等，后期可出现肌力减退、肌萎缩和瘫痪。自主神经病变也较常见，影响胃肠、心血管、泌尿系统和性器官功能，表现为瞳孔改变和排汗异常，胃排空延迟，腹泻，便秘，直立性低血压，持续心动过速，以及残余尿量增加，尿失禁，尿潴留等。

3. 心理 - 社会状况　由于糖尿病并发症多，需长期饮食控制和降血糖药物治疗，甚至终生依赖胰岛素治疗，花费巨大、经济负担重，患者心理压力大，易出现焦虑、内疚、情绪低落、悲伤、绝望等情绪反应。

4. 辅助检查

（1）尿糖测定：尿糖阳性是诊断糖尿病的重要线索。

（2）血糖测定：血糖升高是诊断糖尿病的主要依据和判断糖尿病病情及控制情况的主要指标。空腹是指 8 ～ 10 小时内无任何热量摄入，任意时间是指一日内任何时间，不论上一次是何时进餐及食物摄入量的多少，空腹血糖的正常范围为 3.9 ～ 6.1mmol/L。糖尿病诊断标准：糖尿病症状加空腹血糖≥ 7.0mmol/L（126 mg/dl）；或任意时间血糖≥ 11.1mmol/L（200 mg/dl）；或口服葡萄糖耐量试验中，2 小时血糖≥ 11.1mmol/L（200 mg/dl）。症状不典型者，需另一天再次证实。

（3）口服葡萄糖耐量试验（OGTT）：75g 葡萄糖溶于水后口服，1/2 小时、1 小时、2 小时、3 小时查血糖。适用于空腹血糖高出正常范围但未达到诊断糖尿病标准者。

（4）糖化血红蛋白 A1（GHbA1）和糖化血浆白蛋白（FA）测定：均为糖尿病病情监测的指标。GHbA1 测定反映糖尿病患者前 8 ～ 12 周血糖的总水平；FA 测定反映最近 2 ～ 3 周内血糖的总水平。

（5）血浆胰岛素和 C 肽水平测定：反映 B 细胞的分泌功能（包括储备功能），1 型糖尿病常降低。

（6）其他：可有甘油三酯和胆固醇增高，高密度脂蛋白降低，并发肾脏病变者可有肾功能改变。

5. 治疗要点　糖尿病治疗坚持早期、长期、积极而理性和治疗措施个体化的原则。治疗目标：纠正代谢紊乱，消除症状，防止和延缓并发症发生，维持良好健康和学习、劳动能力，保障儿童生长发育，延长寿命，降低死亡率，提高生活质量。国际糖尿病联盟提出了糖尿病治疗的 5 个要点：医学营养治疗、运动疗法、血糖监测、药物治疗和糖尿病教育。

（1）医学营养治疗：对糖尿病患者实施医学营养治疗是一项重要的基础治疗措施。对于 T1DM 患者，在此基础上配合胰岛素治疗，可有效地控制高血糖和防止低血糖反应。对于 T2DM 患者，尤其是肥胖或超重者，有利于减轻体重、改善糖代谢和脂肪代谢紊乱、控制高血压和减少降糖药的用量。

（2）运动疗法：坚持有规律的适当运动，有利于减轻体重、提高胰岛素敏感性、改善代谢紊乱和降低血糖。T1DM 患者，体育锻炼宜在餐后进行，运动量不宜过大、持续时间不宜过长，以免诱发低血糖。

（3）血糖监测：自我监测血糖是近 10 年来糖尿病患者管理方法的主要进展之一，可为糖尿病患者和保健人员提供动态数据，主要应用便携式血糖计进行自我血糖检测，配合每 3 ～ 6 个月定期检测 GHbA1C、A1C，有助于了解血糖控制情况，及时调整治疗方案。尿糖试纸检测，可经常观察、了解患者血糖水平，为药物调整提供参考依据。血糖的控制目标：空腹血浆葡萄糖 3.9 ～ 6.1mmol/L；非空腹血浆葡萄糖 3.9 ～ 7.8mmol/L。

（4）药物治疗

1）口服降糖药：常用的口服降糖药主要有促胰岛素分泌剂（包括磺脲类和非磺脲类）、双胍类、葡萄糖苷酶抑制剂、噻唑烷二酮类（表 7-2）。

表 7-2　常用口服降糖药的种类

降糖药类型	促胰岛素分泌剂	双胍类	葡萄糖苷酶抑制剂	噻唑烷二酮类
常用药物	磺脲类：甲苯磺丁脲、氯磺丙脲、格列本脲、格列吡嗪 非磺脲类：瑞格列奈、那格列奈	二甲双胍	阿卡波糖 伏格列波糖	罗格列酮 吡格列酮
作用机制	与胰岛 B 细胞表面受体结合，促进胰岛素释放，同时提高机体对胰岛素的敏感性	增加外周组织对葡萄糖的摄取和利用，减轻胰岛素抵抗	为抑制小肠黏膜葡萄糖苷酶活性而延缓葡萄糖、果糖的吸收，降低餐后高血糖	增强靶组织对胰岛素的敏感性，减轻胰岛素抵抗
服药时间	从小剂量开始服用，于餐前半小时口服	餐中或餐后服药	餐前 0 ～ 30 分钟内服用或进餐时嚼服	清晨空腹服用
不良反应	低血糖反应；体重增加；皮肤过敏；消化道症状等	以胃肠道反应为主，有腹部不适、口中金属味、恶心、畏食、腹泻等，偶有过敏反应，严重者可致乳酸性酸中毒	腹胀、腹泻、排气增加	体重增加、水肿最常见
注意事项	孕妇及哺乳期妇女、肝肾功能不全者禁用	肝肾功能不全、心力衰竭、缺氧、急性感染、糖尿病酮症酸中毒、孕妇及哺乳期妇女禁用	孕妇及哺乳期妇女禁用	有心力衰竭倾向和肝病者不用或慎用；服药期间监测肝功能，孕妇及哺乳期妇女禁用

A. 磺脲类：刺激胰岛 B 细胞分泌胰岛素，降低血糖，其降糖作用的前提是机体保存有相当数量（30% 以上）的有功能的胰岛 B 细胞。①适应证：T2DM 非肥胖者、医学营养疗法和运动疗法血糖控制不理想、年龄＞ 40 岁、病程＜ 5 年、空腹血糖＜ 10mmol/L。②禁忌证或不适应证：T1DM，有严重并发症或晚期胰岛 B 细胞功能很差的 T2DM，儿童糖尿病，孕妇、哺乳期妇女，大手术围手术期，全胰切除术后，磺脲类药物过敏或有严重不良反应

者。③常用药物：第一代药物如甲苯磺丁脲（D860）现已很少应用；第二代药物有格列本脲（glibenclamide，优降糖），格列吡嗪（glipizide，美吡达），格列齐特（gliclazide，达美康），格列喹酮（gliquidone，糖适平），格列美脲（glimepiride）等。

B. 双胍类：主要作用机制是抑制肝葡萄糖输出，同时可改善外周组织对胰岛素的敏感性、增加对葡萄糖的摄取和利用，而达到降血糖的作用。①适应证：主要适用于无明显消瘦（或肥胖）及伴有血脂异常、高血压或高胰岛素血症的 T2DM 患者；以及与胰岛素联合使用时，可减少 T2DM 患者的胰岛素用量和减轻血糖的波动。②禁忌证或不适应证：心、肺、肝、肾功能减退及高热者禁用；慢性胃肠病、慢性营养不良、消瘦者不宜使用；T1DM 不宜单独使用；T2DM 合并急性严重代谢紊乱、严重感染、外伤、大手术、孕妇和哺乳期妇女，以及对双胍类药物过敏或有严重不良反应者、酗酒者均不宜使用，此外，儿童不宜使用、年老者应慎用。③常用药物：目前广泛应用的是二甲双胍（metformin，甲福明），500 ～ 1500mg，分 2 ～ 3 次口服，最大剂量不超过 2g/d。

C. α 葡萄糖苷酶抑制剂（AGI）：主要作用是延迟小肠黏膜对糖类的吸收，降低餐后高血糖。①可作为 T2DM 治疗的第 1 线药物，尤其适用于空腹血糖正常而餐后血糖明显升高的患者。②不宜用于胃肠功能紊乱者、孕妇、哺乳期妇女和儿童，肝、肾功能不全者慎用。③常用药物：阿卡波糖（acarbose，拜糖平）50 ～ 100mg，每日 3 次；伏格列波糖（voglibose，倍欣）0.2mg，每日 3 次。

D. 噻唑烷二酮类（thiazolidinediones，TZDs，格列酮类）：胰岛素增敏剂，明显减轻胰岛素抵抗，刺激外周组织的葡萄糖代谢，降低血糖，并对心血管系统和肾脏显示出潜在的器官保护作用。①适用于肥胖、有明显胰岛素抵抗的 T2DM 患者，可单独使用或与其他降糖药联合使用；②不宜用于 T1DM 患者和孕妇、哺乳期妇女、儿童；有心脏病、心力衰竭、肝病的患者慎用。③常用药物：罗格列酮（rosiglitazone）4 ～ 8mg/d，每日 1 次或分 2 次口服，吡格列酮（pioglitazone）15 ～ 30mg/d，每日 1 次口服。

2）胰岛素治疗：胰岛素剂型、给药途径、作用时间和注射时间见表 7-3。

表 7-3　胰岛素剂型、给药途径、作用时间及注射时间

制剂类型	注射途径	起效时间（小时）	高峰时间（小时）	持续时间（小时）	注射时间
普通胰岛素（RI）	静脉、皮下	0.5 ～ 1	2 ～ 4	6 ～ 8	餐前 1/2 小时，每日 3 ～ 4 次
半慢胰岛素锌悬液	皮下	1 ～ 2	4 ～ 6	10 ～ 16	餐前 1/2 小时，每日 2 ～ 3 次
胰岛素锌悬液	皮下	1 ～ 3	6 ～ 12	18 ～ 26	早餐（晚餐）前 1 小时，每日 1 ～ 2 次
低精蛋白锌胰岛素	皮下	1 ～ 3	6 ～ 12	18 ～ 26	早餐（晚餐）前 1 小时，每日 1 ～ 2 次
精蛋白锌胰岛素	皮下	3 ～ 8	14 ～ 20	28 ～ 36	早餐或晚餐前 1 小时，每日 1 次
特慢胰岛素锌悬液	皮下	3 ～ 8	14 ～ 24	28 ～ 36	早餐或晚餐前 1 小时，每日 1 次

A. 适应证：T1DM；糖尿病酮症酸中毒、高血糖高渗状态和乳酸酸中毒伴高血糖；各种严重的糖尿病急性或慢性并发症；手术、妊娠和分娩；T2DM 胰岛 B 细胞功能明显减退；某些特殊类型糖尿病。

B. 胰岛素和胰岛素类似物：根据来源和结构的不同分为动物胰岛素、人胰岛素、胰岛素类似物。根据作用起始时间、作用高峰和持续时间的不同，胰岛素分为短效、中效、长效和预混胰岛素；胰岛素类似物分为速效、中效、长效和预混胰岛素。

C. 使用原则：小量开始，根据血糖控制情况逐渐增量和调整用量，严格个体化。采用胰岛素强化治疗后，可改为联合口服药治疗以减少胰岛素用量。

D. 不良反应：①低血糖反应：最常见，与胰岛素剂量过大和（或）饮食失调或运动过多有关。②变态反应：常见为注射部位瘙痒、荨麻疹样皮疹，伴有恶心、呕吐、腹泻等胃肠道反应。③脂肪营养不良：注射部位皮下脂肪萎缩或增生。

（5）其他治疗：①人工胰：由血糖感受器、微型电子计算机和胰岛素泵组成。血糖感受器能敏感地感知血葡萄糖浓度的变化，将信息传给电子计算机，指令胰岛素泵输出胰岛素，模拟胰岛 B 细胞分泌胰岛素的模式。②胰腺移植和胰岛细胞移植：主要对象为 T1DM 发生终末性肾病的患者。

（6）合并妊娠的治疗：无论是妊娠期糖尿病或糖尿病合并妊娠，对孕妇和胎儿均可带来严重的不利影响。在饮食控制的基础上选用短效和中效胰岛素，禁用口服降糖药。由于 36 周前早产婴儿死亡率较高，38 周后胎儿宫内死亡率增高，故而妊娠 32 ～ 36 周宜住院治疗直至分娩，必要时进行引产或剖宫产，产后注意新生儿低血糖症的预防和处理。

（7）严重代谢紊乱治疗

1）糖尿病酮症酸中毒治疗：①尽快补液以恢复血容量，纠正失水状态，开始输液速度较快，在 1 ～ 2 小时内输入 0.9% 氯化钠 1000 ～ 2000ml，24 小时输入 4000 ～ 6000ml，严重者可达 6000 ～ 8000ml。当血糖下降至 13.9mmol/L 时，液体可改用 5% 葡萄糖溶液。②应用小剂量胰岛素持续静脉滴注降低血糖。③纠正电解质及酸碱平衡失调，补碱指征为 pH ＜ 7.1、HCO_3^- ＜ 5mmol/L，给予等渗碳酸氢钠溶液，注意补充钾盐。④积极处理诱发病和防治并发症，包括休克、心力衰竭、严重感染、肾衰竭、脑水肿和急性胃扩张等。

2）高血糖高渗状态治疗：① 24 小时补液量可达到 6000 ～ 10000ml，开始输入等渗氯化钠溶液，待血浆渗透压高于 350mmol/L、血钠高于 155mmol/L 时，可给予低渗溶液如 0.45% 或 0.6% 氯化钠溶液，视病情可同时给予胃肠道补液。②血糖降至 16.7mmol/L 时开始输入 5% 葡萄糖溶液（每 2 ～ 4g 葡萄糖加入 1U 胰岛素）。③注意补钾，一般不补碱。

（三）护理问题 / 医护合作性问题

1. 营养失调：高于或低于机体需要量　与糖、蛋白质、脂肪代谢紊乱有关。
2. 有感染的危险　与血糖增高、营养不良和微循环障碍有关。
3. 有皮肤完整性受损的危险　与感觉障碍、皮肤营养不良有关。
4. 潜在并发症：酮症酸中毒、药物副作用、糖尿病足等。
5. 知识缺乏：缺乏糖尿病预防保健知识和用药、测血尿糖等知识。

（四）护理措施

1. 饮食护理　①按照患者性别、年龄和身高查表或用公式计算出标准体重，[标准体重（kg）＝身高（cm）-105]；根据标准体重和工作性质，计算出每日所需总热量，使患者体重恢复至标准体重的 ±5%。成人休息状态下每天每公斤标准体重给予热量 25 ～ 30kcal，轻体力劳动

30 ～ 35kcal，中体力劳动 35 ～ 40kcal，重体力劳动 40kcal 以上。儿童、孕妇、乳母、营养不良及伴有消耗性疾病者酌情增加，肥胖者酌情减少。②分配营养物质的量，糖类占饮食总热量的 50% ～ 60%，蛋白质占饮食总热量的 10% ～ 15%，至少有 1/3 为动物蛋白，以保证必需氨基酸的供给；脂肪不超过饮食总热量的 30%，饱和脂肪、多价不饱和脂肪与单价不饱和脂肪的比例为 1 ： 1 ： 1，每日胆固醇摄入量控制在 300mg 以下；每日摄入富含可溶性食用纤维食品，饮食中纤维素的摄入量不少于 40g/d，以利于降低餐后高血糖、改善糖代谢和脂肪代谢紊乱，促进胃肠蠕动、保持大便通畅。③按各营养物质的热量换算成具体食品后（每克碳水化合物和蛋白质产热 4kcal，每克脂肪产热 9kcal），根据生活习惯、病情和药物治疗情况，按需要每日三餐分配为 1/3、1/3、1/3 或 1/5、1/5、2/5 供给。④注意事项：严格限制各种甜食，忌食葡萄糖、蔗糖、蜜糖及其制品。每日食盐的摄入量应在 6g 以下。戒烟限酒。每周定期测量体重 1 次。按食谱食用 2 ～ 3 周，体重和血糖可下降，如控制不理想应做必要的调整。

2. 运动护理

（1）锻炼方式和运动量：①根据患者的年龄、体力、病情及并发症等情况，选择适当的运动方式，循序渐进，长期坚持。提倡有氧运动，运动方式可以是步行、慢跑、骑自行车、打乒乓球、做健身操、打太极拳、游泳、跳交际舞等。②运动的时间以早餐或晚餐后 0.5 ～ 1 小时为宜。运动量可用测量心率的方法来衡量，运动时患者心率应达到：心率（次 / 分）=（220-年龄）×（60 ～ 85）%。开始时，运动时间为 30 分钟左右，随后逐步延长至 1 小时或更久，每日 1 次。

（2）注意事项：①运动前后应做准备和整理活动，以免因血管调节功能障碍而发生晕厥。对血糖＞ 13.3mmol/L 或尿酮阳性者，有应激情况、较重的心脑血管病变、眼底和肾脏病变等并发症，应避免运动或减少运动量，因为运动会加重心脑血管的负担，血管收缩，血压上升，诱发心绞痛、心肌梗死、心律失常、眼底出血等。②运动中出现胸闷、胸痛、视物模糊、血压升高时，应立即停止活动并紧急处理。应用胰岛素者，要避免低血糖的发生，可随身携带糖果，出现低血糖症状时及时食用。③运动要避开恶劣天气，随身携带糖尿病联系卡，运动后检测血糖并做好运动日记。

3. 用药护理

（1）口服降糖药：①指导患者遵医嘱按时、按剂量服用，不可随意增减。②指导降糖药的使用方法：如磺脲类药物，应在早餐前半小时一次口服，剂量较大时可改为早、晚餐前各一次服用；格列奈类药物，应于餐前或进餐时服用；双胍类药物，应在餐中或餐后口服；α 葡萄糖苷酶抑制剂必须在进食第 1 口食物后服用，饮食中应有一定量的糖类，否则不能发挥作用。③注意观察降糖药物的不良反应，如胃肠道反应、皮肤变态反应、肝功能损害、体重增加等，特别应注意有无低血糖反应。

（2）胰岛素：①使用剂量应准确，使用胰岛素注射的专用注射器并准确抽吸。②注射时间应适当，胰岛素必须在饭前 30 分钟皮下注射，精蛋白锌胰岛素宜在早饭前 1 小时皮下注射。③注意注射部位的选择与轮换，常用部位是上臂外侧、腹部、股外侧等，腹部注射应避开脐和脐周，最好 2 周内不要使用同一位点，2 次注射点至少相隔 1cm，以免局部皮下组织吸收能力下降和形成硬结。④注射局部应使用乙醇严密消毒以防感染，不可使用含碘消毒剂。⑤长、短效胰岛素混合使用时，应先抽短效胰岛素，后抽长效制剂，不可相反，以免将长效胰岛素混入短效胰岛素内而影响其速效性。⑥胰岛素的储存温度，不可＜ 2℃或＞ 30℃，更不能冰冻，未开封的胰岛素放在4～8℃的冰箱冷藏保存，正在使用的胰岛素宜放在室温下（＜28℃），不超过28天，避免剧烈晃动，避免日光照射。⑦注意观察用药后的疗效和反应：胰岛素治疗开始需要每日监测血糖2～4次，血糖稳定后，每天三餐前和夜间收集小便各1次，检查尿糖，并据此调节胰岛素用量。同时应注意有无清晨空腹血糖较高的情况，如“黎明现象”（dawn phenomenon）：夜间血糖控制良好，也无低血糖，仅于黎明短时间内出现高血糖，可能由于清晨皮质醇、生长激素等胰岛素拮抗素激素分泌增多所致；Somogyi效应：夜间曾有低血糖（在睡眠中未发觉），导致体内胰岛素拮抗素激素分泌增加，继而发生低血糖后反跳性高血糖。⑧低血糖反应的防治：对低血糖反应须立足于预防，告诉患者应严格遵医嘱使用降糖药物，不宜空腹运动，活动量不宜过大，注射胰岛素后应按时进餐；当血糖低于2.8mmol/L时，患者有饥饿感、心慌、疲乏、头晕、大汗、面色苍白，如低血糖持续较久或继续下降，可出现精神症状、意识障碍甚至昏迷、死亡，一旦发生应及时给予含糖食品，如糖果、饼干等，或立即静脉注射50%葡萄糖40～100ml。

4. 糖尿病酮症酸中毒与高血糖高渗状态的护理　①安置患者绝对卧床，保暖，预防压疮。②严密观察生命体征、意识、瞳孔，记液体出入量；按时留取标本，如血糖、尿糖、血酮、尿酮、电解质、二氧化碳结合力等送检。③配合急救护理，迅速建立2条静脉通路，准确执行医嘱，迅速补充血容量、使用胰岛素和纠正电解质及酸碱平衡紊乱。④去除诱因和处理并发症。

5. 预防感染和外伤　①注意个人卫生，保持全身和局部清洁，尤其要加强口腔、皮肤和会阴部清洁，做到勤洗澡、勤换衣，帮助患者测试水温，防止手足烫伤。②指导患者穿着质地柔软、宽松的衣服，避免使用各种约束带。③注射时局部皮肤严格消毒，以防感染。④告知患者如皮肤有外伤或感染时，不可随意涂药，应在医生指导下用药。

6. 糖尿病足护理：①每日观察足部颜色、温度、动脉搏动情况，注意足部有无病变，如甲沟炎、甲癣、水疱等，及时治疗足部疾病。②保持足部清洁，每日用温水（＜40℃）洗足，每次不超过10分钟，用柔软而吸水性强的毛巾吸干。③保护足部，不能赤脚走路，选择软底宽头布鞋，吸汗、透气的棉袜，勤换鞋袜，保持脚趾间干燥；修剪趾甲略呈弧形、与脚趾平齐，不要修剪过短以免伤及甲沟。④注意足部保暖，经常按摩足部，促进足部血液循环。避免盘腿坐或跷二郎腿。⑤劝说戒烟，以免刺激血管，加重供血不足。

7. 心理护理　向患者指出紧张、焦虑等不良情绪对糖尿病病情不利，且影响疗效，告知患者及家属，虽不易根治，但通过心理调适，坚持饮食、药物和锻炼等治疗，能保持和正常人一样的生活状态和寿命。

8. 健康指导　应对患者和家属耐心进行健康教育，使其认识到糖尿病是终身疾病，治疗需持之以恒，充分调动患者的主观能动性，积极配合治疗。向患者讲述糖尿病的基础知识和治疗控制要求，强调坚持医学营养疗法和运动疗法对控制高血糖的重要意义，让患者充分认识到生活规律、合理饮食、经常运动、防止肥胖、戒除烟酒和预防感染的重要性。阐明降糖药的服用方法和注意事项，教会患者自己注射胰岛素的技术、使用便携式血糖测定仪和尿糖检测的方法，以及自我观察病情、自我护理的方法（特别是足部护理）和应对低血糖的措施。叮嘱患者出门应携带糖尿病急救卡，以便病情发生变化时能得到及时有效的帮助。

（李　巍）

第 5 节 痛 风

● 案例 7-6

患者，男，47 岁。下班后与朋友聚餐，很晚回家休息。午夜突发右脚第 1 跖趾关节剧痛。约 4 小时后局部出现红、肿、热、痛和活动困难，遂来急诊就诊。检查：血尿酸为 520μmol/L，X 线提示可见非特征性软组织肿胀。

问题： 1. 痛风早期症状及特征性表现有哪些？

2. 该患者目前存在哪些主要护理问题?

3. 请列出该患者主要的护理措施。

（一）概述

1. 概念　痛风（gout）是嘌呤代谢障碍引起的一组异质性代谢性疾病。临床上分为原发性和继发性两大类，原发性多见，多由先天性嘌呤代谢异常所致，常与肥胖、糖脂代谢紊乱、高血压、动脉硬化和冠心病等合并发生，继发性则由某些系统性疾病或者药物引起。除高尿酸血症外可表现为急性关节炎、痛风石、慢性关节炎、关节畸形、慢性间质性肾炎和尿酸性尿路结石。

2. 病因和发病机制　病因和发病机制不十分清楚，可能受地域、民族、饮食习惯的影响，高尿酸血症与痛风发病率差异较大。高尿酸血症的形成包括尿酸生成增多、尿酸排泄减少两大原因，临床上仅有部分高尿酸血症患者发展为痛风，当血尿酸浓度过高或在酸性环境下时，尿酸可析出结晶，沉积在骨关节、肾脏和皮下等组织，造成组织病理学改变，导致痛风性关节炎、痛风性肾病和痛风石等。急性关节炎是由于尿酸盐结晶沉积引起的急性炎症反应，长期尿酸盐结晶沉积导致单核细胞、上皮细胞和巨大细胞浸润，形成异物结节即痛风石。痛风性肾病是痛风特征性的病理变化之一。原发性痛风少数为尿酸生成增多，大多数由尿酸排泄障碍引起，患者常有家族史，属于多基因遗传缺陷。

（二）护理评估

1. 健康史　询问有无高尿酸血症及痛风病史，有无糖脂代谢紊乱、高血压、动脉硬化和冠心病等疾病，有无酗酒、过度疲劳、关节受伤、关节疲劳、手术、感染、寒冷、摄入高蛋白和高嘌呤食物等诱因。

2. 身体状况　临床多见于 40 岁以上的男性，发病高峰在 40 ～ 50 岁，女性多在更年期后发病。

（1）无症状期：仅有波动性或持续性高尿酸血症，从血尿酸增高至症状出现的时间可长达数年至数十年，有些可终身不出现症状，但随年龄增长痛风的患病率增加，并与高尿酸血症的水平和持续时间有关。

（2）急性关节炎期

1）急性关节炎为痛风的首发症状；多在午夜或清晨突然起病，剧痛，呈撕裂样、刀割样或咬噬样，难以忍受；数小时内出现受累关节的红、肿、热、痛和功能障碍，单侧跖趾及第 1 跖趾关节最常见。其余依次为踝、膝、腕、指、肘，可有关节腔积液，伴发热，见图 7-6。

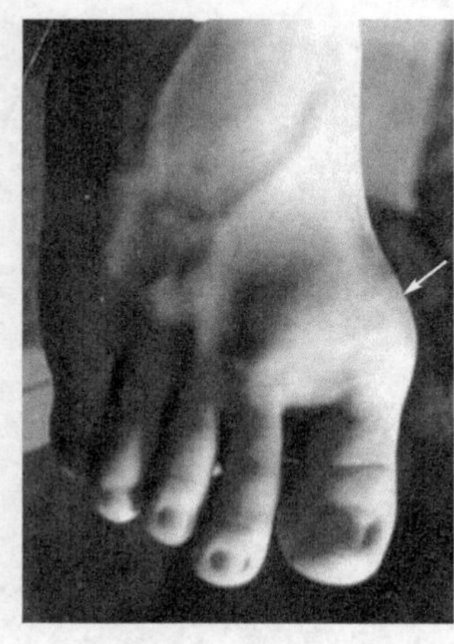
图 7-6　痛风拇趾关节肿胀

2）多于春秋发病，酗酒、过度疲劳、关节受伤、关节疲劳、手术、感染、寒冷、摄入高蛋白和高嘌呤食物等为常见的发病诱因。

3）初次发作常呈自限性，多于数日或 2 周内自行缓解，受累关节局部皮肤出现脱屑和瘙痒，为本病特有的表现。

4）可伴高尿酸血症，但部分患者急性发作时血尿酸水平正常。

（3）痛风石及慢性关节炎期：痛风石（tophi）是痛风的特征性临床表现，常见于耳轮、跖趾、指间和掌指关节；外观为隆起的大小不一的黄白色赘生物，小如芝麻，大如鸡蛋；初起质软，随着纤维增多逐渐变硬如石；严重时患处皮肤发亮、表面菲薄，破溃则有豆渣样的白色物质排出。形成瘘管时周围组织呈慢性肉芽肿，虽不易愈合但很少感染。关节内大量沉积的痛风石可造成关节骨质破坏、关节周围组织纤维化、继发退行性改变等，常有多关节受累，且多见于关节远端，表现为持续关节肿胀、压痛、僵硬、畸形、关节功能障碍。

（4）肾脏病变

1）痛风性肾病：起病隐匿，早期仅有间歇性蛋白尿，随着病情的发展而呈持续性，伴有肾浓缩功能受损时，出现夜尿增多；晚期可发展为肾功能不全，表现为水肿、高血压、血尿素氮和肌酐升高；最终可因肾衰竭或并发心血管疾病而死亡，少数患者可表现为急性肾衰竭。

2）尿酸性肾石病：10% ～ 25% 的痛风患者肾有尿酸结石，呈泥沙样，常无症状，结石较大者可发生肾绞痛、血尿。引起梗阻时可导致肾积水、肾盂肾炎、肾积脓或肾周围炎，而感染可加速结石的增长和肾实质的损害。

3. 心理 - 社会状况　患者可能由于疼痛影响进食和睡眠。疾病反复发作导致关节畸形和肾功能损害，思想负担重，常表现为情绪低落、忧虑、孤独。

4. 辅助检查

（1）血尿酸测定：正常男性为 150 ～ 380μmol/L，女性为 100 ～ 300μmol/L；男性＞ 420μmol/L、女性＞ 350μmol/L 可确定为高尿酸血症。女性更年期后接近男性。

（2）尿尿酸测定：限制嘌呤饮食 5 天后，尿酸排出量超过 3.57mmol/d，可认为尿酸生成增多。

（3）滑囊液或痛风石内容物检查：偏振光显微镜下可见针形尿酸盐结晶，是确诊本病的依据。

（4）X 线检查：急性关节炎期可见非特征性软组织肿胀；慢性期或反复发作后可见软骨缘破坏，关节面不规则，特征性改变为穿凿样、虫蚀样圆形或弧形的骨质透亮缺损。

5. 治疗要点

（1）一般治疗：控制饮食总热量，适当运动，防止超重、肥胖；限制饮酒和高嘌呤食物，如心、肝、肾等动物内脏的摄入；多饮水，每天 2000ml 以上，增加尿酸的排泄；慎用抑制尿酸排泄的药物如噻嗪类利尿药等；避免各种诱发因素并积极治疗相关疾病。

（2）高尿酸血症的治疗

1）促进尿酸排泄药：作用机制是抑制近端肾小管对尿酸盐的重吸收，从而增加尿酸的排泄，降低尿酸水平；适合肾功能良好的患者；剂量应从小剂量开始逐步递增。此类药物当内生肌酐清除率＜ 30ml/min 时无效；已有尿酸盐结石形成或每日尿排出尿酸盐＞ 3.57mmol（600mg）时不宜使用。常用药物：①苯溴马隆；②丙磺舒；③磺吡酮。

2）抑制尿酸生成药物：适用于尿酸生成过多或不适合使用排尿酸药物的患者，如别嘌醇，与排尿酸药合用效果更好。

3）碱性药物：碳酸氢钠可碱化尿液，使尿酸不易在尿中积聚形成结晶。

（3）急性痛风性关节炎期的治疗

1）秋水仙碱：是治疗急性痛风性关节炎的特效药物，对制止炎症、止痛有特效，越早用药疗效越好，一般服药后 6 ～ 12 小时症状减轻，24 ～ 48 小时内 90% 的患者症状缓解。

2）非甾体类抗炎药：①吲哚美辛；②双氯芬酸；③布洛芬；④罗非昔布；⑤美洛昔康等。效果不如秋水仙碱，但较温和，发作超过 48 小时也可应用，症状消退后减量。

3）糖皮质激素：在不能使用秋水仙碱和非甾体抗炎药时或治疗无效可考虑使用，该类药物的特点是起效快、缓解率高，但停药后容易出现症状“反跳”。

（4）发作间歇期和慢性期的处理：实施高尿酸血症治疗，维持血尿酸正常水平。较大痛风石或经皮溃破者可手术剔除。

（5）其他：痛风常与代谢综合征伴发，应积极控制高血压、高血脂，减肥、控制体重，改善胰岛素抵抗等综合治疗。

（三）护理问题 / 医护合作性问题

1. 疼痛：关节痛　与尿酸盐结晶、沉积在关节引起炎症反应有关。

2. 躯体活动障碍　与关节受累、关节畸形有关。

3. 知识缺乏：缺乏与痛风有关的饮食知识。

（四）护理措施

1. 一般护理

（1）休息与活动：急性关节炎期，患者表现为发热，关节红、肿、热、痛和功能障碍，应绝对卧床休息，抬高患肢，避免受累关节负重。也可在病床上安放支架支托盖被，减少患部受压。待关节痛缓解 72 小时后逐渐恢复活动。

（2）饮食护理：对于痛风患者十分重要。饮食宜清淡、易消化，忌辛辣和刺激性食物。每天热量应限制在 5020 ～ 6276kJ/d（1200 ～ 1500kcal/d）。蛋白质控制在 1g/（kg · d），糖类占总热量的 50% ～ 60%。

避免进食高嘌呤食物，如动物内脏、鱼虾类、蛤蟹、肉类、菠菜、蘑菇、黄豆、扁豆、豌豆、浓茶等。严禁饮酒，指导患者进食碱性食物，如牛奶、鸡蛋、马铃薯、各类蔬菜、柑橘类水果，使尿液的 pH 在 7.0 或以上，减少尿酸盐结晶的沉积。多饮水，每天应饮水 2000ml 以上，最好饮用矿泉水，碱化尿液，促进尿酸排泄。

2. 病情观察　观察关节疼痛的部位、性质、间隔时间，有无午夜因剧痛而惊醒等情况，观察患者受累关节局部有无红、肿、热和功能障碍。了解患者有无饱餐或食用高嘌呤饮食、饮酒、过度疲劳、寒冷、潮湿、紧张、脚扭伤等诱发因素。观察患者有无痛风石的体征，了解痛风石存在的部位及有无症状。如有局部皮肤破溃情况，要注意局部有无感染，加强局部清洁护理，防止感染发生。监测血尿酸、尿尿酸的变化。

3. 对症护理　手、腕或肘关节受累时，为减轻疼痛，可用夹板固定制动，也可在受累关节处给予湿敷，发病 24 小时内可使用冰敷或 25% 硫酸镁湿敷，减少局部炎性渗出，消除关节的肿胀和疼痛。24 小时后可使用热敷，促进局部组织渗出物的吸收。痛风石严重时，可能导致局部皮肤破溃发生，故要注意维持患部清洁，避免感染发生。

4. 用药护理　指导患者遵医嘱服药，严格按医嘱剂量、按时执行，观察药物疗效，及时处理不良反应。①秋水仙碱：不良反应的发生率高达 40% ～ 75%，一般口服，但常有胃肠道反应。若患者一开始口服即出现恶心、呕吐、水样腹泻等严重胃肠道反应，可采取静脉用药。但静脉用药可产生严重的不良反应，如肝损害、骨髓抑制、DIC、脱发、肾衰竭、癫痫样发作甚至死亡，应用时需慎重。一旦出现不良反应应及时停药。有骨髓抑制、肝肾功能不全、白细胞减少者禁用，孕妇及哺乳期间不可使用；治疗无效者不可再重复用药。静脉用药时切勿外漏，以免造成组织坏死。②使用丙磺舒、磺吡酮、苯溴马隆者，可有皮疹、发热、胃肠道刺激等不良反应。使用期间，嘱患者多饮水、口服碳酸氢钠等碱性药物。③非甾体抗炎药：注意观察有无活动性消化性溃疡、消化道出血的发生。禁止同时服用两种或多种非甾体抗炎药，否则会加重不良反应。④别嘌醇：不良反应有胃肠道刺激、皮疹、发热、肝损害、骨髓抑制等，肾功能不全者剂量减半。⑤糖皮质激素：密切观察有无症状“反跳”现象，若同时口服秋水仙碱，可防止症状“反跳”。⑥长期大量服用碳酸氢钠可致代谢性碱中毒，并且因钠负荷过高引起水肿。

5. 心理护理　患者可能由于疼痛影响进食和睡眠。疾病反复发作导致关节畸形和肾功能损害，思想负担重，常表现为情绪低落、忧虑、孤独，护士应向其宣教痛风的有关知识，讲解饮食与疾病的关系及控制高尿酸血症的方法，帮助患者建立控制疾病的信心，并给予精神上的安慰和鼓励。

6. 健康指导

（1）疾病知识指导：给患者和家属讲解疾病的有关知识，说明本病是一种终身性疾病，但经积极有效治疗，患者可维持正常生活和工作。教育患者要保持心情愉快，避免情绪紧张，生活要有规律，肥胖者应减轻体重，应防止受凉、劳累、感染、外伤等。告诉患者饮食对于本病的重要性。指导患者严格控制饮食，避免进食高蛋白和高嘌呤的食物，忌饮酒，每天至少饮水 2000ml，特别是在用排尿酸药时更应多饮水，有助于尿酸随尿液排出。

（2）保护关节指导：教育患者在日常生活中要适度运动，注意保护关节。①运动后疼痛超过 1 ～ 2 小时，应暂时停止此项运动；②使用大肌群，如能用肩部负重者不用手提，能用手臂者不要用手指；③交替完成轻、重不同的工作，不要长时间持续进行重体力工作；④经常改变姿势，保持受累关节舒适，若有局部温热和肿胀，尽可能避免其活动。

（3）疾病监测指导：自我观察病情，如平时用手触摸耳轮及手足关节处，检查是否产生痛风石。定期复查血尿酸，门诊随访。

（李大权）

第 6 节　骨质疏松症

案例 7-7

患者，女，62 岁，退休 7 年。主诉：间断腰背疼痛 5 年。现病史：6 年前因摔倒而致右耻骨骨折，骨科处理；1 年前因再次摔倒致左腕骨骨折，上个月因腰背痛加重接受口服止痛药治疗。今日复诊查骨密度，L_1 ～ L_4 椎体 T 值 −2.7SD，骨密度（BMD）749mg/cm^2；股骨颈 T 值 −2.2SD，BMD 602mg/cm^2，予阿仑膦酸钠、阿尔法骨化醇和碳酸钙 D_3 治疗。既往史：慢性胰腺炎，慢性腹泻病史 3 年。无食管病变；无糖皮质激素使用史，无长期咖啡等饮用史。月经史：绝经年龄 51 岁，已绝经 11 年。家族史：其母曾有髋部骨折史。体格检查：身高 165cm，体重 58kg。

实验室检查：PTH：90pg/ml ↑ 15 ～ 65pg/ml

25OHD	12.8 ↓	＞ 50mmol/L
钙	2.07 ↓	2.1 ～ 2.55mmol/L
骨钙素	22.1 ↑	4.8 ～ 10.2μg/L（骨更新率越快）
雌二醇	＜ 18.35	＜ 201pmol/L（绝经后）

辅助检查：腰椎 CT（2014-5-21）：L_3、L_4 轻度退行性改变；甲状旁腺 B 超（2014-5-21）：甲状旁腺未见明显异常。

诊断：绝经后骨质疏松症（Ⅰ型）。

问题： 1. 骨质疏松症早期常见症状有哪些？

2. 该患者目前存在哪些主要护理问题?

3. 请针对首优护理问题列出护理措施。

（一）概述

1. 概念　骨质疏松症（osteoporosis）是一种以低骨量和骨组织微结构破坏，导致骨骼脆性增加及易发生骨折的全身性疾病。骨质疏松症可分为三大类：①原发性骨质疏松，分为两型：Ⅰ型即绝经后骨质疏松，Ⅱ型即老年性骨质疏松；②继发性骨质疏松，如继发于内分泌代谢病、血液病、胃肠道疾病、长期卧床、制动等；③特发性骨质疏松，多见于 8 ～ 14 岁少年，女性多于男性，常伴家族遗传史。本节内容主要讨论原发性骨质疏松症。

2. 病因　正常成人期的骨代谢的主要形式是骨重建，在破骨细胞作用下不断吸收旧骨，在成骨细胞作用下再合成新骨，这种骨吸收和骨形成的协调活动形成了体内骨转换的稳定状态，骨质的净量没有改变。当骨吸收过多或形成不足时，引起平衡失调，导致骨量的减少和骨微结构的变化，形成骨质疏松。

3. 发病机制

（1）骨吸收及其影响因素

1）雌激素：主要抑制骨吸收，因此雌激素不足时可造成骨吸收增加致使骨质丢失加快。临床常见卵巢摘除患者及过早闭经患者易发生骨质疏松症，主要原因即雌激素分泌不足。

2）1，25- 二羟维生素 D_3：对骨代谢的影响是多方面的，一方面可加速小肠细胞微绒毛的成熟，刺激钙结合蛋白的产生，增加肠钙的吸收，提高血清钙水平。当 1，25- 二羟维生素 D_3 缺乏和血清钙浓度降低时可增加骨钙动员，促进骨吸收。生理剂量的 1，25- 二羟维生素 D_3 可刺激成骨细胞活性和骨基质形成，防止骨质疏松的发生。但另一方面，当剂量过大时，破骨细胞过度活跃，可使骨吸收明显增加。因此维生素 D_3 对骨量的影响是双向的，且主要取决于剂量。

3）降钙素（CT）：可抑制骨吸收和降低血钙。当 CT 水平降低时，不利于成骨细胞的增殖和钙在骨基质中沉着。

4）甲状旁腺素（PTH）：PTH 是促进骨吸收的重要介质，PTH 分泌增加会加强破骨细胞介导的骨吸收过程。

5）白细胞介素 -6（IL-6）与其他细胞因子：IL-6 作用在破骨细胞形成的早期阶段，能促进破骨细胞的形成，刺激骨吸收。其他细胞因子如肿瘤坏死因子等均有明显的促进骨吸收的功能。

（2）骨形成及其影响因素

1）遗传因素：骨质疏松症可能是多基因相关的疾病，这些基因可能参与骨量的获得和骨转换的调控，有明显的种族差异。

2）钙摄入：钙是骨质中最基本的矿物质成分，在骨生长期如钙质摄入不足会造成骨峰值偏低。

3）生活方式：足够的体力活动与骨峰值的形成有关，活动过少或过度运动均易导致发生骨质疏松症。此外，吸烟、酗酒、高蛋白和高盐饮食、大量饮浓咖啡、维生素 D 摄入不足、光照少等均为骨质疏松症的危险因素。

4）激素：生长激素（GH）能促进合成代谢，有利于骨钙化、骨形成。

5）药物：糖皮质激素、甲状腺激素、抗癫痫药、化疗药等均为骨质疏松症的危险因素。

（二）护理评估

1. 健康史　询问有无引起骨质疏松症的病史；询问有无加重骨量流失的诱发因素，如久坐、雌激素下降、使用激素类药物等。

2. 身体状况　骨质疏松症最主要和最常见的症状是疼痛，常见于中年后期和老年人，尤其以绝经后女性多见。除了骨折可引起疼痛外，患者可表现为全身骨骼疼痛，其中以腰背疼痛最为常见，其次依次为膝关节、肩背部、手指、前臂、上臂。常见并发症是骨折，可发生于任何部位，多见于受压最大的部位，如髋部、脊柱、桡骨下端。髋部骨折危害最大，椎体骨折最常见，会引起患者驼背和身体变矮，桡骨骨折也较常见。

3. 心理 - 社会状况　骨质疏松症在老年人中常见，骨折等并发症致残率高，髋部骨折致死率高达 10% ～ 20%，病程长、预后差、躯体痛苦，给患者和家属带来巨大的经济压力，患者易出现情绪低落、抑郁、悲观、绝望等心理反应。

4. 辅助检查

（1）骨量的测定：骨矿含量（BMC）和骨密度（BMD）测量是判断低骨量、确定骨质疏松的重要手段，是评价骨丢失率和疗效的有效客观指标。

（2）骨转换的生化测定

1）与骨吸收有关的生化指标：空腹尿钙、尿羟脯氨酸及羟赖氨酸糖苷；血浆抗酒石酸酸性磷酸酶（TRAP）；尿中胶原吡啶交联。

2）与骨形成有关的生化指标：血清碱性磷酸酶（ALP）；骨钙素（BGP）是骨形成的特异性标志；血清 I 型前胶原羟基端前肽（PICP），是反映成骨细胞活动、骨形成和 I 型胶原合成速率的特异性指标。

（3）骨组织活检：主要用于疑难病例。

（4）血钙、磷多正常，尿钙、磷也多正常或偏高。

5. 治疗要点　原发性骨质疏松症的预防比治疗更为重要，因此，临床上常以预防为主的同时积极治疗，改善临床症状，降低骨折发生率。

（1）运动：在成年后，多种类型的运动有助于骨量的维持。绝经期妇女每周坚持 3 小时的运动，总体钙增加。但是运动过度致闭经者，骨量丢失反而加快。运动还能提高灵敏度及平衡能力，鼓励骨质疏松症患者尽可能地多活动。

（2）营养：良好的营养对于预防骨质疏松症具有重要意义，包括足量的钙、维生素 D、维生素 C 及蛋白质。从儿童时期起，日常饮食应有足够的钙摄入，钙影响骨峰值的获得。欧美学者们主张钙摄入量成人为 800 ～ 1000mg，绝经后妇女每天 1000 ～ 1500mg，65 岁以后男性及其他具有骨质疏松症危险因素的患者，推荐钙的摄入量为每天 1500mg。维生素 D 的摄入量为 400 ～ 800U/d。

（3）预防摔跤：应尽量减少骨质疏松症患者摔倒概率，以减少髋骨骨折及 Colles 骨折。

（4）药物治疗：有效的药物治疗能阻止和治疗骨质疏松症，包括雌激素代替疗法、降钙素、选择性雌激素受体调节剂及二磷酸盐，这些药物可以阻止骨吸收，但对骨形成的作用特别小。用于治疗和阻止骨质疏松症发展的药物分为两大类，第一类为抑制骨吸收药，包括钙剂、维生素 D 及活性维生素 D、降钙素、二磷酸盐、雌激素及异黄酮；第二类为促进骨形成药，包括氟化物、合成类固醇、甲状旁腺激素及异黄酮。

1）激素代替疗法：被认为是治疗绝经后妇女骨质疏松症的最佳选择，也是最有效的治疗方法，存在的问题是激素代替疗法可能带来其他系统的不良反应。激素代替疗法避免用于患有乳腺疾病的患者，以及不能耐受其副作用者。

A. 雌二醇：建议绝经后即开始服用，在耐受的情况下终身服用。周期服用，即连用 3 周，停用 1 周。过敏、乳腺癌、血栓性静脉炎及诊断不清的阴道出血者禁用。另有炔雌醇和炔诺酮属于孕激素，用来治疗中到重度的与绝经期有关的血管舒缩症状。

B. 雄激素：研究表明对于性激素严重缺乏所致的骨质疏松症男性患者，给予睾酮替代治疗能增加脊柱的 BMD，但对髋骨似乎无效，因此雄激素可视为一种抗骨吸收药。

C. 睾酮：肌内注射，每 2 ～ 4 周 1 次，可用于治疗性腺功能减退的 BMD 下降患者。肾功能受损及老年患者慎用睾酮，以免增加前列腺增生的危险；睾酮可以增加亚临床前列腺癌的生长，故用药需监测前列腺特异抗原（PSA）；还需监测肝功能、血常规及胆固醇；如出现水肿及黄疸应停药。用药期间应保证钙和维生素 D 的供应。另有外用睾酮可供选择。

2）选择性雌激素受体调节剂（SERMs）：该类药物在某些器官具有弱的雌激素样作用，而在另一些器官可起雌激素的拮抗作用。SERMs 能防止骨质疏松，还能减少心血管疾病、乳腺癌和子宫内膜癌的发生率。这类药物有雷洛昔芬，为非类固醇的苯骈噻吩是雌激素的激动药，能抑制骨吸收、增加脊柱和髋部的 BMD，能使椎体骨折的危险性下降 40% ～ 50%，但疗效较雌激素差。绝经前妇女禁用。

3）二磷酸盐类：是骨骼中与羟基磷灰石相结合的焦磷酸盐的人工合成类似物，能特异性抑制破骨细胞介导的骨吸收并增加骨密度，具体机制仍未完全清楚，考虑与调节破骨细胞的功能及活性有关。禁用于孕妇及计划妊娠的妇女。第一代命名为羟乙基膦酸钠，称依替膦酸钠，治疗剂量有抑制骨矿化的不良反应，因此主张间歇性、周期性给药，每周期开始时连续服用羟乙基膦酸钠 2 周，停用 10 周，每 12 周为一个周期。服用羟乙基膦酸钠需同时服用钙剂。

近年来不断有新一代的磷酸盐应用于临床，如氨基二磷酸盐（阿仑屈酯）、利塞膦酸（利塞膦酸钠）、氯膦酸（氯甲二磷酸盐）（商品名骨膦）及帕米膦酸钠等，抑制骨吸收的作用较强，治疗剂量下并不影响骨矿化。阿仑膦酸钠（商品名福善美）证实能减轻骨吸收，降低脊柱、髋骨及腕部骨折发生率达 50%，在绝经前使用可以阻止糖皮质激素相关的骨质疏松症。

4）降钙素：为一种肽类激素，可以快速抑制破骨细胞活性，缓慢作用可以减少破骨细胞的数量，具有止痛、增加活动功能和改善钙平衡的功能，对于骨折的患者具有止痛的作用，适用于二磷酸盐和雌激素有禁忌证或不能耐受的患者。国内常用的制剂有降钙素（鲑鱼降钙素）和依降钙素（益钙宁）。降钙素有肠道外给药和鼻内给药两种方式，胃肠外给药的作用时间可持续达 20 个月。

5）维生素D和钙：维生素D及其代谢产物可以促进小肠钙的吸收和骨的矿化，活性维生素D（如罗盖全、阿法骨化醇）可以促进骨形成，增加骨钙素的生成和碱性磷酸酶的活性。服用活性维生素D较单纯服用钙剂更能降低骨质疏松症患者椎体和椎体外骨折的发生率。另有维生素D和钙的联合制剂可供选择，治疗效果比较可靠。

6）氟化物：是骨形成的有效刺激物，可以增加椎体和髋部骨密度，降低椎体骨折发生率。每天小剂量氟，即能有效地刺激骨形成，且副作用小。特乐定的有效成分为单氟磷酸谷氨酰胺和葡萄糖酸钙，于进餐时嚼服。本药儿童及发育时期禁用。

对于接受治疗的骨质减少和骨质疏松症的患者，建议每1～2年复查BMD一次。如检测骨的更新指标很高，药物应减量。为长期预防骨量丢失，建议妇女在绝经后即开始雌激素替代治疗，至少维持5年，以10～15年为佳。如患者确诊疾病已知会导致骨质疏松，或使用明确会导致骨质疏松的药物，建议同时给予钙、维生素D及二磷酸盐治疗。

（5）外科治疗：只有在因骨质疏松症发生骨折以后才需外科治疗。

（三）护理问题/医护合作性问题

1. 有受伤危险　与骨质疏松导致骨骼脆性增加有关。

2. 疼痛　与肌肉痉挛、骨吸收增加有关。

3. 躯体移动障碍　与骨骼变化引起活动范围受限有关。

4. 潜在并发症：骨折。

（四）护理措施

1. 休息与活动　保证环境安全，预防跌倒。骨质疏松患者若跌倒易发生骨折，好发于脊椎、股骨颈、桡骨下端三个部位。桡骨骨折常见于50～60岁人群，跌倒时用手撑地导致桡骨断裂；70岁以上老年人不慎跌倒来不及用手撑地，直接坐到地上，易造成脊椎骨或股骨颈骨折。因此，预防骨折的发生关键在于预防摔倒。

（1）保证环境安全：设置楼梯扶手，台阶安装防滑边缘，房间内尤其卫生间地面干燥，灯光适宜，去除通道障碍物。

（2）加强日常生活护理：照顾行动不便患者，将日常用品如水杯、呼叫器等放置床边方便取用；指导患者维持良好姿势，动作改变缓慢，必要时给患者提供手杖或助行器，增加活动稳定性。衣着鞋帽大小合适，舒适宽松，利于活动。

（3）预防意外：尤其注意患者洗漱、用餐、活动时间、使用利尿剂或镇静剂后，严密观察防止意外的发生。

2. 饮食护理　增加富含钙质和维生素D的食物，有利于钙质吸收。适度摄取蛋白质及脂肪，避免高蛋白和高脂饮食增加尿钙的排出和影响钙质的吸收。戒烟酒，避免摄入过多咖啡因。富含钙质食物包含：奶类、蛋类、豆类、豆制品、海产品、肉类、坚果类、玉米、根茎类、水果；富含维生素D的食物包含：鱼肝油、肝脏、蛋黄、瘦肉、牛奶。

3. 心理护理　骨质疏松患者由于疼痛及害怕骨折，一般限制部分活动而影响日常生活，与患者建立良好关系，以了解患者的心理状况和情绪反应，并针对具体情况进行解释和劝慰，以消除不良情绪反应，协助患者及家属重新定位其角色与责任，使其能理解患者的痛苦和心境，从而给予患者更多的支持与照顾。

4. 用药护理　嘱患者严格遵医嘱服用药物，并学会自我监测药物不良反应。

5. 健康指导

（1）引导患者认识到均衡饮食的重要性，合理膳食，每天坚持户外活动，晒太阳，有助于合成维生素 D。

（2）教育患者了解运动的重要性及目的，可指导患者进行慢跑、游泳、步行、骑自行车等有氧运动，循序渐进，持之以恒。

（3）指导患者及家属尽量保持居家环境的简单、安全，家具位置相对固定，防止碰撞和跌倒。

（齐　菲）

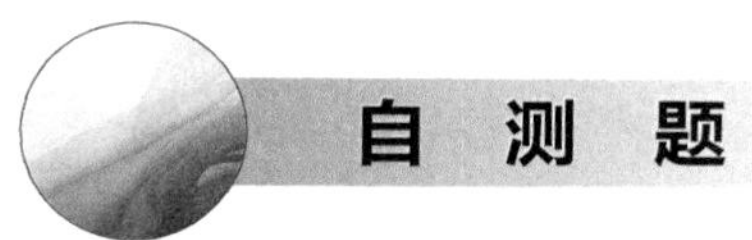

自 测 题

A_1 型选择题

1. 引起地方性甲状腺肿的原因是（　　）
   A. 感染
   B. 摄碘过多
   C. 碘缺乏
   D. 先天性甲状腺素合成不足
   E. 食入妨碍甲状腺素合成的食物
2. 日常生活中使用加碘食盐主要是为了预防（　　）
   A. 甲亢　　B. 单纯性甲状腺肿
   C. 甲减　　D. 甲状腺炎
   E. 甲状腺瘤
3. 下列能反映患者甲状腺功能状态的检查是（　　）
   A. BMR　　B. T_3、T_4
   C. TSH　　D. FT_3、FT_4
   E. TRH
4. 不符合甲状腺功能亢进症患者甲状腺肿大特征的是（　　）
   A. 弥漫性
   B. 表面光滑、质硬
   C. 对称性
   D. 可随吞咽动作上下移动
   E. 可闻及血管杂音
5. 不符合甲状腺功能减退症的临床表现是（　　）
   A. 记忆力减退，反应迟钝
   B. 窦性心动过缓
   C. 女性月经过多
   D. 寒冷时有暂时性肌强直、痉挛
   E. 排便次数增加
6. 甲亢的心血管系统特征性表现是（　　）
   A. 心悸气短
   B. 睡眠时心率仍增快
   C. 心尖部第一心音亢进
   D. 心律失常
   E. 心脏增大
7. 属于甲状腺功能亢进高代谢症候群症状的是（　　）
   A. 手指细颤　　B. 怕热、多汗
   C. 多食、消瘦　　D. 周期性瘫痪
   E. 激动、易怒
8. 浸润性突眼才具有的表现是（　　）
   A. 瞬目减少　　B. 上眼睑挛缩
   C. 眼裂增宽　　D. 眼球防辐辏不良
   E. 视野缩小、复视
9. 淡漠型甲亢患者最常见的首发症状是（　　）
   A. 怕热、多汗　　B. 甲状腺肿大
   C. 手指细颤　　D. 明显消瘦
   E. 突眼超过 19mm
10. 糖尿病最基本的治疗措施是（　　）
    A. 补液　　B. 抗生素治疗
    C. 胰岛素治疗　　D. 运动疗法
    E. 饮食治疗
11. 1 型糖尿病是因为（　　）
    A. 胰岛素绝对缺乏

B. 对胰岛素发生抵抗
C. 胰岛素作用有遗传缺陷
D. 胰岛素分泌相对不足
E. 胰岛素作用时间有误

12. 糖尿病患者在注射胰岛素之后何时散步（　　）
A. 餐后1小时　　B. 餐后0.5小时
C. 餐前0.5小时　　D. 餐前1小时
E. 餐后2小时

13. 下列哪项不是糖尿病酮症酸中毒的诱因（　　）
A. 感染　　B. 外伤及手术
C. 胰岛素过量　　D. 饮食不当
E. 妊娠及分娩

14. 口服葡萄糖耐量试验（OGTT）的抽血时间是（　　）
A. 口服葡萄糖后0小时，0.5小时，1小时，2小时
B. 口服葡萄糖后0.5小时，1小时，2小时，3小时
C. 口服葡萄糖后0.5小时，1小时，2小时，4小时
D. 口服葡萄糖后1小时，1.5小时，2小时，2.5小时
E. 口服葡萄糖后1小时，1.5小时，2小时，4小时

15. 糖尿病患者进行胰岛素治疗，最常见的不良反应是（　　）
A. 低血糖反应　　B. 肝功能损害
C. 腹胀、腹痛　　D. 恶心、呕吐
E. 血管性神经水肿

16. 使用胰岛素治疗过程中应告知患者警惕出现（　　）
A. 酮症反应　　B. 胃肠道反应
C. 低血糖　　D. 肾功能损害
E. 过敏反应

17. 胰岛素的错误用法是（　　）
A. 使用1ml注射器
B. 一般采用皮下注射
C. 长效胰岛素一般每日注射1次
D. 胰岛素一般每日注射3～4次
E. 开始剂量较大，控制后逐渐减量

18. 糖尿病常见的急性并发症是（　　）
A. 皮肤感染　　B. 冠心病
C. 脑血管意外　　D. 视网膜剥脱
E. 酮症酸中毒

19. 库欣综合征患者，血浆ACTH偏高，大剂量地塞米松不能抑制。为进一步明确诊断下列哪一项检查最有价值（　　）
A. ACTH兴奋试验　　B. 蝶鞍拍片
C. 双肺拍片　　D. 甲吡酮试验
E. 双侧肾上腺MRI

20. Cushing病的首选治疗方法是（　　）
A. 双侧肾上腺切除术
B. 口服溴隐亭
C. 经蝶窦摘除垂体微腺癌
D. 病情不重采取姑息疗法
E. 垂体放疗

21. 慢性肾上腺皮质功能减退症临床表现少见的是（　　）
A. 低血钾　　B. 贫血
C. 低血压　　D. 食欲缺乏
E. 低血糖

22. 痛风的首发症状主要是（　　）
A. 急性关节炎　　B. 痛风石
C. 痛风性肾病　　D. 高尿酸血症
E. 尿酸性肾石病

23. 痛风的特征性临床表现是（　　）
A. 急性关节炎　　B. 痛风石
C. 痛风性肾病　　D. 高尿酸血症
E. 尿酸性肾石病

24. 下列有关骨质疏松症的说法错误的是（　　）
A. 原发性骨质疏松症是自然衰老过程中骨骼系统的退行性改变
B. 特发性骨质疏松症是由于疾病或药物损害骨代谢所引发的骨质疏松
C. 骨质疏松会导致病理性骨折
D. 男女约在40岁时便开始出现与年龄有关的骨持续性丢失

E. 骨重建中，骨破坏多于骨新建，则导致骨质疏松

25. 诱发骨质疏松的病因不包括（　　）

A. 膳食结构中缺乏钙、磷或维生素 D 等物质

B. 妇女停经缺乏雌激素的分泌

C. 妊娠或哺乳期妇女会大量流失钙

D. 长期大量的饮酒、咖啡，吸烟

E. 长期服用补充维生素的药物

A_2 型选择题

26. 患者，女，18 岁。因甲状腺肿大就诊，查甲状腺Ⅱ度肿大，无结节，TSH 在正常范围，甲状腺功能正常，可诊断为（　）

A. 甲亢　　B. 单纯性甲状腺肿
C. 慢性甲状腺炎　　D. 甲减
E. 亚急性甲状腺炎

27. 患者，女，28 岁。居住在贵州省山区。近 1 年来出现颈部增粗，医院就医后诊断为单纯性甲状腺肿，最可能的致病因素为（　　）

A. 服用过多致甲状腺肿药物
B. 地方性碘缺乏
C. 青春发育时期对甲状腺激素需要量增加
D. 先天性甲状腺激素合成障碍
E. 妊娠需要量增加

28. 患者，女，15 岁。诊断为单纯性甲状腺肿 2 年。目前甲状腺肿大加重，出现了声音嘶哑，其肿大的甲状腺可能压迫了（　）

A. 气管　　B. 食管
C. 喉返神经　　D. 颈交感神经
E. 上腔静脉

29. 患者，女，18 岁。诊断为结节性甲状腺肿，护士在进行健康教育指导时，应告诉患者避免服用（　　）

A. 碘化食盐　　B. 大量碘剂
C. 左甲状腺素　　D. 干甲状腺素片
E. 手术切除

30. 患者，女，38 岁。患有单纯性甲状腺肿 10 年，近 1 个月来出现声音嘶哑，吞咽食物有异物感，其适宜的治疗方法是（　　）

A. 碘化食盐　　B. 大量碘剂
C. 左甲状腺素　　D. 干甲状腺素片
E. 手术切除

31. 患者，女，16 岁。偶尔发现甲状腺轻度肿大，表面平软，无压痛，考虑为单纯性甲状腺肿，则该患者不宜食用的食物是（　　）

A. 海带　　B. 紫菜　　C. 鱼虾
D. 萝卜　　E. 西红柿

32. 患者，男，38 岁。患有单纯性甲状腺肿，遵医嘱服用甲状腺素片，现出现心动过速、呼吸急促、食欲亢进、怕热多汗、腹泻等症状，提示该患者可能出现了（　　）

A. 甲状腺功能低下　　B. 甲状腺功能亢进
C. 甲状腺炎　　D. 垂体危象
E. 应激状态

33. 患者，女，28 岁。诊断为甲状腺功能亢进症，需口服甲硫氧嘧啶治疗，患者询问护士该药物的主要作用是什么，护士的回答正确的是（　　）

A. 抑制甲状腺激素释放
B. 抑制甲状腺激素合成
C. 抑制促甲状腺激素分泌
D. 降低外周组织对甲状腺激素反应
E. 抑制抗原抗体产生

34. 患者，女，45 岁。患甲状腺功能亢进伴突眼 1 年。近 2 个月，突眼恶化，结膜充血、水肿明显。下列健康指导不正确的是（　　）

A. 外出时戴茶色眼镜
B. 常用眼药水湿润眼睛
C. 正常摄入水、钠
D. 睡眠时抬高头部
E. 眼睛不能闭合时睡前戴眼罩

35. 患者，女，49 岁。患有糖尿病酮症酸中毒，尿糖阳性。患者尿液气味呈（　　）

A. 芳香味　　B. 氨臭味
C. 大蒜味　　D. 烂苹果味
E. 腐臭味

36. 患者，女，70 岁。糖尿病病史 20 余年，诉视物不清，胸闷憋气，两腿及足底刺痛，

夜间难以入睡多年。近来，足趾渐变黑。该患者并发的疾病不包括（　　）

A. 白内障或视网膜病变　B. 冠心病

C. 神经病变　D. 肢端坏疽

E. 足部感染

37. 患者，女，20 岁。被诊断为 1 型糖尿病，应用胰岛素治疗，餐前尿糖（+++），用胰岛素 12U，45 分钟后出现疲乏冷汗，强饥饿感，患者发生了（　　）

A. 过敏反应　B. 酮症酸中毒

C. 低血糖　D. 胃肠道反应

E. 反应性高血糖

38. 患者，男，20 岁。多毛，肥胖，24 小时尿游离皮质醇浓度增高，小剂量地塞米松不能抑制，大剂量地塞米松能抑制。最可能的诊断是（　　）

A. 单纯性肥胖

B. 肾上腺皮质增生

C. 肾上腺皮质结节性增生

D. 肾上腺皮质腺瘤

E. 异位 ACTH 综合征

39. 患者，男，44 岁。因关节疼痛就诊，诊断为痛风。关于原发性痛风，其发生机制主要是（　　）

A. 尿酸生成增多　B. 尿酸生成减少

C. 尿酸排泄增多　D. 尿酸排泄障碍

E. 遗传缺陷

40. 患者，男，51 岁。因关节疼痛就诊。查体：右脚第 1 跖趾关节红、肿、热、痛，左外耳郭处见一花生粒大小痛风石结节。下列哪项对痛风最有确诊价值（　　）

A. 血尿酸测定

B. 尿尿酸测定

C. 痛风石内容物检查

D. X 线检查

E. 血沉检查

41. 患者，女，65 岁。反复关节疼痛 5 年，诊断为原发性痛风。下列哪项不是痛风的诱因（　　）

A. 高纤维素饮食

B. 酗酒　C. 寒冷

D. 摄入高蛋白和高嘌呤食物

E. 关节受伤

42. 患者，男，41 岁。痛风病史 5 年，护士对其进行健康教育时下列哪项错误（　　）

A. 运动量适度，并注意保护关节

B. 运动后疼痛超过 1 ～ 2 小时，应暂时停止此项运动

C. 尽量使用小肌群

D. 交替完成轻、重不同的工作

E. 经常改变姿势，保持受累关节舒适

43. 患者，男，43 岁。下班后与朋友聚餐，很晚回家休息。午夜突发左脚第 1 跖趾关节剧痛。约 3 小时后局部出现红、肿、热、痛和活动困难，遂来急诊就诊。检查：血尿酸为 500μmol/L，X 线提示可见非特征性软组织肿胀。目前首选下列哪个药物止痛（　　）

A. 索米痛片　B. 秋水仙碱

C. 阿托品　D. 布洛芬

E. 地塞米松

44. 患者，男，44 岁。痛风病史 10 年。该患者不需要限制的食物有（　　）

A. 豆腐、蘑菇　B. 红酒、牛排

C. 土豆、鸡汤　D. 鸡肝、米饭

E. 水、菠菜

45. 患者，男，58 岁。痛风病史 5 年，住院时列出自己喜欢的食物清单，护士在出院指导中指出患者不适宜吃（　　）

A. 牛奶　B. 鸡蛋

C. 马铃薯　D. 菠菜

E. 柑橘

A_3 型选择题

（46 ～ 48 题共用题干）

患者，女，28 岁。因甲状腺肿大就诊，诊断为甲状腺功能亢进症。医师告知患者需要坚持服用抗甲状腺药物治疗并定期到医院检查。

46. 抗甲状腺药物治疗期间需要定期复查（　　）

A. 电解质　B. 肺功能

C. 肾功能　　D. 凝血功能
E. 血象

47. 服用抗甲状腺药物可致白细胞减少，其停药指征是（　　）
A. 白细胞少于 $4\times10^9/L$，中性粒细胞少于 $1.5\times10^9/L$
B. 白细胞少于 $3.5\times10^9/L$，中性粒细胞少于 $1\times10^9/L$
C. 白细胞少于 $3\times10^9/L$，中性粒细胞少于 $1.5\times10^9/L$
D. 白细胞少于 $2.5\times10^9/L$，中性粒细胞少于 $1.5\times10^9/L$
E. 白细胞少于 $2\times10^9/L$，中性粒细胞少于 $1\times10^9/L$

48. 有哮喘病史的甲亢患者，不宜使用的药物是（　　）
A. 丙硫氧嘧啶　　B. 普萘洛尔
C. 甲硫氧嘧啶
D. 卡比马唑（甲亢平）
E. 甲巯咪唑

（49～51 题共用题干）

患者，女，28 岁。畏寒、乏力、记忆力减退 3 个月，经检查显示：FT_3↓、FT_4↓、TSH↑，诊断为甲状腺功能减退。

49. 需要长期服用甲状腺制剂替代治疗，应多长时间检测血 TSH（　　）
A. 1～3 个月　　B. 3～6 个月
C. 6～12 个月　　D. 12～18 个月
E. 18～24 个月

50. 针对甲状腺制剂的服药指导，正确的是（　　）
A. 长期服用
B. 服用 2～3 年
C. 初始量要足
D. 黏液水肿患者禁用
E. 用药过程中要配合体育运动

51. 甲状腺功能减退者终末期的表现是（　　）
A. 黏液水肿，昏迷
B. 痴呆，昏睡
C. 木僵，惊厥
D. 精神抑郁，反应迟钝
E. 嗜睡，心动过缓

A_4 型选择题

（52～54 题共用题干）

患者，女，40 岁。因近 2 个月来怕热、多汗、情绪激动，经常腹泻、心悸，来门诊检查，诊断为甲状腺功能亢进收入院进一步诊治。

52. 该患者抗甲状腺药物治疗前，必须检查的项目是（　　）
A. 甲亢严重程度　　B. 心率
C. 甲状腺大小　　D. 血中白细胞计数
E. 突眼度

53. 患者体质虚弱，受凉后合并肺炎，护士在观察病情时应警惕患者出现哪一种并发症（　　）
A. 甲状腺危象　　B. 心力衰竭
C. Graves 眼病　　D. 黏液性水肿昏迷
E. 自发性气胸

54. 若患者发生甲状腺危象，应遵医嘱首选的药物是（　　）
A. 甲硫氧嘧啶　　B. 丙硫氧嘧啶
C. 普萘洛尔　　D. 复方碘溶液
E. 氢化可的松

（55、56 题共用题干）

患者，男，46 岁。糖尿病 12 年，突然高热、咳嗽，咳黄痰，感到极度口渴，口腔呼气为烂苹果味，晚上突然脉搏细速，血压下降，四肢厥冷。

55. 首先应采取的护理措施是（　　）
A. 静脉补充生理盐水
B. 静脉给予呼吸兴奋药
C. 口服大量降糖药
D. 静脉补充 5% 葡萄糖注射液
E. 静脉补充 10% 葡萄糖注射液

56. 目前患者表现为（　　）
A. 酮症酸中毒　　B. 乳酸酸中毒
C. 低血容量性休克　　D. 浅昏迷
E. 深昏迷

第 8 章　风湿性疾病患者的护理

风湿性疾病（rheumatic diseases）简称风湿病，泛指病变累及骨、关节及其周围软组织，如肌肉、滑膜、肌腱、筋膜、神经等的一组疾病。主要表现为关节肿胀、疼痛、活动受限和不同程度的皮肤、内脏功能损害，呈发作和缓解交替的慢性病程。风湿病属自身免疫病，病因复杂，主要与感染、免疫、代谢、内分泌、地理环境、遗传、退行性变、肿瘤等因素有关，但机制未明。随着社会发展、卫生水平的提高和生活方式的改变，链球菌感染相关的风湿热已明显减少，而骨关节炎、痛风性关节炎的发病率呈上升趋势。风湿性疾病的发病率高，有一定的致残率，危害人类健康的同时给社会和家庭带来沉重的经济负担。

风湿病是一类涉及多学科、多系统的疾病，临床常见的风湿病有类风湿关节炎、系统性红斑狼疮、强直性脊柱炎、多发性肌炎、血管炎、骨关节炎、痛风、干燥综合征等。风湿病的临床特点有以下规律：

1. 慢性病程　多为慢性起病，病程漫长甚至终身不愈。

2. 发作与缓解交替　如系统性红斑狼疮、类风湿关节炎、痛风等常表现为渐进性的反复发作，可造成相应脏器和局部组织的严重损害。

3. 异质性　即同一疾病，在不同患者的临床表现、抗风湿药物应用耐受量及其疗效和不良反应、预后等方面有很大的个体差异。如类风湿关节炎患者，有的以关节症状为主，有的以多脏器的受损为主，有的能自愈，有的反复发作而致残。又如系统性红斑狼疮患者，有的有明显的皮损，有的却无皮肤损害，而是以狼疮性肾炎为主。

4. 有较复杂的生物化学和免疫学变化　如类风湿关节炎患者类风湿因子可以阳性，系统性红斑狼疮患者可以有抗核抗体阳性、抗 dsDNA 抗体阳性、抗 Sm 抗体阳性，痛风患者血尿酸增高等，是相关疾病临床诊断、病情判断和预后估计的重要依据。

5. 治疗疗程　较长。

6. 具有一定的遗传倾向　目前的研究证实，类风湿关节炎、系统性红斑狼疮等风湿病的发病有一定的家族聚集倾向。所以对风湿病患者做健康指导时可提醒患者，亲属的易感性要高于常人，如能早期预防、早期检查、早期诊断、早期治疗，可能及时发现潜在的病变，明显改善预后。

常见症状体征有关节疼痛与肿胀、关节僵硬与活动受限、皮肤损害等。

第1节　风湿性疾病患者常见症状体征的护理

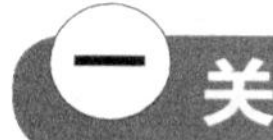

关节疼痛与肿胀

关节疼痛是关节受累最常见的首发症状，也是风湿病患者就诊的主要原因。疼痛的关节均可有肿胀和压痛，多为关节腔积液或滑膜增生所致，是滑膜炎或周围组织炎的重要体征。

（一）护理评估

1. 健康史　询问关节疼痛与肿胀时应注意：①疼痛的起始时间、起病特点、性质与程度及发病年龄：是缓慢发生还是急骤发作，是游走性疼痛还是有固定的疼痛部位，是轻度还是重度疼痛，是青年发病还是成年发病；②持续时间及演变过程：疼痛呈发作性还是持续性，是否可逆；③疼痛与活动的关系：疼痛是否在休息时或运动时均存在，是否因运动而加重；④疼痛的部位：是大关节还是小关节，是多关节还是单关节或中轴脊柱受累；⑤疼痛是否影响关节的附属结构（肌腱、韧带、滑囊等）；⑥有无关节畸形和功能障碍；⑦有无晨僵，晨僵持续时间，缓解方法等；⑧有无明确的诱发因素或缓解因素或方法；⑨是否伴随其他症状，如长期低热、乏力、食欲缺乏、皮肤日光过敏、皮疹、蛋白尿、少尿、血尿、心血管或呼吸系统症状、口眼干燥等。

2. 身体状况　评估患者的生命体征、关节肿胀程度、受累关节有无压痛、皮温升高、活动受限及畸形等。不同疾病关节疼痛的部位和性质有所区别，如类风湿关节炎多累及腕、掌指、近端指间关节等小关节，呈多个对称分布，持续性疼痛；系统性红斑狼疮多侵犯四肢关节，以指、腕、肘、膝关节为常见，呈对称性疼痛与肿胀，日晒后加重。强直性脊柱炎以髋、膝、踝关节受累最为常见，多为不对称性，呈持续性疼痛；风湿热关节痛多为游走性，以四肢大关节为主；痛风多累及单侧第1跖趾关节，疼痛剧烈。

3. 心理-社会状况　评估疼痛对患者的影响，患者对控制疼痛的期望和信心。评估患者的精神状态，有无焦虑、抑郁、失望及其程度，以往使用的减轻疼痛的措施及其效果。评估患病后对生活、学习和工作的影响。

4. 辅助检查　自身抗体测定、滑液检查及关节X线检查，以明确导致关节疼痛的原因、病变严重程度、是否处于活动期及预后等。

（二）护理问题/医护合作性问题

1. 慢性疼痛：关节痛　与局部炎性反应有关。

2. 躯体活动障碍　与关节持续疼痛有关。

3. 焦虑　与疼痛反复发作、病情迁延不愈有关。

（三）护理措施

1. 一般护理

（1）休息与体位：应根据患者的全身情况和受累关节的病变部位、病变性质、数量及范围等，选择不同的休息方式和体位。在炎症急性期，关节肿胀伴体温升高时，应卧床休息，减少活动。帮助患者采取舒适体位，尽可能保持关节处于功能位，必要时给予石膏托、小夹板固定。避免疼痛部位受压，可用支架支起床上盖被。休息时间过久易发生肌力减弱、压疮、关节挛缩、骨质疏松、心肺耐力降低等，应根据病情及时调整，必要时应适当运动以减少或避免上述症状发生。

（2）生活护理：协助患者完成进食、排便、洗漱、翻身等日常生活活动。

2. 病情观察及安全保护　观察患者的精神状态是否正常，发现情绪不稳定、精神障碍或意识不清者，应做好安全防护和急救准备，防止发生自伤和意外受伤等。

3. 对症护理

（1）协助患者减轻疼痛：①为患者创造温馨的居住环境，既不能过于杂乱、吵闹，也不能过于清静，避免患者感觉超负荷或感觉剥夺对疼痛产生不良影响；②合理应用非药物性止痛措施：如松弛术、皮肤刺激疗法（冷敷、热敷、加压、震动等），分散注意力；③根据病情应用蜡疗、水疗、磁疗、超短波、红外线等物理治疗方法缓解疼痛，亦可按摩肌肉、活动关节，防治肌肉挛缩和关节活动障碍。④药物止痛：遵医嘱用药，常用的非甾体抗炎药有布洛芬、萘普生、阿司匹林、吲哚美辛等。

（2）功能锻炼：鼓励缓解期的患者多参加各种力所能及的活动，根据病情指导患者配合日常家居生活活动，有规律地进行具有针对性的功能锻炼。运动方式要循序渐进，先使用适当的方法减轻关节疼痛，再慢慢地增进关节活动度，然后再做肌力训练。活动量应控制在患者能忍受的程度。

4. 用药护理　告诉患者遵医嘱服药的重要性和有关药物的不良反应。应用非甾体抗炎药时，应注意观察有无活动性消化性溃疡、消化道出血的发生。禁止同时服用两种或多种非甾体抗炎药，否则会加重不良反应。

5. 心理护理　①鼓励患者说出自身感受，与患者一起分析原因并评估其焦虑程度。在协助患者认识自身焦虑表现的同时，向患者委婉说明焦虑对身体状况可能产生的不良影响，帮助患者提高解决问题的能力，重点强调出现焦虑时应采取积极的应对措施。②采用缓解焦虑的技术：教会患者及家属使用减轻焦虑的措施，如音乐疗法、香味疗法、放松训练、指导式想象、按摩等。

二 关节僵硬与活动受限

关节僵硬是指患者晨起以前，或患者长时间静止不动后，当开始活动时出现的一种病变关节局部不适、不灵便、僵硬感，难以达到平时关节活动的范围。晨起时表现最明显，又称为晨僵。晨僵是判断滑膜关节炎症活动性的客观指标，其持续时间与炎症的严重程度相一致。早期关节活动受限主要由肿胀、疼痛引起，晚期则主要由关节骨质破坏、纤维骨质粘连和关节半脱位引起，最终导致功能丧失。以类风湿关节炎最为典型。

（一）护理评估

1. 健康史　评估关节僵硬与活动受限发生的时间、部位、持续时间、缓解方式，关节僵硬与活动的关系，活动受限是突发的还是渐进的，僵硬对患者生活的影响，患者以前减轻僵硬的措施是否有效。

2. 身体状况　①患者的全身情况；②僵硬关节的分布，活动受限的程度，有无关节畸形和功能障碍；③患者的肌力情况，是否伴有肌萎缩；④皮肤的完整性，耳郭、肩胛、肘、骶骨等骨突处有无发红、局部缺血；⑤有无血栓性静脉炎、腓肠肌痛、肢体发红、局部肿胀、温度升高等。

3. 心理 - 社会状况　评估患者对生活自理的影响程度、进行活动的能力和安全性，评估患者及家属对不能活动及其并发症知识的了解程度，同时应注意评估对不能活动或活动受限的心理反应，如是否伴有紧张、恐惧等不良心理状态。

4. 辅助检查　做关节影像学和关节镜检查，了解关节损害程度；自身抗体测定、肌肉活检等有助于明确诊断。

（二）护理问题 / 医护合作性问题

躯体移动障碍　与关节疼痛、僵硬以及关节、肌肉功能障碍有关。

（三）护理措施

1. 一般护理　依据患者活动受限的程度，协助患者洗漱、进食、大小便及个人卫生等生活护理。帮助患者合理安排自己的生活，将经常使用的东西放在患者容易触及的地方；鼓励患者使用健侧手臂从事日常生活活动，并尽可能帮助或协助患者恢复自我照顾的能力；指导患者合理调整饮食，给予高蛋白、富含维生素食物，补充机体所需和促进疾病康复。

2. 休息与锻炼　夜间睡眠时注意对病变关节保暖，预防晨僵。关节肿痛时限制活动。急性期后，鼓励患者坚持每天定时进行被动和主动的全关节活动锻炼，并逐步从主动的全关节活动锻炼过渡到功能性活动，以恢复关节功能，加强肌肉力量和耐力。活动量以患者能够忍受为度，如活动后出现疼痛或不适持续 2 小时以上，应减少活动量。必要时给予帮助或提供适当的辅助工具，指导患者及家属正确使用辅助性器材，使患者既能避免长时间不活动而致关节僵硬，又能在活动时掌握安全措施，避免损伤。

3. 病情观察和并发症预防　①评估患者的营养状况，注意有无热量摄入不足或负氮平衡；②保持肢体功能位，如用枕头、沙袋或夹板保持足背屈曲，以防止足下垂；③严密观察患病肢体的情况并做肢体按摩，防止肌肉萎缩；④协助患者定时翻身、适当使用气垫等抗压力器材以预防压疮；⑤加强保护措施，尤其患者活动初期应有人陪伴，防止受伤；⑥卧床患者应鼓励有效咳嗽和深呼吸，防止肺部感染；⑦采取预防便秘的措施，如保证足够的液体入量，多食富含纤维素的食物，适当运动，必要时给予缓泻剂。

4. 心理护理　帮助患者接受活动受限的事实，重视发挥自身残存的活动能力。允许患者以自己的速度完成工作，并在活动中予以鼓励，以增进患者自我照顾的能力和信心。鼓励患者表达自己的感受，注意疏导、理解、支持和关心患者。

三 皮肤受损

风湿病常见的皮损有皮疹、红斑、皮下结节、水肿、溃疡等，多由血管炎性反应引起。系统性红斑狼疮患者最具特征性的皮肤损害为面部蝶形红斑，口腔、鼻黏膜受损可表现为溃疡或糜烂。类风湿关节炎者可表现为皮下结节，多位于肘关节鹰嘴突附近、枕、跟腱等关节隆突部及受压部位的皮下，呈对称性分布，质硬无压痛，大小不一。

（一）护理评估

1. 健康史　详细询问患者皮肤损害始发的时间、演变特点，有无日光过敏、口眼干燥、胸痛等症状；评估患者的活动能力，患者对皮肤受损及皮肤受压的感知情况，能否自主地变换体位和做基本的皮肤护理。

2. 身体状况　评估患者的生命体征，皮损部位、形态、面积及表面情况，有无口腔、鼻、指尖和腿部的溃疡，手、足等末梢部位的皮肤颜色和温度，有无甲床瘀点或瘀斑等。系统性红斑狼疮最具特征性的皮肤损害为面部蝶形红斑；原发性干燥综合征常见的皮疹是紫癜；系统性硬化症皮肤损害先发生于双侧手指及面部，常造成正常面纹消失使面容刻板，张口困难；皮肌炎的皮肤损害为对称性眼睑、眼眶周围出现紫红色斑疹及实质性水肿。

3. 心理 - 社会状况　评估患者有无焦虑、敏感、多疑、易激动、抑郁、偏执、悲观、性格幼稚化、自我中心等心理反应及其程度。评估患者及家属对皮肤受损及其相关疾病知识的了解程度。

4. 辅助检查　原发疾病的相关检查，尤其是免疫学检查、皮肤狼疮带试验、肌肉活检、肾活检等有助于病因诊断。

（二）护理问题 / 医护合作性问题

1. 皮肤完整性受损　与血管炎性反应有关。

2. 外周血管灌注量改变　与肢端血管痉挛、血管舒缩功能调节障碍有关。

（三）护理措施

1. 一般护理

（1）饮食护理：指导患者清淡饮食，补充足量的蛋白质、维生素和水分，避免刺激性食物。

（2）避免诱因：①寒冷天气注意保暖，尽量减少户外活动或工作，避免皮肤在寒冷空气暴露时间过长。外出时穿保暖衣服，注意保持肢体末梢的温度，指导患者戴帽子、口罩、手套和穿保暖袜子等。②洗涤时宜用温水，勿用冷水洗手洗脚。③避免吸烟、饮咖啡，防止引起交感神经兴奋，病变小血管痉挛，加重组织缺血、缺氧。

2. 皮肤护理　①穿棉质衣裤，鞋袜要宽松，床铺应平整；②保持皮肤清洁干燥，每天用温水冲洗或擦洗，忌用碱性肥皂；③避免接触刺激性物品，如各种化妆品、染发烫发剂、定型发胶、农药等；④外出时采取遮阳措施，避免阳光直射裸露皮肤；⑤皮疹或红斑处局部遵医嘱使用药物性软膏涂敷；⑥局部溃疡合并感染者，遵医嘱使用抗生素治疗的同时，做好局部清创换药处理；⑦避免服用容易诱发风湿病症状的药物，如普鲁卡因胺、肼屈嗪等。

3. 用药护理　①非甾体抗炎药：久服可出现胃肠道不良反应，表现为消化不良、上腹痛、恶心、呕吐等，严重者可致出血性糜烂性胃炎，饭后服药或同时服用胃黏膜保护剂、质子泵抑制剂或 H_2 受体拮抗剂等，可减轻损害；此外，也可出现神经系统不良反应，如头痛、头晕、精神错乱等；长期使用此类药物还可出现肝肾毒性、抗凝作用及皮疹等，故用药期间应严密观察有无不良反应，监测肝肾功能。②肾上腺糖皮质激素：常见的不良反应有医源性库欣综合征、血压升高、血糖升高、电解质紊乱、继发感染、无菌性骨坏死、加重或引起消化性溃疡、骨质疏松，也可诱发精神失常。在服药期间，应低盐、高蛋白、高钾、高钙饮食，补充钙剂和维生素 D，定期测量血压，监测血糖、尿糖变化。遵医嘱用药，不能自行停药或减量过快，以免引起“反跳”现象。③免疫抑制剂：本类药物不良反应主要是白细胞减少，也可引起胃肠道反应、黏膜溃疡、皮疹、肝肾功能损害、脱发、出血性膀胱炎、畸胎瘤等。应鼓励患者多饮水，观察尿液颜色，及早发现出血性膀胱炎。育龄女性服药期间应避孕。

4. 心理护理　保持良好的心态，避免情绪激动和劳累而诱发血管痉挛。有脱发者，建议患者戴假发，以增强自尊。

（李大权）

第2节 风 湿 热

● 案例 8-1

患者，女，22岁。发热、头痛、乏力、双膝关节疼痛2天，平素体健，正常工作，无特殊不适。体检：T 38.6℃，P 95次/分，心尖部有轻微舒张期隆隆样杂音，不传导，两肺未闻及干湿啰音，下肢无水肿。实验室检查：血沉50mm/h，ASO试验＞500U；X线示心脏呈梨形增大；食管吞钡剂检：右前位见食管压迹加深。

问题： 1. 分析该患者为何病？其心功能如何？

2. 列出2项主要护理问题。

3. 请对该患者进行健康教育。

（一）概述

1. 概念 风湿热（rheumatic fever）是一种与A组乙型溶血性链球菌感染有关的全身性结缔组织的非化脓性疾病，曾经是危害学龄儿童及青少年生命和健康的主要疾病之一，可累及心脏、关节、中枢神经系统和皮下组织，但以心脏和关节最为明显，临床表现为心脏炎、环形红斑、关节炎、舞蹈症和皮下结节。病变可呈急性或慢性反复发作，可遗留心脏瓣膜病变形成慢性风湿性心瓣膜病。

2. 病因与发病机制 本病的发病与A组溶血性链球菌感染有关的观点已被普遍接受。链球菌菌体的荚膜由透明质酸组成，与人体滑膜和关节液的透明质酸蛋白之间存在共同抗原性，可抵抗白细胞的吞噬而起到保护作用。A组链球菌的蛋白质抗原与人体心瓣膜和脑等组织存在交叉抗原性，可引起交叉免疫反应。这一交叉反应在风湿热瓣膜病变的发病机制中非常重要。链球菌可产生多种细胞外毒素，在其致病性中也起重要作用。

另外，风湿热的发病存在遗传易感性。同一家族成员发病率较无风湿热的家庭为高，单卵双胎同时患风湿热者较双卵双胎者为高。

（二）护理评估

1. 健康史 询问有无A组溶血性链球菌感染的病史；询问有无风湿热发病的家族史。

2. 身体状况

（1）关节炎：是常见的初发症状，发生率达75%以上，急性发作时受累关节出现红、肿、灼热、疼痛和活动受限。典型的关节炎特点为：

1）游走性，可在十分短暂的数小时或数天内，从一个关节迁移到另一个关节。

2）常为多发性，常表现为两个以上的关节同时受累。

3）多侵犯大关节，如膝、踝、肘、腕和肩关节等。

4）关节疼痛与天气变化关系密切，在潮湿或寒冷时加重，随着环境的改善症状可自然缓解。

5）水杨酸制剂有效，用药24～48小时后症状可明显缓解，但即使不治疗，关节炎也很少持续4周以上。

6）关节炎随风湿活动消失而消失，关节功能恢复，不遗留强直或畸形。

（2）心肌炎：在儿童病例为风湿热最重要的表现，占40%～80%。可表现为心肌炎、心内膜炎、心包炎或全心炎，其中多以心肌和心内膜同时受累，单纯心肌炎或心包炎较少见。

（3）环形红斑：过去发生率为 10% ～ 20%，现发生率较少，为 2.4%，一般在风湿热的后期出现，常分布于躯干和四肢近端，如大腿内侧，呈淡红色边缘轻度隆起的环形或半环形红晕，环由小变大，中心肤色正常，皮疹可融合为不规则形，不痛不痒，常于数小时或 1 ～ 2 天迅速消失，但消退后又可原位再现，皮疹时隐时现，经历数月。

（4）皮下结节：较少见，2% ～ 10% 不等。为 1.5 ～ 2.0cm 的硬性无痛性结节，可孤立存在或几个聚在一起，多在关节的伸面骨质隆起部位，与皮肤无粘连，表面无红肿，常伴有严重的心肌炎。

（5）Sydenham 舞蹈症：是由于锥体外系受累所致，为风湿热的后期表现，一般发生在 A 组溶血性链球菌感染后 2 个月或以上。多见于女性患者，儿童多于成人。表现为面部肌肉和四肢不自主的动作和情绪不稳定，出现挤眉、伸舌、眨眼、摇头、转颈；肢体伸直和屈曲、内收和外展、旋前和旋后等无节律的交替动作。激动或兴奋时加重，睡眠时消失。

（6）临床分型

1）急性发作型：多见于儿童，起病急骤，病情凶险，表现为严重的心脏炎、关节炎，风湿性肺炎、充血性心力衰竭等，如治疗不及时可造成死亡。此型国内较少见。

2）反复发作型：此型临床最常见，一般多在初发后 5 年内复发，多重复过去的临床特点，每复发一次心瓣膜的损害就加重一次。

3）慢性型（迁延型）：指病情减轻、缓解和加重反复交替出现，持续半年以上者。常以心脏炎为主要表现，也可伴有关节炎或关节痛。

4）亚临床型（隐匿性风湿热）：病情隐匿，临床表现不典型，可有咽痛或咽部不适、疲乏无力、肢体酸痛、面色苍白等非特征性表现，少数患者可有低热。此型患者可经多年隐匿，逐渐发展为慢性风湿性心脏病，也可因再一次链球菌感染等诱因而加剧，出现典型的临床表现。

3. 心理 - 社会状况　风湿热的预后主要取决于是否发展为风湿性心脏病，患者易出现情绪低落、抑郁、悲观、绝望等心理反应。

4. 辅助检查

（1）实验室检查：活动期患者血常规检查有白细胞和中性粒细胞升高，并有核左移现象，也可见轻度贫血。血沉增快，CRP 的升高较血沉增快出现早。血清蛋白电泳可见白蛋白降低、α_2及 γ 球蛋白增加，黏蛋白也增加。免疫球蛋白 IgM/IgG、补体和 CIC 在急性期升高，特别是补体 C3、C4 在风湿热临床症状出现第二天即有变化，故对风湿活动性有诊断上的意义。

（2）抗链球菌的证据：链球菌感染最直接的证据是在咽部培养出 A 组乙型溶血性链球菌，其阳性率仅有 20% ～ 25%。抗链球菌抗体滴度升高也是新近链球菌感染的可靠指标，链球菌感染后约 2 周，大多数风湿热患者（75% ～ 80%）的 ASO 滴度升高大于 500U，4 ～ 6 周时达高峰，8 ～ 10 周后逐渐恢复正常。

（3）胸部 X 线和心电图：胸部 X 线可表现为正常或有心影增大。心脏受累可出现心电图异常，如窦性心动过速 / 过缓和期前收缩等心律失常、房室传导阻滞、Q-T 间期延长及 ST-T 的改变。

（4）超声心动图：可发现患者心脏增大，心瓣膜水肿和增厚、闭锁不全或狭窄及心包积液。

5. 治疗要点　本病缺乏特效的治疗方法。总的治疗原则包括早期诊断、合理治疗，防止病情进展造成心脏不可逆的病变。

（1）一般治疗：主要是针对不同的症状采取相应的对症处理措施。急性期患者均应卧床休息；如有心脏受累应避免体力活动或精神刺激，并应在体温和血沉恢复正常、心动过速控制或明显的心电图改善后继续卧床3～4周，然后逐渐恢复活动，心脏扩大伴有心力衰竭者，约需6个月才可逐渐恢复正常活动。有充血性心力衰竭者还应适当限制盐和水分。

（2）抗生素的应用：应用抗生素的目的是消除残存的链球菌感染灶。推荐应用青霉素一次肌内注射，或者口服青霉素10天。对少数耐青霉素菌株感染或青霉素过敏者，可选用红霉素，一天4次，疗程10天。对红霉素耐药者，可选用其他药物替代，包括氨苄西林/克拉维酸盐、新大环内酯类及头孢菌素类等。

（3）抗风湿治疗：风湿性关节炎的首选药物为非类固醇抗炎药。其中阿司匹林仍然是首选药物，分3～4次口服，一般疗程6～8周，有轻度心脏炎者宜用12周。糖皮质激素仅在严重心脏炎伴有充血性心力衰竭时才被推荐使用。常用药物有泼尼松，分3～4次服用，控制病情后逐渐减量，疗程最少12周。对心包炎或心肌炎合并急性心力衰竭的患者，可静脉滴注地塞米松或氢化可的松，至病情改善后改为口服泼尼松。糖皮质激素还可用于对阿司匹林无反应的严重关节炎的治疗，疗程6～8周。

严重心脏炎或心脏扩大者易发生心力衰竭，除用糖皮质激素治疗以外，应合并使用血管紧张素转化酶抑制剂、洋地黄、利尿剂和降低心脏负荷的药物。

（4）Sydenham舞蹈症的治疗：首先应给予患者一个安静的环境，避免强光和噪声的刺激，防止外伤。必要时在抗风湿治疗的基础上加用镇静药如地西泮、巴比妥类药物或氯丙嗪等。

（5）慢性心瓣膜病的治疗：有慢性充血性心力衰竭者应长期给予洋地黄口服并监测血药浓度，随时调整剂量。瓣膜损害严重时可给予手术治疗，作瓣膜成形术或置换术。

（6）一级预防：由于风湿热有家族多发和遗传倾向，因此患者的亲属为风湿热的高危人群，应重点预防。目前推荐在确诊有A组溶血性链球菌咽炎的患者，或者5岁以上的青少年在拟诊上呼吸道链球菌感染时，即应给予治疗，可用单剂长效青霉素肌内注射，分2～4次，连续用药10天。

（7）二级预防：主要针对年幼、有高度易感因素、风湿热多次复发、有过心脏炎和有瓣膜病后遗症者，首要目的是预防和减轻心脏损害。以长效青霉素，每3～4周肌内注射1次，用药至少10年，或直至40岁甚至终生预防。

（三）护理问题/医护合作性问题

1. 心排血量减少　与心脏受损有关。
2. 疼痛　与关节受累有关。
3. 焦虑　与疾病的威胁有关。
4. 潜在并发症：心力衰竭。

（四）护理措施

1. 心肌炎的护理

（1）休息与活动：绝对卧床休息，无心肌炎者2周，有心肌炎时轻者4周，重者6～12周，伴心力衰竭者待心功能恢复后再卧床3～4周，血沉接近正常时方可逐渐下床活动，活动量应根据心率、心音、呼吸、有无疲劳而调节。一般恢复至正常活动量所需时间是：无心脏受累者1个月，轻度心脏受累2～3个月，严重心肌炎伴心力衰竭者6个月。做好一切生活护理。

（2）饮食护理：给予易消化、高蛋白、高维生素食品，有心力衰竭者适当地限制盐和水，少量多餐，并保持大便通畅。

（3）病情观察：注意心率、心律、心音及多汗、气急等心力衰竭表现。

2. 关节炎的护理　保持舒适的体位，避免痛肢受压，移动肢体时动作轻柔。做好皮肤护理。

3. 心理护理　耐心解释各项检查、治疗、护理措施的意义，争取合作。及时解除患儿的各种不适感。指导家长学会预防风湿热复发的各种措施。

4. 用药护理　阿司匹林可引起胃肠道反应、肝功能损害和出血。饭后服用或同服氢氧化铝可减少对胃的刺激，加用维生素 K 防止出血。阿司匹林引起多汗时应及时更衣防受凉。泼尼松可引起满月脸、肥胖、消化道溃疡、肾上腺皮质功能不全、精神症状、血压增高、电解质紊乱、免疫抑制等，应密切观察，避免交叉感染及骨折。

心力衰竭患儿需用洋地黄治疗，心肌炎时对洋地黄敏感且易出现中毒，洋地黄剂量应为一般剂量的 1/3 ～ 1/2，注意有无恶心呕吐、心律不齐、心动过缓等副作用，并应注意补钾。同时配合吸氧、利尿、维持水电解质平衡等治疗。

5. 健康指导

（1）风湿病患者要学习有关风湿病方面的知识，了解本病的特点，树立与疾病长期斗争的理念。养成良好的生活习惯，避免各种诱发因素。病程缠绵、行动不便，患者常心情抑郁，家人朋友要关心患者，给予心理安慰，减轻其痛苦，使其积极配合治疗与护理

（2）适当的锻炼，增强体质，防止肢体失用。积极预防和控制感染，避免诱发因素。坚持按医嘱服药，定期复查。

（齐　菲）

第 3 节　系统性红斑狼疮

案例 8-2

患者，女，22 岁。不明原因的全身多个关节疼痛及肌肉疼痛 2 年，发热伴尿量明显减少 2 个月。检查：T 37.9℃，P 110/ 分，R 28/ 分，BP 100/60mmHg，面部有蝶形红斑，双侧手掌、足底可见片状红斑，肾功能检查血肌酐明显升高，抗核抗体阳性，抗双链 DNA 抗体阳性，抗 Sm 抗体阳性。

问题：1. 系统性红斑狼疮的主要表现有哪些？

2. 该患者目前存在哪些主要护理问题？

3. 请针对首优护理问题列出护理措施。

（一）概述

1. 概念　系统性红斑狼疮（systemic lupus erythematosus，SLE）是一种有多系统损害的慢性自身免疫性疾病。血清中出现多种自身抗体，并有多种免疫反应异常，临床上主要表现为皮肤、关节和肾脏损害。系统性红斑狼疮多发于青年女性，发病年龄以 20 ～ 40 岁最多见，幼儿和老人亦可发病，发病率随地区、种族、性别、年龄而异。在全世界的种族中，汉族人 SLE 发病率位居第二。

2. 病因及发病机制　本病病因未明，目前认为可能与遗传、性激素、环境等因素有关。

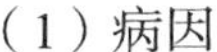

（1）病因

1）遗传因素：①有色人种 SLE 患病率高于白色人种；② SLE 发病有家族聚集倾向，SLE 第 1 代亲属中患 SLE 者 8 倍于无 SLE 患者家庭；③同卵双生患 SLE 者 5 ～ 10 倍于异卵双生的 SLE 患病率；④ SLE 的易感基因（HLA-DR$_2$、HLA-DR$_3$ 等）或天然缺陷（C4a、C1q、C2 等）的人群患病率明显高于正常人群。现已证明 SLE 是多基因相关疾病。

2）性激素：SLE 好发于育龄女性，育龄女性的患病率与同龄男性之比为 9 ∶ 1，而在儿童及老年 SLE 患者中，女性患病率仅略高于男性（3 ∶ 1）；女性的非性腺活动期（＜ 13 岁，＞ 55 岁），SLE 发病率较低；睾丸发育不全的患者并存 SLE；妊娠可诱发 SLE 或加重病情；SLE 的发病与雌激素有关，用雄激素治疗缓解 SLE 病情，而雌激素使 SLE 病情恶化。提示 SLE 的发病与雌激素有关。

3）环境：日光、感染、食物、药物等环境因素与 SLE 有关。①日光：40% 的 SLE 患者对日光过敏，紫外线使皮肤上皮细胞凋亡，使新抗原暴露而成为自身抗原。②病原微生物：SLE 患者出现发热、疲乏、肌痛等临床表现也可见于病毒感染的患者，在 SLE 患者血清中抗病毒抗体滴度增高，提示 SLE 与病毒感染有关。③食物：某些含补骨脂素的食物（如芹菜、无花果等）可能增强 SLE 患者对紫外线的敏感性。含联胺基因（如烟熏食物、蘑菇等）的食物可诱发 SLE 发病。④药物：某些患者在服用普鲁卡因胺、异烟肼、氯丙嗪、甲基多巴等药物后或用药过程中，可出现狼疮样症状，停药后消失。

（2）发病机制：外来抗原（如病原体、药物等）引起人体 B 细胞活化。易感者因免疫耐受性减弱，B 细胞通过交叉反应与模拟外来抗原的自身抗原相结合，并将抗原呈递给 T 细胞使之活化，在 T 细胞活化刺激下，B 细胞得以产生大量不同类型的自身抗体，造成大量细胞损伤。

（二）护理评估

1. 健康史　询问有无 SLE 病史；有无日光过敏、食用含补骨脂素的食物（如芹菜、无花果等）、病毒感染史；病前药物使用等情况。

2. 身体状况　SLE 临床表现多种多样，变化多端。起病可为暴发性、急性或隐匿性。可为单一器官受累，也可多个系统同时受累。多数患者的病情呈缓解与发作交替过程。

（1）全身症状：活动期患者大多数有全身症状，约 90% 的患者可出现发热，以长期低、中度发热多见，偶有高热。此外，疲倦、乏力、体重减轻及淋巴结肿大等亦较常见。

（2）皮肤与黏膜：约 80% 患者有皮肤损害，如颊部蝶形红斑、盘状红斑、指端缺血、指掌部和甲周红斑、面部及躯干皮疹等。

SLE 最具特征性的皮损表现为面部蝶形红斑。此红斑发生在颧颊，经鼻梁融合成蝶翼状，皮损为不规则的水肿性红斑，色鲜红或紫红，边缘清楚或模糊，稍高出皮面，表面光滑，有时可见鳞屑，有痒和痛感；病情缓解时，红斑消退，留有棕黑色素沉着。约 40% 的患者在日晒后出现光过敏现象甚至可能诱发 SLE 急性发作；约 40% 的患者有脱发；约 30% 的患者在急性期出现口腔溃疡，常提示疾病活动；约 30% 的患者可有雷诺现象。浅表皮肤血管炎者可出现网状青斑。

（3）关节与肌肉：约 85% 患者有关节痛，最常见于指、腕、膝和掌指关节，伴红肿者少见，呈对称性分布，部分伴有关节炎，一般不引起关节畸形。10% 的患者因关节周围肌腱受损而出现 Jaccoud 关节病，特点为可复位的非侵蚀性关节半脱位，可维持正常关节功能，关节

X 线片多无关节骨破坏。可出现肌痛和肌无力，有时出现肌炎。个别患者在病程中出现股骨头坏死，目前尚不清楚是由于本病所致或为糖皮质激素的不良反应之一。

（4）肾损害：狼疮性肾炎是 SLE 最常见和严重的临床表现，SLE 患者肾活检肾受累率几乎达 100%，其中 45% ～ 85% 有肾损害的临床表现。狼疮性肾炎可表现为急慢性肾炎、肾病综合征、远端肾小管酸中毒和尿毒症等，以慢性肾炎、肾病综合征较常见。主要表现为蛋白尿、血尿、管型尿、肾性高血压、肾功能不全等。而尿毒症是 SLE 常见死因。

（5）心血管：约 30% 患者有心血管表现，其中以心包炎最为常见，其次可出现心肌炎、心肌缺血、心内膜炎。疣状心内膜炎是 SLE 的特殊表现之一，多无相应的临床症状或体征，但疣状赘生物可脱落引起栓塞，或并发感染性心内膜炎。

（6）肺与胸膜：①胸膜炎：半数以上患者在急性发作期出现单侧或双侧胸膜炎或中小量胸腔积液。②狼疮性肺炎：约 10% 患者出现，表现为发热、干咳、胸痛及呼吸困难等症状。③肺间质性病变：表现为活动后气促、干咳、低氧血症等。④弥漫性肺泡出血：约 2% 患者出现，病死率高。⑤其他：肺动脉高压、肺梗死等。其中，肺动脉高压是 SLE 预后不良的因素之一。

（7）消化系统：约 30% 患者出现食欲缺乏、腹痛、呕吐、腹泻、腹水等症状，其中部分患者以上述症状为首发。少数有各种急腹症发作，如急性腹膜炎、胰腺炎、胃肠炎等，与 SLE 的活动性相关。SLE 的消化系统症状与肠壁或肠系膜血管炎有关。约 40% 患者出现肝功能损害，可见肝大，但无黄疸。早期出现肝功能损害与预后不良相关。

（8）神经系统：又称神经精神狼疮或狼疮脑病。约 20% 患者有神经系统损伤，脑损害最多见，其症状往往提示 SLE 病情活动，病情严重且预后不佳。表现为精神障碍、癫痫发作、偏瘫、蛛网膜下腔出血、脊髓炎等。其中，严重头痛可以是 SLE 的首发症状。

（9）血液系统：约 60% 活动性 SLE 有慢性贫血的表现；约 40% 患者可有白细胞减少或淋巴细胞绝对数减少；约 20% 患者血小板减少；约 20% 患者有无痛性的轻、中度淋巴结肿大；约 15% 患者有脾大。

（10）眼：约 15% 患者有眼底变化，如出血、视盘水肿、视网膜渗出物等。其原因是视网膜血管炎。另外，血管炎可累及视神经，两者均影响视力，重者数日内可致盲。早期治疗，多数可逆转。

（11）其他：SLE 活动期患者可伴有继发性抗磷脂抗体综合征，表现为动脉和（或）静脉血栓形成，习惯性自发性流产，血小板减少等。约 30% 患者伴有继发性干燥综合征，因外分泌腺受累，可表现为口干、眼干等。

3. 心理 - 社会状况　因病情变化大，常累及多系统，且皮肤损害表现较明显，患者及家属易出现焦虑、烦躁、悲观甚至绝望心理。

4. 辅助检查

（1）一般检查：血、尿常规异常提示血液系统和肾受损，血沉增快，肝肾功能异常等。

（2）免疫学检查：①抗核抗体（ANA）：见于几乎所有的 SLE 患者，为 SLE 首选的筛选实验，但特异性低，阳性不能作为 SLE 与其他结缔组织病的鉴别。②抗双链 DNA（抗 dsDNA）抗体：诊断 SLE 的标记抗体之一，多出现在 SLE 的活动期，其滴度与疾病活动性密切相关。③抗 Sm 抗体：诊断 SLE 的标记抗体之一，特异性 99%，但敏感性仅 25%，与病情活动性无关，主要用于早期和不典型患者的诊断或回顾性诊断。④抗 RNP 抗体：对 SLE 诊断特异性不高，与 SLE 的雷诺现象和肌炎相关。⑤抗 SSA（Ro）抗体：与 SLE 中出现光过敏、血管炎、皮损、白细胞减低、平滑肌受累、新生儿狼疮等相关。⑥抗 SSB（Ra）抗体：与抗

SSA 抗体相关联，与继发性干燥综合征有关。⑦抗 rRNP 抗体：往往提示有狼疮脑病或其他重要内脏损害。⑧补体：CH50（总补体）、C3、C4 降低，尤其是 C3 低下提示狼疮活动。

（3）肾活检病理：对狼疮肾炎的诊断、治疗、预后估计有价值，尤其对指导狼疮肾炎的治疗有重要意义。

（4）其他：MRI、CT 及超声等检查分别有利于早期发现出血性脑病、肺部浸润及心血管病变等。

5. 诊断与治疗要点

（1）诊断要点：对 SLE 的诊断，目前普遍采用美国风湿病学会（ACR）1997 年提出的 SLE 诊断分类标准。该标准的 11 项中，符合其中 4 项或 4 项以上者，除外感染、肿瘤和其他结缔组织病后，可诊断为 SLE。①颊部蝶形红斑；②盘状红斑；③光过敏；④口腔溃疡；⑤关节炎：非侵蚀性；⑥浆膜炎（胸膜炎或心包炎）；⑦肾脏病变（蛋白尿、血尿或管型尿）；⑧神经病变（抽搐或精神症状）；⑨血液学疾病：溶血性贫血，或白细胞减少，或血小板减少，或淋巴细胞减少；⑩免疫学异常：抗 dsDNA 抗体阳性，或抗 Sm 抗体阳性，或抗磷脂抗体阳性；⑪抗核抗体阳性。

（2）治疗要点：SLE 目前尚不能根治，治疗要个体化，但经合理治疗后可以达到长期缓解。肾上腺皮质激素加免疫抑制剂仍然是主要的治疗方案。治疗原则是急性期积极用药诱导缓解，尽快控制病情活动；病情缓解后，调整用药，并维持缓解治疗使其保持缓解状态，保护重要脏器功能并减少药物副作用。

1）一般治疗：进行心理治疗使患者对疾病树立乐观情绪；及早发现和治疗感染；避免使用可能诱发狼疮的药物，如避孕药；避免阳光暴晒和紫外线照射；缓解期才可作防疫注射，但尽可能不用活疫苗。

2）对症治疗：对发热及关节痛者可用非甾体抗炎药，如阿司匹林、吲哚美辛、布洛芬、萘普生等；对有高血压、血脂异常、糖尿病、骨质疏松、神经精神症状者给予相应治疗。

3）药物治疗

A. 糖皮质激素：是目前治疗重症自身免疫病的主要药物，可显著抑制炎症反应，抑制抗原抗体反应。一般选用泼尼松或甲泼尼松，鞘内注射时用地塞米松。

B. 免疫抑制剂：大多数 SLE 患者尤其是在病情活动时需选用免疫抑制剂联合治疗，加用免疫抑制剂有利于更好地控制 SLE 活动，保护重要脏器功能，减少复发，以及减少长期激素治疗的需要量和副作用。在有重要脏器受累的 SLE 患者中，诱导缓解期多首选环磷酰胺（CTX）或霉酚酸酯（MMF）治疗，如无明显副作用，疗程至少 6 个月以上。在维持治疗中，可根据病情选择 1 ～ 2 种免疫抑制剂长期维持。羟氯喹（HCQ）可作为 SLE 的背景治疗，在诱导缓解和维持治疗中长期应用。

C. 其他药物治疗：病情危重或治疗困难病例，可选择静脉注射大剂量免疫球蛋白、血浆置换、造血干细胞或间充质干细胞移植等。生物制剂如抗 CD20 单抗（利妥昔单抗）和细胞毒 T 细胞相关抗原 4 等亦可用于 SLE 的治疗。

（三）护理问题 / 医护合作性问题

1. 皮肤完整性受损　与疾病所致的血管炎性反应等因素有关。

2. 慢性疼痛：关节痛　与自身免疫反应有关。

3. 口腔黏膜受损　与自身免疫反应、长期使用激素等因素有关。

4. 潜在并发症：慢性肾衰竭。

5. 焦虑 与病情反复发作，迁延不愈，面容毁损及多脏器功能损害有关。

（四）护理措施

1. 一般护理

（1）休息与活动：保持病室环境安静、整洁，温度适宜。病床宜安排在没有阳光直射的地方。急性活动期的患者应以卧床休息为主，病情缓解后可正常学习、工作，但应避免过度劳累。

（2）饮食护理：给高热量、高维生素、高蛋白饮食。肾功能不全患者，则应给予优质低蛋白饮食；心力衰竭、肾衰竭、水肿者，严格限制钠盐摄入；少食多餐，宜软食，忌食芹菜、无花果、蘑菇、烟熏食物及辛辣等刺激性食物，以免诱发或加重病情，并促进组织愈合。

（3）环境护理：选择朝北的房间，或者挂厚窗帘，以免阳光直射。温湿度适宜，通风良好。温度最好保持在 25 ～ 28℃，湿度保持在 50% 以上。

2. 病情观察 观察患者有无水肿、少尿、高血压、氮质血症等肾衰竭的表现，严格记录 24 小时出入液量及尿量；监测生命体征，必要时进行心电监护；观察患者有无出现剧烈头痛、恶心、呕吐、颈项强直、肢体瘫痪、行为异常、忧郁、淡漠或过度兴奋、幻觉、强迫观念或偏执等情况。

3. 对症护理

（1）皮肤黏膜护理：①避免紫外线：床位应安排在没有阳光直射的地方。禁止日光浴，外出时穿长袖衣裤，戴保护性眼镜、太阳帽或打伞；病室进行紫外线消毒时患者应避开。②保持皮肤清洁卫生：皮损处用清水冲洗，或用 30℃左右温水湿敷红斑处，每日 3 次，每次 30 分钟，可促进局部血液循环，有利于鳞屑脱落。禁用肥皂清洁皮肤，避免使用化妆品或其他化学药物，防止对局部皮肤刺激引起过敏。③脱发患者的护理：避免引起脱发加重的因素，忌染发、烫发、卷发。减少洗头次数，每周用温水洗头 2 次。建议患者剪成短发，或戴帽子、头巾、假发等。④保持口腔清洁，预防感染：有口腔黏膜皮损时，避免食用辛辣等刺激性食物，漱口后用中药冰硼散或锡类散涂敷溃疡部可促进愈合。

（2）关节疼痛护理：详见本章第 1 节。

4. 用药护理 遵医嘱用药，不能擅自改变药物剂量或突然停药，向患者详细介绍所用药物的名称、剂量、给药时间和方法等，并教会患者观察药物疗效和不良反应。长期服用非甾体抗炎药可出现胃肠道不良反应，应在饭后服用，同时服用胃黏膜保护剂，以减轻胃黏膜损伤。糖皮质激素主要副作用有库欣综合征、血压升高、电解质紊乱、感染等，服药期间应定期测量血压，观察血糖、尿糖变化。免疫抑制剂主要副作用是白细胞减少，也可引起胃肠道反应、黏膜溃疡、皮疹、肝功能损害、脱发、出血性膀胱炎等。在服药过程中要定期复查血常规、尿常规、肝功能、肾功能；观察尿液颜色改变，及早发现出血性膀胱炎。

5. 心理护理 主动关心患者，给患者及家属介绍本病的有关知识，耐心解答疑问，向患者说明良好心理状态对缓解疾病和改善预后的重要性；让患者参与护理计划的制订，明确目标，积极配合治疗。介绍成功病例，增强患者战胜疾病的信心，鼓励亲人朋友多陪伴患者，使其获得感情支持。对疾病和治疗引起的一些容貌改变进行适当遮掩，如戴假发等。

6. 健康指导

（1）疾病知识指导：向患者及家属介绍本病的有关知识，使其了解本病并非“不治

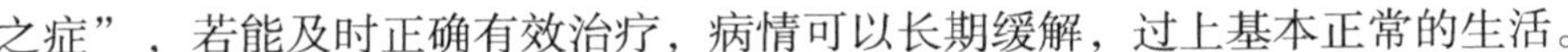

之症”，若能及时正确有效治疗，病情可以长期缓解，过上基本正常的生活。

（2）疾病预防指导：避免一切可能诱发本病的因素，如阳光照射、妊娠、分娩、药物及手术等。外出时戴宽边帽子，穿长袖上衣及长裤；育龄女性应避孕，特别是疾病活动期，伴有心、肺、肾功能不全者禁忌妊娠。

（3）生活指导：注意个人卫生，学会皮肤护理，切忌挤压皮肤斑丘疹，预防皮损和感染。剪指甲勿过短，防止损伤指甲周围皮肤。血小板低者易发生出血，应避免外伤，刷牙时用软毛牙刷，勿用手挖鼻腔。

（李大权）

第 4 节　类风湿关节炎

● 案例 8-3

患者，女，58 岁。8 年前无任何诱因出现两手指关节疼痛，晨起时感觉疼痛的指关节僵硬，随后两腕关节也开始疼痛，时轻时重。近一年来病情逐渐加重，指关节变形，腕关节增粗。查体：两腕关节明显肿胀畸形，两手指关节呈梭形改变，两上肢的鹰嘴突有 2 个大小不等的皮下结节，坚硬，压之略痛。ESR 80mm/h，RF 因子（+），X 线显示：指关节、腕关节骨质疏松，关节间隙变窄。

问题： 1. 类风湿性关节炎的主要表现有哪些？

2. 该患者目前存在哪些主要护理问题？

3. 请针对首优护理问题列出护理措施。

（一）概述

1. 概念　类风湿关节炎（rheumatoid arthritis，RA）是以侵蚀性、对称性多关节炎为主要表现的慢性、全身性自身免疫性疾病。基本病理改变为滑膜炎、血管翳形成，并逐渐出现关节软骨和骨破坏，最终可能导致关节畸形和功能障碍。RA 在我国的患病率为 0.32% ～ 0.36%，可见于任何年龄，其中以 35 ～ 50 岁多见，男女之比为 1 ∶ 3。RA 是造成人类丧失劳动力和致残的主要疾病之一。

2. 病因及发病机制　RA 的病因和发病机制不十分清楚，可能与下列有关。

（1）感染：一般认为微生物感染仍是 RA 的诱发或启动因素，某些细菌、支原体、病毒等可能通过感染激活 T、B 等淋巴细胞，分泌致炎因子，产生自身抗体，与 RA 密切相关，可致易感者或有遗传背景者发病。

（2）遗传因素：RA 有家族聚集趋向，如 RA 患者一级亲属发生 RA 的概率为 11%。同卵双胞胎共同患病概率为 12% ～ 30%，而异卵双胞胎仅为 4%。易感基因 HLA -DR4 单倍型与 RA 发病相关。

（3）免疫紊乱：是 RA 主要的发病机制。活化的 $CD4^+$T 细胞和 MHC- Ⅱ型阳性的抗原递呈细胞（APC）浸润关节滑膜，结合关节与体内物质启动特异性免疫应答，导致相应的关节炎症。在病程中 T 细胞受刺激而活化增殖，滑膜的巨噬细胞也因抗原而活化，使细胞因子 TNF-α（α 肿瘤坏死因子）、IL-1、IL-6、IL-8 等增多，促使滑膜处于慢性炎症状态。TNF-α 进一步破

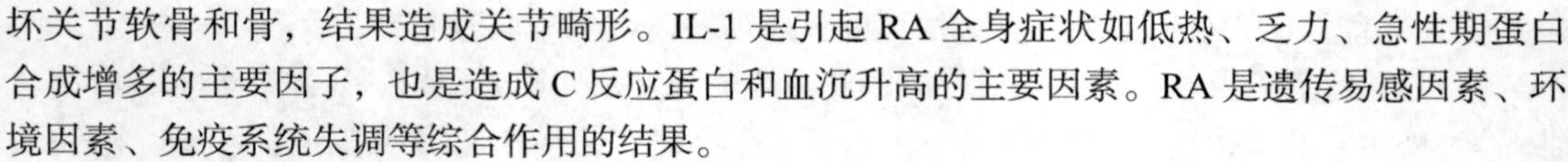

坏关节软骨和骨，结果造成关节畸形。IL-1是引起RA全身症状如低热、乏力、急性期蛋白合成增多的主要因子，也是造成C反应蛋白和血沉升高的主要因素。RA是遗传易感因素、环境因素、免疫系统失调等综合作用的结果。

（二）护理评估

1. 健康史　询问患者有无RA病史，有无细菌、支原体、病毒、原虫感染、代谢障碍等疾病，是否在寒冷、潮湿中发病。

2. 身体状况　RA多以缓慢隐匿的方式起病，在出现明显的关节症状前可有乏力、全身不适、发热、纳差等症状。少数患者急性起病，数天内便出现多个关节的症状。

（1）关节表现：典型表现为对称性多关节炎。主要表现有：

1）晨僵：早晨起床后病变关节及其周围僵硬明显，持续时间多超过1小时，活动后症状减轻。95%以上的患者可出现晨僵，是观察RA活动的指标之一。晨僵持续时间和关节炎症的严重程度一致。

2）关节痛与压痛：关节痛常常是最早症状，最常出现的部位为腕、掌指、近端指间关节，其次是跖趾、膝、踝、肘、肩等关节。多呈对称性、持续性，但时轻时重，疼痛的关节往往伴有压痛。受累关节的皮肤可出现褐色色素沉着。

3）肿胀：凡受累的关节均有肿胀，多因关节腔内积液或关节周围软组织炎症引起，病程较长者可因滑膜慢性炎症后的肥厚而引起肿胀，亦多呈对称性，常见的肿胀部位与关节痛部位相同。关节炎性肿大而附近肌肉萎缩，关节呈梭形，也称梭状指。

4）畸形：多见于较晚期的患者。手指、腕关节被固定在屈位，手指在掌指关节处偏向尺侧，或有关节半脱位，形成特征性的尺侧偏斜和"天鹅颈"样及"纽扣花"样畸形等。关节周围肌肉的萎缩、痉挛加重关节畸形。关节肿痛、结构破坏和畸形都会引起关节的功能障碍。

5）功能障碍：关节肿痛和关节结构破坏都会引起关节的活动障碍。美国风湿病学会将因RA而影响生活的程度分为四级。Ⅰ级：能照常进行日常生活和各项工作。Ⅱ级：进行一般日常生活和某种职业工作，但对参与其他项目活动受限。Ⅲ级：可进行一般日常生活，但参与某种职业工作或其他项目活动受限。Ⅳ级：日常生活的自理和参与工作的能力均受限。

（2）关节外表现

1）类风湿结节：是RA较特异的皮肤表现，20%～30%的患者可出现，提示病情活动。常发生在关节隆突部位及经常受压部位，如肘关节鹰嘴突附近、足跟腱鞘、前臂伸面、坐骨结节区域、膝关节周围等部位。结节呈对称分布，质硬无压痛，大小不一，直径数毫米至数厘米不等。也可累及心、胸膜、肺、眼、脑等实质组织和内脏，若结节影响脏器功能，可出现相应脏器受损的症状。

2）类风湿血管炎：是关节外损害的病理基础，主要累及病变组织的动脉，可出现在任何脏器，如皮肤、肌肉、眼、肺、心、肾、神经等器官组织。体检可见甲床或指端小血管炎，少数发生局部缺血性坏死。

3）器官系统受累：①呼吸系统：侵犯肺部出现胸膜炎、肺间质性病变及肺动脉高压。尘肺患者合并RA时易出现多发肺结节，称为Caplan综合征，常突然出现，同时伴有关节症状加重，病理检查结节中心坏死区内含有粉尘。②循环系统：心脏受累以心包炎最常见，冠状动脉炎引起心肌梗死。③神经系统：神经受压是RA患者出现神经系统病变的常见原因。受压的周围神经病变与相应关节滑膜炎的严重程度相关。最常受累的神经有正中神经、尺神经、桡神经，神经系统受累也可出现脊髓受压、周围神经炎的表现。④血液系统：患者的贫血程度通常和病情活动度相关，尤其是和关节的炎症程度相关。起始时多为正细胞正色素性贫血，部分患者出现小细胞低色素性贫血，因病变本身或因服用非甾体抗炎药而造成胃肠道长期少量出血所致。RA 患者常见血小板增多，与病情活动度相关，病情缓解后可下降。⑤眼：受累多为巩膜炎，严重者因巩膜软化而影响视力。

4）其他表现：①干燥综合征：30% ～ 40% 患者出现口干、眼干等症状。② Felty 综合征：RA 伴有脾大、中性粒细胞减少，有的甚至贫血和血小板减少者，称 Felty 综合征。

3. 心理 - 社会状况　患者因病情反复发作、顽固的关节疼痛、疗效不佳等原因，常出现情绪低落、忧虑、孤独，对生活失去信心；长期的情绪低落会造成体内环境失衡，引起食欲缺乏、失眠等症状，反过来又加重病情。

4. 辅助检查

（1）血常规：轻至中度贫血。活动期血小板可升高。白细胞及分类多正常。

（2）炎性标志物：血沉（ESR）、C 反应蛋白（CRP）常升高，且与疾病活动相关。

（3）自身抗体

1）类风湿因子（RF）：有 IgM 型、IgG 型、IgA 型。70% 的 RA 患者血清中有 IgM 型 RF，其滴度与疾病的活动性和严重性成正比。但 RF 也可出现在除本病外的多种疾病中，甚至 5% 的正常人中也出现 RF，因此其对 RA 诊断不具特异性。

2）抗角蛋白抗体谱：有抗核周因子（APF）抗体、抗角蛋白抗体（AKA）、抗聚角蛋白微丝蛋白抗体（AFA）和抗 CCP 抗体。这组抗体的靶抗原为细胞基质的聚角蛋白微丝蛋白，CCP 是该抗原中主要的成分，因此抗 CCP 抗体在此抗体谱中对 RA 的诊断敏感性和特异性高。这些抗体有助于 RA 的早期诊断和鉴别诊断，尤其是血清 RF 阴性、临床症状不典型者。

（4）免疫复合物和补体：70% 的 RA 患者血清中可出现各种类型的免疫复合物。急性期和活动期患者的血清补体均升高，但少数有血管炎者可出现低补体血症。

（5）关节滑液检查：RA 患者关节腔内滑液量超过 3.5ml，滑液的黏度差，含糖量低于血糖，白细胞明显增多，中性粒细胞占优势。

（6）关节影像学检查：对 RA 的诊断、关节病变的分期、监测病变的演变均很重要，初期至少应摄手指及腕关节的 X 线片，早期可见关节周围软组织的肿胀阴影，关节端的骨质疏松（Ⅰ期）；关节间隙因软骨的破坏变得狭窄（Ⅱ期）；关节面出现虫蚀样破坏性改变（Ⅲ期）；晚期可见关节半脱位和关节破坏后的纤维性与骨性强直（Ⅳ期）。CT 及 MRI 对诊断早期 RA 更有价值。

5. 诊断与治疗要点

（1）诊断要点：RA 的诊断主要依靠临床表现、协助检查。目前 RA 的诊断普遍采用美国风湿病学会 1987 年修订的分类标准：①晨僵每天持续最少 1 小时，病程至少 6 周；②有 3 个或 3 个以上的关节肿胀，至少 6 周；③腕、掌指、近端指关节肿胀，至少 6 周；④对称性关节肿胀，至少 6 周；⑤有皮下结节；⑥手 X 线摄片改变（至少有骨质疏松和关节间隙的狭窄）；⑦类风湿因子阳性（滴度＞ 1 ∶ 20）。符合其中 4 项或 4 项以上者诊断 RA。该标准容易遗漏一些早期或不典型的病例，对此，应根据本病的特点，结合辅助检查进行综合全面考虑。

（2）治疗要点：由于 RA 的病因不明，目前临床上尚缺乏根治和预防的方法。治疗目的：

①减轻或消除关节肿痛和关节外症状，如发热等；②控制关节炎发展，防止和减少关节破坏，尽可能地保持受累关节功能；③促进已破坏关节骨的修复，并改善其功能。为此早期诊断和早期治疗是极为重要的。治疗包括一般治疗、药物治疗、外科手术治疗，其中以药物治疗最为重要。

1）一般治疗：包括休息、关节制动（急性期）、关节功能锻炼（恢复期）、物理疗法等。卧床休息只适用于急性期、发热及内脏受累的患者。

2）药物治疗

A. 非甾体抗炎药（NSAIDs）：主要通过抑制环氧酶活性阻止前列腺素合成，达到控制关节肿痛、晨僵和发热的目的。其是 RA 不可缺少的、非特异性的对症治疗药物，须与缓解病情的抗风湿药同服。常用药物有塞来昔布、美洛昔康、双氯芬酸、吲哚美辛、萘普生、布洛芬等。

B. 缓解病情抗风湿药（DMARDs）：该类药物较 NSAIDs 发挥作用慢，临床症状的明显改善需 1 ～ 6 个月，有改善和延缓病情进展的作用。RA 一经确诊，都应早期使用 DMARDs 药物，药物的选择和应用方案要根据病情活动性、严重性和进展情况而定，多与非甾体抗炎药联合应用。常用药物有甲氨蝶呤（MTX）、柳氮磺吡啶、来氟米特、羟氯喹和氯喹、雷公藤、金制剂、青霉胺、环磷酰胺、环孢素等，一般首选甲氨蝶呤。

C. 肾上腺糖皮质激素：抗炎作用强，能迅速缓解关节肿痛症状和全身炎症，但不能根本控制疾病，停药后症状易复发。长期用药造成停药困难的依赖性，易出现不良反应，所以仅限于活动期有关节外症状者或关节炎明显而又不能为非甾体抗炎药所控制的患者，或缓解病情抗风湿药尚未起效的患者。使用肾上腺糖皮质激素必须同时应用 DMARDs，常用泼尼松，原则是小剂量、短疗程。

D. 生物制剂靶向治疗：是目前治疗 RA 快速发展的治疗方向，疗效显著，包括 TNF-α 拮抗剂、IL-1 拮抗剂、IL-6 拮抗剂、CD20 单克隆抗体、细胞毒 T 细胞活化抗原 -4（CTLA-4）抗体等，目前普遍使用 TNF-α 拮抗剂、IL-6 拮抗剂。为增加疗效和减少不良反应，应与 MTX 联合应用。

3）外科手术治疗：包括关节置换和滑膜切除手术，前者适用于较晚期有畸形并失去功能的关节，滑膜切除术可以使病情得到一定的缓解，但当滑膜再次增生时病情又趋复发，必须同时应用 DMARDs。

（三）护理问题 / 医护合作性问题

1. 慢性疼痛　与关节炎性反应有关。

2. 躯体移动障碍　与关节疼痛、僵直、功能障碍有关。

3. 自理能力缺陷　与关节僵硬、疼痛、关节畸形有关。

4. 有失用综合征的危险　与关节疼痛、畸形引起功能障碍有关。

（四）护理措施

1. 一般护理

（1）休息与活动：急性活动期，除关节疼痛外，常伴有发热、乏力等全身症状，应卧床休息，以减少体力消耗，保护关节功能，避免脏器受损，但不宜绝对卧床。限制受累关节活动，保持关节功能位，如肩两侧可顶枕头防止肩关节处于外旋位；双手掌可握小卷轴以维持指关节伸展；髋关节两侧放置靠垫预防髋关节外旋；平卧者膝下放一平枕，使膝关节保持伸直位；

足底置护足板以防足下垂；可使用矫形支架和夹板，维持肘、腕呈伸展位；每天至少取俯卧位2～3次，每次半小时以预防髋关节屈曲挛缩等。教会患者认识休息和治疗性锻炼的重要性，养成良好的生活方式和习惯，每天有计划地进行锻炼，增强机体的抗病能力，保护关节功能，防止失用。

（2）饮食护理：饮食宜清淡、易消化，忌辛辣、刺激性食物，给予足量的蛋白质、高维生素和营养丰富的饮食，贫血者应增加含铁食物的摄入。

2. 病情观察　主要观察关节疼痛、肿胀和活动受限的变化，晨僵、关节畸形的进展或缓解的情况，以判断病情及疗效；有无胸痛、心前区疼痛、腹痛、消化道出血、头痛、发热、咳嗽、呼吸困难等关节外症状，一旦出现，提示病情严重，应及时报告医生处理。

3. 晨僵护理　晨僵肢体戴弹力手套保暖，起床后用热水浸泡或洗温水浴，以减轻晨僵程度和尽快缓解症状；鼓励患者在可以耐受的范围内积极进行主动或被动锻炼，以保存关节的活动功能，加强肌肉的力量和耐力。对关节施行局部热敷、按摩、热水浴、温泉浴、红外线超短波或短波透热疗法，以增加局部血液循环，使肌肉松弛，减轻疼痛，消除关节僵硬。

4. 用药护理　用药期间应严密观察药物疗效及不良反应，定期检测血、尿常规及肝、肾功能等。NSAIDs主要是胃肠道不良反应；MTX有肝损害、胃肠道反应、骨髓抑制、口炎等不良反应；来氟米特有胃肠道反应、肝损害、骨髓抑制、脱发等不良反应；长期服用羟氯喹和氯喹可出现视物盲点，每6～12个月宜作眼底检查；环孢素突出的不良反应为血肌酐和血压上升；使用肾上腺糖皮质激素应注意补充钙剂和维生素D，警惕感染、高血压、血糖增高；生物制剂主要的副作用包括注射部位局部皮疹，感染，尤其是结核感染；雷公藤有性腺抑制、骨髓抑制、肝损伤等副作用。一旦发现有严重的不良反应（如肝、肾毒性，血尿及其他血液系统的不良表现），应立即停药并及时处理。

5. 心理护理　护士在与患者的接触中要态度和蔼，采取疏导、解释、安慰、鼓励等方法做好心理护理；向患者和家属解释本病治疗及预后，鼓励患者与同病室患者多交流，增强与疾病抗争的信心；帮助患者认识负性情绪不利于疾病的康复；与患者一起制订康复的重点目标，激发患者对家庭和社会的责任感，鼓励自强，争取得到好的治疗效果；鼓励患者自我护理，从事力所能及的活动与工作，体现生存价值，克服自卑心理，争取早日重归家庭和社会。

6. 健康指导

（1）疾病知识指导：向患者及家属讲解疾病的性质、病程和治疗方案。避免感染、寒冷、潮湿、过度疲劳等各种诱因，注意保暖。强调休息和治疗性锻炼的重要性，在缓解期每天有计划地进行锻炼，增强机体的抗病能力，保护关节功能，延缓功能损害的进程。

（2）生活指导：合理饮食，养成良好的生活方式和习惯，保持关节功能位，防止关节畸形和肌肉萎缩。教会患者及家属进行晨僵护理及预防关节失用。鼓励患者早晨起床后用热水浸泡或洗温水浴，以及活动关节的方法。夜间睡眠戴弹力手套保暖，减轻晨僵程度。培养和训练患者生活自理能力。

（3）用药指导与病情监测：指导患者遵医嘱用药，向患者及家属介绍用药方法、疗程和不良反应，不可擅自改变药物剂量或突然停药、换药，坚持规则治疗，减少复发。定期检测血、尿常规及肝、肾功能等，病情复发时，应及早就医，以免重要脏器受损。

（李大权）

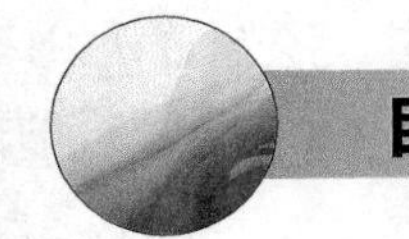

自测题

A_1 型选择题

1. 风湿性疾病是指（　　）
   A. 血尿酸增高的一组疾病
   B. 过敏性疾病
   C. 嗜酸粒细胞增多的一类疾病
   D. 病毒感染的一类疾病
   E. 累及关节及周围软组织的一大类疾病
2. 关节损害最常见的首发表现是（　　）
   A. 晨僵　B. 活动受限
   C. 关节肿胀　D. 关节疼痛
   E. 局部发热
3. 游走性关节痛主要见于（　　）
   A. 风湿热　B. 骨性关节炎
   C. 类风湿关节炎　D. 系统性红斑狼疮
   E. 强直性脊柱炎
4. 类风湿关节炎患者的特点是（　　）
   A. 主要侵犯大关节
   B. 属于单系统性疾病
   C. 全身游走性疼痛
   D. 关节病变呈对称性改变
   E. 发病者男女之比为 1 ∶ 2
5. 系统性红斑狼疮患者的心血管损害中最常见的是（　　）
   A. 心律失常　B. 心前区不适
   C. 心肌炎　D. 心肌肥厚
   E. 心包炎
6. RA 病因和发病机制与多因素密切相关，但应除外（　　）
   A. 环境　B. 病毒感染
   C. 性激素　D. 遗传
   E. 高血压
7. 与类风湿关节炎临床表现不符的是（　　）
   A. 起病缓慢
   B. 对称性多关节
   C. 肾脏损害多见
   D. 活动期可有关节肿胀
   E. 见皮下类风湿结节说明病情活动
8. 对类风湿关节炎的描述不正确的是（　　）
   A. 基本病变是滑膜炎
   B. 发病与自身免疫反应有关
   C. 有皮下结节示病情活动
   D. 类风湿因子阳性
   E. 不引起脏器损害
9. 风湿热心电图最常见的变化是（　　）
   A. 室性期前收缩
   B. 低电压
   C.Q–T 间期延长
   D. 左心室肥大
   E. 一度 AVB
10. 风湿热的主要表现是（　　）
    A. 不规则的发热
    B. 关节疼痛
    C. 心电图上 P–R 间期延长
    D. 上肢伸侧有环状红斑
    E. 血沉增快
11. 风湿热小儿对于预后的估计和治疗的选择，具有重要意义的是（　　）
    A. 发热时间的长短
    B. 关节炎的严重程度
    C. 是否伴有心脏炎
    D.ASO 滴度高低
    E. 血沉增快程度

A_2 型选择题

12. 患者，女，55 岁。类风湿关节炎 7 年，双侧腕、指关节疼痛、肿胀畸形。该患者关节损害的护理措施不妥的是（　　）
    A. 急性期应卧床休息
    B. 注意病变关节保暖

C. 避免疲劳
D. 关节疼痛时禁止任何活动
E. 尽可能保持关节的功能位

13. 患者，男，48岁。双侧腕、指关节疼痛、肿胀、畸形3年，诊断为类风湿关节炎。护士判断该患者病情是否处于活动期时最有价值的是（　　）
A. 关节疼痛麻木
B. 指关节尺侧偏向畸形
C. 晨僵
D. 类风湿因子阳性
E. 皮下类风湿结节

14. 患者，女，25岁。四肢关节疼痛5个月，近1个月出现面颊部对称性红斑，反复发作口腔溃疡，时有心悸发生，诊断为系统性红斑狼疮。关于系统性红斑狼疮的叙述错误的是（　　）
A. 病因尚不清楚
B. 以年轻女性多发
C. 发病有家族聚集倾向
D. 病变累及多个系统
E. 最常损害的部位是心血管

15. 患者，女，55岁。双侧腕、指关节疼痛肿胀2年，诊断为类风湿关节炎，长期服用非甾体抗炎药，护士应指导患者重点观察的不良反应是（　　）
A. 皮疹　　B. 口腔炎
C. 肝损害　　D. 胃肠道反应
E. 肾脏损害

16. 患者，女，24岁。系统性红斑狼疮病史3年。因泼尼松效果不佳改用环磷酰胺治疗，护士应重点观察的副作用是（　　）
A. 黏膜溃疡　　B. 胃肠道反应
C. 白细胞减少　　D. 肝功能损害
E. 口腔炎

17. 患者，女，20岁。四肢关节疼痛7个月，近2个月出现面颊部对称性红斑，反复口腔溃疡。诊断为“系统性红斑狼疮”，以下护理措施不恰当的是（　　）
A. 避免辛辣等刺激性食物
B. 坚持饭后漱口
C. 少食多餐
D. 优质低蛋白饮食
E. 可以进食蘑菇、芹菜等食物

18. 患者，女，23岁。患系统性红斑狼疮入院，面部蝶形红斑明显。对该患者进行健康指导时，错误的是（　　）
A. 用清水洗脸
B. 不用碱性肥皂
C. 禁忌日光浴
D. 可适当使用化妆品
E. 坚持用消毒液漱口

19. 患者，女，44岁。双侧腕、指关节疼痛肿胀2年，诊断为类风湿关节炎，近1个月来晨僵明显。预防晨僵的护理措施中不正确的是（　　）
A. 鼓励多卧床休息
B. 睡眠时使用弹力手套保暖
C. 晨起后用温水泡僵硬的关节15分钟
D. 遵医嘱服用抗炎药
E. 避免关节长时间不活动

20. 患者，女，28岁。因发热、四肢关节疼痛、面颊部红斑诊断为系统性红斑狼疮。关于系统性红斑狼疮的病因，下列叙述错误的是（　　）
A. 与遗传有关　　B. 与紫外线照射有关
C. 与雄激素有关　　D. 与雌激素有关
E. 与病毒感染有关

21. 患者，女，30岁。因不规则发热、四肢关节肌肉疼痛、颜面水肿、肾功能减退诊断为系统性红斑狼疮。护士在判断SLE病情是否处于活动期时应除外（　　）
A. 无痛性口腔溃疡
B. 补体C3低下
C. 血沉增快
D. 面部蝶形红斑
E. 继发性抗磷脂抗体综合征

22. 患者，女，48岁。类风湿关节炎5年，双侧腕、指关节肿胀畸形。为保持关节的功能，正确的做法是（　　）

A. 腕关节背伸、指关节背伸
B. 腕关节背屈、指关节掌屈
C. 腕关节掌屈、指关节侧屈
D. 腕关节掌屈、指关节背伸
E. 腕关节侧屈、指关节掌屈

23. 患者，女，28岁。诊断为类风湿性关节炎入院，经药物治疗后关节疼痛减轻，但出现体重增加、满月脸、向心性肥胖。提示使用了（　　）
A. 环磷酰胺　　B. 泼尼松
C. 硫唑嘌呤　　D. 吲哚美辛
E. 阿司匹林

24. 患者，女，28岁，SLE患者。用药治疗过程中出现胃溃疡发作。考虑可能与下列哪种药物的不良反应有关（　　）
A. 环磷酰胺　　B. 泼尼松
C. 羟氯喹　　D. 雷公藤总苷
E. 免疫球蛋白

25. 患者，女，13岁。发热2周余，胸腹部间断出现环形红斑。实验室检查：血红蛋白100g/L，WBC 13.6×10^9/L，N 0.82，L 0.17，ESR 50mm/h，CRP（+），ASO 500U/ml，心电图正常，诊断为风湿热，应首选的治疗为（　　）
A. 阿司匹林　　B. 阿司匹林+泼尼松
C. 青霉素+泼尼松　　D. 青霉素
E. 青霉素+阿司匹林

第9章 神经系统疾病患者的护理

神经系统是机体内主要的功能调节系统，它起着管理、支配和调整各器官、系统的活动，使之协调统一地完成机体复杂的生理功能，以适应不断变化着的客观环境的作用。神经系统疾病在临床上十分常见，其特点是发病率高、死亡率高、致残率高，严重威胁人民群众的生存和生活质量。

神经系统由中枢神经系统和周围神经系统组成。

中枢神经系统包括脑和脊髓，脑包括端脑（大脑）、间脑、脑干（包括中脑、脑桥和延髓）和小脑。大脑由两侧大脑半球组成，表面的皮质分为额叶、顶叶、颞叶、枕叶、边缘叶等。额叶有精神活动、运动、运动性言语、书写和侧视中枢；顶叶有感觉、视觉性言语、运用和认识能力中枢；颞叶有听觉性和命名性言语中枢和听中枢；枕叶有视中枢。内部的髓质包藏有基底核和侧脑室。间脑连接大脑与脑干，主要与散热、水平衡、饮食、性腺功能、睡眠、觉醒、内分泌功能有关。脑干主要是维持个体生命，包括心跳、呼吸、消化、体温、睡眠等重要生理功能。小脑的主要功能是维持身体平衡、调节肌张力、协调肌运动，如图 9-1 所示。与脑相连的脑神经共有 12 对。脊髓是中枢神经的低级部分，为四肢和躯干的初级反射中枢，呈椭圆形条索，位于椎管内，上端于枕骨大孔水平与脑干相连接，下端以圆锥终止于腰 1 椎体下缘，并以终丝固定于骶管盲端。脊髓以每对脊神经根根丝的出入范围为准，划分为 31 个节段，包括颈髓 8 节、胸髓 12 节、腰髓 5 节、骶髓 5 节、尾髓 1 节，如图 9-2 所示。脊髓具有传导和反射功能，是交感神经和部分副交感神经的起源部分。

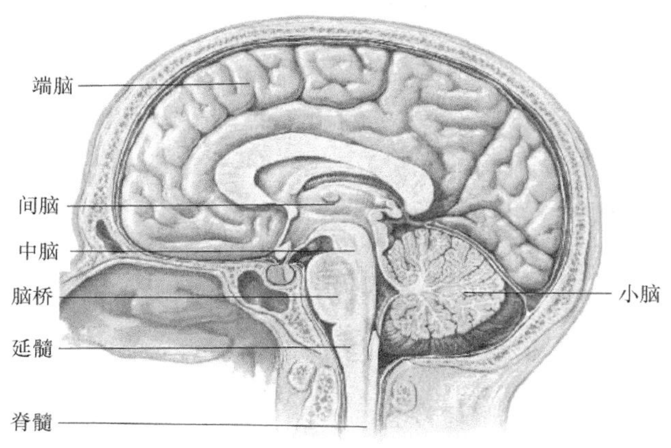

图 9-1　脑的解剖结构

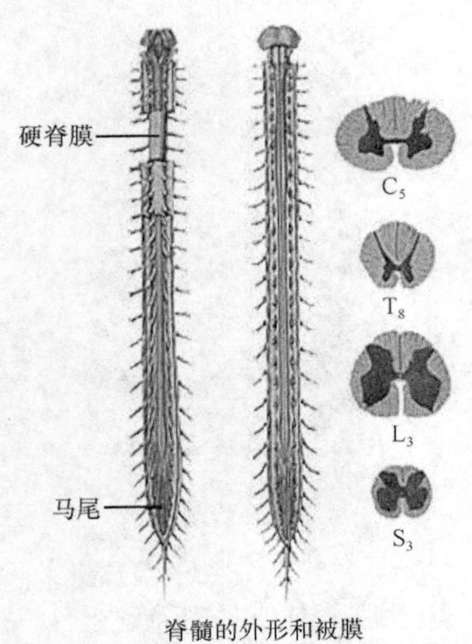

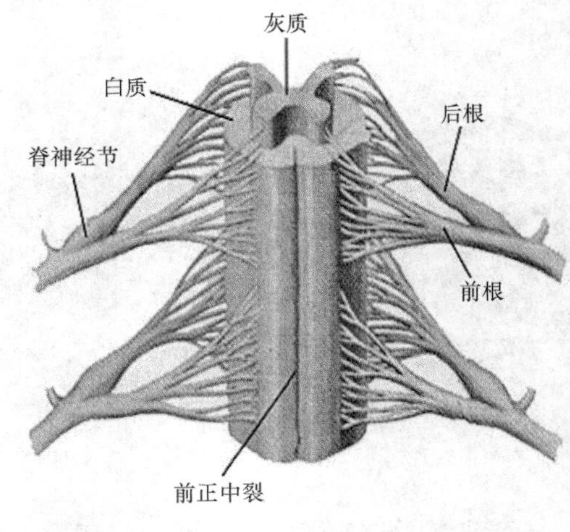

图 9-2　脊髓的结构

周围神经系统包括脑神经和脊神经。神经系统的传导功能主要由感觉和运动两大传导系统完成。感觉传导系统分为痛觉、温度觉和粗触觉传导通路，深感觉和粗细触觉传导通路及视觉传导通路三部分。运动传导通路包括锥体系和锥体外系，锥体系主要支配头面颈部、内脏肌肉、四肢肌、躯干肌的活动，锥体外系主要是调节肌张力，协调肌肉活动，维持和调节身体姿势及进行习惯性和节律性动作等。

神经系统疾病病因包括感染、血管病变、肿瘤、外伤、中毒、免疫障碍、变性、遗传、代谢障碍、营养缺乏等，所导致的疾病有周围神经病（如三叉神经痛、面神经炎、急性炎症性脱髓鞘性多发性神经病）、脊髓疾病（如急性脊髓炎、脊髓压迫症）、脑血管疾病（如短暂性脑缺血发作、脑梗死、脑出血、蛛网膜下腔出血）等。

第 1 节　神经系统疾病患者常见症状体征的护理

一　头痛

头痛（headache）指额部、顶部、枕部和颞部的疼痛。头痛为临床常见的症状，各种原因刺激颅内外的疼痛敏感结构都可引起头痛。常见的头痛：①血管性头痛：以偏头痛多见。因颅内外血管舒缩功能障碍所致。多为单侧颞部搏动性头痛，反复发作，伴有恶心呕吐，典型偏头痛在头痛前可有视物模糊，眼前闪光等视觉先兆，多有家族史。②颅内压增高性头痛：头部持续性胀痛、阵发性加剧，伴喷射状呕吐及视物模糊，见于颅内肿瘤、血肿、脓肿等。③紧张性头痛：头痛常与情绪改变、紧张焦虑及失眠有关。④颅外局部因素所致头痛：眼、耳、鼻等部位的病变引起的头痛。

（一）护理评估

1. 健康史　询问有无引起头痛的因素，注意询问患者头痛的时间、部位、性质、频率、诱发因素及伴随症状。了解患者有无高血压、头部外伤史、发热及偏头痛家族史等。

2. 身体状况　重点观察头痛特点。如高血压患者突然剧烈头痛伴喷射状呕吐，多为脑出血颅内压增高；头痛伴发热可能为颅内炎症；青年人用力时突然出现剧烈头痛可能为蛛网膜下腔出血。

3. 心理 - 社会状况　评估头痛对患者日常生活和睡眠的影响，患病后患者的日常生活、工作有无影响，患者对疾病的性质、预后及防治知识的了解情况；患病后是否有焦虑、抑郁、悲观失望等情绪。了解患者家庭成员、亲属对患者疾病的认识、对患者的关怀和支持程度等。评估患者的心理状态及社会支持系统，以便有针对性地给予心理疏导与支持。

4. 辅助检查　脑脊液检查、CT 或 MRI 检查可帮助诊断。

（二）护理问题 / 医护合作性问题

1. 疼痛：头痛　与各种原因刺激颅内外的疼痛敏感结构有关。

2. 焦虑　与头痛影响休息有关。

（三）护理措施

1. 一般护理　避免诱发因素，告知患者可能诱发或加重头痛的因素，如情绪紧张、进食某些食物、饮酒、月经来潮等；充分休息，保持环境安静、舒适、光线柔和。

2. 对症护理　环境宜安静、避光；指导患者通过缓慢深呼吸、听轻音乐、行气功、引导式想象、冷敷或热敷、理疗、按摩及指压止痛等方法减轻头痛。对器质性病变，应积极检查，尽早治疗。

3. 病情观察　观察患者头痛性质、部位、持续时间、频率及程度，如突发剧烈头痛可能为蛛网膜下腔出血；进行性加重的头痛可能为颅内进行性加重的疾病如颅内高压症等；如发热伴剧烈头痛，可能为颅内炎症；老年人注意观察血压变化。如头痛伴有呕吐、视力降低、神志变化、肢体抽搐或瘫痪等多为器质性头痛，应及时与医师联系，针对病因进行处理。

4. 用药护理　指导患者按医嘱服药，告知药物作用、不良反应，让患者了解药物依赖性或成瘾性的特点。如大量使用止痛剂，滥用麦角胺咖啡因可致药物依赖。

5. 心理护理　对于出现焦虑、紧张心理的患者，医护人员应寻找并减少诱因，消除紧张情绪，理解、同情患者的痛苦，教会患者保持身心放松的方法，鼓励患者树立信心，积极配合治疗。

二 意识障碍

意识障碍（disorders of consciousness）是指人对周围环境及自身状态的识别和觉察能力出现障碍。任何病因引起的大脑皮质、皮质下结构、脑干网状上行激活系统等部位的损害或功能抑制，均可出现意识障碍。

（一）护理评估

1. 健康史　详细了解患者的发病方式及过程；既往健康状况如有无高血压、心脏病、内分泌及代谢性疾病病史，有无受凉、感染、外伤或急性中毒，有无癫痫病史。

2. 身体评估　了解有无意识障碍及其类型：观察患者的自发活动和身体姿势，是否有牵扯衣服、自发咀嚼、眨眼或打哈欠，是否有对外界的注视或视觉追随，是否自发改变姿势。

判断意识障碍的程度：通过言语、针刺及压迫眶上神经等刺激，检查患者能否回答问题，有无睁眼动作和肢体反应情况。为了较准确地评价意识障碍的程度，国际通用 Glasgow

昏迷评分法（Glasgow Coma Scale，GCS）进行评定，从睁眼、语言和运动三个方面分别予以具体评分，以三者的总分来判断意识障碍程度。满分为15分，最低为3分。15分为清醒，13～14分为轻度障碍，9～12分为中度障碍，3～8分为重度障碍（表9-1）。

表9-1　Glasgow昏迷评分法

睁眼反应	计分	语言反应	计分	运动反应	计分
自动睁眼	4	正常对答	5	遵嘱运动	6
呼唤睁眼	3	时有混淆	4	疼痛定位	5
刺痛睁眼	2	词不达意	3	疼痛躲避	4
无	1	无法理解	2	疼痛屈曲	3
		无语言	1	疼痛伸直	2
				无反应	1

全身情况评估：检查瞳孔是否等大等圆，对光反射是否灵敏；观察生命体征变化，尤其注意有无呼吸节律与频率的改变；评估有无肢体瘫痪、头颅外伤；耳、鼻、结膜有无出血或渗液；皮肤有无破损、发绀、出血、水肿、多汗；脑膜刺激征是否阳性。

3. 心理 - 社会状况　评估患者的家庭背景、家属的精神状态、心理承受能力、对患者的关心程度及对预后的期望。患者发生急性意识障碍常常给家属带来不安及恐惧。慢性意识障碍患者行为意识紊乱，家属易产生厌烦心理和言行，导致患者出现不良的心理状态。

4. 辅助检查　EEG是否提示脑功能受损，血液生化检查血糖、血脂、电解质及血常规是否正常，头部CT、磁共振检查有无异常发现。

（二）护理问题 / 医护合作性问题

1. 急性意识障碍　与颅压增高、脑出血等有关。

2. 清理呼吸道无效　与意识丧失有关。

3. 有失用综合征的危险　与脑功能障碍自主运动丧失有关。

4. 潜在并发症：感染、窒息、压疮、坠积性肺炎等。

（三）护理措施

1. 一般护理　病室环境应安静，减少声、光刺激。患者应取平卧位，昏迷时头偏向一侧，防止呕吐物被误吸入呼吸道，及时清除呼吸道分泌物和吸痰。患者肩下垫高，使颈部伸展，防止舌根后坠阻塞气道。如需约束的患者一定要使患者取侧卧位，病床安装床挡，防止坠伤，制订必要的保护措施。如能进食可给予高蛋白质、高维生素等营养丰富的半流质或流质饮食，昏迷患者应鼻饲蛋白质、维生素等营养丰富的流质饮食。

2. 对症护理　根据不同的意识障碍程度，进行相应的意识恢复训练。如意识模糊患者，纠正其错误概念或定向错误、辨色错误、计算错误，提供他所熟悉的物品（如照片等），帮助患者恢复记忆力；对嗜睡患者避免各种精神刺激，协助指导患者完成各种日常生活小事；保持床单位清洁干燥，每2～3小时翻身一次，防止压疮及坠积性肺炎的形成。注意口腔卫生，不能经口进食者每天做2～3次口腔护理，防止口腔感染。做好大小便的护理，预防尿路感染。慎用热水袋保暖，避免烫伤。

3. 病情观察　严密观察生命体征及言语、疼痛的刺激、瞳孔对光反射、角膜反射、病理反射等变化来判断意识障碍程度；尤其注意有无呼吸节律与频率的改变；观察有无肢体瘫痪、头颅外伤；耳、鼻、结膜有无出血或渗液；脑膜刺激征是否阳性。观察有无呕吐及呕吐物的性状与量，预防消化道出血和脑疝。随时分析病情进展，以便及时与医师协作进行处理。

4. 用药护理　遵医嘱应用脱水剂，使用脱水剂时应静脉注射或快速静脉滴注，同时注意观察有无水、电解质平衡紊乱。

5. 心理护理　对于意识清醒过来的患者，应消除紧张情绪，理解、同情患者的痛苦，教会患者保持身心放松的方法，鼓励患者树立信心，积极配合治疗。

三 言语障碍

言语障碍（disorders of language）分为失语症和构音障碍。失语症是脑损害导致的语言交流能力障碍，包括语言表达或理解能力受损或丧失。构音障碍是纯口语语音障碍，患者具有语言交流必备的语言形成及接受能力，听、理解、阅读和书写正常，只是由于发音器官神经肌肉病变导致运动不能或不协调，使言语形成障碍，表现为发音困难、语音不清、音调及语速异常等。见于上、下运动神经元病变所致的延髓性麻痹、小脑病变及肌肉疾病如重症肌无力等。

（一）护理评估

1. 健康史　详细了解患者的发病方式及过程；既往健康状况如有无高血压、心脏病、内分泌及代谢疾病病史，有无受凉、感染、外伤或急性中毒，有无癫痫病史；评估患者的家庭背景、家属的精神状态、心理承受能力、对患者的关心程度及对预后的期望。

2. 身体评估　了解言语障碍类型、程度，检查瞳孔是否等大等圆，对光反射是否灵敏；观察生命体征变化，尤其注意有无呼吸节律与频率的改变；评估有无肢体瘫痪、头颅外伤；耳、鼻、结膜有无出血或渗液；皮肤有无破损、发绀、出血、水肿、多汗；脑膜刺激征是否阳性。

3. 心理 - 社会状况　评估患者的心理状态，观察患者有无因为无法进行语言交流而感觉孤独、烦恼甚至悲观失望；是否能够得到家属的体贴关心、尊重和鼓励；患者能否处于一种和谐的亲情氛围和语言学习环境中。

4. 辅助检查　EEG 是否提示脑功能受损，血液生化检查血糖、血脂、电解质及血常规是否正常，头部 CT、磁共振检查有无异常发现。

（二）护理问题 / 医护合作性问题

1. 语言沟通障碍　与发音困难、失语有关。

2. 焦虑　与言语障碍有关。

（三）护理措施

1. 一般护理　保持环境安静舒适，保证充分的休息，给予营养丰富、易消化的食物，保证足够的热量。

2. 对症护理　由患者、家属及参与语言康复训练的医护人员共同制订语言康复计划，让患者、家属理解康复目标的设立，既要考虑到患者希望达到的主观要求，又要兼顾康复效果的客观可能性；根据病情选择适当的训练方法，原则上是轻症者以直接改善其功能为目标，而重症者则重点放在活化其残存功能或进行试验性的治疗；对于失语者，可根据患者情况选择其能够理解的语言进行训练，如一起唱歌、数数、会话、复述等；对于构音障碍的患者，训练越早，效果越好，训练重点为构音器官运动功能训练和构音训练；根据患者情况，还可选择一些实用性的非语言交流，如手势的运用，利用符号、图画、交流画板等，也可利用电脑、电话等训练患者实用交流能力。语言的康复训练是一个由少到多、由易到难、由简单到复杂的过程，训练中应根据患者病情及情绪状态，循序渐进地进行训练。一般正确回答率约80%时即可进入下一组训练课题，使其既有成就感，又有求知欲，而不至于产生厌烦或失望情绪。

3. 病情观察　观察患者的定向力、注意力、记忆力和计算力；患者自发性谈话、命名及复述、音调、速度及韵律、对他人语言理解，按照检查者执行指令有目的的动作、书写姓名、地址和辨词朗读，观察患者面部表情改变、流涎或口腔滞留食物等。观察患者发声、发音、音调、语速，言语交流、理解、阅读及书写能力，做到能预料患者的问题并能解决和答复。

4. 心理护理　体贴、关心、尊重患者，避免挫伤患者自尊心的言行；鼓励患者克服害羞心理，大声说话，当患者进行尝试和获得成功时给予表扬；鼓励家属、朋友多与患者交谈，并耐心、缓慢、清楚地解释每个问题，直至患者理解；营造一种和谐的亲情氛围和语言学习环境。

四 感觉障碍

感觉障碍（disorders of sensation）是指机体对各种形式（痛、温度、触、压、位置、振动等）刺激的无感知、感知减退或异常的综合征。感觉障碍常见于脑血管病，如脑出血、脑梗死等，还可见于脑外伤、脑实质感染和脑肿瘤等。

（一）护理评估

1. 健康史　询问患者引起感觉障碍的病因，注意感觉障碍的部位、类型、范围、性质及程度；是立即出现还是缓慢出现并逐渐加重；有无肿瘤、药物及毒物中毒引起的感觉障碍；在没有外界刺激的情况下是否有麻木感、冷热感、潮湿感、振动感或出现自发痛；有无其他伴随症状，如瘫痪、不同程度的意识障碍、肌肉营养障碍。

2. 身体评估　了解感觉障碍的性质、程度及分布范围，是否伴有运动功能障碍，观察生命体征变化，尤其注意有无呼吸节律与频率的改变；评估有无肢体瘫痪、皮肤有无破损等。各类感觉障碍的性质及特点见表9-2；感觉障碍的定位评估见表9-3。

表9-2　感觉障碍性质及症状特点

性质		症状特点
抑制性症状	完全性感觉缺失	同一部位各种感觉缺失
	分离性感觉缺失	同一部位只有某种感觉障碍而其他感觉保存
刺激性症状	感觉过敏	轻微刺激引起强烈的感觉
	感觉过度	轻微刺激引起强烈、持久、定位不准确、难以忍受的感觉
	感觉倒错	非疼痛性刺激出现疼痛感觉、冷刺激诱发热感觉等
	感觉异常	没有任何外界刺激而出现的感觉
	疼痛	临床上最常见的刺激症状。局部疼痛：病变部位局限性疼痛；放射性疼痛：神经干、神经根或中枢神经受病变刺激时，疼痛不仅发生于受刺激的局部，且可扩散到受累感觉神经的支配区；灼性神经疼痛：呈烧灼样的剧烈疼痛，迫使患者用冷水浸湿患肢，多见于正中神经或坐骨神经损伤；扩散性疼痛：刺激由一个神经分支扩散到另一个神经分支而产生的疼痛；牵涉性疼痛：内脏病变时疼痛性冲动扩散到相应节段的体表

表 9-3 感觉障碍的定位评估

类别	特点	常见疾病
末梢型	四肢远端手套、袜套样痛，温觉、触觉减退	多发性神经炎
节段型	脊髓某些节段的病变产生感觉缺失或感觉分离	椎间盘脱出、脊髓空洞症
传导束型	感觉传导束损害时出现受损以下部位的感觉障碍，其性质可为感觉缺失、感觉分离	内囊病变、脊髓横贯性损害、脊髓半切综合征
交叉型	同侧的面部和对侧躯体痛、温觉减退或缺失	延髓背外侧和脑桥病变
皮质型	中央后回皮质感觉区某部分损害，常产生对侧某一肢体精细性感觉障碍	大脑皮质病变等

3. 心理 - 社会状况　患者常因感觉异常而烦闷、忧虑甚至悲观厌世；有无认知、情感或意识行为方面的异常；是否有疲劳感或注意力不集中；家属是否能给予极大的呵护与关爱。

4. 辅助检查　EEG 是否提示脑功能受损，血液生化检查血糖、血脂、电解质及血常规是否正常，头部 CT、磁共振检查有无异常发现。

（二）护理问题 / 医护合作性问题

1. 感觉障碍　与脑部、脊髓、周围神经不同部位的受损有关。

2. 生活自理缺陷　与感觉障碍有关。

3. 潜在并发症：皮肤损伤，如烧伤、烫伤、外伤等。

（三）护理措施

1. 一般护理

（1）保持床单位整洁，防止感觉障碍部位受压或机械性刺激：肢体可加盖毛毯等保暖，慎用热水袋或冰袋，防烫、冻伤，如保暖需用热水袋时，水温不宜超过 50℃；感觉过敏者，尽量减少不必要的刺激；对感觉异常者应避免搔抓，以防皮肤损伤。

（2）保证安全：对深感觉障碍的患者，在活动过程中应注意保证患者的安全，如病床要低，室内、走廊、卫生间都要有扶手，光线要充足，预防跌倒及外伤的发生。

2. 对症护理

（1）进行知觉训练：每日用温水（40 ～ 50℃）擦洗感觉障碍的身体部位，以促进血液循环和感觉恢复；对无感知患者，用砂纸、毛线刺激触觉；冷水、温水刺激温觉；用针尖刺激痛觉等。

（2）全身或局部按摩：按摩可以促进血液和淋巴液回流，对患侧肢体又有一种感觉刺激作用，还能防止或减少局部水肿，有利于机体的康复。按摩动作要轻柔、缓慢、有节律，切不可用粗暴的手法；按摩的顺序应该从肢体的远端到近端，以利于血液循环。在按摩的同时可配合穴位按压以增加疗效。

3. 病情观察　观察患者的意识状态与精神状况，注意观察认知、情感或意识行为方面的异常；观察患者的全身情况及伴随症状，注意相应区域的皮肤颜色、毛发分布，有无烫伤或外伤瘢痕及皮疹、出汗等情况。观察并记录感觉障碍的分布范围，是否伴有运动功能障碍，注意意识、瞳孔、呼吸、血压等的变化。

4. 心理护理　针对患者感觉障碍的程度、类型，详细讲述其病情变化，安慰患者，同时让家属了解护理中的注意事项。

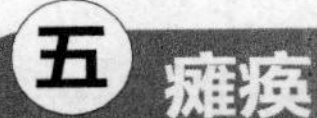

五 瘫痪

瘫痪（paralysis）指肢体因肌力下降而出现的运动障碍，是随意运动功能的减低或丧失，因上、下运动神经元病变所致，是神经系统常见症状。按病变部位可分为上运动神经元性瘫痪及下运动神经元性瘫痪；不伴肌张力增高者称弛缓性瘫痪（又称软瘫、周围性瘫痪），伴有肌张力增高者称痉挛性瘫痪（又称硬瘫、中枢性瘫痪）；肌力完全丧失而不能运动者为完全性瘫痪，而保存部分运动者为不完全性瘫痪；按临床表现可分为偏瘫、交叉性瘫痪、四肢瘫、截瘫、单瘫、局限性瘫痪等。

（一）护理评估

1. 健康史　了解患者瘫痪起病的缓急，瘫痪的性质、程度、类型、病变部位及伴发症状；注意有无损伤、发热、抽搐或疼痛；既往有无类似病史。

2. 身体评估　上、下运动神经元瘫痪的临床特点见表 9-4。受损部位不同，其瘫痪定位也不同，见表 9-5。检查四肢的营养状况、肌力，肌力分级见表 9-6。注意腱反射是否亢进、减退或消失；了解患者是否能够在床上翻身或坐起；观察患者的步行姿势等。

表9-4　上、下运动神经元瘫痪的临床特点

临床特点	上运动神经元瘫痪	下运动神经元瘫痪
瘫痪范围	较广，整个肢体为主	多局限，以肌群为主
肌张力	增高	减低
腱反射	增强	减弱、消失
病理反射	阳性	阴性
肌萎缩	无或轻度失用性萎缩	明显
肌束颤动	无	有
皮肤营养障碍	多无	常有
肌电图	神经传导正常，无失神经电位	神经传导速度降低，有失神经电位

表9-5　瘫痪的定位

病变部位		表现
上运动神经元瘫痪	大脑中央前回皮质运动区	单瘫，单个肢体的运动不能或运动无力
	内囊病变	偏瘫，对侧一侧性面部和肢体瘫痪，伴对侧偏身感觉障碍和对侧同向偏盲
	脑干病变	交叉瘫，病变侧脑神经瘫痪和对侧肢体瘫痪
	颈膨大病变	四肢瘫，双上肢下运动神经元瘫痪、双下肢上运动神经元瘫痪
	腰膨大病变	截瘫，双下肢下运动神经神经元瘫痪
下运动神经元瘫痪	周围神经	瘫痪及感觉障碍与神经支配区相符
	脊髓前角	支配区节段性迟缓性瘫痪、肌萎缩，常有肌束颤动，无疼痛及感觉障碍

表9-6　肌力分级标准

分类	临床表现
0 级	完全瘫痪，无任何肌肉收缩
1 级	肌肉可收缩，但不能产生动作

续表

分类	临床表现
2 级	肢体能在床上移动，但不能抵抗自身重力，不能抬起
3 级	肢体能抵抗重力，离开床面，但不能抵抗阻力
4 级	肢体能做抗阻力动作，但未达到正常
5 级	正常肌力

3. 心理 - 社会状况　患者是否因运动障碍而产生无能感、焦虑情绪及悲观、抑郁心理；患者是否对他人有依赖心理；康复训练过程中患者是否出现注意力不集中、缺乏主动性、情感活动难以自制等现象；患者有无克服困难，增强自我照顾能力的自信心；家属在患者的康复中是否能给予支持和帮助。

4. 辅助检查　头部 CT、MRI，肌电图，神经肌肉活检等。

（二）护理问题 / 医护合作性问题

1. 躯体移动障碍　与上、下运动神经元病致肢体瘫痪有关。

2. 有失用综合征的危险　与肢体瘫痪有关。

3. 生活自理缺陷　与肢体瘫痪有关。

（三）护理措施

1. 一般护理

（1）生活护理：指导和协助患者洗漱、进食、如厕、穿脱衣服及个人卫生，帮助患者翻身和保持床单位整洁，满足患者基本生活需要；指导患者学会配合和使用便器，要注意动作轻柔，勿拖拉和用力过猛。

（2）安全护理：运动障碍的患者要防止跌倒，确保安全。床边要有护栏；走廊、厕所要装扶手；地面要保持平整干燥，防湿、防滑，去除门槛或其他障碍物；呼叫器应置于床头患者随手可及处；穿着防滑的软橡胶底鞋；行走时不要在其身旁擦过或在其面前穿过，同时避免突然呼唤患者，以免分散其注意力；行走不稳或步态不稳者，选用三角手杖等合适的辅助工具并有人陪伴，防止受伤。

2. 对症护理

（1）躯体移动障碍护理：与患者、家属共同制订康复训练计划并及时评价和修改；告知患者及家属早期康复锻炼的重要性，指导患者急性期床上的患肢体位摆放功能位（肩外展外旋，前臂旋后，髋内旋、膝屈曲、踝背伸、指背伸）、翻身、床上的上下移动；协助和督促患者早期床上主动运动、Bobolh 握手（十字交叉握手），床旁坐起及下床活动；鼓励患者使用健侧肢体从事自我照顾；指导和教会患者使用自助工具；必要时选择理疗、针灸、按摩等辅助治疗。

（2）预防失用综合征：可按分期护理原则进行。①意识障碍期（卧床期）的护理原则：注意保持瘫痪肢体的功能位，如手握布卷，腕关节背屈 20° ～ 25° ，肘关节稍屈曲，臂外展位稍宽于肩部，下肢用夹板将足底垫起，使踝关节成直角，膝下垫一小垫。此种体位可防止肘、腕关节屈曲痉挛，肩关节内收，下肢外旋和足下垂。同时应及早进行关节的被动运动及预防并发症。②疾病恢复期的护理原则：关节运动由被动运动到主动运动，包括床上动作训练；坐位训练；也可以同时做日常生活动作训练。运动动作训练可按照患者的病情和动作恢复进展的顺序及不同姿势的反射水平进行循序渐进、切实可行的训练。例如，翻身—坐起—

坐位平衡—从坐位到站立—站立平衡—移动步行（借助辅助用具步行）等。一般可以根据患者的病情决定开始训练的阶段。③康复期的护理：康复期功能训练包括站立训练、移动训练、步行训练、日常生活动作训练（饮食动作训练、排泄动作训练、清洁动作训练、更衣动作训练）等，并配合针灸、理疗、推拿按摩等辅助治疗，以防肌萎缩和关节畸形。

3. 病情观察　观察患者营养、肌力、肌张力情况，肌萎缩及关节活动受限状况；注意腱反射亢进、减退或消失，病理反射情况；观察患者步行的姿势、速度、节律和步幅，步行时身体各部位的运动及重心移动情况，步行时是否需要支持，有无病理步态。

4. 心理护理　给患者提供有关疾病、治疗及预后的可靠信息；鼓励患者正确对待疾病，消除忧郁、恐惧心理或悲观情绪，摆脱对他人的依赖心理；关心、尊重患者，多与患者交谈，鼓励患者表达自己的感受；避免任何刺激和伤害患者自尊的言行，尤其在喂饭、帮助患者洗漱和处理大小便时不要流露出厌烦情绪；营造一种舒适的休养环境和亲情氛围。正确对待康复训练过程中患者所出现的诸如注意力不集中、缺乏主动性、情感活动难以自制等现象，鼓励患者克服困难，增强自我照顾能力与自信心。

（吕云玲）

第 2 节　周围神经疾病

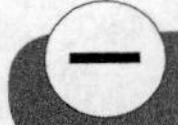

一　面神经炎

案例 9-1

患者，男，60岁。因生气后突然双眼闭合不全、耳后不适、口角左偏，无耳鸣，肢体活动正常，既往无高血压、糖尿病。查体：生命体征正常；神经系统检查：右侧耳后乳突区压痛，右耳郭和外耳道感觉减退，右侧额纹消失，右眼闭合不全，右侧鼻唇沟变浅，口角下垂，示齿时口角歪向左侧，鼓气时右侧漏气，舌前 2/3 右侧味觉减退，面部感觉无异常，四肢肌力、感觉正常。辅助检查：脑 MRI 未见异常。

问题： 1. 患者目前的主要护理问题有哪些？其中首优问题是什么？

2. 请写出主要的护理措施。

3. 护士应给予哪些健康指导？

（一）概述

1. 概念　面神经炎又称特发性面神经炎（facial neuritis）或 Bell 麻痹（Bell palsy），是指茎乳孔内面神经非特异性炎症所致的周围性面瘫，是最常见的周围神经疾病。

面神经麻痹表现以一侧面部表情肌突然瘫痪，同侧前额皱纹消失，眼裂扩大，鼻唇沟变浅，面部被牵向健侧为主要特征。本病任何年龄均可发病，以 20 ～ 40 岁最多见，男性多于女性，多一侧发病，双侧同时发病者较少见。预后多良好。

2. 病因及发病机制　本病的病因及发病机制尚未明确。各种原因如风寒、病毒感染和自主神经功能紊乱等引起的局部神经营养血管痉挛，导致神经缺血水肿、脱髓鞘，严重者可有轴突变性。由于骨性面神经管仅能容纳面神经通过，当毛细血管扩张，面神经水肿受到压迫时可引起本病。

3. 诱发因素　可为病毒感染、风寒刺激等引起局部神经营养血管痉挛，导致神经发生缺血水肿而发病。

（二）护理评估

1. 健康史　询问有无引起面神经炎的诱发因素，如病毒感染、风寒刺激等。

2. 身体状况　一般起病较急，于数小时或 1 ～ 3 天内症状达高峰，或于清晨洗脸、漱口时突然发现一侧面颊动作不灵、嘴巴歪斜。病侧面部表情肌完全瘫痪者，前额皱纹消失、眼裂扩大、鼻唇沟平坦、口角下垂，露齿时口角向健侧偏歪。病侧不能作皱额、蹙眉、闭目、鼓气和噘嘴等动作。鼓腮和吹口哨时，因患侧口唇不能闭合而漏气。进食时，食物残渣常滞留于病侧的齿颊间隙内，并常有口水自该侧淌下。由于泪点随下睑内翻，使泪液不能按正常引流而外溢。若病变在中耳鼓室者可出现说话时回响过度和病侧舌前 2/3 味觉缺失。影响膝状神经节时，还可出现病侧乳突部疼痛，耳郭与外耳道感觉减退，外耳道或鼓膜出现疱疹，称为亨特（Hunt）综合征。一般持续 1 ～ 2 周开始恢复，3 个月不能完全恢复者，则会遗留后遗症。

3. 心理 - 社会状况　面神经炎患者由于面部表情变化，易出现急躁情绪、害羞、抑郁、悲观、绝望等心理反应。

4. 辅助检查

（1）耳部检查：内耳道 X 线片正常。也可进行外耳道、听觉等专科检查。

（2）电生理检查：面神经运动传导速度（MCV）减慢，面肌膜静息电位（EM）动作电位波幅降低或消失。

5. 治疗要点　面神经炎的治疗要点包括改善局部血液循环，减轻面神经水肿，缓解神经压迫，促进功能恢复。

（1）药物治疗：急性期尽早使用糖皮质激素治疗，可用地塞米松。维生素 B 族药物可促进神经髓鞘的恢复。

（2）理疗：急性期采用茎乳孔附近超短波透热疗法、红外线照射或局部热敷等有助于改善局部血液循环，消除神经水肿，恢复期可行碘离子透入疗法，针刺或电针治疗。

（3）整容手术：病后 2 年仍有严重面瘫，可考虑手术治疗。

（三）护理问题 / 医护合作性问题

1. 自我形象紊乱　与面神经受损导致口角歪斜有关。

2. 急性疼痛：下颌角后、乳突或麻痹侧耳后疼痛　与面神经病变累及膝状神经节有关。

3. 焦虑　与疼痛和自我形象改变有关。

（四）护理措施

1. 一般护理　急性期注意休息，注意防风、防寒，出门可穿风衣或系围巾等。饮食宜清淡，严重者给予流质饮食；有味觉障碍的，应注意食物的冷热度，防止烫伤。指导患者饭后及时漱口，清除口腔患侧食物残渣，预防口腔感染。

2. 用药护理　应加强观察药物的疗效和副作用。特别是应用糖皮质激素患者，注意观察有无胃肠道出血、感染现象，并及时测量血压。

3. 对症护理　对不能闭眼者，应用眼罩，局部涂眼膏，滴眼药水，以防角膜感染。指导患者做面部康复锻炼：即对着镜子做皱眉、举额、闭眼、露齿、鼓腮和吹口哨等动作。每日数次，每次 5 ～ 15 分钟，并辅以面部肌肉按摩。

4. 心理护理　鼓励患者表达对面部形象的自身感受和对疾病预后的担心，指导患者克服急躁情绪和害羞心理。告知患者本病预后良好，要正确地对待疾病，积极配合治疗。

5. 健康指导　指导患者掌握本病的康复治疗知识和自我护理方法，如每日面肌功能锻炼，保持口腔清洁，防治眼部并发症，积极治疗疾病，树立信心，保持情绪稳定，预防受凉感冒，注意保暖和适当修饰。

二 三叉神经痛

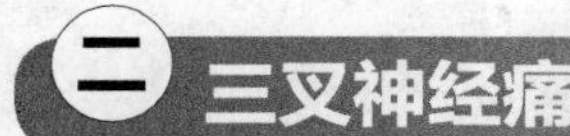

案例 9-2

患者，女，38 岁。6 年前不明原因地出现右面部剧烈性疼痛，呈刀割样或针刺样，每次发作持续 15～30 秒，每日发作数次，说话、刷牙、进食等均可引起疼痛发作，间隙期无任何症状，不伴有头晕、头痛。在院外给予苯妥英钠，疼痛缓解且发作次数减少。4 天前，患者疼痛加重，每日发作数十次，持续 1 分钟左右。患病以来，精神差，常常痛不欲生。既往有高血压病史，无烟酒嗜好。查体：体温 36.5℃，脉搏 78 次 / 分，呼吸 20 次 / 分，血压 125/85mmHg。痛苦面容，右手护面，右面部无感觉异常，右鼻唇沟及右第二磨牙有明确的扳机点，角膜及睫毛反射正常。胸腹部无异常。

问题： 1. 患者目前的主要护理问题有哪些？其中首优问题是什么？

2. 请写出主要的护理措施。

3. 护士应给予哪些健康指导？

（一）概述

1. 概念　三叉神经痛（trigeminal neuralgia）是指发生在面部一侧或双侧三叉神经分布区域内的疼痛，如放电、刀割样的疼痛症状。发病率高，年龄多在 40 岁以后，多发生于中老年人，女性多于男性。是神经外科、神经内科常见病之一。该病的特点：在头面部三叉神经（图 9-3）分布区域内，发病骤发骤停，闪电样、刀割样、烧灼样、顽固性、难以忍受的剧烈性疼痛。

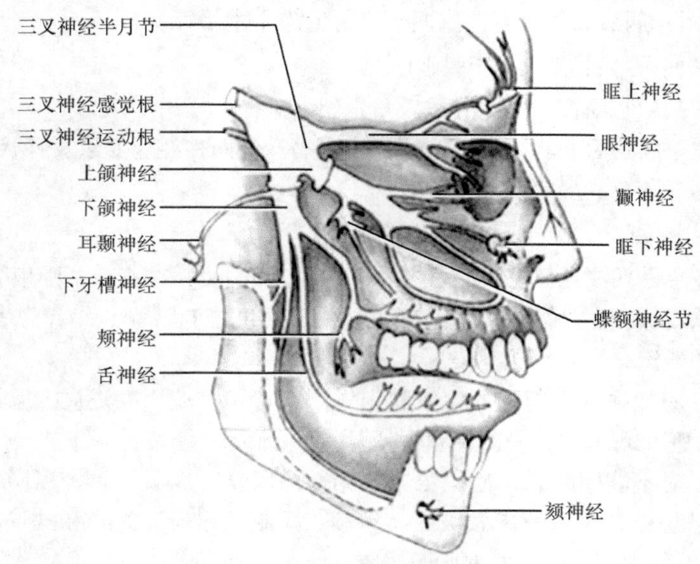

图 9-3　三叉神经各分支图

2. 病因及发病机制　在临床上通常将三叉神经痛分为原发性和继发性两种。原发性三叉神经痛尚未能发现病因；继发性三叉神经痛常继发于局部感染、外伤、三叉神经所通过的骨孔狭窄、肿瘤、血管畸形、血液循环障碍等。就其发病学说而言，有诸如病毒感染学说、病灶学说、缺血学说、颈神经学说、遗传学说、变态反应学说等。

（二）护理评估

1. 健康史　询问有无引起三叉神经痛的病因，如局部感染、外伤、三叉神经所通过的骨孔狭窄、肿瘤、血管畸形、血液循环障碍等。

2. 身体状况　多发生于中老年，女性多于男性。三叉神经分布区突发疼痛，疼痛特点：①疼痛发作前常无预兆，突然开始或停止，每次 1 ～ 2 分钟，间歇期可完全正常，发作频度可数日一次或数分钟一次。②疼痛为电击样、针刺样、刀割样或撕裂样。③限于三叉神经分布区的一支或两支，以第二、三支最多见，三支同时受累者极为罕见。大多单侧。④疼痛反射性地引起患侧面肌抽搐，口角牵向患侧，并有面红、流泪及流涎。口角、鼻翼、面颊、上下唇、门齿、齿龈、舌等处最为敏感，稍加触动即可诱发疼痛（如洗脸、刷牙、说话、咀嚼都可诱发，以致不敢做这些动作），故有“扳机点”之称。⑤ 严重者伴有面部肌肉的反射性抽搐，口角歪向患侧，称为痛性抽搐（tic douloureux），可伴有面部发红，皮温增高，结膜充血和流泪等。⑥病程呈周期性，每次发作期为数天、数周或数月不等。

3. 心理 - 社会状况　三叉神经痛患者由于咀嚼、哈欠、讲话等可诱发疼痛，患者常不敢做这些动作，且出现面容憔悴、精神忧郁和情绪低落等。有的患者因害怕发作而紧张不安，甚至不敢洗脸、刷牙、剃须、进食等。

4. 辅助检查

（1）实验室检查

1）血常规、血电解质：一般无特异性改变，发病时血象可稍偏高。

2）血糖、免疫项目、脑脊液检查：如异常则有鉴别诊断意义。

（2）影像学检查：血管造影、CT 及 MRI 等检查，部分患者可发现颅底畸形血管。

5. 治疗要点

（1）药物治疗：首选卡马西平，首次 0.1g，3 次 / 天，口服，可渐加量直至有效，最大剂量为 1.2g/d，疼痛停止后逐渐减量。其次可选用苯妥英钠、氯硝西泮、巴氯芬等。

（2）封闭治疗：三叉神经周围支封闭是临床治疗三叉神经痛的常用方法。注射的部位主要是三叉神经分支通过的骨孔，如眶上孔、眶下孔、下齿槽孔、颏孔、翼腭孔等。所用药物包括无水乙醇、苯酚溶液、多柔比星、链霉素等。

（3）经皮半月神经节射频电凝疗法：能恒久地治愈三叉神经痛，但其注射技术较难掌握，主要是穿刺操作的准确性难以把握。

（4）手术治疗：适用于一般治疗均无效者，可考虑三叉神经感觉根部分切断术。

（三）护理问题 / 医护合作性问题

1. 疼痛：面颊或上下颌及舌疼痛　与三叉神经受损害有关。

2. 焦虑 / 恐惧　与疼痛反复发作有关。

3. 睡眠型态紊乱　与夜间发作，影响睡眠有关。

4. 营养失调：低于机体需要量　与咀嚼时易发作，影响进食有关。

（四）护理措施

1. 一般护理　保持病室及病室周围安静、安全，室内光线柔和，避免周围环境的各种刺激，以防加重疼痛。卧床休息，适当抬高床头。保证足够的热量摄入，给予高热量、清淡、易消化的流质或半流质饮食。少量多餐，以减轻胃胀，防止呕吐。不能进食者，根据医嘱予静脉补液，维持水电解质平衡。

2. 用药护理　指导患者按时服药，讲解常用药物的作用及副作用。如卡马西平可致眩晕、嗜睡、恶心，行走不稳，多在数日后消失。

3. 心理护理　保持良好的心态，正确对待疾病，向患者及家属讲述疾病的相关知识。由于咀嚼、哈欠、讲话等可诱发疼痛，患者常不敢做这些动作，且出现面容憔悴、精神忧郁和情绪低落，护理人员应给予疏导、安慰和支持，帮助患者树立与疾病作斗争的信心，积极配合治疗。对于精神异常者，教育家属及陪护人员，这是一种病理状态，以获得更多的配合和支持。关注患者有无伤人或自伤行为，注意自我保护，加强对患者的看护，必要时予约束、镇静或请精神科医生会诊。

4. 健康指导　帮助患者及家属掌握本病有关治疗和训练方法，遵医嘱合理用药，学会识别药物不良反应；不要随意更换药物或停药，发现不适，及时就诊。

三　急性炎症性脱髓鞘性多发性神经根病

● 案例 9-3

患者，男，40 岁。3 周前出现鼻塞、流涕及发热症状，体温波动于 38℃左右，口服退热药后体温于 5 天后恢复正常，但患者一直觉四肢乏力，但不影响生活、工作。4 天前患者症状加重，上楼梯、解衣扣都有困难，并出现右上肢麻木感、胸闷、声音嘶哑、吞咽困难、进食呛咳。护理体检：神清，呼吸平稳，声音嘶哑，双眼闭合差，伸舌居中，四肢肌力 4 级，肌张力降低，腱反射迟钝，四肢呈手套袜子样感觉减退。辅助检查：①心电图：窦性心律不齐。②血常规：白细胞 11.2×10^9/L，中性粒细胞 0.85。③腰穿（入院后 3 天）：脑脊液压力 100mmH_2O，蛋白 1.9g/L，糖 3.6mmol/L，氯化物 125mmol/L，潘氏试验（+），细胞总数 4.2×10^6/ L。

问题： 1. 患者目前的主要护理问题有哪些？其中首优问题是什么？

2. 请写出主要的护理措施。

3. 护士应给予哪些健康指导？

（一）概述

1. 概念　急性炎症性脱髓鞘性多发性神经根病（acute inflammatory demyelinating polyneuropathy，AIDP）又称吉兰 - 巴雷综合征（Guillain-Barre syndrome，GBS），是以周围神经根广泛性、节段性脱髓鞘为病理特点的自身免疫性疾病。任何年龄均可发病，以儿童和青壮年多见。四季均可发病，以夏秋季发病率高。

本病的主要危险是呼吸肌麻痹，抢救呼吸肌麻痹是提高治愈率、减少死亡率的关键。

2. 病因及发病机制　本病的确切原因不清，多数认为属免疫介导的一种迟发性过敏性自身免疫性疾病。其免疫致病因素的发生与空肠弯曲菌感染、巨细胞病毒、EB 病毒、肺炎支原体、乙型肝炎病毒和人类免疫缺陷病毒等导致的感染性疾病及疫苗接种有关，也可无明显诱因。

（二）护理评估

1. 健康史　询问有无引起急性炎症性脱髓鞘性多发性神经根病的病史，如空肠弯曲菌感染、巨细胞病毒、EB 病毒、肺炎支原体、乙型肝炎病毒和人类免疫缺陷病毒等。

2. 身体状况　一般为急性或亚急性起病，任何年龄均可发病，以儿童和青壮年多见。四季均可发病，以夏秋季发病率高。多数患者病前 1 ～ 4 周有上呼吸道或消化道感染史及疫苗接种史。

（1）运动障碍：多数首发症状为对称性双下肢无力，渐出现肢体对称性弛缓性瘫痪，多于数日至 2 周达高峰，危重者 1 ～ 2 日内迅速加重，出现四肢完全性瘫、呼吸肌和吞咽肌麻痹，危及生命。如对称性瘫痪在数日内自下肢上升至上肢并累及脑神经，称为 Landry 上升性麻痹，腱反射减低或消失，发生轴索变性可见肌萎缩。

（2）感觉障碍：较常见，肢体感觉异常如烧灼、麻木、刺痛和不适感等，可先于瘫痪出现或同时出现，约 30% 的患者有肌肉痛。感觉缺失较少见，呈手套袜子形分布，振动觉和关节运动觉不受累。

（3）脑神经麻痹：少数患者出现脑神经麻痹，可为首发症状，常见双侧面神经瘫，其次为延髓性麻痹。

（4）自主神经障碍：可有皮肤潮红、直立性低血压、手足肿胀及营养障碍、肺功能受损、暂时性尿潴留、麻痹性肠梗阻等。

3. 心理 - 社会状况　急性炎症性脱髓鞘性多发性神经根病患者由于运动、感觉障碍，容易产生自责、愧疚心理。

4. 辅助检查

（1）脑脊液检查：腰椎穿刺脑脊液典型改变于起病 1 周后蛋白质含量明显增高（潘氏试验阳性），而细胞数正常，称蛋白 - 细胞分离现象，为本病的重要特征之一。

（2）肌电图检查：早期可正常。当神经髓鞘脱失时，神经传导速度明显减弱，波幅也明显降低。

（3）血清免疫球蛋白在早期增高，血沉可能加快。

链接

潘氏试验

潘氏试验又称 Pandy 试验，是指脑脊液中的蛋白测定，也称球蛋白定性试验，其原因是脑脊液在病变时，蛋白有不同程度的增加，多为球蛋白增加，在潘氏试验中球蛋白遇酚而变性，出现沉淀而呈阳性。正常脑脊液含有极微量的蛋白质，其中以白蛋白为主，潘氏试验为阴性反应。化脓性脑膜炎、结核性脑膜炎及颅内出血等，均见蛋白质增加，且多为球蛋白增加，潘氏试验呈阳性反应。

5. 治疗要点

（1）病因治疗：血浆交换（PE）及免疫球蛋白静脉滴注（IVIG）是 AIDP 的一线治疗，可消除血中有害的抗体、免疫复合物，减轻神经损害。

（2）糖皮质激素治疗：急性期可用地塞米松 10 ～ 15mg 加入 5% 葡萄糖 500ml 液体中静

脉滴注，10 ～ 14 天为一疗程，慢性型可静脉滴注糖皮质激素，注意观察电解质紊乱及并发症。

（3）辅助呼吸：呼吸肌麻痹是AIDP的主要危险，抢救呼吸肌麻痹是治疗重症AIDP的关键，要密切观察患者呼吸困难，严重时及时行气管插管或切开，正确使用人工呼吸机。

（三）护理问题 / 医护合作性问题

1. 低效性呼吸型态　与呼吸肌无力，神经肌肉受累有关。

2. 清理呼吸道无效　与咳嗽反射消失，呼吸肌麻痹有关。

3. 有皮肤完整性受损的危险　与长期卧床、营养障碍、皮肤感觉减退有关。

4. 焦虑　与起病急、迅速出现四肢瘫痪及呼吸肌麻痹有关。

5. 营养失调：低于机体需要量　与延髓麻痹致吞咽障碍有关。

6. 躯体移动障碍　与四肢肌肉进行性瘫痪有关。

7. 潜在并发症：吸入性肺炎和心肌炎。

（四）护理措施

1. 一般护理

（1）急性期卧床休息，病室应清洁，空气清新，重症患者应在重症监护室治疗。

（2）鼓励患者进食高蛋白、高热量、高维生素、易消化饮食，补充 B 族维生素饮食对神经髓鞘形成有重要作用，可促进损伤神经的修复，吞咽困难者除静脉补液和静脉高营养外，应及早插胃管给予鼻饲流质饮食，进食时和进食后 30 分钟取坐位，以免误入气管而致窒息。注意饮食合理搭配，保证机体摄入足够的营养，维持正氮平衡，是顺利度过疾病急性期的基本保证。

（3）指导患者进行吞咽功能训练，每周更换鼻饲管时，检查吞咽功能恢复情况，若吞咽功能恢复良好，饮水不呛咳，不噎食即可拔管。

2. 维持呼吸功能

（1）保持呼吸道通畅：密切观察患者呼吸型态，协助选择良好的卧位和呼吸姿势，鼓励患者进行缓慢的腹式呼吸和有效地咳嗽、咳痰，如咳嗽无力，应随时吸痰以保持呼吸道通畅，维持有效通气量。同时应准备气管插管、气管切开包、人工呼吸机等抢救器械。

（2）吸氧：轻度呼吸肌麻痹者，给予鼻导管低流量吸氧（2 ～ 3L/min），以缓解呼吸困难，改善缺氧状态。必须严格遵守操作规程，密切观察氧疗效果。

（3）辅助呼吸护理：重症患者收住监护室。当缺氧症状加重，肺活量降低至 20 ～ 25ml/kg 体重以下，血氧饱和度降低，动脉氧分压低于 70mmHg（9.3kPa）时，宜及早使用呼吸机。通常先行气管内插管，如 1 天以上无好转，则行气管切开，外接呼吸机。根据患者的病情及血气分析资料，适当调整呼吸机的通气量和压力。加强呼吸机的管理，经常检查呼吸机连接处有无漏气、阻塞等，并遵医嘱应用抗生素预防呼吸道感染。

3. 并发症预防及护理

（1）长期卧床不能自主咳嗽，使痰液积聚而并发肺炎者，应鼓励咳嗽排痰，定时翻身拍背，以利痰液排出；如痰液黏稠可行超声雾化吸入；吸痰时应严格遵守无菌技术操作原则。加强口腔护理，防止口腔感染。

（2）患者肢体不能自主运动及感觉缺失，易致压疮及外伤，肌肉挛缩致肢体关节畸形。应向患者及家属宣传翻身和早期肢体运动的重要性，使之配合治疗和护理。

（3）保持肢体轻度伸展，开始时帮助患者被动运动，防止肌肉失用性萎缩，维持运动功能；瘫痪肢体应处于功能位置，防止足下垂、爪形手等后遗症的发生，必要时用 T 形板固定双足；瘫痪肢体禁用热水袋以免烫伤。

（4）穿抗血栓弹力长袜，预防深静脉血栓形成及并发肺栓塞。

（5）提供良好的修养环境，保证患者安静休息；严密观察心率、心律、血压等变化，必要时心电监测；静脉输液时应严格控制输液速度，防止心力衰竭的发生。

4. 用药护理　按医嘱正确给药，注意药物的不良反应。告知患者不能轻易应用镇静、安眠药，以免掩盖或加重病情。

5. 心理护理　应了解患者的心理状况，积极主动关心患者，认真、耐心倾听患者的诉说，了解患者的苦闷、烦恼，给予安慰和鼓励，以取得患者的信任，达到有效治疗的目的。

6. 健康指导　急性期后护理的重点是促进瘫痪肢体的功能恢复，教给患者自我肢体锻炼的方法，向患者和家属说明本病并发症的预防和护理，出院后避免受凉，保持精神愉快，定期复查。

（吕云玲）

第 3 节　脑血管疾病

脑血管疾病（cerebrovascular disease，CVD）是由各种病因使脑血管发生病变而导致脑部神经功能受损的一组疾病，亦称中风、卒中。临床发病率、死亡率和致残率均高，严重危害人们的健康。本病与心脏病、恶性肿瘤构成人类的三大致死病因。

（一）脑的血液供应

脑的血液供应来自颈内动脉系统和椎 - 基底动脉系统，颈内动脉系统通过颈内动脉、大脑前动脉和大脑中动脉供应大脑半球前 3/5 和部分间脑的血液，椎 - 基底动脉系统供应大脑半球后 2/5（枕叶和颞叶的底部）以及部分间脑、脑干和小脑的血液（图 9-4）。两侧大脑前动脉之间由前交通动脉、两侧颈内动脉与大脑后动脉之间由后交通动脉连接起来，构成脑底动脉环（Willis 环）。脑底动脉环的存在，对脑血液供应的调节与代偿起重要的作用，为两侧大脑动脉之间和颈内动脉系统与椎 - 基底动脉系统之间建立了侧支循环，可代偿颈部一支或多支动脉发生狭窄或闭塞时的血液供应。

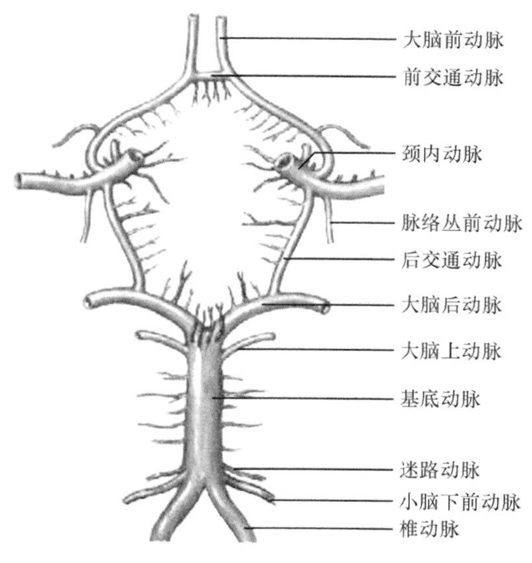

图 9-4　脑的血液供应

（二）病因和危险因素

1. 病因

（1）血管壁病变：动脉粥样硬化及高血压性动脉硬化最常见，其次为动脉炎（钩端螺旋体、风湿、结核、梅毒）、发育异常（先天性脑动脉瘤、脑动脉畸形）、外伤所致的动脉损害等。

（2）血液流变学异常及血液成分改变：

①血液黏滞度增高，如高脂血症、高血糖症、红细胞增多症等。②凝血机制异常，如血小板减少性紫癜、血友病、使用抗凝剂、DIC 等。③血流动力学改变，如高血压、低血压或血压急骤波动、心功能障碍、心律失常等。④其他，如各种栓子（如空气、脂肪、肿瘤和寄生虫等）引起的脑栓塞、脑血管痉挛等。

2. 危险因素　一类是无法干预的因素，如高龄、性别、性格、种族、脑卒中家庭史等；另一类是可以干预的因素，如高血压、高血脂、糖尿病、心脏病、吸烟、酗酒、体力活动少、超重、高盐饮食等。其中，高血压是最重要的独立危险因素，糖尿病、吸烟、酗酒为重要的危险因素。

（三）分类

按病变性质将脑血管疾病分为两大类，临床上以脑血栓形成最常见，以脑出血病情最严重。

1. 缺血性脑血管病　包括短暂性脑缺血发作、脑血栓形成、脑栓塞。

2. 出血性脑血管病　包括脑出血和蛛网膜下腔出血。

（四）三级预防

1. 一级预防　为发病前的预防，也是三级预防中最关键的一环。在社区人群中首先筛选可干预的危险因素，找出高危人群，进行预防（干预），即积极治疗相关疾病，提倡合理饮食，适当运动、根据存在的各种危险因素和严重程度的不同，坚持治疗，进行护理干预。

2. 二级预防　对已有短暂性脑缺血发作或可逆性脑缺血发作早期诊断，及时治疗，防止发展成为完全性脑卒中。

3. 三级预防　脑卒中发生后积极治疗，防治并发症，减少致残，提高患者的生活质量，预防复发。

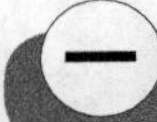

一 短暂性脑缺血发作

案例 9-4

患者，男，68 岁。3 天前无明显诱因出现发作性右上下肢无力，右下肢不能行走，持续约 15 分钟后可完全缓解。入院前共发作 5 次。无黑矇、言语障碍、肢体麻木等症状。既往有高血压病、糖尿病病史，持续吸烟 20 年。护理检查：体温 36.6℃，脉搏 92/ 分，呼吸 20/ 分，血压 145/85mmHg，神经系统查体（-），右颈动脉听诊区可闻及收缩期杂音。脑血管造影显示右侧颈内动脉起始段狭窄 90%。

问题： 1. 患者目前的主要护理问题有哪些？其中首优问题是什么？

2. 请写出主要的护理措施。

3. 护士应给予哪些健康指导？

（一）概述

1. 概念　短暂性脑缺血发作（transient ischemic attack，TIA）是颈动脉系或椎 - 基底动脉系统血管供血不足，导致突发短暂性、可逆性脑缺血及相应供血区的神经功能障碍。每次发作持续数分钟至 1 小时，通常在 24 小时内完全恢复，常反复发作。近期频繁发作的 TIA 是脑梗死的特级警报，应引起高度重视。

2. 病因与发病机制　本病的病因和发病机制尚未清楚，但主要的病因是动脉粥样硬化导致的动脉狭窄。也可能与心脏病、血液成分改变、血流动力学改变、心功能障碍、高凝状态等多种因素有关。发生机制主要是小动脉发生微栓塞所致，此外脑内血管痉挛也参与发病环节。

（二）护理评估

1. 健康史　询问有无引起短暂性脑缺血发作的因素存在，如心脏病、血液成分改变、血流动力学改变、心功能障碍、血液高凝状态等。

2. 身体状况　TIA 多发于 50 ～ 70 岁，男性多于女性。突然起病，表现为脑组织某一局部的神经功能缺失。历时短暂，持续数分钟或十余分钟缓解。无后遗症，可反复发作。每个患者的局灶性神经功能缺失症状常按一定的血管支配区而反复出现。临床上常将 TIA 分为颈动脉系统 TIA 和椎 - 基底动脉系统 TIA 两大类。

（1）颈动脉系统 TIA：以病灶对侧肢体无力或不完全性偏瘫，感觉异常或减退为常见症状。病灶侧短暂的单眼一过性黑朦是颈内动脉分支眼动脉缺血的特征性症状，优势半球（常为左侧）缺血时，可有失语症，对侧同向偏盲较少见。

（2）椎 - 基底动脉系统 TIA：以阵发性眩晕、平衡障碍为常见症状，一般不伴耳鸣，可出现复视、眼球震颤、构音障碍、吞咽困难、共济失调等。其特征性症状为跌倒发作（患者扭头时下肢突然失去张力而跌倒，无意识丧失）和短暂性全面性遗忘症（短时间记忆丧失，持续数十分钟）。

3. 心理 - 社会状况　短暂性脑缺血发作患者由于多次出现肢体麻木、无力、头晕、头疼、复视、突然跌倒等情况，易出现情绪低落、抑郁、悲观、绝望等心理反应。

4. 辅助检查

（1）头部 CT：主要目的是明确颅内可能引起 TIA 样表现的其他结构性病变的性质，如肿瘤、慢性硬膜下血肿、血管畸形、脑内小的出血灶等。

（2）头部 MRI：发现脑内缺血性病变的灵敏性比头部 CT 高，特别是在发现脑干缺血性病变时更佳。

（3）脑血管造影：主要表现为较大的动脉血管壁（颈内动脉及颅内大动脉）及管腔内有动脉粥样硬化性损害。

（4）血液检查：可有血糖、血脂、血黏度异常。

5. 治疗要点　对短暂性脑缺血发作应当进行积极治疗，降低血液黏稠度，调整血液的高凝状态，控制和维持血压在正常范围内，终止和减少短暂性脑缺血发作，预防或推迟脑梗死的发生。

（1）病因治疗：病因明确者，应针对病因进行积极治疗。

（2）药物治疗

1）抗血小板凝集剂：主要是抑制血小板聚集和释放，使之不能形成微小血栓。常用肠溶阿司匹林，50 ～ 100mg，1 次 / 日；双嘧达莫 50 ～ 100mg，3 次 / 日。

2）抗凝治疗：若患者发作频繁，用其他药物疗效不佳，又无出血疾病禁忌者，可抗凝治疗。常用药物为肝素、双香豆素等。

3）扩容治疗：低分子右旋糖酐静脉滴注，可扩充血容量，改善微循环。

4）中医药治疗：常用川芎、丹参、红花等药物，有活血化瘀，改善微循环，降低血液黏

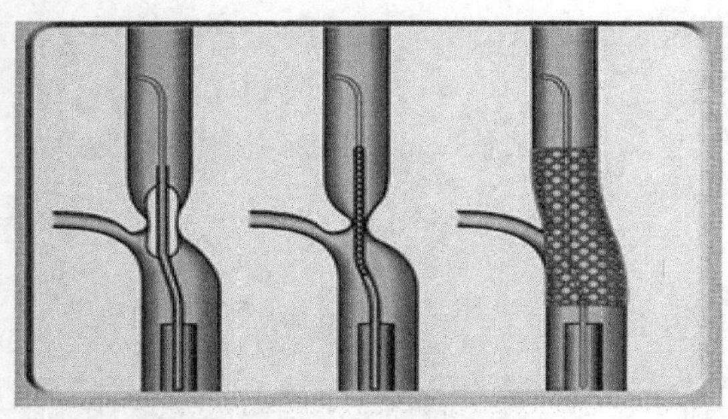
图 9-5　血管支架扩张狭窄血管原理

度的作用。

5）手术治疗：脑血管造影或多普勒证实有颅内动脉狭窄者，药物治疗无效时可考虑手术治疗。

6）介入治疗：颈内动脉有明显动脉粥样硬化斑并且狭窄＞70%，严重影响脑组织供血者可介入治疗（图 9-5）。

（三）护理问题 / 医护合作性问题

1. 知识缺乏：缺乏本病的防治知识。

2. 潜在并发症：脑卒中。

3. 有受伤的危险　与突发眩晕、复视、平衡失调有关。

（四）护理措施

1. 一般护理　指导患者发作时卧床休息，枕头不宜太高。患者宜摄入低盐、低脂、低胆固醇、充足蛋白质和丰富维生素的饮食，戒烟酒，忌辛辣、油炸食物，避免过度饥饿和暴饮暴食。

2. 病情观察　密切观察患者的生命体征。观察 TIA 有无发作，发作的次数，每次发作持续的时间，伴随症状，有无头痛、头晕或其他脑功能受损的表现。帮助患者寻找和去除自身危险因子。

3. 安全的护理　频繁发作时，避免重体力劳动，外出或沐浴时有人陪伴，仰头或转头时动作要缓慢。

4. 用药护理　指导患者按医嘱正确服药，不得随意停药或换药。观察每种药物的作用及不良反应。在使用抗凝剂治疗时，应密切观察有无出血倾向，出现异常应及时报告医师并给予积极治疗。

5. 心理护理　了解患者及家属的思想顾虑，详细告知本病的病因、常见症状、防治知识及自我护理方法。帮助其消除恐惧心理，树立与疾病斗争的信心。

6. 健康指导　按医嘱正确服药，合理饮食，生活起居规律，坚持适当的体育锻炼和运动。避免各种引起循环血容量减少、血压降低的因素，如大量呕吐、腹泻、高热、大汗等，以防血液浓缩而诱发脑血栓的形成。使患者认识到此病的危害性，出现肢体麻木、无力、头晕、头疼、复视、突然跌倒应引起重视，及时就医。

二　脑血栓形成

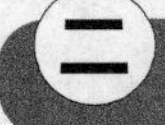

案例 9-5

患者，男，76 岁。高血压病史 20 年。4 小时前起床时发现右侧肢体活动不灵，言语不清，症状进行性加重，无头痛、呕吐和意识障碍。查体：T 36℃，P 84 次 / 分，R 21 次 / 分，BP 155/92mmHg，被动体位，神志清楚，表情焦虑。右上肢肌力 2 级，右下肢肌力 3 级，巴宾斯基征（+），急诊头颅 CT 检查未见异常。

问题： 1. 患者目前的主要护理问题有哪些？其中首优问题是什么？

2. 请写出主要的护理措施。

3. 护士应给予哪些健康指导?

（一）概述

1. 概念　脑血栓形成（cerebral thrombosis，CT）是脑血管疾病中最常见的一种，指颅内外供应脑部的动脉血管壁粥样硬化导致血管增厚，管腔狭窄闭塞和血栓形成，引起脑局部血液供应减少或供血中断，致某一血管供血范围内的脑组织缺血缺氧软化坏死，临床上产生相应的神经系统症状和体征。在脑血管病中脑血栓形成最常见，约占全部脑卒中的 70%。

2. 病因　脑血栓形成最常见的病因是脑动脉粥样硬化，若同时伴有高血压，两者相互影响，使病情加重。高脂血症、糖尿病可加速脑动脉硬化的进展。另外各种动脉炎、先天性血管狭窄、肿瘤、血液高凝状态均可引发该病。

3. 发病机制　在动脉粥样硬化、高脂血症等病因基础上，脑血管受损，管壁粗糙，管腔狭窄，当血流缓慢、血压下降时，胆固醇易沉积于内膜下层，引发血管壁脂肪透明变性，进一步纤维增生，动脉变硬，管壁厚薄不匀，使血小板及纤维素等血中有形成分沉着，形成血栓。血栓逐渐增大，最终完全闭塞（图 9-6）。

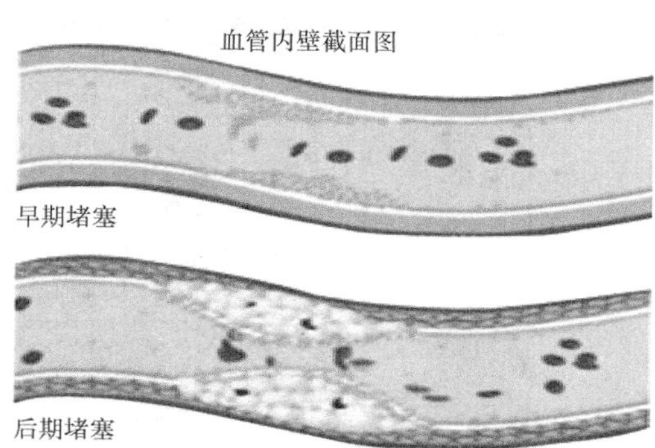

图 9-6　脑血栓形成

（二）护理评估

1. 健康史　询问有无引起脑血栓形成的病因，如脑动脉粥样硬化、高血压、高脂血症、糖尿病、动脉炎、先天性血管狭窄、肿瘤、血液高凝状态等。

2. 身体状况

（1）临床特点：本病好发于 50 岁以上中老年人，有动脉粥样硬化者、高血压、冠心病或糖尿病的老年人。年轻发病者以各种原因的脑动脉炎多见。病前可有头昏、头痛、肢体麻木、无力等前驱症状，约有 1/4 的患者曾有 TIA 史，多数在安静休息或睡眠时发病。神经缺失症状通常在 1 ～ 2 天内达到高峰。患者大多意识清楚或有不同程度的意识障碍。

（2）神经系统表现

1）大脑中动脉闭塞症状：主要影响内囊区供血，导致“三偏征”（偏瘫、偏身感觉障碍、偏盲）。

2）颈内动脉闭塞症状：大脑中动脉闭塞症状，病灶侧单眼一过性黑矇，颈动脉搏动减弱等。

3）椎 - 基底动脉闭塞症状：表现为交叉性瘫痪、交叉性感觉障碍、复视、眼肌麻痹、眼球震颤、构音障碍、吞咽困难、眩晕、呕吐、共济失调。

3. 心理 - 社会状况　脑血栓形成病程长、后遗症多，易出现情绪低落、抑郁、悲观、绝望等心理反应；同时，反复的脑血栓发作使病情逐渐加重，给患者和家属带来巨大的经济压力，患者容易产生自责、愧疚心理。

4. 辅助检查　对脑血栓形成患者应进行血、尿常规检查，以及血糖、血脂、血液流变学、心电图等检查。腰穿检查脑脊液多正常，大面积梗死时压力可增高。头颅 CT 检查，是最常用的检查。发病当天 CT 检查多无改变，24 小时后梗死区出现低密度梗死灶。脑干、小脑梗死及梗死灶较小时，CT 常显示不佳。MRT 可清晰显示梗死区，脑血管造影可显示血栓形成部位、程度及侧支循环，见图 9-7。

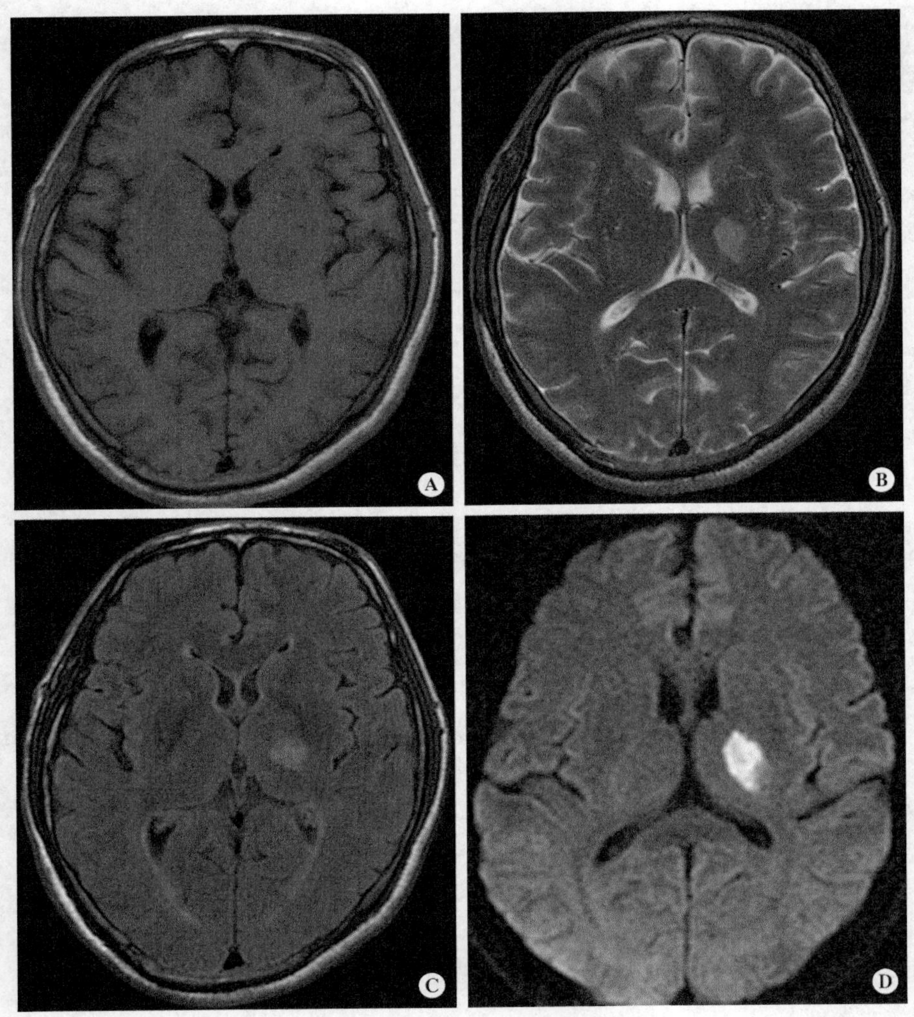

图 9-7　头部 MRI 示左侧丘脑急性期脑梗死

5. 治疗要点

（1）急性期治疗

1）超早期溶栓治疗：溶栓治疗是目前最重要的恢复血流的措施。脑血栓形成后，关键在发病 3 ～ 6 小时以内的超早期，尽快恢复缺血区的血液供应，缩小梗死灶，挽救尚未完全死亡的脑细胞。常用的溶栓药物有尿激酶、链激酶、重组组织型纤溶酶原激活剂（rt-PA）、乙酰化纤溶酶原激活剂复合物（APSAC）等。使用溶栓药物前首先须经头部 CT 证实无出血灶，并应监测出凝血时间、凝血酶原时间等。

2）调整血压：患者在急性期的血压应维持在比发病前稍高的水平，切忌过度降压使脑灌注压降低，导致脑缺血加剧，加重脑梗死。血压低者可通过补液或给予适量升压药物提升血压，如多巴胺等。

3）防治脑水肿：发病 48 小时至 5 天为脑水肿高峰期。如患者意识障碍加重，出现颅内压增高症状，应进行降低颅内压治疗。常用 20% 甘露醇 125 ～ 250ml 快速静脉滴注。发病期 7 ～ 24 小时内尽量避免葡萄糖静脉滴注（可能会加重半暗区的脑损害）。

（2）抗凝治疗：主要用于进展性脑梗死患者，防止血栓继续进展。严格掌握适应证、禁忌证，对出血性梗死或有高血压者均禁用抗凝治疗。

（3）改善微循环：低分子右旋糖酐可降低血液黏度，并有抗血小板聚集作用，改善微循环，每日 500ml 静脉滴注，10 ～ 15 天为一疗程，有出血倾向、颅内压增高、心功能不全者禁用。

（4）脑保护治疗：通过降低脑代谢、干预缺血引发细胞毒性机制减轻脑损伤。脑保护剂包括自由基清除剂（过氧化物歧化酶、维生素 E 和维生素 C 等）、阿片受体阻断剂纳洛酮、钙通道阻断剂、胞磷胆碱等。早期（2 小时以内）还可用头部亚低温治疗。

（5）高压氧舱治疗：为神经组织的再生和神经功能的恢复提供良好的物质基础。脑血栓形成患者若呼吸道没有明显的分泌物，呼吸正常，无抽搐及血压正常者，宜尽早配合高压氧舱治疗。

（6）抗血小板聚集治疗：见本节短暂性脑缺血发作。

（7）脑代谢活化剂：可用三磷酸腺苷、细胞色素 c、胞二磷胆碱、辅酶 A 等。

（8）中医药治疗：通常采用活血化瘀、通经活络治疗，可用丹参、川芎、红花、地龙等。

（9）康复治疗：应早期进行，要求患者、医护人员、家属均应积极系统地进行患肢运动和语言功能等的训练和康复治疗，应从起病到恢复期，贯穿于医疗和护理的各个环节和全过程。

（三）护理问题 / 医护合作性问题

1. 躯体活动障碍　与偏瘫或平衡能力降低有关。

2. 有失用综合征的危险　与意识障碍、偏瘫所致长期卧床有关。

3. 生活自理能力缺陷　与肢体瘫痪有关。

4. 潜在并发症：压疮、肺部感染、出血等。

（四）护理措施

1. 一般护理　急性期绝对卧床休息，取平卧位。给低盐、低脂饮食，若有吞咽障碍者可食用流质或半流质饮食，必要时采用鼻饲法。保持皮肤清洁、干燥，及时更换衣服、床单等，指导患者学会配合或使用便器，保持大小便通畅和会阴部清洁。将日常用品和呼叫器置于易取拿的地方，方便患者随时取用。

2. 病情观察　密切观察神志、瞳孔、生命体征、临床表现。注意有无颅高压症状、出血情况、原有症状加重或出现新的瘫痪症状、心律失常、呼吸困难。

3. 用药护理　了解各类药物的作用、不良反应和注意事项。

4. 康复护理　给患者讲解早期活动的必要性和重要性，教会患者保持关节的功能位置，防止关节变形而失去正常功能。教会患者及家属锻炼和翻身技巧，训练患者平衡和协调能力。对于语言沟通障碍的患者应指导其进行简单而有效的交流技巧，加强语言功能的训练。

5. 心理护理　护士应主动关心、开导患者，同时叮嘱家属给予患者物质和精神上的支持，鼓励或组织病友间交流经验，树立其战胜疾病的信心。

6. 健康指导　积极防治高血压、糖尿病、高脂血症、冠心病、肥胖症等，定期做健康检查，早发现早治疗。起居规律，参加锻炼，忌烟酒，合理饮食，对于老年人要预防直立性低血压致脑血栓形成。教会患者有关的康复治疗知识和自我护理方法，鼓励患者做力所能及的事情，不要过分依赖家人，多参加一些有益的社会活动。

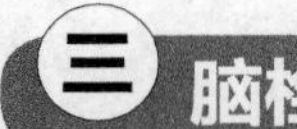

三 脑栓塞

● 案例 9-6

患者，女，38 岁。因 1 天前突发头晕、头痛，右侧肢体无力入院。既往有风湿性心脏病，心房颤动 5 年。护理检查：体温 38.5℃，130 次 / 分，呼吸 32 次 / 分，血压 130/75mmHg。右侧肌力 0 级、感觉障碍、腱反射弱，巴宾斯基征阳性。左侧肌力正常。患者有嗜睡，无脑膜刺激征。辅助检查：白细胞 18.0×10^9/L，中性粒细胞 0.90；心脏彩超示二尖瓣可见赘生物；血培养示草绿色链球菌。头部 CT：左侧基底核区及侧脑室体旁区点状低密度影。

问题：1. 患者目前的主要护理问题有哪些？其中首优问题是什么？

2. 请写出主要的护理措施。

3. 护士应给予哪些健康指导？

（一）概述

1. 概念　脑栓塞（cerebral embolism）是指各种栓子（血流中异常的固体、液体、气体）随血液循环进入脑动脉，造成血流中断而引起相应供血区的脑功能障碍。

2. 病因与发病机制　脑栓塞的栓子来源分为心源性、非心源性、来源不明性三大类。

（1）心源性：是脑栓塞最常见的原因，约一半以上为风湿性心脏病二尖瓣狭窄合并心房颤动。其他心脏病如亚急性细菌性心内膜炎瓣膜上的炎性赘生物脱落。心肌梗死或心肌病时，心内膜病变形成的附壁血栓脱落均可形成栓子。

（2）非心源性：常见为主动脉弓及其发出的大血管动脉粥样硬化斑块与附着物脱落、败血症或肺部感染性脓栓、脂肪栓子、气体栓子、癌性栓子、寄生虫虫卵栓子、异物栓子等均可引起脑栓塞。

（3）来源不明性：约 30% 的脑栓塞不能明确原因。

（二）护理评估

1. 健康史　询问有无引起脑栓塞的原发病，如风湿性心脏病二尖瓣狭窄合并心房颤动、亚急性细菌性心内膜炎、机体是否有严重感染、恶性肿瘤等。

2. 身体状况　脑栓塞的发病年龄不一，风湿性心脏病引起者以中青年为多，冠心病及大动脉病变引起者以中老年居多。起病急骤，是脑栓塞的主要特征，在数秒或很短的时间内症状发展到高峰。常见的症状有局限性抽搐、偏盲、偏瘫、偏身感觉障碍、失语等，意识障碍较轻且恢复较快。严重者可突发昏迷、全身抽搐，因脑水肿或颅内出血形成脑疝而死亡。

3. 辅助检查　脑 CT 或 MRI 检查可明确病灶部位，常规检查心电图可发现心律失常、心肌梗死等证据；超声心动图检查可发现心腔内附壁血栓。

4. 治疗要点　脑栓塞的治疗包括脑部病变及引起栓塞的原发病两方面。

（1）同脑血栓形成治疗相似，但禁忌溶栓治疗。

（2）根据栓子性质分别进行处理。

（3）治疗原发病，预防栓子形成是防止脑栓塞的重要环节。因此防治心脏病等各种原发病是预防脑栓塞发生的一个重要环节。

护理诊断、护理措施等相关内容参见脑血栓形成。

四 脑出血

● 案例 9-7

患者，男，65 岁。有高血压病史 17 年。2 小时前如厕时突然倒地，呼叫不应，右侧肢体活动不灵。查体：T 37℃，P 109 次 / 分，R 26 次 / 分，BP 195/100mmHg。双侧瞳孔等大正圆，对光反射迟钝，双眼球向右侧斜视，右侧肌张力增高，巴宾斯基征阳性。头颅 CT 显示左侧基底核区有高密度灶。

问题： 1. 患者目前的主要护理问题有哪些？其中首优问题是什么？

2. 请写出主要的护理措施。

3. 护士应给予哪些健康指导？

（一）概述

1. 概念 脑出血（cerebral hemorrhage）是指原发性非外伤性脑实质内的出血。多发生于 55 岁以上的中老年人，发生在大脑半球者占 80%，仅有少数发生在脑干和小脑，是死亡率和致残率最高的一种常见病。

2. 病因与发病机制 高血压和动脉粥样硬化是脑出血最常见的病因。因高血压使脑小动脉形成微动脉瘤后易发生破裂而出血；高血压引起脑小动脉痉挛，造成其远端脑组织缺氧、坏死而出血；当用力和情绪激动时使血压骤升而诱发脑血管破裂（图 9-8）。

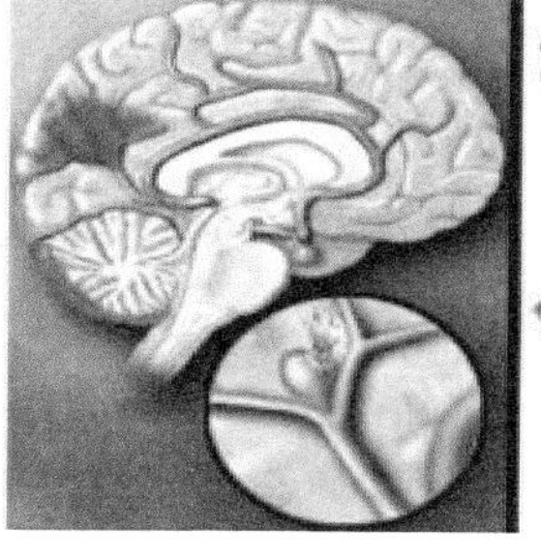

图 9-8 脑出血产生机制

另外颅内动脉瘤、脑内动静脉畸形、脑动脉炎、血液病、抗凝及溶栓治疗等均可并发脑出血。

脑出血好发部位在内囊附近的豆纹动脉，因豆纹动脉与大脑中动脉成直角，所受的压力较高，且此处也是微动脉瘤多发的部位。

（二）护理评估

1. 健康史 询问有无引起脑出血的原发性病因，如高血压、动脉粥样硬化、颅内动脉瘤、脑内动静脉畸形、脑动脉炎、血液病等。

2. 身体状况

（1）共有症状：患者起病急，病程短，多在情绪紧张、兴奋、排便用力、气候变化剧烈时突然出现头痛、呕吐、偏瘫、失语、意识障碍、大小便失禁等，呼吸深沉带有鼾声，重者则呈潮式呼吸或不规则呼吸，脉搏缓慢有力。往往在数分钟至数小时内病情发展至高峰。

（2）局灶性神经体征：因脑出血的部位及出血量不同，临床症状和体征也不同。

1）内囊出血：因病变累及内囊，典型病例可见“三偏”症状，即出血灶对侧肢体偏瘫、偏身感觉障碍和同向偏盲。内囊出血患者常有头和眼转向出血病灶侧，呈“凝视病灶”状，若出血在优势半球可有失语。大量出血时，可出现意识障碍，也可引起脑疝甚至死亡。急性期腱反射消失，数日后瘫痪肢体肌张力增强，腱反射亢进，出现病理反射。

2）脑叶出血：常出现头痛、呕吐、失语症、视野异常及脑膜刺激征，癫痫发作较常见，昏迷较少见。其中顶叶出血最常见，可见偏身感觉障碍、空间构象障碍。

3）脑桥出血：常先从一侧脑桥开始，表现为交叉性瘫痪，头和眼转向非出血侧，呈“凝视瘫肢”状，出血后迅速波及两侧，出现双侧面部和肢体均瘫痪，瞳孔缩小呈“针尖样”，为脑桥出血的特征性症状，呕吐咖啡样胃内容物，中枢性高热及呼吸障碍等，病情迅速恶化，多数在48小时内死亡。

4）小脑出血：多数小脑出血发生在一侧小脑半球，表现为一侧后枕部剧烈头痛、眩晕、频繁呕吐、病侧肢体共济失调，有脑神经麻痹、眼球震颤等症状，可无肢体瘫痪。

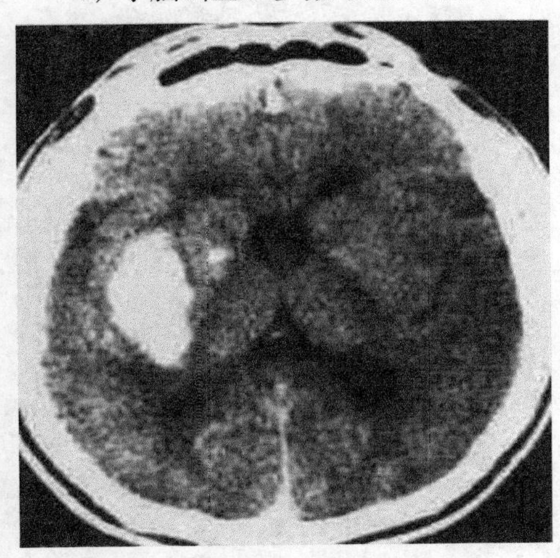

图9-9　脑CT示右侧基底核区出血

5）脑室出血：多为继发性。因丘脑出血后破入侧脑室，小脑出血和脑桥出血破入第四脑室而引起。早期出现偏瘫，随后高热昏迷，预后不良。

3. 心理-社会状况　脑出血起病突然、病情重、病程长、恢复慢、容易留下后遗症，患者容易出现情绪低落、抑郁、悲观、绝望等心理反应。

4. 辅助检查

（1）实验室检查：急性期和并发感染时外周白细胞数常增高，血糖及血尿素氮可增高；有轻度蛋白尿和尿糖；脑脊液压力增高，多为血性。

（2）其他检查：头颅CT是确诊脑出血的首选检查，发病后即刻头颅CT示脑内高密度灶，见图9-9。MRI检查可早期发现出血的部位、范围、出血量、是否破入脑室；起病24小时内进行脑超声探测能发现脑中线波移位，有助于脑出血的诊断。

5. 治疗要点　急性期治疗要点：防止再出血，降低颅内压和控制脑水肿、维持生命功能、防治并发症、降低死亡率和致残率。

（1）调控血压：脑出血急性期一般不需要使用降压药。若收缩压超过200mmHg或者舒张压超过120mmHg，可适当给予温和的降压药，降压不宜过快过低。

（2）控制脑水肿，降低颅内压：是脑出血急性期处理的一个重要环节，首选甘露醇。

（3）止血药和凝血药：合并消化道出血时，可选用6-氨基己酸（FACA）、氨甲环酸，还可经鼻饲或口服云南白药、三七粉等。

（4）防止并发症：及早给予足量抗生素防止肺炎。

（5）手术治疗：对大脑半球出血量在30ml以上和小脑出血量在10ml以上均可开颅清除血肿。对破入脑室者，可行脑室穿刺引流。

（三）护理问题/医护合作性问题

1. 意识障碍　与脑出血有关。

2. 潜在并发症：脑疝、消化道出血、坠积性肺炎、泌尿系统感染等。

3. 生活自理缺陷　与偏瘫、意识障碍有关。

4. 有皮肤完整性受损的危险　与长期卧床、意识障碍、运动障碍有关。

5. 语言沟通障碍　与语言中枢功能受损有关。

6. 有失用综合征的危险　与意识障碍、运动障碍、长期卧床有关。

（四）护理措施

1. 一般护理

（1）休息与安全：急性期绝对卧床休息，抬高床头15° ～30° 以减轻脑水肿；侧卧位，防止呕吐物反流；发病24～48小时内避免搬动，保持环境安静，严格限制探视，避免各种刺激，各项治疗护理操作应集中进行；保持床单位整洁、干燥，防止压疮形成；做好口腔、皮肤和大小便护理，保持肢体的功能位置。

（2）饮食护理：禁食24～48小时；能进食者，给予高蛋白、高维生素的清淡饮食；不能进食者，应给予鼻饲流质饮食；恢复期患者应避免刺激性食物，以免诱发消化道出血。

2. 病情观察

（1）脑疝的观察：脑疝是脑出血患者最常见的直接死亡原因，应密切观察患者的生命体征、瞳孔、神志的变化，如患者出现剧烈头痛、喷射性呕吐、烦躁不安、血压升高、脉搏减慢、呼吸不规则、双侧瞳孔不等大、意识障碍进行性加重等脑疝先兆时应及时通知医师，配合抢救。

（2）上消化道出血的观察：观察患者有无呕血、便血等消化道出血症状，每次鼻饲前要抽吸胃液，如有咖啡色胃液或患者大便呈黑色，立即通知医师紧急处理。

3. 对症护理　保持呼吸道通畅，为防止呕吐物造成窒息，患者头应偏向一侧。若不能有效咳痰，必要时应吸痰甚至配合医师行气管切开术。对高热患者应给予物理降温或人工冬眠，伴惊厥者遵医嘱给予抗惊厥药，及时做好排便护理，保持大便通畅。

4. 用药护理　注意观察止血药、降颅压药物的疗效及副作用，为防止脑疝，应控制液体摄入量，注意尿量与电解质的变化，尤其应注意有无低血钾发生。

5. 心理护理　鼓励患者增强生活的勇气与信心，消除不良心理反应。向患者及家属说明锻炼的重要性，告知患者病情稳定后即尽早锻炼，越早疗效越好。告诉患者只要坚持功能锻炼，许多症状体征可在1～3年内逐渐改善，以免因心理压力而影响脑功能的恢复。

6. 健康指导　避免诱发因素，告知患者避免情绪激动和不良刺激，勿用力排便。生活规律，保证充足睡眠，适当锻炼，劳逸结合。饮食以清淡为主，戒烟、忌酒。积极治疗原发病，坚持康复训练，教会家属有关护理知识和改善后遗症的方法，尽量让患者做到日常生活自理，康复训练时注意克服急于求成的心理，做到循序渐进，持之以恒。

五 蛛网膜下腔出血

● 案例 9-8

患者，女，67岁。因在做家务时突觉头痛剧烈，呕吐而入院。既往有长期头痛史。护理检查：体温36.5℃，脉搏68/分，呼吸24/分，血压175/105mmHg。颈部有抵抗感，腰穿脑脊液呈血性，压力220mmH_2O，蛋白质1.0g/dl。

问题：1. 患者目前的主要护理问题有哪些？其中首优问题是什么？

2. 请写出主要的护理措施。

3. 护士应给予哪些健康指导？

（一）概述

1. 概念　蛛网膜下腔出血（subarachnoid hemorrhage，SAH）指软脑膜血管破裂，血液直

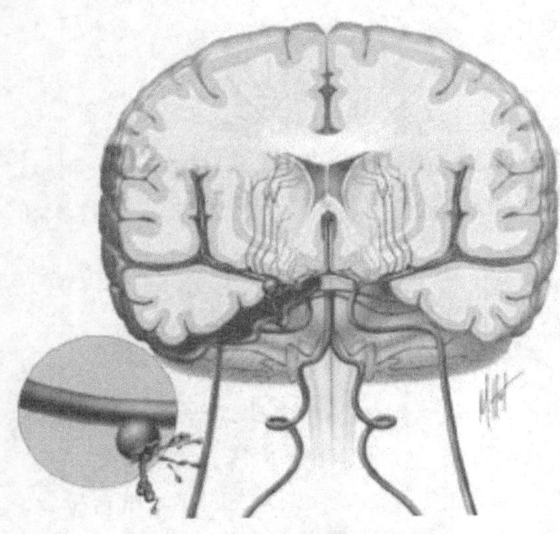

图 9-10　颅内动脉瘤

接流入蛛网膜下腔所致。SAH 约占急性脑卒中的 10%，占出血性卒中的 20%。

2. 病因与发病机制　最常见的病因是先天性颅内动脉瘤（图 9-10），其次为动静脉畸形、动脉粥样硬化、血液病、各种感染所致的脑动脉炎、脑底异常血管网病等。动脉瘤破裂者多见于 40～60 岁，动静脉畸形常在 10～40 岁发病。

脑血管有上述病变时，当重体力劳动、情绪变化、血压突然升高、酗酒时脑底部及脑表面血管发生破裂，血液流入蛛网膜下腔。

（二）护理评估

1. 健康史　询问有无引起蛛网膜下腔出血的原发性疾病如先天性颅内动脉瘤、动静脉畸形、动脉粥样硬化、血液病、各种感染所致的脑动脉炎、脑底异常血管网病等。

2. 身体状况　起病急骤，多在用力或情绪激动等情况下诱发，表现为血压急骤上升、剧烈头痛、喷射性呕吐。常有颈项强直等脑膜刺激征，此为蛛网膜下腔出血最具有特征性的体征。少数患者可有短暂或持久的局限性神经体征，如偏瘫、偏盲或失语等，眼底检查可见玻璃体下片状出血。

再出血是 SAH 主要的急性并发症，20% 的动脉瘤患者病后 10 ～ 14 天发生再出血，使死亡率约增加 1 倍；病后 10 ～ 14 天为迟发性脑血管痉挛高峰期，是伤残的重要原因。

3. 心理 - 社会状况　蛛网膜下腔出血起病急骤，症状重，患者易出现情绪低落、抑郁、悲观、绝望等心理反应；情绪波动大、环境噪声会加重病情，可诱发再出血。

4. 辅助检查

（1）CT 检查：为首选的检查方法，可出现高密度出血灶的征象（图 9-11）。小量出血 CT 不能发现者需腰椎穿刺进行脑脊液检查确诊。

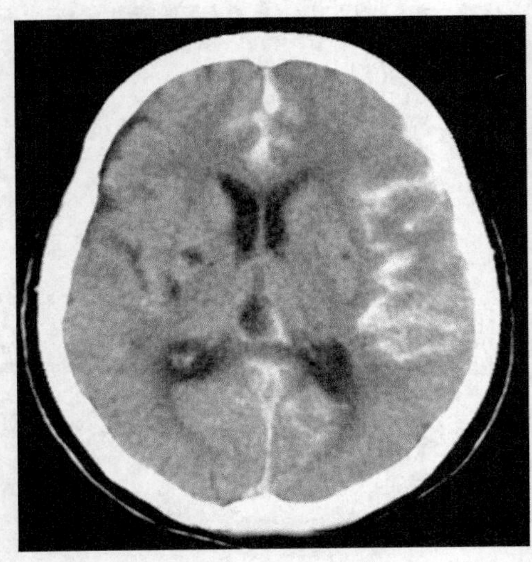

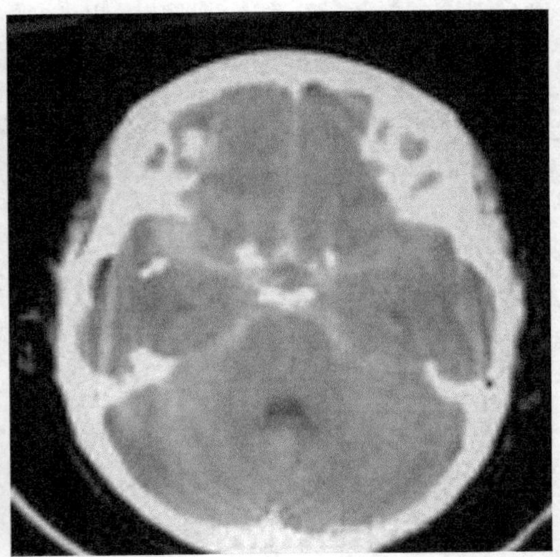

图 9-11　脑 CT 示蛛网膜下腔出血

（2）脑脊液检查：是诊断的重要依据，凡疑为蛛网膜下腔出血者，均应进行脑脊液检查。出血后数小时，脑积液呈均匀血性，压力明显增高，蛋白常增多，糖和氯化物正常。当脑脊

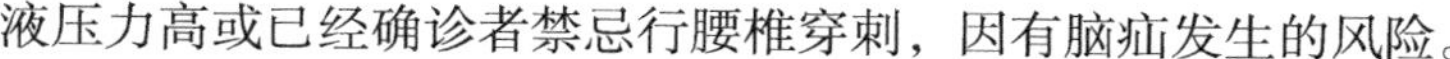

液压力高或已经确诊者禁忌行腰椎穿刺，因有脑疝发生的风险。

（3）脑血管造影：可确定蛛网膜下腔出血的病因，目前多采用数字减影法全脑血管造影（DSA）。

5. 脑血管疾病的鉴别　见表 9-7。

表 9-7　脑血管疾病的鉴别

项目	缺血性脑血管疾病		出血性	
	脑血栓形成	脑栓塞	脑出血	蛛网膜下腔出血
发病年龄	中老年人	青壮年多见	中老年人	青年、中年、老年
常见病因	动脉粥样硬化	风心病	高血压	动脉瘤、血管畸形、高血压动脉硬化
TIA 史	有	可有	多无	无
发病时状况	多在安静时	不定	多在活动及情绪激动时	多在活动及情绪激动时
发病急缓	较缓（时、日）	急骤（秒、分）	急（分、时）	急（分）
昏迷	多无	多无	多有	少
头痛	无	无	有	剧烈
呕吐	无	无	有	多见
血压	正常	正常	明显高	正常或增高
眼底	动脉硬化	可见动脉栓塞	可有视网膜出血	可见玻璃体膜下出血
偏瘫	多见	多见	多见	无
颈强直	无	无	可有	明显
脑脊液	多正常	多正常	压力高、含血	压力高、血性
CT 检查	脑内低密度灶	脑内低密度灶	脑内高密度灶	蛛网膜下腔高密度影

6. 治疗要点　去除引起蛛网膜下腔出血的病因，防治继发性脑血管痉挛，制止继续出血和预防复发。

（1）一般处理：对于蛛网膜下腔出血的一般处理与高血压性脑出血相同，应绝对卧床休息 4 ～ 6 周，尽量避免一切可能使患者血压和颅内压增高的因素，如用力排便、情绪激动等。对头痛和躁动不安者应用足量的止痛、镇静剂，如索米痛片、异丙嗪、可待因等。

（2）防止脑血管痉挛：凡能降低细胞内钙离子水平的药物均能扩张血管，解除因蛛网膜下腔出血引起的血管痉挛，如尼莫地平、异丙肾上腺素和盐酸利多卡因等。

（3）止血治疗：为制止继续出血和预防再出血，一般主张在急性期使用大剂量止血剂，如 6- 氨基己酸、氨甲环酸等。

（4）降低颅内压：处理方法同脑出血的治疗。

（5）手术治疗：对颅内动脉瘤、颅内动静脉畸形，可采用手术切除或血管内介入治疗，是防止再出血的最根本方法。

（三）护理问题 / 医护合作性问题

1. 急性疼痛　与脑水肿、颅内压增高，血液刺激脑膜或继发性脑血管痉挛有关。

2. 潜在并发症：脑疝、蛛网膜下腔再出血。

3. 恐惧　与剧烈头痛、担心再出血及预后有关。

4. 生活自理缺陷　与长期卧床有关。

（四）护理措施

1. 一般护理　与脑出血护理相似，主要是防止再出血。绝对卧床休息 4 ～ 6 周，抬高床头 15° ～ 30° ，避免搬动和过早离床活动。保持环境安静、严格限制探视，避免各种刺激。避免一切可能使血压和颅内压增高的因素。防止咳嗽和打喷嚏，对剧烈头痛和躁动不安者，可应用止痛药、镇静药。

2. 病情观察　密切观察生命体征、瞳孔、意识等变化，出现脑疝先兆及时报告并处理。初次发病第 2 周最易发生再出血。如患者再次出现剧烈头痛、呕吐、昏迷、脑膜刺激征等情况，及时报告医师并处理。

3. 对症护理　指导头痛患者使用放松术，如缓慢地深呼吸、全身肌肉放松等使头痛减轻的方法，必要时遵医嘱用止痛药。

4. 用药护理　按医嘱使用脱水剂、止血药、降压药，并注意观察其不良反应，如有异常及时报告医生处理。

5. 心理护理　向患者解释该病的病因，保持患者情绪稳定。减轻疼痛，有利于疾病的恢复。同时医护人员应做到操作、说话、走路、关门动作要轻，同时使室内灯光变柔和，以减少患者的烦躁情绪。

6. 健康指导　告之患者本病的治疗和预后的有关知识，使患者明确再次出血的危害性，配合医师及早进行脑血管造影查明病因，必要时手术治疗。养成良好的排便习惯，保持稳定的情绪，避免剧烈活动和从事重体力劳动。女性患者 1 ～ 2 年应避免妊娠和分娩。

（吕云玲）

第4节　帕金森病

● 案例 9-9

患者，男，65 岁。双手抖动伴动作缓慢 7 年。护理评估：慌张步态，双手静止性震颤，手指扣纽扣、系鞋带困难，面具脸，讲话声音断续，可进食。

问题： 1. 此患者的医疗诊断是什么？

2. 请提出护理问题 / 医护合作性问题。

3. 目前患者最主要的护理措施？

（一）概述

1. 概念　帕金森病（Parkinson disease，PD），又称震颤麻痹（paralysis agitans），是一种较为常见的黑质和黑质纹状体通路变性的慢性疾病，主要临床特点为静止性震颤、运动迟缓、肌强直和姿势步态异常等。我国 65 岁以上老年人总体患病率为 1700/10 万，且随年龄增长而增高。

2. 病因及发病机制　本病的病因未明，目前认为可能与下列因素密切相关：

（1）年龄老化：PD 主要发生于中老年人，40 岁以前极少发病，提示年龄老化与发病有关。

研究表明，随着年龄的增长，黑质多巴胺能神经元数目逐渐减少，纹状体内多巴胺递质水平逐渐下降，纹状体的 D1 和 D2 受体逐年减少。然而仅少数老年人患 PD，说明正常神经系统老化不足以致病，年龄老化只是 PD 的一个促发因素。

（2）环境因素：环境中类似于 1- 甲基 4- 苯基 1，2，3，6- 四氢吡啶（MPTP，为合成阿片的副产物）的某些工业或农业毒物可能是 PD 的病因之一。可能抑制线粒体呼吸链复合物 I 的活性，使 ATP 生成减少并促进自由基生成，导致多巴胺能神经元变性死亡。

（3）遗传：约 10% 为家族性 PD，多具有不完全外显的常染色体显性遗传或隐性遗传特征。

（二）护理评估

1. 健康史　询问患者发病前有无心脑血管疾病、脑损伤、中毒、脑肿瘤等病史；评估生活环境、家族史等特点，疾病随年龄增长有无明显变化，以及用药效果等。

2. 身体状况　多于 60 岁以后发病，男性稍多于女性。起病缓慢，逐渐进展。初始症状以震颤最多见，依次为步行障碍、肌强直、运动迟缓。症状常自一侧上肢开始，逐渐扩展至同侧下肢、对侧上肢及下肢，即呈"N"字形进展。

（1）静止性震颤：常为首发症状。多自一侧上肢远端开始，表现为手指规律性的屈曲和拇指对掌运动，如"搓丸样"动作。震颤可逐渐扩展至四肢，下颌、口唇、舌及头部受累较晚。震颤在静止时明显，精神紧张时加重，做随意动作时减轻，睡眠时消失。少数无震颤，尤其是 70 岁以上发病者。

（2）肌强直：PD 的肌强直可表现为伸肌和屈肌的张力同时增高。被动运动时，检查者感受到的阻力增高是均匀一致的，称为"铅管样强直"；如合并震颤，则在伸屈肢体时可感到以均匀阻力出现断续的停顿，如同齿轮转动，称为"齿轮样强直"。

（3）运动迟缓：可表现为多种动作的缓慢，随意运动减少，尤以动作开始时为甚。如坐下时不能起立，起床、翻身、变换方向等困难；手指精细动作如解、系纽扣或鞋带困难，书写时字越写越小，呈现"写字过小征"。面部表情肌少动，表现为面部无表情、双眼凝视、不眨眼，称为"面具脸"。

（4）姿势步态异常：由于四肢、躯干和颈部肌肉强直，患者表现为头前倾、躯干俯屈、肘关节屈曲、腕关节伸直、前臂内收、髋和膝关节略弯曲。"慌张步态"是 PD 患者特有的体征，表现为行走时起步困难，一迈步时即以极小的步伐前冲，越走越快，不能立刻停步。

（5）其他：自主神经功能紊乱的表现为顽固性便秘、流涎、多汗。皮脂腺分泌亢进时出现油脂面。精神异常表现为抑郁症，可有认知障碍。

（6）并发症：由于体位不稳，易跌伤；长期卧床，且翻身困难，而出现压疮和肺部感染；进食时常有哽噎、呛咳或窒息。

3. 心理 - 社会状况　由于动作迟缓笨拙、表情淡漠、语言断续、流涎，患者往往自卑、脾气暴躁及忧郁，回避人际交往，拒绝社交活动，整日沉默寡言，闷闷不乐；随着病程延长，病情进行性加重，患者逐渐丧失劳动和生活自理能力，产生焦虑、恐惧甚至绝望心理。本病病程长达数十年，家庭成员身心疲惫，经济负担加重，易产生无助感。

4. 辅助检查　本病缺乏有价值的辅助检查。脑脊液中多巴胺的代谢产物高香草酸含量可降低。

5. 治疗要点

（1）药物治疗：是 PD 最主要的治疗方法。以替代性药物（如复方左旋多巴）及多巴胺受体激动剂效果较好，但都存在不良反应和长期应用后药效衰减的缺点，故应掌握好用药时机，疾病早期无须特殊治疗，并坚持“细水长流、不求全效”的用药原则。

1）抗胆碱药：可协助维持纹状体内的递质平衡，对震颤和肌强直有效。常用苯海索，其他如丙环定、苯扎托品等，作用与苯海索相似。

2）金刚烷胺：可促进神经末梢释放多巴胺和减少多巴胺的再摄取，从而减轻症状。适用于轻症患者。

3）多巴胺替代疗法：是 PD 最重要的治疗方法。由于多巴胺不能透过血脑屏障，须应用其前体左旋多巴，左旋多巴进入脑内经脱羧转化为多巴胺而发挥作用。为增强疗效和减少外周不良反应，将左旋多巴与外周多巴胺脱羧酶抑制剂制成复方左旋多巴，可减少多巴类药物的使用。复方左旋多巴主要有两种，即美多巴（加苄丝肼）和帕金宁（加卡比多巴）。开始小剂量服用，逐渐增加。

4）多巴胺受体激动剂：常用药物有溴隐亭，逐渐增加剂量。

（2）外科治疗：手术治疗适用于药物治疗无效、不能耐受或出现异动症的患者。常用苍白球或丘脑毁损术、脑深部电刺激术等。

（三）护理问题/医护合作性问题

1. 躯体活动障碍　与震颤、肌强直、体位不稳、随意运动异常有关。

2. 自尊低下　与震颤、面肌强直、流涎等身体形象改变有关。

3. 营养失调：低于机体需要量　与吞咽困难及震颤、肌强直所致机体消耗量增加有关。

4. 自理缺陷　与震颤、肌强直、运动迟缓等有关。

（四）护理措施

1. 一般护理

（1）日常生活护理

1）加强巡视，主动了解患者的需要，指导和鼓励患者自我护理，做力所能及的事情，必要时协助患者洗漱、进食、沐浴、大小便料理。

2）对出汗多的患者，指导其穿柔软、宽松的棉质衣物，经常清洁皮肤，勤换被褥、衣服，勤洗澡，若洗澡有困难则应指导其家人协助完成，如调节适宜的水温至患者满意，洗澡用具放在患者容易拿到的地方，提供安全保护措施。

3）对如厕有困难者，应去除厕所通道上的障碍物，提供必需的辅助便器，如高度适中的坐便或便桶，便桶支撑侧要有长的扶手或周围有扶手，手纸放在患者伸手可及处，指导、训练、鼓励患者尽量使用便器。

4）穿着、修饰能力差的患者，提供穿衣时适当的隐蔽条件，鼓励患者独立更衣、修饰，必要时提供帮助，更衣时将患者安置在轮椅或椅子上，以便患者有依靠，鼓励患者穿宽松的衣服，建议患者穿不用系带的鞋。

（2）饮食护理：指导患者合理饮食和正确进食，有助于改善营养状况。

1）告知患者及家属导致营养低下的原因、饮食治疗的原则和目的；仔细了解患者的吞咽反应是否灵敏，有无控制口腔活动的能力，是否存在咳嗽和呕吐反射，能否吞咽唾液；准备好有效的吸引装置。

2）安置患者正确的体位，餐前餐后让患者取坐姿坐在椅子上或床沿上保持 10 ～ 15 分钟。

3）从小量食物开始，让患者逐渐掌握进食的每一步骤，进食时不要催促，并注意保持合适的食物温度，以防进食时烫伤，餐具最好使用不易打碎的不锈钢餐具，不能持筷进食者改用汤勺。

4）尽可能提供患者便于食用的食物，对咀嚼能力减退的患者提供易咀嚼、易消化的细软、无刺激的软食或半流质饮食，如选用稀粥、面片、蒸蛋等精细制作的小块食物或黏稠不易反流的食物，少量分次吞咽。对进流质、饮水反呛患者，经口进食易引起误吸、窒息或吸入性肺炎，应及时给予鼻饲，必要时按医嘱给予静脉维持营养。

5）给予高热量、高维生素、高纤维素、低脂、适量优质蛋白的易消化饮食，并及时补充水分，蛋白不宜盲目给予过多，以免降低左旋多巴类药物的疗效。

6）在实施指导合理饮食和正确进食的过程中，注意观察患者营养状况改善和体重变化的情况。

2. 病情观察　动态监测病情有助于掌握病情的发展和演变，早期发现并发症及药物的治疗效果。重点观察震颤和肌强直的发展情况，吞咽困难的程度，有无肺炎、压疮等并发症出现。

3. 运动护理

（1）首先要告知患者和家属运动锻炼的目的在于避免肌肉萎缩和关节强直，维持身体的灵活性，增加肺活量，防止便秘、保持并增强自我照顾能力。应与患者或家属商定切实可行的运动锻炼计划。

（2）鼓励患者尽量参与各种形式的活动，如养花、散步、太极拳、体操等，注意保持身体和各关节的活动强度与最大活动范围，做到每星期至少 3 次，每次至少 30 分钟。

（3）对有功能障碍如起坐困难的患者，应指导其在做完每日的一般运动后，反复多次练习起坐动作；对起步较困难或步行时突然僵住不能动的患者，指导其思想要尽量放松，尽量跨大步，向前走时脚尽量抬高，双臂要摆动，眼睛注视前方不要注视地面等，护士或家属在协助患者行走时，不要强行拉着患者走；在运动锻炼过程中要活动与休息交替进行，对不能行走的患者，应每日协助做全关节运动及伸展运动，按摩四肢肌肉，并注意动作轻柔，以免造成患者疼痛。要为功能锻炼的环境配备沙发或坐椅，配置床护栏、手杖、走道扶手等必要的辅助设施，呼叫器置于患者床边。

4. 用药护理　指导患者遵医嘱正确服药，并告知注意事项，观察药物的疗效和不良反应。治疗药物的不良反应：①抗胆碱药：主要有口干、眼花、少汗或无汗、排尿困难、恶心、便秘，合并前列腺肥大及青光眼者禁用。②左旋多巴：主要有恶心、呕吐、直立性低血压，长期服用的主要并发症有症状波动、运动障碍及精神障碍（幻觉、妄想等）。运动障碍又称异动症，表现为舞蹈样或异常不随意运动，出现面、舌嚼动，摇头以及双臂、双腿和躯干的各种异常运动。③金刚烷胺：不良反应较少见，如烦躁不安、失眠、头晕、头痛、下肢网状青斑、踝部水肿等。癫痫、肾功能不全者禁用。④多巴胺受体激动剂：主要不良反应为恶心、呕吐、直立性低血压及精神症状。

5. 心理护理　患者因不自主的震颤、肌强直和运动减少，精细动作很难完成，甚至丧失劳动能力、生活自理能力下降，以及“面具脸”、流涎等影响自身形象，患者易产生自卑、抑郁、绝望心理。护理人员应鼓励患者正确面对病情，帮助寻找和培养简单易做的爱好，鼓励患者参与病房的活动，帮助亲人和朋友接受患者形象的改变，以获得社会支持，消除其心理障碍。

6. 健康指导

（1）疾病知识指导：应告知患者和家属本病的有关知识和自我护理方法。按医嘱正确用药，告知患者用药的注意事项、药物的不良反应和处理方法，定期复查肝、肾功能，监测血压变化。指导患者及家属注意观察病情变化和并发症的出现，发现异常及时就诊。

（2）生活指导：保持健康的心态，遇事沉着、冷静，避免情绪激动，以免加重病情。饮食结构和营养合理，保证足够的营养供给，预防便秘。坚持参加力所能及的活动和体育锻炼，尽量做最大程度的全关节活动，以防关节僵硬与强直。注意保暖，防止受凉感冒。

（胡　丽）

第5节　癫　　痫

● 案例 9-10

患者，男，20 岁。活动中突然尖叫一声，随之跌倒于地，两眼上翻，牙关紧闭，口吐血沫，四肢不断抽搐，不省人事，5 分钟之后症状自行缓解，停止抽搐，意识恢复。神经系统查体未见异常，脑电图提示棘慢复合波。

问题：1. 此患者的医疗诊断是什么？

2. 请提出护理问题 / 医护合作性问题。

3. 目前患者最主要的护理措施？

（一）概述

1. 概念　癫痫（epilepsy）是一组由大脑神经元异常放电所引起的短暂中枢神经系统功能失常的综合征。大脑皮质神经元过度放电是各种癫痫发作的病理基础。因病变累及大脑的部位不同，临床可表现为运动、感觉、意识、行为、精神和自主神经等障碍。

2. 病因及发病机制

（1）病因：按病因是否明确分为：

1）特发性癫痫：又称原发性癫痫。病因不清楚，有遗传倾向，多在儿童或青少年时期首次发病，药物治疗效果较好。

2）症状性癫痫：又称继发性癫痫。有明确的病因，主要为脑部疾病或全身性疾病所致，如颅脑外伤、颅内感染（各种脑炎、脑膜炎）、脑部占位性病变、脑血管病、药物或食物中毒、尿毒症等。

3）隐源性癫痫：临床表现提示为症状性癫痫，但现有的检测手段不能发现明确的病因。

（2）发病机制：迄今为止未完全明确。不论是何种原因引起的癫痫，其电生理改变是一致的，即发作时大脑神经元出现异常过度的同步放电。

（3）诱发因素：睡眠不足、饥饿、疲乏、精神刺激、饮酒、便秘、过度饮水、过度换气、闪光等常是癫痫发作的诱因。

（二）护理评估

1. 健康史　询问患者有无癫痫发作的家族史；有无脑部先天性疾病、颅脑外伤、颅内感染、脑血管疾病及脑缺氧等病史；有无儿童期的高热惊厥、中毒（一氧化碳、药物、食物及金属类中毒）及营养代谢障碍性疾病；是否存在睡眠不足、饥饿、过饱、疲劳、饮酒、便秘、精神刺激、强烈的声光刺激及一过性代谢紊乱等诱发因素；了解首次癫痫发作的时间、诱因及表现、发作频率、诊治经过及用药情况等；女患者应了解其癫痫发作与月经有无关系。

2. 身体状况　癫痫的临床表现多样，但都有发作性、短暂性、重复性、刻板性等共同特征。

（1）部分性发作：指源于大脑半球局部神经元的异常放电。

1）单纯部分性发作：以局部症状为特征，无意识障碍，发作时程短，一般不超过 1 分钟。

A. 部分运动性发作：指局部肢体抽动，多见于一侧眼睑、口角、手指或足趾，也可波及一侧面部、肢体。如放电沿大脑皮质运动区分布逐渐扩展，自一侧拇指沿腕部、肘部、肩部扩展，称为杰克逊（Jackson）发作。部分运动性发作后，如遗留暂时性局部肢体瘫痪，称 Todd 麻痹。

B. 部分感觉性发作：躯体感觉性发作表现为一侧肢体麻木感和针刺感，多发生于口角、舌、手指或足趾等部位。特殊感觉性发作可表现为视觉性（如闪光、黑矇）、听觉性、嗅觉性和味觉性发作。眩晕性发作表现为坠落感、飘动感等。

C. 自主神经性发作：出现面色苍白、全身潮红、多汗、瞳孔散大、呕吐、腹痛、烦渴和欲排尿感。

D. 精神性发作：表现为各种类型的记忆障碍（如似曾相识）、情感障碍（如恐惧、忧郁、欣快、愤怒）、错觉（如视物变大或变小、声音变强或变弱）、复杂幻觉等。精神性发作虽可单独出现，但常为复杂部分性发作的先兆，也可继发全面性强直 - 阵挛发作。

2）复杂部分性发作：占成人癫痫发作的 50% 以上，也称为精神运动性发作，主要特征是有意识障碍。常出现精神症状和自动症，如吸吮、咀嚼、舔唇、搓手、解扣、脱衣、摸索衣裳和挪动桌椅等，甚至游走、奔跑、乘车上船等，还可出现自言自语、唱歌、叫喊等，发作过后不能回忆发作中的情形。病灶多在颞叶，又称为颞叶癫痫。

3）部分性发作继发全面性发作：先出现上述部分性发作，随后出现全身性发作。

（2）全面性发作

1）全面性强直 - 阵挛发作（generalized tonic-clonic seizure，GTCS）：也称为大发作，是最常见的发作类型之一，以意识丧失和全身抽搐为特征。先有瞬间麻木、疲乏、恐惧等先兆。发作可分三期：

A. 强直期：患者突然意识丧失，跌倒在地，全身骨骼肌呈持续性收缩，头后仰，眼球上翻，喉部痉挛发出叫声，口先强张后突闭，可咬破舌尖，上肢屈肘、下肢伸直，呼吸暂停，瞳孔散大，对光反应消失，持续 10 ～ 20 秒后进入阵挛期。

B. 阵挛期：全身肌肉节律性一张一弛地抽动，阵挛频率由快变慢，最后一次强烈阵挛后发作停止，进入惊厥后期，本期持续 30 ～ 60 秒。

C. 发作后期：抽搐停止，口吐白沫，然后进入昏睡状态，生命体征逐渐恢复正常，意识逐渐苏醒，自发作开始至意识恢复需 5 ～ 15 分钟；清醒后常感到头晕、头痛、全身酸痛和乏力，对发作不能回忆。

2）肌阵挛发作：表现为快速、短促、触电样肌肉收缩，可遍及全身，也可限于某个肌群。

3）强直性发作：表现为与全身强直阵挛发作中强直期相似的全身骨骼肌强直性收缩，常伴有瞳孔扩大、面色苍白等自主神经症状。

4）阵挛性发作：类似全身强直阵挛发作中阵挛期的表现。

5）失神发作：通常称为小发作。多见于儿童，表现为意识突然短暂中断，停止当时的活动，呼之不应，两眼瞪视不动，状如“愣神”，一般不会跌倒，手中持物可坠落，5 ～ 10 秒后立即清醒，继续原有的活动，对发作全无记忆。

6）失张力发作：表现为部分或全身肌张力突然丧失，可致垂头、张口、肢体下垂或跌倒。

（3）癫痫持续状态：是指一次癫痫发作持续30分钟以上，或发作在短时间内频繁发生，两次发作之间意识不清楚。多因突然停用抗癫痫药或饮酒、感染、精神刺激、劳累、孕产等所致，常伴有高热、脱水、酸中毒等，如不及时终止发作，可因呼吸、循环、脑功能衰竭而死亡。

3. 心理 - 社会状况　因发作时出现抽搐、跌伤、尿失禁等有碍患者自身形象的表现，常使患者自尊心受挫而产生自卑感；癫痫反复发作影响生活和工作，使患者对生活丧失信心；如果缺乏家庭和社会支持，患者可产生绝望心理。

4. 辅助检查

（1）脑电图检查：对癫痫的诊断有重要价值，且有助于分型、估计预后及手术前定位。即使在间歇期也可出现各种痫样放电，如棘波、尖波、棘慢波等病理波。常规脑电图记录时间短，可应用24小时脑电图监测。

（2）其他：头颅CT、MRI及脑血管造影等对癫痫诊断无用，但通过检查可以发现病因。

5. 治疗要点

（1）病因治疗：对症状性癫痫应积极治疗原发病，进行病因治疗，对颅内占位性病变首先考虑手术治疗。

（2）药物治疗：目前癫痫治疗仍以药物治疗为主。

1）药物治疗的基本原则

A. 确定是否用药：偶然发病或首次发作患者在查清病因前不宜用药。

B. 根据发作类型、患者对药物治疗的反应及患者的年龄、耐受性等选择最佳药物。

C. 尽量单药治疗，一种药物增加到最大剂量且已达最高血药浓度，仍不能控制发作者，则须换用或加用第二种药物。

D. 坚持长期规律治疗，除非出现严重不良反应，不宜随意减量或停药，以免诱发癫痫持续状态。

E. 增减药物、换药及停药原则：①增减药物：增药可适当快，减药一定要慢。②换药：应在第一种药逐渐减量时增加第二种药的剂量至控制发作或出现不良反应。③停药：一般在完全控制发作4～5年后可考虑停药，停药前应有一个缓慢减量的过程，这个时期一般不少于1～1.5年。

2）常用抗癫痫药物：包括卡马西平、苯妥英钠、丙戊酸钠、苯巴比妥、扑痫酮、乙琥胺、氯硝西泮、拉莫三嗪、托吡酯、奥卡西平、加巴喷丁、氨己烯酸、左乙拉西坦等。强直性发作、部分性发作和部分性发作继发全面性发作首选卡马西平；全面性强直 - 阵挛发作、典型失神、肌阵挛发作、阵挛性发作首选丙戊酸钠。

3）癫痫持续状态

A. 控制发作：迅速控制发作是治疗的关键。①首选地西泮（安定）10～20mg缓慢静脉注射，儿童0.25～0.5mg/kg，如有效，再将地西泮60～100mg溶于5%葡萄糖盐水500ml中，于12小时内缓慢静脉滴注。②10%水合氯醛20～30ml，加等量植物油保留灌肠。③苯妥英钠0.3～0.6g溶于生理盐水500ml中静脉滴注，速度不超过每分钟50mg。

B. 其他治疗：①对症处理：保持呼吸道通畅，吸氧，必要时气管插管或切开，进行心电、血压、呼吸、脑电的监测，定时做血气分析、血液生化检查；查找诱发癫痫持续状态的原因并治疗。

②防治并发症：脑水肿可用20%甘露醇125～250ml快速静脉滴注；预防性应用抗生素，控制感染；高热者给予物理降温；纠正酸中毒和低血糖、低血钠、低血钾、高渗状态及肝性脑病等代谢紊乱，给予营养支持治疗。

（三）护理问题/医护合作性问题

1. 有窒息的危险　与癫痫发作时意识丧失、喉头痉挛、气道分泌物增多有关。

2. 有受伤的危险　与癫痫发作时意识突然丧失、肌肉抽搐有关。

3. 潜在并发症：脑水肿、酸中毒、水电解质紊乱等。

（四）护理措施

1. 一般护理　保持环境安静，避免睡眠不足、过度疲劳、情感冲动、饥饿、便秘、强光刺激；给予清淡饮食，避免辛、辣等刺激性食物，避免过饱，戒除烟、酒；适当参加体力和脑力活动，劳逸结合。

2. 发作时护理

（1）防止意外：嘱患者有前驱症状时，立即平卧休息。发作时迅速将患者置于平卧位，防止摔伤，用软物垫在患者头下；移走身边危险物体如热水瓶、玻璃杯等，以免抽搐时碰撞造成外伤；用牙垫或厚纱布包裹压舌板于患者上、下磨牙之间以防咬伤舌头；不可用力按压抽搐肢体，以免造成骨折及脱臼；抽搐停止前，护理人员应守护在床边观察并保护患者。有精神症状的患者，应防止其自伤或伤人。

（2）防止窒息：应将患者头位放低，偏向一侧，便于唾液和分泌物从口角流出；解开领扣和裤带；取下活动性义齿，及时清除口鼻腔分泌物；必要时托起下颌，用舌钳将舌拉出，防止舌后坠堵塞呼吸道；不可强行喂水、喂药，以免误入气管导致窒息或吸入性肺炎。

3. 病情观察　严密观察生命体征、神志及瞳孔变化，注意患者发作过程中有无心率加快、血压升高、呼吸减慢或暂停、瞳孔散大、牙关紧闭及大小便失禁等；记录发作持续时间、频率和发作类型；观察患者意识恢复的时间，在意识恢复过程中有无自动症，有无头痛、疲乏及行为异常。

4. 癫痫持续状态护理

（1）迅速建立静脉通路，遵医嘱缓慢静脉注射地西泮，速度不超过每分钟2mg，以免抑制呼吸，用药中密切观察呼吸、血压、心率的变化，如出现呼吸变浅、昏迷加深、血压下降，宜暂停注射。

（2）保持环境安静，避免外界各种刺激，床旁加床挡，并设专人保护。

（3）严密观察生命体征、神志、瞳孔等变化，及时发现高热、周围循环衰竭、脑水肿等严重情况并做好抢救配合。

（4）保持呼吸道通畅和口腔清洁，防止感染。

（5）控制液体入量，遵医嘱快速静脉滴注脱水剂和吸氧，以防脑水肿。高热者可采用物理降温。

5. 用药护理　护士应指导患者遵医嘱服药，切不可突然停药、间断、随意增减药物剂量、不规则服药、换药等，向患者说明药物不良反应（表9-8），监测血、尿常规和肝、肾功能，并定期测量血药浓度，以防药物的毒性反应和不良反应。多数抗癫痫药有胃肠道反应，宜分次餐后服用；如出现共济失调、嗜睡等应及时报告医生。

表 9-8 常用抗癫痫药物的不良反应

药物	不良反应
苯妥英钠	眼球震颤、共济失调、胃肠道反应、牙龈增生、面部粗糙、多毛、肝损害
卡马西平	头晕、困倦、共济失调、复视、粒细胞减少、胃肠道反应、肝损害
丙戊酸钠	震颤、困倦、厌食、恶心、呕吐、肥胖、脱发、血小板减少、肝损害
苯巴比妥	嗜睡、共济失调、复视、认知和行为异常
托吡酯	震颤、头痛、头晕、共济失调、胃肠道反应、体重减轻、肾结石
拉莫三嗪	头晕、嗜睡、共济失调、恶心、呕吐、皮疹

6. 心理护理　某些癫痫发作有损自身形象，且癫痫反复发作影响工作、学习和生活，患者易产生自卑感、忧虑和沮丧。护士应了解患者的心理状态，鼓励患者正确对待疾病，克服自卑心理。告知患者及家属疾病相关的知识并让其明白，癫痫是可以控制的。鼓励家属和亲人给患者更多的关爱，解除患者的精神负担，增强其自信心。

7. 健康指导

（1）疾病知识指导：向患者及家属介绍本病的基本知识和发作时的紧急处理方法。嘱患者按医嘱服药，切不可突然停药、随意增减药物剂量、换药等，注意药物不良反应，定期检测血药浓度、血常规和肝、肾功能，一旦出现药物毒性反应和不良反应应及时就诊。避免单独行动，随身携带病情诊疗卡，注明姓名、电话、地址、病史等，以便发作时得到及时有效的处理。禁止从事带有危险性的活动，如攀高、游泳、驾驶车辆、带电作业等，以免突然发作时造成生命危险。

（2）生活方式指导：鼓励患者参加有益的社交活动，适当参加体力和脑力活动，注意劳逸结合。指导患者养成良好的生活习惯，避免睡眠不足、过度疲劳、情感冲动、饥饿等诱发因素。饮食应清淡、富含营养，避免辛、辣、咸等刺激性食物，多食蔬菜和水果，避免过饱，戒烟、酒。

（胡　丽）

第 6 节　神经内科常用诊疗技术及护理

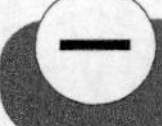

一 腰椎穿刺术

（一）适应证

1. 检查脑脊液的性质，协助诊断中枢神经系统的炎症或出血性疾病。
2. 测定颅内压力、了解蛛网膜下腔有无阻塞。
3. 作其他辅助检查，如气脑造影、脊髓空气造影、脑室脑池放射性核素扫描等。
4. 对颅内出血、炎症或颅脑手术后，引流有刺激性脑脊液可减轻临床症状。
5. 进行腰椎麻醉或鞘内注射药物治疗。

（二）禁忌证

1. 有明显视盘水肿或有脑疝先兆者。

2. 休克、衰竭或濒危状态的患者。

3. 穿刺部位或附近有感染者。

（三）术前准备

1. 常规消毒治疗盘 1 套。内有无菌镊子 1 把（浸泡在消毒液中）、消毒用 2.5% 碘酒、70% 乙醇或其他皮肤消毒液、无菌棉签、敷罐 1 只（内盛纱布、棉球）、胶布、弯盘 1 只、治疗巾及橡皮巾各 1 条、砂轮、止血钳、止血带。

2. 无菌腰椎穿刺包。内有腰椎穿刺针、测压管及三通管、5ml 注射器、7 号针头、血管钳 1 把、洞巾、纱布、棉球、试管。

3. 其他用物。无菌手套、局麻药（2% 普鲁卡因或 0.5% ～ 2% 利多卡因）、弯盘、鞘内注射药物、酒精灯、火柴，按需准备培养管 1 ～ 2 个。

（四）操作流程

1. 向患者解释穿刺目的及注意事项，消除紧张、恐惧心理，取得配合，嘱排尿。

2. 术前做普鲁卡因皮试，备齐用物，携至患者床前，以屏风遮挡。

3. 患者侧卧硬板床上，撤去枕头，背部齐床沿，铺好橡皮巾、治疗巾，头向胸前弯曲，双手抱膝，双膝向腹部弯曲，腰背尽量向后弓起，使椎间隙增宽，有利穿刺，见图 9-12。

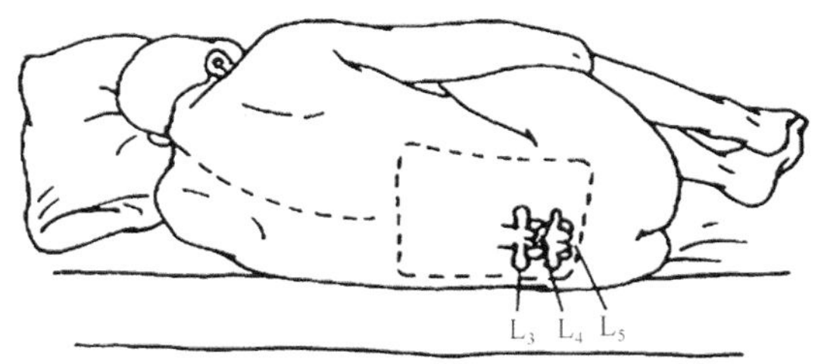

图 9-12　腰椎穿刺体位

4. 穿刺时协助患者固定姿势，避免移动以防针头折断，儿童尤为重要。

5. 穿刺部位　一般取第 3 ～ 4 腰椎棘突间隙或第 4 ～ 5 腰椎棘突间隙。

6. 穿刺部位严格消毒，术者戴无菌手套，铺洞巾，用普鲁卡因或利多卡因作局部浸润麻醉。

7. 术者持腰椎穿刺针（套上针芯），沿腰椎棘突间隙垂直进针，推进 4 ～ 6cm（儿童 2 ～ 3cm）深度时，或感到阻力突然消失，表明针头已进入蛛网膜下腔。拔出针芯，脑脊液自动流出，此时让患者全身放松，平静呼吸，双下肢和头部缓慢伸展，接上压力管，可见液面缓缓上升，到一定平面后可见液平面随呼吸而波动，此读数为脑脊液压力；如压力明显增高，针芯则不能完全拔出，使脑脊液缓慢滴出，以防脑疝形成。

8. 穿刺过程，注意观察患者意识、瞳孔、脉搏、呼吸的改变，若病情突变，应立即报告医生停止操作，并协助抢救。

9. 需要了解蛛网膜下腔有无阻塞，可作动力试验（亦称压颈试验）。即于测定初压后压迫患者一侧颈静脉 10 秒，进行观察判断。

（1）若脑脊液压力于压颈后立即上升至原来水平 1 倍，解除压迫后，在 20 秒内迅速下降至原来水平，表明蛛网膜下腔无阻塞。

（2）若脑脊液压力于压颈后不上升，表明蛛网膜下腔完全阻塞。

（3）若脑脊液压力于压颈后缓慢上升，解除压迫后又缓慢下降或不下降，表明蛛网膜下腔有不完全阻塞。

10. 接取脑脊液 3 ～ 5ml 于无菌试管中送检。需作细菌培养，应将无菌试管口经过酒精火焰灭菌，接取脑脊液，然后管口及棉塞再通过酒精灯火焰灭菌后盖上棉塞。如需作鞘内注射时将药液缓慢注入。

11. 术毕套入针芯，拔出腰椎穿刺针，针孔以碘酒消毒，覆盖无菌纱布，以胶布固定，1 周内勿沾湿穿刺处。

12. 清理床单位及用物，记录脑脊液量、颜色、性质，将采集标本立即送化验。

（五）注意事项

1. 穿刺后使患者去枕平卧 4 ～ 6 小时，颅压高者平卧 12 ～ 24 小时，继续观察患者情况及有无头痛、恶心、腰痛等反应。

2. 防止低压性头痛，主因穿刺针过粗或过早起床或脑脊液自穿刺孔处外漏所引起。患者站立时头痛加重，平卧后缓解，经 1 ～ 3 日可消失，长者可达 7 ～ 10 日。一旦发生，患者应平卧，多饮用盐水，或静脉滴注生理盐水 500 ～ 1000ml，或加垂体后叶素，以促进脑脊液的分泌。

3. 颅压增高者，不宜作腰椎穿刺，以避免脑脊液动力学的突然改变，使颅腔与脊髓腔之间的压力不平衡，导致脑疝形成。

4. 穿刺部位有化脓感染，禁止穿刺，以免引起蛛网膜下腔感染。

5. 鞘内注射药物，需放出等量脑脊液，药物要以生理盐水稀释，注射应极缓慢。

6. 穿刺过程中如出现脑疝症状时（如瞳孔不等大、意识不清、呼吸异常），应立即停止放液，并向椎管内注入空气或生理盐水（10 ～ 12ml），静脉注射 20% 甘露醇 250ml。

7. 有躁动不安和不能合作者，可在镇静剂或基础麻醉下进行，需有专人辅助。

二 脑室穿刺引流术

脑室穿刺引流术是对某些颅内压增高患者进行急救和诊断的措施之一。通过穿刺放出脑脊液迅速降低因脑室系统的阻塞（积血、积水）和各种原因所致急性颅内压增高，缓解症状，为持续抢救和治疗脑危象与脑疝赢得时间。

（一）适应证

1. 因脑积水引起严重颅内压增高的患者，病情重危甚至发生脑疝或昏迷时，先采用脑室穿刺和引流，作为紧急减压抢救措施，为进一步检查治疗创造条件。

2. 脑室内有出血的患者，穿刺引流血性脑脊液可减轻脑室反应及防止脑室系统阻塞。

3. 开颅术中为降低颅内压，有利于改善手术区的显露，常穿刺侧脑室，引流脑脊液。术后尤其在颅后窝术后为解除反应性颅内高压，也常用侧脑室外引流。

4. 向脑室内注入阳性对比剂或气体做脑室造影。

5. 引流炎性脑脊液，或向脑室内注入抗生素治疗室管膜炎。

6. 向脑室内注入靛胭脂 1ml 或酚磺肽 1ml，鉴别是交通性抑或梗阻性脑积水。

7. 做脑脊液分流手术，放置各种分流管。

8. 抽取脑室液做生化和细胞学检查等。

（二）禁忌证

1. 硬脑膜下积脓或脑脓肿患者，脑室穿刺可使感染向脑内扩散，且有脓肿破入脑室的危险。

2. 脑血管畸形，特别是巨大或高流量型或位于侧脑室附近的血管畸形患者，脑室穿刺可引起出血。

3. 弥散性脑肿胀或脑水肿，脑室受压缩小者，穿刺困难，引流也很难奏效。

4. 严重颅内高压，视力低于 0.1 者，穿刺需谨慎，因突然减压有失明危险。

（三）操作方法

脑室穿刺引流的方法有额入法（穿刺侧脑室前角）、枕入法（穿刺侧脑室三角区）、侧入法（穿刺侧脑室下角或三角区）和经眶穿刺法（穿刺侧脑室前角底部），小儿采用经前囟侧角脑室穿刺，一般不置管。下面介绍通常使用的床旁经额侧脑室穿刺法。

1. 用甲紫或亚甲蓝液在头皮上划出正中矢状线，再以选定的穿刺点为中点划出头皮切口线，切口长度一般为 3cm。皮肤以 3% 碘酊及 70% 乙醇或皮肤消毒液两次消毒，覆以无菌手术巾，并用切口膜或缝线固定于头皮上。

2. 用 0.5% 普鲁卡因或 2% 利多卡因做局麻。全层切开头皮及骨膜，用骨膜剥离器向两侧分离后，以乳突牵开器牵开。做颅骨钻孔。电灼硬脑膜后“十”字形切开。

3. 以脑室穿刺针或带芯引流管经电凝过的皮质按预定方向刺入侧脑室。针头或引流管穿过脑室壁时可感到阻力突然减小，拔出针芯可见脑脊液流出。如需保留导管引流，则用镊子固定引流管，以中号丝线将引流管结扎固定于头皮上。

4. 间断缝合帽状腱膜和皮肤切口。引流管接消毒过的脑室引流瓶。切口及引流管各连接处以消毒纱布妥善包扎，防止污染。

（四）术中注意要点

1. 正确选择穿刺部位。前角穿刺常用于脑室造影和脑室引流。经枕穿刺常用于脑室造影、脑室 - 枕大池分流和颅后窝手术中及术后持续引流。侧方穿刺多用于分流术。穿刺部位的选择应考虑病变部位，一般应选择离病变部位较远处穿刺。还应考虑脑室移位或受压变形缩小，两侧侧室是否相通等情况，以决定最佳穿刺部位及是否需双侧穿刺。

2. 穿刺失败最主要的原因是穿刺点和穿刺方向不对，应严格确定穿刺点，掌握穿刺方向。

3. 需改变穿刺方向时，应将脑室穿刺针或导管拔出后重新穿刺，不可在脑内转换方向，以免损伤脑组织。

4. 穿刺不应过急过深，以防损伤脑干或脉络丛而引起出血。

5. 进入脑室后放出脑脊液要慢，以防减压太快引起硬脑膜下、硬脑膜外或脑室内出血。

（五）术后处理

术后应密切观察患者的意识、呼吸、脉搏、血压、体温和颅内压等情况。持续引流者，应注意保持引流管通畅，引流装置应保证无菌，定时更换，记录引流液量和性质。术后常规应用抗生素，防止颅内感染。严重颅内高压，术前视力明显减退者应注意观察视力改变。

（六）并发症

1. 脑室内、硬脑膜下或硬脑膜外出血。

2. 急性脑水肿及颅内压突然增高。

3. 视力突然减退甚至失明。

4. 局部或颅内感染。

（七）护理

1. 术前护理

（1）告知患者及家属脑室穿刺引流的目的、方法、术中和术后可能出现的反应与并发症。

（2）剃头，备皮，定位。

（3）用物准备：消毒剂、麻醉剂、颅骨钻、脑室穿刺引流包、无菌引流袋、硅胶导管及抢救药品等。

2. 术中与术后护理

（1）术中协助患者保持正确体位并严密观察神志、瞳孔及生命体征。

（2）术后接引流袋固定于床头，高于侧脑室 10 ～ 15cm 的位置，维持正常颅内压。

（3）缓慢引流脑脊液使颅内压平缓降低，必要时提高引流袋，降低引流速度，避免脑室内出血、硬膜外或硬膜下血肿、小脑脑疝；抢救脑疝或脑危象的紧急情况可先快速放些引流液再接引流管，缓慢引流脑脊液。

（4）观察引流脑脊液的性质与量。

（5）保持穿刺部位敷料干燥，引流处伤口敷料和引流袋应每日更换，污染时随时更换。

（6）保持引流管通畅，防止管道受压、扭曲或阻塞，尤其是在搬运患者或帮患者翻身时，防止引流管滑脱。

（7）拔管前夹闭引流管 24 小时，密切观察患者有无头疼、呕吐等症状，无异常情况可拔去引流管。

（8）拔管后应加压包扎伤口处，并密切观察渗漏情况。如果局部有脑脊液漏出，应及时通知医生作相应处理。

三 脑血管内介入治疗

脑血管内介入治疗是指在 X 线下，经血管途径借助导引器械（针、导管、导丝）递送特殊材料进入中枢神经系统的血管病变部位，治疗各种颅内动脉瘤、颅内动静脉畸形、颈动脉海绵窦瘘及其他脑血管病。治疗技术可分为血管成形术、血管栓塞术、血管内药物灌注术等。

（一）适应证

1. 颅内动脉瘤。

2. 脑动静脉畸形，如位于功能区或脑深部的动静脉畸形、血管畸形较大、手术切除困难或风险较大的患者。

3. 动脉粥样硬化性脑血管病，如颈动脉狭窄超过 70%，患者有与狭窄相关的神经系统症状；双侧椎动脉开口狭窄超过 50%，或一侧椎动脉开口狭窄超过 70%，另一侧发育不良或完全闭塞等。

（二）禁忌证

1. 凝血障碍或对肝素有不良反应者。

2. 造影剂过敏者。

3. 患者临床状况极差。

4. 动脉粥样硬化性脑血管病患者显示双侧颈动脉闭塞或双侧椎动脉闭塞、严重血管迂曲、狭窄部位伴有软血栓、严重神经功能障碍、3 周内出现过严重的卒中发作或者合并严重全身器质性疾病等。

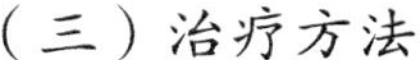

（三）治疗方法

1. 血管内栓塞治疗　是将微导管超选择性插入靶灶内，放置相应的栓塞材料，将动脉瘤或畸形血管团栓塞。

2. 血管内支架置入术　是在局麻或全麻下，选择合适的指引导管放置在靶动脉，将相应的指引导丝通过狭窄部位，沿指引导丝将适当的支架放在狭窄部位，透视定位下位置满意后释放支架，再次造影评价治疗效果。

3. 溶栓治疗　脑血栓形成急性期的动脉溶栓是将溶栓药物注入闭塞血管的血栓形成处，溶解血栓，使血管再通。

（四）护理

1. 术前护理

（1）评估患者的文化水平、心理状态以及对该项治疗技术的认识程度，评估患者及家属了解治疗的目的、过程、可能出现的意外或并发症，征得家属的理解和签字同意；为患者创造安静的休养环境，解除心理压力。

（2）遵医嘱做好各项检查，如血常规、血型、凝血时间等。

（3）做好用物准备工作：注射泵、监护仪、栓塞物品或药品。

（4）建立可靠的静脉通路，使用套管针，减少穿刺，防止出血及瘀斑。

（5）遵医嘱备皮、沐浴更衣。

（6）遵医嘱禁食水、药品，局麻者 4 ～ 6 小时，全麻者 9 ～ 12 小时。

（7）特殊情况遵医嘱术前用药、留置尿管或心电监护。

2. 术中护理

（1）遵医嘱给药，并调节和记录给药时间、剂量、速度与浓度，根据患者血管情况及时更新所需器械、导管和导丝。

（2）密切观察患者意识状态和瞳孔变化，术中若出现烦躁不安、意识障碍或意识障碍程度加重，一侧瞳孔散大等，常提示患者脑部重要血管栓塞或病变血管破裂，必须立即配合抢救。

（3）注意观察患者全身情况，有无语言沟通障碍、肢体运动及感觉障碍，有无寒战、高热等不良反应，有无皮肤受压等。

（4）遵医嘱输氧和心电监测，保持各种管道通畅。

3. 术后护理

（1）严密观察意识、瞳孔及生命体征变化，每 2 小时监测一次，连续 6 次正常后停测，及时发现颅内高压、脑血栓形成、颅内血管破裂出血、急性血管闭塞等并发症；密切观察患者四肢活动、语音状况及足背动脉搏动情况，并与术前比较，发现异常及早报告医生。

（2）术后平卧，穿刺部位按压 30 分钟，1kg 沙袋压迫止血 6 ～ 8 小时，穿刺侧肢体继续制动（取伸展位，不可屈曲）2 ～ 4 小时，8 小时可行侧卧位，24 小时内卧床休息，限制活动。

（3）密切观察（术后 2 小时内 15 分钟 1 次）双侧足背动脉搏动和肢体远端皮肤颜色、温度等，防止动脉栓塞；注意局部有无渗血、血肿，指导患者咳嗽或呕吐时按压穿刺部位，避免因腹压上升引起伤口出血。

（4）使用肝素时监测凝血功能，注意有无皮肤、黏膜、消化道出血，有无发热、皮疹、哮喘、恶心、腹泻等药物不良反应。

（5）术后休息 2 ～ 3 天，避免情绪激动、精神紧张和剧烈运动，防止球囊或钢圈脱落移位。

鼓励患者多饮水以促进造影剂排泄。

（齐 菲）

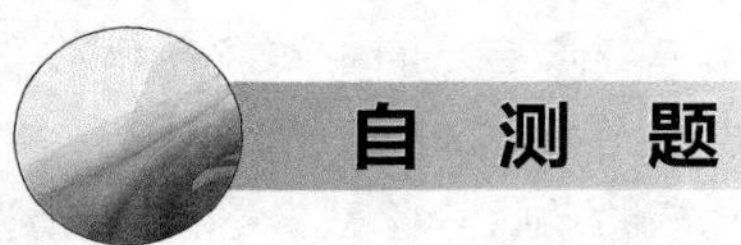

自 测 题

A_1 型选择题

1. 脑血管病最重要的危险因素是（ ）
   A. 高血脂 B. 高血压
   C. 肥胖 D. 吸烟
   E. 高盐饮食
2. 脑出血最常见的出血部位是（ ）
   A. 内囊 B. 脑叶 C. 脑桥
   D. 小脑 E. 脑干
3. 短暂性脑缺血发作最多见的病因是（ ）
   A. 高血压 B. 心脏病
   C. 脑小动脉痉挛 D. 动脉炎
   E. 动脉粥样硬化
4. 脑出血最重要的治疗措施是（ ）
   A. 降压治疗 B. 防治并发症
   C. 抗生素治疗 D. 控制脑水肿
   E. 给予止血剂
5. 蛛网膜下腔出血特征性的体征是（ ）
   A. 偏瘫 B. 感觉障碍
   C. 动眼神经麻痹 D. 脑膜刺激征
   E. 失语
6. 最常见的脑血管疾病是（ ）
   A. 短暂性脑缺血发作 B. 脑血栓形成
   C. 脑栓塞 D. 脑出血
   E. 蛛网膜下腔出血
7. 蛛网膜下腔出血的主要病因是（ ）
   A. 高血压 B. 脑动脉炎
   C. 血液病 D. 颅内动脉瘤破裂
   E. 脑动脉硬化
8. 脑血栓形成超早期溶栓治疗的时间指发病（ ）
   A. 3 小时内 B. 6 小时内 C. 12 小时内
   D. 24 小时内 E. 48 小时内
9. 帕金森病的典型临床表现不包括（ ）
   A. 静止性震颤 B. 肌强直
   C. 运动迟缓 D. 姿势步态异常
   E. 瘫痪
10. 帕金森病最高发人群为（ ）
   A. 老年男性 B. 学龄儿童
   C. 老年女性 D. 婴幼儿
   E. 青年
11. 帕金森病最常见的首发症状是（ ）
   A. 静止性震颤 B. 面部表情少
   C. 肌束颤动 D. 肌张力呈齿轮样强直
   E. 肌肉萎缩
12. 帕金森病患者的步态为（ ）
   A. 偏瘫步态 B. 剪刀步态
   C. 共济失调步态 D. 慌张步态
   E. 蹒跚步态
13. 护士协助帕金森病患者进餐措施不合理的是（ ）
   A. 允许患者切食物 B. 冲半杯咖啡
   C. 置患者于直立位 D. 缩短进食时间
   E. 进软食
14. 帕金森病患者病情恶化时床边常备的器具为（ ）
   A. 吸引设备 B. 四肢夹板
   C. 吸氧设备 D. 压舌板
   E. 除颤器
15. 帕金森病起病时，肢体累及方式常见为（ ）

A. 一侧上、下肢先受累
B. 双侧上肢先受累
C. 左上肢、右下肢先受累
D. 左下肢、右上肢先受累
E. 双下肢先受累

16. 帕金森病患者不会出现的体征为（　　）
A. 手的搓丸样震颤　B. 齿轮样肌强直
C. "面具脸"　D. 痉挛步态
E. 慌张步态

17. 癫痫持续状态首选治疗措施为（　　）
A. 纠正脑缺氧，防治脑水肿，保护脑组织
B. 高流量吸氧
C. 及时纠正酸碱、电解质失衡
D. 做好安全防护，预防受伤
E. 地西泮 10 ～ 20mg，缓慢静脉滴注

18. 诊断癫痫通常主要依靠（　　）
A. 脑电图检查　B. 神经系统体检
C. 颅部 CT 检查　D. 临床表现
E. 脑脊液检查

19. 对诊断癫痫最有帮助的检查是（　　）
A. 头颅 CT　B. 头颅 MRI
C. 脑电图　D. 脑脊液检查
E. 病理反射检查

20. 判断是否为癫痫发作最好的依据是（　　）
A. 患者回忆自述　B. 有家族史
C. 目睹发作情况　D. 神经系统阳性体征
E. 脑 CT 检查结果

21. 关于癫痫药物治疗的原则叙述错误的是（　　）
A. 根据发作类型选择最佳药物
B. 最好单一药物治疗
C. 定时监测血药浓度以指导用药
D. 颅内占位病变首先考虑手术治疗
E. 完全控制发作后及时停药，防止药物不良反应

22. 治疗癫痫持续状态首选（　　）
A. 静脉注射地西泮
B. 静脉注射氯丙嗪
C. 静脉注射苯巴比妥钠
D. 肌内注射苯巴比妥钠
E. 肌内注射苯妥英钠

23. 下列哪项不符合癫痫药物治疗原则（　　）
A. 单一用药无效者可联合用药
B. 大剂量开始
C. 达到疗效后继续正规用药
D. 连续 3 年无发作后可缓慢减量
E. 以小剂量维持后停药

24. 处理癫痫大发作，首先应（　　）
A. 防止骨折
B. 保持呼吸道通畅
C. 遵医嘱快速给予脱水剂
D. 松开衣领和裤带
E. 立即给予地西泮

25. 癫痫单纯失神发作的特征是（　　）
A. 短暂意识障碍、活动中断、呆滞凝视
B. 口吐白沫，角弓反张
C. 全身抽搐
D. 尿失禁
E. 头痛呕吐

26. 关于癫痫持续状态，正确的描述是（　　）
A. 大发作在短期内频繁发生，1 天达数次
B. 大发作频繁，1 次发作持续数小时
C. 大发作在发作时持续昏迷达 6 小时以上
D. 大发作在发作时持续昏迷达 2 小时以上
E. 大发作在短时间内频繁发生，发作间歇期仍有意识障碍

27. 癫痫全身性强直阵挛发作患者的主要护理问题是（　　）
A. 潜在药物毒副反应
B. 潜在外伤
C. 潜在窒息
D. 缺乏自我护理能力
E. 情绪反应

28. 癫痫大发作时最重要的护理是（　　）
A. 避免外伤　B. 不可强力按压肢体
C. 保持呼吸道通畅　D. 禁用口表测试体温
E. 严密观察意识和瞳孔的变化

29. 对癫痫患者进行健康教育计划的内容错误的是（　　）
A. 开车要有人陪同　B. 适当参加脑力活动

C. 禁用神经兴奋剂 D. 游泳有危险
E. 需长期正规用药

A_2 型选择题

30. 患者，男，52 岁。突发脑出血，头痛、呕吐、昏迷，血压 185/110mmHg、应迅速给予的治疗是（　　）
A. 止血治疗 B. 降血压治疗
C. 降颅压治疗 D. 维持生命体征
E. 防止血管痉挛

31. 患者，男，25 岁。突发剧烈头痛，伴频繁呕吐，继之神志不清。查体：体温 36.8℃，颈项强直，心、肺无异常，肢体无偏瘫，应考虑为（　　）
A. 脑出血 B. 脑血栓形成
C. 脑栓塞 D. 癫痫
E. 蛛网膜下腔出血

32. 患者，男，70 岁。原有高血压病史，血压为 190/110mmHg，某日因故与人争吵，突然跌倒，立即昏迷，伴四肢抽搐，待医务人员赶到检查发现口眼歪斜、左侧上下肢不能活动，尚未送做 CT。应首先考虑该患者为（　　）
A. 脑梗死 B. 脑血栓形成
C. 高血压脑出血 D. 蛛网膜下腔出血
E. 短暂脑缺血发作

33. 患者，男，45 岁。与他人发生口角时，意识突然丧失，全身抽搐，面色发绀，口吐白沫，小便失禁，5～6 分钟后意识逐渐清醒，初步诊断为癫痫，为明确诊断需进一步做（　　）
A. 脑电图 B. 计算机体层扫描
C. 磁共振 D. 脑脊液
E. 脑部彩超

34. 患者，男，40 岁。与他人争吵后突然出现头痛、呕吐、偏瘫。诊断内囊出血的典型表现是（　　）
A. 进行性头痛加剧 B. 三偏征
C. 频繁呕吐 D. 大小便失禁
E. 呼吸深沉而有鼾声

35. 患者，男，60 岁。“脑血栓形成”后 2 周，右侧上下肢肌肉有收缩但不能产生动作，评估肌力为（　　）
A. 0 级 B. 1 级 C. 2 级
D. 3 级 E. 4 级

36. 患者，男，70 岁。表情呆板，运动减少，右手不自主震颤，呈搓丸状。其临床表现还应包括（　　）
A. 意识障碍 B. 肌张力低下
C. 肌束颤动 D. 肌张力呈齿轮样强直
E. 肌肉萎缩

37. 患者，男，65 岁。患帕金森病 3 年。鼓励患者生活自理，以下护理措施不正确的是（　　）
A. 鼓励患者自己进食
B. 为患者配置手杖
C. 卫生间安装扶手
D. 用玻璃杯喝水
E. 将患者用物置于伸手可及之处

38. 患者，男，71 岁。患帕金森病。患者在进行康复训练时，护士要求其关节活动要达到最大范围，其主要目的是（　　）
A. 防止关节强直 B. 防止肌肉萎缩
C. 促进血液循环 D. 提高平衡能力
E. 减轻不自主震颤

39. 患者，女，50 岁。近 1 年来左手不灵活，静止时出现每秒 4～6 次的节律性颤动，随意运动时减轻，入睡后完全消失，此症状称为（　　）
A. 手足徐动征 B. 舞蹈样动作
C. 静止性震颤 D. 意向性震颤
E. 扭转痉挛

40. 患者，男，60 岁。2 年前逐渐出现双下肢震颤，休息时明显，行动缓慢，行走时小步向前冲，面部表情少，该患者最可能患有的疾病是（　　）
A. 脑梗死 B. 脑出血 C. 癫痫
D. 帕金森病 E. 吉兰－巴雷综合征

41. 患者，女，67 岁。右手抖动行走缓慢已 4 年，诊断为帕金森病。经药物治疗一度好转后

又出现加重。近来症状突然波动交替出现加重与缓解两种症状，伴有异动症。此现象为哪种药物的副作用（　　）

A. 苯海索　　B. 金刚烷胺

C. 左旋多巴　　D. 溴隐亭

E. 苯海拉明

42. 患者，女，60 岁。右侧肢体震颤，表情淡漠，行走不稳 3 个月。查体：双上肢静止性震颤，右侧肢体出现铅管样肌强直，肌力、反射、感觉均正常，慌张步态，以下药物不适合该患者服用的是（　　）

A. 美多巴　　B. 左旋多巴

C. 苯海索　　D. 利血平

E. 溴隐亭

43. 某男青年，癫痫全身性强直阵挛发作已 3 年，药物治疗已 1 年，近年来未见发作，下列健康教育内容中错误的是（　　）

A. 生活有规律，避免睡眠不足

B. 饮食宜清淡，戒除烟酒

C. 尽量减少体力及脑力劳动

D. 不参加带有危险性的工作和活动

E. 用药剂量须稳定，发热时可暂时酌加

44. 患者，女，32 岁。突然尖叫一声，随之跌倒于地，两眼上翻，牙关紧闭，口吐血沫，四肢不断抽搐，不省人事。以下除哪项外均为重要护理（　　）

A. 防止外伤　　B. 四肢抽搐切勿强压

C. 解松衣领及裤带　　D. 及早侧卧

E. 用舌钳夹住舌以防舌根后坠

45. 患者，男，27 岁。因突然发作性全身抽搐，口吐白沫，排尿、排便失禁入院，既往有癫痫病史。针对患者进行健康指导，下述错误的是（　　）

A. 生活有规律，劳逸结合

B. 不能从事攀高、驾驶等工作

C. 癫痫停止发作 3 个月后及时停药

D. 定期复查血常规、肝肾功能

E. 随身携带有患者姓名、住址、联系电话的个人卡片

46. 患儿，9 岁。午餐时突发神志丧失，手中持碗跌落，碗打碎后即醒。脑电图示 3 次 / 秒棘慢波规律性和对称性发放。最可能的诊断是（　　）

A. 复杂部分发作

B. 部分性发作

C. 杰克逊（Jackson）癫痫

D. 失神发作

E. 不能分类的癫痫发作

47. 患者，女，34 岁。因癫痫发作突然跌倒，护士赶到时患者仰卧，意识不清，牙关紧闭，上肢抽搐。首要的急救措施是（　　）

A. 人工呼吸　　B. 保持呼吸道通畅

C. 胸外心脏按压　　D. 氧气吸入

E. 应用简易呼吸机

48. 患者，男，20 岁。癫痫病史 5 年，因自行终止用药导致癫痫持续状态，其首选药物是（　　）

A. 苯妥英钠　　B. 苯巴比妥

C. 地西泮　　D. 乙琥胺

E. 扑痫酮

49. 患者，男，14 岁。无故停用癫痫药 2 天后发作性双眼上翻，口吐白沫，四肢抽搐发作多次来院就诊，缓解期间伴意识不清，此时最佳的处理是（　　）

A. 静脉注射地西泮　　B. 口服地西泮

C. 口服苯妥英钠　　D. 静脉注射地塞米松

E. 口服苯巴比妥钠

50. 患儿，男，8 岁。因癫痫入院治疗好转出院，患儿家长的哪项陈述表示对该病认识不足，需要进一步进行健康教育（　　）

A. “孩子在家休息时我会安排家人时刻照顾”

B. “孩子可以参加集体活动，像春游等”

C. “我会注意监护孩子，不要受外伤”

D. “我要让孩子适当锻炼，多跑步、游泳”

E. “我要和学校联系，说明孩子的病情”

51. 癫痫患者健康教育错误的内容是（　　）

A. 适当参加脑力活动

B. 需长期正规服药

C. 避免饮酒

D. 开车须有人陪同

E. 随身携带诊疗卡

A_3/A_4 型选择题

（52～54 题共用题干）

患者，男，70 岁。原有高血压，血压为 190/110mmHg，某日因故与人争吵，突然跌倒，立即昏迷，伴四肢抽搐，待医务人员赶到检查发现口眼歪斜、左侧上下肢不能活动，尚未送做 CT。

52. 应首先考虑该患者为（　　）
A. 脑梗死　　B. 脑血栓形成
C. 高血压脑出血　　D. 蛛网膜下腔出血
E. 短暂脑缺血发作

53. 急性期的处理措施中错误的是（　　）
A. 勤翻身拍背　　B. 控制血压
C. 降低颅内压　　D. 适当使用止血药
E. 抬高头部 5° ～ 30°

54. 瘫痪肢体宜保持功能位，下述错误的是（　　）
A. 膝关节伸直　　B. 腕关节稍背屈
C. 肘关节屈曲　　D. 踝关节垂直
E. 膝关节处置一枕以防外旋

（55、56 题共用题干）

患者，女，48 岁。晚餐后洗衣时突然出现剧烈头痛，恶心、喷射状呕吐，随后意识模糊，被家人送到医院，急行 CT 检查，图像上呈高密度影，脑膜刺激征阳性，无肢体瘫痪，既往体健。

55. 该患者的诊断是（　　）
A. 脑出血　　B. 脑血栓
C. 脑梗死　　D. 蛛网膜下腔出血
E. 短暂性脑缺血发作

56. 本病最常见的病因为（　　）
A. 先天性脑动脉瘤　　B. 高血压
C. 血小板减少　　D. 凝血机制障碍
E. 身体健康

（57、59 题共用题干）

患者，男，78 岁。患帕金森病 5 年，一直控制病情。

57. 其首选的治疗用药是（　　）
A. 新斯的明　　B. 苯妥英钠
C. 左旋多巴　　D. 低分子右旋糖酐
E. 泼尼松

58. 护士指导患者应用左旋多巴时不宜同服的药物是（　　）
A. 维生素 A　　B. 维生素 C
C. 维生素 B_1　　D. 维生素 B_2
E. 维生素 B_6

59. 患者目前出现不自主舞蹈样动作，常在用药后 1～2 小时出现，可能的原因是（　　）
A. 药物剂量不足　　B. 未规律服药
C. 药物耐受　　D. 药物过量
E. 患小舞蹈病

（60、61 题共用题干）

患者，男，26 岁。突然出现意识丧失，全身抽搐，眼球上翻，瞳孔散大，牙关紧闭，排尿、排便失禁，持续约 3 分钟，清醒后对抽搐全无记忆。

60. 根据临床征象，该患者可能为（　　）
A. 癔症　　B. 精神分裂症
C. 癫痫　　D. 脑血管意外
E. 吉兰 – 巴雷综合征

61. 对该患者急性发作时的急救处理首先是（　　）
A. 遵医嘱快速给药，控制发作
B. 注意保暖，避免受凉
C. 急诊做 CT、脑电图检查，寻找原因
D. 保持呼吸道通畅，防止窒息
E. 移走身边危险物体，防止受伤

（62～66 题共用题干）

患者，男，20 岁。活动中突然倒地，意识丧失，全身肌肉抽搐，牙关紧闭，口吐白沫并伴尿失禁。

62. 作为护士应首先考虑该患者为（　　）
A. 癔症　　B. 脑出血
C. 脑血栓形成　　D. 癫痫大发作
E. 药物中毒

63. 对于该患者，护士首先应做何种准备（　　）
A. 做好约束准备
B. 准备地西泮静脉注射
C. 准备鼻饲抗癫痫药

D. 准备 20% 甘露醇静脉注射

E. 准备 50% 葡萄糖静脉注射

64. 对该患者，下列各项护理措施中最重要的是（　　）

A. 注意保暖　　B. 吸氧 3 ～ 5 分钟

C. 防止跌伤　　D. 防止继发感染

E. 保持呼吸道通畅

65. 对于该患者，下列各项护理措施中错误的是（　　）

A. 使患者躺下，侧卧位

B. 松解领口、腰带

C. 不可喂水

D. 牙垫塞入上、下牙齿之间

E. 用力按压身体

66. 为明确该患者诊断，下列各项首选的是（　　）

A. 体格检查　　B. 头颅 X 线片

C. 脑 CT、MRI　　D. 脑脊液检查

E. 病史和脑电图

（67 ～ 70 题共用题干）

黄先生，24 岁。从事脑力劳动工作。1 天前在加班时突感头部剧烈疼痛，立即晕倒在地，被同事送入医院急诊科。查体：血压 136/90mmHg，浅昏迷，脑膜刺激征阳性。

67. 对该患者进行检查应该首选（　　）

A. 头颅 CT　　B. 头颅 X 线检查

C. 腰椎穿刺术　　D. 头颅多普勒

E. 脑血管造影

68. 检查后患者确诊为蛛网膜下腔出血，该疾病最常见的病因是（　　）

A. 动脉瘤　　B. 高血压病

C. 高脂血症　　D. 心力衰竭

E. 呼吸衰竭

69. 护士应嘱咐患者绝对卧床休息的时间是（　　）

A. 2 周　　B. 4 周　　C. 6 周

D. 8 周　　E. 10 周

70. 护士在进行健康指导时，应告知家属有效预防再出血的方法是（　　）

A. 手术治疗动脉瘤　　B. 积极降低血压

C. 降低血脂　　D. 控制心力衰竭

E. 控制呼吸道感染

（71、72 题共用题干）

患者，男，72 岁。渐起右上、下肢体抖动 1 年半。查体：神志清楚，表情呆板，右上、下肢体肌力正常，齿轮样肌张力增高，可见静止性震颤。

71. 该患者最可能的诊断是（　　）

A. 小舞蹈病　　B. 脑血栓形成

C. 帕金森病　　D. 肝豆状核变性

E. 癫痫局限性运动性发作

72. 其震颤特点不正确的是（　　）

A. 下肢重于上肢

B. 静止时明显

C. 运动时减轻或暂停

D. 紧张时加重

E. 睡眠时完全停止

（73 ～ 75 题共用题干）

患者，男性，20 岁。有癫痫史，昨天因睡眠不足，出现疲乏、麻木感，半小时前突然尖叫倒地，全身肌肉强直收缩，牙关紧闭，青紫，瞳孔散大，对光反射消失。

73. 该患者的首要的护理措施为（　　）

A. 防止脑水肿

B. 保持呼吸道通畅

C. 氧气吸入保护脑细胞

D. 防止外伤

E. 防止继续感染

74. 该患者用药护理不妥的是（　　）

A. 发作控制即停药

B. 有选择、联合用药

C. 注意观察不良反应

D. 饭后服药以减少胃肠道刺激

E. 从小剂量开始用药

75. 该患者健康教育错误的是（　　）

A. 生活规律，劳逸结合

B. 饮食易消化、富营养

C. 减少户外活动

D. 勿参加带有危险活动如登高等

E. 随身携带简要病情诊疗卡

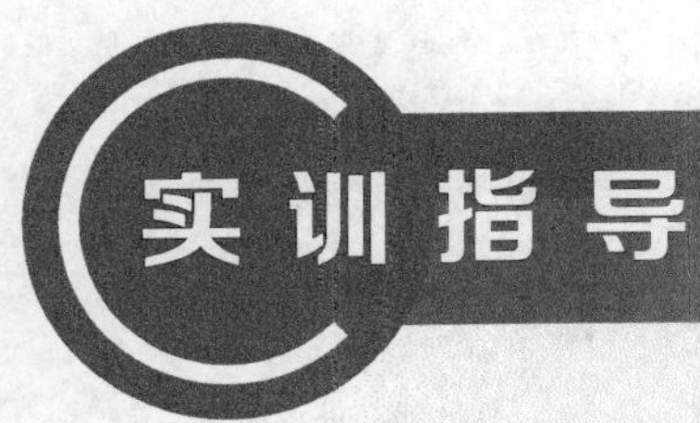

实训指导

实训1　体位引流

体位引流（postural drainage）是利用重力作用促使肺及支气管内分泌物排出体外的治疗护理技术，又称为重力引流。其目的是借助重力作用使分泌物顺体位引流至气管后排出体外，以保持呼吸道通畅。

● 案例实训 1-1

李某，男，31岁。慢性咳嗽、咳大量脓痰10余年。近半个月感冒后症状加剧，出现反复咯血，因昨晚咯血约100ml而入院。患者于童年时经常患支气管肺炎，且迁延不愈，以后伴有反复发作的下呼吸道感染，继而出现慢性咳嗽、大量脓痰，痰量与体位改变有关，晨起或夜间卧床转动体位时咳嗽、咳痰加重，每日痰量可达数百毫升，静置后可分层；痰和呼吸有臭味。查体：体温38.6℃，呼吸24次/分，乏力，消瘦贫血貌；左下胸部可闻及固定、持久的粗湿啰音，呼吸音减低；心率96次/分，律齐，未闻及病理性杂音；轻度杵状指。胸部X线示左肺下叶肺纹理增多、增粗，且有明显的沿支气管分布的卷发状阴影。初步诊断为支气管扩张。入院后给予抗生素、痰液体位引流等治疗。

讨论：

1. 为患者实施体位引流前需要做哪些方面的评估？
2. 李某适宜采取什么体位进行引流？

[实训目的]

1. 了解　体位引流的概念及目的。
2. 熟悉　体位引流的适应证及禁忌证。
3. 掌握　体位引流的原则与实施方法。

[适应证及禁忌证]

1. 适应证　支气管扩张、肺脓肿、COPD等分泌物较多无力排出者；老年或恶病质、神经肌肉疾病、气管切开术后咳嗽无力者；支气管碘油造影检查前后等。

2. 禁忌证　年老体弱或一般情况极度虚弱、无法耐受所需的体位或无力排除分泌物者（在

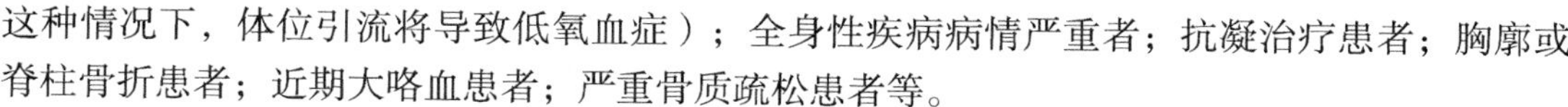

这种情况下，体位引流将导致低氧血症）；全身性疾病病情严重者；抗凝治疗患者；胸廓或脊柱骨折患者；近期大咯血患者；严重骨质疏松患者等。

[实训准备]

1. 用物准备　治疗盘、痰杯、漱口水、纱布、听诊器；枕头、软垫等协助体位摆放的用具；必要时备负压吸引器及吸痰用物。

2. 操作者准备　着装整洁，洗手，戴帽子、口罩。关闭门窗，调节室温，必要时用屏风遮挡，无关人员回避。核对医嘱，携用物至床旁。辨识患者，向患者及其家属解释体位引流的目的和过程并取得同意。

3. 患者准备　知道体位引流的目的及操作过程，消除顾虑并予以配合。完善胸部X线片、CT扫描、支气管碘油造影等体格检查，明确病变部位。痰液黏稠不易咳出者，可于体位引流前15分钟给予超声雾化吸入，雾化液可选用生理盐水、祛痰药或支气管舒张剂，以便稀释痰液、防止支气管痉挛，提高引流效果。

[操作流程及要点]

操作流程	操作要点
准备、检查 ↓	着装整洁，戴帽子、口罩。备齐用物。洗手 检查物品齐全无毁坏。环境适宜
核对、解释 ↓	核对床号、姓名、住院号、医嘱等。确认患者无禁忌证 解释体位引流的目的、操作过程及操作中可能出现的不适和风险，取得患者的配合
体位摆放 ↓	根据患者体格检查及影像检查资料，确定病变或可能病变所在部位，采取相应的体位进行体位引流。原则上抬高患肺的位置，引流支气管开口向下。若病变位于上叶，则采取坐位或其他适当姿势；若病变位于中叶或下叶，则取头低足高略向健侧卧位（实训图1-1）
引流过程 ↓	①协助患者取适合的引流体位。每种体位维持5～10分钟，身体倾斜度为10°～45° ②引流部位的顺序是先引流上叶，后引流下叶和后基底段 ③引流过程中指导患者间歇性深呼吸并用力咳痰，协助患者用痰杯接引流出的痰液。对咳嗽无力者可辅助以拍背、胸部叩击或胸壁震荡等措施，以提高引流效果 ④引流完毕清洁患者面部，嘱患者休息并协助患者取舒适体位。听诊肺部湿啰音情况。应用漱口水彻底漱口以保持口腔清洁，从而增进食欲及减少呼吸道感染机会。询问患者需要，行相关知识宣教，将呼叫器置于患者可触及的位置
整理 ↓	整理床单位 处理用物。痰液用漂白粉等消毒剂消毒后再弃去
洗手、观察、记录	洗手，取口罩 注意观察体位引流出痰液的颜色、量、性质以及静置后是否分为三层 记录引流时间、患者病情及生命体征、排出的痰量和性质，必要时将痰液送检

[实训评价]

1. 患者安全、舒适，引流效果好。
2. 护士关心爱护患者，语言通俗易懂，与家属及患者沟通有效。
3. 评估准确全面，动作轻柔，程序正确，理论知识掌握良好。
4. 操作熟练、规范，患者体位正确、引流顺利，操作后患者呼吸通畅，无异常情况出现。

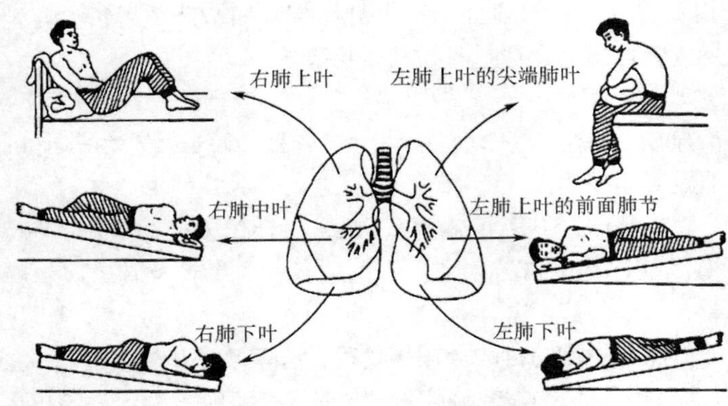

实训图 1-1　体位引流示意图

[注意事项]

1. 引流前说服患者配合引流治疗，引流时鼓励患者适当咳嗽。

2. 引流体位不宜刻板执行，需采用既能让患者接受又易于排痰的体位。

3. 正确留取痰标本并及时送检做细菌培养。

4. 引流宜在饭前进行，一般安排在早晨起床时、晚餐前或睡前，以免导致呕吐。每次引流时间从 5 ～ 10 分钟逐渐延长至 15 ～ 20 分钟，每日 1 ～ 3 次。

5. 引流过程中应有护士或家人协助，以便及时发现异常；注意观察患者的反应，若出现咯血、头昏、发绀、呼吸困难、出汗、脉搏细速、疲劳等情况应立即停止引流，并通知医生予以适当处理。

[实训作业]

1. 为患者做体位引流时应观察哪些方面？

2. 右肺上叶支气管扩张患者进行体位引流时应采取什么体位？

3. 哪些患者不适合做体位引流？

实训 2　呼吸体操

呼吸体操是通过有效的呼吸模式来增强呼吸肌的活动度，从而加深呼吸幅度、增大通气量，达到改善肺通气功能、增加气体交换的目的。呼吸体操的类型多种多样，最常见的是缩唇呼吸法和腹式呼吸法，临床上可以将两者联合起来一起使用。

● 案例实训 2–1

患者，男，72 岁。因反复咳嗽、咳痰、喘息 10 年，加重 1 个月入院。患者 10 年前无明显诱因出现咳嗽、咳痰、喘息，以晨起时明显，反复发作，症状逐年加重。1 个月前患者无明显诱因出现喘憋加重，伴咳嗽、咳痰，痰液黏稠、不易咳出。既往高血压 30 余年，吸烟 50 余年，每日 40 ～ 60 支。查体：神志清，精神差，喘憋貌，桶状胸，双肺叩诊过清音，双肺呼吸音低，呼气相明显延长，双肺弥漫性呼吸双相哮鸣音，未闻及湿啰音及胸膜摩擦音。入院诊断为 COPD。经过治疗后症状有所缓解。出院后为改善肺功能，医生建议患者进行呼吸功能锻炼，并由护士对患者进行指导。

讨论：

1. 运用缩唇呼吸法进行呼吸功能锻炼时，如何控制呼气的力度？

2. 腹式呼吸法有什么注意事项？

[实训目的]

1. 了解　呼吸体操的概念及目的。

2. 熟悉　呼吸体操的注意事项。

3. 掌握　呼吸体操的原则、实施方法并能够熟练运用。

[实训准备]

1. 用物准备　蜡烛，火柴，护理记录单。

2. 操作者准备　着装整洁，洗手，戴帽子。关闭门窗，无关人员回避。核对医嘱，携用物至床旁。辨识患者，向患者及其家属解释呼吸体操的操作目的和过程，并取得同意。

3. 患者准备　知道呼吸体操的目的及操作过程，全身放松并予以配合。

[操作流程及要点]

1. 缩唇呼吸法

操作流程	操作要点
准备、检查 ↓	着装整洁，戴帽子。备齐用物。洗手 检查物品齐全、无毁坏。环境适宜
核对、解释 ↓	核对床号、姓名、住院号、医嘱等 解释缩唇呼吸的目的、操作过程及操作中可能出现的不适，取得患者的配合
体位摆放 ↓	帮助患者取舒适放松体位
呼吸过程 ↓	①协助患者取适合且舒适的体位 ②用鼻缓慢深吸气 ③用口缓慢呼气，双唇微缩呈吹口哨状将气体呼出。可与吹蜡烛火苗结合练习呼气流量，以能使距离口唇 15 ～ 20cm 处的蜡烛火焰随呼气气流倾斜却不致熄灭为适度（实训图 2–1） ④一次呼吸掌握吸气与呼气的时间比例为 1 ∶ 3 ～ 1 ∶ 2。每次练习时间为 10 ～ 20 分钟，每天练习 2 次
整理 ↓	整理床铺 处理用物
洗手、观察、记录	洗手 注意观察患者的呼吸效果及生命体征 记录缩唇呼吸的时间

2. 腹式呼吸法

操作流程	操作要点
准备、检查 ↓	着装整洁，戴帽子。备齐用物。洗手 检查环境适宜
核对、解释 ↓	核对床号、姓名、住院号、医嘱等 解释腹式呼吸的目的、操作过程及操作中可能出现的不适，取得患者的配合
体位摆放 ↓	帮助患者取仰卧位或半坐卧位，两膝盖微屈使腹肌放松 双手五指并拢，一手置于胸部，一手置于腹部

续表

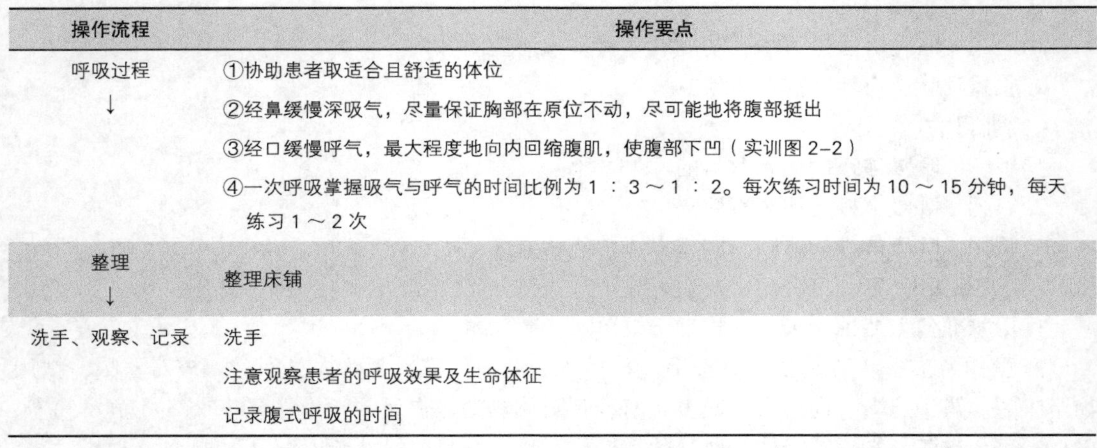

操作流程	操作要点
呼吸过程 ↓	①协助患者取适合且舒适的体位 ②经鼻缓慢深吸气，尽量保证胸部在原位不动，尽可能地将腹部挺出 ③经口缓慢呼气，最大程度地向内回缩腹肌，使腹部下凹（实训图 2-2） ④一次呼吸掌握吸气与呼气的时间比例为 1 ：3 ～ 1 ：2。每次练习时间为 10 ～ 15 分钟，每天练习 1 ～ 2 次
整理 ↓	整理床铺
洗手、观察、记录	洗手 注意观察患者的呼吸效果及生命体征 记录腹式呼吸的时间

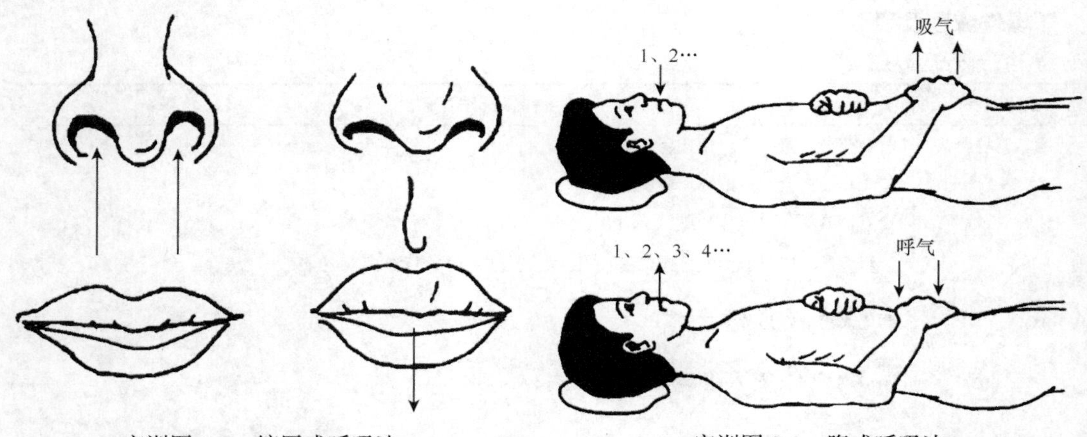

实训图 2-1　缩唇式呼吸法　　实训图 2-2　腹式呼吸法

[实训评价]

1. 患者呼吸顺畅，生命体征平稳。

2. 运用缩唇呼吸法呼吸的患者所呼出的气流能使距口唇 15 ～ 20cm 处的蜡烛火焰倾斜而不熄灭。

3. 运用腹式呼吸法呼吸的患者在吸气时可见上腹部隆起，呼气时可见腹部凹陷，而胸廓保持最小活动幅度或不动。

[注意事项]

1. 患者要根据自已的具体情况和实践体会来决定呼吸的深度和强度，循序渐进；呼吸时有意识的放松，不要过度呼吸。

2. 有呼吸困难的患者，首先要考虑辅助呼吸法和氧气吸入，并且注意维持气道的通畅。

3. 运用缩唇呼吸法呼吸的患者，呼气时缩唇大小程度由患者自行选择调整，不要过大或过小。可与吹蜡烛火苗结合练习呼吸幅度，距蜡烛的距离从 20cm 开始逐渐延长至 90cm，并逐渐延长练习时间。

4. 运用腹式呼吸法呼吸的患者，在练习时应避免用力呼气或呼气过长，以免发生喘息、憋气或支气管痉挛。深呼吸练习时以每次练习 3 ～ 4 组为宜，以免过度通气。

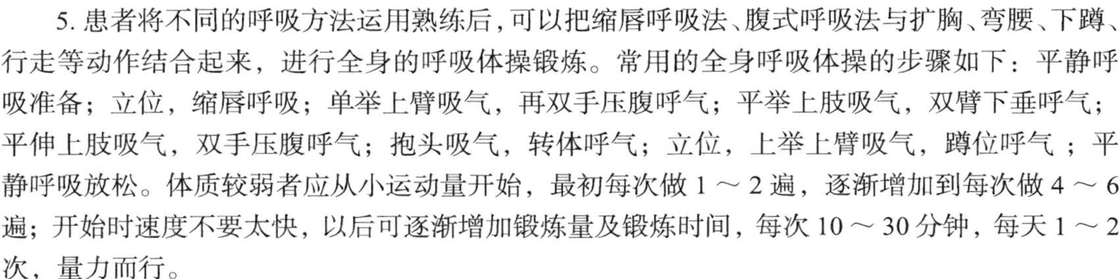

5. 患者将不同的呼吸方法运用熟练后，可以把缩唇呼吸法、腹式呼吸法与扩胸、弯腰、下蹲、行走等动作结合起来，进行全身的呼吸体操锻炼。常用的全身呼吸体操的步骤如下：平静呼吸准备；立位，缩唇呼吸；单举上臂吸气，再双手压腹呼气；平举上肢吸气，双臂下垂呼气；平伸上肢吸气，双手压腹呼气；抱头吸气，转体呼气；立位，上举上臂吸气，蹲位呼气；平静呼吸放松。体质较弱者应从小运动量开始，最初每次做 1 ～ 2 遍，逐渐增加到每次做 4 ～ 6 遍；开始时速度不要太快，以后可逐渐增加锻炼量及锻炼时间，每次 10 ～ 30 分钟，每天 1 ～ 2 次，量力而行。

[实训作业]

1. 使用缩唇呼吸法进行呼吸功能锻炼时，呼气的气流量应该如何控制？
2. 使用腹式呼吸法进行呼吸功能锻炼时，若呼吸幅度过大会出现什么不良反应？

实训 3　动脉血气分析标本采集

动脉血气分析是对血液中的动脉血酸碱度（pH）、动脉血氧分压（PaO_2）和动脉血二氧化碳分压（$PaCO_2$）等相关指标进行测定的技术。动脉血气分析已成为危重患者监测的重要内容之一，其结果对疾病的诊断、治疗起着直接的导向作用。动脉血气分析采血前后诸多因素可影响检验结果，护士作为血气分析标本的采集者，为了提高检验结果的可靠性，必须正确操作，作好动脉血采血前后患者的护理。

● 案例实训 3-1

患者，男，70 岁。因近日咳嗽、咳痰、气急明显，出现神志不清、发绀而入院。既往有肺心病病史，吸烟 40 余年，（20 ～ 30）支 / 天。查体：T 38.8℃，P 102 次 / 分，R 28 次 / 分，BP 136/82mmHg；神志清楚，颈静脉怒张，桶状胸，语颤减弱，双肺叩诊呈过清音，听诊双肺呼吸音减弱，散在湿啰音；剑突下心搏明显，心率 102 次 / 分，心律整齐，各瓣膜区无杂音；肝颈静脉回流征（+）；腹软，肝肋下 4cm，质软，触痛，脾未触及，腹水征（-），双下肢凹陷性水肿。初步诊断为慢性阻塞性肺气肿；肺心病。为确诊是否存在呼吸衰竭拟做动脉血气分析检查。

讨论：

1. 动脉血气分析标本采集时，有什么注意事项？
2. 哪些患者不适合做动脉血气分析检查？

[实训目的]

1. 了解　动脉血气分析标本采集的目的。
2. 熟悉　动脉血气分析标本采集的注意事项。
3. 掌握　动脉血气分析标本采集的实施方法。

[实训准备]

1. 用物准备　2ml 无菌注射器、碘伏消毒棉签、无菌干棉签、弯盘、砂轮、橡皮塞、肝素抗凝剂。

2. 操作者准备　着装整洁，洗手，戴帽子、口罩。核对医嘱，携用物至床旁。辨识患者，向患者及其家属解释动脉血气分析标本采集的操作目的和过程并取得同意。

3. 患者准备　知道动脉血气分析标本采集的目的、操作过程及注意事项，全身放松并予以配合。

[操作流程及要点]

操作流程	操作要点
准备、检查 ↓	着装整洁，戴帽子、口罩。备齐用物。洗手 检查物品齐全无毁坏。环境适宜
核对、解释 ↓	核对床号、姓名、住院号、医嘱等。确认患者无禁忌证 解释动脉血气分析标本采集的目的、操作过程及操作中可能出现的不适，取得患者的配合
体位摆放 ↓	帮助患者取适合的体位，暴露穿刺部位 常用的穿刺部位有桡动脉、肱动脉、股动脉、足动脉等。首选桡动脉，穿刺时患者手心向上，手腕轻度过伸，触及桡动脉搏动最强处即为穿刺点；其次可选股动脉，穿刺时患者仰卧，穿刺侧下肢略外展、外旋，充分暴露穿刺部位，触及股动脉搏动最强处即为穿刺点
穿刺过程 ↓	①协助患者取适合的穿刺体位 ②用注射器抽取少量肝素抗凝剂，转动针栓使其均匀附着于整个注射器内，后推出多余液体和注射器内残留的气泡 ③触摸动脉穿刺部位搏动最明显处，用碘伏棉签作由内至外的圆形消毒，范围大致为 5cm 左右；同时消毒操作者的左手示指和中指 ④操作者左手示指和中指固定动脉搏动最明显处，右手持注射器与皮肤成 30° ～ 45° 角（桡动脉穿刺）或 90° 角（股动脉穿刺）缓慢进针，注意回血及防止气泡进入。采血量一般为 1 ～ 2ml ⑤取血后立即拔针，将针头斜面刺入橡皮塞内，以免空气进入影响结果；若注射器内有气泡，应尽快排出。轻轻转动注射器使血液与肝素充分混合，防止凝血 ⑥用无菌干棉签压迫穿刺点，加压止血 5 ～ 10 分钟，直至确认无出血后方可松开
整理 ↓	整理床单位 处理用物
洗手、观察、记录	洗手，取口罩 注意观察采集标本的颜色。 记录动脉血气分析标本采集的情况及患者的生命体征。将标本及时送检

[实训评价]

1. 患者舒适；穿刺成功，穿刺部位未出现淤血或肿胀。

2. 操作者技术熟练、规范，动作轻柔，程序正确，理论知识掌握良好。

3. 采集到的标本颜色鲜红，未混有气泡或发生凝血反应。

[注意事项]

1. 在采血过程中必须防止外界空气进入，抽血时要保证针筒不漏气，抽气时切勿用力拉针芯，以免空气沿针筒壁进入；针头拔出时应立刻将针头刺入橡皮塞内。

2. 取样后将注射器放在手心中慢慢搓动，让标本与抗凝剂充分混合，动作不能太剧烈，避免溶血；注意不要加温标本。

3. 标本采集好后应立即送检，无法立即送检者须将标本置于 4℃环境中保存，但不得超过 2 小时，以免细胞代谢耗氧使结果出现误差。送检时要注明采血时间、体温、患者血红蛋白含量等。吸氧者若病情许可应停止吸氧 30 分钟后再采血送检，否则应标记给氧浓度与流量。

4. 有严重出血倾向者慎用。

5. 动脉血气分析各种指标及临床意义

（1）动脉血氧分压（PaO_2）：是动脉血液中物理溶解的氧分子所产生的张力。参考值为 80 ～ 100mmHg。PaO_2 可用来判断有无缺氧和缺氧的程度，进而判断患者有无呼吸衰竭。若在海平面附近、安静状态下呼吸空气时 $PaO_2 < 60$mmHg，并可除外其他因素（如心脏内分流等）所致的低氧血症，即可诊断为呼吸衰竭。

（2）动脉血二氧化碳分压（$PaCO_2$）：是以物理状态溶解在血浆中的二氧化碳分子所产生的张力。参考值为 35 ～ 45mmHg。$PaCO_2$ 可用来判断呼吸衰竭的类型与程度、呼吸性酸碱平衡失调，以及判断代谢性酸碱失调的代偿反应。一般情况下 $PaCO_2 < 35$mmHg 提示呼吸性碱中毒，而 $PaCO_2 > 45$mmHg 提示呼吸性酸中毒。

（3）动脉血酸碱度（pH）：是未分离血细胞的血浆中氢离子浓度的负对数。参考值为 7.35 ～ 7.45。pH 可作为判断酸碱失调中机体代偿程度的重要指标，pH < 7.35 为失代偿性酸中毒，存在酸血症；pH > 7.45 为失代偿性碱中毒，有碱血症；pH 正常可能有三种情况：无酸碱失衡、代偿性酸碱失衡、混合性酸碱失衡。临床上不能单用 pH 区别代谢性与呼吸性酸碱失衡，尚需结合其他指标进行判断。

[实训作业]

1. 做动脉血气分析标本采集时，穿刺点应如何选择？

2. 做动脉血气分析，标本采集完毕时应注意什么？

实训 4　结核菌素试验

结核菌素试验（tuberculin test）也称为芒图试验或 PPD 试验，是利用结核菌素纯蛋白衍生物（PPD）来测定机体能否引起皮肤迟发型超敏反应的一种实验，用以判定机体对结核分枝杆菌有无免疫力。结核菌素试验是诊断结核感染的特异方法，是结核病流行病学调查、卡介苗接种、筛选化学预防对象、临床医学诊断与鉴别诊断等不可缺少的应用技术之一。

● 案例实训 4-1

患者，男，67 岁。因低热、乏力、咳嗽 2 个月，咯血 3 天入院。患者于 2 个月前无明显诱因出现发热，体温 37.5 ～ 38.2℃，多为午后发热，伴乏力、盗汗、食欲缺乏、咳嗽，咳少量白色黏痰，口服感冒胶囊及抗生素不见好转。3 天前咳嗽加剧，并咯鲜血约 100ml 而住院。体格检查：T 38.2℃，P 86 次 / 分，R 20 次 / 分，BP 130/80mmHg。慢性病容，神清合作，左锁骨上叩诊浊音，可闻及湿啰音，余无异常。血常规示白细胞 8.8×10^9/L。初步怀疑肺结核，拟做胸片检查及结核菌素试验。

讨论：

1. 结核菌素试验对注射部位有何要求？

2. 结核菌素试验结果有何临床意义？

[实训目的]

1. 了解　结核菌素试验的概念和目的。

2. 熟悉　结核菌素试验的实施方法。

3. 掌握　结核菌素试验的临床意义。

[实训准备]

1. 用物准备　清洁治疗盘、无菌棉签、PPD注射液1支、1ml无菌注射器、75%乙醇、直尺、笔。

2. 操作者准备　着装整洁，洗手，戴帽子、口罩。核对医嘱，携用物至床旁。辨识患者，向患者及其家属解释结核菌素试验的操作目的和过程并取得同意。

3. 患者准备　知道结核菌素试验的目的、操作过程及注意事项，全身放松并予以配合。

[操作流程及要点]

操作流程	操作要点
准备、检查 ↓	着装整洁，戴帽子、口罩。备齐用物。洗手 检查物品齐全无毁坏。环境适宜
核对、解释 ↓	核对床号、姓名、住院号、医嘱等。确认患者无禁忌证 解释结核菌素试验的目的、操作过程及操作中可能出现的不适，取得患者的配合
体位摆放 ↓	帮助患者取适合的体位（坐位或平卧位），暴露注射部位 常用的注射部位是左前臂屈侧中上部1/3处
注射过程 ↓	①协助患者取适合的注射体位，暴露注射部位 ②核对医嘱，用1ml注射器准确抽取0.1ml（5IU）PPD注射液并排气 ③用棉签蘸取75%乙醇对注射部位进行消毒后自然晾干 ④操作者左手拇指绷紧局部皮肤，右手持注射器，进针刺入皮内，缓缓注入PPD注射液0.1ml，形成直径大小为6～8mm的圆形皮丘。注意避开瘢痕、血管和皱褶
整理 ↓	整理床单位 处理用物
洗手、观察、记录	洗手，取口罩 注意观察注射部位的皮肤情况 记录注射时间及注射部位的皮肤表现

[实训评价]

1. 患者舒适；注射部位未出现淤血或肿胀。

2. 操作者技术熟练、规范、无菌观念强，动作敏捷、操作细心准确。

3. 操作过程中能做到关心患者，以患者为中心，确保安全。

4. 注射时PPD液体未外漏，皮丘规范、大小符合要求。

[注意事项]

1. 皮试前若前臂内侧皮肤有损伤或恰遇假期时间，则需重新安排皮试时间。

2. 试验后在原地休息片刻，无不适再离开，特别是过敏体质者要注意观察有无过敏反应。试验后一般无不良反应，个别患者可能会出现一些异常反应，应予妥善处理，严重者应及时到医院做对症处理。

（1）局部：出现水疱、溃疡，应保持清洁，必要时可用注射器将水疱液抽除。

（2）全身：发热多属热原反应，一般于数小时内可恢复；晕厥与休克多与精神紧张、恐惧有关，可嘱其平卧、保温，必要时皮下注射0.1%肾上腺素0.5～1.0ml；试验后数小时患者肺部病灶周围的毛细血管扩张及浸润渗出，形成变态反应性病灶周围炎，一般不必特殊处理，2～5日可自行消退。

3. 注射部位不能用手抓、擦，以免感染发炎，也不能涂抹任何药物和花露水、风油精、肥皂等，以免影响结果判断；72小时内禁止洗澡，洗脸时尽量避开注射部位；尽可能避免用激素类的药物。

4. 注射后48～72小时观察试验结果，通常在注射部位会出现硬结，用直尺测量硬结直径判断试验结果：硬结直径≤5mm为阴性/（-），5～9mm为一般阳性/（+），10～19 mm为中度阳性/（++），≥20mm或虽不足20mm但有水疱或坏死为强阳性/（+++）。老年人对PPD的反应较年轻人慢，可能需要72小时后才能检查到反应结果。

5. 结核菌素试验的临床意义

（1）阴性反应的临床意义：阴性常见于未曾感染过结核菌或还处于结核感染早期（4～8周）或血型播散型肺结核等重症结核患者、使用免疫抑制剂或糖皮质激素者、HIV（+）或恶性肿瘤者及结节病者等。

（2）阳性反应的临床意义：阳性常提示有结核感染，3岁以下儿童需按活动性结核处理，成人强阳性需考虑有活动性结核病可能。

6. 有下列情况者不宜作结核菌素试验：高热、传染病恢复期、器质性心脏病、肝肾血管疾病、胃肠病急性期、精神病、癫痫、体弱或严重衰竭、有过敏反应史等。

7. 约有20%的活动性肺结核患者可呈假阴性，建议初次注射1～3周后重复PPD试验，可由于助强效应（boosting effect）呈现阳性反应。

[实训作业]

1. 进行结核菌素试验时对患者有何要求？

2. 结核菌素试验结果为阳性时对哪些患者有意义？

（尹　霞）

实训5　心电图检查

心电图（electrocardiogram，ECG）是利用心电图机从体表记录心脏每一心动周期所产生电活动变化的曲线图形。其目的是了解患者心脏活动状况，有助于诊断、治疗、抢救、观察疗效及判断预后。

● 案例实训5-1

张女士，34岁。因活动后感心悸、气短3年，加重4天来院诊治，门诊以风湿性心脏病收入院。护士小周为患者入院查体时发现其脉搏不规则，心音强弱不等，心律不规则，报告医生。医嘱：立即心电图检查。

讨论：

1. 哪些情况作心电图检查临床意义比较大？

2. 为患者进行心电图检查前需要评估哪些方面？

[适应证及禁忌证]

1. 适应证　适用于所有人，尤其适用于：①各种心律失常的诊断。②判断心肌缺血、心肌梗死及其梗死的部位。③心脏扩大、肥厚的诊断。④心包疾病的诊断。⑤判断药物或电解质情况对心脏的影响。⑥判断人工心脏起搏状况。

2. 禁忌证　无绝对禁忌证。

[实训目的]

1. 了解　心电图检查的概念及目的。

2. 熟悉　心电图检查使用的适应证、禁忌证及心电图的测量方法。

3. 掌握　心电图检查的操作流程、操作要点与仪器设备的维护。

[实训准备]

1. 用物准备　心电图机、心电图纸、治疗碗、导电糊、75% 乙醇或生理盐水、棉球、纱布、围屏、护理盘、笔等。

2. 操作者准备　着装整洁，修剪指甲、洗手，戴口罩。

3. 患者准备　知晓心电图检查的目的、必要性、注意事项及配合要点。

[操作流程及要点]

操作流程	操作要点
准备 ↓	备齐用物携至床旁，环境适宜 按要求规范洗手，戴口罩
核对、解释 ↓	核对床号、姓名、住院号、医嘱等。确认患者无禁忌证 解释心电图检查的目的、操作过程及操作中可能出现的不适，取得患者的配合
体位摆放 ↓	①患者取仰卧位，肢体勿接触床边缘 ②取走金属饰品及电子产品 ③解开衣扣，暴露上下肢及胸部放置电极部位
连接 ↓	①插上电源，打开心电图机电源开关，预热 5 分钟 ②安装好打印纸及连接好导联线 ③打开病理管理界面，采集患者信息 ④清洁皮肤，去除局部汗渍、油渍及污物 ⑤用导电糊或生理盐水棉球擦拭放置电极处皮肤，电极安放位置如下（实训图 5-1） 肢体导联：红（RA）：右手腕上 3cm；黄（LA）：左手腕上 3cm；绿（LL）：左脚踝上 7cm；黑（RL）：右脚踝上 7cm 胸导联：红（V_1）：胸骨右缘第 4 肋间；黄（V_2）：胸骨左缘第 4 肋间；绿（V_3）：V_2、V_4 连线中点；棕（V_4）：胸骨左缘第 5 肋间与左锁骨中线相交处；黑（V_5）：左腋前线与 V_4 在同一水平处；紫（V_6）：左腋中线与 V_4 在同一水平处
描记心电图 ↓	①校对标准电压与走纸速度，（心电图机默认走纸速度 25mm/s，振幅 1mV） ②按抗干扰键“Fiter”，检查显示屏，检查心电图各导联基线是否平稳 ③按下 START/STOP 键，自动记录心脏电活动变化，在完成 12 个导联记录后，自动停止工作 ④取下描记好的心电图纸
整理 ↓	①取下电极，擦净被评估者局部皮肤，为患者扣好衣扣，整理好衣被 ②关闭仪器电源，取下的导联线，常规消毒处理整理心电图机及导联线后，放回固定位置 ③用物按消毒隔离技术规范处置，垃圾分类处理
洗手、分析、记录	按要求规范洗手，取口罩 测量并分析心电图各项值，及时报告医生，并做好记录

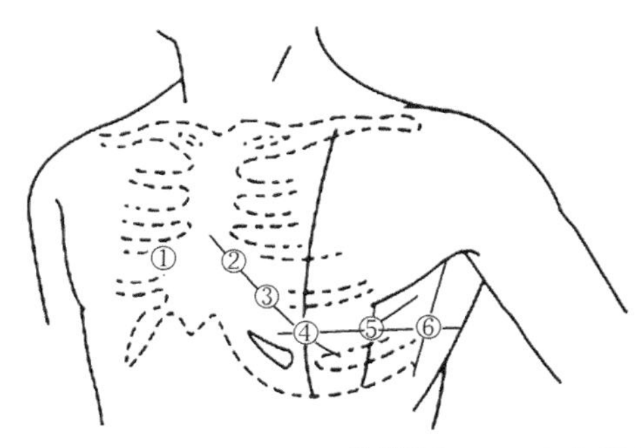

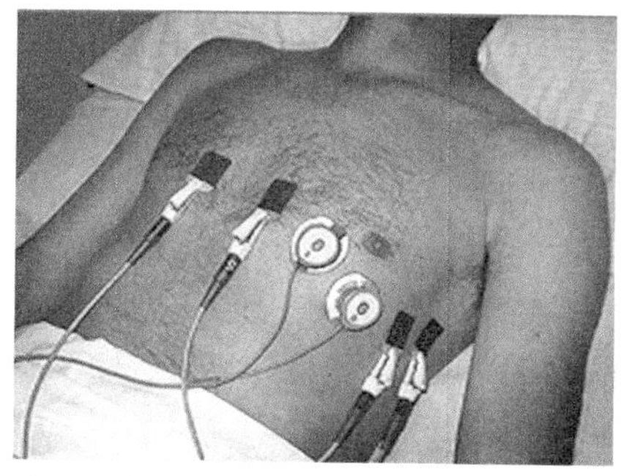

实训图 5-1　心电图检查胸导联安放位置

[实训评价]

1. 关心爱护患者，沟通有效。
2. 评估准确全面；操作熟练、动作轻柔、规范有序。
3. 理论知识掌握好。

[注意事项]

1. 关闭门窗以保持适宜的环境温度。
2. 注意保护患者的隐私，以消除紧张不安情绪。
3. 患者勿携带手机、手表等电子产品及金属饰品等，描图时注意患者的肢体勿接触铁床。
4. 描图时注意嘱患者在整个描图过程中全身放松，平静呼吸且勿移动肢体。
5. 应用特殊定准电压和走纸速度的导联，需在该图形下标明。

[实训作业]

1. 操作前为什么要关闭门窗以保持适宜环境温度，取走金属饰品及电子产品？
2. 为什么应用特殊定准电压或走纸速度时需在图形上标明？
3. 简述常见心律失常心电图的特点。

实训 6　心电监护仪的使用

心电监护是通过显示屏连续观察监测心脏电活动情况及储存和记录心电图的各种信息的一种无创监测方法。其目的是对患者的生命体征及心电活动进行动态观察，以及时发现病情变化。

● 案例实训 6-1

患者，男，58 岁。午饭后 1 小时突感左前胸压榨样闷痛，向左臂放射，伴上腹饱胀、出冷汗、烦躁不安、恐惧感，急诊入院。急查心电图示：T 波高大不对称，Ⅱ、Ⅲ、aVF 导联 S-T 段明显抬高。医嘱：立即行心电监护。

讨论：

1. 为患者实施操作前应作哪些方面的评估？
2. 为患者实施心电监护过程中有什么特别的要求？

[适应证及禁忌证]

1. 适应证　①各种危重、抢救患者。②冠心病患者，观察心肌缺血改变及心肌梗死心脏电活动变化。③心脏起搏器植入手术前后患者，观察心率、心律及起搏效果。④手术麻醉过程中、后监测病情变化。

2. 禁忌证　无绝对禁忌证。

[实训目的]

1. 了解　心电监护的概念与目的。

2. 熟悉　心电监护的适应证、禁忌证及用物准备。

3. 掌握　心电监护的操作流程、操作要点与仪器设备的维护。

[实训准备]

1. 用物准备　心电监护仪、监护导联线、配套血压计袖带、SPO_2 传感器、电源转换器、电极片、湿纱布、护理盘、75% 乙醇或生理盐水棉球、监护记录单、笔等。

2. 操作者准备　着装整洁，修剪指甲、洗手，戴口罩。

3. 患者准备　知晓心电监护的目的、必要性、注意事项及配合要点。

[操作流程及要点]

操作流程	操作要点
准备 ↓	备齐用物携至床旁，环境适宜 按要求规范洗手，戴口罩
核对、解释 ↓	核对床号、姓名、住院号、医嘱等。确认患者无禁忌证 解释心电监护的目的、操作过程及操作中可能出现的不适，取得患者的配合
体位摆放 ↓	①协助患者取平卧或半卧位，解开上衣纽扣，适当暴露电极片粘贴部位，用湿纱布清洁局部皮肤 ②取走金属饰品及电子产品 ③解开衣扣，暴露胸部放置电极部位
连接 ↓	①插上电源，打开心电监护仪电源开关，各项监测线路与监护仪连接好 ②用生理盐水或乙醇棉球擦拭贴电极片处皮肤，电极片安放位置如下： 三导联电极片安放位置（实训图 6–1）：右上（RA、白色）电极—右锁骨下，靠近右肩；左上（LA、黑色）电极—左锁骨下，靠近左肩；左下（LL、红色）电极—左下腹。 五导联电极片安放位置（实训图 6–2）：右上（RA、白色）电极—右锁骨中线第 1 肋间；左上（LA、黑色）电极—左锁骨中线第 1 肋间；中间（C、棕色）电极—胸骨中间第 4 肋间；左下（LL、红色）电极—左锁骨中线剑突水平处；右下（RL、绿色）电极—右锁骨中线剑突水平处 ③将血氧饱和度传感器安放在手指尖，手指甲向上紧贴，电缆线平放于手背上（实训图 6–3） ④将袖带绑在肘窝上两横指处，松紧以能插 1 指为宜 ⑤所有电极导线、电缆线妥善放置，以防脱落、折断
监护设置 ↓	①打开监护界面 ②选择能触发心率计数并能较易辨认出 P、QRS、T 波导联的心电波形（常规选 II 导联） ③调整心率上下报警界限、心电波形大小、储存时间等 ④调节血压参数；设定自动和手动模式；自动测量间隔时间；收缩压、舒张压、平均动脉压的报警上、下限
整理 ↓	为患者扣好衣扣，整理好衣被 用物按消毒隔离技术规范处置，垃圾分类处理
洗手、观察、记录	洗手，取口罩 密切观察心电图、心率、心律、血压、呼吸、氧饱和度，发现异常及时汇报处理并做好记录

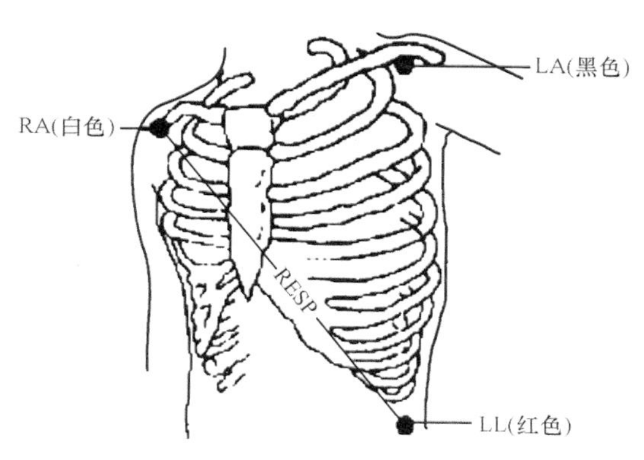

实训图 6-1　心电监护三导联电极片安放位置

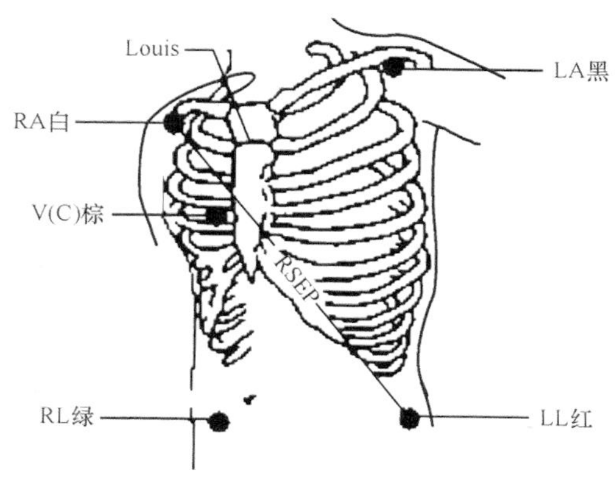

实训图 6-2　心电监护五导联电极片安放位置

[实训评价]

1. 关心爱护患者，沟通有效。

2. 评估准确全面；操作熟练、动作轻柔、规范有序，理论知识掌握好。

3. 仪器运行正常，患者安全、舒适，未发生监护中的并发症。

[注意事项]

1. 取走患者身上金属饰品及电子产品，并嘱其妥善保管。

2. 安放传感器的指甲不能过长，不能有任何染色物或污垢，传感器避免夹在灰指甲或痂壳等处，每 2 ～ 3 小时检查一次所夹皮肤血液循环并进行适当调整。

实训图 6-3　氧饱和度监测传感探头安放

3. 不在同一肢体监测血氧饱和度和血压，以免影响数值测量。

4. 定期观察患者粘贴电极片处的皮肤，连续监测 72 小时常需更换电极位置，以防皮肤受刺激而损伤。

5. 正确设定报警界限，不能关闭报警声音。

6. 固定好电极和导线，避免电极脱位及导线打折缠绕。密切观察心电图波形，及时处理干扰和电极脱落。

7. 每日定时回顾患者 24 小时心电监测情况，根据情况做好记录。

[实训作业]

1. 心电监护仪常见故障有哪些，如何处理?

2. 心电监护仪及各连接线应怎样保养?

（艾玉姝）

实训 7　双气囊三腔管压迫止血术

双气囊三腔管压迫止血术是指利用双气囊三腔管的气囊压力直接压迫胃底和食管下段静脉予以止血的技术，是一种临时急救止血的措施。它是治疗门静脉高压引起食管静脉与胃底静脉曲张破裂出血的方法之一。压迫止血效果肯定，但患者痛苦较大、并发症较多(吸入性肺炎、

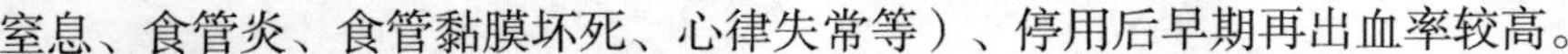
窒息、食管炎、食管黏膜坏死、心律失常等）、停用后早期再出血率较高。

● 案例实训 7-1

患者，男，55 岁。乏力、食欲减退、腹胀不适 10 个月，今日因食辣椒和烤馒头片后，觉得上腹不适，伴恶心，并有便意如厕，排出柏油便约 600ml，并呕鲜血约 500ml，当即晕倒，家人急送入我院。既往有乙肝病史，无烟酒嗜好，否认血吸虫疫水接触史。查体：T 37℃，P 120 次 / 分，R 22 次 / 分，BP 90/60mmHg，营养差，慢性肝病病容，神志清楚，巩膜无黄染，面颊可见蜘蛛痣 2 个，无颈静脉怒张，心肺未见异常。腹部平坦，腹壁静脉可见，移动性浊音(±)，肝掌，两下肢轻度可凹性水肿。诊断为肝硬化，食管胃底静脉曲张破裂出血。医生为其实施双气囊三腔管压迫止血治疗。

讨论：

1. 为患者实施双气囊三腔管压迫止血术前需要做哪些方面的评估？

2. 护士如何实施双气囊三腔管压迫止血术护理？

[实训目的]

1. 了解　双气囊三腔管压迫止血术的概念及目的。

2. 熟悉　双气囊三腔管压迫止血术的适应证及禁忌证。

3. 掌握　双气囊三腔管压迫止血术实施方法及护理。

[实训准备]

1. 用物准备　双气囊三腔管（实训图 7-1）并检查、急救药品、弹簧夹、液状石蜡、纱绳与蜡绳、50ml 注射器、牵引架、小滑轮、牵引物、无菌 0.9% 氯化钠溶液、消毒棉签、治疗巾等。

2. 操作者准备　着装整齐、态度和蔼、洗手、戴口罩、查对医嘱。

3. 患者准备　了解操作目的、方法、配合及注意事项（尤其检查前禁食，术前取下活动性义齿防误吸；不能用力咳嗽，防止气囊被拉出造成严重后果）以取得配合。

[操作流程及要点]

操作流程	操作要点
准备、检查 ↓	备齐用物、确认患者无禁忌证
核对、解释 ↓	确认患者并解释双气囊三腔管压迫止血术的目的，以取得患者的合作
体位摆放 ↓	置患者于半卧位或平卧位头偏向一侧，颌下铺治疗巾
清洁鼻腔 ↓	用湿棉签清洁插管侧鼻腔
检查气囊 ↓	检查气囊是否漏气，管腔是否通畅，然后分别抽尽胃气囊、食管气囊气体，用止血钳夹紧导管开口处
测量、润滑 ↓	测量插入胃管长度并做标记，将胃管、胃气囊、食管气囊及患者鼻腔涂以液状石蜡，充分润滑

续表

操作流程	操作要点
协助插管 ↓	当医生将双气囊三腔管插入 50 ～ 65cm 时，抽胃液，若抽出胃液表明插管成功，可暂固定
协助充气、牵引 ↓	①先向胃气囊注气 150 ～ 200ml，维持压力约 50mmHg（6.7kPa）（实训图 7–2） ②然后将胃气囊末端用弹簧夹夹住 ③再反折用细纱绳扎紧；后轻轻牵拉至有阻力感为止 ④最后在距三腔管尾端 10 ～ 20cm 处用蜡绳扎住，穿过牵引架上的滑轮，吊上牵引物 0.5kg，牵引角度 40° 左右，牵引物距地面 30cm 左右 ⑤如仍有出血再向食管气囊注气 120 ～ 150ml，维持压力约 40mmHg（5.3kPa），以压迫食管静脉，牵引方法与胃底部牵引相同（实训图 7–3）
整理物品、安置休息 ↓	压迫止血操作完成后整理床单位和用物，安置患者休息
洗手、记录 ↓	洗手、记录插管时间及引流量、颜色
压迫止血护理 ↓	①经常抽吸胃内容物，观察其颜色与量，判断止血效果 ②检查牵引松紧度，尤其要注意胃气囊脱出情况，如患者出现恶心、胸骨下不适或频发期前收缩，表明胃气囊压迫食管下端挤压心脏，应适当调整气囊位置 ③患者突然出现呼吸困难甚至窒息，表明胃气囊被拉出阻塞咽喉部，应立即松解结扎绳或剪断三腔管放气。每 4 ～ 6 小时监测一次内囊压，若内囊压降低应放出余气，重新注气 ④压迫 12 ～ 24 小时后食管气囊应放气 15 ～ 30 分钟，同时放松牵引，并将三腔管向胃腔推送少许，然后再充气牵引 ⑤出血停止后向胃管内注入流质饮食，每日两次清洁口鼻腔并向鼻腔内滴入少许液状石蜡
协助拔管 ↓	①停止后放松牵引，放出囊内气体，留管观察 24 小时 ②若再无出血，可先口服液状石蜡 20 ～ 30ml，待黏膜与管外壁润滑后再缓缓拔出三腔管 ③对昏迷患者也可以继续留管注入流质饮食或药物
整理 ↓	为患者扣好衣扣，整理好衣被 用物按消毒隔离技术规范处置，垃圾分类处理
洗手、记录	洗手、记录拔管时间

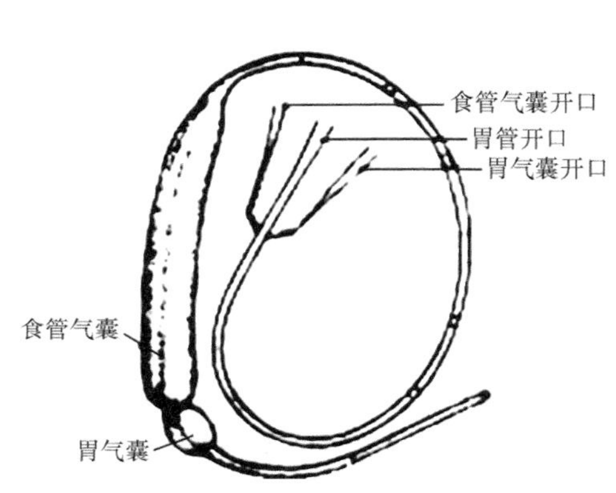

实训图 7-1　双气囊三腔管

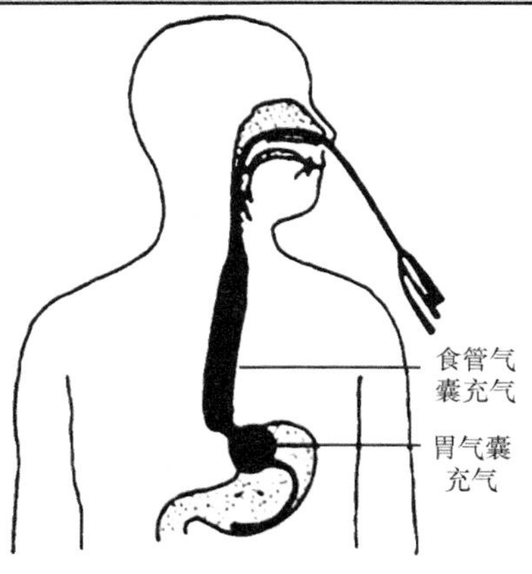

实训图 7-2　插管完毕、气囊充气

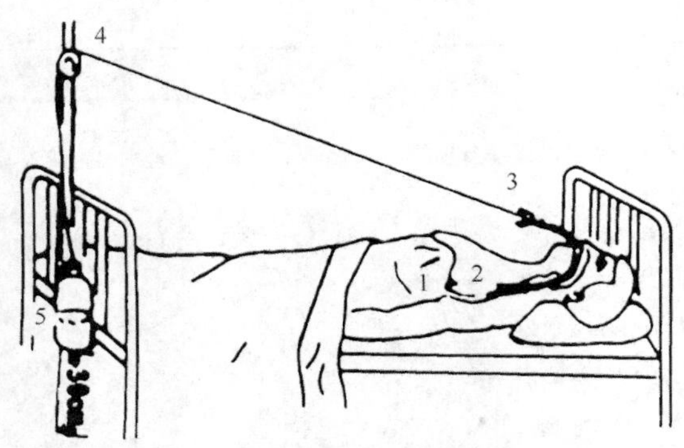

实训图 7-3　双气囊三腔管牵引示意图

1. 胃气囊；2. 食管气囊；3. 牵引线；4. 滑轮；5. 牵引物

[实训评价]

1. 患者安全、舒适，压迫止血效果好。

2. 护士关心爱护患者，语言通俗易懂，与家属及患者沟通有效。

3. 评估准确全面；操作熟练、规范，程序正确，理论知识掌握好。

[注意事项]

1. 注气时，必须先向胃气囊注气，再向食管气囊注气，以免向外牵引时滑出。

2. 胃气囊充气要足，以防牵引三腔管时，由于胃气囊充气少，而致胃气囊进入食管，压迫气管，引起窒息，发生上述情况应立即拔除三腔管。

3. 食管气囊可根据患者情况注气，食管气囊压力不要过高，防止压迫食管黏膜。

4. 每 4 小时测量气囊压力一次，每 2 小时抽吸胃内容物 1 次，观察是否有活动性出血。

5. 每隔 12 ～ 24 小时放气（放气前口服液状石蜡 20ml）或缓解牵引 1 次，以免发生缺血坏死。一般放气 15 ～ 30 分钟后再充气。

6. 拔管时，应先将食管气囊的气放出，再将胃气囊的气放出。

7. 密切观察应用效果和患者出血情况，注意血压、脉搏、肠鸣音的变化，观察三腔管是否有压力及管腔有无滑出，如有鲜血要及时报告医师并协助处理。

8. 详细记录三腔管留置时间、病情变化，准确记录出入量并严格交接班。

[实训作业]

1. 为患者实施双气囊三腔管压迫止血时的护理注意事项有哪些？

2. 如何协助医师做好拔管护理？

（张美霞）

实训 8　血糖仪的使用

血糖仪又称血糖计，是一种测量血糖水平的电子仪器。血糖仪从采血方式上分为两种，一种是抹血式，一种是吸血式。抹血的机器一般采血量比较大，患者比较痛苦。如果采血偏多，还会影响测试结果，血量不足，操作就会失败，浪费试纸，这种血糖仪多为光电式的。吸血式的血糖仪，试纸自己控制血样计量，不会因为血量的问题出现结果偏差，操作方便，用试纸接触血滴即可。

● 案例实训 8-1

患者，男，40 岁，农民。因多食、多饮、消瘦 2 个月就诊。患者 2 个月前无明显诱因逐渐食量增加，由原来的每天 450g 到每天 550g，最多达 800g，而体重却逐渐下降，2 个月内体重减轻了 3kg 以上，同时出现口渴，喜欢多喝水，尿量增多。自行购买血糖仪（品牌不详），自测空腹血糖在 7.1 ～ 8.0mmol/L，于当地口服中药调理 1 月余，未见明显好转，为进一步诊断治疗来我院就诊。病后大小便正常，睡眠一般。

讨论：

1. 血糖仪应如何使用？
2. 使用血糖仪的注意事项。

[实训目的]

1. 了解　血糖仪使用的目的。
2. 熟悉　用血糖仪测量血糖的注意事项。
3. 掌握　用血糖仪测量血糖的实施方法。

[实训准备]

1. 用物准备　血糖仪、医用酒精、棉签、采血针。
2. 操作者准备　着装整洁、洗手、戴口罩。
3. 患者准备　知道用血糖仪测量血糖的目的、步骤和配合操作的方法。

[操作流程及要点]

流程	操作要点
核对患者并解释 ↓	①携用物至床旁 ②自我介绍 ③核对床号、姓名、性别
患者准备 ↓	向患者说明测血糖的目的
步骤 ↓	①打开电源，一部分是直接按电源开关，一部分是直接插试纸自动开机的 ②编码调节：血糖仪的编码调节方式分为以下三种。 ・手动输入试纸校正码 ・用密码芯片插入机器自动记录试纸校正码 ・免调码，无须手动或插入芯片，仪器自动识别 ③采血、吸血：采血用随血糖仪配好的采血笔直接采血就可以，然后血滴靠近试纸，试纸大部分都是虹吸的，放到试纸吸血区就会直接吸进 ④显示结果：吸血之后，就会呈现倒计时，显示测试结果，从 5 秒到 30 秒不等 ⑤完成测试，关机。主流的血糖仪拔出试纸自动关机，一部分早期产品还需要关闭电源键。关机可减少电池消耗和机器损耗
整理用物、洗手	①为患者整理好床铺，并取舒适卧位 ②用过的试纸和棉签弃去 ③清理用物后洗手

[实训评价]

1. 患者安全、舒适，测量效果好。

2. 护士关心爱护患者，语言通俗易懂，与家属及患者沟通有效。

3. 评估准确全面；操作熟练、规范，程序正确，理论知识掌握好。

[注意事项]

1. 血糖仪须在 14 ～ 40℃使用。血糖试纸须在 15 ～ 30℃储存。

2. 血糖仪的单位一般为 mmol/L。

3. 当血糖仪显示“LO”时，表示血糖检测结果低于 1.6mmol/L，显示“HI”时，表示血糖检测结果高于 30.5mmol/L。应进行再次检测，当结果与之前相同时，应及时报告医生，积极协助处理。

4. 清洁血糖仪时，使用不会掉毛的湿布（非湿透），蘸上中性的清洁剂、异丙醇或消毒液（1 份漂白剂兑 9 份水）来清洁血糖仪的外表。不要使用玻璃清洁剂或家用清洁剂来清洁血糖仪。

5. 请勿将血糖仪浸泡在液体中。

[实训作业]

1. 用血糖仪测量血糖时的注意事项是什么？

2. 如何使用血糖仪？

（李　巍）

实训 9　胰岛素注射笔的使用

胰岛素注射笔，又称胰岛素笔式注射器，笔芯和针配合使用，用于成人糖尿病患者注射胰岛素。

● 案例实训 9－1

患者，女，51 岁。身高 1.61m，体重 63kg，湖北省仙桃市人。主因口渴、多饮、乏力 4 年余就诊。4 年前因与领导不睦，精神抑郁而渐感口渴、多饮、乏力。到当地医院就诊，查空腹血糖 8.7mmol/L，诊断为糖尿病，一直使用胰岛素笔进行胰岛素注射治疗，血糖下降，控制稳定。

讨论：

1. 胰岛素笔如何使用？

2. 使用胰岛素笔进行皮下注射胰岛素的注意事项。

[实训目的]

1. 了解　胰岛素注射笔使用的目的。

2. 熟悉　胰岛素注射笔注意事项。

3. 掌握　胰岛素注射笔的实施方法。

[实训准备]

1. 用物准备　胰岛素注射笔、医用酒精、棉签。

2. 操作者准备　着装整洁、洗手、戴口罩。

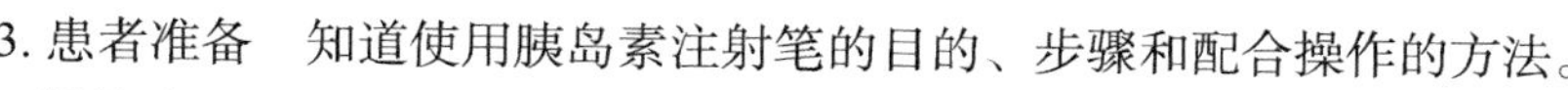

3. 患者准备　知道使用胰岛素注射笔的目的、步骤和配合操作的方法。

[操作流程及要点]

流程	操作要点
核对、解释 ↓	①携用物至床旁 ②自我介绍 ③核对床号、姓名、性别
患者准备 ↓	向患者说明使用胰岛素注射笔的目的
注射准备 ↓	①确定吃饭时间，确保在注射后 30 ～ 45 分钟内吃饭 ②准备好酒精棉球、针头、胰岛素笔和胰岛素，注意胰岛素笔和胰岛素一定得是同一厂家的产品，以免不匹配 ③再一次核对胰岛素的剂型。 ④仔细检查胰岛素的外观，中效、长效胰岛素或者预混 50/50、70/30 胰岛素均为外观均匀的混悬液，轻轻摇晃后如牛奶状。若轻轻摇晃后瓶底有沉淀物，液体内有小的块状物体沉淀或悬浮，有一层“冰霜”样的物体黏附在瓶壁上则不能使用
选择注射区域 ↓	常用的胰岛素注射部位包括上臂外侧、腹部、大腿外侧、臀部。以 2cm^2 为一个注射区，而每一个注射部位可分为若干个注射区，注射区的意思是每次注射应在一区域。每次注射部位都应轮换，而不应在一个注射区几次注射。腹部是胰岛素注射优先选择的部位，腹部的胰岛素吸收率能达到 100%，吸收速度较快且皮下组织较肥厚，可减少注射至肌肉层的风险，最容易进行自我注射
注射 ↓	每次注射前必须检查是否有足够剂量的胰岛素。注射时左手轻轻捏起注射部位的皮肤，右手持胰岛素笔将针头直接扎入捏起的皮肤内（实训图 9-1），推注药液，注射完毕后，拇指从剂量旋钮上移开，针头在皮肤下停留 10 秒钟以上，然后拔出针头，用干棉签按压针眼 3 分钟以上
整理用物、洗手	①为患者整理好床铺并取舒适卧位 ②用过的针头和棉签弃去 ③清理用物后洗手

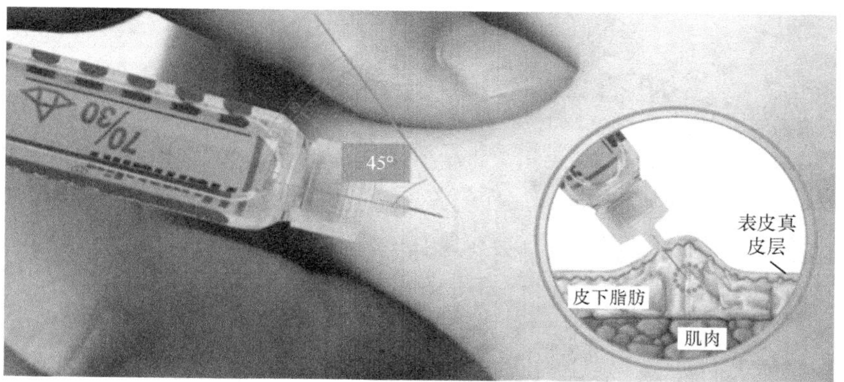

实训图 9-1　胰岛素注射方法

[实训评价]

1. 患者安全、舒适，注射效果好。
2. 护士关心爱护患者，语言通俗易懂，与家属及患者沟通有效。
3. 评估准确全面；操作熟练、规范，程序正确，理论知识掌握好。

[注意事项]

1. 保管好胰岛素　胰岛素既不能日晒，也不能冷冻。在没开封的情况下，最好的储藏方式是放在 2 ～ 8℃冰箱冷藏（在这种情况下瓶装胰岛素和笔芯胰岛素都可以保存两年半）。但是已经装在胰岛素笔中使用的胰岛素是不主张放入冰箱的，因为，这样会对笔有些影响。胰岛素在室温 25℃也可以保存 4 ～ 6 周。如果气温确实超过 30℃，可以使用保温袋保存。

2. 正确认识胰岛素注射笔的结构　学会正确安装胰岛素及针头，了解胰岛素注射笔的工作原理是靠活塞推动笔芯。更换笔芯时，用手将活塞沿逆时针方向旋回原位，不能用力将活塞推回原位，否则易损坏螺纹，导致不能推注胰岛素。

3. 注射部位及注意事项　注射部位有臀部、腹部、上臂外侧、大腿前外侧。不能频繁更换注射部位或经常在同一点上注射。因各部位对胰岛素的吸收速度不同，如频繁更换部位，易导致血糖时高时低，波动大。而在同一部位反复注射易致胰岛素吸收不良及局部组织萎缩变硬。因此要有规律地更换注射部位。若出现硬结凹陷等，回医院请教医生、护士及时处理。

4. 注射前准备　注射部位的准备及检查胰岛素的性状和笔的性能。将旋扭旋至 1 ～ 2U 排气，观察有无液体排出，如果重复多次无液体排出，应拿回医院请教医生、护士。

5. 注射方法　调节笔上的旋钮至所需的单位刻度上，若视力不好可采用听的办法，每调节 1 单位就响 1 次，用数数的办法调至所需的单位数，以持笔的手法持胰岛素笔垂直进针，注射后需停留 10 秒才拔针，拔针后勿按摩注射部位。注射后不要剧烈活动，30 分钟后准时进餐。若注射后有头晕、心悸、出冷汗等低血糖反应时立即进餐或进食糖类，并回医院复诊。

6. 注射针头的更换　原则上每次更换 1 个针头，每次注射后及时用保护帽套好针头防污染。

7. 胰岛素笔的存放　每次使用后及时放回盒内，平放在凉爽的地方，忌冰冻和日晒。胰岛素开启后最多保存 30 天。

[实训作业]

1. 用胰岛素注射笔的注意事项是什么?

2. 如何使用胰岛素注射笔?

（李　巍）

实训 10　口服葡萄糖耐量试验

口服葡萄糖耐量试验（OGTT 试验）是一种葡萄糖负荷试验，用以了解胰岛 B 细胞功能和机体对血糖的调节能力，是诊断糖尿病的确诊试验，广泛应用于临床实践中，对于处于其他疾病急性期的患者，可能需要重复进行以明确糖尿病的诊断。

案例实训 10-1

患者，男，32 岁。体态肥胖，身高 167cm，腰围 120cm。经常在餐后 3 ～ 4 小时或 2 ～ 3 小时出现心慌、出汗、手抖，还伴有饥饿感，吃点东西就可以缓解。医生说他的这些症状是低血糖现象。医生建议他做 OGTT 试验，结果：空腹血糖 5.8 mmol/L，1 小时血糖 10.8 mmol/L，2 小时血糖 10.1 mmol/L。医生给他诊断为糖耐量减低，说他已经成为糖尿病的“替补”队员了，再不注意，很快就会成为糖尿病正式成员。

讨论：

1. OGTT 试验的操作流程。

2. OGTT 试验的注意事项和结果解读。

[实训目的]

1. 了解　OGTT 试验的目的。

2. 熟悉　OGTT 试验的注意事项。

3. 掌握　OGTT 试验的实施方法。

[实训准备]

1. 用物准备　真空管、医用酒精、棉签、头皮针、75g 葡萄糖、300ml 温水、表。

2. 操作者准备　着装整洁、洗手、戴口罩。

3. 患者准备　知道 OGTT 试验的目的、步骤和配合操作的方法。

[操作流程及要点]

流程	操作要点
核对、解释 ↓	①携用物至床旁 ②自我介绍 ③核对床号、姓名、性别等
患者准备 ↓	向患者说明 OGTT 试验的目的
步骤 ↓	①空腹取静脉血 2ml，立即送检 ②葡萄糖 75g（溶于 300ml 水中） ③于 3 ～ 5 分钟内服完，从喝第一口开始记录时间，在喝完糖水后半小时、1 小时、2 小时、3 小时分别抽静脉血 2ml，立即送检
整理用物、洗手	①为患者整理好床铺并取舒适卧位 ②用过的头皮针和棉签弃去 ③清理用物后洗手

[实训评价]

1. 患者安全、舒适，测量效果好。

2. 护士关心爱护患者，语言通俗易懂，与家属及患者沟通有效。

3. 评估准确全面；操作熟练、规范，程序正确，理论知识掌握好。

[注意事项]

1. 进行试验前 3 天正常饮食　在试验前 3 天，进食糖类（即米、面食）不可少于 150g。若受试者故意减少主食量，就会使化验结果不准确，导致诊断错误。

2. 应避免剧烈运动，保持情绪稳定　试验前 3 天应有正常的体力活动。但试验前剧烈运动可使交感神经兴奋，血糖升高。如感染、创伤、情绪剧烈波动等均可使交感神经兴奋，影响糖耐量检测结果。

3. 一定要空腹　做糖耐量试验时必须空腹 8 ～ 14 小时，这样才能真正反映空腹血糖水平。例如，若 8 点钟做葡萄糖耐量试验，最好从前一天 22 点后就不要再进食，可以饮水，但不可喝茶或咖啡。第一次空腹时的血液抽样被用来检测血液中的含糖水平，称为基础测试。

4. 试验中不可进食　试验中不得抽烟、喝水和进食，可稍作走动，但需避免早锻炼。还有，受试者不必紧张，不要为多次采血引起情绪波动，应尽力配合医务人员采好每一次血样。

5. 特殊情况　若在检查期间出现面色苍白、恶心、晕厥等症状时，要停止试验。若以上症状是在服糖后 3 ～ 4 小时出现，应考虑为反应性低血糖，要立刻取血测血糖并让患者进食。

[实训作业]

1. OGTT 试验时的注意事项是什么?

2. OGTT 试验时的步骤及意义是什么?

（李　巍）

参考文献

陈伟伟，高润霖，刘力生，等 . 2016.《中国心血管病报告 2015》概要 . 中国循环杂志，31（6）521-527.

崔效忠 . 2016. 内科护理 . 北京：科学出版社

董燕斐，张晓萍 . 2015. 内科护理 . 第 2 版 . 北京：人民军医出版社

封木忠，魏秀红，张红洲 . 2013. 内科护理学 . 北京：科学出版社

高健群，王绍锋 . 2015 年 . 内科护理 . 北京：人民卫生出版社

葛均波，徐永健 . 2013. 内科学 . 第 8 版 . 北京：人民卫生出版社

李丹，冯丽华 . 2013. 内科护理学 . 第 3 版 . 北京：人民卫生出版社

刘杰，吕云玲 . 2014. 内科护理 . 第 2 版 . 北京：人民卫生出版社

刘俊香，江领群 . 2016. 内科护理. 北京：人民卫生出版社

吕云玲，南桂英 . 2014. 内科护理学 . 第 3 版 . 郑州：第四军医大学出版社

全国护士执业资格考试用书编写专家委员会 . 2016. 全国护士执业资格考试指导 . 北京：人民卫生出版社

万学红，卢雪峰 . 2013. 诊断学 . 第 8 版 . 北京：人民卫生出版社

汪芝碧，徐永健 . 2016. 成人护理. 北京：人民卫生出版社

夏泉源，刘士生，肖晓燕 . 2013. 内科护理学 . 第 2 版 . 北京：科学出版社

叶任高，陆再英 . 2005. 内科学. 北京：人民卫生出版社

尤黎明 . 2012. 内科护理学 . 第 5 版 . 北京：人民卫生出版社

张红洲，崔效忠 . 2013. 内科护理 . 第 2 版 . 北京：科学出版社

张淑爱，王所荣 . 2015. 内科护理学 . 北京：军事医学科学出版社

钟南山，陆再英 . 2008. 内科学 . 第 7 版 . 北京：人民卫生出版社

教 学 标 准

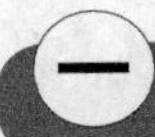

课程性质和课程任务

（150 课时）

内科护理是研究内科患者生物、心理和社会等方面健康问题的发生发展规律及疾病特点，运用护理程序对患者实施整体护理，以达到促进患者康复、增进健康的一门临床专业课程，是护理专业必修的核心技能课程，是护士执业资格考试的必考课程。内科护理是建立在基础医学、人文社会科学、预防医学、护理学、康复医学等学科基础上的综合性临床应用学科。内科护理既是临床各科的基础，又与它们有着密切的联系，其阐述的内容在临床护理学的理论和实践中具有普遍意义，学好内科护理是学好其他临床专业课的基础。

本课程的主要任务是使学生适应医学模式的转变，树立整体护理观念，掌握内科护理基本知识和基本技能，培养学生发现问题、分析问题、解决问题、独立思考和评判性思维能力。为学生胜任临床护理工作岗位，应用护理程序开展整体护理，促进患者健康打下坚实的理论、技术和能力基础。

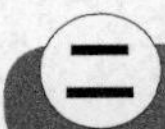

课程教学目标

（一）职业素养目标

1. 具有良好的职业道德和伦理观念，自觉尊重服务对象的人格，保护其隐私。

2. 具有良好的医疗安全与法律意识，自觉遵守医疗卫生、传染病防治相关法律法规，依法实施内科护理措施。

3. 具有健康的心理和认真负责的职业态度，能予服务对象以人文关怀。

4. 具有勤学善思的学习习惯、细心严谨的工作作风、较强的适应能力，团队合作的职业意识及良好的沟通能力，关心尊重爱护患者。

5. 具有终身学习的理念，在学习和实践中不断地思考问题、研究问题、解决问题。

（二）专业知识和技能

1. 掌握与内科护理专业相关的基础医学、临床医学和预防保健知识。

2. 掌握内科疾病患者的评估方法，能进行观察评估，能解释内科疾病常见检查项目的正常、异常值及意义。

3. 掌握内科常见病、多发病的护理诊断和护理措施并能进行安全给药。

4. 熟悉内科常用诊疗技术，能正确配合医生进行操作和实施护理。

5. 能对内科的危急重症患者的病情变化进行判断并具有初步应急处理的能力；能对内科

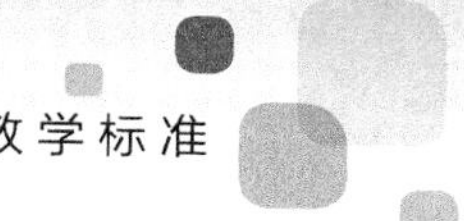

常见病、多发病实施健康教育。

三 教学内容和要求

教学内容	教学要求			教学活动参考
	了解	熟悉	掌握	
第1章　绪论				理论讲授 多媒体
（一）内科护理的内容和结构		√		
（二）内科护理的发展趋势	√			
（三）内科护士的职责与素质			√	
（四）内科护理的学习要求		√		
第2章　呼吸系统疾病患者的护理				理论讲授 多媒体
第1节　呼吸系统疾病患者常见症状体征的护理				
一、咳嗽与咳痰			√	
二、肺源性呼吸困难			√	
三、咯血			√	
四、胸痛		√		
第2节　急性呼吸道感染				理论讲授 多媒体
一、急性上呼吸道感染		√		
二、急性气管-支气管炎		√		
第3节　慢性支气管炎和慢性阻塞性肺疾病				理论讲授 多媒体
一、慢性支气管炎			√	
二、慢性阻塞性肺疾病			√	
第4节　慢性肺源性心脏病			√	理论讲授 多媒体
第5节　支气管哮喘			√	
第6节　支气管扩张症			√	
第7节　肺部感染性疾病				理论讲授 多媒体
一、肺炎概述			√	
二、肺炎链球菌肺炎			√	
三、葡萄球菌肺炎		√		
四、其他肺炎	√			
五、肺炎患者的护理			√	
第8节　肺结核			√	理论讲授 多媒体
第9节　原发性支气管肺癌			√	
第10节　肺血栓栓塞症		√		
第11节　呼吸衰竭				理论讲授 多媒体
一、急性呼吸衰竭		√		
二、慢性呼吸衰竭			√	
第12节　急性呼吸窘迫综合征		√		
第13节　呼吸内科常用诊疗技术及护理				视频 自主学习
一、胸腔穿刺术		√		
二、纤维支气管镜检查术	√			
三、机械通气	√			
第3章　循环系统疾病患者的护理				
第1节　循环系统疾病患者常见症状体征的护理				理论讲授 多媒体
一、心源性呼吸困难			√	
二、心源性水肿			√	
三、心悸		√		
四、心源性晕厥		√		
第2节　心力衰竭				理论讲授 多媒体
一、慢性心力衰竭			√	
二、急性心力衰竭			√	
第3节　心律失常				理论讲授 多媒体
一、窦性心律失常		√		
二、期前收缩			√	
三、阵发性心动过速			√	
四、扑动与颤动			√	
五、房室传导阻滞		√		
六、心律失常患者的护理			√	

续表

教学内容	教学要求			教学活动参考
	了解	熟悉	掌握	
第4节　心脏瓣膜病				理论讲授 多媒体
一、二尖瓣狭窄			√	
二、二尖瓣关闭不全		√		
三、主动脉瓣狭窄		√		
四、主动脉瓣关闭不全		√		
五、心脏瓣膜病患者的护理			√	
第5节　冠状动脉粥样硬化性心脏病				理论讲授 多媒体
一、心绞痛			√	
二、心肌梗死			√	
第6节　原发性高血压			√	理论讲授 多媒体
第7节　病毒性心肌炎		√		
第8节　心肌疾病				理论讲授 多媒体
一、扩张型心肌病		√		
二、肥厚性心肌病		√		
三、心肌病患者的护理			√	
第9节　感染性心内膜炎		√		理论讲授 多媒体
第10节　心包疾病				
一、急性心包炎		√		
二、缩窄性心包炎		√		
三、心包疾病患者的护理			√	
第11节　心血管内科常用诊疗技术及护理				视频 自主学习
一、心脏电复律	√			
二、心脏起搏治疗	√			
三、射频消融术	√			
四、心导管检查术	√			
五、冠状动脉介入性诊断与治疗	√			
第4章　消化系统疾病患者的护理				理论讲授 多媒体
第1节　消化系统疾病患者常见症状体征的护理				
一、恶心与呕吐		√		
二、腹痛		√		
三、腹泻		√		
四、便秘		√		
五、呕血与黑便			√	

教学内容	教学要求			教学活动参考
	了解	熟悉	掌握	
第2节　胃炎				理论讲授 多媒体
一、急性胃炎	√			
二、慢性胃炎			√	
第3节　消化性溃疡			√	理论讲授 多媒体
第4节　溃疡性结肠炎	√			
第5节　肠结核和结核性腹膜炎				理论讲授 多媒体
一、肠结核	√			
二、结核性腹膜炎		√		
第6节　肝硬化			√	理论讲授 多媒体
第7节　原发性肝癌			√	
第8节　肝性脑病			√	
第9节　上消化道大量出血			√	
第10节　急性胰腺炎			√	
第11节　消化内科常用诊疗技术及护理				视频 自主学习
一、上消化道内镜检查术	√			
二、结肠镜检查术	√			
三、腹腔穿刺术		√		
第5章　泌尿系统疾病患者的护理				理论讲授 多媒体
第1节　泌尿系统疾病患者常见症状体征的护理				
一、肾性水肿			√	
二、尿路刺激征			√	
三、尿液异常			√	
四、肾性高血压				
第2节　肾小球疾病				理论讲授 多媒体
一、急性肾小球肾炎		√		
二、慢性肾小球肾炎			√	
第3节　肾病综合征			√	理论讲授 多媒体
第4节　尿路感染			√	
第5节　肾衰竭				理论讲授 多媒体
一、慢性肾衰竭			√	
二、急性肾衰竭		√		
第6节　泌尿内科常用诊疗技术及护理				视频 自主学习
一、血液透析		√		
二、腹膜透析		√		
三、肾穿刺活体组织检查术	√			

续表

教学内容	教学要求			教学活动参考
	了解	熟悉	掌握	
第6章　血液系统疾病患者的护理				理论讲授 多媒体
第1节　血液系统疾病患者常见症状体征的护理				
一、贫血			√	
二、出血倾向和出血			√	
三、发热			√	
第2节　贫血性疾病				理论讲授 多媒体
一、缺铁性贫血			√	
二、巨幼细胞贫血	√			
三、再生障碍性贫血			√	
第3节　出血性疾病				理论讲授 多媒体
一、特发性血小板减少性紫癜		√		
二、过敏性紫癜		√		
三、血友病	√			
四、弥散性血管内凝血	√			
五、出血性疾病的护理			√	
第4节　白血病				理论讲授 多媒体
一、急性白血病			√	
二、慢性白血病		√		
第5节　淋巴瘤	√			
第6节　血液内科常用诊疗技术及护理				视频 自主学习
一、造血干细胞移植术	√			
二、骨髓穿刺术	√			
第7章　内分泌与代谢性疾病患者的护理				理论讲授 多媒体
第1节　内分泌系统疾病患者常见症状体征的护理				
一、肥胖		√		
二、消瘦		√		
第2节　甲状腺疾病				理论讲授 多媒体
一、单纯性甲状腺肿		√		
二、甲状腺功能亢进症			√	
三、甲状腺功能减退症		√		

教学内容	教学要求			教学活动参考
	了解	熟悉	掌握	
第3节　肾上腺皮质疾病				理论讲授 多媒体
一、库欣综合征		√		
二、原发性慢性肾上腺皮质功能减退症	√			
第4节　糖尿病			√	理论讲授 多媒体
第5节　痛风	√			
第6节　骨质疏松症	√			
第8章　风湿性疾病患者的护理				理论讲授 多媒体
第1节　风湿性疾病患者常见症状体征的护理				
一、关节疼痛与肿胀		√		
二、关节僵硬与活动受限		√		
三、皮肤损害		√		
第2节　风湿热	√			理论讲授 多媒体
第3节　系统性红斑狼疮			√	
第4节　类风湿关节炎			√	
第9章　神经系统疾病患者的护理				理论讲授 多媒体
第1节　神经系统疾病患者常见症状体征的护理				
一、头痛		√		
二、运动障碍		√		
三、感觉障碍		√		
四、意识障碍			√	
五、言语障碍		√		
第2节　周围神经疾病				理论讲授 多媒体
一、面神经炎	√			
二、三叉神经痛		√		
三、急性炎症性脱髓鞘性多发性神经病		√		
第3节　脑血管疾病				理论讲授 多媒体
一、短暂性脑缺血发作			√	
二、脑梗死			√	
三、脑出血			√	
四、蛛网膜下腔出血			√	
第4节　帕金森病	√			理论讲授 多媒体
第5节　癫痫			√	

续表

教学内容	教学要求			教学活动参考
	了解	熟悉	掌握	
第6节　神经内科常用诊疗技术及护理				视频 自主学习
一、腰椎穿刺术	√			
二、脑室穿刺引流术	√			
三、脑血管内介入治疗	√			
实训指导				示教演示 操作视频 角色扮演 情景模拟
实训1　体位引流			√	
实训2　呼吸体操			√	
实训3　动脉血气分析标本采集			√	
实训4　结核菌素试验			√	

教学内容	教学要求			教学活动参考
	了解	熟悉	掌握	
实训5　心电图检查			√	示教演示 操作视频 角色扮演 情景模拟
实训6　心电监护仪的使用			√	
实训7　双气囊三腔管压迫止血术			√	
实训8　血糖仪的使用			√	
实训9　胰岛素注射笔的使用			√	
实训10　口服葡萄糖耐量试验			√	

四　学时分配建议（150学时）

教学内容	学时数		
	理论	实践	小计
一、绪论	1	0	1
二、呼吸系统疾病患者的护理	26	6	32
三、循环系统疾病患者的护理	27	4	31
四、消化系统疾病患者的护理	18	4	22
五、泌尿系统疾病患者的护理	10	2	12
六、血液系统疾病患者的护理	15	0	15
七、内分泌与代谢性疾病患者的护理	13	2	15
八、风湿性疾病患者的护理	7	0	7
九、神经系统疾病患者的护理	13	2	15
合计	130	20	150

五　教学大纲说明

（一）使用对象与参考学时

本教学大纲可供护理、助产、涉外护理等专业使用，总学时为150学时，其中理论学时130学时，实践20学时。

（二）教学要求

1. 本课程对理论教学部分要求有掌握、理解、了解三个层次。掌握是指对内科护理学中所学基本知识、基本理论具有深刻的认识，并能灵活运用所学知识分析。理解是指能够解释、

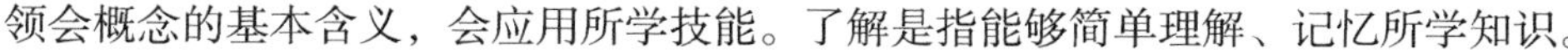

领会概念的基本含义，会应用所学技能。了解是指能够简单理解、记忆所学知识。

2. 本课程突出以培养能力为本位的教学理念，在实践技能方面分为熟练掌握和学会两个层次。熟练掌握是指能够独立娴熟地进行正确实践技能操作。学会是指能够在教师引导下进行实践技能操作。

（三）教学建议

1. 在教学过程中要积极采取现代化教学手段，加强直观教学，充分发挥教师的主导作用和学生的主体作用。注意理论联系实际，并组织学生开展必要的临床案例分析讨论，以培养学生分析问题和解决问题的能力，使学生加深对教学内容的理解和掌握。

2. 实践教学要充分利用教学设施和设备，积极开展案例讨论、角色扮演、情景模拟等教学形式，充分调动学生学习的积极性和主观能动性，加强学生的动手能力和社会实践操作。

3. 教学评价应通过课堂提问、布置作业、单元目标测试、案例分析讨论、期末考试等多种形式，对学生进行学习能力、实践能力和应用新知识能力的综合考核，以期完成教学目标提出的各项任务。

自测题参考答案

第2章 1. A 2. A 3. C 4. A 5. C 6. A 7. E 8. C 9. B 10. B 11. E 12. E 13. A 14. D 15. A 16. A 17. D 18. B 19. C 20. B 21. B 22. D 23. C 24. C 25. C 26. C 27. E 28. D 29. B 30. B 31. B 32. D 33. C 34. E 35. E 36. D 37. A 38. B 39. C 40. E 41. B 42. D 43. D 44. D 45. C 46. C 47. B 48. B 49. B 50. E 51. C 52. A 53. D 54. B 55. A 56. D 57. D 58. A 59. E 60. D 61. E 62. C 63. C 64. E 65. C 66. D 67. A 68. B 69. C 70. E 71. E 72. D 73. E 74. D 75. E 76. B 77. D 78. A 79. D 80. C 81. C 82. A 83. D 84. C 85. C 86. C 87. A 88. C 89. E 90. C 91. C 92. E 93. D 94. B 95. B 96. E 97. C 98. A 99. C 100. D 101. C 102. C 103. A 104. B 105. A 106. A 107. A 108. C 109. B 110. B 111. A 112. D 113. D 114. B 115. E 16. C 117. E 117. E 119. A 120. D 121. C 122. A 123. E 124. D 125. A 126. D

第3章 1. B 2. C 3. A 4. D 5. E 6. D 7. E 8. D 9. C 10. D 11. C 12. C 13. B 14. B 15. D 16. B 17. A 18. D 19. B 20. C 21. A 22. A 23. E 24. D 25. A 26. A 27. D 28. D 29. C 30. E 31. D 32. A 33. C 34. C 35. B 36. E 37. E 38. E 39. C 40. D 41. B 42. D 43. B 44. C 45. A 46. B 47. A 48. D 49. E 50. A 51. A 52. C 53. D 54. D 55. D 56. C 57. A 58. D 59. E 60. D 61. E 62. D 63. A 64. C 65. C 66. D 67. C 68. E 69. A 70. E 71. E 72. E 73. E 74. B 75. E 76. B 77. D 78. C 79. C 80. E 81. B 82. C 83. E 84. D 85. C 86. E 87. D 88. A 89. A 90. D 91. E 92. E 93. D 94. E. 95. D 96. E 97. B 98. D 99. C 100. D 101. C 102. D 103. B

第4章 1. D 2. C 3. E 4. B 5. B 6. B 7. E 8. A 9. D 10. A 11. A 12. B 13. B 14. A 15. A 16. C 17. A 18. D 19. E 20. A 21. C. 22. A 23. C 24. B 25. D 26. D 27. E 28. A 29. E 30. D 31. E 32. B 33. B 34. B 35. D 36. C 37. E 38. C 39. B 40. D 41. B 42. B 43. A 44. D 45. D 46. A 47. D 48. C 49. C 50. B 51. B 52. A 53. C 54. D 55. D 56. E 57. D 58. E 59. D 60. B 61. A 62. A 63. E 64. E 65. D 66. B 67. A 68. A 69. B 70. E 71. C 72. D 73. C 74. C 75. D

第5章 1. E 2. B 3. E 4. E 5. C 6. E 7. C 8. E 9. E 10. B 11. A 12. E 13. B 14. D 15. B 16. B 17. E 18. C 19. D 20. D 21. A 22. A 23. A 24. A 25. A 26. B 27. D 28. E 29. E 30. A 31. B 32. D 33. E 34. B 35. D 36. E 37. C 38. D 39. B 40. B 41. A 42. B 43. D 44. C 45. A 46. E 47. B 48. A 49. B 50. C 51. C 52. E 53. A 54. B 55. B 56. D 57. A

第6章 1. D 2. E 3. D 4. C 5. A 6. C 7. D 8. B 9. A 10. C 11. E 12. A 13. C 14. D 15. C 16. E 17. A 18. A 19. B 20. C 21. E 22. E 23. C 24. E 25. A 26. D 27. C 28. B 29. E 30. A 31. A 32. B 33. E 34. D 35. E 36. B 37. B 38. A 39. C 40. E 41. E 42. C 43. C 44. A 45. A 46. E 47. B 48. A 49. B 50. E 51. B 52. A 53. C 54. D 55. C 56. E 57. B 58. E 59. E 60. B 61. C 62. A 63. B

第7章 1. C 2. B 3. D 4. B 5. E 6. B 7. B 8. E 9. D 10. E 11. A 12. A 13. C 14. B 15. A 16. C 17. E 18. E 19. C 20. C 21. E 22. A 23. B 24. B 25. E 26. B 27. B 28. C 29. B 30. E 31. D 32. B 33. B 34. C 35. D 36. E 37. C 38. B 39. D 40. C 41. A 42. C 43. B 44. C 45. D 46. E 47. C 48. B 49. C 50. A 51. A 52. D 53. A 54. B 55. A 56. A

第8章 1. E 2. D 3. A 4. D 5. E 6. E 7. C 8. E 9. E 10. A 11. C 12. D 13. C 14. E 15. D 16. C 17. E 18. D 19. A 20. C 21. D 22. D 23. B 24. B 25. E

第9章 1. B 2. A 3. E 4. D 5. D 6. B 7. D 8. B 9. E 10. A 11. A 12. D 13. D 14. A 15. A 16. D 17. E 18. D 19. C 20. C 21. E 22. A 23. B 24. B 25. A 26. E 27. C 28. C 29. A 30. C 31. E 32. C 33. A 34. B 35. B 36. D 37. D 38. B 39. C 40. D 41. C 42. D 43. C 44. E 45. C 46. D 47. B 48. C 49. A 50. D 51. D 52. C 53. A 54. A 55. D 56. A 57. C 58. E 59. D 60. C 61. D 62. D 63. B 64. E 65. E 66. E 67. A 68. A 69. B 70. A 71. C 72. A 73. B 74. A 75. C